# 曹履先教授从医60年医学论文集

主　编　曹履先　陈　虎
副主编　胡亮钉　江　岷

军事医学科学出版社
·北　京·

## 内容提要

《曹履先教授从医60周年论文集》介绍了著名血液病专家曹履先教授60年来的临床医学研究实践的部分成果及论文和学术专长，体现了曹履先教授在临床医学领域的探索足迹、医学思想和学术成就，凝聚了曹教授从医60年来的理论研究和实践探索的心血和结晶。通过作者的“从医感言”和“论文集”，可以领悟到一个潜心临床医学研究实践、全心全意服务于病患、救死扶伤的高尚情怀，反映出曹履先教授一生的学术理想和医学成就以及为医学事业不断研究、进取奋斗的过程，同时也从一个侧面见证了一名老医学工作者从一名青年军医到著名医学专家为临床医学的发展探索的历程和贡献。

该论文集的面世是对曹履先教授从医60周年纪念的最好献礼，他在内科学科领域特别是血液病的治疗研究，积累了丰富的临床经验和很高的学术造诣，开创了我国、我军在骨髓移植治疗血液病的许多新创新，对血液病临床工作很有指导价值，是血液病临床工作者一部不可多得的参考书。

**图书在版编目(CIP)数据**

曹履先教授从医60年学术论文集/曹履先，陈虎主编.
－北京：军事医学科学出版社，2012.6
ISBN 978－7－80245－976－2

Ⅰ.①曹… Ⅱ.①曹… ②陈… Ⅲ.①临床医学－文集
Ⅳ.①R4－53

中国版本图书馆CIP数据核字(2012)第105420号

**策划编辑**：李 玫 **责任编辑**：李 玫 **责任印制**：丁爱军
**出 版 人**：孙 宇
**出 版**：军事医学科学出版社
**地 址**：北京市海淀区太平路27号
**邮 编**：100850
**联系电话**：**发行部**：(010)66931051，66931049，63827166
**编辑部**：(010)66931127，66931039，66931038
**传 真**：(010)63801284
**网 址**：http://www.mmsp.cn
**印 装**：中煤涿州制图印刷厂北京分厂
**发 行**：新华书店

**开 本**：889mm×1194mm 1/16
**印 张**：31.5
**字 数**：939千字
**版 次**：2012年9月第1版
**印 次**：2012年9月第1次
**定 价**：98.00元

# 曹履先简介

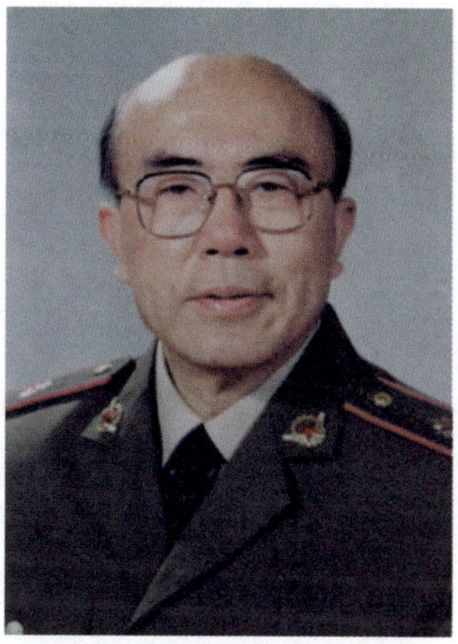

曹履先，著名血液病专家，毕业于中国协和医学院（8 年制），1992 年至今享受国务院专家特殊津贴待遇。半个多世纪以来主要从事内科学及血液病的临床和实验研究。曾任：兰州军区总医院、军事医学科学院附属 307 医院血液科主任，骨髓移植中心主任，军事医学科学院专家组成员；英国皇家医学进修学院荣誉咨询医师；国际骨髓移植登记处（IBMTR）、欧洲骨髓移植组（EBMT）成员，国际自体骨髓移植组成员，国际实验血液学会会员（ISEH）会员，英国 Bone Marrow Transplantation 杂志编委。创建了《白血病杂志》并担任主编。曾多次应邀去美、英、法、德，荷、日、韩、澳、新西兰等国家讲学或开学术会议。现为北京、广州、海南、昆明等地军内外多家医院血液科高级顾问及主任导师。

近 60 年来在血液学临床诊治及实验研究方面取得了显著成就。在国内较早地开展了骨髓移植治疗白血病、淋巴瘤的临床研究，使骨髓移植术居全军首位；1984 年被授予全军先进科技工作者；1990 年在上海"6·25"核事故的抢救治疗中，荣立个人二等功，对致死放射剂量的受害者，采用新的治疗方法，使半相合的骨髓移植救治成功，属国际首创。1990 年创建了亚洲太平洋地区骨髓移植协会（APBMTG），并任首届主席，现为名誉主席。

多年来在国内外共发表学术论文 150 余篇，撰写并出版发行骨髓移植专著 3 部；曾荣获全国科技大会奖，国家教委一等奖，全军科技进步一等奖；全军科技进步二等奖 4 次等其他奖项。

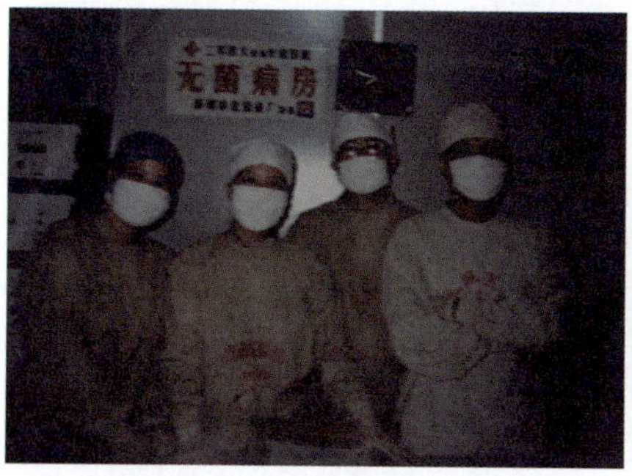


6・25 核事故抢救(曹履先、陈虎等)

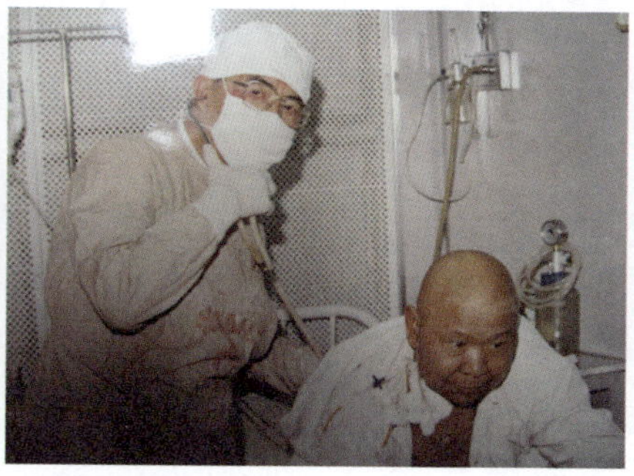

6・25 核事故抢救中为骨髓移植病人做检查

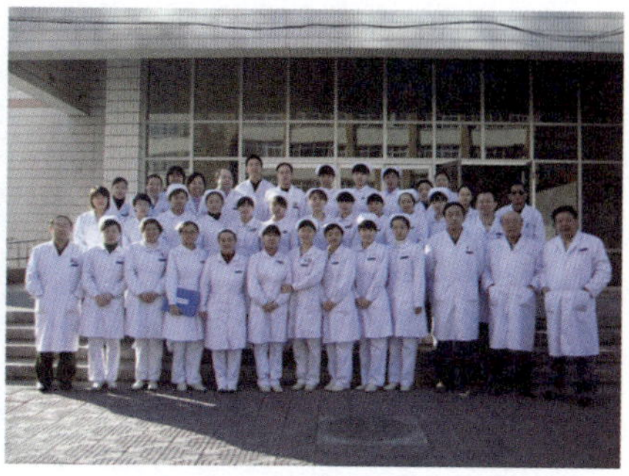

307 医院骨髓移植中心全体医护人员

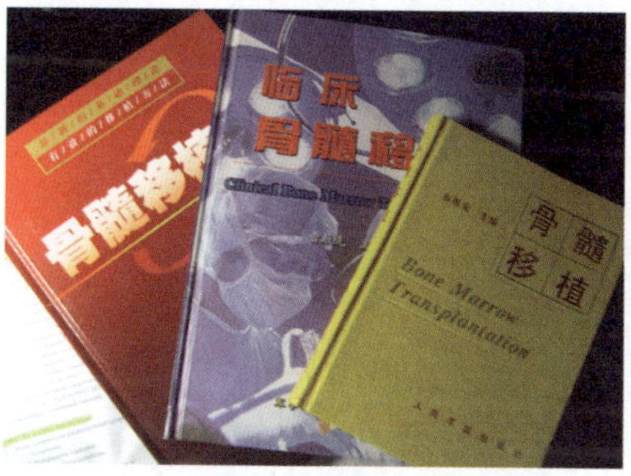


曹履先所编三部骨髓移植专著

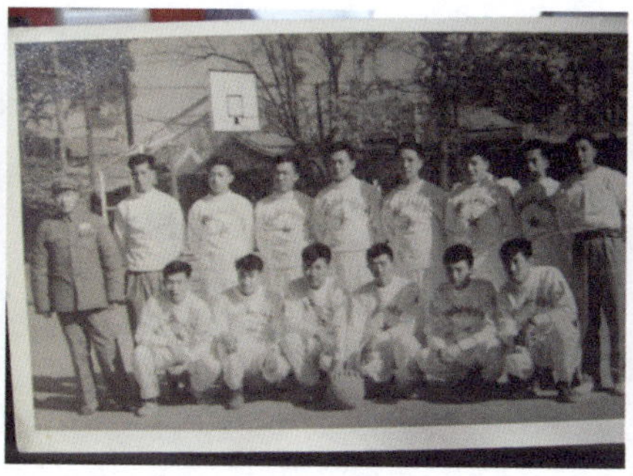

曹履先与协和医学院篮球校队队友合影(后排左起第 4,1953 年)

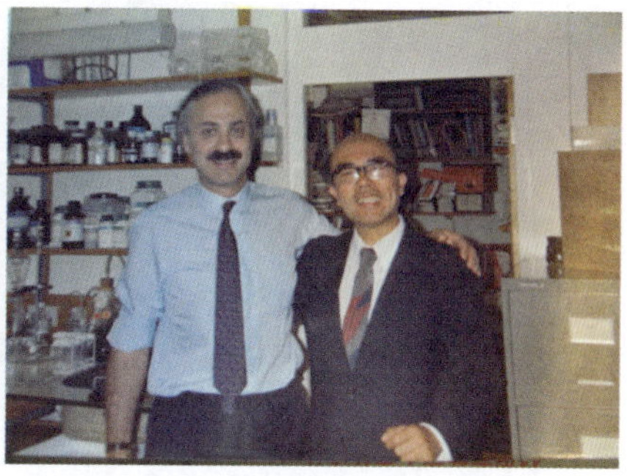

曹履先在伦敦进修时与 Goldman 教授合影(1986 年)

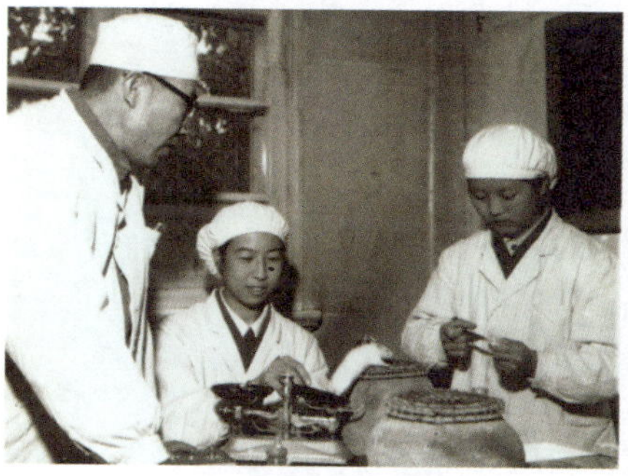

曹履先做实验研究(1972 年)

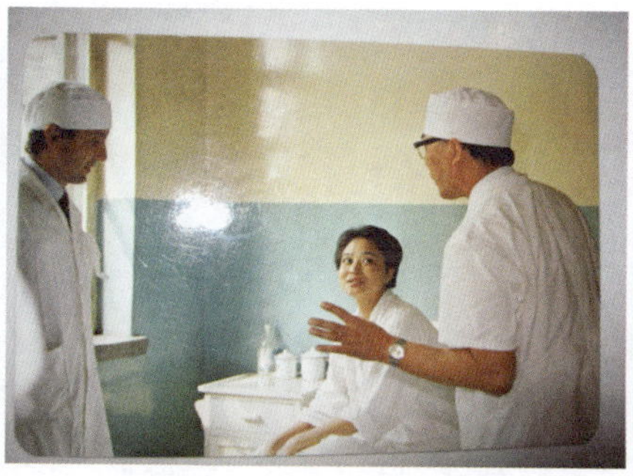

首例骨髓移植(1987 年)

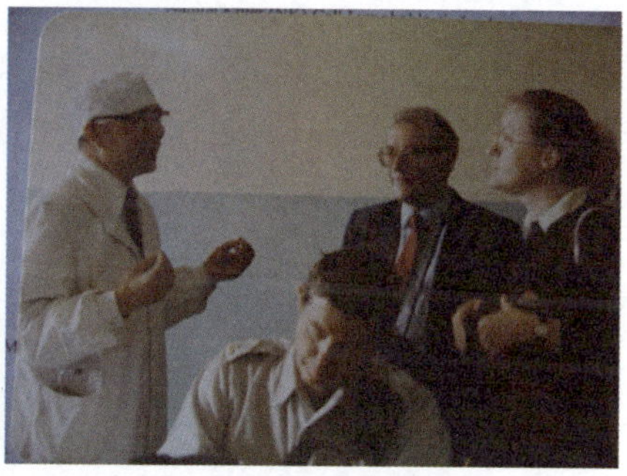

向国际代表团介绍

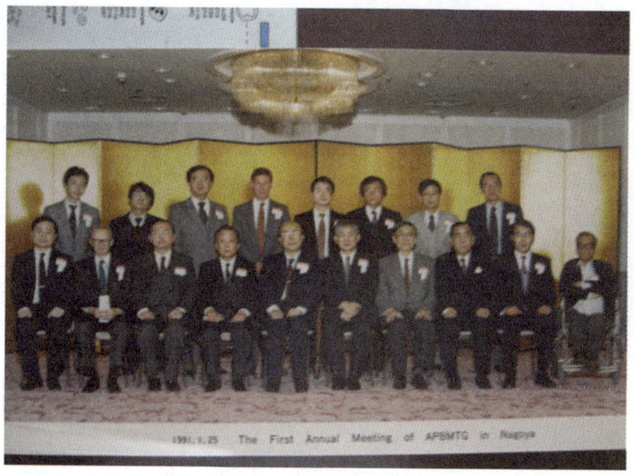


亚太骨髓移植协会(1991 年)

# 耕耘六十载，金秋铸华章

凝聚了曹履先教授六十余载辛勤汗水和心血的《曹履先教授从医60年论文集》，即将出版了。该书的出版正值军事医学科学院附属医院“全军造血干细胞研究所”成立喜庆之际，曹教授的科研创作、临床理念及学术贡献，值得我们认真学习和大力弘扬。

曹履先教授是我国当代骨髓移植领域具有重要影响的临床专家之一，也是一位在科研探索道路上引领前行的临床大家。早在上世纪60年代起，曹教授就开始从事放射病的实验研究工作；八十年代初远赴英伦进修学习骨髓移植技术，回国后任我院血液科主任的曹教授建立了亚洲最大、设备先进的层流病房，并成功进行了经致死剂量照射后的白血病异基因骨髓移植 1990 年，曹履先教授与亚太地区骨髓移植专家在北京成立了“亚洲太平洋地区骨髓移植组 APBMTG”，曹教授被推选为首任主席，现为 APBMTG 荣誉主席。APBMTG 的成立促进了亚太地区的骨髓移植工作，已经成为具有重要国际影响力的骨髓移植组织；在 1990 年上海“6·25”核事故中，曹教授成功进行了国际上首例经化疗预处理后，急性骨髓型放射病人的 HLA 半相合骨髓移植，其 GVHD 的预防方案已成为目前国内 HLA 半相合移植的经典方案；1992 年发起创办了“白血病”杂志（现更名“白血病.淋巴瘤”杂志）；1994 年出版了国内首册《骨髓移植》专著；1995 年其团队又开展了国内首例异基因外周血干细胞移植，被评为当年全国十大科技进步新闻，该项技术目前已广泛用于各类移植。在长期的探索实践中，锻炼了曹教授对临床和科研事业孜孜不倦的奋斗精神。他对急性放射病诊治、抗肿瘤植物药、骨髓移植、血液恶性肿瘤、再生障碍性贫血、淋巴瘤治疗等各领域都进行过深入的研究和实践，几十年来，积累了丰富科研资料，在国内外骨髓移植领域产生了广泛影响。这次集中呈现给大家的150多篇论文，都是曹教授的心血之作。也从一个侧面反映了曹教授精研医术、学通承变、不断发展、与时俱进的大医风范，作为他的学生，我也有幸近距离感受过他在追求真理过程中的那份执着。

“志无休者，虽难必易；行不止者，虽远必臻”。曹教授虽年近耄耋，但他不辞辛劳，仍坚持不懈地从事临床和研究工作，愿春华秋实，馨香永远。

陈　虎

全军造血干细胞研究所　所长

2012 年 5 月

# 序

《曹履先教授从医60年论文集》集中了他从医以来撰写和发表的150余篇医学研究和临床应用的论文，文集主要将曹履先教授从医60年的临床医学研究实践的部分成果及论文按照临床医学、急性放射病的诊治、抗肿瘤药物的动物实验和临床研究、白血病及淋巴瘤的诊断及治疗、再生障碍性贫血的诊治与刺激造血的研究和骨髓移植的治疗研究等六个部分汇集而成，从各个方面反映了曹教授的研究领域、医学思想和学术成就，凝聚了他从医60年来的理论研究和实践探索的心血和结晶，反映其一生的学术理想和医学成就以及为医学事业不断研究、进取奋斗的过程，同时也从一个侧面见证了一名老医学工作者从一名青年军医到著名医学专家为临床医学的发展探索的历程和贡献，愿其能够感染更多同道与后人。

曹履先教授作为内科临床医师，在临床医学工作实践中善于将所遇到的问题、难题总结发表，不断探讨研究，如对高血压的诊治、对不明原因发热患者的诊断进行分类研究及对类风湿疾病的诊断和治疗等在国内外医学文献中寻求答案，在对病患的治疗中解决问题。从文集中可以看出论文旁引文献非常丰富，对治疗药物的研究及临床使用非常重视，参考了国内外大量相关书籍和文献。

作为一名服务于国防卫生事业的医务工作者，对放射损伤的认识很重要，防辐射损伤的诊治是世界各国国防卫生事业中极为重要的内容，从20世纪60年代初，根据国防卫生事业的需要，曹教授开始从事放射病诊治的实验研究、开展骨髓移植治疗恶性血液病工作，为了拯救放射损伤所致的造血系统的损伤，撰写了“急性放射病自家免疫机制假说”为今后进一步研究诊治放射病打下了基础；80年代后又进行了多批模拟放射病经全身照射预处理的骨髓移植临床研究，成功地进行了军事医学科学院首例经致死剂量照射后的异基因骨髓移植治疗白血病的病例，到了90年代在上海“6·25” 核事故中，他有准备地成功进行了骨髓移植治疗急性放射损伤工作，这也是国际上首例经化疗预处理后，急性骨髓型放射患者骨髓移植成功的病例。

作为临床内科医生，他对血液恶性肿瘤诊治尤为重视，自20世纪70年代开始带领实验组进行抗动物实验瘤株的药物研究工作，发现甘肃产的红豆杉提取物具有一定的抗肿瘤作用；经过多年的实验研究，他们又发现由我国特产植物粗榧半合成的脱氧三尖杉酯碱具有抗白血病的实验及临床疗效，并在国内外发表了此方面的研究及工作结果的文章，获得了1978年全国科技大会奖状。

他在在治疗血液病的领域很有建树，通过对刺激造血的研究中发现了心得安刺激造血的动物实验机理及其对再生障碍性贫血的治疗作用，使心得安治疗再生障碍性贫血的试验及临床研究获得全军科技进步奖二等奖。

骨髓移植是治疗血液病的重要手段，是根治白血病的极为重要的方法，也是治疗急性放射病恢复造血的重要选择，曹教授在80年代即开始了骨髓移植治疗恶性淋巴瘤的研究工作，多年来非常重视培养年轻人，对研究生和年轻医生进行传、帮、带，积极培养学生和年轻军医，带领一批年轻医生做了大量的骨髓移植研究诊治工作，取得了一定的成就，使307医院血液科的骨髓移植处于全军领先水平，培养的学生许多已成为学科带头人和著名专家。

他于1994年出版发行了国内首册《骨髓移植》专著，又于1999年及2008年先后发表出版了《临床骨髓移植》和《骨髓移植学》等专著。系列骨髓移植专著的出版反映了曹履先教授以“医学救人”为怀，一生勤勤恳恳从事临床工作60年，在内科学科领域特别是血液病的治疗研究中积累了丰富的临床经验和很高的学术造诣，在他的领导和指导下开展了我国我军在骨髓移植治疗血液病的许多创新，还发表具有学术价值的论文 150 篇。为我国我军的血液病治疗做出了突出的贡献。

出版这一部文集是很有意义的一件事。我祝贺这一部书的出版。

军事医学科学院　研究员
中国科学院院士
吴祖泽

2012 年 5 月 17 日

# 前　言

曹履先教授1949年秋于新中国成立后考入燕京大学医预系，1957年毕业于中国协和医学院（8年制），毕业后一直在部队从事临床医学工作。半个多世纪来，在党和部队的培养教育下，在临床医学领域做了大量工作，积累了宝贵的经验。本论文集主要将曹履先教授从医60年的临床医学研究实践的部分成果及论文按照临床医学、急性放射病的诊治、抗肿瘤药物的动物实验和临床研究、白血病及淋巴瘤的诊断及治疗、再生障碍性贫血的诊治与刺激造血的研究和骨髓移植的治疗研究等六类汇集而成。文集中所有文章均为第一作者并全部按当时的原文刊出，未作任何修改，难免有许多错误、不妥之处，但作为历史资料，希望会对今后相关临床研究工作有所参考。

文集内容主要包括六部分。

## 一、临床医学

曹履先教授作为内科临床医生，一生从事患者的临床诊治工作，在临床医学工作中遇到了很多当时不解之处，在工作实践中他善于将所遇到的问题总结发表，以便探讨研究。例如，对高血压的诊断他将患者的尿液注射到狗的静脉中，测定狗的血压改变来诊断嗜铬细胞瘤；通过一张血涂片探求患者的诊断线索进行对不明原因发热患者（FOU）的诊断进行分类研究；对类风湿病回顾性诊断和治疗进行新的探讨；通过结核病的血象改变分析来诊断类白血病反应等等。临床有关部分研究资料见文集第一部分：临床内科的有关资料。

## 二、急性放射病的诊治

作为一名人民解放军军医，了解认识“三防”（防原，防化，防生物战）中的防辐射损伤的诊治非常必要和重要，放射病的诊治是世界各国国防卫生事业中极为重要的内容，我军特别重视放射辐射损伤防治的研究。1960年曹教授在兰州军区总医院内科任职时就开展了放射病的诊断治疗研究，领导科研小组进行了多批放射病动物损伤的实验研究，对小动物的放射损伤有所认识，撰写了“急性放射病自家免疫机制假说”，为今后进一步研究诊治放射病做了基础工作；80年代后又进行了多批模拟放射病经全身照射预处理的骨髓移植临床研究。1988年曹教授在就任解放军307医院血液科主任时，建立了在当时亚洲最大、设备最先进的无菌层流病房，成功地进行了军事医学科学院首例经致死剂量照射后的异基因骨髓移植治疗白血病的病例，为军事医学科学院解放军307医院成为放射病骨髓移植全军治疗中心奠定了基础。以后有世界著名的骨髓移植专家及美、法、德、苏、俄等军医代表团来院参观指导。在1990年上海第二军医大学“6·25” Co源辐射核事故中，他提出并领导了对2例受照10 Gy以上的急性骨髓型放射病患者进行骨髓移植治疗，这是国内首例HLA半相合的骨髓移植成功的病例，也是国际上首例经化疗预处理后急性骨髓型放射患者骨髓移植成功的病例。此项工作获得全军科技进步奖一等奖，他荣立了个人二等功；1990年他与亚太地区骨髓移植专家在北京成立了“亚洲太平洋地区骨髓移植组APBMTG”并被推选为首任主席（现为荣誉主席），该组织每2年轮流在成员国举办学术会议，现已成为具有国际影响力的骨髓移植相关会议组织，该组织的成立对推动亚太地区的骨髓移植工作起到了积极作用。此项工作研究部分资料见文集第二部分：放射病研究的有关资料。

## 三、抗肿瘤药物实验和临床研究

作为临床内科医生，对恶性肿瘤的诊治研究是很重要的，曹教授多年来对血液恶性肿瘤的诊治尤为重视。自20世纪70年代开始他带领实验组进行了抗动物实验瘤株的药物研究工作，培育了包括实验动物白血病L1210及L615在内的10多种瘤株及数千只小鼠及大鼠，他们对甘肃产的野生植物进行了抗肿瘤药物的筛选，经过多次筛选发现了甘肃产的红豆杉(cephalotaxus)提取物具有一定的抗肿瘤作用，经多次实验肯定了红豆杉的抑瘤效果，进行$LD_{50}$的测定，并试用于白血病的治疗。现知治疗肺癌等恶性肿瘤有效药物紫衫醇即由我国特有植物红豆杉中提取。经过多年的实验研究他们又发现由我国特产植物粗榧(harringtoninne)半合成的脱氧三尖杉酯碱(deoxyharringtoninne)具有抗白血病的实验及临床疗效，并于1981年及1984年在国内外发表了此方面的研究及工作结果的文章。此项工作获得了1978年全国科技大会奖状。相关资料见文集第三部分：抗肿瘤药物实验研究的有关资料。

## 四、白血病及淋巴瘤的诊断及治疗

白血病及淋巴瘤占恶性血液病的绝大部分，亦为人类10大肿瘤之列。曹履先教授非常重视白血病及淋巴瘤的研究工作。1992年他与山西肿瘤医院王毓銮同志一起创建了《白血病》杂志，他们共任主编，后更名为《白血病·淋巴瘤》杂志。1963年他在《中华内科杂志》公开发表了类白血病反应一文，以后在白血病、淋巴瘤的诊断治疗方面发表了多篇文章，其中“难分类急性白血病的诊断和治疗”等成果，于1994年获全军科技进步奖二等奖。相关资料见文集第四部分：白血病及淋巴瘤的有关资料。

## 五、再生障碍性贫血的诊治与刺激造血的研究

再生障碍性贫血的诊治与刺激造血的研究也是血液科医生的重要职责，他们重点研究了植物血凝素(phytohaemagglutinin PHA)和心得安(propranolol)刺激造血的动物实验机理及其对再障贫血的治疗作用，肾上腺素能受体及胆碱酯能受体活性药物影响造血的实验研究，使心得安治疗再障贫血的试验及临床研究获得全军科技进步奖二等奖。为此曹履先教授于1984年被评为全军总后先进科技工作者。有关研究资料见文集第五部分：再生障碍性贫血及刺激造血研究的有关资料。

## 六、骨髓移植的治疗研究

骨髓移植是治疗血液病的重要手段，是根治白血病极为重要的方法，也是治疗急性放射病恢复造血的重要选择。骨髓移植时预处理的全身照射(TBI)是模拟急性放射病的重要手段，因而肩负国防卫生工作的军医应非常重视开展“骨髓移植”的研究工作。曹教授在1983年即开始了骨髓移植治疗恶性淋巴瘤的研究工作，并做了大量的骨髓移植研究诊治工作，取得了一定的成就。1994年出版发行了国内首册《骨髓移植》专著，又于1999年及2008年先后发表出版了《临床骨髓移植》和《骨髓移植学》等专著。骨髓移植治疗恶性血液病获得了全军科技进步奖二等奖，在国内率先开展的外周血造血干细胞移植获得了全军科技进步奖二等奖。研究的相关资料见文集第六部分：骨髓移植研究的有关资料。

作　者

2012年5月

# 目　录

## 第一部分　临床内科的有关资料



## 第二部分　放射病研究的有关资料

## 第三部分 抗肿瘤药物实验研究的有关资料



## 第四部分 白血病及淋巴瘤的有关资料

## 第五部分 再生障碍性贫血及刺激造血研究的有关资料

## 第六部分　骨髓移植研究的有关资料

# PART 1

第一部分

# 临床内科的有关资料

# 嗜铬细胞瘤 2 例报告

兰州军区总医院　曹履先

嗜铬细胞瘤是发生自体内嗜铬组织的一种肿瘤，较为罕见。至 1958 年止国外文献报道为 300 例左右，目前国内见诸文献者仅有 12 例。近年来由于诊断方法的不断进步陆续发现的病例日有增多。最近我们曾遇到 2 例，1 例手术治疗成功。复习有关文献结合本院病例特点对有关问题讨论如下。

## 病例报告

**例 1：**男 44 岁，因间歇性头痛 19 年于 1958 年 5 月 16 日入院。头痛发作时伴有出汗。四年前行阑尾切除术，腰麻时血压由 130/90 mmHg 上升为 150/100 mmHg，术后又下降至 130/90 mmHg。三年前因"胃病"住院，血压波动于 120/80 ~ 164/106 mmHg 之间。两年前某日患者外出时突然昏倒，被送至医院后始清醒，当时血压在 170/120 ~ 230/150 mmHg 之间，双侧眼底动脉呈铜丝状，有出血及渗出物，尿中蛋白微量，心电图显示左心室肥大兼劳损，按高血压病治疗，症状减轻出院。一年前患者又因头痛及高血压再次入院，此外有心慌、气促、大量出汗及烦躁不安等。血压 248/180 mmHg，右肺底有湿鸣，体温 37.9℃，白细胞 17 250/$mm^3$，中性偏高，尿中蛋白（+）、糖（+），空腹血糖 131.5 mg%，葡萄糖耐量试验为糖尿病型曲线。经治疗后血压下降为 184/118 mmHg，自觉症状减轻出院。出院后一直在家休养，随访中血压保持在 180/140 mmHg 左右，1958 年 5 月 16 日症状又加重，血压上升至 230/160 mmHg 而第五次入院。

**身体检查：**发育营养正常，表情紧张，多汗，甲状腺不大，肺阴性，心界不扩大，心率 100 次/分，$A_2 > P_2$，未听到杂音，血压 210/170 mmHg，腹部未摸到包块，腱反射正常。眼底检查：动脉细，动静脉交叉处有压迹，可见少许出血及渗出物。

**化验检查：**尿、粪正常，白细胞稍偏高，非蛋白氮 42 mg%，尿素氮 17.4 mg%，胆固醇 313 mg%，酚磺酞试验第一小时排出 60%，第二小时排出 10%。

生物试验：将患者的新鲜尿 1 ml 注入狗之静脉其血压上升，用同样方法以正常人尿液作对照，动物之血压无改变。

**入院后经过：**最后一次住院仍按高血压病治疗，无效。住院后 12 日于右上腹部发现 5 cm × 6 cm 之包块，微具压痛，按摩该包块血压上升，三次基础代谢率各为 +38%，+29% 及 +25%（Read 法）。腹膜后注气造影：右肾上极显示一分叶状阴影，左肾上极亦有一较小之圆形阴影（图 1）。此时诊断为嗜铬细胞瘤，曾准备手术治疗，不久患者脑出血病故。

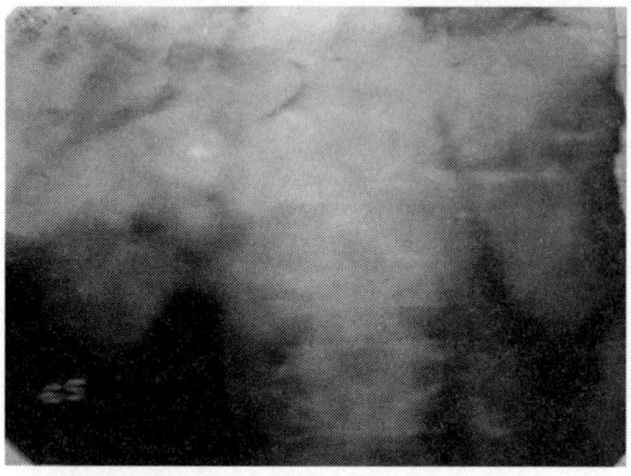

图 1　例 1 腹膜后注气造影右肾上极有一大分叶状阴影

**例 2：**男 21 岁，因头痛一年多、视力模糊两个月于 1959 年 10 月入院。患者自 1958 年夏季以来常感颞部跳痛，劳动后加重。1958 年初入伍后体力逐渐衰退，稍事劳动即觉心慌，气短、出汗。入院前某日患者实感眼前发黑，视物模糊，测量血压为 185/150 mmHg，初诊为"恶性高血压"送至医院治疗。

**身体检查**:发育营养尚佳,皮肤潮湿多汗,体温 37.5℃,双眼视力为眼前指数。眼底检查:视盘模糊,视杯消失,动脉变细,静脉纡曲怒张,有出血及白色渗出物。甲状腺不大,心界微向左扩大,心率 92/分,心尖处可听到Ⅱ~Ⅲ级之吹风样收缩期杂音。血压 184/146 mmHg。两肺阴性,肝脏于季肋下 1 cm 处可触及,质地稍硬、无压痛,脾不大。肾周围注气造影:右肾上极之内上方隐约可见一直径约 2 cm 之阴影(图 2)。基础代谢率在正常范围。

**化验检查**:尿糖及蛋白微量,非蛋白氮 29.8 mg%,胆固醇 206 mg%。空腹血糖 130 mg%,肝功能正常。

**Regitine 试验阳性**:于注射后 1.5 分钟时血压由 210/160 mmHg 下降到 130/100 mmHg。下降幅度为 80/60 mmHg。

**生物试验**:将患者新鲜尿 5 ml 注入麻醉狗静脉中,1~2 分钟后其收缩压上升 65 mmHg(术后复查收缩压仅上升 10 mmHg)。

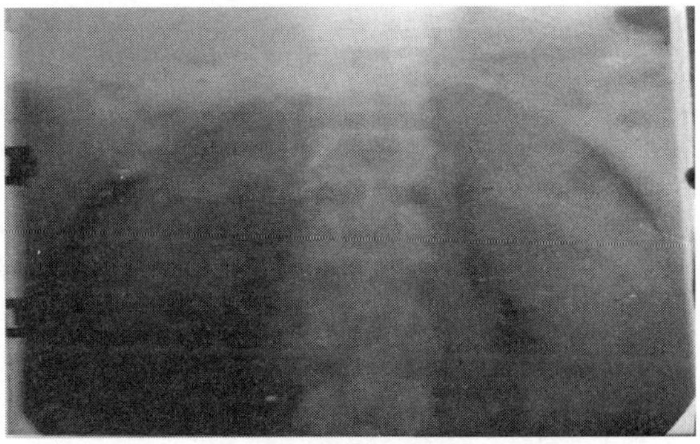

图 2 例 2 肾周围注气造影。于右肾内上方有一圆形阴影

**手术经过**:确诊后转外科,在硫喷妥钠静脉滴入诱导麻醉后给乙醚麻醉,行肿瘤摘除术。腹部横切口,见右肾上腺处一相当成人睾丸大小之卵圆形肿瘤,摘除后血压剧降至 60/40 mmHg。即刻由静脉注入去甲基肾上腺素 1 mg,血压升至 240/185 mmHg。以后持续滴入肾上腺素及去甲基肾上腺素,血压维持在正常之较低水平,唯时有波动。再次检查于原肿瘤之上方又发现一直径 2 cm 之圆形肿物,复摘除之。术后以 4 mg 去甲基肾上腺素混合于 5% 之葡萄糖溶液升 500 ml中以每分钟 14~28 滴之速度作静脉滴注,血压可维持在 110/90 mmHg 左右。三天后停滴去甲基肾上腺素血压为 140/110 mmHg。术后 4 周血压为 120/80 mmHg,视力逐渐好转,两年后随访血压正常,视力已恢复。

**病理检查**:肿瘤大小各为 5 cm×3.4 cm×2.2 cm 及 2.5 cm×2 cm×1.5 cm。重各为 22.5 g 及 3.8 g。均有完整之包膜。镜检:瘤细胞排列呈条索状,其间有大量薄壁之血管,瘤细胞大小不一,胞浆丰富,胞膜不明显,胞核大小不等,形态极多,染色深,无核仁及核分裂象,部分组织呈坏死状,有出血。硝酸银染色在瘤细胞内可见多数褐色颗粒大小颇一致(图 3,图 4)。病理诊断:嗜铬细胞瘤,多发性。

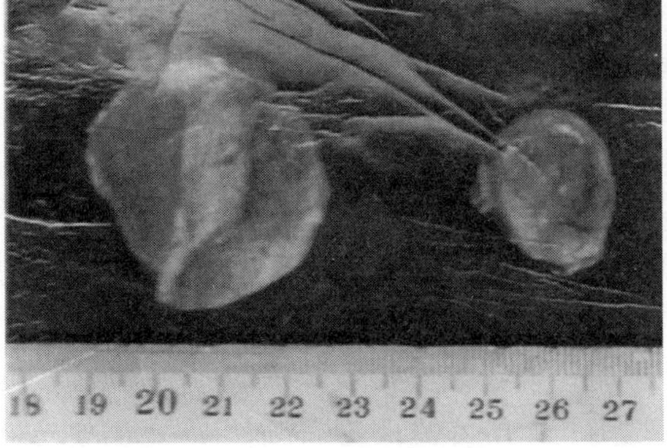


图 3 例 2 手术切除之瘤体标本

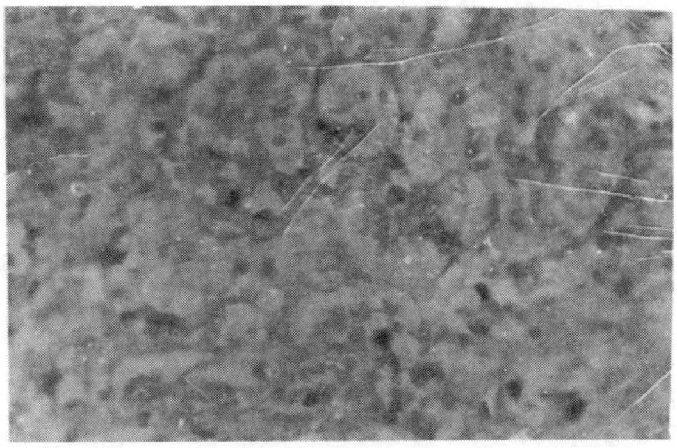

图 4 例 2 切除瘤之显微镜下所见(约 ×500 倍)

## 讨　论

一、1955 年以后我们发现 2 例嗜铬细胞瘤，占本院高血压病的 0.71%。到目前为止本病占高血病的百分率国内尚无较大量之统计。1957 年 Kvale 等统计 1943 ~ 1955 年在 Mayo 诊所嗜铬细胞瘤情况如下。

| 年份＼项目 | 其有高血压病人数 | 发现嗜铬细胞瘤患者 | | |
|---|---|---|---|---|
| | | 阵发性高血压 | 持续性高血压 | 共计 |
| 1943 ~ 1949 年 | 37 000 人 | 7 人 | 4 人 | 11 人 |
| 1950 ~ 1955 年 | 37 000 人 | 17 人 | 19 人 | 36 人 |

1951 年 Graham 等报道 Smithwick 在 1700 例高血压患者中发现本病 8 例，约占 0.47%。而美国每年约有 17 万人死于高血压，如按此比例推算其中约有 800 人为嗜铬细胞瘤。足见本病并非想象中之少见。Engel 倡用测定尿中之肾上腺素及去甲肾上腺素以诊断嗜铬细胞瘤以来文献中见到本病报道逐日增多。如 1955 年 Moulton 用此种诊断方法在 250 例高血压患者中证实本病 7 例。1957 年 Henry 等由 66 名高血压患者中发现本病 6 例。Minno 等在 15 984 例尸检中发现本病 15 例，但在生前临床医师怀疑本病者仅 3 例。由此证明嗜铬细胞瘤过去被漏诊者实不在少数，建议今后在大批调查高血压的同时应注意除外嗜铬细胞瘤。

二、嗜铬细胞瘤的诊断国内外报道很多不再赘述。由于本病常误诊为高血压病，因而两病之鉴别诊断极为重要，凡高血压遇到下列情况就应想到本病之可能性：①青年人的高血压；②血压波动较大者；③合并有尿糖者；④交感神经系统呈亢奋表现者；⑤恶性高血压，一般降压药物反应差而对神经节阻滞剂有良好反应者或手术麻醉时血压反而升高者。

进一步之检查包括以下两个方面：

1. X 线检查　如肾盂造影、腹膜后注气造影、肾周围注气造影等。此类检查对肿瘤的发现及肿瘤的部位、大小等有一定帮助。国内 14 例（包括本文 2 例）中 10 例 X 线检查阳性。必须指出 X 线检查有时受一定条件限制，如肿瘤太小常不能被发现，甚至检查时有一定危险。相反而个别病例肾上腺区有阳性之 X 线征，手术时却不见肿瘤。

2. 实验诊断　自 1945 年 Roth 及 Kvale 等报道以来迄今诊断方法日益增多，简述如下：

（1）激发试验：常用的药物有组织胺、Mecholyl 和 TEAC（tetraethylamenium chloride）等。TEAC 副作用较大，Mecholyl 较危险且不可靠，仅组织胺试验较为常用，此试验虽有假阳性和假阴性反应，如患者血压在 170/110 mmHg 以下，且为阵发性，其诊断价值较大。

（2）降压试验：此类药物有 Bengodioxane，Dibenamine 和 Regitine 等。Bengodioxane 常引起发热、心悸、恐惧及出汗等副作用，有时可导致高血压危象，且有假阴性及假阳性反应故较少应用。Regitine 比较安全故常被采用，为了避免假阳性反应，试验前 48 小时内应停止应用镇静剂、氧化物及 Apresoline 等。应用蛇根制剂时做此试验也有假阳性报道，故 Evans 指出必须在停蛇根制剂两周以上才能做此试验。

（3）生物试验及尿中加压物质测定（肾上腺素及去甲基肾上腺素等）：1950 年 Engel 首先报道了测定尿中肾上腺素及去甲基肾上腺素确诊两例嗜铬细胞瘤之后，这方面的报道日渐增多。生物试验首为 VonEuler 等倡用，作者以未经处理患者的尿注入猫静脉观察其血压改变为对高血压患者除外嗜铬细胞的过筛试验，Henry 等认为此种诊断方法较其他药物试验为准确。我们的 2 例均用狗代替猫做此试验均为阳性，此试验简单易行可以广泛应用之。

三、一般学者认为如将肿瘤摘除后血压急剧下降者则为单发性，如血压持续不降者则为多发性，应继续寻找其他部位的肿瘤，但本文中例 2 虽将第一个较大肿瘤的血流中断后血压剧降，但在其同侧肾上腺内又摘除一较小之肿瘤，均经病理检查证实为良性嗜铬细胞瘤。我们推想先摘除的大肿瘤为本例高血压之主要加压物质分泌泉源，小的肿瘤则处于受大肿瘤内分泌素抑制状态，如果将较小的肿瘤不予摘除当大肿瘤摘除后则小肿瘤可能迅速发展而使症状复发。故我们认为本病于手术时切除一肿瘤血压下降并不能说明不存有功能较小的肿瘤，仍须进行详细的手术探查。

## 摘　要


1. 报道2例嗜铬细胞瘤，其中1例手术成功，随访两年痊愈。
2. 生物升压试验2例均为阳性。
3. 复习有关文献对诊断方法和手术观点略予讨论。


## 参考文献


[1] 文士棫，等. 中华内科杂志[J]. 1953，1：395.

[2] Campbell, M. Urology, pp. 2338～2343, Saunders, Philadelphia & London, 1954.

[3] Lance EM, *et al.* Surg. Gynec. &Obst. 1958, 106：25.

[4] 马永江，等，中华外科杂志[J]. 1958，6：503.

[5] 钟学礼，等，中华内科杂志[J]. 1955，3：17.

[6] 吴阶平，等，中华外科杂志[J]. 1957，5：212.

[7] 张志民，等，中华外科杂志[J]. 1958，5：240.

[8] 傅信孚，等，中华外科杂志[J]. 1958，6：837.

[9] 李静怡，等，中华外科杂志[J]. 1959，7：629.

[10] 许秉贵，等，中华内科杂志[J]. 1961，9：103.

[11] 于品刚，等，中华内科杂志[J]. 1961，9：113.

[12] Graham JB. Surg, Gynec, &Obst. 1951, 92：105(Abstr).

[13] Sobel C, *et al.* Am. J. of Clin. Path, 1957, 27：240.

[14] Henry RJ, *et al.* A. M. A. Arch. lnt. Med, 1957, 100：196.

[15] Kvale WF, *et al.* J. A. M. A. 1957, 164：854.

[16] Engel A, *et al.* Lancet ii, 1950, 387.

[17] Moulton R, *et al.* Lancet ii, 1955, 16.

[18] Minno AM, *et al.* New Eng. J. Med, 1954, 251：959.

[19] Hutchison GB. *et al.* Ann, of Int. Med, 1958, 48：300.

[20] Newton TH, *et al.* The New Eng. J. of Med, 1955, 252：974.

[21] Evans JA. The Med Clin. of Nor Am, 1960, 44：411.


（兰州军区总医院资料　1961年）

# 慢性粒细胞白血病合并骨髓纤维化及病理性骨折

兰州军区总医院　曹履先

慢性粒细胞性白血病合并骨髓纤维化及病理性骨折的甚少见,我院遇到 1 例,报道如下。

杨某(住院号 69616),女,38 岁,会计。患者于 1960 年 9 月起有疲乏、无力、多汗及低热,未治疗。半年后入某院发现白细胞 12 万,有幼稚粒细胞,脾脏肿大,骨髓检查见有核细胞增生明显活跃,以晚幼粒及杆状核为主,粒:红 = 16:1,诊断为慢性粒细胞性白血病,用氮芥及乌拉坦治疗效果不佳,1961 年 6 月首次入我院。当时脾于肋下 14 cm 触及,肝于肋下 2 cm 触及,肋骨压痛;白细胞 41 900,原始 0.5%,早幼 1%,中幼 8%,晚幼 7.5%,杆状核 51%,分叶核 19.5%,嗜酸 3%,嗜碱 9.5%,骨髓涂片见原始粒 1.5%,早幼粒 2.0%,中幼粒 12.5%,晚幼粒 23.5%,干状核 2.5%,分叶核 4%,嗜酸 1.5%,嗜碱 5.5%,淋巴 9.5%,中幼红 5.5%,晚幼红 9.5%,诊断为慢性粒细胞性白血病。用深部 X 线照射脾区共 700 伦,白细胞下降到 13 000,脾缩小 3 cm,体温正常出院。1961 年 11 月再次入院,白细胞 13 200,原始及早粒占 18.4%,用马利兰共 264 mg 治疗后脾缩小 8 cm,白细胞下降到 11 300 出院。1963 年 6 月第 3 次收入我科,脾大肋下 25 cm,低热,白细胞 116 000,原始及早幼占 5%,红细胞 300 万,血涂片中有个别的呈泪滴状的红细胞及大小不等的异形血小板,脊突穿刺抽出骨髓,用 Vim-Siverman 针于左髂前上嵴外行骨髓活检见骨小梁间有疏松水肿的纤维组织,其中有少许淋巴细胞,多形核白细胞及嗜酸性粒细胞,未见幼稚粒细胞,病理诊断符合骨髓纤维化。右半骨盆照片见髂骨翼处骨质变薄,经马利兰治疗后体温正常,贫血消失,白细胞 12 000,脾回缩到肋缘下 18 cm,同年 11 月 19 日出院。17 天后平路行走时突感右髋部剧痛而右向跌倒,急诊入我院,X 线照片有右侧股骨颈骨折,脾大肋缘下 18 cm,白细胞 15 700,原始及早幼 6.5%,牵引治疗一个月无好转,骨折端骨质明显吸收,病程中用马利兰一个月余,2 月 1 日转内科。既往史无特殊。

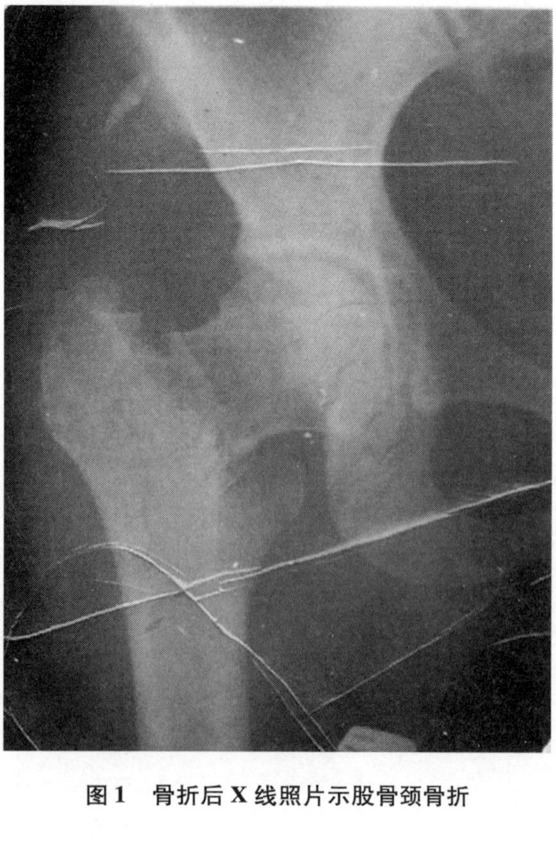

图 1　骨折后 X 线照片示股骨颈骨折

**体格检查:**营养差,贫血貌,平卧不能转动,全身皮肤粗糙,双手背、面部及口腔黏膜有褐色斑点状色素沉着,浅表淋巴结不大,心尖及肺动脉瓣音区二级收缩期杂音,肺阴性。胸骨有压痛,肝于肋下 3 cm 触及,脾于肋下 19 cm 触及,质均稍硬,无压痛。右髋关节照片有股骨颈骨折(图 1),左髋关节及双膝关节 X 线照片有骨质疏松。眼底见有棉团状渗出物。

**化验检查:**尿、粪常规正常,红细胞 403 万,血红蛋白 12.3 g,白细胞 13 500,原始 4.5%,早幼 4%,中幼7.5%,晚幼 14.5%,杆状核 51.5%,分叶核 4.5%,淋巴 4.5%,嗜碱 5%,嗜酸 1.5%,单核 2.5%,计数 200 个白细胞,可见早幼红 1 个,中幼红 4 个,晚幼红 8 个,血片中偶见泪滴状红细胞,个别血小板形态较大染色稍嗜碱,未见巨核细胞及其碎片,血小板 20.4

万，出凝血时间正常，未再查骨髓。

**治疗经过：**入院后两个多月内用马利兰 124 mg 及泼尼松等药治疗无效，白细胞 49 800，原始及早幼占 13%，1964 年 3 月 6 日起用 6-巯醇嘌呤每日 100 mg，同时右股骨处照射深 X 线共 630 伦，3 月 14 日白细胞下降到 5100，原始及早粒占 10%，停 6-巯醇嘌呤。3 月 29 日衰竭死亡，死前肝增大到肋下 7 cm，脾缩小到肋下 12.5 cm，白细胞 660，红细胞 83 万，血小板 36 000。

**尸体剖验：**体重 37 kg，胸部及小腿部皮肤有小出血点，右下肢较对侧短 5 cm，右颈侧有一蚕豆大小的浅淋巴结，双侧胸腔均有少量粉红色积液，心脏重 204 g，左右心室均扩张，心外膜下有斑点状出血，镜检心肌有混浊肿胀，间质水肿及散在坏死灶。肝重 1290 g，肝细胞有浊肿及脂肪变，枯否细胞肿胀且其中有较多含铁血黄素，肝窦内髓外造血灶，小叶间有轻度纤维组织增生。脾重 945 g，切面暗红，镜检有白髓萎缩，小梁增生，脾窦内有广泛的髓外造血。肺水肿，少量炎细胞浸润。肺门淋巴结有干酪坏死灶，腹膜后及颈部淋巴结有髓外造血。右股骨颈处及股骨上端两处呈完全性骨折，断端有纤维组织包绕（图 2）。镜检见骨折处有增生的骨髓组织，大部已坏死，股骨干内脂肪组织减少代之以疏松水肿的结缔组织，间有小造血灶，其中巨核细胞较多。肋骨、腰椎的骨髓组织减少，纤维组织增生显著，巨核细胞较多（图 3）。

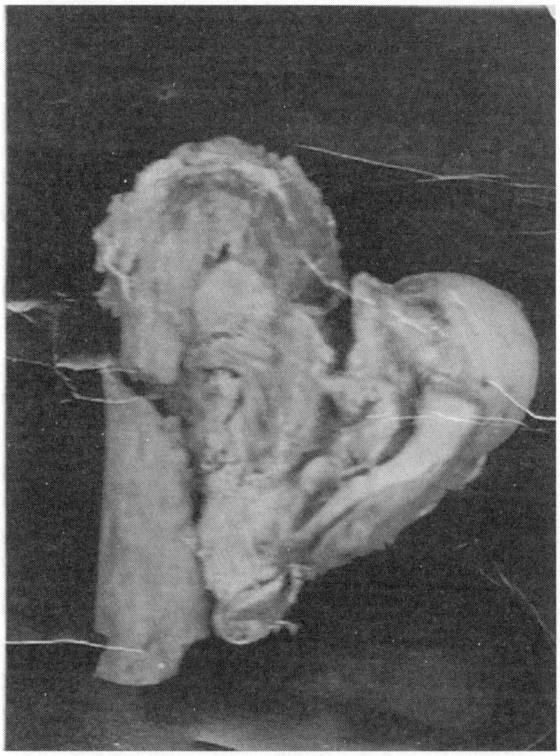

图 2　尸检见股骨头及股骨上端的两处骨折

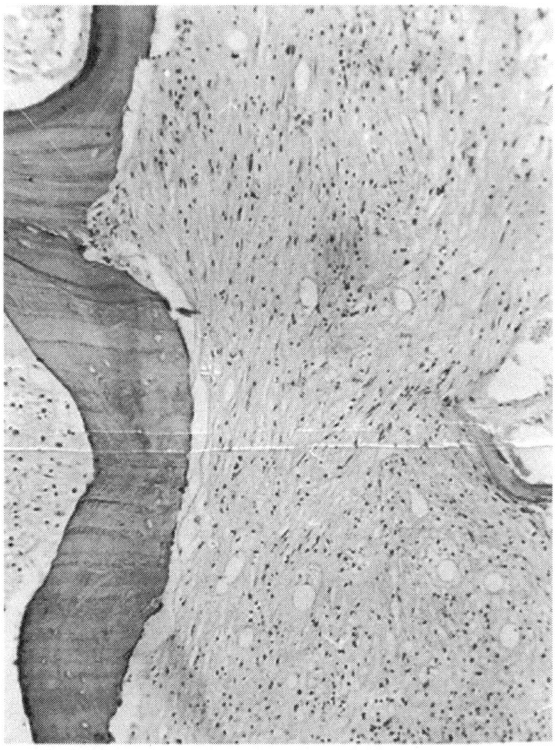

图 3　骨髓中有大量的纤维组织

**讨论：**本例初病时白细胞 12 万，有幼稚粒细胞，肝脾肿大，胸骨压痛，首次抽取骨髓顺利，骨髓有核细胞增生明显活跃，粒∶红 = 16∶1，故诊断为慢性粒细胞性白血病，病后 2 年 9 个月时抽不出骨髓，骨髓活检及尸检均证明有骨髓纤维化。

慢性粒细胞性白血病与原发性骨髓纤维化有时很难鉴别，尤以伴有骨髓纤维化时为然，一般认为原发性骨髓纤维化起病年龄多在 50 岁以上，白细胞总数多在 5 万以下，其中不成熟粒细胞较少，如 Bouroncle 等的 100 例中不成熟粒细胞多少于 15%；血片中泪滴状红细胞及有核红细胞较多；周围血可见巨核细胞碎片及畸形的血小板；骨髓穿刺不易抽出骨髓。本例多不符合上述条件，故病后 2 年多时发现的骨髓纤维化，考虑继发于慢性粒细胞性白血病或与此患者应用马利兰治疗有关。白血病并发骨髓纤维化的病例不太少见，如 Yumoto 等 109 例各型白血病中有 19 例（17.4%）合并有骨髓纤维化。一般在白血病并发骨髓纤维化时其纤维化涉及部位较少，程度较轻，做仔细病理检查时仍可见到骨髓中有白血病合并骨髓纤维化时与原发性骨髓纤维化是不好鉴别的，如 Tanaka 分析的 70 例骨髓纤维化中虽经仔细的病理检查仍有 3 例不易确定系原发的或是继发于白血病。故亦有谓骨髓纤维化系慢性粒细胞性白血病的一个阶段或谓两者均属骨髓增生性疾患，所以有些中间类型是不好区别的。近些年发现原发性骨髓纤维化患者中性粒细胞碱性磷酸酶是增高的而慢性粒细胞性白血病的是减低的，可资鉴别，但当慢性粒细胞性白血病转变为骨髓纤维化时，其中性粒细胞的碱性磷酸酶亦可升高，惜本例未做此项检查。慢性粒细胞性白血病合并骨改变的不多，1956 年 Ciements 等报道一例女性患者有骨破坏性改变。本例于病后 2 年多并发骨髓纤维化，病后 3 年多时并发病理性骨折，原 X 线照片未见骨质破坏区只见骨松变，故本例骨折可能与并发之骨髓纤维化有关。

本例末期用 6-巯醇嘌呤 8 天后白细胞由 49 800 万下降到 5100 万，虽立即停药但全血细胞仍急剧减少，故可看出在白血病合并骨髓纤维化时用抗白血病治疗时应慎重。

## 参考文献


[1] Linman JW. Differential diangosis of massive splenomegaly, Agnogenic myeloid metaplasia versus chronic granulocytic leukemia, Med Clin, of Nor. Amer, 1962, 46: 49.

[2] Bouroncle BA, *et al*. Myelofibrosis; Clinical, hematolegic and pathologic study of 110 patients, Amer. J. of Med Sci, 1962, 243: 697.

[3] Yumoto T, *et al*. A pathlolgical investigation of mayelofibrosis Acta Haemat. Jap, 1963, 26: 347.

[4] Tanaka N. Pathological study on myelofibrosis, Acta Haemat. Jap, 1963, 26: 30.

[5] Dameshek W, *et al*. Leukemia p. 99 grune & Stratton, In, 1958.

[6] 陈悦书，等. 白血病[M]. 北京：人民卫生出版社，1963.

[7] Clements DG, *et al*. Chronic myelogenous leukemia; Unusual bone changes in an adult, Radio, 1956, 67: 399.


（兰州军区总医院资料　1964 年）

# 口、眼干燥关节炎综合征 1 例报告

兰州军区总医院普通内科　曹履先 等

口、眼干燥关节炎综合征(sjögren syndrome),简称干燥综合征。主要表现为干燥性结膜、角膜炎,口腔干燥及风湿样关节炎。本病比较罕见,国内仅见 8 例报告。我们最近遇到 1 例,报告如下。

## 病例报告

王××,住院号 124651,女,39 岁,上海市人。因眼干、口干 5 年入院。患者于 5 年前因发热住某医院,一周后体温下降,但有疲乏无力,食欲减退及口干、眼干等症状,做肝功检查发现硫酸锌浊度及麝香草酚浊度均高于正常,按“肝炎”治疗近 5 年,毫无效果,多次做肝功检查,麝浊及锌浊仍为异常,口干、眼干症状加重,双眼常有灼痛感,双眼经常发红,眼的分泌物增多,但眼泪较少,于情绪激动时亦很少有眼泪,于住院前 1 年多有双眼角膜溃疡,此后即感视物不清。口腔干燥亦渐明显,喜多饮水,进干燥固体食物时日益困难,因不易形成食团,常需用水伴送才能下咽。近数年来龋齿明显增多。曾多次检查血沉快,丙种球蛋白增高,过去无关节红、肿、痛史,无皮疹及出血史,病后月经正常,曾妊娠 4 次,分娩 2 次。

**体格检查:**体温 37.1℃,脉搏 74 次/分,血压 92/66 mmHg,发育营养佳,皮肤巩膜无黄染及出血点,浅淋巴结不肿大,双侧结合膜充血且较干燥,角膜缘有血管翳,左角膜有白斑,泪腺不肿大,口唇有皲裂,口腔黏膜较干燥,$\dfrac{6\,|\,8}{8\,|\,6、8}$为缺齿(近数年来因龋齿拔除),$\dfrac{\quad\,|\,3、5、6}{7、6、2\,|\,4、7}$为龋齿,且一个牙上可见数处龋洞,甲状腺不肿大,双侧腮腺稍大,质中等硬韧,无压痛。心不扩大,无杂音,肺阴性,腹平软,肝大肋下 0.5 cm,质软,脾大肋下 0.5 cm,脊柱、四肢关节、神经系检查正常,妇科检查有轻度宫颈糜烂。

**化验及其他检查:**血红蛋白 11.4 g,红细胞 370 万,白细胞 5200,中性 66%,淋巴 28%,单核 3%,酸性 3%,血小板 20.8 万,尿、粪常规检查正常,血沉 55 mm/第一小时,康、华氏反应阴性,谷丙转氨酶 40 单位,硫酸锌浊度 28 单位,麝香草酚浊度 20 单位,血清总蛋白 8.0 g,球蛋白 3.25 g,血清蛋白纸上电泳检查:白蛋白 50%,甲 1 球蛋白 5.24%,甲 2 球蛋白 4.84%,乙球蛋白 8.82%,丙球蛋白 31.1%。骨髓有核细胞增生活跃,粒:红 =2.9:1,淋巴细胞 27%,浆细胞 2.2%。凝血时间(李怀法),凝血酶原时间(奎克法),凝血酶原消耗试验、凝血活酶生成试验均正常,胸部透视正常,心电图检查呈肢导低电压,甲状腺吸碘试验 24 小时 39%,放射性同位素肝扫描见肝大,胃液分析无游离酸,泪液及唾液检查结果如下。

**泪液检查:**Schirmer 试验结果;患者滤纸条湿 6 mm,正常人对照滤纸条湿 20 mm。

唾液分泌功能检查

<table>
<tr><th></th><th colspan="2">正常人</th><th colspan="2">患者</th></tr>
<tr><td>腮腺分泌</td><td>左侧 0.7 ml</td><td>右侧 1.0 ml</td><td>左侧 1.0 ml</td><td>右侧 0.2 ml</td></tr>
<tr><td>嚼石蜡 3 分钟后唾液</td><td colspan="2">6 ml</td><td colspan="2">2 ml</td></tr>
</table>

**右侧腮腺活检结果:**镜下见有小片状黏液腺组织及萎缩的腺体导管,间质内有较多的小淋巴细胞及浆细胞的浸润,确诊后曾予以氯化喹啉试验治疗 1 个月,但未见有明显的症状、体征及化验异常的好转。双眼经

每日用生理盐水冲洗后疼痛减轻,眼干燥症状亦有好转。

## 讨　论

口、眼干燥关节炎综合征,自 1933 年由 Henrik Sjögren 提出后,报道逐渐增多。其诊断标准为:

1. 干燥性结膜、角膜炎(kerato conjunctivitis sicca)。
2. 口干(xerostoma)。
3. 风湿样关节炎或其他结缔组织病。

上述三条中有两条即可确定诊断,尤以前两条为重要。腮腺可以肿大,但应注意除外腮腺的其他病。本病例有眼干及角膜炎后留下的角膜白斑,Schirmer 试验阳性,有口干的自觉症状,双侧腮腺分泌及全部唾液腺分泌较少。又经腮腺活检有腮腺组织萎缩及淋巴细胞、浆细胞浸润,是符合干燥综合征的诊断。

干燥综合征的临床表现是多样的,病变几乎可侵犯到机体的各个系统。1965 年 Bloch 等曾报道 62 例并做过系统的复习。本病多发生于中年女性,除口干、眼干及风湿样关节炎的表现外可有腮腺及其他唾液腺的肿大、多发性肌炎、皮肤黏膜干燥、甲状腺肿大、肝脾肿大、胃酸缺乏及血管功能障碍如雷诺现象等。化验检查可有白细胞减低,淋巴细胞及嗜酸性细胞增高,血浆球蛋白升高,特别是丙种球蛋白的升高,可出现有类风湿因子、抗核因子、红斑狼疮细胞等。值得特别注意的是此种患者由于球蛋白的升高故硫酸锌浊度试验、麝香草酚浊度试验及絮状试验常为阳性,结合肝脾肿大极易误诊为“慢性肝炎”。本病例曾按“肝炎”治疗达 5 年之久,应引以为戒。

近年来认为此病的发病机制系一种自身免疫性疾病,血清中有不正常的免疫球蛋白成分。此种患者易患淋巴瘤等恶性疾患应予注意。

治疗上主要是保护眼睛及口腔黏膜的局部用药,也可试用氯化喹啉、肾上腺皮质激素等药物。

### 参考文献

[1] 吕文钧,等. MiKulicz 病与 Sjögren 综合病征各 1 例报告[J]. 中华内科杂志,1958,6:910.
[2] 张修海,等. 良性高球蛋白血症性紫癜伴有干燥综合征 1 例报告[J]. 中华内科杂志,1964,12:88.
[3] 孙毓桂. Sjögren 综合征病案报告[J]. 中华眼科杂志,1963,1:34.
[4] 朱端文. Sjögren 氏综合征[J]. 中华口腔科杂志,1963,9:65.
[5] Block KJ, *et al*. Sjögren's Syndrome, a clinical pathological and serological study of sixty-two cases[J]. Medicine, 1965,44:187.
[6] Talal, N. *et al*. Extrasalivary lymphoid abnormalities in Sjögren's Syndrome(Reticulum cell sarcoma, "Pseudolymphoma", Macroglo- bolinemia)[J]. Amer J Med, 1957,43:51.

(兰州军区总医院临床医学资料　1974,(5):78 ~79)

# 干燥综合征合并紫癜及肾小管性酸中毒

兰州军区总医院内科　曹履先 等

## 病例报告

患者,女,28岁。因疲乏无力、肝功能异常9年于1975年5月21日入院。患者从1966年7月起逐渐感到疲乏、消瘦,曾检查谓肝脏肿大,硫酸锌浊度试验及麝香草酚浊度试验20~40单位,按肝炎治疗无好转。1年后出现双膝关节痛,1969年分娩前1个月渐出现多饮、多尿,每日饮水达7000 ml左右,且双下肢出现小出血点呈对称性分布,走路多或过劳时易出现,数天后自行消退,留下色素斑。多次检查血小板均在10万~14万。自感口干,进食干馒头或饼干时必须饮水送下。自觉眼睛干燥,双限视物不清,分泌物较多,情绪激动时泪水亦很少。病后渐消瘦,9年来体重由65 kg下降到45 kg,不能胜任日常工作,一直按"肝炎"与"沙眼"治疗。1968年起对索密痛、安乃近、磺胺药、青霉素及金霉素等药物发生过敏,其表现为口腔及皮肤起水疱或意识不清等。月经正常,婚后妊三娩二,1971年后未避孕也未再妊娠。体检:体重46 kg,双下肢有散在性小出血点和斑点状色素沉着。眼结膜充血、干涩,双侧角膜有点状表皮着色,上皮呈剥脱状。口腔黏膜干燥,双侧腮腺轻度肿大。心肺正常,肝肋下1 cm,脾肋下0.5 cm。红细胞325万,血红蛋白9.9 g,白细胞4000,中性粒细胞43%,淋巴细胞57%,血小板92 000,血片见红细胞呈缗钱状排列。尿蛋白微量,尿糖阴性,比重1.004,镜检阴性,中性尿,本周试验蛋白阴性,24小时尿钾3.05 g、钠6.35 g、钙0.35 g,酚红排泄试验2小时25%,爱迪计数12小时红细胞4.4万、白细胞127.6万,无管型。血沉120 mm/第1小时,谷丙转氨酶40单位,硫酸锌浊度试验36单位,麝香草酚浊度试验20单位,血清总蛋白9 g%,白蛋白4.5 g%,球蛋白4.5 g%。血清蛋白纸上电泳:白蛋白51.6%、$\alpha_1$球蛋白3.2%、$\alpha_2$球蛋白4.45%、β球蛋白6.25%、γ球蛋白34.5%。IgG 32.4 mg/ml,IgM 21 mg/ml,IgA 4.4 mg/ml。抗核因子阳性,血二氧化碳结合力66容积%。非蛋白氮28 mg%,血氯化物90毫当量/L,血清钠133毫当量/L,血清钾3.75毫当量/L,血清钙4毫当量/L,血清无机磷2.18毫当量/L,血清碱性磷酸酶15.1菩氏单位。骨髓有核细胞增生活跃,浆细胞占1.4%,成熟红细胞呈缗钱状排列。放射性邻碘马尿酸肾图检查双侧肾功能严重缺损,呈平行线样改变。泪液试验(Schirmer试验):左眼6 mm,右眼8 mm(正常对照左右均为35 mm)。柠檬酸刺激后左侧腮腺分泌唾液0.3 ml/5分钟(正常对照2 ml/5分钟)。禁水试验:禁水8小时后患者尿量稍减少,但尿比重仍低(1.007),体重下降1.5 kg。高渗盐水试验:注射高渗盐水后尿量稍减少,注射垂体后叶素后尿量无明显减少。氯化铵试验:患者尿pH不下降,尿比重不上升,尿钾排出增多而血pH、二氧化碳结合力及血钾均下降,正常对照氯化铵后尿pH明显下降,尿比重较高,而血pH及血钾不下降,血二氧化碳结合力仅稍下降。

**治疗经过:**入院时诊断为干燥综合征,给予氯化喹啉治疗,患者出现恶心、呕吐反应,并有四肢麻痹。当时测二氧化碳结合力下降为21.2容积%,血钾1.67毫当量/L,血钠133毫当量/L,血氯化物122毫当量/L。心电图各导联均出现明显U波或T-U融合波,S-$Tv_5$下降等低血钾改变。给予氯化钾及5%碳酸氢钠静脉滴注后病情好转,血浆二氧化碳结合力、血电解质及心电图均恢复正常。以后改用碳酸氢钠每日6 g,后又改为枸橼酸合剂(枸橼酸钾200 g、枸橼酸钠300 g加水到1800 ml)每日60 ml,尿量减少,由入院时每日10 000 ml下降到每日5000 ml左右,血清钾及氯均恢复正常,二氧化碳结合力亦正常。

## 讨　论

一、干燥综合征(Sjögren syndrome)在临床上比较少见,一般认为患者临床表现符合下述三条中的两条者即可诊断本病:①干燥性结膜角膜炎;②口干;③风湿样关节炎或其他结缔组织病。本例的临床表现是符合干燥综合征诊断的。

但干燥综合征的临床表现是多样的。据Bloch等报道的62例病变可侵犯多种组织,临床可出现咽干、气管炎、龋齿、阴道炎及无胃酸等;此外,还可有风湿样关节炎、肝脾肿大、雷诺现象、紫癜、肌炎及斑秃等临床表现;实验室检查可有高球蛋白血症,类风湿因子、抗核因子及抗甲状腺球蛋白抗体阳性。

二、目前大多认为干燥综合征是一种自身免疫性疾病,因为其常合并有其他结缔组织病,如播散性红斑性狼疮、皮肌炎及硬皮病等;患者的血浆中常可检出自身抗体,如器官特异性的抗唾液腺管的自身抗体(anti-salivaryduct autoantibody)及器官非特异性的自身抗体,如抗核因子等;在许多被侵犯的器官中常有淋巴细胞浸润,如唾液腺及肾脏等,并且证明在局部形成有免疫球蛋白。

三、干燥综合征常可合并肾性尿崩症、肾小管性酸中毒及低血钾。Mason等报道9例干燥综合征合并肾小管性酸中毒。本例患者有多饮、多尿等症状,禁水试验阳性,对高渗盐水及注射垂体后叶素后无反应,符合肾性尿崩症的诊断;且患者有二氧化碳结合力低下、血钾低及血氯增高的高氯血性酸中毒,经氯化铵试验尿pH不下降到6.2以下;放射性同位素肾图检查及酚红排泄试验异常,说明患者的肾小管功能是受损的,也符合肾小管性酸中毒的表现。

按肾脏对碳酸氢盐阈值不同,Soriano等把肾小管性酸中毒分为近曲小管型及远曲小管型两类。前者在严重酸中毒时,如血中碳酸氢的浓度低于已降低的碳酸氢盐阈值时,则尿可以被酸化,尿的pH可以降低,而后者则不能,因其基本缺陷是远曲小管的排氢障碍。本例患者氯化铵试验后尿pH不下降,血pH下降,患者无氮质血症,无蛋白尿,无尿糖,本周蛋白阴性,故属于远曲小管型肾小管性酸中毒。

四、患者有下肢紫癜及高球蛋白血症是符合Waldenström高球蛋白紫癜诊断的。此病常并发于干燥综合征,其紫癜发生的原因与血小板及血浆凝血因子无关,而是血管性紫癜。病理上可为坏死性血管炎及淋巴细胞浸润,免疫荧光抗体检查可在淋巴细胞中发现有免疫球蛋白,而在血管壁中则无免疫球蛋白。

五、在治疗上,应针对干燥综合征的口、眼干等症状给予对症治疗,并可予以免疫抑制剂如肾上腺皮质激素及环磷酰胺等,以减轻局部免疫球蛋白的产生。同时,应长期给予碱性药物,以治疗肾小管性酸中毒。有钙磷代谢异常时尚应给予维生素D及钙剂等治疗。

## 参考文献

[1] Bloch KJ, *et al*. Sjögren's syndrome: A clinical, pathological, and serological study of sixty-two Cases[J]. Medicine, 1965, 44: 187.

[2] Mason AMS, Golding PL. Hyperglobulinaemic renal tubular acidosis: A report of nine cases[J]. Brit J Med, 1970, 9: 143.

[3] Soriano JR, *et al*. Bicarbonate reabsorption and hydrogen ion excretion in children with renal tubular acidosis[J]. J Pediat, 1967, 71: 802.

[4] Strauss WG. Purpura hyperglobulinemia of Waldenström: Report of a case and review of the literature[J]. New Eng J Med, 1959, 200: 857.

[中华医学杂志 1978, 38(1): 36～37]

# 一张周围血片能提供的诊断线索

兰州军区总医院普通内科　曹履先 等

在临床诊疗工作中，一张普通的瑞氏染色血片可以提供较多的诊断线索，对建立正确的诊断很有帮助。特别是对一些基层单位更为重要，但此点易被忽视，现介绍我们的一点体会。

## 一、由血片估计白细胞总数

在血片中可以由白细胞分布的多少来估计白细胞总数的多少是许多临床医师及检验人员的共同体会。

## 二、白细胞形态改变

1. 中性粒细胞的核左移、空泡变性及破坏的增多提示有严重化脓感染的可能。

血片1：蔡×，住院号92852，男，20岁。高热昏迷一天入院，皮肤有出血斑，脑脊液压力260 $mmH_2O$，白细胞41 500，诊断为流行性脑膜炎，血片中见中性粒细胞增多，核左移，胞浆中有中毒颗粒及空泡变性，且见较多破坏的中性粒细胞。

血片2：高×，住院号89127，女，23岁。慢性肾盂肾炎，尿毒症，突然发生胆囊炎穿孔及腹膜炎，白细胞21900，中性粒细胞91%，血片中见中性粒细胞有明显的中毒颗粒（占26%），用抗生素等治疗后白细胞数下降到正常，中毒颗粒消失。

2. 异型淋巴细胞：异型淋巴细胞可出现在传染性单核细胞增多症及药物过敏等情况。故如血片中异型淋巴细胞超过10%，结合淋巴结肿大等应考虑有传染性单核细胞增多症及药物过敏的可能，但在其他情况如肝炎、上呼吸道感染时亦可出现少数异常淋巴细胞，正常人的血片中亦可有3%以下的异常淋巴细胞。

血片3：范×，住院号84033，男，20岁。发热三天入院。全身浅淋巴结肿大，嗜异性凝集试验1:56阳性，诊断传染性单核细胞增多症，白细胞6000，血片中淋巴细胞占42%（18%为异淋）单核细胞10%。

血片4：潘×，住院号79661，男，21岁。急性胰腺炎入院。住院中突然高热，有皮疹，淋巴结肿大，诊断为苯巴比妥引起的剥脱性皮炎。白细胞8500，淋巴细胞42%，有较多的异型淋巴细胞。

3. 中性粒细胞的 Pelger-Huët 畸形：系中性粒细胞或嗜酸粒细胞的核呈哑铃状或眼镜状，且核染质亦较粗，紧缩成块状，可为先天性畸形或继发于感染、中毒或白血病等。

血片5：李×，住院号70786，女，27岁。贫血月余入院。胸骨压痛，红细胞289万，白细胞8550，血片中原粒细胞70%，早幼粒34%，可见 Auer 小体，成熟粒细胞核有 Pelger-Huët 畸形，诊断为急性粒细胞性白血病。

4. Auer 小体：Auer 小体多出现在急性粒细胞型及急性单核细胞型白血病的幼稚细胞中，其对确定白血病类型上很有帮助。

血片6：丁××，住院号80810，女，21岁。因头晕5个月余加重3周入院。有皮下出血点及胸骨压痛，肝脾可扪及边缘，红细胞178万，血小板3万，白细胞41 200，原粒31%，早粒11%，于原粒及早粒的胞浆中可见有 Auer 小体，诊断为急性粒细胞性白血病。

5. 多分叶的中性粒细胞：正常血片中，中性粒细胞很少有超过5叶者，但在巨幼红细胞贫血时此种多分叶的中性粒细胞多见，可在3%~5%及以上。

血片7：梁××，住院号94200，男，56岁。因风湿性心脏病心力衰竭入院。肺底有湿鸣，肝大肋下1 cm，脾大肋下1.5 cm,红细胞300万,血红蛋白9.4 g,骨髓有核细胞增生明显活跃,粒:红=1.02:1,巨幼红细胞15%,白细胞5000,血片中见中性粒细胞66%,有较多的巨多分叶的中性粒细胞,6叶以上者多见,经维生素$B_{12}$、叶酸等治疗后贫血治愈。

6. 内皮细胞增多:在风湿病及耳垂部位的炎症时可有内皮细胞增生,经耳垂采血的血片中可见有较多的内皮细胞。

血片8:刘××,女,27岁。因血片中发现"异常细胞"来检查,体查无阳性体征,血沉、心电图正常,血象检查亦正常,复查一个月前的血片发现有较多的内皮细胞,占7.5%,但骨髓中无类似的细胞,诊断为内皮细胞增生症。

7. 嗜酸性粒细胞增多:血片中嗜酸性粒细胞超过3%即谓之,常可见于过敏反应、寄生虫病、慢粒白血病、霍奇金病、节结性动脉周围炎、肾上腺皮质功能减退等。

血片9:刘××,住院号74362,男,30岁。因发现血片中嗜酸性粒细胞增多而入院。查体正常,大便中有鞭虫卵,白细胞8600,嗜酸性粒细胞占51%。

8. 嗜碱性粒细胞增多:血片中嗜碱性粒细胞超过1%谓之。常见于慢性粒细胞性白血病、过敏性疾患及脾切除术后等。

血片10:李某,住院号118607,男,21岁。诊断为慢粒白血病,治疗后缓解,于病后23个月再次入院。白细胞总数28 500,嗜碱粒细胞占81%。

9. 蓝细胞:亦谓涂抹细胞,多见于感染、中毒或急性淋巴白血病的血片中,对鉴别白血病的类型有帮助。

血片11:孙××,住院号84450,女,1岁2个月。肝脾淋巴结肿大,红细胞190万,血红蛋白5.6 g,骨髓中原淋加幼淋占81.6%,白细胞36 500,血片中原淋7%,幼淋28%,可见有较多的蓝细胞。诊断急性淋巴细胞白血病。

10. 中性粒细胞核上的鼓槌状小体,可用以区分性别,核棘突的增多易见于放射病时。

血片12:詹××,住院号39282,女,30岁。因缺铁性贫血入院治疗。血片的中性粒细胞上可见有鼓槌状小体,曾妊娠8次,正常分娩两男一女。

血片13:杨××,住院号89734,男,38岁。系放射线工作人员,曾接触X线,$^{131}$I,$^{90}$Sr等,6年后白细胞下降为2650个,皮肤干糙,白细胞3000,中性50%,部分可见有核棘突,经休息及治疗后白细胞上升为9800,中性72%,核棘突减少。

## 三、红细胞形态的异常

红细胞形态改变时,对诊断有一定帮助,特别对贫血的诊断帮助较大。

1. 红细胞大小的确定　红细胞的平均体积可用红细胞比积的方法确定,其直径可用测微计直接测量。有人认为用显微镜油镜直接观察血片上红细胞大小和用测微计测量一样可靠,我们亦有同样体会。由以下四张图可以看出红细胞的大小。

血片14:正常人的红细胞大小。

血片15:小红细胞。张××,住院号77813,女,21岁。因间断性黑便,月经多三年入院。骨髓增生明显活跃,粒:红=0.95:1,红细胞183万,血红蛋白5.5 g,白细胞8300,血片中红细胞大小不等,大部偏小,直接测量的6~7 μm直径者最多,且有红细胞中空淡染,铁剂治疗后痊愈出院,诊断为溃疡病,缺铁性贫血。

血片16:大红细胞。白××,住院号80621,男,20岁。因腹泻贫血入院。红细胞199万,白细胞2950,分类正常,骨髓有核细胞增生明显活跃,粒:红=1.1:1,见巨幼红细胞,血片中巨幼红细胞大部偏大。

血片17:混合红细胞。王××,住院号81759,男2.5岁。贫血入院。红细胞288万,血红蛋白7.2 g,骨髓有核细胞增生极度活跃。粒:红=4.2:1,可见巨幼红细胞,血片见成熟红细胞一部分体积大,血红蛋白饱满。一部分为小细胞低血红蛋白者,诊断为巨幼红细胞性贫血合并有缺铁性贫血。

2. 红细胞的形态　由血片直接观察红细胞的形态对诊断是有帮助的。

球形红细胞：可为先天性畸形或继发于溶血性贫血等。前者红细胞体积小，后者体积大小是正常的。

血片18：李××，住院号125170，女，47岁。发热黄疸入院。肝大肋下6.5 cm，脾大肋下9 cm，黄疸指数21单位，抗人球蛋白试验直接及间接法均为阳性，红细胞118万，白细胞1100，网织红细胞10%，诊断为自身免疫性溶血性贫血，血片中红细胞大小不等，有较多直径正常的球形红细胞。

血片19：赵××，住院号114695，男，26岁。因黄疸、脾大住院。误诊为肝硬化4年多。经血片检查及红细胞脆性试验确诊为遗球形红细胞增多症，切脾治愈后出院。

泪滴状红细胞：严重的骨髓受侵所致的贫血，特别是骨髓纤维化的患者血片中易见之。

血片20：李××，住院号，117354，男，26岁。全血细胞减少入院。髂骨活检有骨髓纤维化，红细胞210万，血红蛋白6.4 g，白细胞2400，血小板32 000，血片中有较多的泪滴状红细胞。

其他异型红细胞：瓜瓣样、杆状、椭圆形等异型红细胞可见于许多种严重贫血患者的血片中，亦可见于烧伤及弥散性血管内凝血等患者的血片中。椭圆形红细胞在正常人的血片中可见1%左右，贫血时可增高到10%。而先天性家族性椭圆形红细胞增多症时可高达70%。棘细胞（acanthocyte）即红细胞呈皱缩样，有棘样突起，可见于先天性棘细胞增多症及溶血性贫血、肝硬化等情况下。棘细胞（burr细胞）似棘细胞但其刺的排列似扇子样排列，在尿毒症时多见。

血片21：翟××，住院号124172，女，32岁。患慢性肾盂肾炎入院。肝脾大，血非蛋白氮138 mg，红细胞145万，血红蛋白4.2 g，白细胞5400，网织红细胞10%，骨髓增生明显活跃，粒∶红＝0.5∶1，血片中见有较多的刺细胞及椭圆形红细胞。

3. 血红蛋白的浓度及其分布的异常　正常红细胞在瑞氏染色时呈淡橙红色，中心较为淡染，系因红细胞呈双面凹形的缘故，常见有以下的异常情况。

（1）中空淡染：指红细胞中血红蛋白浓度低于正常，染色浅，中空带明显（淡染区超过红细胞直径的一半），有的甚至呈环状，此多见于血红蛋白合成有障碍时。如缺铁性贫血、感染、维生素$B_6$反应性贫血及血红蛋白病等。

血片22：李××，住院号84473，女，27岁。因月经增多10个月入院。有平指甲，血红蛋白5.4 g，红细胞260万，骨髓增生明显活跃，粒∶红＝1.7∶1，血清铁40 μg，血片中红细胞大部偏小，中空淡染明显，服铁剂后治愈。

（2）血红蛋白饱满：多见于巨幼红细饱性贫血时。

血片23：李××，住院号89790，女，27岁。妊娠8个月，心慌一个月入院。肝脾大，红细胞138万，血红蛋白4.2 g，骨髓增生明显活跃，粒∶红＝1∶1.2，可见原幼红细胞，血片中红细胞大小不等，大部偏大，色素饱满。

（3）靶形红细胞：红细胞中心部呈深染，其外周有一淡染环，再外层为深染带，似靶，故谓之靶形红细胞。此多见于血红蛋白疾病如地中海贫血、血红蛋白病等。亦可出现于肝病、溶血性贫血及缺铁性贫血等情况下。

血片24：张×，住院号126099，男，24岁，江西人。贫血入院。查体脾大肋下1.5 cm，巩膜轻度黄染，肝功、血清铁正常，血片见成熟红细胞偏小，中空淡染，抗碱血红蛋白3%（正常对照2.4%），pH 8.6巴比妥液血红蛋白纸上电泳见于$A_1$及$A_2$间有一异常血红蛋白带，诊断为异常血红蛋白病。

（4）嗜多染红细胞：即红细胞染色比正常红细胞染色偏淡蓝色，较一般红细胞直径大，此为较幼稚的成熟红细胞，为骨髓受刺激而产生红细胞旺盛的表现，常见于骨髓增生性贫血如溶血性贫血、急性失血性贫血等。

（5）红细胞自身凝集及缗钱状形成：如患者血中存凝集抗体，在制备血片时可出现红细胞自身凝集现象，血片中即可见红细胞呈串的小簇状分布。此多见于自身免疫性溶血性贫血。缗钱状分布的红细胞多见于丙种球蛋白增多的疾患中。

血片25：李××，住院号125176，女，46岁。黄疸入院。肝大肋下5 cm，脾大肋下8 cm，红细胞138万，血红蛋白4 g,白细胞1400,抗人球蛋白阳性,网织红细胞10%,血片中红细胞呈缗钱状分布,诊断自身免疫性溶血性贫血。

血片26:张××,住院号87012,女25岁。腹痛,面色苍白入院。有皮下出血点,肝大肋下2 cm,血浆蛋白6.55 g,球蛋白4.38 g,丙种球蛋白63.2%,红细胞5.5 g,白细胞120 600,淋巴样浆细胞占82%,肠膜淋巴结活检诊断为浆细胞型白血病,血片中有明显的缗钱状形成。

4.红细胞内含有有形成分

(1)有核红细胞:周围血片中一般见不到有核红细胞,当骨髓受刺激时可以在周围血中出现有核红细胞,如骨髓结核性贫血、失血性贫血及溶血性贫血等。

血片27:伍××,住院号131184,男,23岁。贫血3个多月入院。红细胞237万,血红蛋白7.3 g,白细胞1900,血片中计算一百个白细胞可见27个有核红细胞,骨髓红系统增生活跃,有核细胞占55.8%,有畸形的巨幼红细胞,诊断为红白血病。

(2)卡氏环(Cabot)及豪周小体(Howell-Jolly):成熟红细胞内有紫蓝染色的环状物谓之卡氏环。出现球状紫蓝色的小体谓之豪周小体,此或为红细胞的残留物,与有核红细胞及嗜多染红细胞常同时出现,易见于溶血性贫血等。

血片28:阎××,女,2个月。某院会诊病例。患儿有腹泻及发热,贫血貌,皮肤有出血点,肝肋下1.5 cm。红细胞146万,白细胞31 000,血小板90 000,血培养有葡萄状球菌,骨髓增生活跃,粒:红=0.63:1,可见有巨幼红细胞、卡氏环、豪周小体及畸形核红细胞。血片中红细胞大小不等,每计数100个白细胞可见中晚红细胞40个,豪周小体多见,诊断为败血症及巨幼红细胞贫血。

(3)其他:在铅中毒时成熟红细胞有嗜碱点彩的多见,且其颗粒较粗大。疟疾患者的红细胞中可见疟原虫。

血片29:谢××,住院号82568,男,32岁。入院前2个月余发热,伴发冷及出汗,肝脾肿大,白细胞4500,血片中可于红细胞内找到间日疟的滋养体。

## 四、血小板的改变

正常血片在油镜下可见有血小板散在分布。在一个制备较好的血片中每个油镜视野可见血小板约10个左右。在血小板减少时则血片中血小板少见;在血小板增多时血片上血小板增多且可成堆状分布。血小板形态在血片上的变异较大,在血小板病时血小板形态可有异常,巨大的血小板有谓系较为年轻的血小板,在一定程度上反映了骨髓中巨核细胞的多少。

血片30:李××,住院号79663,男,45岁。疲乏、胸闷入院。肝大肋下3 cm,脾大肋下7.2 cm,心电图示陈旧性前壁心肌梗死,红细胞395万,白细胞13 000万,血小板133.6万,血片中见有成堆的血小板聚集,诊断为原发性血小板增多症,经$^{32}P$治疗后好转。

## 小　结

由一张普通的瑞氏染色的血片,可给临床的诊断以很大的帮助。本文就红细胞、白细胞、血小板的异常改变作了叙述,并介绍了29个病例的临床及瑞氏染色血片的资料,以说明血片检查的重要性。

(兰州军区总医院血液病资料汇编　1982年6月31~40页)

# 成人型变应性亚败血症

兰州军区总医院普通内科　曹履先 等

变应性亚败血症(简称变亚败)多认为系类风湿性关节炎的一个类型,在临床诊治方面有一定的特殊性。现报告我院的9个成年病例,并略作讨论。

## 一、一般情况

9例中男7例女2例,年龄15~44岁,其中8例为15~25岁。除1例外,均为近9年来发现的病例。

## 二、症状体征

1. 起病前有明确的上呼吸道感染史者4例,3例入院时仍有咽部充血等改变,另病前有小腿、外阴、头皮感染者各1例,只有2例病前无明显诱因。上呼吸道感染与其他部位感染的发热与变亚败的发热,并无明显的间隔期。

2. 发热:是本病的突出表现,9例患者均因发热入院,入院前热期由4天到两年不等,其中6例有50天到两年的发热,诊断不清而入院。入院后6例为弛张热型,2例为间歇热型,体温最高可达41℃,常为上午体温正常,下午高热,3例于发热前有发冷,3例有多汗或盗汗现象,大部患者发热时有颜面潮红。

3. 关节改变:9例中的4例入院时有关节酸痛,其中3例查体有关节红、肿、压痛,以髋、肘、膝、腕关节多见,另5例患者入院时无任何关节症征,此5例中最长1例已观察6年仍无任何关节改变。但1例于2年以后出现典型的类风湿性关节炎的改变,最后死于变亚败性脑病。

4. 肝脾及淋巴结肿大:肝脏肿大5例,肋下0.5~3 cm不等,其中1例肝大肋下2 cm,发热,疑为肝脓疡而做了肝穿刺及肝活检;1例发热期肝大肋下3 cm,且肝功不正常,但用激素治疗后则肝明显缩小,肝功亦恢复正常。脾大3例,为0.5~1.0 cm,病情缓解后则脾脏均扪不到。入院时浅淋巴可扪及者7例,蚕豆大小,以腋下、颈部、腹股沟处多见,其中3例做了活检,病理报告均为慢性炎症改变。病情缓解后大部淋巴结均缩小,说明肝脾及淋巴结肿大均为变亚败的临床表现之一,经治疗病情缓解后可以缩小。

5. 皮疹:9例中,皮疹均非突出表现,只有5例于病程中偶见皮疹,多为不明显的小红色麻疹样皮疹,以胸部四肢为多见性,常为一过性,经数小时或一天后即消退,其中1例出现轻度荨麻疹样改变。

6. 肺脏、心脏:体检均未发现心肺异常,9例均经胸部X线片检查,无心肺病变,心电图检查8例正常,1例有心肌劳损。

## 三、化验及其他检查

1. 白细胞增高为本病特点之一,9例患者入院时白细胞多大于1万/$mm^3$,在治疗前查白细胞总计101次,其中90次均大于1万/$mm^3$,最高可达24 100/$mm^3$,中性粒细胞的百分数68次/101次检验,大于75%,最高为96%。全部9例患者白细胞分类中均可见到嗜酸粒细胞大于3%的化验报告,此点或可与伤寒引起的发热相鉴别。7例做了骨髓检查,除粒细胞系增高(4例中粒:红>6:1)及轻度核左移外,余无异常,9例中8例有轻度贫血,Hb 8.2~10.6 g%。

2. 血沉均增快,57~126 mm/第一小时,其常与病情活动有关。当病情缓解后血沉可恢复正常。

3. 抗链球菌溶血素"O";6/8的患者为阳性,其最高值为1:1200。类风湿因子7/7为阴性。LE细胞6/6

的患者为阴性，抗核抗体 7/7 患者为阴性。3 例作了 IgG、IgA、IgM 测定均在正常范围。

4. 肝功检查：5/8 的患者肝功异常，GPT 在 220～480 单位，做血清蛋白电泳检查者 8 例，其中 5 例白蛋白比例低于正常，5 例 $\alpha_1$、$\alpha_2$ 球蛋白高于正常，1 例 β 球蛋白高于正常，3 例 γ 球蛋白高于正常，1 例低于正常。

5. 细菌培养：9 例均做了血培养或骨髓培养，5 例曾做 5 次以上，最多的 1 例做了 10 次，在全部 40 例次培养中培养出白色及金黄色葡萄状球菌各一例次，伤寒菌一次，但重复多次再培养均为阴性。抗生素治疗无效，肾上腺皮质类激素治疗有效，说明血培养阳性可能系技术之误。大小便细菌培养共 41 例次，亦均为阴性。6 例做了多次肥达反应，其中 2 例 H 超过 1:160，O 超过 1:100 阳性，但重复检查无滴度之递增现象。

### 四、诊断及治疗

由于高热，白细胞增高，血沉增快，9 例患者均经一种以上抗生素多日治疗，其中有 8 例经 7 种以上抗生素一个月以上治疗均无效，因疑及此病 8 例改用肾上腺皮质类激素，1 例改用水杨酸制剂，体温下降而确诊，曾疑诊的病包括上呼吸道感染、败血症、结核症、风湿热、肝脓疡、泌尿系感染、伤寒、骨髓炎、腹膜后纤维化等多种疾病。因发热诊断不清，8 例患者均经 2 个以上科室或医院，在发热 25 天~2 年后才确诊的。治疗包括肾上腺皮质激素类药物、水杨酸制剂、氨喹、左旋咪唑、麻疹疫苗等。

### 五、转归和预后

5 例患者最后出现了类风湿性关节炎的关节表现，其中 2 例出现头痛、抽搐、昏迷、脑脊液检查有脑膜炎的改变而死亡。4 例患者一直无关节炎改变，最长的 1 例已观察了 6 年。

## 讨　论

变应性亚败血症，自 1943 年 Wisster 首先报道以后引起世界重视，相继世界各地均有报道，国内于 1964 年首先报道后，相继有共约 30 例的报道，其中成人型 9 例。

变亚败无特异性的临床表现，故诊断困难，徐氏等引用的本学者提出的三大症状即发热、皮疹及关节症状及四大特点即白细胞高、血沉块、血培养阴性、抗生素治疗无效及激素治疗有效。1974 年上海第二医学院也提出了类似的 5 条诊断标准，我们基本上同意上述标准，但由于皮疹不一定出现，且为一过性的非特异皮疹，关节表现可以始终不出现，故认为更应重视：①发热；②白细胞增高，核左移；③血沉块；④抗生素治疗无效；⑤激素治疗有效等。我们认为此 5 条为必要的表现，另尚需注意排除败血症、风湿病、结核病及其他胶原系统疾患，尤其是结节性多动脉炎等。

变亚败虽初报道时多认为是小儿的疾患，但成人亦可有之，国内已报道 9 例，我们 9 例均系成年人，9 例中的 8 例系近 9 年来见到的，故对此病应提高认识及诊断水平，可能并不少见。

变亚败的突出表现是发热，且持续时间较长，我们 9 例由发病（发热）到确诊间隔是 25 天到 2 年，其中 8 例发热均在 2 个月以上，故此症在内科长期不明热［不明原因发热（FOU）］即体温 38℃以上，持续两周以上，一般查体、胸透等不能确定发热（原因）的鉴别诊断中至为重要。

变亚败的中枢神经系统改变较为少见，Jan 报道的 170 例儿童类风湿关节炎，3 例有抽搐现象（脑病），我们的 2 例成年患者有抽搐、颈项强直，1 例的脑脊液有蛋白增高、细胞数增高等现象，符合脑病改变，此 2 例患者出现脑病后不久即死亡，1 例出现脑病变是在病程的 5 年 4 个月时，1 例在病程的 2 年 4 个月时，此 2 例以后均有典型的类风湿关节炎的改变，故可以认为变亚败出现脑病是预后不良的表现，成人型的变亚败预后亦非均佳良。

变亚败的发病机理不详，多认为与感染、过敏等因素有关，我们 9 例中全部患者嗜酸细胞增多，6 例有皮疹，4 例 γ 球蛋白增高，5 例 $\alpha_1$、$\alpha_2$ 球蛋白增高，提示有免疫反应的可能，9 例患者中的 7 例病前有明确的感染

**9 例患者症状、体征、化验及转归**

| 例 | 性别 | 年龄 | 热型 | 腹痛 | 咽部充血 | 皮疹 | 关节受损 | 肝大 | 脾大 | WBC >1 万次数/检查次数 | WBC 最高万/$mm^3$ | PMN 275% 次/数 | PMN 最高 % | 嗜酸细胞 % | Hb g/% | 血沉 mm | 血清蛋白电泳 A | $\alpha_1$ | $\alpha_2$ | β | γ | GPT（单位） | 诱因 | 发病-确诊时间（天） | 转归 |
|---|---|---|---|---|---|---|---|---|---|---|---|---|---|---|---|---|---|---|---|---|---|---|---|---|---|
| 1 | 男 | 19 | 弛张热 | + | - | - | - | 0.5 | - | 5/5 | 1.36 | 5/5 | 88 | 3 | 10.6 | 57 | N | ↑ | ↑ | N | ↓ | 440 | 小腿感染 | 90 | 右肘关节炎—激素维持 |
| 2 | 男 | 25 | 间歇热 | - | - | + | 肘膝 | - | - | 6/6 | 2.41 | 6/6 | 86 | 4 | 13.2 | 96 | ↓ | ↑ | ↑ | N | ↓ | 68 | 上感 | 2 年 | 肘、腕、髋、关节炎—水杨酸剂维持 |
| 3 | 男 | 23 | 弛张热 | - | + | - | 膝 | 0.5 | 1.0 | 7/8 | 1.97 | 7/8 | 96 | 4 | 8.2 | 74 | ↓ | ↑ | ↑ | ↑ | N | / | 上感 | 70 | 关节炎—激素 |
| 4 | 男 | 19 | 弛张热 | + | + | + | 髋 | - | - | 14/14 | 2.40 | 11/14 | 93 | 6 | 10.6 | 65 | ↓ | N | N | N | N | 480 | 下感 | 100 | 髋关节炎—2 年后死于脑病 |
| 5 | 女 | 44 | 弛张热 | - | + | - | - | 0.5 | - | 13/18 | 1.62 | 16/18 | 92 | 3 | 9.7 | 103 | ↓ | ↑ | ↑ | ↑ | ↑ | 95 | 外阴感染 | 60 | 治愈已观察 6 年无关节炎 |
| 6 | 男 | 20 | 间歇热 | + | - | + | - | - | 1.0 | 7/8 | 2.30 | 5/8 | 88 | 10 | 9.7 | 54 | / | / | / | / | / | 220 | 无 | 100 | 治愈出院无关节炎 |
| 7 | 女 | 15 | 弛张热 | - | - | + | - | - | - | 4/4 | 1.28 | 2/4 | 80 | 4 | 9.2 | 67 | N | N | N | N | N | 250 | 上感 | 25 | 治愈出院无关节炎 |
| 8 | 男 | 22 | 弛张热 | + | + | + | - | 2.0 | - | 23/25 | 2.28 | 12/25 | 93 | 4 | 8.5 | 126 | N | N | N | N | N | 50 | 无 | 285 | 多关节畸形 5 年后死于脑病 |
| 9 | 女 | 19 | 弛张热 | - | - | + | - | 3.0 | 0.5 | 11/13 | 2.21 | 4/13 | 89 | 14 | 9.2 | 98 | ↓ | ↑ | ↑ | ↑ | ↑ | 440 | 头皮感染 | 60 | 激素治疗，无关节炎 |

史（上呼吸道感染及细菌感染），大部病例于住院期间，随上呼吸道感染、咽痛等出现而病情加重。6 例患者抗链球菌溶血素“O”增高，也支持此症与感染有关。9 例中的 5 例出现了典型的类风湿关节炎改变，另 4 例则无此改变，有的观察长达 6 年多亦无此改变，文献有类似报道，故我们认为其发病机理可能是外界因素，生物因素（细菌病毒）、化学因素等刺激机体产生免疫反应（多为自家免疫反应），再变为变亚败再到类风湿关节炎，或直接免疫反应为类风湿性关节炎，后两者是因机体状况，抗原性质不同而表现不同（如图 1）。因而我们不认为变亚败就是类风湿性关节炎，而仍应维持变应性亚败血症一词，“类风湿病”一词亦不妥，因其不一定再发展为类风湿性关节炎，且变亚败有其自身特点，如高热、皮疹、白细胞高，男性多于女性，儿童多见等，均与典型的类风湿不尽相同。

变亚败的治疗多应用肾上腺皮质类激素，大部用药后体温可迅速下降，但亦可有反复，青霉素的使用以清除链球菌感染病灶，亦甚重要，晚期出现类风湿性关节炎改变时应按类风湿治疗原则处理。

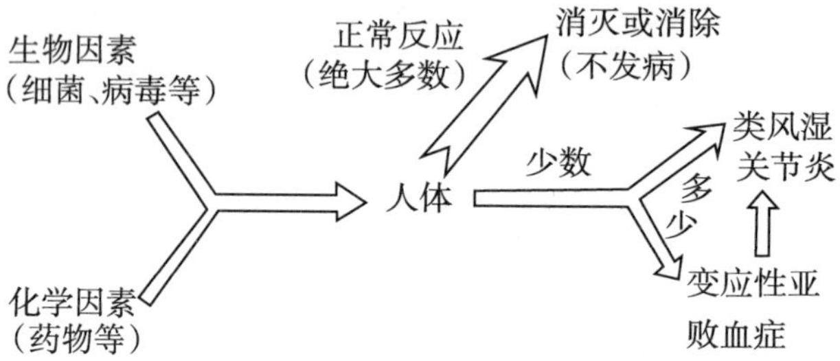


**图 1　变应性亚败血症发病机理与类风湿关节炎关系示意图**

## 参考文献


［1］　王泰昌，等. 变应性亚败血症［J］. 中华儿科杂志，1964，13：58.

［2］　徐立人，等. 变应性亚败血症一例报告［J］. 中华内科杂志，1965，13：922.

［3］　上海第二医学院附属新华医院儿科：变应性亚败血症——类风湿病的一种类型［J］. 中华医学杂志，1974，54：493.

［4］　吴梓梁，等. 变应性亚败血症［J］. 新医学，1974，9：447.

［5］　王以达. 成人变应性亚败血症一例报告［J］. 广西卫生，1976，2：48.

［6］　汪钦植. 长期不明热的一种原因——成人型变应性亚败血症［J］. 人民军医，1976，9：44.

［7］　席联淦. 变应性亚败血症［J］. 天津医药，1978，6：266.

［8］　Jan, J. E. *et al.* Carebrat comptication in juuenile rheumatoid arthritis［J］. Cannad. M. A. J，1972，107：623.


（兰州军区总医院医学资料汇编 1982 年 27～45 页）

# 甲亢的临床表现与性别年龄关系的探讨

## （附 227 例分析及 24 例隐匿型甲亢）

兰州军区总医院普通内科　曹履先 等

甲状腺功能亢进（简称甲亢）在典型者诊断不困难，不典型者易误诊，不同年龄性别的甲亢表现迥异。分析我院 1963 年以来住院确诊甲亢患者 227 例，以探讨不同性别年龄甲亢患者的不同临床表现。

227 例甲亢患者，男 90 例，女 137 例，男∶女 =1∶1.52，较一般文献所载的低，可能与我院收容对象有关。年龄 13～60 岁，男性平均年龄 35.1 岁，女性 32.6 岁（$P>0.05$），其中 40 岁以下组（A 组）163 人，男∶女 = 57∶106 =1∶1.86，41 岁以上组 64 人（B 组），男∶女 =33∶31 =1∶0.934，B 组比 A 组男性患者多（$P>0.01$）。

## 一、主诉及症状

男女甲亢患者入院时的主诉基本相似，仅以颈粗为主诉，入院者女多于男，27.2%∶6.7%（$P<0.05$）。

入院时的症状见表 1。

**表 1　不同性别、年龄甲亢患者症状出现率**

| 症状 | 不同性别 | | | 不同年龄 | | |
|---|---|---|---|---|---|---|
| | 女 137 例 | 男 90 例 | P 值 | 64 例 41 岁以上 | 163 例 40 岁以下 | P 值 |
| 消瘦 | 70.1% | 88.9% | <0.01 | 87.5% | 73.6% | <0.05 |
| 食欲亢进 | 68.6% | 61.1% | >0.05 | 67.2% | 66.3% | >0.05 |
| 食欲减退 | 10.9% | 16.7% | >0.05 | 12.5% | 12.8% | >0.05 |
| 心悸 | 92.0% | 92.2% | >0.05 | 89.1% | 93.3% | >0.05 |
| 烦躁 | 78.8% | 64.4% | <0.05 | 68.8% | 74.9% | >0.05 |
| 腹泻 | 35.8% | 33.3% | >0.05 | 35.9% | 34.4% | >0.05 |
| 多汗 | 92.0% | 92.2% | >0.05 | 90.6% | 92.6% | >0.05 |
| 颈粗 | 66.4% | 33.3% | <0.01 | 37.5% | 59.6% | <0.01 |
| 突眼 | 46.0% | 38.9% | >0.05 | 34.4% | 46.6% | >0.05 |
| 疲乏 | 51.1% | 66.7% | <0.05 | 55.6% | 54.0% | >0.05 |
| 下肢无力 | 2.9% | 16.7% | <0.01 | 14.1% | 6.1% | <0.05 |
| 下肢麻痹 | 0.0% | 5.5% | <0.01 | 4.7% | 1.2% | >0.05 |
| 关节痛 | 3.7% | 6.7% | >0.05 | 6.2% | 4.3% | >0.05 |
| 嘶哑 | 3.7% | 3.3% | >0.05 | 4.7% | 3.1% | >0.05 |
| 吞咽困难 | 5.8% | 3.3% | >0.05 | 7.8% | 3.7% | >0.05 |
| 下肢水肿 | 8.8% | 3.3% | >0.05 | 15.6% | 7.4% | >0.05 |
| 脱发 | 2.2% | 1.1% | >0.05 | 0.0% | 2.5% | >0.05 |
| 低热 | 0.7% | 3.3% | >0.05 | 1.6% | 1.8% | >0.05 |

由表1可以看出：

1. *消瘦* 男性多于女性，$P<0.01$，B组多于A组，在A组中男性多于女性，9.7%∶74.4%，$P<0.05$，在B组中，男性亦多于女性，84.2%∶67.9%，$P>0.05$。说明甲亢患者消瘦症状多见，男性比女性多见，年老的比年轻的多见，但男患者组中则年龄大者(B组)消瘦的症状仅稍多于年轻者(A组)。

2. *下肢乏力* 男性多于女性，$P<0.01$；B组多于A组，$P<0.05$；在男性组中，B稍多于A=14.0%∶21.2%($P>0.05$)；说明下肢乏力表现男性多于女性，年大的多于年轻的患者，但在男性患者中，年龄对下肢无力的症状影响不大。

3. *下肢麻痹* 男性多于女性，$P<0.01$；B组多于A组，$P>0.05$；在男性患者中，B组稍多于A组，9.0%∶3.5%($P>0.05$)，说明下肢瘫痪男性患者多于女性患者，年老的比年轻的多见，但在男性组中，年老的和年轻的差别不大。

4. *疲乏* 男性多于女性，$P<0.05$，B组多于A组，但$P>0.05$；在男性组中，B组多于A组，81.8%∶57.9%($P<0.05$)；在B组中，男性多于女性，81.8%∶48.4%($P<0.01$)，说明疲乏的症状男多于女，年老的多于年轻的甲亢患者。

5. *烦躁* 女性多于男性，$P<0.05$。A组多于B组，$P>0.05$；在女性组中A∶B=79.2%∶77.4%，$P>0.05$，说明烦躁的症状在甲亢患者，女性多于男性，年轻的患者烦躁表现稍多于年老的患者。

6. *颈粗* 有颈部增粗的患者，女性多于男性，$P<0.05$；A组多于B组；$P<0.01$；在B组中，男∶女=18.2%∶58.1%，$P<0.01$；在A组中，男∶女=42.1%∶68.9%，$P<0.01$；男性组中，A∶B=42.1%∶18%，($P<0.05$)，但女性组中A∶B=68.0%∶58.1%，$P>0.05$，说明甲亢时颈粗的症状，女性多于男性，年轻的多于年老者，但在女性中年龄因素对之影响不大。

7. *食欲减退* 关节痛：男性稍多于女性组，年老的稍多于年轻的，但差别不显著；突眼年轻的稍多于年老的，女性稍多于男性组，差别不显著；心悸、多汗、腹泻等症状，各组间差别不显著。

## 二、体征

入院时的体征详见表2。

**表2 不同性别、不同年龄甲亢患者体征出现率**

| 项目 | 不同性别 | | | 不同年龄 | | |
|---|---|---|---|---|---|---|
| | 女(137例) | 男(90例) | $P$值 | 41岁以上 | 40岁以下 | $P$值 |
| 皮肤潮湿 | 35.8% | 43.9% | >0.05 | 39.1% | 38.6% | >0.05 |
| 脉压差>40 mmHg | 70.1% | 50.0% | <0.01 | 65.5% | 60.7% | >0.05 |
| 突眼 | 55.5% | 48.9% | >0.05 | 42.2% | 57.1% | <0.05 |
| 甲状腺肿大Ⅰ度 | 79.6% | 71.1% | >0.05 | 50.0% | 79.8% | <0.05 |
| 甲状腺肿大Ⅱ度 | 16.1% | 5.5% | <0.01 | 10.9% | 12.3% | >0.05 |
| 甲状腺肿大Ⅲ度 | 0.7% | 1.1% | >0.05 | 1.6% | 0.6% | >0.05 |
| 甲状腺不肿大 | 3.6% | 32.2% | <0.01 | 37.5% | 6.1% | <0.01 |
| 甲状腺有杂音 | 79.6% | 57.8% | <0.01 | 60.9% | 61.0% | >0.05 |
| 甲状腺结节 | 4.3% | 5.5% | >0.05 | 7.8% | 1.8% | >0.05 |
| 平均心率/分钟 | 94.4% | 95.2% | >0.05 | 96.2% | 94.0% | >0.05 |
| 肝脏肿大 | 37.2% | 37.7% | >0.05 | 21.9% | 11.0% | >0.05 |
| 脾脏肿大 | 8.0% | 11.1% | >0.05 | 12.5% | 8.0% | >0.05 |
| 手抖 | 74.1% | 74.4% | >0.05 | 65.6% | 54.6% | >0.05 |
| 胫前黏液水肿 | 1.5% | 0% | >0.05 | 0% | 1.2% | >0.05 |
| 男子乳房发育 | — | 5.6% | — | 9.1% | 3.5% | >0.05 |

1. 甲状腺肿大(甲大):女性多于男性组,$P<0.01$;A 组多于 B 组,$P<0.01$;在女性组中,A:B,93.0%:87.7%,$P>0.05$;在男性患者中 A:B,87.7%:33.3%,$P<0.01$,甲状腺Ⅱ度肿大者亦以女性多见。说明甲亢时甲大,女性多于男性,年轻的多于年老的患者,在女性患者中,年龄因素对甲大影响不大,但在男性患者中年老的甲大的明显比年轻的少见。

2. 突眼:女性多于男性,但 $P>0.05$,A 组多于 B 组,$P<0.05$;女性组中,A:B=50.9%:48.4%,$P>0.05$,男性组中 A:B=54.4%:45.5%,$P>0.05$,说明突眼的体征女比男稍多见,年轻的比年老的多见($0.01<P<0.05$),在两个性别中年老的突眼都稍多见,但统计处理差别不大。

3. 甲状腺肿大、突眼与年龄、性别的关系:有甲大突眼等典型甲亢表现者,女性多于男性,56.9%:37.5%,$P<0.05$,在 A、B 分组统计中,女性多于男性,在男女性别分别统计中,A 多于 B 组。说明典型甲亢的突眼及甲大表现在女性,年轻者较多见。在无甲大同时亦无突眼者,男性多于女性,22.2%:2.9%,$P<0.01$。B 组多于A 组,31.3%:2.5%,$P<0.01$,在 B 组中,男:女=54.5%:6.5%,$P<0.01$,在 A 组中,男:女=3.5%:1.9%,$P>0.05$;在男性组中,A:B=3.5%:54.5%,在女性组中,A:B=1.9%:6.5%,说明无甲大同时亦无突眼的甲亢(我们谓之隐匿型甲亢),在男性患者,特别是年龄大的男性患者多见。

4. 甲状腺区可以听到杂音者:女性多于男性 $P<0.01$,但 AB 两组差别不大,在 B 组中女性多于男性,77.4%:45.5%,$P<0.01$,A 组中女性亦多于男性,82.2%:26.3%,$P<0.01$,但在男性或女性中,A、B 两组差别不大。说明甲亢患者,甲状腺区易听到杂音,年轻女性及年老的女性,均易听到甲状腺杂音,另各年龄及性别组中均显右侧甲状腺可听到杂音的机会多于左侧。

5. 脉压差大于 40 mmHg 者,女性多于男性,$P<0.01$,但 A、B 两组差别不大,在 A 组中,女性多于男性,68.9%:45.6%,$P<0.01$,说明女性甲亢患者脉压差大的患者多,尤以年轻人为明显。

6. 皮肤潮湿多汗、甲状腺可扪及结节者均以男性稍多于女性,年老者组稍多于年轻组,但均无统计意义,其他体征,男性与女性,A 组与 B 组的差别不大。

## 三、心电图及其他检查结果

详见表3。

**表3 不同性别、年龄甲亢患者心电图等检查阳性率**

| 项目 | 不同性别 | | | 不同年龄 | | |
|---|---|---|---|---|---|---|
| | 女(137 例) | 男(90 例) | $P$ 值 | 64 例 41 岁以上 | 16 例 40 岁以下 | $P$ 值 |
| 心电图检查(207 例) | | | | | | |
| 心肌劳损 | 3.9% | 10.1% | >0.05 | 9.7% | 4.8% | >0.05 |
| 左室高电压 | 18.6% | 31.6% | <0.05 | 14.5% | 27.4% | <0.01 |
| 心房纤颤 | 3.1% | 5.1% | >0.05 | 11.3% | 0.7% | <0.01 |
| 心电图正常 | 76.0% | 53.2% | <0.01 | 64.5% | 68.5% | >0.05 |
| 甲状腺吸$^{131}$I(216 例) | | | | | | |
| 3 小时 >25% 者占 | 95.9% | 92.8% | >0.05 | 98.8% | 93.1% | >0.05 |
| 24 小时 >50% 者占 | 88.3% | 74.7% | >0.05 | 85.5% | 81.8% | >0.05 |
| 血清 $T_4$ 测定(29 例) | | | | | | |
| >12 μg% 者占 | 64.7% | 66.7% | >0.05 | 69.2% | 68.8% | >0.05 |
| 其础代谢率正常者%(210 例) | 39.8% | 37.8% | >0.05 | 31.3% | 39.7% | >0.05 |
| 白细胞数 >4000 者%(227 例) | 11.7% | 8.9% | >0.05 | 14.1% | 9.2% | >0.05 |

续表

| 项目 | 不同性别 | | | 不同年龄 | | |
|---|---|---|---|---|---|---|
| | 女(137 例) | 男(90 例) | $P$ 值 | 64 例 41 岁以上 | 16 例 40 岁以下 | $P$ 值 |
| 淋巴细胞>40%者%(227 例) | 38.0% | 32.2% | >0.05 | 42.1% | 33.1% | >0.05 |
| 血钾<3.5 毫当量/L 者占(143 例) | 3.7% | 4.9% | >0.05 | 4.2% | 4.2% | >0.05 |
| 血糖>120 mg%者占(123 例) | 1.5% | 1.7% | >0.05 | 2.4% | 1.2% | >0.05 |
| 血胆固醇<150 mg%者占(94 例) | 36.7% | 46.7% | >0.05 | 34.6% | 29.4% | >0.05 |

1. 心电图检查正常者:女性多于男性,$P<0.01$,A、B 两组差别不明显,A 组中,女性多于男性,50.0%∶77.6%,$P<0.01$,但在 B 组中亦为女性多于男性,58.0%∶71.0%,但 $P>0.05$,说明心电图正常者女性甲亢患者多,尤以年轻女性心电图正常的人多,年龄分组心电图正常者无差别。

心电图示左心室高电压男性多于女性,A 组多于 B 组,在男性患者中亦为 A 组多于 B 组,43.8%∶12.9%,$P<0.05$,在 A 组中男性多于女性,43.8%∶19.4%,说明男性甲亢患者易左心室壁高电压,尤以年轻者多见。

心房纤颤,男性多于女性,$P>0.05$,B 组多于 A 组,$P<0.01$,男性甲亢组中,亦为 B 组多于 A 组 = 12.9%∶0%,$P<0.05$,说明甲亢并心房纤颤以男性为多,尤以年龄大者多见。

2. 甲状腺吸$^{131}$I 试验,血清 $T_4$ 测定、基础代谢率、白细胞检查、血清钾、血糖及血胆固醇等检查在性别及年龄上均无明显差别。

## 四、性别、年龄与甲亢合并甲亢性肌病及周期性麻痹的关系

227 例甲亢患者中有 19 例合并甲亢肌病,男 15 例,女 4 例,分别占男女患者的 16.7% 及 2.9%,男性甲亢较女性甲亢多见,$P<0.01$,B 组多于 A 组,14.1%∶6.1%,$P<0.05$,甲亢合并周期麻痹 5 例均为男性,占男性患者的 5.8%,$P<0.05$,B 组稍多于 A 组,4.7%∶1.2%,$P>0.05$,说明甲亢合并肌病及周期麻痹者均以男性多见,41 岁以上组多见。

甲亢合并肌病(19 例)周期麻痹(5 例)的 24 例中,男性 20 例占男性患者的 26.7%,女性 4 例子占女性患者的 2.9%,两者有差异非常显著,$P<0.01$,B 组患者多于 A 组,18.8%∶7.4%,$P<0.05$,说明甲亢合并肌病或周期麻痹均以男患者多,年龄大的患者多见。

## 五、隐匿型甲状腺功能亢进

甲状腺肿大、突眼及甲状腺素在体内增多的表现为甲亢的典型表现,我们将初诊时无甲状腺肿大及无突眼者谓之隐匿型甲亢,本文 227 例中属典型甲亢者 203 例(89.5%)、隐匿型者 24 例(10.5%),分析此 24 例隐匿型甲亢特点如下。

隐匿型甲亢的特点是:甲状腺不肿大,无突眼表现;男性多于女性;年龄较大(平均 47.3 岁),食欲下降较多见,消瘦多见;合并甲亢肌病及周期性麻痹者多见。另隐匿型甲亢患者腹泻较多见,血清 $T_4$ 较高,3 小时甲状腺吸$^{131}$I 率正常者较高,但差别不明显,详见表 4。

**表 4　隐匿型甲亢与典型甲亢的区别**

| 项目 | 典型甲亢 203 例 | 隐匿型甲亢 24 例 | $P$ 值 |
|---|---|---|---|
| 年　龄 | 13~60 岁平均 32、39 岁 | 34~57 岁,平均 47、25 岁 | <0.01 |
| 性　别 | 男:女=1:1.9 | 男:女=1:0.2 | <0.01 |
| 消　瘦 | 153/203=75.4% | 23/24=95.8% | <0.01 |

续表

| 项目 | 典型甲亢 203 例 | 隐匿型甲亢 24 例 | *P* 值 |
|---|---|---|---|
| 食欲减退 | 11.3% | 29.2% | <0.05 |
| 腹　泻 | 32.5% | 45.8% | >0.05 |
| 合并肌病 | 6.8% | 20.8% | <0.05 |
| 合并周期麻痹 | 1.0% | 12.5% | <0.01 |
| 肌病 + 周期麻痹 | 7.8% | 33.3% | <0.01 |
| 甲状腺吸 $^{131}I$ 率正常者 | 4.4% | 13.6% | <0.05 |
| 血清 $T_4$ | 15.82 μg% | 19.25 μg% | >0.05 |

## 讨　论

甲状腺肿大，突眼等眼征及甲状腺素在体内增多的表现是甲亢的典型表现，有 20% 左右的甲亢表现很不典型，常易误诊，误诊原因可以是：①医师忽略了甲亢的症状；②以某一系统为突出表现而误诊，如心衰、肌病、肩关节炎等；③缺乏甲状腺肿大，突眼等眼征。1932 年 Larmon 等注意到男女患者甲亢现不同。

本文统计分析了甲亢临床表现与性别年龄的关系，可以看出，性别年龄的不同，甲亢临床表现迥异，男性患者，年纪大的甲亢患者，甲状腺肿大的少；突眼的少；肌病及周期麻痹多见；消瘦多见；疲乏多见；食欲减退多见；烦躁少见。

上述差别的机理不详，可能因年老人甲状腺有萎缩、纤维组织增多、基础代谢率下降等改变，故甲亢时甲状腺不大或不太大，代谢增高的表现不突出，老年男性甲亢患者烦躁等表现或与老年人儿茶酚胺类物质缺乏或体内此类物质反应的受体减少所致，在更为严重时则可以表现为淡漠型甲亢。

我们 24 例甲亢患者入院时无甲状腺肿大及突眼等眼征表现，诊断比较困难，我们谓之隐匿型甲亢，此类患者与典型甲亢有明显区别，如男性多见，年龄较大，消瘦较著，食欲减退的较多见，肌病及周期麻痹多见，我们认为此类隐匿型甲亢虽年龄较大，但与老年性甲亢并不尽相同，因其最小年龄只 34 岁，75%（18/24 例）在 50 岁以下，其所谓淡漠型甲亢亦不完全一致，因我们这些患者中表情淡漠、精神抑郁均不突出，此类隐匿型甲亢易误诊，此 24 例中初诊误诊为癔病及自主神经功能紊乱 3 例；恶性肿瘤 4 例；肝炎 1 例（有黄疸）；关节炎 1 例；家族性周期性麻痹 3 例；心脏病 3 例，误诊率高达 62.5%，但经仔细地临床检查，可以发现其多有消瘦、多汗、手抖、脉压差增大，再经 $T_4$ 测定或甲状腺吸 $^{131}I$ 率等测定，可以疑似或确诊甲亢，个别困难病例经抗甲状腺药物的试验治疗，可以证实诊断。

## 小　结

1. 本文分析了我院 1963 年以来，住院的甲亢患者 224 例，男性 90 例，女性 137 例，以探讨甲亢临床表现与性别年龄的关系，40 岁以下者 163 例（男 57 例，女 106 例），41 岁以上者 64 例（男 33 例，女 31 例），41 岁以上组比 40 岁以下组男性多于女性。

2. 在症状方面消瘦疲乏，下肢乏力，下肢麻痹，均表现为男性多于女性，41 岁以上组（B 组）多于 40 岁以下组（A 组）。烦躁、颈粗症状女性多于男性，A 组多于 B 组，食欲减退、关节痛，男性患者稍多，B 组患者稍多，突眼女性稍多，A 组稍多。

3. 体征上，甲状腺肿大（甲大），女性多见于男性，A 组多见于 B 组，在男性中，A 组明显多于 B 组，突眼者亦表现为女性多于男性，A 组多见于 B 组，甲状腺不大亦无突眼者以男性患者明显多于女性患者，B 组明显多于A组,甲状腺可闻及杂音的女性多于男性,年龄差别不大,右侧甲状腺可闻及杂音的机会多。脉压差大于40 mmHg者,女性多于男性,皮肤潮湿多汗,及甲状腺有结节者男性稍多于女性。

4. 心电图正常者,女性多于男性,左心室高电压者男性多于女性,A组多于B组,心房纤颤者男性多于女性,B组多于A组。甲状腺吸$^{131}$I率,$T_4$测定,基础代谢,白细胞检查,血清钾、血糖、血胆固醇测定各组间无明显差别。

5. 甲亢性肌病及甲亢合并周期麻痹,均以男患者多见,B组多见于A组。

6. 隐匿型甲亢,本文共24例(10.5%),特点是:甲状腺不大,无突眼,男性多于女性,年龄较大,(平均47.3岁),食欲下降多见,消瘦多见,合并肌病及周期麻痹多见,腹泻稍多见,血清$T_4$稍高,3小时甲状腺$^{131}$I正常者稍高。

## 参考文献

[1] Chapman, EM, *et al*: Bizzare clinical manifestation of hyper-thyroidism[J]. N Eng J Med, 1956,254:1.

[2] Bartels EC: Occult thyroid dsease[J]. Med Clin of North Am, 1966,50:575.

[3] De Grool LJ,*et al.* The thyroid and its diseases[M].JohnWiley & Son New York,1975.

[4] Wermer SC, *et al.* the thyroid,a fundamental and clinical text,4th edi,p224,medical department,Harper & Row,Maryland [M]. New York,San Francisco,London,1978.

[5] Thomas FB, *et al.* A pathetic thyrotoxicosis, a distinctive clinical and laboratory entity[J]. Ann Int Med, 1970,72:679.

[6] 钱熙国,等:老年性甲状腺功能亢进的诊断[J]. 实用内科杂志,1981,1:197.

(兰州军区总医院医学资料汇编1982年10月1~12页)

# 干燥综合征临床表现与诊断探讨

兰州军区医院普通内科 曹履先 等

干燥综合征(Sjögren syndrome,简称 SS)不甚少见,但国内 1978 年以前仅有 10 例个案报道。SS 的临床表现多样,诊断标准不一。现报告我院遇到的 4 个病例,对诊断标准略作讨论。

## 病例报告

**例 1** 女 28。因疲乏无力,肝功异常 9 年入院。病后有疲乏无力、口干、眼干、多饮、多尿,反复发作性腮腺肿大,下肢紫癜,多种药物过敏史,体重下降等。查体:消瘦,下肢有散在小出血点及色素沉着,眼结膜充血,双角膜有点状表皮着色,心肺正常,肝肋下 1 cm,脾肋下 0.5 cm,有较多龋齿,无关节疼痛。

**例 2** 女,45 岁。因下肢紫癜 11 年,疲乏无力,面部四支色素沉着 3 年入院。有体重、食欲下降。下肢紫癜,于过劳时出现,消退后遗有色素沉着。有口干及眼干感,哭时无泪。查体:面部、指、趾、甲床、齿龈,乳晕色素沉着,浅表淋巴结不大,甲状腺不大,心肺正常,肝脾不大,有较多龋齿,无关节红肿。

**例 3** 女,34 岁。因口干、眼干,关节痛 3 年余入院。3 年来逐渐有上述症状,但无关节红肿,有多饮多尿,每日尿量可达 4000 ml 左右,曾有腮腺反复肿大史。体查:有龋齿 9 个,腮腺不大,浅淋巴结不大,心肺正常,肝肋下 1 cm,脾未扪及无紫癜。

**例 4** 女,39 岁。因疲乏 4 年,肝功异常 6 年入院。曾查肝功,锌浊、麝浊高及有“高丙球蛋白血症”,并有眼干痛。查体:浅淋巴结不大,腮腺不肿大,甲状腺不大,无皮疹及紫癜,心肺正常,肝大肋下 0.5 cm,脾不大,眼结膜充血,龋齿 3 个,缺齿 4 个(因龋齿拔除)。

4 例患者的症状、体征、化验见表 1、2、3。

例 1、3、4 诊断为 SS 无疑,例 2 为 SS 合并有甲状腺功能低下及肾上腺皮质慢性功能减退,即 SS + Schmidt 综合征;例 1、2 经氯化铵试验证实有肾小管性酸中毒,例 3 可能有之,例 1 及例 3 有肾性尿崩症,例 1、2 有下肢紫癜,按 Bloch 分型均属于 E 型。

## 讨 论

干燥合征 Sjögren syndrome 诊断标准,多沿用 Bloch 于 1965 年所订标准即①干燥性结膜角膜炎:②口干(xerostomia);③类风湿性关节炎(RA)或其他结缔组织病,Bloch 等认为三项中有两项即可成立诊断,特别是①②两项重要,并将他们报告的 62 例患者分为 5 型,即:

A 组 SS + 典型的或肯定的 RA,占 30/62 例。

B 组 SS + 或许的类风湿性关节炎,占 2/62 例。

C 组 SS + 进行性周身硬化症,占 3/62 例。

D 组 SS + 多发性肌炎,占 4/62 例。

E 组 SS + 无结缔组织病,占 23/62 例。

**表 1　4 例 SS 的症状、体征及诊断分型**

| 例 | 性别 | 年龄 | 入院前病程 | 症状 | | | | | | | | 体征 | | | | | | 诊断 | | | | | | | 按 Bloch 分型 |
|---|---|---|---|---|---|---|---|---|---|---|---|---|---|---|---|---|---|---|---|---|---|---|---|---|---|
| | | | | 口干 | 眼干 | 关节痛 | 腮腺肿大史 | 多饮 | 多尿 | 紫癜 | 其他 | 皮肤色素沉着 | 下肢紫癜 | 肝脏 | 脾脏 | 龋齿 | 腮腺 | SS | 肾小管性酸中毒 | 肾性尿崩症 | 下肢紫癜 | 甲状腺功能低下 | 肾上腺皮质功能低下 | 观察时间 | |
| 1 | 女 | 28 | 9 年 | + | + | + | + | + | + | + | 药过敏 | - | + | 1.0 | 0.5 | (++) | - | SS | + | + | + | - | - | 6 年 | E |
| 2 | 女 | 45 | 11 年 | + | + | - | - | - | - | + | 色系沉着 | + | + | - | - | (++) | - | SS | + | - | + | + | + | 1 年 | E |
| 3 | 女 | 34 | 3 年 | + | + | + | + | + | + | - | | - | - | 1.0 | - | (++) | - | SS | + - | + | - | - | / | 4 年 | E |
| 4 | 女 | 39 | 5.5 年 | + | + | - | - | + | + | - | 药过敏 | - | - | 0.5 | 边 | (++) | - | SS | / | - | - | - | / | 6 年 | E |

**表 2　4 例 SS 的症状化验检查结果**

| 例 | HB g% | WBC 个/$mm^3$ | 尿 | | 血沉 | PSP % | $CO_2$ 结合力 ml% | 尿素氮 mg% | 血氧化物 毫当量/L | 血钾毫当量/L | 肾图 | 骨髓中浆细胞% | 红细胞缗线形成 | 甲状腺吸 $^{131}I$/24 h% | 尿 17 羟固醇 mg/24 h | Schirmers 试验 | | 唾液试验 | | 氯化铵试验 0.1 g/3 小时后 |
|---|---|---|---|---|---|---|---|---|---|---|---|---|---|---|---|---|---|---|---|---|
| | | | 蛋白 | 比重 | | | | | | | | | | | | 右 mm | 左 mm | 右 ml | 左 ml | |
| 1 | 9.9 | 4000 | + | 1.006 | 120 | 25 | 21.2 | 14.7 | 122 | 2.65 | 分泌缺损 | 1.4 | + | 54 | 14.2 | 8 | 6 | 0.2 | 0.3 | 阳性尿 pH = 6.618 |
| 2 | 11.4 | 4600 | - | 1.006 | 130 | 60 | 47.0 | 15.2 | 109 | 3.3 | 正常 | 0.4 | + | 5 | 5.5 | 16 | 14 | 0.4 | 0.2 | 阳性尿 pH = 6.993 |
| 3 | 10.2 | 6800 | - | 1.008 | 86 | 35 | 48.1 | 13.5 | 112 | 3.3 | 正常 | / | + | 5 | / | 9 | 11 | 0.5 | 0.8 | |
| 3 | 11.4 | 5200 | - | 1.006 | 55 | / | 56.0 | 13.0 | 103 | 2.75 | 正常 | 0.2 | + | 29 | / | 0.3 | 0.4 | 0.1 | 0.2 | |

**表 3　血清 4 例 SS 的血浆蛋白及免疫检查结果**

| 例 | GPT (U) | 锌浊 (U) | 麝浊 (U) | 总蛋白 (g/%) | 白蛋白 (g/%) | 球蛋白 (g/%) | 蛋白电泳% | | | | | 免疫球蛋白 mg/ml | | | 抗核抗体 | 类风湿因子 | 红斑狼疮细胞 | T 淋转 % | E 花结 % |
|---|---|---|---|---|---|---|---|---|---|---|---|---|---|---|---|---|---|---|---|
| | | | | | | | 白 | $\alpha_1$ | $\alpha_2$ | β | γ | IgG | IgA | IgM | | | | | |
| 1 | 40 | 20 | 14 | 9.0 | 4.5 | 4.5 | 41 | 3.2 | 6.5 | 11.2 | 38 | 32.5 | 4.2 | 1.65 | - | + | - | 40 | 45 |
| 2 | 40 | 22 | 19 | 7.0 | / | / | 51.5 | 2.0 | 5.1 | 6.5 | 35 | 18.3 | 4.53 | 1.46 | + | + | - | 65 | 70 |
| 3 | 40 | 38 | 20 | 8.2 | 5.2 | 3.2 | 54 | 3.9 | 4.8 | 8.7 | 28.6 | 21.0 | 2.84 | 2.31 | + | + | - | 55 | / |
| 4 | 80 | 26 | 20 | 8.0 | 4.25 | 3.25 | 50 | 5.2 | 4.8 | 8.8 | 31.1 | 33.5 | 2.56 | 2.16 | / | + | - | 70 | / |

此征的组织病理改变主要为唾液腺及泪腺的淋巴细胞浸润，腺泡萎缩及腺管上皮增生，鉴于 Bloch 的诊断标准中并未提 SS 组织病理学改变，日本作者大藤真 1979 年提出三条标准，即：①原因不明的干燥性结膜角膜炎；②泪腺或唾液腺的特异性病理改变；③唾液腺造影的特异性改变。三项中有一项阳性即可确诊。此标准中强调了病理改变的重要性，我们认为是可取的。但在 SS，不论有无合并 RA 或其他结缔组织病，均有明确的血液免疫学改变的特点，如血沉快、高丙种球蛋白血症、类风湿因子阳性、抗核抗体阳性、红斑狼疮细胞阳性、抗唾腺管抗体阳性、抗甲状腺球蛋白抗体阳性、球蛋白增高、免疫球蛋白增高及淋巴细胞转化低下，因而应高度重视这方面的改变对于诊断 SS 的意义，但上述两个 SS 诊断标准均未提及此点。葛氏译等提出血沉增快、类风湿因子阳性及高丙种球蛋白血症三项中两项持续异常不能解释时，应考虑 SS。我们认为：①干燥性结膜角膜炎（kerato conjunctivitis sicca）；②口干，唾液少；③大小唾腺的病理改变或唾腺造影；④高球蛋白血症等免疫学的改变，四项中有三项即可诊断为 SS。另 SS 可以单独存在，并不合并 RA 及其他结缔组织病。本报告的 4 例均为无此类并发症的 SS，即属 Bloch 的 E 组，此类病例占 SS 的 1/2 ~ 1/3，此组免疫学上与 SS 合并 RA 的亦不尽相同，单纯的 SS，丙球蛋白增高的多见，抗核抗体阳性的多见，红斑狼疮细胞阳性的少见等。我们的这些病例均经长期的观察，并无类风湿性关节炎等结缔组织的改变，因而我们设想 SS + RA 与单纯 SS 可能是不同的两种疾患，所谓的 Bloch A、B、C、D 型 SS，只不过是 RA 及其他结缔组织病的一个表现，此类病例在临床上较多见，其主要表现为 RA、硬皮病、多发性肌炎等，在这些病的晚期常有 SS 的口干、眼干等表现，故我们认为其诊断应为 RA 等原发病结缔组织病，不应诊断为 SS 的 A、B、C、D 型。

干燥综合征的诊断一般不甚困难，由于 SS 多有免疫球蛋白的改变，高丙种球蛋白血症，故其硫酸锌浊度及麝香单酚的浊度试验常异常增高，絮状反应亦常为阳性，故易误诊为肝炎。葛氏报道的 6/25 例，我们的 3/4 例均长期误诊为肝炎（3 ~ 9 年），但病史中从无 GPT 增高，此点对诊断 SS 帮助。我们的另一患者因下肢反复紫癜，误诊为血小板减少性紫癜达 11 年之久。本文 2/4 例有下肢紫癜，多于过劳时出现，常为针帽大小之出血点，可稍高出皮面，有下肢胀痛感，休息数日后可以消退，常遗有色素沉着，葛氏报道 3/25 例有之，此类 SS 的紫癜可能与高球蛋白血症有关。Strauss 复习高球蛋白血症紫癜，8/72 例为 SS 合并的紫癜，故对有原因不明的紫癜者应警惕高球蛋白血症性紫癜，尤其是 SS 合并的紫癜。

现尚无对 SS 的根治方法，氯喹或有一定疗效，可以试用。Anderson 等报道环磷酰胺可以使唾液腺的淋巴细胞浸润减轻，而用强的松治疗的 2 例淋巴细胞浸润均加重。我们的 1 例用氯喹治疗，正观察中，另 3 例只予对症处理，未予特殊治疗，已观察了 4 ~ 7 年，病情均无重大变化，亦未合并 RA 及其他结缔组织病。

## 参考文献

[1] 孙毓桂. Sjögren 综合征病案报告[J]. 中华眼科杂志,1953,1:34.
[2] 吕文钧,等. Mikulicz 病与 Sjögren 综合征各一例报告[J]. 中华内科杂志,1958,6:910.
[3] 朱瑞文. Sjögren 综合征[J]. 中华口腔科杂志,1963,9:85.
[4] 张修海,等. 良性高球蛋白血症伴有干燥 Sjögren 综合征 1 例报告[J]. 中华内科杂志,1964,12:85.
[5] 曹履先,等. 口眼干燥综合征合并紫癜及肾小管性酸中毒[J]. 中华医学杂志,1978,53:36.
[6] 江苏医学院第二附属医院内科. 干燥综合征[J]. 江苏医药,1975,6:35.
[7] Carpenter CCJ, *et al.* Schnidt syndrome (Thyroid and adrenal insulfficiency) A review of the literature and a report of fifteen new cases including ten instances of coexistend diabetic mellitus[J]. Medicine,1964, 43:153.
[8] Eisenbarth GH, *et al.* polyglandular failure syndrome: Disease inheritance HLA type and immune function[J]. Ann Intern Med,1979, 91:527.
[9] Shearn MA, *et al.* Nephrogenic diabetes insipidus and other defects of renal tubular function in Sjögren syndrome[J]. Am J Med, 1965, 39:312.
[10] Bloch KJ, *et al.* Sjögren syndreme, A clinical, pathological, and serological study of sixty-two cases[J]. Medicine, 1965, 44:187.
[11] Samter M, *et al.* Immunological Diseases, 3rd edi. pll51, Little, Brown and Company, 1978.
[12] 大藤真. 口眼干燥综合征综合医学展示,1979,74. 夏志平译,日本医学介绍,1980,7:31.
[13] 葛氏译,等. 干燥综合征 25 例临床与免疫学分析[J]. 中华内科杂志,1980,19:3.
[14] Leventhal BG, *et al.* Impaired lymphocyte transformation and delayed hypersensitivity in Sjögren Syndrome[J]. J Clin Invest, 1967, 46:1338.
[15] Shearn MA. Sjögren Syndrome[J]. Med Clin North Amer,1977, 61:271.
[16] Strauss WG. Purpura hyperglobulinemia of Waldenstrom, Report of a case and review of the literature[J]. N Eng J Med,1959, 260:857.
[17] Anderson LG, *et al.* Salivary gland immunoglobujin and rheumatoid factor synthesis in Sjögren syndrome[J]. Am J Med, 1972, 53:456.

(兰州军区总医院 医学资料汇编 1982 年 10 月 29 ~ 36 页)

# 结核病的血液学改变(附662例分析)

兰州军区总医院　曹履先 等

结核病的血液学改变较特殊,医学界亦很重视,国内尚未见专题论述。本文分析我院住院的661例结核患者的血液学改变,另报告1个较特殊的病例,并略作讨论。

## 一、661例结核病患者的血液学表现

1. *病例选择及方法*　由我院病历档案中无选择地调出近些年来的各种结核病患者的病历661例进行统计分析,其分类详见表1。为了便于分析将血行播散性肺结核、原发综合征、粟粒性肺结核、浸润性肺结核进展期列为活动性肺结核,而结核瘤、硬结期肺结核及浸润性肺结核稳定期列为稳定性肺结核。血液学改变以入院时的血象检查为准。

2. *白细胞的改变*

(1)白细胞的总数:平均值为8154.3/$mm^3$,结核性脑膜炎及肠结核白细胞总数平均值超过10 000/$mm^3$最高达28 100/$mm^3$。214例活动性肺结核平均值为8543.5/$mm^3$,而117例稳定性肺结核平均为7686.3/$mm^3$,两者有显著差异($P<0.001$)。白细胞总数<4000/$mm^3$的不多见,白细胞>10 000/$mm^3$者占21.2%,仍以活动性肺结核、结核性脑膜炎、结核性胸膜炎及肠结核为多见,见表1。

(2)白细胞分类:660人做了白细胞分类。中性粒细胞的绝对值平均为5777.2/$mm^3$。活动性肺结核、结核性脑膜炎、结核性胸膜炎及肠结核的中性粒细胞增多者多见。活动性肺结核病患者的中性粒细胞较稳定性肺结核中性粒细胞高,($P<0.01$)。淋巴细胞>3000/$mm^3$者占12.7%,以稳定性肺结核及淋巴细胞结核多见。单核细胞平均值为113.4/$mm^3$,单核细胞增多者(>500/$mm^3$)不多见,占全部患者的3.6%,亦以活动性结核病或病情重者多见。嗜酸性粒细胞增多者(>300/$mm^3$)占15.8%,以病情稳定的肺结核、淋巴结结核多见,表2。

(3)血红蛋白、红细胞及血沉的改变:618例测定了血红蛋白,血红蛋白低于正常者(男<12 g%,女<11 g%)共138例,占22.3%,女性结核病患者贫血多见,占30.4%,以结核性脑膜炎、肾结核及肠结核患者贫血多见,贫血程度多不严重,男性平均10.7 g%(7.8%~11.8 g%),女性平均9.7 g%(7.3%~10.9 g%),见表3。贫血患者于入院前经过抗结核药物治疗的(主要为链霉素及异烟肼等)有58人,未经治疗的80人,住院经抗结核药物治疗后,前者72.3%贫血痊愈或减轻。后者为72.4%。住院经抗结核药物治疗后贫血加重的前者为10%,后者为10.3%,两者相近似,故说明入院前的抗结核治疗对患者贫血的影响不大。结核病并有贫血的大部分可随结核病的好转而好转。358例患者测了红细胞,其中减低者(男<400万/$mm^3$、女<350万/$mm^3$)占21.8%(男性20%女性24.8%),其分布情况与血红蛋白改变相似,513例患者测了血沉,血沉>15 mm/第一小时者占38.2%,以活动性肺结核、结核性脑膜炎、胸膜炎等多见,见表4。

## 二、结核病引起的严重的血液学改变

结核病可伴有严重的血液学异常,如类白血病反应、骨髓纤维化、真性红细胞增多症等。现介绍我院遇到的1个病例。

**表 1　661 例结核病患者白细胞总数(个/$mm^3$)**

| 结核类型 | 例数 | 最高 | 最低 | 平均 | <4000 者% | >10 000 者% |
|---|---|---|---|---|---|---|
| 活动性肺结核 | 214 | 23300 | 2600 | 8543.5 | 0.9 | 26.2 |
| 稳定性肺结核 | 117 | 23800 | 3500 | 7686.3 | 2.6 | 17.1 |
| 骨关节结核 | 84 | 16400 | 3800 | 7731 | 2.4 | 15.5 |
| 结核性脑膜炎 | 38 | 21200 | 1800 | 10550 | 5.3 | 44.7 |
| 肾结核 | 99 | 15300 | 3100 | 7605.1 | 3.0 | 15.2 |
| 结核性胸膜炎 | 67 | 18200 | 3300 | 7176.0 | 3.0 | 13.4 |
| 淋巴结结核 | 29 | 21800 | 4000 | 8189.7 | 0 | 24.1 |
| 肠结核 | 13 | 28100 | 4200 | 10838.4 | 0 | 23.1 |
| 总计 | 661 | 28100 | 1800 | 8154.3 | 2.1 | 21.2 |

**表 2　660 例结核病患者白细胞分类(个/$mm^3$)**

| 结核类型 | 例数 | 最高 | 最低 | 平均 | >6000(%) | <2000(%) | 淋巴细胞 平均 | 淋巴细胞 >3000(%) | 单核细胞 平均 | 单核细胞 >500(%) | 嗜酸细胞 平均 | 嗜酸细胞 >300(%) |
|---|---|---|---|---|---|---|---|---|---|---|---|---|
| 活动性肺结核 | 214 | 19572 | 1120 | 6132.1 | 43.5 | 0.9 | 2133.9 | 12.2 | 139.8 | 7.0 | 133.0 | 13.1 |
| 稳定性肺结核 | 117 | 21182 | 1790 | 5203.8 | 25.6 | 1.7 | 2182.4 | 16.2 | 114.4 | 1.7 | 162.4 | 18.8 |
| 骨关节结核 | 84 | 14924 | 1331 | 5337.8 | 29.3 | 0 | 2056.6 | 11.9 | 80.3 | 0 | 169.2 | 23.8 |
| 结核性胸膜炎 | 38 | 20176 | 858 | 8008.7 | 52.6 | 7.9 | 1940.3 | 10.5 | 147.3 | 5.2 | 78.8 | 7.8 |
| 肾结核 | 98 | 13464 | 1488 | 5457.6 | 35.7 | 1.0 | 1852.3 | 10.2 | 113.5 | 4.1 | 140.7 | 16.3 |
| 淋巴结结核 | 97 | 13104 | 1160 | 4700.8 | 20.9 | 1.5 | 2150.2 | 17.9 | 64.1 | 0 | 181.7 | 16.4 |
| 结核性胸膜炎 | 29 | 18748 | 2400 | 6046.4 | 34.5 | 0 | 2016.3 | 10.3 | 60.3 | 0 | 70.0 | 10.0 |
| 肠结核 | 13 | 26695 | 2688 | 8766.2 | 69.2 | 0 | 1837.6 | 0 | 152.8 | 7.7 | 81.6 | 7.6 |
| 总 计 | 660 | 26695 | 858 | 5777.2 | 35.5 | 1.4 | 2070.4 | 12.7 | 113.4 | 3.6 | 142.3 | 15.8 |

**表 3　618 例结核病患者血红蛋白情况(贫血男 <12 g%,女 <11 g%)**

| 结核类型 | 男 | | | 女 | | | 共计 | |
|---|---|---|---|---|---|---|---|---|
| | 例数 | 平均 g% | 贫血% | 例数 | 平均 g% | 贫血% | 例数 | 贫血% |
| 活动性肺结核 | 144 | 13.6 | 16.8 | 48 | 11.9 | 25.0 | 192 | 18.6 |
| 稳定性肺结核 | 82 | 13.7 | 13.4 | 27 | 11.9 | 25.9 | 109 | 16.5 |
| 骨关节结核 | 59 | 13.2 | 22.0 | 25 | 11.8 | 28.6 | 84 | 23.8 |
| 结核性胸膜炎 | 18 | 14.0 | 16.6 | 17 | 12.6 | 35.2 | 35 | 25.7 |
| 肾结核 | 39 | 13.2 | 20.5 | 58 | 11.1 | 41.4 | 97 | 33.0 |
| 淋巴结结核 | 40 | 13.5 | 17.5 | 22 | 11.7 | 18.1 | 62 | 17.7 |
| 结核性胸膜炎 | 25 | 12.5 | 28 | 4 | 12.2 | 25.0 | 29 | 27.6 |
| 肠结核 | 4 | 13.1 | 50.0 | 6 | 12.3 | 33.3 | 10 | 40.0 |
| 总 计 | 411 | 13.4 | 18.3 | 207 | 11.7 | 30.4 | 618 | 22.3 |

表4　结核病患者红细胞及血沉情况

| 结核类型 | 男(红细胞) | | 女(红细胞) | | 血沉 | |
|---|---|---|---|---|---|---|
| | 平均(万) | 贫血% | 平均(万) | 贫血% | 平均(mm/第一小时) | 增快(%) |
| 活动性肺结核 | 467.1 | 16.7 | 391.4 | 38.5 | 22.9 | 41.6 |
| 稳定性肺结核 | 444.3 | 17.2 | 392.5 | 23.5 | 11.2 | 16.3 |
| 骨关节结核 | 455.4 | 21.4 | 392.6 | 24.0 | 21.8 | 36.0 |
| 结核性脑膜炎 | 479.6 | 20.0 | 410.2 | 26.6 | 15.8 | 38.8 |
| 肾结核 | 441.3 | 23.1 | 374.5 | 25.9 | 33.2 | 57.9 |
| 淋巴结结核 | 462.8 | 12.9 | 399.9 | 11.7 | 18.4 | 36.1 |
| 结核性胸膜炎 | 345.0 | / | / | / | 35.0 | 65.5 |
| 肠结核 | 437.0 | 25.0 | 403.8 | 40.0 | 35.0 | 66.6 |
| 总计 | 454.9 | 20.0 | 388.5 | 24.8 | 21.5 | 38.2 |

张×,男,23岁。发热2个月于1979年7月29日入院。有乏力、多汗及咳嗽。在某医院诊断“颈淋巴结核及肺结核”,用利福平、异烟肼、对氨柳酸等抗结核药物治疗无好转。三年前患“胸膜炎”。查体:体温39.2℃,发育营养中等,右耳后、颈前、颈后、锁骨上窝、腋下及腹股沟处浅淋巴结均如蚕豆到核桃大小,右胸叩诊浊,呼吸音弱。心脏正常,肝脾未扪及。化验:红细胞129万,血红蛋白4.6 g,白细胞1100,中性分叶核20%,杆状核16%,淋巴细胞60%,单核发细胞4%,血小板28 000/$mm^3$。骨髓检查:有核细胞增生活跃,粒:红=1:1,淋巴细胞55%,浆细胞7.6%,单核细胞5.6%,网状细胞3.4%,其他骨髓成分正常。血清蛋白电泳:丙球蛋白35.5%。血沉161 mm/第1小时。GPT 190单位,锌浊20单位:尿蛋白(±)。结核菌素试验10单位(+)。胸部X线片:双肺野有较多片状影,密度不大,边缘模糊;颈淋巴结活检有干酪样坏死,上皮样细胞及郎罕细胞。给予异烟肼、乙胺丁醇、利福平及链霉素、强的松治疗,体温稍降,淋巴结缩小,但血片中渐出现幼稚细胞,骨髓中原粒+早粒为70.4%,无Auer小体,贫血无改善,两次骨髓针刺活检均见结核病变,未用抗白血病治疗,同年11月20日病故。尸检:右肺上叶大片实变,左肺布满大小不等的结节病灶,直径0.5~1 cm,镜检见此结节呈干酪样坏死,其中有抗酸杆菌,坏死灶周围有淋巴细胞、单核细胞及少量上皮样细胞,无郎罕细胞。肝脾、心肌、骨髓、淋巴结有类似病变,坏死区周围仍只有少许淋巴细胞、上皮样细胞及浆细胞浸润,未见白血病细胞浸润。骨髓有大片干酪样坏死及幼稚粒细胞。病理诊断:两肺急性干酪样结核,血行及淋巴播散性结核,侵及肝、脾、淋巴结、心肌、肾间质及骨髓,类白血病反应。

## 讨　论

1. 一般认为结核病患者可以有轻度贫血,我们的618例结核病患者贫血者男女分别为18.3%及30.4%,贫血程度较轻,和文献报道结果是一致的。

结核病患者贫血的原因可为结核病对铁及叶酸代谢的影响及抗结核药物的副作用等。Roberts等报道68例结核病患者中30%骨髓有明显的巨幼红细胞的改变,1/3的患者血片中有中性粒细胞的多分叶改变,35%的患者血清叶酸水平低于正常。我们的661例结核病患者只发现1例骨髓中有巨幼红细胞改变,可能因绝大多数患者未查骨髓有关。Cameroon等报道44%的结核病患者血清铁低于50 μg%,其中有一半的人数血红蛋白低于11.6 g%,经抗结核治疗后全部患者的血清铁变为正常。故作者建议在抗结核药物治疗的同时应加用硫酸亚铁。我们有一例患者有肺结核及贫血,其骨髓内铁减少,经抗结核药物及铁剂治疗后贫血好转。我们的138例结核贫血患者中,抗结核治疗后74.7%的患者贫血亦治愈或减轻。结核病并发贫血时其贫血多与结核有关,而与抗结核药物无关。抗结核药物引致贫血是极少见的。故我们认为结核病合并贫血时应积极行抗结核药物治疗，加用叶酸和铁剂当可加速贫血的治愈。

多数结核病患者的白细胞总数是正常的，部分患者可有中性粒细胞的增多或减少，单核细胞的增多及淋巴细胞的增多。我们的 661 例中白细胞 $>10\,000/mm^3$ 者占 21.2%，与 Corr 等的 3% 显然不同；从我们的资料且可看出活动性肺结核比稳定性肺结核白细胞总数平均值为高（$P<0.001$）。活动性结核病或病情重的结核性脑膜炎、胸膜炎及肠结核等白细胞总数及中性粒细胞较高。淋巴细胞 $>3000/mm^3$ 者以稳定性肺结核及淋巴结核较多见，淋巴细胞的增多可能是代表机体免疫功能较为完好的一个指征。我们的 660 例患者单核细胞 $>500/mm^3$ 者平均为 3.6%，远较 Corr 等的 36% 为低。单核细胞增多在活动性肺结核、结核性脑膜炎时较为多见，而嗜酸性粒细胞增多者以稳定性结核病为多见。故我们认为白细胞总数、中性粒细胞、淋巴细胞、嗜酸性粒细胞的多少与结核病的活动与否及病情轻重有一定关系，可作为判断病情预后的指征的一部分。

2. 少数结核病患者可伴有严重的血液系统改变，如骨髓纤维化、类白血病反应、再生障碍性贫血、真性红细胞增多症、溶血性贫血及血小板减少性紫癜等。结核引起的类白血病反应常表现有发热，肝脾肿大，疲乏无力，呼吸道及消化道的症状，其血象酷似急性白血病，白细胞计数可高达 36.8 万$/mm^3$。原始及早幼可达 91.3%，多有贫血、出血等，甚至可以在幼稚细胞中出现 Auer 小体。病理检查无白血病浸润。血行播散性或粟粒性结核病易引起类白血病反应，其病理上常为无反应性结核病的改变，即结核坏死组织由正常组织包围，无或很少有细胞反应，其中常有大量结核杆菌。据报道，约 1/2 的无反应结核病有类白血病反应等严重的血液改变。除了人、鸟类、牛结核菌可造成类白血病反应等严重血液病改变外，无名分枝杆菌（anonymous mycobacteria）引起者亦有报道。结核引起的类白血病反应经抗结核治疗后其血液改变可以消失，但也有部分病例结核病好转而血液改变不愈。我们的 1 个病例经尸检证实系结核病造成的类白血病反应，其结核病灶的细胞反应很轻，干酪样坏死灶内有大量结核杆菌，是属于无反应性结核病（nonreactive tuberculosis）。经充分地抗结核治疗后（半年以上）血液改变未恢复，尸检有全身严重的播散性无反应性结核的改变，可能系患者机体免疫功能不佳所造成的结果。

鉴于结核病患者易有类白血病反应及患白血病时结核病可能增多，故对诊断为白血病的患者应高度警惕结核病的可能，不少作者主张在白血病治疗的同时应加用抗结核药物。

## 小　结

（1）报道了 661 例结核病患者的血液学改变。白细胞总数平均值为 $8154.3/mm^3$，中性粒细胞 $5777.2/mm^3$，淋巴细胞 $2070.4/mm^3$，单核细胞 $113.4/mm^3$，嗜酸细胞 $142.3/mm^3$。

（2）白细胞总数、中性粒细胞及单核细胞在活动性结核病时增高者较多，而淋巴细胞、嗜酸性粒细胞的增多在结核病平稳者较多见。

（3）结核病患者贫血发病率为 22.3%，贫血程度轻，男性平均 10.7 g%，女性平均 9.7 g%，抗结核治疗后大部分患者贫血可治愈或好转。

（4）报道 1 例无反应性结核病引起的类白血病反应的临床及尸检资料。

## 参考文献

[ 1 ] Israels MCG. *et al*. Hematologicai aspects of systemic disease, p386, W. B. Saundsrs Company Ltd[M]. London. Philadelphia. Toronto, 1976.

[ 2 ] Corr WP. *et al*. Hematologic changes in tuberculosis[J]. Amer. J. Med, Sci. 1964, 248:709.

[ 3 ] Cameron SJ. Tuberculosis and the blooda special relationship[J]. Tuberele, 1974, 55:55.

[ 4 ] Cameroon SJ. *et al*. The effect of tuberculosis and its treatment on erythropoiesis and folate activity[J]. Tubercle, 1971, 52: 37.

[ 5 ] Roberts PD. *et al*. Iron and folate metabol ism in tuherculosis[J]. Brit. Med J, 1966, 2:198.

[ 6 ] Line DH. *et al*. The effects of chemotherapy on iron fol ate and vit. B12 metabolism in tubercuiosls, Quart[J]. J. of Med. NS, 1971, 40:331.

[ 7 ] RedIeaf PD. Pyridoxine responisive anemia in a patient receiving isoniazid[J]. Dis. of the Chest, 1962, 42: 222.

[ 8 ] Nachman R. *et al*. Streptomycine induced hemolytic anemia[J]. Arch of Int. Med, 1962, 110:187.

[ 9 ] Andre J. *et al*. Tuberculosis and myelosclerosis with myeloid metaplasia, report of three Cases[J]. J. A. M. A, 1961, 176: 1169.

[10] Twomev JJ. , *et al*. Leukemoid reaction to tuberculosis[J]. Arch. Int. Med, 1965, 116: 21.

[11] Proudfoot AT. *et al*. Miliary tuberculosis in adults[J]. Brit. Med. J, 1969, 2:273.

[12] Milder E. *et al*. A case of miliary tuberculosis simulting acute blastic leukemia[J]. J. A. M. A, 1961, 177:116.

[13] Freeman JA. Ultrastrueture and genesis of Auer bodies[J]. Blood, 1960, 15:449.

[14] Rodin AE. *et al*. Nonreactivetu berculosis[J]. Cana. Med. Asso. J, 1963, 89. 817.

[15] Oswaid NC. Acute tuberculosis and granulocytic disorders[J]. Brit. Med. J, 1963, 2:1489.

[16] 曹履先,等. 类白血病反应 2 例报告[J]. 中华内科杂志, 1963, 11:918.

[17] Morrow LB. *et al*. Acute tuberculosis in leukemia, malignant lymphoma and myelofibrosis[J]. Arch. Path, 1965, 79:484.

[甘肃医药 1982,(3):9~14]

# 急性三氧化二砷中毒 10 例报告

兰州军区总医院普通内科　曹履先

我院遇到 10 例误将砒霜混入滑石（含三氧化二砷 74.36%）入中药而引起中毒，其中 2 例死亡，报告如下。

## 病例报告

### 一、一般情况

10 例中的 6 例系因其他疾病住院，4 例系门诊患者；中毒前原诊断为冠心病、肾移植术后、肾结石、过敏性紫癜、美尼尔综合征、药物疹、慢性肝炎及神经衰弱各 1 例，血小板减少性紫癜 2 例。10 例中的 5 例为男性，年龄自 1 岁到 62 岁。

### 二、误服三氧化二砷的剂量

10 例患者所误服三氧化二砷的剂量为 0.60 ~ 13.92 g，详见表 1。

### 三、症状及体征

#### （一）腹部症状

服药后 10 例患者均立即感上腹部不适，于 10 分钟内 9 例发生呕吐，另 1 例亦于服药半小时后发生呕吐，多呈连续性的剧吐，于 1 小时内可呕吐 20 次以上。恶心、呕吐可持续 10 小时左右。10 例中的 9 例在服药后 1 ~ 4 小时内，发生腹泻，均为稀便，无脓血及里急后重感，6 例大便常规检查中，仅 1 例有个别脓球。

7 例服药后有腹痛，多为绞痛或隐痛。

表 1　10 例三氧化二砷中毒患者的主要表现

| 例 | 性别 | 年龄（岁） | 服 $As_2O_3$ 剂量（g） | 呕吐 | 腹泻 | 腹痛 | 体温（℃） | 血压（mmHg） | 白细胞（个/$mm^3$） | 嗜中性粒细胞（%） |
|---|---|---|---|---|---|---|---|---|---|---|
| 1 | 男 | 29 | 8.38 | + | + | + | 38.5 | 78/48 | 23300 | 87 |
| 2 | 男 | 27 | 2.32 | + | + | + | 37.4 | 70/30 | 6200 | 87 |
| 3 | 女 | 58 | 4.64 | + | + | + | 39.0 | 50/0 | 11200 | 68 |
| 4 | 女 | 8 | 2.76 | + | + | + | 39.0 | 110/80 | 24000 | 80 |
| 5 | 女 | 22 | 11.60 | + | + | + | 37.5 | 40/0 | / | / |
| 6 | 男 | 38 | 13.92 | + | + | + | 36.7 | 50/30 | 8300 | 51 |
| 7 | 男 | 28 | 13.92 | + | + | − | 37.7 | 102/70 | 31600 | 87 |
| 8 | 男 | 1.33 | 0.60 | + | − | − | 36.7 | 80/50 | / | / |
| 9 | 女 | 62 | 3.48 | + | + | + | 36.7 | 0 | / | / |
| 10 | 女 | 31 | 3.48 | + | + | + | 36.7 | / | / | / |

续表

| 例 | 尿蛋白 | NPN(mg%) | 周围神经炎 | Mees 线 | 心电图异常 | 误诊 | 预后 | 后遗症 |
|---|---|---|---|---|---|---|---|---|
| 1 | – | 51.3 | – | + | + | 急性胃肠炎 | 恢复 | – |
| 2 | + | 67.5 | – | + | + | 中药过敏 | 恢复 | – |
| 3 | + | / | + | + | + | 急性胃肠炎 | 恢复 | 周围神经炎 |
| 4 | ± | / | – | – | / | 急性胃肠炎 | 恢复 | – |
| 5 | / | 63 | / | / | / | 急性胃肠炎 | 死亡 | – |
| 6 | + | 65.2 | + | + | + | 中药过敏 | 恢复 | 周围神经炎 |
| 7 | – | / | – | – | + | 急性胃肠炎 | 恢复 | – |
| 8 | – | / | – | – | / | 中药过敏 | 恢复 | – |
| 9 | / | / | / | / | / | 急性痢疾 | 死亡 | – |
| 10 | / | / | – | – | / | 急性胃肠炎 | 恢复 | – |

–代表正常　/代表未检查

**（二）血压及体温**

7 例中的 6 例血压下降到 78/48 mmHg 以下，3 例血压下降到 0，其中 2 例死亡。

8 例中的 5 例中毒数小时后体温高于正常，其中 1 例高达 39℃。

**（三）肌肉神经改变**

中毒数小时后 2 例全身酸痛，1 例感右侧腓肠肌痉挛性疼痛，2 例于中毒后渐有双手足麻木感，以后呈末梢神经炎，四肢远端呈套式分布的麻木感及痛觉减退。1 例且有共济失调，以后渐恢复。

**（四）皮肤及指甲改变**

2 例于中毒后面部及四肢出现红色小丘疹及颜面水肿，其中 1 例以后有皮肤脱屑改变。5 例于中毒后 2～2.5 个月时发现指（趾）甲处有 Mees 线，即横贯指（趾）甲的 1 mm 宽的白色横线，但甲的表面仍较光泽。

## 四、化验检查

**血常规检查**：6 例中的 4 例于中毒当日白细胞高于正常，最高达 31 600/$mm^3$；5 例中性粒细胞增高，最高达 87%；有 3 例红细胞及血红蛋白增高，可能系脱水之故。

**尿及肾功检查**：6 例中的 3 例于中毒后尿蛋白阳性，均于数日后恢复正常；4 例中的 3 例中毒后非蛋白氮增高，约 1 周后恢复；1 例中毒后酚红排泌试验下降到 2 小时排出 35%，于 10 天后恢复正常；说明砷对肾脏有损害。

5 例中毒后做了肝功能检查，其中 1 例高于正常；4 例做了血清钾检查，其中 3 例低于正常。

## 五、心电图检查

5 例患者于中毒后做了心电图，均有明显异常，表现为 T、Ⅰ、Ⅱ、Ⅲ、aVF、$V_5$ 低平，双向或倒置，2 例同时有 ST、Ⅰ、Ⅱ、aVF、$V_5$ 的下降，1 例有左心室壁高电压，所有上述异常均于治疗后 2～4 周恢复。

## 六、治疗及预后

6 例患者 24 小时内各输入生理盐水等 3000 ml 以上，其中 5 例用了阿拉明、多巴胺及甲苯丁胺（恢压敏）等血管活性药物。

有 2 例患者（例 5、9）于中毒后死亡。例 5 系慢性肾炎、肾移植术后 45 天中毒后 12 小时死亡。患者中毒前非蛋白氮 63 mg%，尿素氮 33.8 mg%，四小时内酚红排出量为 26%，中毒后 12 小时无尿。尸检见胃肠道黏膜水肿，毛细血管高度扩张、充血及出血，肾小管（移植肾）上皮浊肿及玻璃样变性，远端曲管腔内可见有结晶样物质（三氧化二砷结晶），肝小叶充血、肝细胞浊肿及片状坏死，粒细胞及单核细胞浸润。心肌混浊肿胀，肺水肿，双侧肾脏有慢性肾小球肾炎改变。

例9系62岁女性药物过敏患者，曾连服泼尼松（强的松）3个月，中毒前仍每日服强的松5 mg，中毒时所服中药系趁热喝下，立刻出现恶心、呕吐、腹泻、气促、烦躁不安、血压下降等，约6小时后死亡。

## 讨 论

砒霜含三氧化二砷96%~99%及以上，急性中毒的报道较少。1956年Lowbeer等引用材料指出美国纽约城33年中只有273例砷中毒，大部分为意外事件或自杀，只有17例（5%）为他杀，但他们指出他杀例数可能比此数为多。国内三氧化二砷中毒均系个案报道。

急性$As_2O_3$中毒时，砷由胃肠道吸收后分布在胃肠道、心、肾、肝、脾及毛发指甲等处较多，砷为细胞原浆毒物，作用于细胞内酶蛋白的巯基（-SH基），致使细胞呼吸受阻。其对丙酮酸氧化酶（pyruvate oxidase）的作用尤强，致使其神经系统易受侵。口服后首先表现有恶心、呕吐、腹痛、腹泻等。此即所谓急性胃肠型$As_2O_3$中毒，病理上胃肠黏膜水肿，黏膜下有毛细血管扩张、渗出等，此系砷剂对胃肠黏膜细胞的直接毒性作用及血管麻痹所造成的急剧的胃肠道症状，除呕吐造成脱水外，由于内脏毛细血管的扩张很快引起循环衰竭及死亡。

$As_2O_3$对心肌及冠状血管的毒性也是明显的，使心电图上有类似缺血样的改变，如ST段下降，T波低平、倒置等，Josephson等认为心电图上可出现特异的ST段及T波的改变，但未见高耸的T波。

急性砷中毒时可有白细胞升高，慢性砷中毒时可有白细胞减低、贫血及血小板减少等。我们的原发性血小板减少性紫癜患者（例4），于服$As_2O_3$中毒后，在治疗无改变的情况下，血小板由18 000/$mm^3$在10天后渐上升到208 000，以后又渐下降，此可能系砷剂对免疫系统有抑制作用的结果。

砷多由肾脏排出，故易使肾脏中毒，引起肾小管上皮细胞的混浊肿胀、脂肪变性及灶性淋巴细胞浸润等。我们的3例出现了肾脏中毒表现。另一肾移植术后患者于中毒后12小时死亡，可能与用药剂量大及中毒前肾功不全、排减药物慢有关。

1919年Mees氏报道砷中毒后，指（趾）甲可出现脱色的横线，现多认为此系砷中毒的特异性改变。

$As_2O_3$药物用量为1~5 mg/次，2~10 mg/d，极量为5 mg/次，10 mg/d，致死剂量为60~200 mg。我们的10例患者，用药剂量很大（600~13 920 mg），但由于和中药一起煎服，服药后大量呕吐，故实际吸收量则大为减少，使大部分患者得救。

许多$As_2O_3$中毒病例于生前易忽略诊断，故Goustos等指出每个医生都要牢记，在不能应用某一特定疾病完全解释病情时应想到砷中毒的可能。Lowbeer等指出在急性或亚急性胃肠炎有不平常的循环衰竭时应注意砷中毒的可能。我们的10例中的6例初诊为急性胃肠炎，1例痢疾，3例中药过敏，最后患者都在服中药后立即发生症状才疑及中药的毒性问题，把例5的剩余药给小鼠各灌胃0.4 ml于1小时内小鼠全部死亡，经检查发现滑石中混有大量“信石”（即砒霜），回顾性诊断了其余的病例。故临床工作者应熟悉急性砷中毒的临床表现，对“急性胃肠炎”伴有不寻常的低血压者应想到此可能性，即予深究；药剂工作者应熟悉，虽滑石及砒霜均为白色粉末，但前者比重大，粉质细，手捻之有滑感，而后者稍呈淡黄色，质稍粗。

治疗除应予催吐、洗胃、导泻、抗休克等外，应尽早应用特效的二巯基丙醇（BAL）或二巯基丙磺酸钠（unithiol）以使与组织内的砷剂结合后排出体外，使细胞内酶系统重新恢复活动。

砷剂由体内排出较慢，口服砷剂后9年仍可在头发中发现之。患者于用BAL后虽可见尿中排砷增加，但BAL对砷中毒引起周围神经炎的疗效并不完全肯定。

## 参考文献

[1] 南京药学院药材教研组集体编著. 药材学[M]. 北京:人民卫生出版社,1960.
[2] 周妍,等. 急性三氧化二砷中毒[J]. 中华内科杂志, 1959,7:278.
[3] Chernoff AI. *et al*. clinicopathologic conference. Acute-gastroentertis[J]. Amer. J,Med. 1956,21:282.
[4] Lowbeer L. *et al*. clinicopathologic conference, Abdominal cramps, vomiting, shock, and unexpected death[J], Am. J. of Clin Path,1956,26:645.
[5] 唐春林. 砷中毒病人并发膈神经麻痹一例报告[J]. 中华内科杂志,1964,12:796.
[6] 徐于平. 砷中毒引起血紫质病一例报告[J]. 中华内科杂志,1963,11:689.
[7] 周叔瑾. 枯痔散中毒死亡一例[J]. 中华内科杂志,1959,7:1102.
[8] 安徽医学院编著. 中毒急救手册[M]. 上海:上海科学技术出版社,1978.
[9] Hegman A. *et al*. Peripheral neuropathy caused by arsenieal intoxicauon ,A studg of 41 cases with observations on the effets of BAL (2. , 3, Dtnercapto-prooanoe)[J]. NEJM,1956,254:401.
[10] Gousios AG. *et al*. Etearocardiographic findings in acute arsenic poisoning[J]. Am. J. Med,1959,27:659.
[11] Robert AK. *et al*. Hematologic aspects of arsentc intoxication[J]. NEJM, 1965,273:18.
[12] 中华人民共和国药典,1963,83.

（兰州军区总医院 医学资料汇编 1982 年 10 月 45 ~53 页）

# 原发性尿崩症 26 例分析

兰州军区总医院　曹履先 等

## 病例报告

1963 年到 1980 年我院共收治原发性尿崩症 26 例，现作临床分析，并对病因诊断等方面略作讨论。

### 一、一般情况

26 例患者于 1963～1971 年前 8 年住院者 3 例，而 1972～1980 年初后 8 年住院者 23 例。近些年来病例增多原因不明。男 20 例，女 6 例，符合男多于女的特点。年龄：16～50 岁。25 岁以下者 20 例，说明年轻患者占大多数。职业：战士 16 例，部队干部 1 例，余为学生、社员、工人、教师、家属等。病程；病后数周到 40 年入院，65.4% 病例在患病 2 年以内入院。起病急者 15 例，余均为逐渐起病重者。26 例中，病前有上呼吸道感染者 5 例；精神创伤者 1 例，头部外伤者 3 例，1 人有家族发病史（其 2 个儿子均有多饮多尿史）。

### 二、症状及体征

多数以烦渴、多饮、多尿之症状入院，患者常喜饮大量凉水，多数患者夜间需起床 3～5 次喝水、排尿，严重者约每 2 小时排尿、喝水一次，多数患者病后有体重下降、疲乏无力、头晕头痛等，少数患者有记忆力下降（表 1）。查体：患者多消瘦，体重低于正常，皮肤较粗糙，但弹性尚好，多无明显脱水征；有 7 例肝脏稍大，心肺、神经系检查正常，血压亦正常。

**表 1　26 例原发性尿崩症的症状**

| 症状 | 例数 | % |
|---|---|---|
| 多饮 | 26 | 100 |
| 多尿 >4000 ml/d | 26 | 100 |
| 消瘦 | 17 | 65.4 |
| 疲乏 | 17 | 65.4 |
| 头晕 | 7 | 26.9 |
| 皮肤干燥 | 5 | 19.2 |
| 头痛 | 4 | 15.4 |
| 记忆减退 | 3 | 11.5 |
| 恶心 | 3 | 11.5 |
| 性欲减退 | 1 | 3.8 |

## 三、化验检查及其他检查结果

①尿:常规检查均为正常。尿比重由 1.001 到 1.017,24 人在 1.010 以下,另 2 人各为 1.015 及 1.017。治疗前每 24 小时排尿量为 0.5～38.6 L,平均为 11.49 L,多数患者每日尿量在 1.5 L 以上。

②血常规检查:红细胞在 500 万/$mm^3$ 以上者为 11 人,最高为 550 万/$mm^3$,血红蛋白 >15 g% 者 11 人,说明此类患者有血液浓缩的趋向,但靠烦渴中枢功能的调节,大量饮水后可以调节到基本正常。白细胞 3000～20 400/$mm^3$,平均 7700/$mm^3$,26 人中 21 人的白细胞计数正常,24 人的中性粒细胞小于 80%,19.2% 的患者淋巴细胞 >40%,76.9% 的患者嗜酸细胞 >3%。

③血液生化检查:绝大多数患者做了血液电解质检查,66.7% 的患者(16/24)血清氯化物大于正常(>106 毫当量/L),73.1% 的患者(19/26)血清钠大于 145 毫当量/L,42.3% 的患者(11/26)血清钾大于 4.5 毫当量(表 2)。94/4%(17/18)的患者血液二氧化碳结合力正常。5 人测了血中的非蛋白氮,均为正常。20 人测了血糖,其中 30%(6/20)低于正常,最低为 61 mg%,可能系此类患者进食不佳所造成。

④脑脊液检查,共测 16 例,压力均为正常,细胞计数有 1 人为 29 个/$mm^3$,余均在 10 个/$mm^3$ 以下,有 4 人脑脊液蛋白轻度增高。

**表 2　血液电解质及血糖改变**

| 项目 | 测的例数 | 最高 | 最低 | 平均 | 异常% |
|---|---|---|---|---|---|
| 氯化物 | 24 | 117 毫当量 | 90 毫当量 | 106.63 毫当量 | 66.7 |
| 血钠 | 26 | 168 毫当量 | 120 毫当量 | 142.07 毫当量 | 73.1 |
| 血钾 | 26 | 6.44 毫当量 | 3.1 毫当量 | 4.49 毫当量 | 42.3 |
| 血糖 | 19 | 122 mg% | 61 mg% | 88.63 mg% | 30.0 |

⑤心电图检查 10 例,甲状腺吸 $^{131}$I 试验 3 例,放射性肾图检查 5 例,脑电图检查 2 例,尿酚红排泌试验 7 例,均为正常。

⑥蝶鞍部 X 线照片共拍 23 例均为正常,18 人眼底检查,11 人视野检查亦为正常。

## 四、诊断性试验

全部患者均进行了严格的诊断性试验检查。

①禁饮试验:文献规定的作法是在严密观察下,禁饮,每两小时排尿一次。

测尿比重、尿量、血压、体重及试验前后测红细胞比积,如于试验后体重下降 3%～5%(或 1.5～2.5 kg);尿比重未上升到 1.020;每分钟尿量未降至 0.5 ml 以下;红细胞比积上升,则可以诊断为垂体性尿崩症。我们的 17 个患者做了此试验,并另有 23 名正常人做了此项检查(表 3)。

**表 3　原发性尿崩症和正常人诊断性试验检查结果比较**

| 项目 | 例数 | 尿量(ml/min) | 尿比重 | 体重下降(kg) | 红细胞比积(%) |
|---|---|---|---|---|---|
| 原发性尿崩症 | 17 | 2.1(0.4～6.3) | 1.006(1.001～1014) | 1.7(0.5～3.5) | +3.2(+1～+7) |
| 正常人 | 23 | 0.7(0.21～1.54) | 1.021(1.014～1.030) | 0.6(0～1.5) | +0.9(0～+4) |

正常人平均尿量 0.75 ml/min,20/23 人中尿量少于 1 ml/min,而原发性尿崩症患者平均尿量 2.1 ml/min,少于 1 ml/min 者只 4 例。禁饮后 8 小时,原发性尿崩症患者的尿比重平均为 1.006,只有 1 例为 1.014,而正常人禁饮 8 小时后除 1 例为 1.014,余均超过之,平均为 1.021。9/16 的原发性尿崩症患者体重下降超

过2 kg,而正常人0/12超过2 kg。患者红细胞比积平均升高也比正常对照为多。故我们认为做禁饮试验时,如8小时尿量>1 ml/min;尿比重<1.014;体重下降>2 kg;红细胞比积增加超过2%,符合尿崩症的诊断,则可不用继续做禁饮试验。

②高渗盐水试验:此试验在1944年由Hickey及Hare首先报道,以后曾有多种改进方法。我们有15个患者做了此试验,试验后尿比重不上升,(由1.004到1.003);尿量虽有下降,平均为7.3 ml/min(19.4 ml/min到12.16 ml/min),但均>5 ml/min,说明垂体性尿崩症的患者,用高渗盐水后尿的改变是很小的。

③垂体后叶素试验:因加压素不易得到,故我们均用垂体后叶素代替之。我们的26个患者中5人结合高渗盐水试验进行,8人结合禁饮试验进行,3人单独用后叶素后尿量下降,比重上升而诊断为垂体性的尿崩症。亦有部分患者是以鞣酸垂体后叶素进行实验的,于用药后尿量均有下降,尿比重上升。因而我们认为垂体后叶素诊断较禁饮试验及高渗盐水试验方便易行。

## 五、治疗

本组病例曾用过双氢克尿噻(20例)、氯磺丙脲(9例)、安妥明(4例)等,均可显示一定的疗效,使尿量减少,但所有此三类药物均不能使患者尿量降到正常。另有12人用垂体后叶素注射治疗,一般为5单位皮下注射,每日2~8次,有明显的疗效,但注射后有面色苍白、心悸等。我们有4个患者改用垂体后叶素滴鼻,亦有一定的疗效。部分病例曾使用鞣酸加压素治疗,每周肌注1~2次即可使患者尿量降到正常,疗效最为满意。

## 六、预后

26例患者均症状减轻出院,均不能根治或停药,出院后大多数能维持一般工作。有1例出院后因高渗性(血钠177毫当量/L)昏迷,误诊为神经系统疾病而死亡。说明此类患者应告之本人及家属,除积极治疗外,不应限制饮水。

## 讨　论

尿崩症的诊断标准多采用24小时排尿量大于4000 ml。于进行诊断时,搜查病因甚为重要。

我们的26例患者经过禁饮试验、高渗盐水试验、垂体后叶素试验,经详细的临床检查,未发现其他多尿原因和引起垂体后叶受损的原因,故为原发性尿崩症。在同期住院患者中,另有8例符合继发性尿崩症之标准:肺癌、干燥综合征、颅内钙化各1例,精神性多饮多尿2例。在前者中虽部分有上呼吸道感染及颅部外伤史等诱发之,但均无检查的异常发现,显然比继发性的为多。1958年Blotnor报道的124例尿崩症中,特发性者占45%,而我们的病例中76.5%(26/34)为特发性的。本组患者由年龄看以年轻人为多见,61.5%系战士,很影响执勤及训练,应予以重视。

关于诊断问题,除应予仔细的病史体检化验外,在特殊检查中,我们认为无需过于繁琐,禁饮试验最为简单易行,如禁饮后8小时平均尿量仍大于1 ml/min,尿比重仍小于1.014,结合体重下降2 kg以上,红细胞压积上升2%以上,即可初步诊断为垂体性尿崩症。如再用加压素或后叶素注射后尿量一显减少,即可确诊为垂体性尿崩症。如其他检查未发现被破坏的证据,则可诊断为原发性尿崩症。

## 小　结

1. 报道我院住院的26例成人原发性尿崩症的患者,男20例,女6例,25岁以下患者占20例(76.9%)。16例为战士。病程数周到40年。

2. 临床以多饮、多尿、疲乏、头晕为主。尿比重(24/26)低于1.010,最高为1.017。红细胞大于500万/

$mm^3$，血红蛋白大于 15 g% 者占 11 例(42.3%)。白细胞检查多为正常，但嗜酸细胞 79.6% 的患者 > 3%。

3. 66.7% 患者的血氯化物大于正常( >106 毫当量/L)。73.1% 患者血钠 >145 毫当量/L。42.3% 的患者血钾大于 4.5 毫当量/L。30% 的患者血糖低于 80 mg%。23 例蝶鞍照片均为正常。

4. 17 例患者于禁饮试验后 8 小时，平均尿比重为 1.006，平均尿量为 2.1 ml/min，体重下降 1.7 kg，红细胞压积上升 3.2%，而 23 例正常人此相应数值为 1.021、0.7 ml/min、0.6 kg 及 0.9%。15 例患者做了高渗盐水试验均无反应，16 人做了垂体后叶素的试验：尿量下降，尿比重上升。

5. 双氢克尿噻、安妥明、氯磺丙脲对患者有效，但不能使尿量下降到正常，以鞣酸加压素效果最好、最方便。

6. 住院期间无一例死亡，出院后有 1 例死于脱水昏迷。

7. 结合病例略作讨论，说明我们的病例中，原发患者多，青年人多，诊断上强调 8 小时的禁饮试验及垂体后叶素试验，无需进行繁琐的高渗盐水试验。

## 参考文献

[1] Kupperman HS. Human endocrinology, P. 203, by F. A. Davis Company, Philadelphia, 1963.

[2] Williams RH. Text Book of Endocrinology P. 88, 5th edi, W. B. Saunders Company, Philadelphia, 1974.

[3] 邝安堃，等. 临床内分泌学[M]. 上海：上海科学技术出版社，1979.

[4] 上海第一医学院. 实用内科学[M]. 第 6 版. 北京：人民卫生出版社，1973.

[5] Blotner H. Primary idiopathic diabetes insipidus. Metabolism, 1958, 7:191.

[甘肃医药　1982(2):11～14]

# $^{32}P$ 治疗原发性血小板增多症 2 例报告

兰州军区总医院　曹履先 等

原发性血小板增多症被认为是骨髓增生性疾患的一种，是较为罕见的疾病。近年来国内文献陆续有报道。我院最近遇到 2 例均经磷$^{32}$治疗，摘要报告如下。

例 1　李某，男，45 岁。于 1964 年 3 月 19 日入院。患者入院前 3 个多月饮酒少许后有恶心、呕吐数次，继之解黑色粪便，有心悸、头晕。5 天后入某院，发现有贫血，白细胞总数 22 000，血小板 138 万～151 万/$mm^3$，粪便潜血试验强阳性，钡餐检查阴性，心电图检查提示"心肌梗死"。除输血等保守疗法外，未予特殊治疗，转来我院。患者于 5 年多以前渐感走路后有左 1～3 趾麻痛感，局部发凉。至 1960 年左第 3 趾尖部有溃烂，在某院手术切去一部分。近 3 年来常感胸部发闷，劳累时明显，并伴有左肩部酸累感，偶有气促，休息后好转。无鼻出血、皮肤出血等病史。家族中无类似患者。患者未到过高原地区。

**入院检查：**体温 36.5℃，脉搏 96 次，血压 110/70 mmHg。发育营养中等，无贫血貌。皮肤无出血点。浅表淋巴结无肿大。胸骨无压痛。心浊音界不扩大，心律齐，心尖可闻及二级收缩期吹风样杂音。肺无异常。腹平软，肝及脾均在肋下 3 cm，质稍硬，无压痛。左足 1～3 趾苍白，稍发绀，较对侧足趾为凉，左侧足背动脉搏动较弱。神经系统检查正常。束臂试验阴性。胸部透视、胃肠钡餐检查均正常。心电图示窦性心律，P-R 0.16 秒，Q-T 0.36 秒，QRS 波 I、aVL、$V_{4-6}$呈 QR 波型，Q 波深度超过 1/4R 波，$V_{1-3}$呈 QS 波，S-T 段 $V_2$、$V_3$ 升高，T 波 aVL、$V_5$、$V_6$倒置，T 波 $V_4$ 双向。尿、粪常规阴性。粪潜血阴性。血常规：红细胞 395 万，血红蛋白 12.1 g，白细胞 11 500～19 800（分类 500 个白细胞可见原始粒细胞 0.4%，中幼粒细胞 0.6%，晚幼粒细胞 0.8%）。血小板 113 万～159 万（本院正常值 10 万～25 万），骨髓象正常。血清蛋白纸上电泳，白蛋白 3.4 g%，球蛋白2.25 g%，其中 $\alpha_1$球蛋白 5.5%，$\alpha_2$球蛋白 8.7%，β 球蛋白 10.8%，γ 球蛋白 14.6%。谷-丙转氨酶 5 单位。麝香草酚浊度试验 7 单位，高田反应阴性。胆固醇 141 mg%。血铁 100 μg%。诊为原发性血小板增多症，并有陈旧性前侧壁心肌梗死及左下肢小动脉栓塞。

**治疗程过：**于 1964 年 4 月 21 日及 23 日分别由静脉注入 $Na_2HP^{32}O_4$各为 1.5 及 1.6 毫居里。注射后无何不适。观察白细胞于 3 周后开始下降到 1 万以下。血小板于用药后 26 天下降到 100 万以下，至用药后 40 天左右时下降至最低值 36.4 万，以后又稍回升。肝、脾脏约于血小板下降到最低值时开始缩小，6 月 25 日出院时肝脾下缘均达肋下 1 cm。

**例 2**　王某，女，26 岁，家庭妇女。因上腹不适两年多于 1963 年 10 月入院。自 1961 年起有上腹两侧不适感，食欲减退，在某医院检查发现肝脾肿大，白细胞 24 000，血小板不详，按"肝炎"治疗后症状稍好转出院。于入院前 1 个多月症状复发，且觉有胸闷、气短、手足发胀、口周发麻，住某院检查发现肝在肋下1.5 cm，脾下缘至肋下 4 cm，血小板 70 万左右，最高达 79 万，未予治疗转来我院。既往无鼻出血、皮肤出血点、黑便、血尿等病史，无结核病史，从未到过高原。家族中无类似患者。

**入院检查：**发育中等，营养佳良。无皮肤出血点及淤斑。心肺无异常发现。胸骨有压痛。腹部平软，肝下缘在肋下 1.5 cm，中等硬度，无压痛，脾下缘在肋下 4 cm，质尚硬。神经系统检查无异常。胸部透视及胃肠道钡餐检查均无异常发现。尿、粪常规检查阴性、粪潜血试验阴性。血常规：红细胞 440 万，血红蛋白 13.2 g，白细胞 1000～16 700 分类正常，血小板 58.8 万～70.2 万，骨髓象正常。另按余氏法计数 1.5 cm × 3.0 cm 大小之骨髓涂片，见有巨核细胞 89 个，其中原始型 0%、幼稚型 1.1%、过渡型 22.5%、成熟型 62%、裸核 12%、变性型 2.2%。于做红细胞此积时见白细胞及血小板层占 2.5%，而对照只占 0.1%。凝血时间

(Lee-White 法)12 分,Quick 凝血酶原时间(一期法)14 秒。黄疸指数 2,谷-丙转氨酶 33 单位,硫酸锌浊度试验 12 单位,白蛋白 3.8 g% ,球蛋白 2.5 g% 。

**肝脏活组织检查:**肝细胞索排列整齐,肝细胞内可见较多脂褐素沉积,肝变内有少数淋巴细胞、单核细胞及多形核白细胞浸润,门管区有少量单核细胞浸润,未见肝硬变及髓外造血征象。

临床诊断为原发性血小板增多症。于 1963 年 12 月 10 日口服 $Na_2HP^{32}O_4$ 3.62 毫居里。服后无何不适。1964 年 1 月 4 日自动出院。1964 年 4 月 14 日及 5 月 30 日两次随访,血小板及白细胞均为正常。

**讨论:**脾脏切除为治疗此病之绝对禁忌证,因其可加重出血及血栓形成。过去治疗曾用过三乙烯聚氢胺(TEM)、激素、马利兰(myleran)及深部 X 线全身或脾区照射等,均有一定疗效。1955 年 Woodrow 等首先用 $^{32}P$ 治疗一患者取得优良效果以后,国外文献报道较多。目前多认为 $^{32}P$ 可使血小板数下降,出血减轻或停止,可延长患者寿命,且可重复应用使血小板数维持在正常水平。$^{32}P$ 可以口服或静脉注射。Woodrow 等首用剂量为 4.5 毫居里静脉注射。Fountain 等每次静脉注射 3 毫居里(口服量为 4 毫居里),认为无毒性反应,血小板不会降到 10 万以下,并认为血小板数超过 50 万时易有出血,故应保持血小板在 50 万以下。作者等治疗 9 例的缓解期为 1~28 个月平均 11.5 月。本文例 1 用 $^{32}P$ 3.1 毫居里后血小板于 3 周以后开始下降,唯血小板回升较快,恐系剂量不足之故。肝脾开始回缩是在血小板开始下降以后,此点与用 myleran 等药物治疗慢性粒细胞白血病的反应相似,即粒细胞数的下降出现在脾脏回缩之前。例 2 血小板数的下降亦在用药后 3 周左右,而下降到正常的时间不能确知。用药后 4~5 个月时仍处于缓解期。例 2 较例 1 疗效好,可能与病情较轻、血小板数目较低有关。

## 参考文献

[1] 韩征,等. 原发性出血性血小板增多症一例报告[J]. 中华内科杂志,1963,11:649.

[2] 张安,等. 出血性血小板增多症五例报告[J]. 中华内科杂志,1964,12:778.

[3] 余振玉,等. 骨髓巨核细胞象之研究[J]. 中华内科杂志,1960,8:428.

[4] Woodrow JC. *et al*. Hemorrhagic thrombocythemia treated with radioactive phosphorus[J]. Brit. Med. J,1955,2:1069.

[5] Fountain JR. *et al*. Hemorrhagic thrombocythemia and its treatment with radioactive phosphorus Quart[J]. J. Med. 1962,31:221.

[中华内科杂志 1965;13(2):173~174]

# 190 例类风湿性关节炎回顾性分析

兰州军区总医院　曹履先 等

为了探讨各型类风湿性关节炎的临床特点及其区别，对我院 1963～1983 年出院诊断为类风湿性关节炎的病历进行了分析。20 年中诊断为类风湿性关节炎或其变异型，如变应性亚败血症、强直性脊柱炎、Reiter 综合征等共 190 例分析如下。

## 一、诊断标准

1. 类风湿性关节炎（rheumatoid arthritis，RA）　按美国风湿病学会标准、纽约标准及我们制定的兰州标准，即：①对称性关节炎，有肿胀压痛持续 6 周以上；②X 线片显示有类风湿关节炎的关节改变；③类风湿因子阳性，有两项符合且可除外其他胶原病者。凡符合上述三种诊断 RA 标准之一者诊断为 RA。

2. 强直性脊柱类（ankylosing spondylitis，AS）　按 1968 年纽约标准即有骶髂关节炎加上下列三项中的一项即可诊断 AS，此三项为：①腰椎的三面活动受限；② 腰痛的病史；③胸部呼吸膨胀度小于 2.5 cm（第四肋间水平），只有骶髂关节炎而无临床表现者为可能的 AS。

3. 混合型类风湿性关节炎（rheumatoid arthritis mixed type，RAm）　即同一病例符合 RA 及 AS 两种标准者。

4. 变应性亚败血症（subsepticemia allergica，SA）　诊断标准为：①长期弛张热或稽留热，有时缓解；②反复出现一过性皮诊及关节疼痛；③周围血白细胞增多及核左移，血沉增快，多次血培养无肯定的阳性结果；④抗生素治疗无效；⑤激素能使症状缓解。

5. Reiter 综合征（Reiter syndrome，RS）　有下列三条，即：①非淋菌性尿道炎；②眼结合膜炎；③亚急性或慢性多发性关节炎。

6. 恶性类风湿性关节炎（malignant rheumatoid arthritis，MRA）　按 Shiokawa 1977 年的标准诊断。

## 二、结果及讨论

190 例出院诊断为各型 RA 的患者经回顾性的复习病历，有 87 例 RA，23 例 RAm，25 例 AS，10 例 AS，7 例 RS，1 例 MRA，余 37 例不符合各型类风湿关节类诊断标准，详见表 1。

**表 1　190 例类风湿性关节炎回顾性分析结果**

| 项目＼症状 | RA | RAm | AS | SA | RS | MRA | Non-RA |
|---|---|---|---|---|---|---|---|
| 例数 | 87 | 23 | 25 | 10 | 7 | 1 | 37 |
| 男 | 49 | 20 | 25 | 6 | 7 | 1 | 25 |
| 女 | 38 | 3 | 0 | 4 | 0 | 0 | 12 |
| 平均年龄（岁） | 34.3 | 23.2 | 22.6 | 23.9 | 25.7 | 28 | 27.8 |
| 主诉受累关节症状 | | | | | | | |
| 关节痛 | 87 | 23 | 20 | 3 | 7 | 0 | 37 |

续表

| 项目＼症状 | RA | RAm | AS | SA | RS | MRA | Non-RA |
|---|---|---|---|---|---|---|---|
| 发热 | 0 | 0 | 0 | 7 | 0 | 1 | 0 |
| 手关节 | 57.50% | 43.50% | 0.00% | 20.00% | 57.10% | | |
| 腕关节 | 40.00% | 47.80% | 0.00% | 30.00% | 42.90% | | |
| 膝关节 | 62.10% | 60.90% | 20.00% | 30.00% | 28.60% | | |
| 髋关节 | 8.00% | 4.30% | 36.00% | 30.00% | 0.00% | | |
| 肘关节 | 47.10% | 13.00% | 4.00% | 20.00% | 0.00% | | |
| 骶髂关节 | 20.70% | 43.50% | 100.00% | 10.00% | 0.00% | | |
| 骶髂关节炎 X 表现 | 0.00% | 100.00% | 100.00% | 0.00% | 0.00% | | |
| 类风湿因子阳性 | 60.00% | 40.00% | 0.00% | 0.00% | 50.00% | | |
| 平均血沉(mm/第一小时) | 30.4 | 22.7 | 19.4 | 87 | 30 | | |
| 血红蛋白(平均 g%) | 12.4 | 13.1 | 13.5 | 10 | 11.6 | | |
| 平均白细胞(个/$mm^3$) | 7856 | 7795 | 7190 | 20060 | 5665 | | |
| 入院前病程(月) | 26.1 | 47.8 | 24.6 | 4.4 | 8.3 | | |

1. 类风湿性关节炎(RA):本文诊断为 RA 的 89 例,占 190 例的 45.8%，RA 的女性患者占 44.8%，而 RAm 及 SA 病例中女性分别为 13.0% 及 0.00%，其与 RA 之间类别显著($P<0.01$)。RA 组的年龄也显著高于 RAm、AS 及 SA 组患者($P<0.01$)。RA 患者按关节受累的频度,排列次序为膝、手、肘、腕、骶髂关节及髋关节,百分比分别为 62.1%、57.5%、47.1%、40.0%、20.7% 及 8.0%。RA 患者类风湿因子阳性率为 60%，显著高于 AS、SA 组患者。

2. 强直性脊柱炎(AS)的显著特点是男性多见(本文 100% 系男性),类风湿因子为阴性,骶髂关节炎 100% 有之,手及腕关节受累率低,而髋关节受累多见,家族常有类似患者。人类白细胞抗原 HLA-B27 多见(白人 90%，黑人 50%)。

3. 变应性亚败血症的显著特点是原因不明的发热(fever of unknowned origin,FUO),本文中 10 例有 7 例是以发热为主诉入院的,关节受累率较低,血沉在各组病例中最快平均 87 mm/第一小时($P<0.01$),白细胞总数的平均值 SA 组显著高于 RA、RA 及 AS 组者($P<0.01$)。

4. 本组 190 例出现诊断为各型类风湿性关节炎的患者经回顾性的分析病历,各组所占比例如表 2。

**表 2　190 例类风湿性关节炎的诊断分布**

| 诊　断 | 例数(例) | 百分数(%) |
|---|---|---|
| 类风湿性关节炎(RA) | 87 | 45.80 |
| 混合型类风湿性关节炎(RAm) | 23 | 12.10 |
| 强直性脊柱炎(AS) | 25 | 13.20 |
| 变应性亚败血症(SA) | 10 | 5.30 |
| Reiter 综合征(RS) | 7 | 3.70 |
| 恶性类风湿性关节炎(MRA) | 1 | 0.50 |
| 不够诊断者 | 37 | 19.50 |
| 共计 | 190 | 100 |

有 37 例(19.5%)不足以诊断类风湿性关节炎,此类病例多数只有关节痛并无关节红肿、血沉增快、类风湿因子阳性及骨关节类风湿性关节炎的 X 线改变,因而我们认为制定严格的各型类风湿性关节炎的诊断标准是重要的。

5. 类风湿性关节炎(RA)的诊断多沿用美国医学会所制定的标准,但此标准比较繁琐,且有些检查我国医学界目前开展的较少,故根据我们多年来的体会,初步制定了类风湿性关节炎诊断的“兰州标准”,即:①对称性关节炎,有肿胀压痛持续 6 周以上者;②X 线照片显示有类风湿性关节炎的关节改变;③类风湿因子阳性。具有两项符合且可除外其他结缔组织病者即可诊断为 RA。在实践中我们体会此 RA 诊断标准简单易行,唯对早期轻型病例可能有部分假阴性病例出现。

## 小　结

本文对我院 1963～1983 年间出院诊断为各型类风湿性关节炎 190 例进行了回顾性的分析,诊断为 RA、RAm、AS、SA、RS、MRA 者各占 45.8%、12.1%、13.2%、5.3%、3.7%及 0.5%,另有 37 例(19.5%)不符合上述任何一型类风湿性关节炎的诊断。对各型类风湿性关节炎的诊断标准及特点略作复习及讨论,提出了类风湿性关节炎诊断的“兰州标准”。

## 参考文献

[1] Scott JT:Copeman's Testbook of the Rheumatic Diseases,5th edi,p261,Churchill Livingstone,Edinburgh London and New York,1978.

[2] O'Sullivan JB,*et al.* The prevalence of rheumatoid arthritis,Evaluation of the effect of criterion rates in Sidburg,Massachusetts. Ann Int Med,1972, 76:537.

[3] 中华内科杂志编委会.类风湿性关节炎的治疗座谈会纪要[J]. 中华内科杂志,1984,23:593.

[4] Engleman GE, *et al.* Ankylosing spondylitis,Recent advances in diagnosis and treatmet. Med Clin North Amer, 1977,61:347.

[5] 上海第二医学院附属新华医院儿内科. 变应性亚败血症[J]. 中华医学杂志,1977,(8):493.

[6] Beeson PB,*et al.* Cecil-Loeb Textook of Medicine,13th Edi,P1901,W. B. Saunders Company,1971.

[7] Shiokawa Y. Vascular lesions of collagen diseases and related conditions,P53,University of Tokyo Press,1977.

[8] Bluestone R,*et al.* Rheumatology,P286-288,Houghton Mifflin Prefessional Publisher,Medical division, Boston,1980.

(兰州军区总医院资料 1983 年,部分由中华内科杂志 1984,23:593～601“类风湿性关节炎的治疗”所采用)

# 不明意义的单克隆 γ 球蛋白病（附 2 例报告）

兰州军区总医院　曹履先 等

不明意义的单克隆 γ 球蛋白病（monoclonal gammopathy of undetermined significance, MGUS），国外报道发病率较高，而国内未见有普查报道。现介绍我院遇到的 2 个病例，结合文献略作讨论。

## 病例报告

例 1　男，45 岁，辽宁籍，汉族。1984 年 10 月因血清蛋白电泳发现 γ 球蛋白增高入院。近 4 年来每年有数次发热，体温 38℃左右，2 ~ 3 天后可愈，曾在数个医院诊断为"感冒"，无肝病、传染病、过敏病、关节病史。查体：体温 36.7℃、血压 94/60 mmHg、发育营养中等、皮肤正常、无蜘蛛痣、浅表淋巴结不大、五官正常、甲状腺不大、心肺正常、腹平软、肝脾不大、神经系检查正常。红细胞 422 万/$mm^3$、Hb 12.8 g%、白细胞 5700/$mm^3$、中性 63%、淋巴 37%、红细胞呈缗钱状排列、尿粪常规正常；血沉 20 mm/第一小时、肝功 GPT 127 单位、锌浊 21.1 单位、血清白蛋白 4.36 g%、球蛋白 3.19 g%，抗核抗体、尿本周蛋白、血 LE 细胞均阴性、血清蛋白电泳白蛋白 42.3%、$\alpha_1$球蛋白 3.3%、$\alpha_2$球蛋白 9.5%、β 球蛋白 6.1%、γ 球蛋白 38.4%［于 γ 中区可见 M 带、占 35.7%（约为 2.7 g%）］、IgG 34 mg/ml、IgA 0.6 mg/ml、IgM 0.75 mg/ml、免疫电泳见于 $IgG_1$，$G_2$ 区可见一粗厚、略呈船形之沉淀线，T 淋巴细胞转化率 60%，肾功、心电图、胸部 X 片、消化道钡餐检查、头颅 X 线照片、放射性同位素肝脏扫描、肾图检查、B 型超声波检查（腹部）均正常。骨髓检查浆细胞为 7.6%，形态正常。诊断为 MGUS，住院 47 天后出院观察。

例 2　男，35 岁，甘肃籍。1983 年 9 月因血沉快半年多入院。患者半年前因感冒住某院发现血沉快而收住我院。患者病后除稍有头晕外，无其他不适。个人史，家族史无特殊。查体，发育营养好，浅淋巴结不大，皮肤无黄疸及出血点，五官正常、甲状腺不大、心肺正常、胸骨无压痛、腹平软、肝脾不大、神经系正常。红细胞 332 万/$mm^3$、Hb 12.8 g%、白细胞 4000/$mm^3$、中性 62%、淋巴 37%、单核细胞 1%、血小板 12.8 万/$mm^3$、尿粪常规检查正常、尿本周蛋白阴性、血沉 95 mm/第一小时、血清白蛋白 3.4 g%、球蛋白 3.2 g%、肝功 GPT 43 单位、锌浊试验 48 单位、骨髓检查浆细胞 8.4%，形态正常。血清蛋白电泳：白蛋白 44.6% $\alpha_1$ 3.3%、$\alpha_2$3.5%、β 7.0%、γ 0.1%，M 蛋白 41.5%（2.7 g%），IgG 52 mg/ml、IgA 0.52 mg/ml、IgM 0.36 mg/ml、IgD <20.0 IU/L、IgE 130.8 mg/ml、免疫电泳可见抗 IgG 呈高增迹象、沉淀弧呈弓形、宽而密度大、浓染、未见异常分枝，其他抗 Ig 成分均有不同程度的减少。结论：IgG 单株峰，类风湿因子、红斑狼疮细胞、抗核抗体均阴性。E 总玫瑰花结 60%、E 活性玫瑰花结 24%、T 淋巴细胞转化 61%。心电图、胃肠钡餐、放射性同位素肾图、胸部 X 线照片、头颅 X 线照片、骨盆 X 线照片均为正常，对症处理后血沉稍下降。诊断为：MGUS，住院 44 天后出院观察。

## 讨　论

以上 2 个病例均有不明原因的骨髓浆细胞增多、增高的单克隆 γ 球蛋白血症、无多发性骨髓瘤，巨球蛋白血症及淀粉样变的临床表现，经较详细的临床检查，未发现明显的病征，因而是符合不明意义的单克隆 γ 球蛋白病（MGUS）的诊断的，［MGUS 亦名良性单克隆 γ 球蛋白病（Benign monoclonal gammopathy, BMG）、特发性良性无症状性高γ球蛋白病等]。在70岁以上的瑞典人,3%有MGUS;25岁以上的瑞典人中1%有之。美国50岁以上的人中1.25%有之。MGUS是相当多见的,如1980年Kyle的574例单克隆γ球蛋白血症中,72%为MGUS、12%为骨髓瘤,其余的为全身性淀粉样变、淋巴瘤、巨球蛋白血症及重链病等。我国未见有普查M蛋白的报道,估计MGUS可能并不少见。1982年孔宪涛等报道77例M蛋白血症中,4%为MGUS。1984吴氏等报道19例单株丙种球蛋白症中MGUS占5例。

MGUS的预后是不好估计的,1978年Kyle等报道241例MGUS经5及10年的随访,结果如下表。

**241例MGUS 5及10年时的病情变化**

| 病情改变 | 5年时 | 10年时 |
|---|---|---|
| 1. 血中M蛋白及尿蛋白未增加 | 57% | 38% |
| 2. 血中M蛋白及尿蛋白增加>50% | 9% | 9% |
| 3. 死于非骨髓瘤者 | 23% | 35% |
| 4. 出现了骨髓瘤、巨球蛋白血症、淀粉样变或淋巴瘤 | 11% | 18% |

上表说明MGUS可以演变为恶性浆细胞病或淋巴瘤的可能,年限越长,发生骨髓瘤等病的机会越多。

MGUS与多发性骨髓瘤(MM)的鉴别有时比较困难,Kyle等提出如Hb正常、M蛋白<2 g%,尿本周蛋白阴性、骨髓中浆细胞<5 g%、无溶骨现象则多符合MGUS的诊断。有时冒烟型多发性骨髓瘤(smouldering multiple myeloma,SMM)与MGUS亦不好鉴别,但在SMM时,骨髓浆细胞常>10%、M蛋白多>3 g%。

M蛋白可以出现在许多其他病情,大致可分为:①恶性原发病,包括骨髓瘤、巨球蛋白血症、重链病及其他造血系的恶性病;②继发性的包括非造血系的恶性肿瘤、自身免疫病、感染、寄生虫、肝脏病及再生障碍性贫血等;③MGUS等。恶性肿瘤引起的M蛋白症较引人注目,常见的有直肠癌、前列腺癌、乳腺癌、鼻咽癌等。在5066例肿瘤中,0.65%有单克隆M球蛋白血症,但此值似不比人群普查有M蛋白的数值多。

## 小　结

本文报道了2例意义不明性单克隆γ球蛋白病(MGUS),对MGUS的诊断、鉴别诊断及其临床意义略作复习讨论。

## 参考文献


[1] Kyle RA. Monoclonal Gammopathy of Undetermined Singificance (MGUS):A Review. Clinics in Hematol,1982, 11:123.

[2] Kyle RA. Monoclonal Gammopathy of Undetermined Singificance:Natural history in 241 cases[J]. Am J Med,1978, 64:814.

[3] Kyle RA, *et al*. Incidence of monoclonal protein in a Minnesota community with a cluster of multiple myeloma[J]. Blood,1972, 40:719.

[4] 孔宪涛,等. M蛋白血症的免疫学诊断——77例M蛋白分型的鉴定[J]. 上海免疫学杂志,1982,2(4):1.

[5] 吴曼芳,等. 单株丙种球蛋白血病的临床与免疫化学研究[J]. 免疫学快报,1984,4(2):14.

[6] Kyle RA, *et al*. Smouldering multiple myeloma[J]. N Eng J Med,1980, 302:1347.

[7] Osserman EF, *et al*. Plasma cell myeloma:Gammaglbulin synthesis and structure[J]. Medicine,1963, 42:357.

[8] Migliore PJ, *et al*. Monoclonal gammopathy in human neoplasia[J]. Cancer,1968, 21:1127.


(兰州军区总医院资料　1985年)

# 129 例原因不明发热患者(FUO)的分析

兰州军区总医院　曹履先 等

原因不明的发热(fever of unknown origin,FUO)是内科医生常遇到的棘手问题,本文总结分析了我院普通内科近些年来遇到的 129 例住院患者,报道如下。

1. 129 例 FUO 患者的诊断标准如下:即①发热 38℃以上,持续 2 周以上;②经病史询问及体格检查;③常规血尿粪检查及胸部透视并不能确定诊断者。

2. 129 例 FOU 患者出院时的诊断如表 1。

**表 1　129 例 FUO 患者的性别、年龄及诊断**

| 最后诊断 | 例数 | 百分数(%) | 男 | 女 | 平均年龄(岁) |
|---|---|---|---|---|---|
| 结核病 | 21 | 16.30 | 15 | 6 | 32 |
| 伤寒病 | 23 | 17.80 | 15 | 8 | 23.7 |
| 其他感染 | 22 | 17.10 | 15 | 7 | 30.8 |
| 恶性肿瘤 | 21 | 16.30 | 15 | 6 | 35 |
| 变应性亚败血症 | 11 | 8.50 | 3 | 8 | 23.6 |
| 其他结缔组织病 | 19 | 14.70 | 5 | 14 | 31.3 |
| 伪热 | 5 | 3.90 | 3 | 2 | 21.1 |
| 未定诊断 | 7 | 5.40 | 3 | 4 | 29.6 |
| 共计 | 129 | 100 | 74 | 55 | |

由上表可以看出感染性疾病占 51.2%,恶性肿瘤占 16.3%,结缔组织病占 23.2%,此三组患者中男性患者各占 68.2%、68.1%及 26.7%。伪热患者年龄最小 21.1 岁,肿瘤患者年龄最大平均 35 岁。

3. 结核病:共 21 例(16.3%),其中肺结核 11 例,占结核病而致 FUO 的 52.5%,此 11 例患者中的 7 例曾做胸部 X 线透视为“正常”,胸部 X 线照片始确诊。1 例 65 岁的老年肺结核病患者结核菌素试验为阴性,按肺炎治疗体温下降,临终前痰中找到结核菌始确诊;2 例肝结核病患者经肝穿刺活检而证实;另有结核性脑膜炎 2 例,腹内结核 4 例,结核性心包炎 1 例。21 例结核病所致 FUO 中血沉平均值为 48.4 mm,其中 4 例血沉在正常范围,白细胞平均值为 7325 个/$mm^3$。

4. 伤寒病:伤寒病所致 FUO 者共 23 例(17.8%),入院前发热时间较短,平均为 17.2 天(结核病为 49.2 天),白细胞平均值为 6395.7 个/$mm^3$、血沉为 36.8 ± 35.6 mm($\bar{x} \pm SD$),脾大者 52.2%,8 例患者由血、尿、粪或骨髓中培养出伤寒菌,22 例患者靠肥达反应升高作出诊断,有 1 例血培养阳性患者发热 1 个多月后肥达反应始终为阴性。

5. 其他感染病引起的 FUO 共 22 例(17.1%)详见表 2。

表2 非结核、非伤寒感染病引起的 FUO

| 疾病 | 例数(例) |
|---|---|
| 细菌性败血症 | 6 |
| 阿米巴性肝肠疡 | 3 |
| 亚急性细菌性心内膜炎 | 2 |
| 细菌性肺炎 | 2 |
| 粒细胞缺乏症 | 2 |
| 流行性出血热 | 1 |
| 病毒性脑膜炎 | 1 |
| 疟疾 | 1 |
| 布鲁菌病 | 1 |
| 胆道感染 | 1 |
| 膈下脓疡 | 1 |
| 泌尿系感染 | 1 |
| 共计 | 22 |

感染所致 FUO 中以伤寒结核、败血症最多见,3 例阿米巴性肝脓疡的诊断靠放射性同位素肝扫描及手术而确定。

6. 恶性肿瘤所致 FUO 共 21 例(16.3%),见表 3。

表3 恶性肿瘤所致 FUO

| 疾病 | 例数(例) |
|---|---|
| 恶性网状细胞增多症 | 9 |
| 霍奇金病 | 2 |
| 急性白血病 | 2 |
| 慢性粒细胞白血病急性变 | 1 |
| 非霍奇金淋巴瘤 | 1 |
| 肝癌 | 3 |
| 胃癌 | 1 |
| 胚胎癌 | 1 |
| 肾癌 | 1 |
| 共计 | 21 |

21 例恶性肿瘤引起的 FUO 中 15 例系血液系恶性肿瘤,均靠血片、骨髓检查及淋巴结活检而确定诊断,1 例肝癌亦在骨髓片中找到转移的癌细胞,9 例恶性网状细胞增多症患者住院前平均发热 3.6 个月,其白细胞平均值为 3406 个/$mm^3$。

7. 结缔组织病:共 30 例,其中变应性亚败血症最多见,共 11 例,风湿热 6 例,红斑狼疮 3 例,血管炎、干燥综合征、Reiter 综合征、白塞病、狼疮性肝炎、类风湿性关节炎、腹膜后纤维化、亚急性甲状腺炎、多发性肌炎及溃疡性结肠炎各 1 例。变应性亚败血症(简称变亚败)患者白细胞平均为 15 773/$mm^3$,而其他结缔组织病为 8625/$mm^3$,两组差别显著($P<0.01$)。

8. 伪热共 5 例(3.9%),年龄 15~24 岁,男性 3 例,女性 2 例,其中 4 例在伪热前有上呼吸道感染、风湿热等发热病及住院治疗史,5 例患者均在体温计上伪造体温,住院 20 天左右始确诊,入我院前均因“发热”住其他医院 4 周到 1 年。

9. 7 例(5.4%)患者入院前发热 2 周到 8 周,入院后持续发热 1 周以上,经有关检查不能最后确定诊断,其中 4 例用了抗生素,1 例用了强的松,出院时均已停药,体温正常,痊愈出院。

## 讨 论

FUO 的诊断标准多采用发热 38℃以上,持续 2 周以上,经病史,体检及血、尿、粪化验检查尚不能确定诊断者。

此类疾患常包括感染、肿瘤、结缔组织病、杂症及不能确定原因者 5 类,其各类原因所占比例常因地区、诊断标准、报道时间不同而异,但感染所占比例最多,其次为肿瘤及结缔组织病,本文 129 例中感染占 51.2%,比文献报道的高,见表 4。

**表 4 FUO 患者各类疾病所占比例(%)**

| 疾病 | Esposito 等 | Petersdrof 等 | 本文 |
|---|---|---|---|
| 感染性疾病 | 36 | 36 | 51.2 |
| 肿瘤 | 24 | 19 | 16.3 |
| 结缔组织病 | 25 | 15 | 23.2 |
| 其他 | 10 | 23 | 3.9 |
| 未定 | 5 | 7 | 5.4 |

在感染所致 FUO 中伤寒、结核及其他感染病各约占 1/3,本组 23 例伤寒患者中肥达反应 22 例具诊断意义,血、尿、骨髓、粪培养 8 例阳性,或此两项检查对 FUO 仍是很重要的。伤寒所致 FUO 者入院前发热平均 17.2 天,而结核病平均为 49.2 天,两者差别显著($P<0.05$)。结核病所致 FUO 中以肺结核最多见,胸部透视易于忽略某些病变,故以肺部照片较为可靠,肺结核病患者胃液涂片中找到抗酸杆菌的机会可达 28%,故疑有肺结核病患者应行此项检查。

肿瘤所致 FUO 约占肿瘤患者的 5.4%,以肝癌、肾癌及淋巴组织肿瘤多见。本文 21 例中前 15 例为淋巴造血系统的恶性肿瘤,以恶性网状细胞增多症最为多见(9 例),此类患者均靠血片、骨髓涂片、淋巴结穿刺或活检作出诊断,故我们认为对 FUO 患者上述检查极为重要,1 例肝癌患者骨髓中也找到了癌细胞。

结缔组织病(CTD)引起的 FUO 占全部 FUO 病例的 15%~20%,本文 129 例中 30 例(23.3%)为 CTD,其中变应性亚败血症(变亚败)最多见,共 11 例患者,变亚败患者白细胞高,此点在其他 CTD 是少见的。变亚败患者有发热、皮疹、白细胞高、中性粒细胞核左移、血沉快、抗生素治疗无效、肾上腺皮质激素药物有效等特点。CTD 所致 FUO 中女性多见(73.5%),血沉快,除变亚败外,白细胞多不增高,呈多系统损害,各有其诊断要点。本文 1 例溃疡性结肠炎患者,发热 3 个月入院,偶有腹痛,但钡餐检查及钡灌肠检查均无阳性发现,最后死于消化道出血及衰竭,尸检于升结肠处有一巨大溃疡,此点与文献报道是一致的。

本文 5 例伪热,其中 4 例是在患发热病后出现伪热,5 例患者均用体温计伪造体温,有一例患者用两个体温计倒换,另一例患者以温水伪造体温,均经试肛表及由医护人员监视下试体温而被纠正。伪热患者体重不减,脉搏不快,症状较多,阳性体征少,医务工作者多见。本文 5 例患者 4 例住院时间长,对医院环境较熟悉,在我科住院 20~40 天,体重不降,有些患者体重增加。有报道谓同时测患者尿的温度有助于诊断。

诊断未定的患者于出院时多数患者已病愈，如 Petersdorf 的 100 例 FUO 中有 10% 诊断不确定，但除 1 人外均已痊愈；我们有 7 例患者（5.4%）出院时诊断未确定，但均已痊愈。

近些年来诊断手段日益增多，如超声心动图对心房黏液瘤；电子计算机体层扫描对腹部疾患；$Ga^{67}$ 闪烁照相、B 型超声波检查等均可作为 FUO 的诊断手段；剖腹检查虽可使 30%～80% 的 FUO 患者确诊但已多放弃不用。

治疗试验对 FUO 的诊断是有帮助的，如对感染可试用抗生素及抗结核药物，对 CTD 可试用肾上腺皮质激素类药物或水杨酸剂等。

## 小　结

本文总结分析了我院普通内科近些年来遇到的 129 例 FUO 患者的情况，诊断 FUO 的标准是发热 38℃ 以上，持续 2 周以上，经病史询问、体检及血、尿、粪常规化验不能确定诊断者，其中结核病 21 例（16.3%）、伤寒病 23 例（17.8%）、其他感染 22 例（17.1%），感染共占 51.2%。恶性肿瘤而致 FUO 的 21 例（16.3%），其中以恶性血液病最多见，占 15 例。结缔组织病（CTD）所致 FUO 者 30 例（23.2%），以变应性亚败血症最多见（11 例）。伪热 5 例（3.9%），未确定诊断者 7 例（5.4%）。感染及恶性肿瘤以男性患者多（69.0%），CTD 以女性患者多（73.3%），伪热患者最年轻。本文强调了胸部 X 线片、肥达反应、血培养、血细胞计数、血涂片、骨髓涂片及淋巴结检查的重要性，并描述了伪热患者和变亚败患者的特点。

## 参考文献

[1] Wyngaarden JB, *et al*. Cecil Texbook of Medicine. 16th Edi. p. 1392-1393, W. B. Sunders Company, 1982.
[2] Esposito AL, *et al*. A diagnostic approach to the adult with fever of unknown origin. Arch Intern Med, 1968, 139:575.
[3] Molavi A, *et al*. Persistent perplexing pyrexia: Some comments on etiology and diagnosis. Med Clin North Am, 1970, 54:379.
[4] Browder AA, *et al*. The significance of fever in neoplastic disease. Ann Int Med, 1961, 55:932.
[5] Rakatansky H, *et al*. The gastrointestinal tract: An often forgotten source of prolonged fever. Arch Intern Med, 1967, 119:321.
[6] Petersdorf RG, *et al*. Factitious fever. Ann Int Med, 1967, 46:1039.
[7] Petersdorf RG. Fever of unknown origin. Ann Int Med Abstract, 1969, 70:864.

（兰州军区总医院资料 1985 年）

# 用滤纸电泳法测定血红蛋白 $A_2$ 的含量

兰州军区总医院普通内科　曹履先 等

血红蛋白 $A_2$的含量测定对诊断轻型地中海贫血具有重要的意义。一般认为用滤纸电泳法测定血红蛋白 $A_2$的含量效果不佳,而多沿用 Kunkle 等的淀粉板电泳方法来测定血红蛋白 $A_2$的含量,林氏等用淀粉板电泳方法测定出我国人血红蛋白 $A_2$的含量为(2.21 ±0.036)%。鉴于此方法操作比较复杂,所需淀粉要求规格较高,价格较贵,电泳仪的要求条件高,且一次不能做较多的标本检查,因而一般化验室进行此项检查是有一定困难的。近几年来我科血液病化验室试用滤纸电泳法进行血红蛋白 $A_2$的分离测定,经多次试验摸索取得较好的效果。现介绍如下。

## 方　法

**血红蛋白液:**草酸盐抗凝血 2 ml,离心 3000 转/分,5 分钟后弃去血浆,加 5 倍的生理盐水反复洗红细胞 3 次,加红细胞量 1.5 倍的蒸馏水及 0.5 倍的甲苯,用力振荡 5 分钟后高速离心 10 分钟,以棉签吸去上面的剩余甲苯及脂类物质,吸出血红蛋白液体过滤即成。

**缓冲液:**pH 8.6 巴比妥缓冲液,离子强度为 0.05 M。以巴比妥 3.68 g 加巴比妥钠 20.6 g,加蒸馏水到 2000 ml。

**电泳仪:**自制的 0~500 V 直流稳压电泳仪。

**电泳装置:**如图

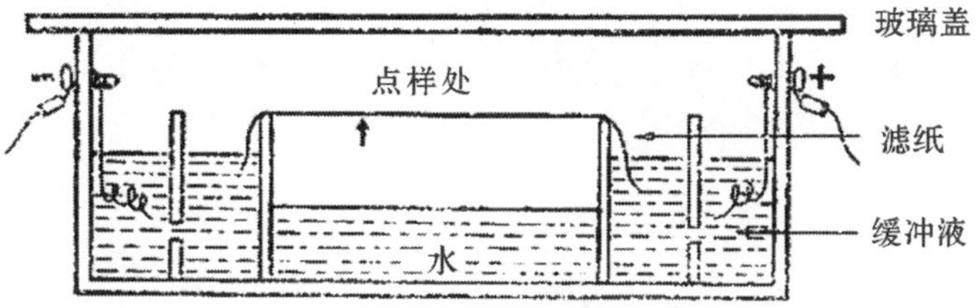


**滤纸:**北京滤纸,30 cm×13 cm。

**加样方法:**每片滤纸可同时测定 6 份标本,先以缓冲液浸湿滤纸,以干滤纸吸去大部水分,用点样法,每点加血红蛋白液约 5 $mm^3$,点样于近阴极的 1/4 及 3/4 交界处。

**电压:**250 V(端压为 200 V)。

**电泳时间:**8 小时。

**染色:**电泳结束后将滤纸条取出置 90℃烤箱迅速烤干,用氨基黑 10B 染色(氨基黑 10B 0.5 g 溶于 9:1 的甲醇冰醋酸液 100 ml),再以 9:1 的甲醇冰醋酸液脱色。

**洗脱及比色:**把血红蛋白 $A_2$部分与其余血红蛋白部分分别剪下,并将每一部分的滤纸剪成约 0.1 cm×0.1 cm 的小纸片,分别以 10 ml N/10 NaOH 洗脱,再以光电比色计用 520 μm 滤光板比色。

$$血红蛋白\ A_2\% = \frac{A_2\ 光密度}{A_2\ 光密度加\ A_1 + F + A_3\ 光密度} \times 100$$

**结果:**血红蛋白 $A_2$滤纸电泳结果如下图

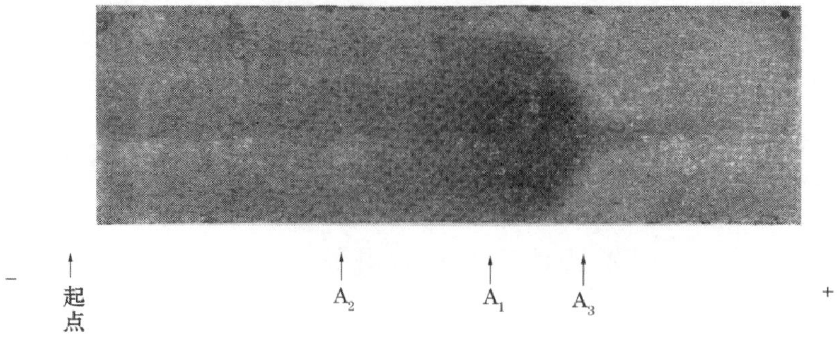


测定 40 例正常人血红蛋白 $A_2$ 的范围在 0.77%~2.95%，平均值 2.45%，标准差 0.58%，标准误 ±0.091%。

**讨论**：血红蛋白 $A_2$ 的测定对诊断轻型地中海贫血价值较大，因大部分轻型地中海贫血患者血红蛋白 $A_2$ 是增高的，且血红蛋白 $A_2$ 的增高并不像胎儿血红蛋白在某些非血红蛋白病如再生障碍性贫血等亦可升高，因而血红蛋白 $A_2$ 的增高可较准确地诊断轻型地中海贫血。过去用滤纸电泳方法测定血红蛋白 $A_2$ 的报道较少，且所得正常值也不尽相同，详见下表。

**表　正常人血红蛋白 $A_2$ 的含量**

| 作者 | 方法 | 例数 | 血红蛋白 $A_2$% | | | |
|---|---|---|---|---|---|---|
| | | | 范围 | 平均 | 标准差 | 标准误 |
| 林氏等 | 淀粉板电泳 | 50 例 | 1.78%~2.70% | 2.21% | 0.25 | 0.036 |
| Masri 等 | 淀粉板电泳 | 200 例 | 1.2%~3.5% | 2.55% | – | 0.044 |
| Helgartner 等 | 滤纸电泳 | 20 例 | 5.0%~14.3% | 9.88% | – | 3.4 |
| Johnson 等 | 滤纸电泳 | 67 例 | – | 11.0% | – | 3.9 |
| 本文作者 | 滤纸电泳 | 40 例 | 0.77%~2.95% | 2.45% | 0.58 | 0.091 |

本法所测血红蛋白 $A_2$ 正常值与国内林氏用淀粉板测得的正常值相近似，与 Masri 等用淀粉板电泳法测得正常值也近似。没有 Helgartner 等及 Johnson 等用滤纸法测血红蛋白 $A_2$ 正常值增高的缺点，且操作方便，重复性好，是适合于一般血液病化验室检查的。

## 参考文献


[1] Kunkle HG, *et al*. Observation on the minor basic hemoglobin component in the blood of normal indivlduals and patients with thalassemia, J. Clin. Invest, 1957, 36: 1615.

[2] 林修基，等. 正常成人、地中海贫血综合征及几种血液病中血红蛋白 $A_2$ 的测定. 天津医药杂志，输血及血液学附刊，1964, 2(4): 336.

[3] Masri MS, *et al*. Starch block electrophoretic studies of human hemoglobin solution I. Technic and results in normal adult, Blood, 1958, 13: 533.

[4] Helgartner MW, *et al*. A comparision of the paper and starch block elect rophoretic methods for determination of $A_2$ hemoglobin, Amer. J. Clin. Path, 1961, 35: 26.

[5] Johnson T, *et al*. A rapid quantitative paper electrophoretic technique for determining $A_2$ hemoglobin J. Lab & Clin. Med, 1961, 57: 961.


[兰州军区总医院临床医学资料　1972,(1): 56~58]

# 异位性皮促素综合征

兰州军区总医院普通内科　曹履先

“异位性皮促素综合征”可首先有库欣综合征表现，注意到此问题对肿瘤早期诊断有一定意义。复习有关资料并报道我院1例，以期引起注意。

## 一、病例报告

患者，男，25岁，1966年1月5日入院。患者于2个月前开始食欲亢进，每餐主食500 g，伴多饮、多尿、无力、头晕，体重由57 kg升至66 kg，呈向心性肥胖，既往无高血压史，不吸烟。查体：血压174/104 mmHg，皮肤粗糙，双臀部外侧有条纹，色不紫，左小腿下1/3处有淤斑，胸骨柄处皮下有约4 cm×4 cm×0.5 cm包块，边界不清，左锁骨下及右背部各有一类似的包块，质韧，稍压痛，颈左侧淋巴结呈串珠状肿大，直径各为1～2 cm，右侧面神经周围性瘫痪，右耳听力减退，心肺无异常，左上腹肋缘下可疑扪及鸡蛋大之包块边缘，白细胞14 050，中性85%，血红蛋白15.5 g%，血小板12.8万/$mm^3$，24小时尿量3400 ml，尿蛋白微量，糖（－），血糖100 mg，血非蛋白氮29 mg%，血：谷丙酶129单位、钾3.12毫当量/L、钙5毫当量/L、磷3.48 mg%、氯化物84.8毫当量/L、钠126.3毫当量/L。24小时尿排出17酮类固醇27～30 mg，17羟皮质类固醇132～168 mg。骨髓检查见有成堆的恶性肿瘤细胞，直径约20 μm，胞浆极少，色灰蓝，无颗粒，核为圆形或椭圆形，有1～2个核仁。入院次日胸透正常，但8天后拍片见“右肺门淋巴结增大，且有浸润阴影，伴双侧胸膜炎”（图1）。颅骨X线片正常，胸部皮下包块活检为“高度恶性转移癌”。入院后初诊为恶性肿瘤及其引起的库欣综合征，予环磷酰胺，总量5600 mg，颈左侧淋巴结稍缩小。再次胸部透视照片右肺门浸润大部吸收，但渐出现恶病质及腹水，咳嗽、咳出少许暗红稠痰，未找到癌细胞，常诉上腹痛。1月29起周围血中常出现少许幼稚粒细胞（早、中、晚幼粒各占1%）及有核红细胞。渐出现高热、昏迷，于2月11日治疗无效死亡。

尸检：左肺下叶后部可见一3 cm×2.8 cm×2.5 cm之灰白色球形结节，该处支气管被堵塞，此瘤前外方尚见2个小结节（图2）。镜下见均为肿瘤组织，瘤细胞甚小，排列致密，呈圆形、卵圆形或梭形，核深染，胞浆少，核丝分裂多见（图3）。肿瘤广泛浸及支气管壁，肺内淋巴管内有多量瘤栓，右肺未见肿瘤，有较多的炎细胞浸润。胸腺萎缩，镜检无瘤细胞。腹腔有啤酒色液体约500 ml，腹膜有2个小结节，左侧结肠脾曲处

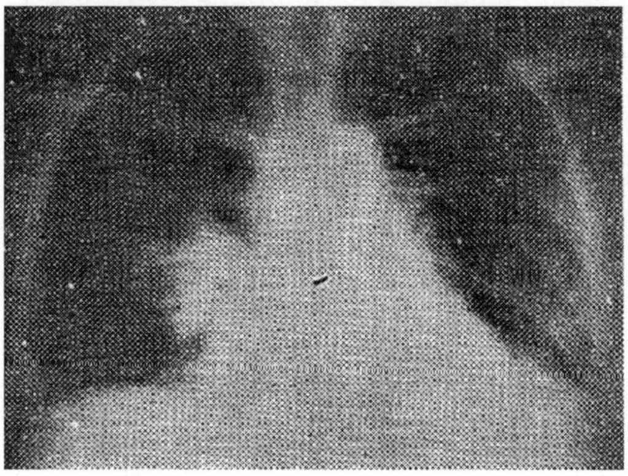

图1　胸部X线片

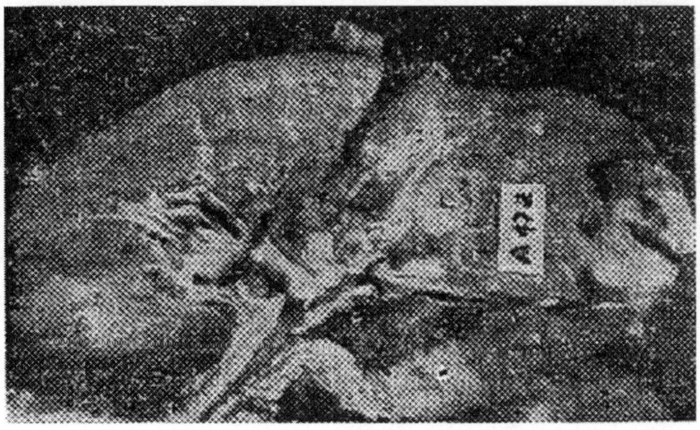

图2　左肺大体标本

与脾、左肾、胰、胃、小网膜囊粘连成一巨块。镜下见肝脾窦内有多量转移瘤细胞。胰腺体内有一肿瘤结节,胰组织中有散在的转移瘤细胞。双肾各有一肿瘤结节,双肾上腺肥大,左侧26.5 g,右侧13 g,表面有多个结节,镜检为与肺部形态相似的肿瘤组织。肾上腺皮质束状带增生明显,胞浆多,有散在的转移瘤细胞。甲状腺有3个转移瘤结节。右侧面神经及听神经出颅处有一2.3 cm×1.8 cm×1.8 cm之结节,额骨上有一类似结节,镜下均为肿瘤组织。脑垂体不增大,未见嗜碱细胞玻璃样变性,但有散在的转移瘤细胞。

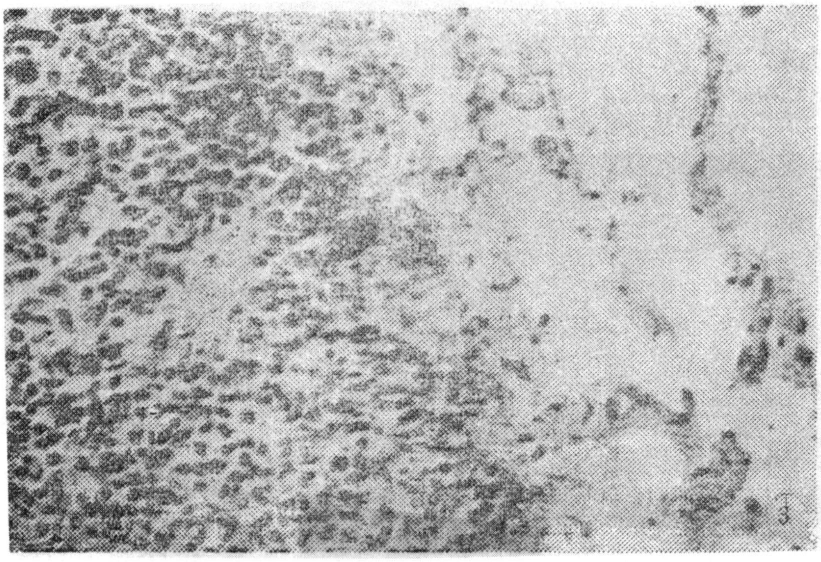

图3 镜下所见

病理诊断:①左肺下叶未分化型小细胞癌,癌瘤转移到肺内、肺门淋巴结、肝、脾、胰腺、肾、两侧肾上腺、甲状腺、胸骨、肋骨、脊椎骨、右侧面神经及脑垂体等处。②双侧肾上腺皮质增生。

## 二、异位性皮促素综合征的特点

### (一)发病率

本病不甚少见。Riggs等收集232例库欣综合征中13例(5.6%)有垂体、肾上腺外恶性肿瘤,9人(3.9%)有良性肿瘤。Liddle等提出在36例库欣综合征中,19例为垂体性的,8例为肾上腺皮质肿瘤所引起,9例为其他器官肿瘤引起的异位性皮促素综合征(25.0%)。Plotz等发现10%的库欣综合征尸检时有垂体、肾上腺外的恶性肿瘤。

### (二)引起异位性皮促素综合征的肿瘤类型

以肺癌(其中以燕麦细胞型最多)、胸腺癌及胰岛细胞癌最多见,也可见消化道及肺的类癌、甲状腺癌、卵巢癌、子宫颈癌、神经母细胞瘤、嗜铬细胞瘤、甲状旁腺癌等。

### (三)年龄与性别

库欣综合征,女:男=(2~3):1。异位性皮促素综合征则男稍多于女。肺癌男性多于女性(男:女=3.5:1)。库欣综合征患者多为20~40岁,异位性皮促素综合征则较前者为长。但应指出有异位性皮促素综合征的肿瘤患者的年龄较一般患此种肿瘤的患者为年轻。

### (四)症状和体征的特点

1. 本病患者在肾上腺皮质功能亢进尚未完全表现前已有恶性肿瘤所致的恶病质改变,故有20%~50%库欣综合征表现不典型。

2. 恶性肿瘤引起的异位性皮促素综合征发病快。垂体及肾上腺皮质疾患引起的库欣综合征则是缓慢的。

3. 恶性肿瘤引起之本病，色素沉着较多见，可能因此类肿瘤除分泌皮促素外，尚可分泌促黑色素细胞激素（melanotropia）等多种内分泌素。

4. 本病水肿者较多见。

5. 乏力较重且多见，系因此种患者低血钾所致。

**（五）生化检查**

由于肿瘤分泌的皮促素样物质较多，故本病患者血浆中17羟皮质类固醇含量增高幅度大。Liddle等收集的25例中为24～250 μg%（正常为5～25 μg%）其中19例（76%）大于50 μg%。24小时尿中排出的17酮类及17羟皮质类固醇增高较多，尤以17羟皮质类固醇可达正常人排出量的2～10倍。而库欣综合征患者排出量常仅较正常人增高1.5～2倍。本病患者常有低血钾性碱中毒，可能由于肿瘤分泌皮促素样物质使肾上腺皮质分泌皮质醇较多所致，而非因醛固酮增多，甚至有人据此作为诊断本病的重要依据。糖尿和血糖升高者亦多见。

**（六）氟美松抑制试验及对 metopirone 的反应**

由于本病为肿瘤产生ACTH样物质所引起的肾腺皮质功能亢进，不受血中皮质醇水平影响，故可以部分用之与垂体、肾上腺皮质疾患所致的库欣综合征相鉴别，后者用氟美松2 mgl/6小时，2天后尿中17羟皮质类固醇的排出量可以减少到50%以上，本病则无此改变。

metopitone可以抑制肾上腺皮质中11β羟化酶，使皮质醇产量减少，故正常人及库欣综合征患者可促使垂体产生皮促素增多，使肾上腺皮质的非皮质醇类固醇（non-cortisol steroid）的产生和尿中排出肾上腺皮质类激素（corticoids）增加，对本病则无此作用。但亦有对此两种试验相反的报道。

**（七）治疗问题**

Sacns等1970年报道谓已有9例异位性皮促素综合征患者，经早期发现，手术切除原发肿瘤后获临床治愈。对于不能手术的晚期患者，可考虑使用抑制肾上腺皮质激素合成的药物。

本例患者发病以来体重骤增9 kg，伴多饮、多尿、向心性肥胖、血压增高、低血钾、尿中排出17酮类及17羟皮质类固醇明显增高等，符合肾上腺皮质功能亢进，尸检证实有未分化小细胞型肺癌及全身广泛转移，肾上腺皮质增生，无垂体及肾上腺皮质的原发肿瘤，是符合肺癌引起的异位性ACTH综合征诊断的。

结合本例及复习资料，我们认为肿瘤引起的异位性ACTH综合征并不太少见，应引起重视，以早期诊治。对疑有库欣综合征，尤其伴低血钾性碱中毒、浮肿、色素沉着的40岁以上的男性患者应行下列检查：①详细查体，注意胸腹部位体征，有无浮肿及色素沉着。②多次胸部X线检查。③尿中17羟皮质类固醇排出量增高时，做氟美松抑制试验。④2 mg/d氟美松不能抑制尿17羟皮质类固醇排出量时，宜行8 mg/d氟美松抑制试验。⑤必要时可做血中肾上腺皮质激素测定，metoplrone试验及腹膜后充气造影检查。

（天津医药 1977;5:449～451）

# 重视老年人贫血的诊断和治疗

曹履先

【摘要】 WHO 对 65 岁以上老年人贫血的诊断标准为:男子血红蛋白低于 130 g/L,女子低于 120 g/L。65 岁以上老年人贫血的发病率为 9.2%~23.9%(男)及 8.1%~24.7%(女)。65 岁以上老年人贫血多是比较轻的,仅 <1% 的患者血红蛋白低于 100 g/L,85 岁以上老年人贫血的发生率可高达 30% 左右,老年贫血患者男性多于女性。引起老年人贫血的病因有造血原料缺乏、非造血原料缺乏、恶性肿瘤、药物引起的贫血、不能解释的贫血等。老年人的贫血不少见,且常为某些重要疾病的先导信号,故应重视其诊断治疗,不应以年事已高而忽视之。

【关键词】 老年人;贫血;诊断;治疗

## Pay great attention to the anemia in elder patients in diagnosis and treatment

CAO Lü-xian. The Center of Hematopoiedc Stem Cell Transplantation
307 Hospitd of PLA, Beijing 100071, China
Correspondingauthor: CAO Lü-xian, Email: LXCAO999@yahoo.com.cn

【Abstract】 The criteria of adults anemia older than 65 years is Hb < 130 g/L(male), < 120 g/L, (female) (WHO). The incident rate of anemia in adults older than 65 year is 9.2%~23.9% (male), 8.1%~24.7% (female). Only < 1% patients the Hb is less than 100 g/L the incident rate of anemia in patients older than 85 years old can be 30%. The incident rate of anemia in elder patients in male is much higher than in female The causes of anemia in elder patients attributed by lacking in haemopoiesis mateial, no haemopoietic material deficiency, malignant tumors, drugs induced anemia. unknown anemia. From these points of view, we must pay great attention to the anemia in elder patients in diagnosis and treatment.

【Key words】 Aged; Anemia; Diagnosis; Therapy

联合国世界卫生组织(WHO)对 65 岁以上的老年人的贫血定义为男子血红蛋白低于 130 g/L,女子低于 120 g/L。此标准虽有争议,但已被世界上许多血液学工作者所接受。我国《实用内科学》(第 13 版. 北京:人民卫生出版社,2009 年)把成年人血红蛋白正常范围定为 120 ~ 160 g/L(男),110 ~ 150 g/L(女),无老年人贫血的诊断标准。老年人的贫血并不少见,2008 年 Patel 报道欧美等国情况,按 WHO 老年人贫血诊断标准,65 岁以上老年人贫血的发病率在男性为 9.2%~23.9%,女性为 8.1%~24.7%。老年人的贫血一般是比较轻的,<1% 的患者,其血红蛋白低于 100 g/L 以下,在 85 岁以上的老年人贫血的发生率可高达 30% 左右,一般来讲老年人的贫血,男性比女性多见,美籍中南美洲人比美籍白人血红蛋白低 0.5% 左右。

老年人的贫血可以是许多疾病的临床表现之一,甚至是某些疾病的首现表现,应引起我们的足够重视,常引起老年人的贫血的病因有以下几种。

## 一、造血原料缺乏

包括铁、维生素 $B_{12}$、叶酸等缺乏。除饮食因素外,胃肠道的病变、胃及空肠的切除、胰腺的病变、药物应用的干扰等，均可造成造血原料缺乏，导致贫血。

## 二、非造血原料缺乏

约30%的老年人贫血是由于红细胞生成素相对或绝对的生成不足所致，肾脏病变所致肾功能受损致红细胞生成素产生不足导致贫血是多见的；老年人本身肾功能较差，也易导致贫血；全身慢性疾患，如关节炎、慢性感染等所致红细胞生成素产生不足或对红细胞生成素不敏感所致的老年人贫血也常见。

## 三、恶性肿瘤

老年人恶性肿瘤是多见的，起病原因也是多方面的，其中以消化道肿瘤及造血细胞肿瘤为多见。消化道肿瘤可导致长期少量慢性失血或急性大出血，导致贫血；造血细胞肿瘤如急、慢性白血病及骨髓增生异常综合征等在老年人是多见的，急性粒细胞白血病发病的中位年龄为65岁，且其发病率随年龄增加而增加。80岁时其年发病率为22/10万。骨髓增生异常综合征的年发病率在<50岁时为0.5/10万，70~79岁时为49/10万。故此类恶性血液病也常是导致老年人贫血发生的重要原因。

## 四、药物引起的贫血

老年人易患有高血压、冠心病、糖尿病等，需长期用药，最常用的药物有小剂量的阿司匹林及硫酸氯吡格雷（商品名：波立维，Clopidogrel），此两种药长期应用均可引起2%左右的患者有消化道失血而造成贫血。其他的降血压和降血糖药物，在个别情况下也能造成贫血，故应注意其可造成老年人的贫血。

## 五、不能解释的老年人的贫血

由以上资料可知老年人的贫血的常见原因，但有些老年人的贫血的病因并不清楚，由于老年人肾小球滤过率的下降、对EPO的敏感性的下降、老年人抑制红细胞造血的细胞因子IL-6的增多、雄性激素的降低（男性和女性）、造血干细胞增殖能力的下降等均可诱发老年人的贫血，此即所谓的不能解释的老年人的贫血（unexplained anemia，UA）。

综上所述，老年人的贫血并不少见，且有些老年人的贫血常为某些重要疾病的先导信号，故应予以充分重视，不应以其年事已高而忽视之。

### 参考文献

[1] Palel KV. Epidemiology of anemia in older adults[J]. Semin Hematol,2008,45:210-217.

[2] Guralnik JM, Eisenstaedt RS, Ferrucci L, *et al*. Prevalence of anemia in persons 65 years and older in the United States: evidenee for a high rate of unexplained anemia[J]. Blood,2004,104:2263-2268.

[3] Ferrucci L, Balducci L. Anemia of aging: the role of chronic inflammation and cancer[J]. Semin Hematol,2008,45:242-249.

[4] Makipour S, Kanapum B, Ershler WB. Unexplained anemia in the elderly[J]. Semin Hematol,2008,45:250-254.

[5] CAPRIE Steering Committee: A randomized, blinded, trial of clopidogrel versus aspirin in patients at risk of ischaemic events (CAPRIE)[J]. The Lancet,1996,348:1329-1339.

（白血病·淋巴瘤　2010第19卷第5期260~261页）

PART 2

● 第二部分

# 放射病研究的有关资料

# 急性放射病的自家免疫机制学说

兰州军区总医院　曹履先

急性放射病的疾病机制研究得很多，在其生化、病理、血液系及治疗改变上有很多实验报道，但对其疾病机制均不能全面解释之，包括Barron的硫氢基酶学说、原发毒素学说、TapyooB的自身加速连锁反应理论，及kyzин的理论，各种学说有其支持及实验依据，但均不能完满解释放射病之表现。在我们的工作过程中，有一些迹象提供我们设想在放射病时除上述之理论外尚可能有抗原抗体反应在机体内发生。

在放射病之初期射线破坏了机体之免疫反应（或暂时抑制之），同时可能由射线作用引起机体细胞种之突变（mutation），而此变种之细胞可能引起机体内之自家免疫反应（autoimmune reaction），而此种自家免疫反应可转为造成放射病对机体各种改变机制之一，其具体过程可转为：①机体内抗体产生器官变种而对自己身体内的一些组织产生抗体来对抗之；②机体内某些组织因射线作用产生种种突变而对自己体内抗体形成器官变为有抗原性而产生抗体对抗此组织；③也可能为照射的身体内某些组织蛋白变性，对自己身体变为有抗原性刺激机体产生抗体，而此抗体可能对自己身体的其他组织有抗原抗体反应（交叉反应）。我们可从以下几个方面进行探讨。

1. 红血细胞之改变

在急性放射病之早期红血细胞一般不下降或稍有升高以后才出现了贫血，以家兔照射致死量后于15~20天贫血达最高峰，而此贫血之原因一般认为是因：①红血细胞生成减少；②红血细胞破坏增加；③血管渗透增加红血细胞外渗；④但由我们的实验，家兔照射500伦琴后红血细胞一般变化不大而于死亡前突然下降，如11号兔照射后第二天红血细胞为517万/mm$^3$，而第三天即突然下降为208万/mm$^3$，继之死亡；5号兔照射后第二天为598万/mm$^3$，第三天为488万/mm$^3$，第6天时死亡；此种死亡前红血细胞突然下降之现象Jacabson等也曾观察到；Fredrick等也做实验证明动物于照射后1~3天$^{51}$Cr标识的红细胞的破坏突然加速，由此看来红细胞破坏增加，即溶血因素在放射病引起的贫血中是有一定作用的；Fredrick等将照射后动物之红细胞输入正常动物体内并未发现此红血细胞有破坏增多之现象，而如把正常动物之红血细胞输入将刚照射过动物的血循环中则可见有此红血细胞破坏加多，由Fredrick等之实验可以说明放射病时有溶血现象且此溶血现象并非由射线直接作用于红血细胞引起的。因此使我们联想到经照射后之动物体内是否会产生抗体来对抗自己之红血细胞，就像在溶血性贫血、全身播散性红斑狼疮及一部分慢性淋巴细胞性白血病和传染性单核细胞增多症时那样的出现自体免疫性溶血现象。

2. 出血问题

在急性放射病的极期有明显的出血现象，多在照射后5~15天出现。对出血现象有人认为是因血小板减少所致，也有谓与血管壁改变（Upton）有关并且此出血是经过一段的假愈期后出现的，这使我们联想到急性放射病时出血现象是否有可能像特发性血小板减少性紫癜、急性过敏性紫癜那样存在着自家抗原"抗体反应"。

3. 淋巴细胞之改变

由我们的实验发现500伦琴全身一次照射后之家兔周围血中淋巴细胞改变首先为小淋巴细胞之减少以后（放照射后1~3天）淋巴细胞下降很多，甚至消失，于照射后4~5天淋巴细胞在周围血中逐渐出现，且此时出现之淋巴细胞部分为胞浆蓝染之淋巴细胞，此后出现之淋巴细胞变性更为严重，甚至不能辨认，此种细胞有10~15 μm大小，胞浆蓝染，有空泡，胞核呈圆形或肾形，核染色质稍粗大，无核仁很似传染性单核细胞增多症时之异常淋巴细胞。如照射剂量为800伦琴，此种异常淋巴细胞出现较早些。此种细胞之出现使我们想到与免疫反应是否有关，因在传染性单核细胞增多症时于出现变性淋巴细胞时可出现嗜异性抗体，有时也出现自家免疫性溶血性贫血。且有谓此种异常淋巴细胞之出现可能与抗体形成有关。急性放射病对此种异常淋巴细胞之出现是否也可能伴有抗体之产生？另外在淋巴结之病理改变上也支持此点，骨髓中之淋巴细胞也有类似之改变。

4. 浆细胞之增多

许多实验材料均提到于射线作用后动物骨髓中出现浆细胞增多，клæвскиù 的著作中指出狗于照射后7～10天骨髓中出现密集之浆细胞灶。Илbинский 于伦射500～600伦家兔的第7～14天也发现其骨髓中有明显之网状细胞及浆细胞之增多。也有实验报道大白鼠用$^{60}Co$照射650r后30分钟即有浆细胞之增多，以后呈波动式之上升，于照射后第5天增加达最高峰，最高可达对照组之9倍。我们的动物实验材料也证实动物影照射后确有浆细胞之增多。有专家对浆细胞增多之解释多认为是骨髓增生障碍之故。我们认为在再生障碍性贫血患者之骨髓象中可见浆细胞之增多，同时也不好解释 Charles 发现的狗于950伦琴全身照射后淋巴结中即出现浆细胞增多之现象。因而我们多想此浆细胞增多现象可能为机体内免疫机制出现之指征，因浆细胞能产生抗体已为多数作者实验所证实。

5. 嗜中性（嗜异性）粒细胞及嗜碱性粒细胞之改变

在动物被射线作用以后周围血嗜中性粒细胞先下降后上升继之再下降。我们也设想中性粒细胞之下降是否也可能存在有部分的免疫机制参与其中就像人的粒细胞缺乏症时那样。嗜碱性粒细胞在我们500γ全身照射之家兔于照射后第9～15天时有较显著之增加，最高时可达9%，于照射后第48天嗜碱细胞仍在较高水平，一般为4%左右，最高为6%，且此时周围血中白细胞之总数并不减少。对嗜碱性粒细胞于照射后增多之现象我们认为不能用有些作者所指出的嗜碱性细胞对射线的抵抗力大来解释，因为由我们的实验看来嗜碱性粒细胞的增多并不只是百分数的增多。此种现象与射线作用后引起骨髓全部受抑制之学说似有不符之处，因嗜碱性粒细胞由骨髓产生已无疑问。对于家兔经X线照射及重度照射后嗜碱性粒细胞增多之机制，我们仍怀疑到是否放射后与免疫有关，因文献报道嗜碱性粒细胞于机体注入异性蛋白时增多。

6. 血清蛋白质的改变

急性放射病对血清蛋白的改变是比较明显的，主要的变化为白蛋白之下降及球蛋白之上升。球蛋白之升高在照射后之狗主要为$\alpha_3$及β部分，此改变在照射后1周左右不明显，而于1周以后及死亡前为显著。我们照射500γ之家兔也发现有血清白蛋白之下降，球蛋白特别是$\alpha_1$及β球蛋白之上升。对此现象一般认为肝脏合成蛋白之障碍或血管渗透性增加所致，但此学说不好解释球蛋白升高问题。有些作者认为此球蛋白之升高是因为白蛋白的下降为了维持血管内之渗透压引起的，但把血浆白蛋白注入照射后白蛋白低的狗血管中并不能引起白蛋白之上升及球蛋白之下降，抗体的生化性质为球蛋白已为人们所熟知，是否由此点也可说明在放射病发生过程中存在抗体抗原反应。

7. 病理上的改变

照射后对病理改变研究得很多，动物于一次大剂量照射后第7～10天有骨髓造血细胞减少的同时可出现密集的浆细胞灶，照射后动物之脾脏也有类似之变化，淋巴结在恢复的过程中也是先出现浆细胞型细胞的增多，同时于上述组织中亦可见有网状细胞之增多，此种改变我们认为似与免疫过程出现有关。Charles 等更明确地指出照射950伦琴后的狗的腹膜后淋巴腺即出现有浆细胞，Charles 氏等指出此浆细胞之增多，是代表正常动物在射线作用后的免疫反应过程。

8. 放射与白血病之关系

射线作用于动物机体后能增加白血病的发病率是比较肯定的事实，如 Kreb 发现照射后的小白鼠白血病之发病率为3.5/1000，对照组则仅为0.6/1000。Marck 统计X射线工作者白血病发病率为非X射线工作者的10倍。在日本曾受原子弹轰炸的 Hiroshima 的统计发现白血病的发病率确有增加，且其发病率与接受射线剂量越大的人群中越高（距爆炸中心越近），但其作用机制仍不很了解，因为我们对白血病的病因还是不清楚的。但 Dameshek 曾著文提出白血病是否为一自体免疫性疾病，认为外界之刺激如病毒、射线等作用于机体使抗原抗体形成器官产生种的变种（mutation），这样就会把原来对其无抗原性的自身其他组织变为有抗原性而产生自家抗体来对抗自己的组织，此点也促使我们考虑放射病的过程中可能有自家免疫机制的作用。

## 总　结

通过我们自己的动物实验及复习文献，我们初步认为在放射病的发病上可能存在有自家免疫机制，即射线作用于机体后可使某些机体蛋白质变性引起细胞种的突变，以致引起自家抗原抗体反应，如果确有此机制存在，我们在预防和治疗放射病的研究工作中则可循此方向进行探索。

## 实验安排

为了研究上述可能存在之机制应做以下之实验以肯定或否定之。

1. 动物小剂量多次照射后再予大剂量之照射以了解小剂量多次照射后是否产生“抵抗力”（抗体?），Graham 曾将小白鼠进行三次“次致死量”照射后再在30天后照射 $LD_{50}$之剂量则可见有活存率之增加。Mo. Paywnbax 等曾将狗于照射600～800伦琴前数天先给予小剂量照射，则此狗的放射病是很轻的。如照射后病情减轻则可能存在有一般之抗原抗体反应或像 Paywnbax 报道的有 Properdin 系统之提高，如照射后病情加重则可能抗体对射线之破坏作用有积累作用。

2. 于动物放射病之极期加用

①再照射 $LD_{50} \rightarrow LD_{100}$之射线剂量，如确有免疫过程存在（自家免疫）则病情会有所减轻，因这样会抑制抗体之生成。

②于极期出现前或照射前给予6MP以抑制抗体之形成，因6MP确有抑制抗体生成之作用。

③大剂量照射后即给予 ACTH，因此药亦有抑制抗体形成之作用。

3. 抗球蛋白实验

因自家抗体为球蛋白，在自家免疫时此球蛋白可吸附于红血细胞之表面，如用抗球蛋白血清则可使此红血细胞凝集，可以按 Oleaner 等之实验方法进行抗球蛋白试验。

4. 在自家免疫性疾病时可有球蛋白（抗体）吸附于自体，红细胞之表面，可用 Weiner 方法将此红血细胞表面之吸附的球蛋白洗出，再将（间接 Coombs 实验）此洗出物中之球蛋白吸附于正常红细胞之表面，做红细胞凝集试验，如有凝集则可说明自体血红细胞表面有抗体存在。

5. 病理检查

（1）上述之实验动物做病理检查（死后）应特别注意淋巴组织。

（2）动物照射后不同时间做活杀之病理检查。

6. 补体结合实验

用放射后动物之血清与正常动物之组织抗原按 Gajdusek 方法作之。

## 参考文献


[1] Porter K. A. 照射后同种骨髓移植引起的继发症候群之机制，国外军事医学参考资料，1960，11（1）：22.

[2] Dameshek W, *et al*. Leukemia and autoimmunization-Some possible relationship. Blood, 1957, 11: 1151.

[3] 朱培芳. 急性电离辐射对血液系统的影响（文献综述）. 国外军事医学参考资料，1960，32：648.

[4] Zirkle RE. Biological effects of external X-ray and gamma radiation Part 1, 265-286.

[ 5 ] Frederick S. *et al*. The hemolytic effect of ionizing radiation and its relationship to hemrrhagic phace of radiation injure. Blood, 1957,12: 1061.

[ 6 ] Dacie, JV. Auto-immune hemolytic anemia. Proceedings of the sixth Congress of the European Society of Hematology Part 1, 1957,131-136.

[ 7 ] Dameshek W. Systemic lupus erythematous, A complex autoimmune disorders ? Blood, 1958,48: 707.

[ 8 ] Stefanini M.等. 著, 王振义等,译.出血性疾病.北京:科技卫生出版社,1958.

[ 9 ] Strugis CC. Hematology Sec-Edi p966,1955.

[10] HA.克拉也夫斯基,著.张卿西译,放射病病理解剖学概论[M]. 北京:人民卫生出版社,1958.

[11] $^{60}$Co 650 伦.照射后大白鼠骨髓之改变. 军事医学科学院内部资料, 1959.

[12] Wintrobe MM. Clinical Hematology Third-Edi 1958,p535.

[13] Charles, CC. *et al*. Prevention of bone marrow heterografting. Arch of Path,1961, 71: 311.

[14] Carpenter PL.著. 林飞卿等译 免疫学与血清[M].上海科学技术出版社,1959.

[15] Fagraeus A. Cellular reaction in antibody formation, Transecation of the Sixth Congress of the European Society of Hematology, pp 1-8, 1959.

[16] Fetal RE. The basophilic granulocyte[J]. Blood,1959,5:571.

[17] 赵雄飞. 电离放射损伤后的某些临床血液化学变化(文献综述)[J]. 国外军事医学参考资料,1960,17:134.

[18] Charles FB.著. 汪韶训等译. 原子医学[J].北京:人民卫生出版社,1957.

[19] Hayssel R, *et al*. Leukemia in Hiroshima atomic bomb survivors[J]. Blood, 1960,15:313.

[20] MO. Paywnbax 著,唐敬学摘译. 造血机能, Properdin 系统和血小板因素对机体抗射线损伤的抵抗力的意义.国外军事医学简报,1959,4-10.

[21] Swartz R, *et al*. The effect of 6 mercaptoprine on hemograft reactions. J of Clin Invest, 1960,39: 95.

[22] Swartz R, *et al*. The effect of 6 mercaptoprine on primary and second immune response. J of Clin Invest,1959, 38:1394.

[23] Goodman and Gelman. The pharmacological basis of therapeutics. Sec-edi, p1660.

[24] Olener H, *et al*. Studies in experimental autoimmune disorders I clinical and laboratory feather Autoimmunization (Runt disease) in mouth. Blood, 1:20 June 1961.

[25] Weiner W. Eluting red cell antibodies:A method and its application. Brit J hematol, 1953,3:276.

[26] Gajdusek,DC. An "Autoimmuni" reaction agnist human tissue antigens in certain acute and chronic diseases. A M A Arch Int Med, 1958,101:9.

(兰州军区总医院资料　1961 年 6 月 16 日)

# The antitumor effect of fast neutron and the irradiate protecting effect of phytoheamagglutinin ( PHA )

**Cao Lu Xian** ***et al***

Department of General Medicine of Lanzhou Army General Hospital, Lanzhou, China.

The antitumor effect of fast neutron has been established for many years, but it has not been general used in the clinical work, because of its irradiating injury to the normal tissue and the difficulty to obtain the applied fast neutron.

The purpose of this work was to study the dosage effect of fast neutron ( F N).

on animal tumor and the irradiating protective effect of phytohemagglutinin.

**Materialand method**: ICR/JCL and L615 mice were used in the present experiment. The saurce of FN was provided by the Acadeny of Science of China in Lanzhou: $\Sigma^N f = 6 \times 10^{10}$; $V_0 = 360$ kV; dzz = 1.2 mA; $\Sigma t = 1^0 5'$ (rotating target); Distance = 27.1 cm, The animal tumors including $S_{180}$ (ascite type), EA Ehrlich ascites carcinoma, L615 (Reticulocyte leukemia of mice C615) were used in this experiments. Phytoheamagglutinin (PHA) is extracted from the bean (Phaseolus vulgaris) of Lanzhou by our laboratory. Each of the experimental group was compared with the control group. All of the animals were total body irradiated with FN.

**Result**:

## Ⅰ. Antitumor effect of FN on animals

| Tumor | No. of mice | Dosage of FN | Suppressive rate |
|---|---|---|---|
| 1 S180 | 8 | 300 rad | −11.3% |
| 2 Ehr | 10 | 400 rad | 40.0% |
| 3 L615 | 10 | 200 rad | 20.0% |
| 4 L615 | 4 | 100 rad | 7.5% |
| 5 L615 | 4 | 50 rad | −6.3% |
| 6 S180 | 10 | 300 rad | 67% |

## Ⅱ. Irradiate protecting effect of PHA

| Tumor No of mice | Dosage of PHA | Dosage of FN | Suppressive rate |
|---|---|---|---|
| 1 L615 10 | 40 mg/kg | 200 rad | 12.5% |
| 2 L615 5 | 20 mg/kg | 100 rad | 17.5% |
| 3 L615 5 | 20 mg/kg | 50 mg/kg | −2.5% |

Conclusion: Accroding to the above experiments, we can obtain the following conclusion:

1. Fast neutron has the stronge antitumor effect on mice tumors. The most effective dosage for S180 is 300 rad whole body irradiation. L615 are 200 rad.

2. We cannot drew the conclusion that PHA irradiation protecting effect.

（兰州军区总医院资料　1975 年）

# 超致死量照射后的临床表现与处理

曹履先　陈　虎 等

全身照射(total body irradiation,TBI)已成为骨髓移植必要的准备条件之一,也为人类超致死量照射后的效应及处理提供了研究的模型。

最近,我们对 2 例急性白血病患者进行了自体骨髓移植,其 TBI 剂量分别为 7.5 Gy 及 8.0 Gy,均系一次照射;另一异基因骨髓移植的 FTBI 剂量 3.3 Gy 1/d ×3,共 9.9 Gy,此剂量为国内已报道 TBI 及 FTBI 剂量最大者。

现将 3 例患者的放射效应及处理报道如下。

## 材料方法及结果

1. 照射剂量及方法

见表 1。

表 1　3 例急性非淋巴细胞白血病(ANLL)患者照射的情况

| 病例 | 性别 | 年龄 | 诊断 | 剂量(Gy) | 全身照射 TBI 方法 | 剂量率 cGy/分 | 肺部剂量 Gy | 3 天内化疗药物 |
|---|---|---|---|---|---|---|---|---|
| 1 | 男 | 24 | ANLL $CR_1(M_2)$ | 7.5 | $^{60}Co$ | 2.9 | 6.0 | CTX50 mg/kg ×2 |
| 2 | 男 | 22 | ANLL $CR_1(M_4)$ | 8.0 | $^{60}Co$ | 2.9 | 6.0 | CTX60 mg/kg ×2 |
| 3 | 女 | 24 | ANLL $CR_1(M_5)$ | 3.3 ×3 =9.9 | $^{60}Co$ | 2.9 | 6.5 | CTX60 mg/kg ×2 |

$^{60}Co$ 放射源系 Theratron80,1.25MeV,SAD280,射野 32 ×32

2. 照射后表现

照射后例 1、2、3 分别输入骨髓有核细胞 1.49、1.46 及 $3.1\times10^8$/kg 体重。3 例患者经 TBI 及 FTBI 约 2 Gy 后,均有恶心、呕吐,给予盐酸氯丙嗪静滴后明显好转,照射次日均有腮腺肿痛,均 1 ~2 天后自行消散。3 例患者均无明显腹泻,照射后短期内有皮肤充血,约 1 周后消失,但遗有轻的色素沉着,双手指甲遗有白色横纹。例 1 照射后染色体检查未发现染色体畸变与剂量的关系,例 2、3 染色体检查未培养成功,血象改变明显,见表 2 及图 1 ~3。

表 2　患者照射前后血象改变

| 病例 | 白细胞 $\times10^9$/L 照前值 | 最低值 | 最低时间(天) | 血小板 $\times10^9$/L 照前值 | 最低值 | 最低时间(天) | 中性粒细胞 $>0.5\times10^9$/L |
|---|---|---|---|---|---|---|---|
| 1 | 5.9 | 0.15 | +9 | 60.0 | 4.0 | +15 | +40 |
| 2 | 1.7 | 0.05 | +10 | 94.0 | 3.0 | +15 | +16 |
| 3 | 5.6 | 0.00 | +7 | 129.0 | 16.0 | +11 | +24 |

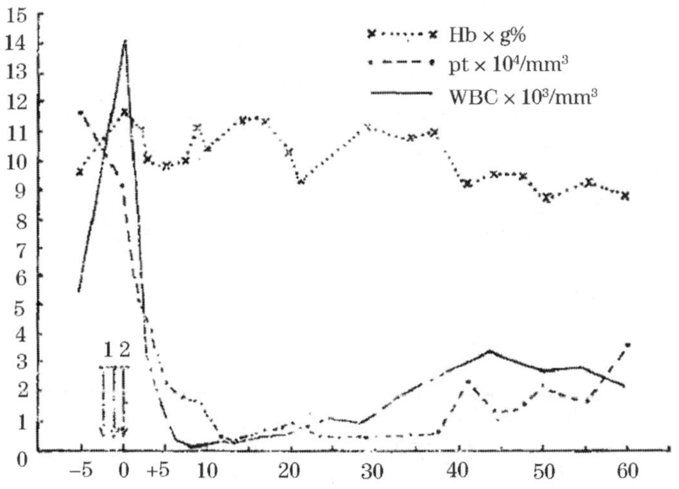


**图 1　例 1AML-$M_2$、ABMT 后血象改变**

1. 环磷酰胺；2. 全身照射

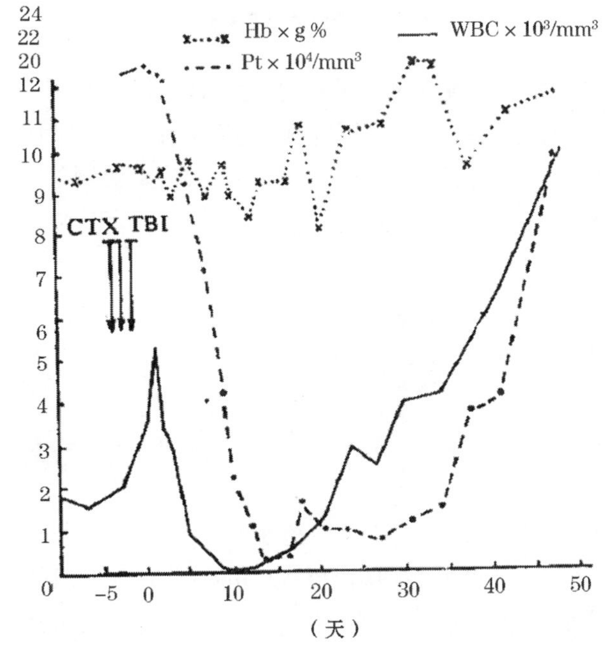


**图 2　例 2AML-$M_4$、ABMT 后血象改变**

CTX；环磷酰胺、TBI 全身照射

3. 照射后的处理

大剂量照射后，由于白细胞及血小板的降低，易致出血及感染，我们采用以下方法处理：

（1）全环境保护（total environment protection，TEP）包括空气层流病房（LAFR）、口服不吸收抗生素（ONAA）、无菌饮食及皮肤清洗消毒等，在放疗前 10～14 天即开始 TEP，先给予一次口服泻剂及肥皂水灌肠以清除肠道菌，口服不吸收抗生素有链霉素、庆大霉素，多黏菌素、新霉素等交替应用，复方新诺明用以防止卡氏肺囊虫感染，抗霉菌药可用制霉菌素、酮康唑及两性霉素等，对疱疹病毒感染的预防，可以用无环鸟苷等。

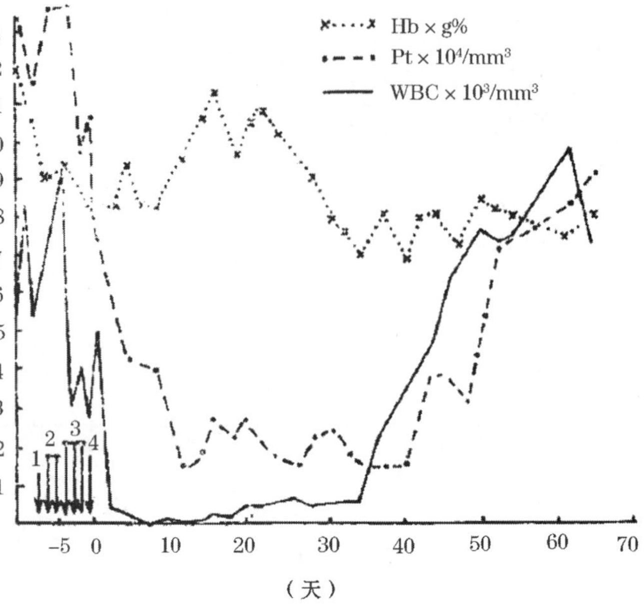


**图 3　例 3BMT 后血象改变**

1. 柔红霉素；2. 环磷酰胺；3. 全身照射；4. 输入骨髓

（2）预防用静脉抗生素的使用：白细胞降低时给予针对革兰阳性球菌及阴性杆菌的抗生素，如青霉素加庆大霉素、丁胺卡那加羧苄青霉素、头孢菌素类等，目前国内应特别注意革兰阴性菌如铜绿假单胞菌的感染。

（3）血液制品的支持治疗：于血小板减低时给予血小板的支持，本文例 1、2 所用血小板总量分别为 78 袋及 60 袋（每袋为 200 ml 全血的血小板量）每次输血小板为 4～8 袋，可提高血小板 1 万～2 万/$mm^3$，未输注白细胞。

经上述处理后 3 例患者均无出血及感染发生。出于非经口营养的供给，患者于放化疗后均无体重明显下降。全部患者均于 －10→－7 天时予大静脉插管（hickman line）。

## 讨　论

1. 大剂量 TBI 后的治疗主要是解救造血及免疫功能的衰竭

大剂量照射以后的主要生物效应为对骨髓的抑制及免疫功能的抑制。TBI 2 Gy 以后即可出现骨髓抑制，TBI 对人的 $LD_{50}$ 为 5 Gy，因而，对骨髓的支持治疗即成为早年放射事故的主要方法。1959 年 Mathe 在南斯拉夫事故后及 Thomas 在 Pittsburgh 对大剂量照射事故的患者均采用骨髓移植的方法。近 10 年来骨髓移植发展迅速，到 1984 年全世界已进行 BMT 9445 例，且以每年 3000～4000 例的速度在增长。1987 年全世界共进行 BMT 3964 例，到 1987 年全世界积累 BMT 共约 2 万例以上，而绝大部分 BMT 均经 TBI 或 FTBI 放疗后给予自体或同种异基因 BMT 治疗，此均说明骨髓造血细胞的支持对放射后的造血功能衰竭具有关键解救作用。

2. 中国人对大剂量 TBI 的耐受性问题

我们的例 1、2 为 ABMT，TBI 的剂量为 7.5 Gy 及 8.0 Gy，例 3 为 FTBI 9.9 Gy，此剂量为国内报道所用照射剂量最大者。例 1、2 经 ABMT 造血功能已恢复，例 3 经 BMT 后恢复也顺利。我们认为此 TBI 剂量为杀灭白血病细胞及抑制免疫功能所必须。我国台湾学者进行 BMT 时所用 TBI 剂量也为 10～12 Gy，故我们认为中国人耐受 TBI 剂量与外国人无明显差异。国内所报道 BMT 放射剂量较低，此或为易招致白血病复发的原因之一。

3. 全环境保护对全身大剂量照射的保护作用

我们的3例患者均在TBI前10~14天给予TEP,TBI后患者胃肠道反应很重,ONAA多不能全部执行,为此,我们在开始TEP时予以口服泻药及肥皂水灌肠,并口服较大剂量的ONAA,如新霉素等。于TBI后胃肠道反应很重,将ONAA减量,因此时胃肠道多已处于无菌状态。全身照射后白细胞降低,抗生素预防感染尤为重要。我们的3例TBI患者尽管白细胞降至(0.00~0.05)$\times 10^9$/L的极低水平,在TEP及抗生素的预防下,患者均无感染发生。此亦说明全身大剂量照射后医学支持疗法的重要性,苏联Chernobyl事故后的工作也说明此问题。

4. 大剂量TBI后血液制品的支持疗法

TBI后造血功能衰竭时血液制品的支持治疗极为重要,例1、2预处理后约10天白细胞下降到最低值,分别为0.15及0.05$\times 10^9$/L。例1经40天,例2经16天后,中性粒细胞才升到0.5$\times 10^9$/L以上,此2例患者的血小板最低值分别为3.0$\times 10^9$/L及4.0$\times 10^9$/L,血小板上升到10$\times 10^9$/L时分别为+18及+20天,在此期间需要输入血小板分别为78袋及60袋(每袋=200 ml全血分出的血小板,约为2.4$\times 10^{10}$个),我们的3例患者未输入粒细胞而只用TEP及抗生素,均未发生感染。Buckner等1978年已证实LAFR及ONAA能有效地预防感染。1983年Buckner等比较了LAFR与输粒细胞对预防感染的效果,未发现两组有差别,近来Ho等亦报道对粒细胞缺乏症的患者,输入粒细胞是无效的,且价格昂贵,易招致巨细胞包涵体病毒感染,肺部浸润及HLA抗原的免疫反应等。Chernobyl核电站事故中亦未提出输注白细胞的重要性。

5. 对高危险的核工作者的预防性保护措施

对照射剂量超过,8.0 Gy患者应进行骨髓移植治疗,由于受照后白细胞降低,HLA配型困难,故有建议对有高危险的核工作者先行HLA配型备用,另外可以将此类人员的自身骨髓冷冻保存,待需要时做BMT或ABMT。我们的例1及例2经7.5 Gy及8.0 Gy照射后,用自体骨髓移植后,其骨髓造血功能很快恢复,也说明经大剂量TBI后自体骨髓移植是可以解救此类患者的。

## 参考文献

[1] Champlin R. The role of bone marrow transplantation for nuclear accidents: Implications of the Chernobyl disaster. Semin Hematol, 1987, 24(Suppl): 1.

[2] Mathe G, *et al*. Transfusions et moelle osseuse homologue chez des humains irradies a haute dose accidentellement. Rev Fr Etud Clin Biol, 1959, 4: 226.

[3] Thomas ED. Bone marrow transplantation and administration of selected blood products. Presented at Symposium on Acute Radiation Syndrome. Pittsburgh, 1968.

[4] Bortin MM, *et al*. Increasing utilization of bone marrow transplantation. Transplantation, 1986, 42: 229.

[5] Tseng CH, *et al*. HLA-Mismatched allogeneic bone marrow transplantation. Chin Med J, 1997, 33: 187.

[6] Chiu CF, *et al*. ABO-Incompatible bone marrow transplantation in two case report. Chin Med J, 1987, 39: 241.

[7] 陆道培,等. 异基因骨髓移植治疗白血病[J]. 中华血液杂志,1986,7:463.

[8] 温丙昭,等. 异基因骨髓移植治疗急性粒细胞白血病一例[J]. 中华血液杂志,1987,8:131.

[9] 侯天德,等. 分次全身照射后异基因骨髓移植治疗急性淋巴细胞性白血病一例[J]. 中华血液杂志,1997,8:1596.

[10] USSR State Committee on the Utilization of Atomic Energy. The accident at the Chernobyl Nuclear power plant and its consequences. Presented at the IAEA Experts Meeting, Vienna, August, 25-29. 1986.

[11] Buckner CD, *et al*. Protective environment for marrow transplant recipients. a prospective study. Ann Int Med, 1978: 89: 893.

[12] Buckner CD, *et al*. Infection in allogeneic marrow transplant recipient with acute leukemia. effects of prophylactic measure. Infection, 1983, 11(5): 234.

[13] Ho WG, *et al*. Infection and transfusion therapy in acute leukemia[J]. Clinics in Hematol, 1986, 15: 873.

[中华放射医学与防护杂志　1990,10: 339~342]

# 致死剂量照射后的临床表现与处理

军事医学科学院附属307 医院血液科　曹履先　陈　虎　江　岷等

全身照射(total body irradiation, TBI)已成为骨髓移植必要的准备条件之一,也为人类致死剂量照射后的效应及处理提供了研究的模型。

最近一年我们对 5 例急性白血病患者进行了骨髓移植(BMT)及自体骨髓移植(ABMT),其 TBI 或 FTBI(分次照射)的剂量为 7.5~12 Gy。此照射剂量为国内报道 BMT 所用最大的照射量。此 5 例患者经治疗后其造血功能完全恢复,无一例因致死剂量的 TBI 引起急性放射病的死亡。今报道其临床表现及处理,并对致死性急性放射病的处理意见略作讨论。

## 一、材料、方法及结果

### 1. 患者情况及 TBI 的方法

见表 1。

表1　5 例白血病患者 TBI 的情况

| 病例 | 性别/年龄 | 诊断 | 治疗 | 剂量(Gy) | 剂量率(cGy/min) | 肺部剂量 Gy | 三天内的化疗药物 | 输入骨髓有核细胞 $\times10^8$/kg |
|---|---|---|---|---|---|---|---|---|
| 1 | 男/24 | AML $M_2$CR1 | ABMT | 7.5 | 2.9 | 6.0 | CT×50 mg/kg×2 | 1.26 |
| 2 | 男/22 | AML $M_4$CR1 | ABMT | 8.0 | 2.9 | 6.0 | CT×50 mg/kg×2 | 1.46 |
| 3 | 女/22 | AML $M_5$CR1 | BMT | 3.3×3=9.9 | 2.9 | 6.5 | CT×50 mg/kg×2+DNR 60 mg iv | 3.06 |
| 4 | 女/42 | AML $M_3$CR1 | ABMT | 4.0+6.0=10 | 2.05 | 7.2 | CT×50 mg/kg×2 | 1.46 |
| 5 | 男/23 | AML $M_0$CR1 | BMT | 4.0×3=12 | 2.13 | 7.4 | CT×50 mg/kg×2+DNR 60 mg iv | 2.80 |

$^{60}$Co 放射源系 Theratron80, 1.25 MeV, SAD280 射野 32×32; CTX=环磷酰胺, DNR=柔红霉素;例 4 前后肋骨各用直线加速器 照射 4.0 Gy

### 2. TBI 或 FTBI 后的临床表现

TBI 或 FTBI 后患者全身反应明显,主要表现如表 2。

**表 2　TBI 后主要的临床表现**

| 病例 | 腮腺肿痛 | 球结膜充血 | 皮肤充血 | 皮肤色素沉着 | 腹泻 | 咽部疼痛 | 口腔溃疡 | 恶心呕吐 | 脱发 |
|---|---|---|---|---|---|---|---|---|---|
| 1 | + | + | + | + + | + | + | − | + | + |
| 2 | + | + | + | + | + | + | − | + | + |
| 3 | + | + | + | + | + | + | − | + | + |
| 4 | + | + | + | + | + | + + | − | + | + |
| 5 | + | + | + | + + | + + | + + | + | + | + + |

腮腺肿痛多出现在 TBI 后次日，持续 1～2 天后自然消退。照射后 1～2 天均有球结膜充血，皮肤亦有充血，持续 3～5 天后消散，但常遗有色素沉着，例 1、2、5 皮肤改变明显，或此类改变以男性为明显之故。照射后消化道反应明显，5 例患者均有轻度腹泻，每日 2～4 次稀水样便，持续 1 周左右消失，恶心，呕吐多在 TBI 3 Gy 后即可出现，以后渐加重，口服药物困难，不能进水进食，并有咽干痛，唾液分泌明显减少，持续 2～4 周后逐渐消失。脱发出现在 TBI 后 7～9 天，除例 4 外头发全部脱落，阴毛、腋毛、眉毛、汗毛也有不同程度的脱落。

3. TBI 后血象的改变

TBI 后血象改变明显，照射后 1～2 天内均有白细胞的短暂上升，以后急骤下降，多在 7～10 天降至最低值。例 3、4、5 下降到 0，例 1、2 白细胞最低值分别为 0.15 及 $0.05\times10^9$/L，以后渐回升。中性粒细胞 > $0.5\times10^9$/L 的时间多在 +20 天以后。血小板于 TBI 后有类似的改变。详见表 3。

**表 3　TBI 后血象改变**

| 病例 | 白细胞 $\times10^9$/L | | | 血小板 $\times10^9$/L | | | 中性粒细胞 >0.5 $\times10^9$/L 时间（天） |
|---|---|---|---|---|---|---|---|
| | 照前 | 最低值 | 最低时间（天） | 照前 | 最低值 | 最低时间（天） | |
| 1 | 5.9 | 0.15 | +19 | 60.0 | 4.0 | +15 | +40 |
| 2 | 1.9 | 0.05 | +10 | 94.0 | 3.0 | +15 | +16 |
| 3 | 5.6 | 0.0 | +7 | 129.0 | 16.0 | +11 | +24 |
| 4 | 5.8 | 0.0 | +9 | 172.0 | 10.0 | +11 | +15 |
| 5 | 4.2 | 0.0 | +11 | 71.0 | 12.0 | +14 | +33 |

4. 水和电解质的平衡及营养的维持

急性放射病时消化道的症状很重，恶心、呕吐、进食进水困难，因而保持水、电解质平衡很重要。我们的 5 例患者于照射后均有恶心、呕吐、食欲消失，持续约 2 周后逐渐恢复，在此期间均由静脉维持水和电解质平衡，保持尿量在 2000～3000 ml/d，5 例均未发生钾、钠等电解质紊乱，但 2 例应用环胞霉素患者均出现低钙、低镁现象。我们的 5 例经大剂量 TBI 的患者均由静脉供应糖、水解蛋白、氨基酸、乳化脂肪等。TBI 后体重下降3～5 kg，但很快即恢复原体重。

5. 血液制品的支持治疗

致死剂量 TBI 后，患者造血功能受损极为严重，我们的 5 例患者 TBI 后骨髓均呈衰竭状态，白细胞及血小板均极度下降。我们的 5 例患者均未输入白细胞亦无明显的感染发生。5 例患者均输注血小板，例 1～4 各输入血小板数分别为 90、56、108 及 33 袋，每袋血小板为 200 ml 新鲜血中的血小板数。全部病例均未出现血小板减少所致的出血。全部患者于照射后均输入新鲜全血，TBI 后 2 个月内的输血量各为 2.2、2.4、3.7

及2.4 L。例1～4 均于 TBI 后每日输入胎丙球2 g,但例5 只输1 周,效果尚待确定。5 例患者经上述处理后造血功能均恢复正常(表3)。

## 二、讨论

随着工业的发展,核素及核动能的应用日益广泛,核战争的危险并未完全消除。因而研究致死剂量照射后的紧急抢救治疗措施是至关重要的。自 1944 年至 1988 年全世界共有 296 次核事故,136 615 人受损伤,其中 69 人死亡。随着科技的发展及近年来对核事故的认识,特别是通过苏联切尔诺贝利核事故后,对急性放射病诊治的认识有了许多新的概念性的更新,必须按最新的发展做好我们应付急性放射病的救治准备工作。

1. 致死剂量照射后的急性放射病的治疗

主要是解救造血及免疫功能的衰竭。

致死剂量照射后的主要生物效应是对骨髓的抑制及免疫功能的抑制。

TBI 2 Gy 后即可出现骨髓造血受抑,TBI 对人的 $LD_{50}$ 约为 5 Gy。$LD_{90}$ 约为 75 Gy,因而对骨髓的支持治疗即成为早年放射事故的主要治疗方法。1959 年 Mathe 在南斯拉夫事故后及 Thomas 在 Pittsbung 对大剂量照射的患者均系用骨髓移植(TBI)的方法。近 10 年来 BMT 发展迅速,到 1984 年全世界共进行 BMT 9445 例,且以每年 3000～4000 例的速度在增长。国际骨髓移植登记处报道至 1987 年全世界共进行 BMT 20 000 例以上,仅 1987 年即行 BMT 达 3964 例,其中绝大部分是用 TBI 及 FTBI 进行 BMT 前的准备的,且其照射剂量多在 10 Gy 以上。由此说明致死剂量 TBI 后应用 BMT 或 ABMT 是可以解救的。1986 年苏联核电站事故后 7 例用 HLA 相合的 BMT,6 例用 HLA 半相合的 BMT,9 例患者应用了胎肝细胞移植,有 2 例经 BMT 的患者最后恢复了自身的造血功能,虽然 9 例胎肝细胞移植患者均死于最严重的急性放射病及烧伤,但我们对胎肝移植的研究证明其可能有刺激造血作用,故应进一步研究。Champlin 在苏联核电站事故后提出对高危的核工作者要冻存自身的骨髓及预先做好 HLA 配型,我们认为此观点是正确的,我军的高级指挥员亦应做到此点。我们的 5 例患者经7.5～12 Gy 照射后,经 BMT 及 ABMT 恢复了造血功能亦说明在致死性急性放射病时 BMT 及 ABMT 的重要性。

2. 医学支持疗法在致死性急性放射病的治疗作用。

我们的 5 例致死剂量照射后行 BMT 或 ABMT 的患者均轻严密的医学支持治疗,包括全环境保护、预防性静脉给予抗生素、Hickman 导管的使用、水和电解质的支持、静脉营养及血液制品的支持等措施,患者均顺利地渡过了造血功能衰竭期,顺利恢复了造血功能,说明在致死剂量照射的急性放射病中,医学的支持疗法是极为重要的。苏联 1986 年核电事故的处理中也证明了一般医学支持疗法的重要性。由于强有力的支持疗法及抗感染预防措施,我们的 5 例患者 TBI 后症状是逐步加重的,特别是造血系消化系统的表现于 TBI 后日益明显,到第 10～20 天为高峰,以后逐渐恢复,而无明显的所谓急性放射病的极期表现,无出血、感染之征兆。有 3 例患者白细胞降至 0,2 例分别降至 0.15 和 0.05 $\times 10^9$/L 亦无感染之征象,有的病例白细胞降至零也无发热、出血现象。我们的 5 个病例均未输注白细胞,只输注血小板悬液维持血小板在 2.0 $\times 10^9$/L 左右,患者亦无"极期"的出血现象。因而我们认为强有力的医学支持疗法使过去对急性放射病的分期的概念应有所改变。

输入白细胞对抗感染已不重要。Brckner 等比较了输注粒细胞与只用空气层流病房在 BMT 白细胞减低期对抗感染的作用,并不能证明前者的优越性,Ho 等亦证明在急性白血病时输入粒细胞对于抗感染是无作用的。

3. 白血病患者进行 BMT 或 ABMT 前行 TBI 或 FTBI 的目的有:即①杀更多的白血病细胞;②抑制受者的免疫能力;③造成骨髓的空间以利供者骨髓细胞的植入。此种 TBI 是均匀照射所致的急性放射病,而核事故或核武器损伤是由不均匀的内、外照射所致,且常合并有烧伤、外伤等复合伤,又无事先的全环境保护(TEP)准备,故处理此类致死剂量所致的放射病更为复杂困难,应注意洗消放射性尘埃,促进内照射物质的排出，进行复合伤及烧伤的外科处理等。

近年来很重视应用重组的造血刺激因子治疗放射病所致的造血功能衰竭。1987 年巴西核事故中有 249 人受放射损伤，在受 6 Gy 以上照射的 8 个患者中用了人的重组粒单系集落刺激因子(rHuGM-csF)，剂量是 500 μg/m$^2$，用后可见到白细胞恢复快，发热的日期缩短。Moore 等也提出了应用重组的白介素 1、3、5($IL_1$、$IL_3$、$IL_5$)及重组的粒系、粒单系集落刺激因子(G-CSF、GM-CSF)治疗放射损伤及骨髓移植的患者。

总之，通过对 7.5～12 Gy 的放射予处理进行 BMT 及 ABMT 的 5 例白血病患者的观察，提高对致死剂量损伤引起放射病的认识，强调 BMT 及 ABMT、一般的医学处理、重组的刺激造血因子在急性放射治疗中的重要性，并指出由于强有力的医学支持疗法改变了对急性放射病分期的看法，强调了对高危核工作者及我军高级指挥员冻存造血干细胞，事先做好 HLA 配型的重要性。

## 参考文献


[1] Gale, RP. Use of recombinant CM-CSF in the Brazil radiation accident , Report on Synposium of 17th Annual Meeting of ISEH, Houston, 1988.

[2] Chemplin R. the role of bone marrow transplantation for nuclear accidents: Impication of the Chernobyl disaster. Semin in Hematol, 1987, 24(Suppl): 1.

[3] United Nations Scientific Committee on the effects of Atomic Radiation: Sourses and Biological Effects. Report to the United Nations, 1982.

[4] Mathe G, *et al*. Transfusions et moelle osseuse homologue chesdes humains irradies a haute dose accidentellement. Rev Fr Etud Clin Biol, 1959, 4: 226.

[5] Thomas ED. Bone marrow transplantation and administration of selected blood products. presented at Symposium on Acute Radiation Syndrome. pittsburgh, 1968.

[6] Bortin MM, *et al*. Increasing utilization of bone marrow transplantation. Transplantation, 1986, 42: 229.

[7] Bortin MM. Key results from recent analysis: A report from the International Bone Marrow Transplant Registry, Exp Hematol 1988, 16: 414.

[8] USSR State Committee on the Utilization of Atomic Energy. The accident at the Chernobyl Nuclear power plant and its consequences. presented at the IAEA Experts Meeting, Vienna, August, 1986, 25-29.

[9] Buckner CD, *et al*. Early infection in allogeneic marrow transplant recipients, a prospective study. Ann Int Med. 1978, 89: 893.

[10] Buckner CD, *et al*. Early infection in allogeneic marrow transplant recipient with acute leukemia, Effects of prophylactic measure. lnfection, 1983, 11(5): 234.

[11] Ho WC, *et al*. lnfection and transfusion therapy in acute leukemia. Clinics in Hematol, 1986, 15: 873.

[12] Barrett JA. Total body irradiation before bone marrow transplantation: A review. Clinical Radiology, 1982, 33: 131.

[13] Moore MAS, *et al*. Combination Biotherapy in vivo and in vitro with IL-1. IL-3, IL-5, G-CSF, and CM-CSF. Exp Hematol, 1988, 16: 413.

# Clinical manifestation and treatment after supra-lethal irradiation

**Cao Lu Xian, Chen Hu, Jiang Min Hematology Department,**
**Bei Tai Ping Road Hospital, Beijing, China.**

Total body irradiatjon (TBI) has became one of the the essential conditioning scheme for bone marrow transplantation, it can also be used as model for the research of the effect and treatment of supra-lethal irradiation in human beings.

We treated five leukemic patients with radiochemotherapy followed by BMT or ABMT. The dosages of TBI or FTBI are the highest dosages employed in China for BMT or ABMT.

**Table Clinical features and blood changes after TBI or FTBI**

| Case | Sex | Age (Yr) | Status of leukemia | Treatment | Radiation dose (Gy) | Dose rate (cGy/min) | BMcells Infused ($\times 10^9$/kg) | WBC ($\times 10^9$/L) Nadir Day | Pt ($\times 10^9$/L) Nadir Time | PMN > 0.5 $\times 10^9$/L (Day) |
|---|---|---|---|---|---|---|---|---|---|---|
| 1 | M | 24 | ANLL M2 CRI | ABMT | 7.5 | 2.9 | 1.49 | 0.15, +19 | 4.0, +15 | +40 |
| 2 | M | 22 | ANLL M4 CRI | ABMT | 8.0 | 2.9 | 1.46 | 0.05, +10 | 3.0, +15 | +16 |
| 3 | F | 24 | ANLL M5 CRI | BMT | 9.9 | 2.9 | 3.06 | 0.00, +7 | 16.0, +11 | +24 |
| 4 | F | 43 | ANLL M3 CRI | ABMT | 10.0 | 2.1 | 1.46 | 0.00, +9 | 10.0, +11 | +15 |
| 5 | M | 23 | ANLL MO CRI | BMT | 12.0 | 2.1 | 2.80 | 0.00, +11 | 12.0, +14 | +33 |

After irradiation all patients manifest parotid swelling and sore, conjest of the conjunctiva and skin, skin pigmentation, diarrhea, pharyngeal sore and alopecia. There is no infection of the patients even if the WBC falled to zero and no hemorrhage.

We treated the patients with total environment protection TEP, air laminar flow room, oral non-absorptive antibiotics, aseptic food, and skin decontamination, antibiotic scheme and blood component transfusions. All five patients could not take meals orally for 10 ~ 14 days after irradiation, the nutrition was maintained by intravenous feeding and their body weights remained nearly the same as before therapy.

We think that BMT or ABMT are the main treatment choice for high dosage irradiation damage. We don't think that Chinese can not tolerate high dosage of irradiation as foreigners. TEP and platlet transfusion are effective measures after high dose irradiation. We don't think granulocyte transfusion is useful. After proper treatment as above, there is no "crises" period of acute irradiation siekness, we think the staging of it must be changed under modern medical care. We suggest that nuclear workers who are in high danger of nuclear accident shoud be prepared with HLA typing or cryopreservation of some bone marrow or peripheral blood hemopoiesis stem cells of himself for BMT or ABMT during nuclear accident.

(307 医院资料 1990 年)

# $^{137}Cs$ 所致急性放射病转变为骨髓增生异常综合征 1 例

军事医学科学院附属 307 医院　曹履先 等

由广岛、长崎原子弹受害者中已证实射线损伤后白血病发病率明显增加。但未见有射线损伤后引起骨髓增生异常综合征(MDS)的报道。我们最近由 3 例 $^{137}Cs$ 所致急性放射病中观察到 1 例转变为铁粒幼细胞性贫血(sideroblastic amenia),报道如下。

**病历摘要:**男,66 岁,受源强为 10 居里的 $^{137}Cs$ 连续照射 150 天后于 1985 年 10 月 7 日入院(估计剂量为 800~1500 rad)。主要有疲乏、无力、贫血等表现,诊断为亚急性放射病,经男性激素及胎肝输注等治疗,病情好转,于 1986 年 5 月 28 日(停止照射后 253 天)出院。出院后继续维持用男性激素治疗,但贫血再次加重,于 1986 年 9 月 26 日第二次入院,当时有全血细胞减少。骨髓中幼稚细胞不增多,外周血中无幼稚细胞,给予输血等支持治疗无效,贫血渐加重,于 1987 年 3 月 23 日做骨髓检查(脱离照射后 549 天)见原粒及早幼粒细胞增多,环形铁粒幼细胞占有核红细胞的 34%,外周血中亦发现有 1.8% 的原始及早幼粒细胞,于脱离照射后 578 天再次做骨髓检查,见原始及早幼粒细胞已增至 7.5%,幼稚红细胞呈造血障碍,骨髓呈典型的骨髓增生异常综合征的表现,骨髓中粒单系祖细胞(CFU-GM)减低,25 个/2 × $10^5$ MNC(对照为 141 个/× $10^5$ MNC),染色体检查畸变率 15%,可见双着系点及 $Gq^-$ 等改变,中性粒细胞碱性酸酶为 22 分(表 1)。

**查体:**贫血貌,意识清楚,皮肤无出血点或淤斑,巩膜无黄染,浅淋巴结不肿大,心律齐、无杂音,肺呼吸音正常,胸廓无畸形,腹部平软,肝脾未扪及,腹鸣音正常,脊柱、四肢检查正常,神经系检查正常,手指甲远端处仍可见隐约的棕色色素沉着线。

**表 1　脱离照射后髓及血象改变**

| | 天 | 22 | 52 | 110 | 165 | 214 | 384 | 549 | 578 |
|---|---|---|---|---|---|---|---|---|---|
| 骨髓 | 增生程度 | − | − | + | + | ± | + | + | + |
| | 粒:红 | 9.8:1 | 3.7:1 | 1.5:1 | 0.9:1 | 2.0:1 | 0.8:1 | 2.0:1 | 2.7:1 |
| | 原粒 + 早粒% | 0.5 | 1.0 | 1.5 | 1.5 | 1.0 | 1.0 | 3.0 | 7.5 |
| | 原红 + 早红% | 0.0 | 0.0 | 1.0 | 2.5 | 0.5 | 3.0 | 3.5 | 1.5 |
| | 淋巴细胞% | 32.5 | 12.0 | 8.0 | 12.5 | 25.0 | 7.0 | 7.0 | 8.5 |
| | 浆细胞% | 0.5 | 3.0 | 0.5 | 0.5 | 1.5 | 0.0 | 4.0 | 1.5 |
| 血象 | Hb g% | 5.0 | 7.5 | 6.4 | 6.0 | 10.5 | 7.5 | 5.5 | 4.7 |
| | Rt % | 0.1 | 0.2 | 1.0 | 3.2 | 2.0 | 1.5 | 0.4 | 0.6 |
| | WBC × $10^9$/L | 0.5 | 1.4 | 2.4 | 2.0 | 2.7 | 2.1 | 1.1 | 1.8 |
| | Pt × $10^9$/L | 14.0 | 15.0 | 20.0 | 24.0 | 32.0 | 20.0 | 34.0 | 21.0 |
| | 幼稚细胞% | 0.0 | 0.0 | 0.0 | 0.0 | 0.0 | 0.0 | 1.8@ | — |

系浓缩血计数幼稚细胞百分数

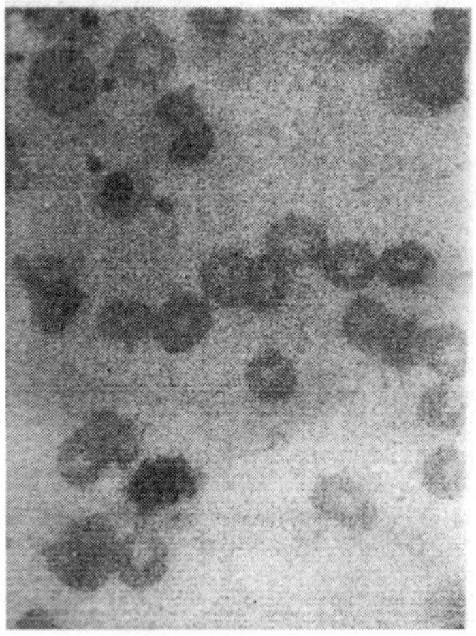

**图 1　脱离照射后 549 天的骨髓有 34% 的环形铁粒幼细胞**

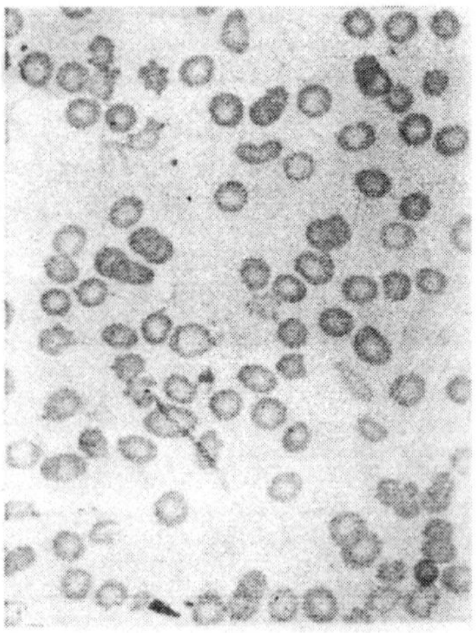

**图 2　成熟红细胞呈畸形改变(549 天骨髓)**

**讨论:**患者经源强为 10 居里的$^{137}$Cs 照射 150 天(估计剂量为 800 ~ 1500 rad)后表现有明显的疲乏、无力等贫血表现,骨髓示造血功能衰竭改变,指甲处有色素沉着,但无胃肠道反应,符合亚急性放射病的诊断。经男性激素等支持疗法后于脱离照射后 214 天时,骨髓及血象基本恢复而出院,当时骨髓中幼稚细胞并不增多。在以后的约 300 天中虽给患者继续维持男性激素等治疗,但患者贫血等表现逐渐加重,骨髓有核细胞增生活跃,原始及早幼粒细胞占 7.0%,且有细胞大小不等、形态不一、中空淡染等异常造血现象,并出现有 34% 的环形铁粒幼细胞,符合骨髓增生异常综合征中环形铁粒幼细胞性贫血的改变。亚急性放射病骨髓受间断的小剂量的长期照射,其骨髓常呈有破坏,恢复交替的改变,最终形成全血细胞减少的似再生障碍性贫血的表现。墨西哥事故 5 例患者中的 4 例亚急性放射患者所致剂量为 1818 ~ 5165 rad 均于脱离照射后 80 天内死于骨髓衰竭。我们此例患者所受照射剂量为 800 ~ 1500 rad,经强有力的支持疗法,骨髓衰竭改变一度恢复(脱离照射后约 200 天),但于脱离照射后 500 天又出现明确的骨髓增生异常综合征的表现,放射损伤后出现 MDS 改变报道较少。亚急性放射病较为少见,迄今未见有转变为 MDS 的报道。我们认为于亚急性放射病时,MDS 出现于骨髓衰竭的恢复期,其机制可能与阵发性夜间血红蛋白尿易出现于再生障碍性贫血的恢复期相似,即恢复期的骨髓易有异常或恶性克隆的细胞株出现。因而在人体受射线损伤后除应警惕有白血病发生外,尚需注意有增生异常综合征的可能。

## 参考文献


[1]　何东平. 原子弹辐射对人体远后期效应的主要研究结果[J]. 中华放射医学与防护杂志,1985,5:450.

[2]　叶根耀. 急性放射病临床研究现状与展望[J]. 中华放射医学与防护杂志,1984,4:60.

[3]　Bennett,J. M. *et al*. Proposals for the classification of the myelodysplastic syndromes[J]. Br J Haematol, 1982,51:189.

[4]　加滕宽夫,等. 广岛、长崎原子弹辐射的远期效应[J]. 中华放射医学与防护杂志,1983,3(4):1.

[5]　Lewis,S. M. and Dacie,J · V · . The aplastic anemia-paroxysmal nocturnal haemoglobinuria syndrome[J]. Br J Hematol, 1967, 13:236.


(307 医院资料　1987 年)

# 骨髓移植(BMT)治疗极重度骨髓型放射病(SARD)

307 医院 曹履先 陈 虎 江 岷 胡亮钉

**摘要:**本文对骨髓移植(BMT)治疗极重度骨髓型放射病(SARD)的问题进行了文献复习及讨论,结合文献及我们的经验提出了SARD时BMT为唯一有效的救治方法。讨论了:①SARD时的BMT的移植时机,提出了紧急性BMT的方法包括预处理、大静脉插管、HLA配型、紧急性全环境保护、供者的选择。②SARD时BMT前预处理的方案及重要性。③SARD时BMT后GVHD的表现及治疗。④间质性肺炎的防治。⑤造血刺激因子在SARD行BMT时的应用。⑥BMT在SARD中的地位及其限制。

人对放射性损伤的主要表现为造血组织的受损,2 Gy的全身照射即可引起骨髓的明显受抑,急性放射病时,人的$CD_{50}$估计在5 Gy,$CD_{90}$约为7 Gy,因而积极地抢救恢复的造血功能以解除全血细胞减少及恢复免疫功能是至关重要的。用骨髓移植方法治疗极重度放射病是合理的。动物实验已证实骨髓移植可以提高放射动物的存活率。迄今为止,世界范围内共有3起放射性核事故应用了骨髓移植治疗的报道,即1958年南斯拉夫核事故时,Mathe等给5例受照射在300 rad以上的患者进行了未行HLA配型的BMT,其中4例存活,但无植入的证据。1967年Thomas等对3例Pittsburgh附近核事故中的1例进了双胞胎间的BMT(Syngeneic BMT),移植后第15天恢复了造血功能,说明BMT对此病例的治疗是有效的。1986年前苏联Chernobyl核电站事故中,13名受照射5.2~13.4 Gy的患者进行了HLA相合及半相合的BMT,有6例患者有暂时性骨髓植入的证据,最后只2个患者生存3年以上,但植入的BM均在移植后40天后被排除了。

SARD时的BMT与一般应用BMT治疗血液病时有其不同的特殊点。现就其有关问题讨论如下。

## 一、骨髓移植的时机

事故性放射病时其极期多出现在照射后1~2周,因而BMT应尽快进行,谓之紧急性骨髓移植(emergency marrow transplantation, EmBMT)。在白血病、再生障碍性贫血等行BMT前,患者多经过充分的准备,包括HLA配型,混合淋巴细胞培养,约2周的全环境保护(TEP)清除感染病灶、循环对供者采取自体血等,由于BMT植入骨髓的时间在移植后14~20天,而在急性极重度放射病行BMT时,应力争在放射病极期出现后不久即有被植入的血细胞生长,以防止感染和出血的发生,故在急性放射病时应予紧急的BMT(EmBMT)。我们认为急性放射病时EmBMT的准备应于24小时内完成,方案如下。

1. 环磷酰胺的预处理,60 g/kg×1或2。
2. 锁骨下静脉插管(双腔)。
3. 做HLA配型及做混合淋巴细胞培养。
4. 给予紧急的全环境保护24小时内完成。

(1)立即进入无菌层流病房(开机24小时后)。

(2)两次的洗必泰药浴。

(3)眼、耳道、鼻腔、口腔、肛门、阴道、肚脐的药物灭菌消毒处理共6次。

(4)口服不吸收抗生素,包括新霉素、黄连素、制霉菌素、庆大霉素;1/4小时。

(5)口服50%硫酸镁50 ml(如无腹泻)。

(6)肥皂水清洁灌肠1~2次。

(7)无菌消毒的饮食。

(8)青霉素1000万单位静滴×2,庆大霉素5 g静滴1/6小时,羧卞青霉素5 g静滴1/6小时。

(9)对存在的龋齿等感染灶进行适当的外科处理。

5. 供者的选择:在极重度放射病时EmBMT治疗的供髓员的选择。

(1)同卵双胞胎进行Syngeneic BMT。

(2)HLA相同的兄弟姐妹,HLA identical BMT。

(3)家族内HLA半相合的BMT、HLA,包括父母子女间,兄弟姐妹等。

(4)HLA相合的无关供者(HLA matched unrelated donor)。

在SARD时患者白细胞极度降低的条件下,以选用HLA半相合的BMT较为合理。

由于EmBMT时间紧迫,不能循环采血,于采骨髓时可予2500 rad照射后的库存血补充给供者(800~1000 ml)。

供髓者除HLA配型、混合淋巴细胞培养外还应进行肝肾功能检查、心电图检查、红细胞配型、白细胞的DNA提取备用。

## 二、急性极重度放射病骨髓移植前的预处理方案及其重要性

BMT前的预处理方法(conditional regimen)对BMT的成功是至关重要的。对白血病患者做BMT的预处理的目的有三,即最大限度地杀灭白血病细胞,抑制受体的免疫功能及腾空骨髓间质中的造血干细胞以利于造血干细胞的植入。经典的预处理方法为全身照射TBI 1000 rad。及环磷酰胺60 mg/kg×2,此经典的预处理方法已为世界各地BMT治疗白血病时所采用,对其他疾病的BMT时预处理方法有所不同,对急性极重度放射病BMT的预处理尚无报道。在历史上19例所进行的BMT中,从未用过予处理,亦无长期植入,除一例同基因的骨髓移植可能有植入以外均无长期植入骨髓的证据。在苏联Chernobyl核电站事故以后,由于BMT不能长期植入,1988年我们即提出了对此类患者预处理的重要性。1987年Monroy等做了狗的动物试验,证明了经照射狗,预处理后BMT的植入效果比对照组为好。

我们认为,过去,特别是苏联Chernobyl 13例BMT不能移植成功是未能进行BMT前预处理之故。

放射病时BMT治疗前进行预处理的机理除上述对白血病BMT治疗时的机理以外尚有在放射病时全身照射所致的骨髓损伤是不够均匀的,即体内尚残存有部分造血免疫细胞,特别是后者,免疫活性细胞的存在对移入造血干细胞是不利的,故预处理进一步杀灭免疫活性细胞对防止排斥是十分重要的,大剂量环磷酰胺进行预处理是有利于骨髓长期植入的。

## 三、急重度放射病(SARD)人BMT后GVHD的特点及防治

1. 急性放射病时皮肤多有放射性烧伤、红斑、水疱、剥脱皮炎等,而GVHD的主要表现之一是皮疹,故ARD伤员做BMT后其GVHD的皮疹表现多不典型,此点文献记载甚少。我们曾遇到1病例,前胸、腹、面部有明显的放射性皮炎、红斑、脱皮等,但在手足掌部出现明显的GVHD时,肝功受损、黄疸指数增高时并无典型的GVHD皮疹,而皮肤病理改变符合于放射性皮炎及皮肤GVHD的两种改变,说明急性放射病时的GVHD皮肤改变是有特点的,不应单纯以一般GVHD皮疹表现来诊断GVHD。

2. T淋巴细胞清除对预防HLA半相合BMT中的意义:BMT时发生GVHD的机会约45%,其中25%死亡,T细胞清除可以减少GVHD,HLA半相合的BMT发生GVHD的机会明显增多,对有2个或3个位点不同的急性GVHD的发生率分别增多3.1及4.5倍,T细胞清除后急性GVHD均减少,但移植失败可能性则大为增多。在SARD时重要的是要尽快植入以使患者能尽快度过极期,故我们主张对此类患者不进行T细胞清除,此点文献有不同的意见,他们认为应用T细胞清除的供者骨髓为好。

(3)抗淋巴细胞球蛋白(ALG)在防GVHD的作用:苏联Chernobyl核电站事故后13例患者做BMT,其中有3人于+5、+13天使用了ALG,此3个患者均曾有植入证据,但最终都被排斥了,ALG对清除体内自身

及供者 BM 中 T 淋巴细胞是有作用的，此或有利于患者 BM 的植入。

(4)甲基强的松龙(MP)的应用：MP 对 aGVHD 的治疗作用是肯定的，一般 MP 的用量为 15 mg/kg，我们曾使用的最高剂量为 6 mg/kg，属于中等的 MP 剂量，对 GVHD 有明显的疗效。说明此剂量的 MP 在治疗 GVHD 是有效的，由我们患者及过去治疗白血病患者 BMT 后的 aGVHD，用中小剂量的 MP(2~6 mg/kg·d)对治疗亦有较好的疗效。故我们认为治疗 GVHD 亦可不用大剂量而只用中小剂量的 MP。

(5)CSA + MTX 的联合应用预防 GVHD：最早应用的药物预防 GVHD 为 MTX，但应用 MTX 预防 GVHD 时可引起植入的缓慢，且其防 GVHD 的确切疗效尚有争议。1978 年报道环胞霉素(cyclsporine A，CSA)防治 GVHD 有效，以后报道 CSA 与短疗程的 MTX 联合应用有较好的防 GVHD 的效果，且无 MTX 延长植入时间的缺点，我们曾用此方案防 GVHD，其 HLA 半相合 BMT 顺利植入，说明 MTX + CSA 预防 GVHD 而防治移植物被排斥的作用是好的。

## 四、间质性肺炎(IP)的防治

SARD 时，肺部可能受到 >8 Gy 的照射，且事故性照射其剂量率常是很高的。事故性照射可为一次性大剂量率的照射，而高剂量率一次性照射是易招到肺部Ⅱ型肺泡细胞及毛细血管损害而引起间质性肺炎发生的，1.1 Gy/min 的剂量率对小鼠因 IP 致死率为 0.05 Gy/min 的 1.8 倍($LD_{50}$/180 系指 180 天时 50% 死亡率)因而 SARD 时 IP 是很容易发生的，如前苏联 Chernobyl 核电站事故中 13 例行 BMT 治疗的患者中有 5 例死于 IP，近些年来的 SARD 后行 BMT 如：以色列核事故及前苏联核事故中所应用的 BMT 治疗后均发生了 IP，因而在 SARD 行 BMT 治疗时要极为重视 IP 的防治，包括防治细菌感染，防治卡氏肺囊虫、防治巨细胞包涵体病毒(CMV)所致的 IP 应特别重视抗生素、磺胺药、CMV 阴性的血液制品、抗 CMV 血清、大剂量丙种球蛋白的使用等。

## 五、造血刺激因子(HGF)的使用

近些年来由于 HGF 的发现及重组 HGF 的成功，使其能应用于临床，在巴西的核事故中 GM-CSF 成功地应用为 SARD 的治疗开辟了新的前景。在 SARD 行 BMT 时亦可同时应用造血刺激因子，使白细胞低减期可以缩短，可以减少感染的机会。Gale 在 1990 年提出 >2 Gy 时应用造血细胞刺激因子 5~8 Gy 到15 Gy 可做 BMT，故在 SARD 做 BMT 时应用造血刺激因子是有特别重要意义的，特别是在早期，受照射剂量尚不能准确估计时，HGF 的应用是必要的，做 BMT 时也应使用 HGF。

## 六、骨髓移植在治疗急重度放射病中的地位及其限制

在 8 Gy 以上照射所致的极重度放射病时患者的造血及免疫功能不能在短期内恢复，因而用 BMT 使供者的 BM 在受者体内重建以维持造血及免疫功能的恢复是十分重要的，BMT 对救治核事故的作用的估价是复杂的，低剂量的照射事故给予 HLA 不相合的 BMT 则被移植的造血干细胞很快被排斥了，中剂量的如中度致死剂量(midlethal dose)在小动物实验做组织抗原不相合的 BMT 会减低生存率，故作为组织不相合的 BMT 有人主张必须用 T 细胞清除。

我们认为 SARD 时做 BMT 应无严重放射性烧伤、无严重的内照射及除骨髓外的其他重要脏器受损，TBI 的剂量估计应在 6~8 Gy 或以上，受照射的初期当剂量等尚不能确切估计时我们认为 Gale 等的建议是可行的，见图 1。

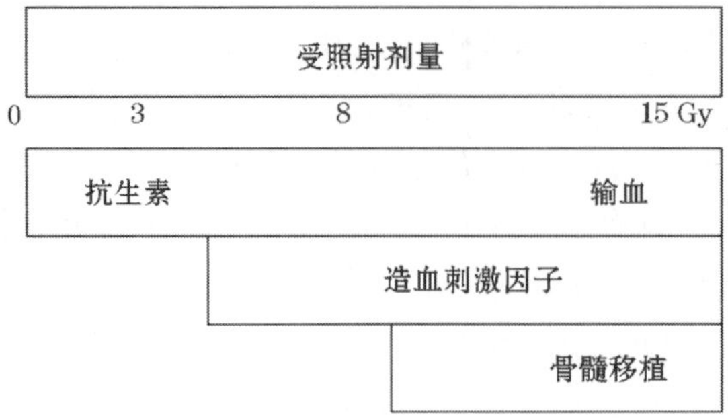


**图 1　事故性受照射后的医学处理**

即受照射后应予抗生素、全环境保护等处理，>2 Gy 应给予 HGF，5~8 Gy 到 15 Gy 应予 BMT 治疗，BMT 治疗 SARD 有许多限制，如组织配型困难因受照射后白细胞减少，无关供者的寻找需时间长（1~2 月），合并放射烧伤复合等合并症。

由于大剂量、大剂量率的照射后肺部合并症 IP 的多见，故在做 BMT 时即应注意 IP 的防治，如 Ganciclovir 的应用，CMV 阴性血清的应用，大剂量静脉丙种球蛋白的应用（IVIG）等。

总之，复习文献及我们的临床经验体会到 BMT 为解决 SARD 的唯一有效方法，应进行紧急的骨髓移植（紧急性的全环境保护、HLA 配型、大静脉插管等）BMT 前应予进一步药物的预处理，注意 BMT 后 GVHD 与皮肤的放射烧伤的鉴别；BMT 后间质性肺炎的防治，提出了 SARD 时 BMT 的适应证及其限制。

## 参考文献


[1] Scientific Committee on Effects of Atomic Ionizing Radiation, Sources and Biological Effects, United Nations, New York, 1982.

[2] Gale RP. The role of bone marrow transplantation follows nuclear accidents. Bone Marrow Transplantion, 1987, 2(1):1.

[3] Champlin R. The role of bone marrow transplantation for nuclear accidents: Implications of the Chernobyl disaster. Semin in Hematol, 1987, 24(3Suppl 2):1.

[4] VonBekkum D, *et al*. Radiation chimeras. Academic Press, New York, 1967.

[5] Thomas ED, *et al*. Bone Marrow Transplantation. N Engl J Med, 1975, 292:895.

[6] Mathe G, *et al*. Transfusions et greftes de moell osseuse homologye cherdes humains irradies a haute dose accidentellement, Rev. Fr. Etud Clin Biol, 1959: 226.

[7] Thomas ED, *et al*. Marrow infusion in dogs given mediethal or lethal irradiation. Radiat Res, 1970, 41:113.

[8] Baranov A, *et al*. Bone marrow infusion in dogs given mediethal or lethal irradiation. N Engl J Med, 1989, 321:205.

[9] Buckner CD, *et al*. Protective environment for marrow transplant recipients: A prospective study. Ann Int Med, 1978, 89: 893.

[10] Barrett A. Total body irradiation before bone marrow transplantation: A review. Clini Radiology, 1982, 33: 131.

[11] Gale RP, *et al*. Bone marrow transplantation in acute leukemia using intensive chemo-radio-therapy (SCARI-UCLA). Transplantation proceedings, 1976, 8: 611.

[12] Cao LX, *et al*. The clinical manifestation and treatment after supra lethal irradiation (1988 Unpublished).

[13] Monroy RL, *et al*. Improved survival of dogs exposed to fission neutron irradiation and transplanted with HLA identical bone marrow. Bone Marrow Transplantation, 1987, 2: 375.

[14] Marmont AM, *et al*. T-cell depletion in allogeneic bone marrow transplantation: progress and problems. Hematologica, 1989, 74 :235.

[15] Butturini A, *et al*. T-cell depletion in bone marrow transplantation for leukemia: Current results and future directions. Bone Marrow Transplantation, 1988, 3:185.

[16] Beatty PG, *et al*. Marrow transplantation from related donor other than HLA-identical siblings. N Engl J Med, 1985, 313:

765.

[17] Patrick G, *et al*. Marrow transplantation from donors other than HLA identical siblings. Hematol Oncol Clin of North Amer, 1990, 4:677.

[18] Gale RP. Medical Response to nuclear accidents. Bone Marrow Transplantation current controversies, P 671-680, 1989 Alan R. iss Inc.

[19] Weiden PL, *et al*. Antihuman thymocyte globulin for prophylaxis and treatment of grafts-versus-host disease in recipients of allogeneic marrow grafts. Transplant Proc, 1978,10:213.

[20] Bacigalupo A, *et al*. High dose bolus methylprednisolone for the treatment of acute graft-versus-host disease. Blut, 1983, 46:125.

[21] Herzig R, *et al*. Incidence of graft-versus-host disease(GVHD) with methetrexate(MTX) prophylaxis in allogeneic bone marrow transplant(BMT) patients(PTS). Blood, 1982, 60(suppl 1):1699.

[22] Powles RL, *et al*. Cyclosporine-A for the treatment of graft-versus-host disease in man. Lancet, 1987,11:1327.

[23] Storb R, *et al*. Methetrexate and cyclosporine compared with cyclosporine alone for prophylaxis of acute graft versus host disease after marrow transplantation for leukemia. N Engl J Med, 1986,314:792.

[24] Molls M, *et al*. Total body irradiation:The lung as critical organ. Strahlentherapie und On kologie, 1986,162: 226.

[25] REAC/TS. Save operating procedure violations result in radiation accident. REAC/TS Newsletter. Spring,1991,3.

[26] Butturini A, *et al*. Use of recombinant granulocyte-Macrophage colony stimulating factor in Brozil radiation accident. Lancet, 1988, 2:471.

[27] Masaoka T, *et al*. recombinant human granulocyte colony-stimulating factor in allogeneic bone marrow transplantation. Exp Hematol, 1989, 17:1047.

[28] Gale RP, *et al*. The role of hematopoietic growth factors in nuclear and radiation accidents. Exp Hematol, 1990,18:958.

[29] Trentin JJ. Grafted-marrow-rejection mortality contrasted to homologous disease in irradiated mice receiving homologous bone marrow. JNCI, 1959,22:219.

[30] Gale RP. Perspective-Medical response to radiation and nuclear accidents: Lessons for the future. J of National Cancer Inst, 1988,80:995.

[31] Champlin R. Treatment for victims of nuclear accidents: The role of bone marrow transplantation. Radia Res, 1988,113:205.

[32] Champlin RE, edi:Bone marrow transplantation. Pages 229-306. Kluwer Academic Publishers, 1990.

（资料　1992 年）

# 骨髓移植治疗急性放射病

307 医院　曹履先　陈　虎

急性放射病的治疗研究是由放射性核武器的应用研究开始的。1945 年 8 月在日本的广岛、长崎原子弹爆炸前后,科研人员已很清楚地认识到,放射线对人体最重要的损害是其对造血及免疫功能所造成的严重影响。因而保护和促进造血的恢复是至关重要的措施。其后发展的骨髓移植是治疗放射病的方法。

迄今为止,共有 6 起 24 例急性放射病患者(均为核事故引起)公开报道做了骨髓移植治疗(包括骨髓、外周血及脐带血的造血干细胞的移植),其中包括 Mathe 等给 5 例受照射 3.0 Gy 以上的患者进行了未做 HLA 配型的骨髓移植,其中 4 例存活,但无植入证据。1967 年 Thomas 等对匹兹堡附近核事故中 3 例患者中的 1 例进行了双胞胎间的骨髓移植,移植后第 15 天恢复了造血功能。1986 年前苏联切尔诺贝利核电站核事故中有 13 例受照射 5.2~13.4 Gy 的患者进行了 HLA 相合或半相合的骨髓移植,有 6 例患者有暂时性骨髓植入的证据,有 2 例患者生存 3 年以上,但植入和造血细胞均于骨髓移植 40 天后被排斥。20 世纪 90 年代以后有以色列 1 例、中国上海 2 例及日本 2 例核事故患者做了造血干细胞移植。

## 一、急性放射病时骨髓移植的适应证

人类经全身照射(放射线)后,可造成损伤,其损伤程度与所受的放射线的种类和剂量有关,也和剂量率有关。人体各器官对射线的敏感性不同,全身照射 1 Gy 以上即可造成放射病,全身照射 2 Gy 即可引起骨髓的明显受抑制。急性放射病时,人的 $LD_{50}$ 约为 7 Gy,若受照射较轻则造血功能是可以逐渐恢复的,骨髓移植对恢复造血显然是不必要的,因而急性放射病骨髓移植的地位和作用是很复杂的。有人认为,低剂量照射时,如给予 HLA 不相合的骨髓会使移植的造血干细胞很快被排斥。在小动物实验中,中剂量,如中度致死剂量照射后,做组织抗原不相合的骨髓移植会减低生存率,故有人主张做组织抗原不相合的骨髓移植时,应采用 T 细胞清除术。

急性放射病骨髓移植的适应证为:全身照射 6~8 Gy 或以上,15 Gy 以下,无严重的外伤及皮肤烧伤,无严重的内照射,无严重的内脏受损及内脏功能损害。

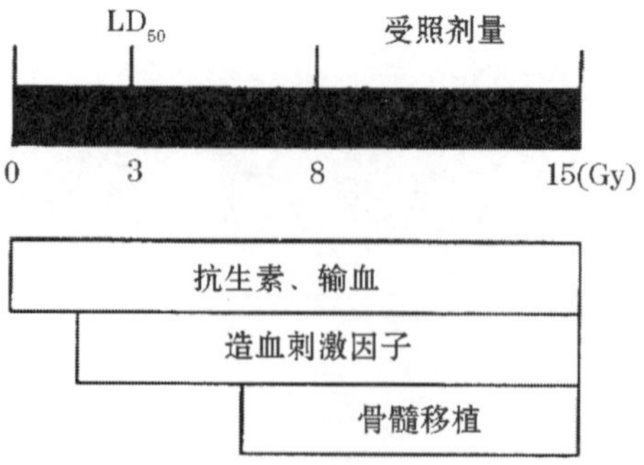


图 1　事故性受照射后的医学处理原则

在急性放射病患者受照射的初期,尚不能确定受照射的剂量时,我们认同 Gale 等处理原则(图 1)。由图 1 可以看出,受照射后,当不能确定受照射的剂量时,应予以全环境保护(TEP),同时应预防性应用抗生素。当确定受照射剂量大于 2 Gy 时,应予造血细胞刺激因子(HGF),当确定受照射剂量在 5~15 Gy 时,应考虑做骨髓移植。

骨髓移植治疗急性放射病有很多限制:①受照射后白细胞降低,HLA 配型比较困难;②找到合适的供者、且能应用于骨髓移植上,最少需 1~2 个月的时间。因而除 HLA 相合的同胞供者外,HLA 半相合的家族供者及 HLA 相合的脐带血造血干细胞移植也是较好的选择。

## 二、放射病时骨髓移植的特点

### (一)骨髓移植的时机

核事故性急性放射病的极期多出现在受照射后的1~2周,因而骨髓移植应尽快进行,力争于急性放射病的极期出现后不久即有被植入的血细胞生长,以防止感染和出血的发生。急性放射病的骨髓移植称之为紧急性骨髓移植(emergency bone marrow transplantation,emBMT),紧急性骨髓移植的准备工作应于24小时内完成。

1. 锁骨下静脉插管(双腔导管)。

2. 做HLA配型,以选择合适的造血干细胞的来源。

3. 准备紧急性的全环境保护(emergency total environment protection,emTEP),包括进入无菌层流病房(air laminar flew room,ALFR),氯己定药浴,眼、耳道、鼻腔、口腔、肛门、阴道、肚脐等处的多次外用药的消毒;口服不吸收抗生素,包括新霉素、小檗碱、庆大霉素、制霉菌素等;也可加用1~2天泰能等强抗生素。为了清除肠道细菌,可予口服缓泻剂及肥皂水清洁灌肠,给予无菌饮食及清除感染病灶。

### (二)造血干细胞供者的选择

急性放射病时骨髓移植的时间要求比较紧迫,因而需要尽快找到可以应用的造血干细胞,以便在患者放射病极期到来时有正常的造血及免疫功能,克服感染及出血的影响。

常用的造血干细胞的来源是亲属的骨髓及外周血的造血干细胞、无关供者的骨髓及外周血的造血干细胞、脐带血的造血干细胞。此均有HLA相合、部分相合之分。

1. 亲属造血干细胞来源的选择次序 HLA相合的男性同胞、HLA相合的女性同胞、HLA半相合的男性同胞、HLA半相合的女性同胞、母亲(HLA半相合)的造血干细胞、父亲(HLA半相合)的造血干细胞。

2. 非亲属造血干细胞来源的选择次序 HLA相合、性别相同的男性供者,HLA相合、性别相同的女性供者,HLA部分相合的供者。

3. 脐血造血干细胞选择次序 HLA相合的供者、HLA部分相合的供者,应选择细胞数目多的脐血,也可以选择2个以上的HLA相合的脐血。

### (三)急性放射病时骨髓移植前预处理的重要性

白血病时骨髓移植预处理的目的为大量消灭白血病细胞,抑制受者的免疫功能及腾空造血干细胞以利于造血干细胞的植入。急性放射病时骨髓移植前给环磷酰胺预处理的主要目的是抑制受体免疫反应,以利植入造血干细胞,由于急性放射病时患者所受照射剂量大、剂量率大且为不均匀照射,因而受者机体免疫抑制是不够的,免疫活性细胞仍部分存在。故造血干细胞不易植入,或植入后易于被排斥掉,在研究了以往急性放射病时骨髓移植的情况后,在患者经致死剂量的照射后,又给予大剂量的细胞毒性药物进行预处理,以进一步抑制受者的免疫反应,利于供者造血干细胞的植入,在正常造血干细胞植入后,患者的造血及免疫功能有所恢复,对应付感染、出血及免疫反应是有利的。

1990年在上海核事故中的一例在致死剂量照射后又给予大剂量的环磷酰胺预处理,使HLA半相合的骨髓移植成功植入,证实了Morroy等的意见,加强预处理可以使狗放射后BMT治疗较对照组为好。其他一些免疫抑制剂,如ATG、氟达拉宾等也是可以用的。

## 三、极重度急性放射病骨髓移植后急性移植物抗宿主病的特点

此类患者的aGVHD与白血病患者骨髓移植后的急性移植物抗宿主病的临床表现并无明显不同,主要表现为皮肤、肠道及肝脏的异常改变,但其常与极重度急性放射病时所造成的皮肤、肠道及肝脏表现同时存在,易于混淆。

### (一)皮肤病变

aGVHD的皮疹初发时多在耳后,常为猩红热样皮疹,手掌、脚掌易有发红。胸腹部红斑性充血性皮疹、水疱也极易与急性放射病时的放射性皮炎相混淆。aGVHD时没有放射性皮炎的二次性红斑,皮肤病理活检

对两病的鉴别是有帮助的，aGVHD 对肾上腺皮质激素类药物反应是好的。

**（二）胃肠道表现**

aGVHD 与极重度急性放射病，特别是腹部受照射者，均可有腹部症状，如腹痛、腹泻等，可由发生的时间、肠道病理活检来区别。

**（三）肝脏的表现**

aGVHD 与极重度急性放射病时均可有肝脏异常的表现，如黄疸，碱性磷酸酶、谷丙转氨酶、谷草转氨酶的升高等，此类表现在 aGVHD 多见，可以由肝脏活检加以区别。

## 四、巨细胞包涵体病毒所致间质性肺炎的诊治

放射性肺炎与骨髓移植后巨细胞包涵体病毒（CMV）所致间质性肺炎的鉴别是比较困难的。由于放射剂量大、剂量率高，放射性肺炎为多见，其与 CMV 所致间质性肺炎的表现很相似，两者治疗上都比较困难，可试用丙种球蛋白、更昔洛韦、肾上腺皮质激素类药物。

造血细胞生长刺激因子（GM-CSF 及 G-CSF）也可用于代替骨髓移植治疗急性放射病。虽然其与骨髓移植治疗比较，由于病例太少，尚不能得出较肯定的结论，但造血细胞生长刺激因子不失为对急性放射病较好的治疗方法之一。

骨髓移植治疗重度急性放射损伤，由于病例太少，尚不能得出确切一致的意见。2005 年 EBMT 组、法国放射防护及核安全组织与德国 Ulm 大学共同召开的欧洲 25 国会议对于大剂量核事故患者的血液学及其他医学处理意见认为，做骨髓移植治疗时应考虑放射源的性质，可以用双胞胎的干细胞，家属供者要求 7 ~ 8 个位点相合，无关供者要求 9 ~ 10 个位点相合，脐带血干细胞要大于 4 个位点相合，同时要考虑患者是否有其他放射损伤及过去的病情。预处理可加用弱一些的免疫抑制剂，可以用氟达拉宾与 ATG，输入的干细胞要尽量多一些。

### 参考文献


[1] Gale RP. The role of bone marrow transplantation follow nuclear accidents[J]. Bone Marrow Transplant, 1987, 2: 1.

[2] Thomas ED, Blond RL, Craham T, *et al*. Marrow infusion in dogs given midlethal or lethal irradiation[J]. Radiat Res, 1970, 41: 113.

[3] Baranov A, Gale RP, Guskova A, *et al*. Bone marrow transplantation after thc Chernobyl nuclear accident[J]. N Engl J Med, 1989, 321: 205.

[4] Monroy RL, Vriesendorp HM, Macvittie TJ. Improved surv: val of dogs exposed to fission neutron irradiation and transplanted with HLA identical bone marrow[J]. Bone Marrow Tmnsplant, 1987, 2: 375.

[5] Butturini A, Sonza PCD, Gale RP, *et al*. Use of recombinant granuloeyte-macrophage colony stimulating factor in Brazil radiation accident[J]. Lancet, 1988, 2: 471.

[6] Gale RP, Buttufini A. The role of hematopoietic growth factors in nuclear and radiation accidents[J]. Exp Hematol, 1990, 18: 958.

[7] Nagavama H, Misawa K, Tanaka H, *et al*. Transient hematopoietic stem cell rescue using umbilical cord blood for a lethally irradiated nuclear accident victim[J]. Bone Marrow Transplant, 2002, 29: 197.

[8] 刘本俶，叶根耀. 上海 6.25Co 源辐射事故患者诊断与救治文集[M]. 北京：北京科学技术出版社，1994，43-56.

[9] Gorine NC, Fliedner TM, Gourmelon P, *et al*. Consensis conference on European preparedness for haematological and other medical management of mass radiation accidents[J]. Ann Hematol, 2006, 85(10): 671-679.

[10] Chiba S, Salto A, Ogawa S, *et al*. Transplantation for accidental acute high-dose total body neutron and gamma-radiation and exposure[J]. Bone Marrow Transplant, 2002, 29: 935-939.


（曹履先，陈虎等主编. 骨髓移植学第 217 页，2008）

# Bone marrow transplantation( BMT) in the treatment of severe acute radiation disease ( SARD)

**Bei Tai Ping Lu Hospital**
**Cao LX, Chen H, Hu LD *et al***

We review the lieralure of bone marrow tranaplantation ( BMT) in the treatment of severe acute radiation disease( SARD).

From this review and our experiences, We think that BMT is the only cure way for rescur the SARD patients.

The following subjects are presented and discussed: 1. the procedure and time of BMT in SARD. They include emergence BMT, condition regimen, venous catheter, emergency total environment protection (Em-TEP), and donors selection. 2. The importance of further conditional treatment before BMT in SARD. 3. Speciality of GVHD after BMT in SARD. 4. Prevention and treatment of interstitial pneumonia. 5. The use of haemopoietic growth factors in BMT of SARD. 6. Usage of BMT in the treatment of SARD and its limitation.

(Proceedings of BISBMT P30 1992)

# Some problems of bone marrow transplantation in the treatment of extremely severe degree of acute radiation sickness

**Cao Luxian**(曹履先)  **Chen Hu**(陈　虎)
(**North Taiping Road Hospital, Beijing, 100039**)

**Abstract** We report two patients (Shi 12 Gy. Wan 11 Gy) of acute radiation sickness (ARS) in June 25 $^{60}Co$ accident in Shanghai 1990, treated by BMT. We discussed 5 speclal problems of BMT in ARS patients.

(1) Emergency BMT: indication, method and importance. (2) Conditional regimen with cyclophosphamide in patient Wan and raised the importance of conditioning with CTX. (3) GVHD after BMT in ARS must be different with radiation dermatitis by skin biopsy. (4) T cell depletion is not important in BMT of ARS. (5) The prophylaxis and treatment of infections in patients of BMT in ARS are very important.

**Key words** acute radiaion disease; emergency bone marrow transplntation; conditional regmen

There are seven patients of ARS in June 25 $^{60}Co$ accident in Shanghai 1990. The esimated dosages of Shi and Wan are 12 Gy and 11 Gy respectively. Both of them are diagnosed as extremely severe degree bone marrow form of ARS. These two cases were transplanted by HLA haplo-identlcal bone marrow on d 10 and d 7 post lrradialion respectively.

We will discuss some problems of BMT in them.

## 1 EMERGENCY BMT IN ACCIDENTAL ARS

In 1977 Thomas E D *et al* first reported 100 cases of BMT in the treatment of acute leukemia who are refractory to conventional chemotherapy and 13 of whom were event free survival for long time. Since then BMT was the important choice for the treatment of 1eukemia, aplastic anemia and some immunodenciency diseases. Up to 1992, there are abont 45 thousand cases of BMT reported in the world. More than 4000 cases of BMT will be performed every year. There is a long preparation period for HLA typing, mixed lymphocytic culture (MLC), total environment protection (TEP), eliminating infectious foci and the donation of autologous blood of the donor for reinfusion during bone marrow harvest in such kind of BMT. In case of severe ARS, the crisis period of ARS is about 7 ~ 10 days after the irradiation even much early. The hematopoiesis reconstitution after allogenelc BMT is 14 ~ 20 days. So that we must try to reconstitute the hematopoietlc function befrore or early after the period of ARS crisis for controlling infection and bleeding. In these two cases, we gave them HLA haplo-identlcal BMT treatment on d 7 and d 10 after the accident, one of them Wan had successfully engrafred of the hematopoietic stem cells and controlled the infection and hemorrhage. The hematopoietic function restored to normal till patient die of interstitial pneumonia of CMV. Just before he died, the chromosome study still showed 100% of donor type (46, XX). The preparing regimen of emergency BMT includes the following procedures within 72 h.

(1) Conditional regimen: CTX 60 $mg \cdot kg^{-1} \cdot d^{-1} \times 1$ or 2 days.

(2) Insert a double canals or tricanals subclavian catheter.

(3) HLA typing and mixed lymphocyte culture.

(4) Emergency TEP must be finished within 72 h. They include: ①patients enter the laminar air flow room;

②drug (0.05% chlorhexidinc) bath for two times within 72 hr; ③eye drops, nostril drops, cleaning of the mouth, vagina, umbilicus, anus region etc; ④oral nonabsorptive antibiotics: neomycin, gentamycin, berberine, nystatin etc. qid; ⑤laxatives: 20% magnesium sulphate 100 ml po (if no diurrhea); ⑥aseptic food and drinking water; ⑦antibiotics: penicillin 10 000 000 U/d ×2 days iv drip; gentamycin 120 000 U bid ×3 days iv drip; carbenicillin 5 g qid ×3 days iv drip; ⑧infection foci especially the caries must be eradicated.

(5) Donor selection: there are several possible donors selection in severe degree form of ARS for emergency BMT: ①monozygous identical twin BMT; ②HLA identical siblings BMT; ③HLA partial matched family donor BMT include haplo-identical donor BMT; ④HLA matched unrelated donor BMT.

In the case of ARS, the first choice donor for emergency BMT is HLA identical siblings or identical twin. the next choice is HLA haplo-identical lamily donor.

One of the donor is his daughter (Wan), the other is a HLA haplo-identical brother (Shi), with the conditional treatment by cyclophosphamide 60 mg · $k^{-1}$ (Wan) and using of ALG. The emergency BMT of Wan is successfully engrafted from his daughter' s marrow. The MTX and CsA are successfully used for prophylaxis GVHD in this case.

Because of the time pressing, we have not enough time to prepare self blood for use during the bone marrow harvesting. We can use of 25 Gy irradiated bank blood 800 ~ 1000 ml to institute self blood, Beside of HLA typing and MLC assaying, the liver and renal functions, ECG, ABO typing of RBC, DNA extraction of WBC must be done.

## 2 THE IMPORTANCE OF CONDITIONAL REGIMEN OF EMERGENCY BMT IN SEVERE ARS

The conditional regimen before BMT is very important for the treatment of severe ARS. The purpose of conditional regimen of BMT for leukemia are (1) to kill the 1eukemia cell by and large as possible; (2) to suppress the host immune ability for grafting; (3) to empty the notches of bone marrow stroma for engrafting the hematopoietic stem cell. For 1eukemia, the typical conditional regimen consists of total body irradiation (TBI) 12 Gy and cyclophosphamide (CTX) 60 mg · $kg^{-1}$ · $d^{-1}$ ×2. For severer form of ARS, there is no experience of furher conditional regimen by TBI and CTX beforc BMT worldwide. We gave patient, Wan CTX 60 mg · $kg^{-1}$ before BMT of conditional treatmcnt and the bone marrow was successfully engrafted. The nineteen cases of severe ARS treated by BMT presented in the literatures did not have funhcr conditioned by TBl of immunosuppressive drug before BMT. There is no evidence of BMT grafting permanently of these nineteen cases of ARS, except one case of syngenelc BMT of Pittsburgh accident. Because of bone marrow transplantation for the victims of Chernobyl nuclear accidence was not very successful, there was no permanent engranment of donor's bone marrow after BMT, we thought the irradiation of the victim in ARS was not homogeneous. so that we plan for BMT in nuclear accidents victim that include the conditional treatment the patient with radio or chemotherapy to further suppress the immunocapacity of the victim for the engraftment of the donor's bone marrow. Dr Gale and Champlm raised the same suggestion. The animal experiment also demonstrated that the conditional treatment before BMT of irradiated dogs is necessary.

In the Shanghai June 25 $^{60}Co$ accident, we treated the two extremely severe degree bone marrow form of ARS with HLA haplo-identical BMT. Wan was conditioned with CTX (60 mg · $kg^{-1}$) before BMT, the bone marrow stem cells were engrafted successrully. Shi was not conditioned with CTX, the bone marrow stem cells did not engraft. We thought that the conditional treatment with CTX is important for the success of BMT in ARS. From the above point of view, conditional regimen seems important in BMT of ARS. The final conclusion requires further animal experiment and much clinical experiences to confirm.

## 3 GVHD IN SEVERE ARS

In case of extremely severe ARS. There is often radiation dermatitis mainfested as skin injection, edcma, burning pain, erythema even blister in the early phase and exfoliafive dermatitis. ulcer, scar formation and contractive malformation in the later phase could appear. Such radiation dermatitis combining with skin manifestation of graft versus host disease (GVHD) may confuse each other and the GVHD of skin may manifest atypically. It is seldom reported in the literature. Patient Wan, we mentioned here, manifested with radiation dermatitis in the skin of anterior thorax, abdominat and face and some irradiated mucostomatitis. On the early phase, Wan's face showed the effect of drunk, injected edema, burning pain, erosive stomatitis, later on popular erythema and exfeiiation in the skin.

After BMT, there were some erythcma palmar and sole which were the typical appearancc of GVHD, and accompanied hepatic function abnormalities. bilirubinemia and icterus, but there were no typical eruptions. The biopsy of the skin showed radiation dermatitis and GVHD From such case we could know that in BMT of severe ARS patient, the GVHD might be confused with radiation dermatitis and the skin biopsy is necessary for the diagnosis of GVHD. The clinical skin manifestation of GVHD could be atypical.

## 4 THE T CELL DEPLETION

The incidence rate of GVHD after allogeneic BMT is about 45%, 25% of which is mortal. T cell depletion can decrease the incidence rate of GVHD and minimize the appearance of GVHD. The incidence rate of GVHD increases obviously for HLA two or three loci mismatched BMT. The incidence rate increases 3.1 and 4.5times than HLA matched allogeneic BMT respectiyely in literature. Some depletion insist of T cell depletion in BMT of severe ARS. We think the T cell depletion increases the incidence rate of graft failure and in severe ARS the most importanceis to restore the hematopoiesis to overcome infection and hemorrhage during the crisis period of ARS and GVHD can be successfully prevented and treated by some drugs. From the above considerations, we gave Wan and Shi HLA haploidentical BMT without T cell depletion. Bone marrow transplantation in Wan is successfully engraned and the patient passed the irradiation crisis perlod, although he died finally of radiation pneumonitis and CMV infection.

## 5 PREVENTION AND TREATMENT INFECTIONS SEVERE ARS AFTER BMT

The immunocompetency in severe ARS is lowered for a long period after irradiation. The prevention and treatment of bacteria, fungus and virus infections are very important. Some newer drugs have been used in BMT patients, such as imipenem, triazoles(fluconazole) and ganciclovir, such kind of drugs can be used in severe ARS especially after BMT.

Cytokines such as GM-CSF, G-CSF and IL-3. IL-6. have been used in allogeneic BMT. They could accelerate the recovery of hematopoiesis after BMT, In 1991, a case of severe ARS in Byelorussia of $^{60}Co$ accident treated by GM-CSF and IL-3, Sixty days after irradiation, granulocyte increased to $1.0 \times 10^9/L$ and then granulocyte, erythrocyle restore gradually. The megakaryocytes are fewer in bone marrow biopsy. One hundred and thirteen days after irradiation the patlent died of pulmonary complication.

In conclusion, after more than 8 Gy irradiation of nuclear accidence, emergency BMT must be considered and/or hematopoietic growth factors using to promote the restoration of hematopoiesis and control patient's infection and hemorrhage. Patient Wan being irradiated 11 Gy, was received emergency BMT from his HLA haploidentical danghter's marrow. The hematopoiesis restored and the infection and hemorrhage were controlled. Although the hematopoiesis of Wan and the Byelorussia patient were restored. these two patients finally died of complex pulmonary complication.

## References


[1] Thomas E D, Buckner C D, Banaji M, *et al.* One hundred patients with acute leukemia treated by chemotherapy, total body irradiation and allogeneic bone marrow transplantation[J]. Blood, 1977, 49:511.

[2] Barrett A. Total body irradiation bone marrow transplantation: a review[J]. Clin Radiol, 1982, 33:131.

[3] Mathe G. Jammet H, Pendic B. Transfusions et graftes de moelle osseuse homologue chez dcs humains irradies a haute dose accidentellement[J]. Rev Fr Etud Clin Biol, 1959, 4:226.

[4] Gilberti M V. The 1967 radiation accident near Pittsburgh, Pennsylvania and a follow-up report. In: Hubner K F, Fry S A eds. The Mcdical Basis for Radiation Accident Preparedness. Naw York: Elsevier/North Holland Inc, 1980:131.

[5] Baranov A. Gale R P, Guskova A, *et al.* Bone marrow transplantation after the Chernobyl nuclcar accident[J]. N Engl J Med, 1989, 321: 205.

[6] Cao LX. Chen H, *et al.* The role of bone marrow transplantation in the treatment of victims of accidental acute radiation sickness. (Unpublishcd, 1990).

[7] Gale R P. The role of bone marrow transplantation for nuclear accidents[J]. Bone Marrow Transplant, 1987, 2(1):1.

[8] Champlin R. The role of bone marrow transplantation for nuclcar accidents: implications of the Chernobyl disaster[J]. Semin Hematol, 1987, 24(3 Suppl 2):1.

[9] Monroy R L, Vriesendorp H M, MacVtttie T J. Improved survival of dogs exposed to fission neutron irradiation and transplanted with DLA identical bone marrow[J]. Bone Marrow Transplant, 1987, 2: 375.

[10] Marmont A M, Gale R P, Butilrini A, *et al.* T-cell depletion in allogeneic bone marrow transplantation: progress and problems [J]. Hematologica. 1989, 74:235.

[11] Bacigalupo A V, Lint M T, Frassom F *et al.* High dose bolus methylpredinsolone for the treatment of acute graft-versus-host disease[J]. Blut, 1983, 46:125.

[12] Powles R L. Clink H, Sloane J, *et al.* Cyclosporine-A for the treatment of graft-versus-host disease in man[J]. Lancet, 1987, 11:1327.

[13] Wade Y C. Management of infection in patients with acute leukemia[J]. Hematol/Oncol Clin North Am, 1993, 7:293.


(Collected pater on diagnosis and emergency treatment of the victims involved in shanghai June 25 $^{60}Co$ radiation accident, Ed, in chief: Liu BT *et al* Military Medical Science Press p228 ~ 237 1996)

# The importance of conditioning regimen of bone marrow transplantation in the treatment of acute radiation disease (Abstract)

**Cao Lx, Chen H, *et al***
**Department of Haematology, Bei Tai Ping Lu Hospital Beijing China**

Two patients of acute sever radiation disease (ASRD) (11 Gy and 12 Gy) were transplanted with HLA haplo-identical bone marrow in June 1990, in Shanghai, China. One patient was conditioned with cyclophosphamide 60 mg/kg, the bone marrow was engrafted and the haemopoiesis was recovered. The other patient who was not conditioned by cyclophosphamide had no engraftment of the donot's marrow. We concluded that the conditioning regimen with immunosuppressive drug is very important for the BMT of ASRD, and thought that is the worldwide first case of ASRD further conditioning by immunospressive drug (Gy) before allogeneic BMT.

Key words: Cyclophosphamide, Bone Morrow Transplantation (BMT), Acute Severe Radiation disease (ASRD).

**Correspondence**: Prof, Cao Lu Xian M. D., Dept. of Haematology, Bei Tai Ping Lu Hospital, Beijing, China, 100039. E-mail: lxcao999@yahoo, com. cn

## The importance of conditioning regimen of bone marrow transplantation in the treatment of acute radiation disease

**Cao Lx, Chen H, *et al***
**Depar tment of Haematology, Bei Tai Ping Lu Hospital Beijing China**

Haemopoietic tissus damage is the main radiation effect of more than 2 Gy total body irradiation The $LD_{50}$ is about 5 Gy, the $LD_{90}$ is about 7 Gy. Total body irradiation more than 8 Gy will cause irreversible damage of haempoiesis of the patient and it is called severe radiation disease, Bone marrow transplantation is the resonable treatment for acute severe radiation disease (ASRD). But up to now, there is no successful report of Allo-BMT in the treatment of ASRD. We have two ASRD patients, irradiated for 11.0 Gy and 12.0 Gy, who were transplanted by HLA haplo-identical donor. One cyclophosphamide conditioned patient was successfully engrafted transplant from his doughter's bone marrow.

Cases report:

1. Two patients aged 51 and 56 years old, stuffs of $^{60}Co$ research institute, were accidentally irradiated by $^{60}Co$ source for 20 minutes. Thirty minutes after irradiation, the patients felt nausea and vomiting. All the symptoms, signs, blood cell counts and the estamating irradiated dosages are shown as tables 1, 2, 3.

**Table 1　Symptoms and signs of the two patients**

| CASE | FAT. | NAU. VOM. | ABD. ACH | DIAH. | PAR. SWE. | FLA. FAC | CON. | ORL. | HER. SIM |
|---|---|---|---|---|---|---|---|---|---|
| 1 | + | + | + | + | + | + | + | + | + |
| 2 | + | + | − | − | + | + | + | − | − |

FAT: fatigue, NAU. VOM: nausea & vomiting, ABD. ACH: abdominal ache, DIAH: diarrhea, PAR. SWE: parotidswellon, FLA. FAC: flashing face, CON: conjuctivitis, ORL. ULC: oral ulcer, HER. SIM: herpes simplex.

2. Blood picture:

After exposure the WBC change were shown in table 2.

**Table 2　White blood cell changes after exposure**

| Day after Exposure | Case 1 | | | Case 2 | | |
|---|---|---|---|---|---|---|
| | WBC/mm³ | Neu % | Lympho % | WBC/mm³ | Neu % | Lympho % |
| 1 | 14800 | 90 | 8 | 14750 | 95 | 5 |
| 2 | 15000 | 94 | 6 | 14800 | 94 | 6 |
| 3 | 17200 | 97 | 1 | 28900 | 97 | 0 |
| 4 | 20000 | 99 | 0 | 18400 | 99 | 1 |
| 5 | 13700 | 100 | 0 | 13000 | 97 | 2 |
| 6 | 7300 | 92 | 2 | 5800 | 95 | 4 |
| 7 | 5200 | 99 | 1 | 3200 | 94 | 2 |
| 8 | 1600 | 98 | 1 | 2000 | 96 | 1 |
| 9 | 150 | 99 | 1 | 1100 | 92 | 2 |
| 10 | 600 | 88 | 5 | 250 | 99 | 1 |

The percent of reticular RBC and platlets counts were decreased after exposure. Bone maarrow aspiration smear showed a low cellularity picture. The erythroblasts were extremily suppressed, On the further day after irradiation the cellularity of the bone marrow lowered down further and much plasma and reticular cells appeared.

3. Dosage estimation of the accidental victims:

The dosages of the accidental victims were estimate by physical and biological methods. The final results were showed as table 3.

**Table 3　Irradiation dosage of the victims (Gy)**

| Case | Physical dosage | Chromosome dosage | Micronuclear dosage |
|---|---|---|---|
| 1 | 11 | >10 | >10 |
| 2 | 12 | >10 | >10 |

The dose rate was estimated about 200 ~ 400 rad/min. There was no great dosage difference between lower and upper part of the victims.

4. Bone marrow transplantation of the two patients.

All these two patients were irradiated for more than 10 Gy. We gave them emergency total environment protection (EmTEP) and aseptic management to the skin, mouth, nose, eyes, ears and teeth. Antibiotics for G + and G – bacteria were injected intravenousely. Double lumen catheter was set up in the subclavicle vein. Cyclophosphamide 60 mg/kg intravenousely injected to case 1 on –2 day and on day 0 (the 7th day after irradiated) HLA haplotype marrow cells were infused in vein. Because of some event, we did not give case 2 cyclophosphamide for the conditional treatment. On day 0 (the eleventh day after irradiation) the bone marrow of HLA haploidentical brother was transplanted. The HLA types were shown on Table 4.

**Table 4 HLA A B Types of cases 1 and 2**

| | Case 1 | | Case 2 | |
|---|---|---|---|---|
| | HLA-A | HLA-B | HLA-A | HLA-B |
| Recipients | 2, – | 46, 35 | 2, 33 | 5, 29 |
| Donors | 2, 33 | 46, 5 | 2, 9 | 5, 46 |

Bone marrow nuclear cells were harvested from the posterior iliac crest under extradural anaesthesia. The bone marrow cells were infused in vein with protamine sulfate which will neutralize haparin. The amount of bone marrow and number of BM cells infused were shown on table 5.

**Table 5 Bone marrow infused to cases 1 and 2**

| Case | Donor | HLA | Volume of BM (ml) | BM Nuclear cell $\times 10^8$/kg |
|---|---|---|---|---|
| 1 | Doughter | Haploid | 1078 | 2.59 |
| 2 | Brother | Haploid | 1425 | 2.60 |

Regimen for prevention of GvHD:

Cyclosporine A 1 mg/kg/day in vein from –1 day, changes to 3 mg/kg/day by oral. The concentration of CsA in plasma is about 400 ng/ml. Methotrax(MTX) 15 mg/day iv on day +1, +3, +6, and +11, Antilymphoglobulin (Menrieux) 5 ml ×6/other day, on days +5 – +13, Supportive care after BMT:

(1) Total environment protection.

(2) Total parenteral nutration (TPN)

TPN is beginning from day 0 until recovery to keep 25 ~ 30 cal/kg/day. Water and electrolate balance were also maintained by intravenous infusion.

(3) Antibiotics: Prevention of therapeutic use of antibacteria, antifungus drugs and acyciovir were given to the patient post BMT.

(4) Blood products: Platlet transfusion was used to maintain the platlet count $20 \times 10^9$/L of more. WBC infusion is unnecessory.

Immunoglobulin 3gm was infused post BMT per day, Red blood cells could be infused to maintain the Hb more than 80 gm/L.

Outcome of the patient:

Case 1: After BMT, the WBC of the patient lowered down gradually, it reached the nadir on day +8, 0.011

$\times 10^9$/L. Thereafter, the WBC gradually raised up, which reached 1.467 $\times 10^9$/L on day +22 and neutrophil 23% lymphocyte 50%. The chromosome study showed XX chromosome nuclear type. The. HLA typing showed the HLA type of his doughter's, HLA-A 2, 33 and HLA-B 46, 5, On day +22 there appear grade Ⅱ GVHD of skin and jundice, It was subside on methylpredenisolone 340 mg/d and the drug was withdrow gradually. On day +43 after BMT, interstitual pneumonia appeared.

The patient died in IP on day +83 after BMT. Autopsy showed ASRD, IP, the bone marrow was recovery from ASRD. There are many extramodullary hemopoiesis in lung, liver, epiadrenol gland. The chromosome study just after death showed XX chromosome pattern. Case 2. The WBC after BMT lowered down to 0.022 $\times 10^9$/L on day +6, Sepcemis of candida albicans and staphalococci auris were very severe which could not be controled by antibiotics. The patient died of adult respiratory distrus syndrome (ARDS) on the +14 day day of BMT (25th day of nuclear accident). Autopsy showed multiple fungus nodules (0.5 ~ 1.0 mm in diameter) were spread over the lung, kidney, liver and spleen. There was typicle change in the lung alveolus of ARDS.

DISCUSSION:

The dosage estimations of the two patients are about 11 Gy, and 12 Gy total body irradiation. The bone marrow were damaged severely. Bone marrow transplantation is reasonable treatment of choice. Until now there have been three roports of BMT in the treatment of victims in nuclear accidents; the first report were in 1958, five persons in Vinca, Yungoslavia received HLA unmatched bone marrow transplantation, four survived but there was no evidence of engraftment and hematopoietic recovery oringinated of the recipient, Secondly, in 1967 one of the three victims of the accident in Pittsburgh received the bone marrow from a genetically identicaltwin in Pittsburgh received the bone marrow from a genetically identical twin, Haematopoiesis recovered within 15 days . The third was the 13 victims in Chernobyl nuclear accident (5.2 ~ 13.2 Gy) were transplanted with HLA identical and haploidentical donor's marrow in the spring of 1986. Two of them survived for more than three years with their own haemotopoiesis . There are two purpose of BMT in the treatment of acute radiation disease. Firstly, the BM of donor were engrafted permanently to substitute the severe damaged bone marrow of the victim. Secondyly, the donor's bone marrow cells engraft temporarily to maintain the blood cell production and immunocompetence to overcome the no haemopoiesis period. The characteristics and difficulties of BMT in the victims of nuclear accident are as follw.

1. Victims of nuclear accidents always accompany skin burn and surgery damages of the other organs, that are difficulty in BMT.

2. Donor selection: The white blood cell count is very low that is difficulty to make HLA typing and mixed lymphocytic cellcultrue. We think that it is necessary for HLA typing of a high dangerous nuclear worker in advance. HLA haploidentical BMT can be considered when there is no sutible donor or no enough WBC for HLA typing Although GVHD, infection and graft failure are prone to complications in HLA mismatched BMT .

3. Emergency total environment protection (EmTEP): EmTEP is necessary. There is no enough time for TEP which will eliminate the bacteria from the body, because of the limit time between the nuclear accident and BMT. The frequence of infectious complications are much higher in such kind of BMT.

4. Importance of conditioning rigemen: Eliminating leukemia cells, suppressing the immunocompitability and emptying the space of the BM stroma for engrafting of the haemopoietic stem cells are the main aims of conditional treatment in leukemia BMT. There has been no such kind of conditioning treatment in previous BMT of the victim of nuclear accidents.

Because of the results of BMT in Chernobyl was not very sucessful, we think it is necessary of conditioning the patient before bone marrow transplantaion. That includes high dosage chemotherapeutic drugs or TBI, Profs Gale and Champlin raised the same suggestion. The animal experiment also demonstrated that conditioning treatment before BMT is necessary . The two cases, we reported was HLA haploidentical BMT in the treatment of acute radiation disease. In case 1, we conditioned him wiht cyclophosphamide 60 mg/kg, that is the first case in the world of BMT in the treatment ASRD conditioned by cytostatic drug, and the patient is engrafted successfully. No conditionaing treatment in case 2, which did not have engraftment and died of fungus infection in final.

We think that in acute radiation disease, if the victim be irradiated more than 8 Gy, the victim must be transplanted by HLA identical or haploiental related donor as quickly as possible. Some special treatment regimen include conditioned the patient with cytostatic drug or further irradiation the patient must be considered.

## References


[1] Scientific Committee on Effects of Atomic Ionizing Radiation, Sources and Biological Effects, United Nations, New York, 1982.

[2] Mathe G, Jammet H, Pendic B. Transfusions et greftes de moelle osseuse homologye cherdes humains irradies a haute dose accidentellement, Rev. Fr. Etud Clin Biol, 1959, 4:226-238.

[3] Thomas ED, Leblond R. Graham T, storb R; Marrow infusion in dogs given midlethal of lethal irradiation[J]. Rediat Res, 1970, 41:113-124.

[4] Baranov A, Gale RP, Guskova A, *et al.* Bone marrow transplantation after the Chernobyl nuclear accident[J]. N Engl J Med, 1989, 321:205-213.

[5] Champlin R. The role of bone marrow transplantation for nuclear accidents; Implications of the Chernobyl disaster[J]. Semin in Hematol, 1987, 24 (3 Suppl 2): 1-3.

[6] Beatly PG, Clift PA, Mickelson EM, *et al.* Marrow transplantation from related donor other than HLA-identical siblings[J]. N Engl J Med, 1985, 313:765-771.

[7] Powles RL, Morgenstern GR, Kay HEM, *et al.* Mismatched family donors for bone marrow transplantation as treatment for acute leukemia[J]. Lancet, 1983, 1:612-615.

[8] Ash RC, Horowitz MM. Bortin MM. Outcome of allogeneic marrow transplants from related donor other than HLA-identical sibling: preliminary International Bone Marrow Transplant Registry analysis, Exp Hematol, 1988, 16:470 abstract.

[9] Cao LX, Chen H, Wang WP, Jiang XX. The role of bone marrow transplantation in the treatment of victims of accidental acute radiation disease (Unpublished 1990).

[10] Gale RP. The role of bone marrow transplantation follows nuclear acidents[J]. Bone Marrow Transplantation, 1987, 2(1):1-6.

[11] Monroy RL, Vriesendorp HM, MacVittie TJ. Improved survival of dogs explsed to fission neutron irradiation and transplanted with HLA identical bone marrow[J]. Bone Marrow Transplantation, 1987, 2:375-384.


(307 Hospital, Unpubilished 1994)

# Clinical manifestation and treatment after supra-lethal irradiation

**Cao LX, Chen H *et al* Hematology Dept.,**
**Bai Tai ping Road Hospital, Beijing.**

Total body irradiation (TBI) has become one of the essential conditioning scheme for bone marrow transplantation (BMT). It can also be used as a model for the research of the effect and treatment of supra-lethal irradiation in human beings.

We treated three leukemic patients with radiochemotherapy followed by BMT or ABMT. The dosages of TBI or FTBI are the highest dosages employed in China for BMT and ABMT.

| Age | Rx | Radiation Dose (Gy) | BM cells infused ($\times 10^9$/kg) | Pt($\times 10^9$/kg) Nadir | Time | PMN <0.5 $\times 10^9$/ (dav) |
|---|---|---|---|---|---|---|
| 24 | ABMT | 7.5 | 1.49 | 4.0 | +15 | +40 |
| 22 | ABMT | 8.0 | 1.46 | 3.0 | +15 | +16 |
| 24 | BMT | 9.9 | 3.06 | 16.0 | +11 | +24 |

We treated the patients with total environment protection (TEP: air laminar flow room, oral non-absorptive antibiotics, asepic food and skin decontamination), antibiotic scheme and blood component transfusions. All three patients could not take meals orally for 10 ~ 14 days after irradiation, the nutrition was maintained by intravenous feeding and their body weights remained the same as before therapy.

We think that BMT or ABMT are the main treatment choice for high dosage irradination damage. We don't think that Chinese can not tolerate high dosage of irradiation as foreigners. TEP and platelet transfusion are effective measures after high-dose irradiation. We don't think granulocyte transfusion is useful, We suggest that nuclear workers who are in high danger of nuclear accident should be prepared with HLA typing cryoperservation of some bone marrow of himself for BMT of ABMT during nuclear accident.

(Exp Hematol 1988; 16:499)

# The importance of conditioning regimen of bone marrow transplantation in the treatment of acute radiation disease

**Cao LX, Chen H. Department of Haematology,**
**Bei Tai Ping Lu Hospital, Bei jing 100039, P. R. China**

Two patients, 51 and 56 years old, were accidentally irradiated by $^{60}Co$ source (0.85 PBq) for 20 minutes. Their irradiation dosages were 11 Gy and 12 Gy respectively (physical dosage). The dose rate was about 0.2 ~ 4.7 Gy $min^{-1}$.

The HLA haploidentical bone marrow transplantation (BMT) were performed on 7 days and 11 days after irradiation. Case 1 was conditioned with cyclophosphamide 60 mg · $kg^{-1}$ on 2 days before BMT (5 days after irradiation), but case 2 did not conditioned. In case 1, the white blood cells were $1.467 \times 10^9/L$ (neutrophil:23% lymphocyte:50%) on 22 days after BMT. The chromosome nuclear type showed XX and the HLA test showed his doughter's typing (donor typing). But unfortunately this patient died in interstitial peneumonitis on 83 days after BMT. And at this time, we also found haemopciesis recoverg and XX chromosome in bome marrow. Case 2 died of sepcemis on 14 day after BMT. No engraftment of haemopoiesis was shown in autopsy. We concluded that case 1 is the worldwide first case of acute radiation disease (ARD) treated by BMT reconditioning with cyclophosphamide. The conditioning regimen of BMT in the treatment of ARD is very important.

(Exp Hematol 1994;22:693)

PART 3

第三部分

# 抗肿瘤药物实验研究的有关资料

# 中草药治疗肿瘤的实验研究

兰州军区总医院 内科　曹履先 等

为了进一步探讨有效的抗肿瘤方法，我们对甘肃产的部分中草药进行了抗癌治疗的筛选工作，并对提高机体抗肿瘤作用等方法做了一些实验研究。为了探索对恶性肿瘤，特别是白血病及淋巴瘤的有效药物，我们在省科技局的领导和支持下、在上级党委的领导下，对甘肃产的10种中草药进行了动物肿瘤模型的抑瘤作用筛选实验研究工作，现将初步结果小结如下。

## 一、中草药种类

1. 苦皮藤(亦名凌枝南蛇藤、马勺藤)系卫矛科、南蛇藤属，本实验用药系1973年6月采自甘肃文县碧口地区的碧峰沟中。

2. 苦葛：系长年青的三叶藤条生长植物，当地人用作毒鱼的毒物，本次实验者系1973年6月采自甘肃省文县碧口地区的赤峰沟中。

3. 铁仔：(鳖、鳖梢、鳖秧子)系紫金牛科紫金牛属，四季常青的植物，含非洲铁仔皂甙，1973年6月采自甘肃文县碧口地区的碧峰沟中。

4. 百步：(对叶百步)系百步科百步属植物，本次实验植物系1973年6月采自甘肃文县碧口地区的碧峰沟中。

5. 金刚藤：(菝葜)系百合科植物，本次实验用的系1973年6月采自甘肃省宕昌县的大河坝林场。

6. 遍地根：(白喉乌头)本次实验用者系1973年7月采自甘肃省兰州地区的七道梁的山坡上(药品系由本院中医科供给)。

7. 红豆杉(紫杉)系紫杉科紫杉属。本次实验用药系1973年6月采自甘肃宕昌县的大河坝林场。

8. 长青草：(富贵草)系黄杨科富贵草属的植物，本次实验者系1973年6月采自甘肃省宕昌县的大河坝林场。

9. 狼毒：本次实验者系由兰州大学化学系供给的提取物。

10. 索固胆：系由甘肃省天水地区小隆山采集的。

## 二、实验方法

动物品种：试验用瑞士种小白鼠，体重18~22 g，每批试验雌雄各半。苏联种大白鼠试验用体重50~80 g，每批试验雌雄各半。

动物瘤谱：小白鼠肉瘤(S180)、小鼠艾氏腹水癌、大鼠瓦克癌(W256)。

药物制剂：大部采用水煎剂，药品切碎后加水煎两小时以上，共两次，再合并两次的药液进行浓缩至适量，算出每毫升药液所含生药的克数备用。红豆杉、遍地根除用水煎剂以外，并以水煎剂的酒精提取物进行实验。

给药方法：水煎剂为灌胃给药，水煎剂的乙醇提取物给予腹腔注射给药。

小鼠肉瘤180(S180)由右前肢腋下接种1:3的瘤液0.2 ml，第2~10天给药，每日一次，第11天断颈处死称瘤重。

大鼠瓦克癌(W256)由右前肢腋下接种1:3的瘤液0.2 ml，第2~7天给药，第8天断颈处死称瘤重。

小鼠艾氏腹水癌(EA):由腹腔接种1:3的瘤液0.2 ml,第二天起给药,每日一次,给药5～7天后处死,测量腹水量,或由右前肢腑下接种瘤液0.2 ml,第2～10天给药,第11天处死后称瘤重。

疗效判定:实体瘤于给药末次的次日断颈处死称瘤重对比治疗组与对照组平均瘤重,计算抑制率。治疗组动物死亡数不超过20%,平均体重下降不超过15%,则计算抑制率。

$$抑制率 = \frac{对照组平均瘤重 - 治疗组平均瘤重}{对照组平均瘤重} \times 100\%$$

腹水癌于末次给药后的次日处死,测量腹水量计算抑制率。

一般抑制率达到30%左右时做统计学处理,以 $P<0.05$ 为初筛有效。

## 三、实验结果

有8种药物(除红豆杉外),仅各做一个瘤谱,初步结果看来红豆杉及苦皮藤对小鼠S180有一定抑制作用(抑制率分别为33%及29.9%),金刚藤对大鼠W256有一定抑制作用(抑制率23.2%),详见表1。

对长青草、遍地根两药于初筛时显有一定的抑瘤作用,又扩大动物瘤谱多次进行了实验,结果详见表2及表3。

## 四、讨论

由以上对10种甘肃产中草药的初步抑瘤作用筛选看来,可以看出:

1. 苦皮藤　当剂量为50 g/kg对小鼠肉瘤S180的抑制率为29.9%,$P$ 值 $<0.01$,苦皮藤系卫矛科的植物,而卫矛科的另一种属的雷公藤曾报道谓对小鼠白血病有明显的抑制作用,应进一步研究。

2. 金刚藤　(即菝葜)对瓦克癌W256有一定的抑制作用,此结果与国内其他单位抗动物肿瘤筛选的结果是一致的。

3. 长青草　80 g生药/kg体重对大鼠癌W256的抑瘤率会为59.3%,$P<0.001$,但毒性较大,大鼠体重下降达15.6%,应减少剂量再实验。

4. 遍地根　由实验看来其水煎剂对小鼠肉瘤S180的抑制率第一次实验达50%,$P<0.001$,是有一定意义的,第二次实验时此药在冰箱放置约一个月以后,抑制率下降可能与所含有效成分变性有关,对大鼠癌W256看来似不敏感,应进一步研究。

5. 红豆杉　40 g生药/kg体重时,对小鼠S180的抑制率为33%,看来是有希望的药物,又做多次实验,详见另一报告。

## 五、小结

用甘肃生长的中草药10种,苦皮藤、苦葛、铁仔、百步、金刚藤、遍地根、红豆杉、长青草、狼毒、索固胆进行了抗动物肿瘤模型的筛选工作,初步发现苦皮藤对小鼠S180(抑制率29.9%),金刚藤对大鼠W256(抑制率22.2%)稍有抑制作用。遍地根对小鼠S180(抑制率为50%,$P<0.001$),有抑制作用。红豆杉对小鼠S180(抑制率为37.1%)亦显抑制作用,应进一步进行研究。

**表1　八种野生植物抑瘤作用的初步结果**

| 药名 | 药物 | | | 动物瘤谱 | 观察指标 | 实验结果 | | | | | | 抑制率 | P值 |
|---|---|---|---|---|---|---|---|---|---|---|---|---|---|
| | | | | | | 治疗组 | | | 对照组 | | | | |
| | 剂型 | 剂量 | 给药方法 | | | 平均瘤重 | 治疗前体重 | 治疗后体重 | 平均瘤重 | 原体重 | 现体重 | | |
| 索固胆 | 浸膏 | 19 g/kg | 灌胃 | S180 | 瘤重 | 1.36 | 20.4 | 23.1 | 1.21 | 19.9 | 24.1 | -12.4% | |
| 苦皮藤 | 浸膏 | 50 g/kg | 灌胃 | S180 | 瘤重 | 1.11 | 19.4 | 17.1 | 1.44 | 21 | 21.5 | 22.9% | <0.01 |
| 苦葛 | 浸膏 | 40 g/kg | 灌胃 | S180 | 瘤重 | 1.35 | 18.8 | 16.6 | 1.44 | 21 | 21.5 | 6.3% | |
| 铁仔 | 浸膏 | 10 g/kg | 灌胃 | S180 | 瘤重 | 1.41 | 19.7 | 18.9 | 1.44 | 21 | 21.5 | 2.1% | |
| 百步 | 浸膏 | 20 g/kg | 灌胃 | S180 | 瘤重 | 1.26 | 19.7 | 17.9 | 1.44 | 21 | 21.5 | 12.5% | |
| 红豆杉 | 浸膏 | 40 g/kg | 灌胃 | S180 | 瘤重 | 0.81 | 20.8 | 22.3 | 1.21 | 19.9 | 24.1 | 33% | <0.01 |
| 狼毒 | | 6.6 mg/kg | 皮注 | EA | 存活天数 | 11.5 | | | 13.9 | | | 17.2% | |
| 金刚藤 | 浸膏 | 250 g/kg | 灌胃 | W256 | 瘤重 | 6.3 | 60.7 | 71.0 | 8.10 | 59.5 | 72.7 | 22.2% | |

**表2　遍地根的抑瘤实验**

| 实验号 | 药物 | | | 动物瘤谱 | 观察指标 | 实验结果 | | | | | | 抑制率 | P值 |
|---|---|---|---|---|---|---|---|---|---|---|---|---|---|
| | | | | | | 治疗组 | | | 对照组 | | | | |
| | 剂型 | 剂量(g/kg) | 给药方法 | | | 平均瘤重 | 治疗前体重 | 治疗后体重 | 平均瘤重 | 原体重 | 现体重 | | |
| 1 | 水煎剂 | 5.4 | 灌胃 | S180 | 瘤重 | 0.6 | 20.5 | 24.5 | 1.21 | 19.9 | 24.1 | 50% | <0.001 |
| 2 | 水煎剂 | 5.4 | 灌胃 | S180 | 瘤重 | 0.86 | 18.6 | 19.6 | 0.89 | 17.8 | 21.5 | 3.4% | |
| 3 | 水煎剂的乙醇提取物 | 6.2 | 腹腔注射 | S180 | 瘤重 | 1.15 | 19.6 | 18.8 | 1.48 | 20.5 | 19.6 | 22.3% | >0.05 |
| 4 | 水煎剂 | 5.4 | 灌胃 | EA | 瘤重 | 1.02 | 20.7 | 23.2 | 1.38 | 21 | 23.8 | 26.1% | >0.05 |
| 5 | 水煎剂 | 5.4 | 灌胃 | W256 | 瘤重 | 5.15 | 67.2 | 72.9 | 5.51 | 63.9 | 77.6 | 6.5% | |
| 6 | 水煎剂 | 5.4 | 灌胃 | W256 | 瘤重 | 4.04 | 68.4 | 92.1 | 3.53 | 99.3 | 65.6 | 14.5% | |

**表3　长青草的抑瘤实验**

| 实验号 | 药物剂量(g/kg) | 动物瘤谱 | 观察指标 | 实验结果 | | | | | | 抑制率 | P值 |
|---|---|---|---|---|---|---|---|---|---|---|---|
| | | | | 治疗组 | | | 对照组 | | | | |
| | | | | 平均瘤重 | 治疗前体重 | 治疗后体重 | 平均瘤重 | 原体重 | 现体重 | | |
| 1 | 20 | S180 | 瘤重 | 1.09 | 20.8 | 22.9 | 1.21 | 19.9 | 24.1 | 9.9% | |
| 2 | 20 | S180 | 瘤重 | 0.84 | 12.4 | 23.5 | 0.89 | 17.8 | 21.5 | 5.6% | |
| 3 | 80 | W256 | 瘤重 | 3.3 | 60.7 | 51.32 | 8.1 | 59.5 | 72.7 | 59.3% | <0.001 |
| 4 | 20 | W256 | 瘤重 | 4.75 | 66.5 | 69.2 | 5.51 | 63.9 | 77.6 | 13.8% | |
| 5 | 20 | EA | 腹水量 | 2.6 ml | 19.2 | 19.7 | 2.7 ml | 18.9 | 23.3 | 3.7% | |
| 6 | 20 | EH | 瘤重 | 1.39 | 20.7 | 25.7 | 1.38 | 21 | 23.8 | -0.7% | |

剂型均为水煎剂，给药方法均为灌胃

（兰州军区总医院资料　1975年）

# 红豆杉对动物移植性肿瘤抑瘤作用研究的初步报告

兰州军区总医院内科　曹履先　黄汉平 等

我们于1973年7月至1973年9月对甘肃产的红豆杉的抑癌作用进行了初步的实验研究工作。认为红豆杉对动物移植性肿瘤显示有较强的抑瘤作用,现将初步结果报告如下。

## 一、方法

1. 小鼠肉瘤S180　用体重18～22 g的小白鼠,每10只为一组,由右前肢腋下接种1:3的匀浆瘤液,第二至十天给药,第十一天处死称体重、瘤重,计算抑制率。

大鼠瓦克癌W256:用体重50～80 g的大鼠,每10只为一组,由右前肢腋下接种1:3的匀浆瘤液,第二至七天给药,第八天处死称体重、瘤重,计算抑制率。

小鼠艾氏腹水癌EA:用18～22 g小鼠,每10只为一组,由腹腔或右前肢腋下接种小鼠艾氏腹水液,第二至第七天给药,第八天处死称体重、测腹水量或称瘤重,计算抑制率。

2. 红豆杉的制剂

浸膏:以水煎两次,再浓缩到适量,以每毫升含若干克生药计算。

红豆杉浸膏乙醇提取物:将红豆杉浸膏加乙醇沉淀,再回收乙醇,制成注射剂,以每毫升所含生药量计算。

红豆杉的树皮提取物:将红豆杉干树皮粉碎,用乙醇提取浓缩后,将残渣分配于水和氯仿的混合溶剂中。分取氯仿层干燥,蒸去氯仿。所得残渣加吐温80制成混悬液。以每毫升所含生药量计算。

## 二、结果

1. 红豆杉的三种制剂对S180均显有抑瘤作用,对W256无作用,对艾氏腹水癌亦显有一定抗癌作用(见表1)。

2. 红豆杉半数致死量的测定　用红豆杉的树皮提取物对小白鼠做$LD_{50}$测定:按照MILLER等的方法测得结果如下:6.4 g生药/kg、死亡10%;10.6 g生药/kg、死亡20%;18 g生药/kg、死亡50%;26 g生药/kg、死亡90%;30 g生药/kg、死亡100%。结果$LD_{50}$为14.8 g±1.8 g生药/kg。如按红豆杉树皮提取物计算测$LD_{50}$为0.18 g±0.022 g/kg。

## 三、结论

1. 用甘肃产红豆杉浸膏,乙醇提取物及树皮提取物进行动物抑癌作用的实验,发现其对小鼠肉瘤S180均显有一定的抑癌作用,对大鼠瓦克癌在浸膏40 g/kg显有负的结果,红豆杉的乙醇提取对小鼠艾氏腹水癌显有抑瘤作用(观察腹水量)。

2. 红豆杉系紫杉属的植物,1967年文献报告谓其对小鼠白血病L1210、P388、P-1534有作用,特别是对后两种疾病有较高的活性,对大鼠瓦克癌-W256的作用也较强,紫杉醇的粗提取物对肉瘤S180、LEWIS肺癌也有作用。WANI等并分离出其有效成分。我们的多次动物实验结果,亦对S180显一定的抑瘤作用,故我们认为需进一步研究其病理药化及临床应用问题。

**表 1　红豆杉对动物移植性肿瘤的抑制作用观察结果**

| 实验号 | 药物 | | | 动物瘤谱 | 观察指标 | 治疗组 | | | 对照组 | | | 抑制率 | P 值 |
|---|---|---|---|---|---|---|---|---|---|---|---|---|---|
| | 剂型 | 剂量(g/kg) | 给药方法 | | | 平均瘤重(g) | 治疗前体重(g) | 治疗后体重(g) | 平均瘤重(g) | 原体重(g) | 现体重(g) | | |
| 1 | 浸膏 | 40 | 灌胃 | S180 | 瘤重 | 0.81 | 20.8 | 22.3 | 1.21 | 19.9 | 24.1 | 33% | <0.01 |
| 2 | 浸膏 | 40 | 灌胃 | S180 | 瘤重 | 0.57 | 18.1 | 17.8 | 0.89 | 17.8 | 21.5 | 37.1% | <0.01 |
| 3 | 乙醇提取物 | 80 | 腹腔 | S180 | 瘤重 | 全部死亡,实验作废 | | | | | | | |
| 4 | 乙醇提取物 | 40 | 灌胃 | S180 | 瘤重 | | | | | | | | |
| 5 | 乙醇提取物 | 20 | 灌胃 | S180 | 瘤重 | 0.84 | 18.9 | 17 | 1.45 | 18.9 | 19.5 | 42.1% | <0.01 |
| 6 | 树皮提取物 | 4.5 | 灌胃 | S180 | 瘤重 | 1.16 | 19.4 | 17.3 | 1.45 | 18.9 | 19.5 | 20% | |
| 7 | 树皮提取物 | 1.5 | 灌胃 | S180 | 瘤重 | 1.45 | 19.3 | 19.8 | 1.45 | 18.9 | 19.5 | 0% | |
| 8 | 浸膏 | 40 | 灌胃 | W256 | 瘤重 | 4.45 | 65.9 | 95.8 | 3.53 | 65.6 | 99.3 | -26.1% | |
| 9 | 浸膏 | 40 | 灌胃 | EA | 腹水量 | 2.6 | 19.4 | 20.1 | 2.7 | 18.9 | 23.3 | 3.7% | |
| 10 | 乙醇提取物 | 40 | 皮下 | EA | 腹水量 | 0.34 ml | 17.6 | 16.9 | 1.0 ml | 16.9 | 15.3 | 66% | |
| 11 | 乙醇提取物 | 80 | 皮下 | EA | 腹水量 | 0.25 ml | 17.5 | 16.5 | 1.0 ml | 16.9 | 15.3 | 75% | |
| 12 | 浸膏 | 40 | 灌胃 | EH | 瘤重 | 1.3 | 21.5 | 23.4 | 1.38 | 21 | 23.8 | 6.5% | |

（兰州军区总医院　资料　1976 年）

# 植物血凝素在医学领域中的作用(文献综述)

兰州军区总医院　曹履先

由菜豆(phaseolus vulgaris)中提出的植物血凝素(phytohaemagglutinin,PHA),由于其具有凝集动物及人的红细胞的作用,故曾用于分离抗猪霍乱血清及血型研究。1960 年 Nowell 发现了 PHA 在体外培养时有刺激小淋巴细胞进行有丝分裂的作用,故被广泛用于染色体的研究,以后经深入研究得知 PHA 是一强有力的非特异性的丝裂原(mitogen),在体外培养时 PHA 可以使 T 淋巴细胞转化为母细胞样细胞,引起重要的形态改变及细胞化学方面的变化。PHA 转化的淋巴细胞具有下列重要的改变:脱氧核糖核酸(DNA)增多、核糖核酸(RNA)增多 、干扰素(interferon)增多、免疫球蛋白增多;并产生趋化因子(chemotactic factor),具有吸引单核细胞及中性粒细胞的作用;转化后的淋巴细胞核物质又具有丝裂原的作用,有谓之为有丝分裂因子(mitogenic factor)。Teodorescu 等还证明与 PHA 培养 3 天的人的淋巴细胞培养液中有皮肤反应因子(skin reactive factor,SRF),此物注入正常人皮内后,于 4 小时内出现有似结核菌素样的反应。近 10 年来除了用 PHA 研究机体细胞免疫功能以外,相继试用 PHA 治疗再生障碍性贫血、恶性肿瘤、抗射线反应,并进行了对抗肿瘤化疗及放疗反应等方面的研究,现分述如下。

## 一、PHA 对再生障碍性贫血的治疗

现认为周围血中有的小淋巴细胞不是终末阶段的细胞,而是 G0 期的细胞,是具有多种发育可能性的细胞。给经致死量射线照射的动物输入同种异体的周围血的白细胞可使其骨髓造血功能暂时恢复,说明周围血中具有多功能作用的母细胞。Gamble 给小鼠静脉注射 PHA 后,观察到脾脏有核细胞数上升,脾细胞的有丝分裂增多,幼红细胞及粒细胞增生,Curry 等证明 PHA 可使照射后的小鼠在脾内形成内源性造血灶的增多,我们的实验结果亦证明给 PHA 组的动物在经深部 X 线照射后较不给 PHA 组动物红细胞、网织红细胞及白细胞下降得比较少,恢复得比较快。据以上动物实验资料可以看出应用 PHA 治疗再生障碍性贫血是有一定根据的。1963 年 Humble 首先报道用 PHA 治疗 4 例再生障碍性贫血患者,每天静注 PHA 50 mg,7 日为一个疗程,4 例都有不同程度的好转。以后相继应用 PHA 治疗再生障碍性贫血患者的报道渐多,综合文献报道的 42 例中,有效者 24 例(57.1%),其中临床缓解者 11 例,占全部病例的26.2%。所用的方法有两种:一种为静注 PHA 液,每次 50 mg,另一种为在体外先用 PHA 培养患者的骨髓细胞或淋巴细胞,再由静脉或骨髓注入。有些病例用 PHA 后无近期疗效,但若继用肾上腺皮质激素类药物、切脾或用丙酸睾丸酮后可出现疗效。PHA 治疗再生障碍性贫血的疗效并不一致,Morris 最近报道给小鼠 PHA 1 mg 后发现 PHA 确能刺激其有核红细胞分裂,但核有畸形,他认为这可以说明为什么 PHA 治疗再生障碍性贫血无效。

## 二、PHA 抗放射损伤的研究

PHA 具有抗放射损伤的作用,在机体内外均已得到证实。Grunwald 报道给 3 个月的雌性小鼠静脉注射 PHA,每日每公斤体重 1 mg,共计 5 天;再给 600 伦琴的全身照射,观察到治疗组白细胞下降后恢复较快。Robinson 报道先给大鼠腹腔注射 PHA,24 小时后给 500 伦琴照射,亦观察到其白细胞下降较少,恢复较快。人的血细胞与 PHA 在体外培养后亦具有放射保护作用。Schrek 等还报道人的淋巴细胞先经 PHA 处理后不但具有抗放射线的作用;而且此种淋巴细胞有明显的抗氮芥的作用,他们报道称淋巴细胞经 150 伦琴照射后,第 6 天只有 5.4% 存活。如淋巴细胞先经 PHA 处理后给予同样的处理到第 6 天有33.2% 的细胞存活。

如用1200伦琴照射，未经PHA处理的淋巴细胞全部死亡，但先经PHA处理后再照射，则有29%的淋巴细胞存活。以5 μg/ml的氮芥处理后淋巴细胞100%死亡，但如每毫升中加入0.2 μl的PHA则只有50%的淋巴细胞死亡。Stefani等也报道了经PHA处理的人的淋巴细胞在体外有抗氮芥的作用，且观察到氮芥处理后24小时再加PHA也有保护作用。Stefani并且证明PHA的剂量与其射线保护作用呈一定的正比关系。以上的资料提供了应用PHA治疗放射病及在恶性肿瘤患者应用PHA预防放疗或化疗后对造血组织损伤作用的可能性。1967年Stefani等报道在4名肺癌患者中，2人于放疗前连续5天给予PHA（每日50 mg PHA加入500 ml生理盐水中静脉滴入），最后一次给PHA后的第三天给予深部X线治疗，200伦琴每日一次，另2人只做同样的放疗而不用PHA，他们观察到在用PHA组的患者骨髓中粒细胞系及红细胞系下降的较对照组轻，骨髓中的淋巴细胞百分数在PHA组较高，周围血片中可以看到似网状细胞的大淋巴细胞。Israel等报道在27例恶性肿瘤患者用抗癌药物治疗时并用PHA抗癌药物的用量可以加大，时间延长。Voog等也认为在恶性肿瘤患者化疗的同时加用PHA可使抗癌药应用的时间延长，化疗对白细胞的质及量的损害较少，他们认为如加用PHA后可以开展“家庭化疗”。

## 三、PHA的抗肿瘤作用

PHA除可凝集红细胞外，尚可凝集淋巴细胞。但有关其凝集肿瘤细胞的报道是比较少的，1963年Aub等报道麦芽的提取物可以使淋巴瘤细胞凝集；Steck等观察到PHA在体外可以凝集艾氏腹水癌细胞。1967年Robinson报道给小鼠尾静脉注入含PHA 1 mg的注射液，并给每个小鼠腹腔接种艾氏腹水癌细胞$1\times10^6$个，接种瘤细胞后第7天打开腹腔，以盐水冲洗出瘤液，离心记录癌细胞的数量，发现给PHA组的肿瘤细胞较对照组明显减少（$P<0.0001$），其中以接种肿瘤前72小时给PHA组效果最好，接种瘤液后24小时内给PHA也有疗效，但接种120小时前给PHA则无效。1966年Andrew等报道把PHA给DBA小鼠腹腔注射100 mg/kg体重，可以抑制白血病$L_{1210}$细胞的生长，延长生存期，Robinson报道用PHA治疗5例肿瘤患者亦有暂时的疗效。但Theo Wagener报道PHA在动物实验时可促进小鼠纤维肉瘤的生长。我们认为PHA在抗肿瘤治疗中的作用是值得深入研究的。PHA可能具有直接破坏肿瘤细胞的作用，保护造血组织的作用或在体内激活淋巴细胞增强机体细胞免疫能力，提高机体对肿瘤的拮抗作用。

## 四、PHA对机体免疫反应的影响

文献报道有认为PHA可使抗体形成作用增强，如Singhal等报道PHA可以加强加速兔对人的白蛋白、卡介苗及羊红细胞的抗体的产生。Gamble亦发现PHA可加强小鼠对大鼠红细胞的抗体产生。但Speafico等报道用空斑形成细胞法发现PHA可以抑制此反应，Eleves实验结果认为如在给抗原前给PHA则可使抗体产生减弱；如在给抗原后再给PHA则可使抗体产生加强。至于对细胞免疫能力的影响则多数学者认为PHA可以抑制机体的细胞免疫能力，如Stevens等观察到PHA可以使大鼠对百日咳疫苗皮肤延缓超敏反应减弱，Marcus等也观察到用PHA处理后的NZB小鼠脾细胞注入新生的Balb-c种小鼠体内则不发生矮小病（即移植物抗宿主病），而不经PHA处理的鼠的脾细胞则能引起矮小病。用同种异体组织移植试验也观察到PHA可使异体组织排斥反应时间延长。故有谓PHA可延缓肾移植的排斥反应，但亦有不同的报道。故PHA对机体免疫方面的影响及其临床应用需进一步深入研究。

## 五、小结

本文复习了植物血凝素（PHA）在动物体内的作用及临床研究的部分资料，可以看出PHA在机体内具有重要的生物活性作用，包括刺激造血功能、抗射线损伤、抗肿瘤等方面，对机体的免疫功能亦具有一定的影响，故PHA的临床应用问题是值得深入研究的。

（国外医学参考资料　肿瘤分册，1976年3:99～101页）

# 植物血凝素(PHA)抗白血病及抗肿瘤作用的实验研究小结

兰州军区总医院　曹履先　黄汉平 等

植物血凝素(PHA)在体外可刺激小淋巴细胞转化为母细胞样细胞,在机体内也具有明显的生物活性,PHA对抗白血病及抗肿瘤作用的实验研究甚多,现将我们实验研究初步结果报告如下。

## 一、PHA的来源及剂型

PHA-Ⅰ:由我院用兰州产四季豆,按Rigas等方法提出的沉淀Ⅰ。

PHA-Ⅱ:同上方法提出的沉淀Ⅱ。

PHA-Ⅲ:由兰州生物制品研究所协助用兰州产四季豆经硫酸铵沉淀法提出的冻干制剂。

PHA-Ⅳ:由广东省医药工业研究所提供的冻干制剂。

## 二、实验方法

按1973年全国抗癌药物筛选会议拟定的草案进行。

## 三、实验结果

见下表1。

**表1　PHA对动物实验肿瘤的疗效结果**

| 序号 | 瘤谱 | 动物品种 | PHA种类 | PHA剂量 mg/kg/d | 给药途径 | 给药方法 | 抑制率 |
|---|---|---|---|---|---|---|---|
| 1 | W256 | Wistar | Ⅱ | 20 | 腹腔 | 给药5天-接种-给药5天 | -4.3 |
| 2 | W256 | Wistar | Ⅱ | 4 | 腹腔 | 给药5天-接种-给药5天 | 12.8 |
| 3 | EA | 瑞士 | Ⅱ | 4 | 皮下 | 给药5天-接种-给药5天 | 22.6 |
| 4 | EA | 瑞士 | Ⅱ | 20 | 皮下 | 给药5天-接种-给药5天 | -3.2 |
| 5 | S180 | 瑞士 | Ⅱ | 20 | 腹腔 | 给药5天-接种-给药10天 | 25.0 |
| 6 | S180 | 瑞士 | Ⅱ | 4 | 腹腔 | 给药5天-接种-给药10天 | 21.0 |
| 7 | S180 | 瑞士 | Ⅰ | 400 | 腹腔 | 给药5天-接种-给药10天 | 25.0 |
| 8 | S180 | 瑞士 | Ⅰ | 200 | 腹腔 | 给药10天-接种-给药10天 | 35.9 |
| 9 | W256 | Wistar | Ⅰ | 200 | 腹腔 | 给药10天-接种-给药10天 | 30.0 |
| 10 | S180 | 瑞士 | Ⅰ | 400 | 腹腔 | 给药10天-接种-给药10天 | 18.5 |
| 11 | S180 | 瑞士 | Ⅲ | 2 | 腹腔 | 给药10天-接种-给药10天 | -11.0 |
| 12 | S180 | 瑞士 | Ⅲ | 10 | 腹腔 | 给药10天-接种-给药10天 | 1.0 |
| 13 | L615 | 615 | Ⅲ | 1 | 腹腔 | 给药10天-接种-给药7天 | -9.2 |
| 14 | S180 | 瑞士 | Ⅳ | 8 | 腹腔 | 接种5天后-给药6天 | 12.5 |

续表

| 序号 | 瘤谱 | 动物品种 | PHA种类 | PHA 剂量 mg/kg/d | 给药途径 | 给药方法 | 抑制率 |
|---|---|---|---|---|---|---|---|
| 15 | S180 | 瑞士 | Ⅳ | 8 | 腹腔 | 接种-给药 10 天 | -1.3 |
| 16 | S180 | 瑞士 | Ⅳ | 4 | 腹腔 | 接种-给药 6 天 | -10.5 |
| 17 | S180 | 瑞士 | Ⅳ | 4 | 腹腔 | 接种-给药 10 天 | 36.0 |
| 18 | S180 | 昆明 | Ⅳ | 4 | 腹腔 | 接种-给药 7 天 | 20.0 |
| 19 | S180 | 昆明 | Ⅳ | 8 | 腹腔 | 接种-给药 7 天 | 0 |
| 20 | L7212 | 615 | Ⅳ | 4 | 腹腔 | 接种-给药 7 天 | 7.0 |

由上表可看出：

1. PHA 对动物实验性肿瘤在单独应用时可具有一定的抑瘤率，如实验 5、7、8、9、17 抑瘤率均在 25% 以上，但亦可看出此药单独应用抑瘤率是不高的。

2. 不同方法、不同种的四季豆所提取的 PHA 其疗效可能是不一样的，如表 1 中 PHA-I 的疗效比 PHAII 的效果好。

3. 药物的剂量对疗效有关系如实验 1、2 相比，3、4 相比，15、17 相比，似可看出剂量小的效果好，说明 PHA 可能具有一定的毒性。

4. 接种肿瘤前给药，或接种肿瘤后给药似乎不影响疗效。

## 四、讨论

植物血凝素在机体内是有肯定的生物活性的，其在治疗白血病及恶性肿瘤上的应用亦进行了较多的实验研究，1966 年 Androw 等报道 PHA 可促进小鼠白血病 $L_{1210}$ 的生存期，并曾被用于肿瘤患者取得一定的疗效，但总的看来 PHA 单独应用其抗白血病及抗肿瘤的作用是弱的。1973 年 Robinson 等及 1974 年 Mekori 等进行实验研究，报道结果认为 PHA、化疗或放射治疗单独应用对动物实验肿瘤效果不好，但如将此 3 种合并应用或两者合并应用则疗效较好，但 Theo Wagener 报道 PHA 促进小鼠纤肉瘤的生长加速。由我们动物实验结果看来，PHA 在一定剂量下单独应用可具有低度的抑瘤作用，未发现有促进实验动物肿瘤加速的作用。对 PHA 增强白血病或肿瘤化疗的敏感性，提高机体的免疫能力，保护骨髓及减轻机体对化疗或放疗的副作用等方面值得进一步研究。

（兰州军区总医院　白血病资料汇编，1977 年 5 月第 34～37 页）

# 半合成脱氧三尖杉酯碱的实验研究及临床应用

兰州军区总医院内科　曹履先　黄汉平 等

1970 年以来，我科自天水小龙山和武都等地区采集三尖杉及三尖杉果，分别用水浸和乙醇溶液提取三尖杉总碱进行抗肿瘤实验。

从三尖杉属植物分离出的三尖杉生物碱，具有抑瘤作用已为国内外资料所证实。其有抑瘤活性的四种酯碱是：三尖杉酯碱（harringtonine）；高三尖杉酯碱（homoharringtonine）；异三尖杉酯碱（isoharringtonine）和脱氧三尖杉酯碱（deoxyharringtonine）；唯脱氧三尖杉酯碱自然含量极微，分离繁杂，故我们在省科技局和兰州军区后勤部卫生部的领导支持下，组成协作组：有兰州军区总医院内科、兰州大学化学系和兰州制药厂。半合成脱氧三尖杉酯碱，首先由兰州大学化学系合成，由兰州军区总医院内科肿瘤实验组，通过动物抑瘤实验后，相继用于临床，现将有关资料报告如下。

## 一、实验研究部分

### 1. 急性毒性实验

用初摸毒性测定半合成脱氧三尖酯杉碱的柠檬酸盐（DH4.8）对小鼠急性毒性试验，其半数致死量在 200～400 mg/kg 之间。详见表 1：

**表 1　半合成脱氧三尖杉酯碱的初摸毒性结果**

| 给药剂量（腹腔给药）（mg/kg） | 死亡数 | | | |
|---|---|---|---|---|
| | 第一次 | 第二次 | 第三次 | 第四次 |
| 400 | 3/3 | 3/3 | 3/3 | 3/3 |
| 200 | 1/3 | 0/3 | 0/3 | 0/3 |
| 100 | 0/3 | 0/3 | 0/3 | 0/3 |

按 Miller 和 Tainter 机率绘图法求出半合成脱氧三尖杉酯碱柠檬酸盐（DH4.8）对小鼠 $LD_{50}$ 为（322 ± 9）mg/kg。

### 2. 抑瘤实验

按 1973 年全国抗肿瘤药物筛选会议所拟定草案进行。所用药物分为三种批号：DH4.8；DH4.6，及 DH2，试验结果见表 2：

**表 2　半合成脱氧三尖杉酯碱抗动物肿瘤实验结果**

| 瘤谱 | 给病剂量（mg/kg） | 方法 | 抑制率（%） | *P* 值 |
|---|---|---|---|---|
| S180 | 100（DH4.8） | 接种后给药 10 天 | 59.8 | — |
| S180 | 50（DH4.8） | 接种后给药 10 天 | 27.6 | < 0.05 |
| S180 | 80（DH4.8） | 接种后给药 10 天 | 49.7 | < 0.05 |

续表

| 瘤谱 | 给病剂量(mg/kg) | 方法 | 抑制率(%) | $P$值 |
|---|---|---|---|---|
| S180 | 40(DH4.8) | 接种后给药10天 | 28.3 | — |
| L615 | 80(DH4.6) | 接种后给药5天 | 10 | — |
| L615 | 40(DH4.6) | 接种后给药5天 | 10 | — |
| L615 | 1(DH2) | 接种后给药5天 | 3% | — |
| L615 | 8(DH2) | 接种后给药5天 | 30% | <0.01 |
| L7212 | 80(DH4.8) | 接种后给药7天 | 146.5% | <0.01 |

注射途径均为腹腔

## 二、临床应用部分

对12例白血病包括3例急性红白血病进行了临床试验治疗，给药均采用5%半合成脱氧三尖杉酯碱柠檬酸盐加入5%葡萄糖液中静脉点滴治疗，每日给药一次100～400 mg，均未合并应用任何其他化疗，结果见附表。

在12例白血病中7例有不同程度的肯定的疗效。5例急性白血病为部分缓解Ⅱ级，1例慢性粒细胞性白血病及1例慢性淋巴细胞白血病均显有肯定的疗效，7例有效病例用药时间在10～33天之间，平均用药20天，平均用药量为3834 mg。而5例无效病例用药时间平均为12.4天，平均用药量为2318 mg。无论是用药时间及剂量均较有效病例为低。故我们认为半合成脱氧三尖杉酯碱治疗白血病用药时间要长，剂量要足。

单独用半合成脱氧三尖杉酯碱治疗3例红白血病患者，2例有效，其中1例已达完全缓解标准。

**患者：**王××，男，30岁，已婚，甘肃籍公社社员，住院号：139705。

**自诉：**头晕、极度乏力3个月，于1977年3月22日入院。

**检查：**体温36.8℃，脉搏78次/分钟，血压120/70 mmHg，发育营养一般，面色苍白，神志清楚，巩膜、皮肤无黄染，皮下无出血点，浅淋巴结不肿大，胸骨及双胫骨前有压痛，肝、脾触及各2 cm，质中等，无压痛；红细胞254万/mm$^3$，血红蛋白6 g，白细胞9400/mm$^3$，原始粒及早幼粒20%，有核红细胞7个/计数100个白细胞；骨髓象：有核细胞增生极度活跃，粒：红＝2.0：1，幼稚细胞增多，原粒＋早粒占有核细胞11%，有核红细胞增生活跃，有核红细胞占29%，部分红细胞呈巨幼红和巨幼样改变。

经过半合成脱氧三尖杉酯碱50次治疗，总量11.6 g，在疗程中，未增输血，亦未给其他任何药物，已停药1个月余，患者病情继续缓解，头晕、乏力好转，食欲显著增加，胸骨、胫骨压痛消失，肝、脾缩小，周围血象及骨髓象基本达到完全缓解，红细胞492～508万/mm$^3$，血红蛋白9.5～13.4 g，白细胞6100/mm$^3$，原粒、早粒消失。

**附表1　半合成脱氧三尖杉碱**

| 姓名 | 性别 | 年龄 | 诊断 | 用药时间 | 用药剂量(mg) | 过去治疗 |
|---|---|---|---|---|---|---|
| 魏×× | 女 | 38 | 慢性粒细胞白血病(CMyL) | 20天 | 2200 | 无 |
| 马×× | 女 | 18 | 慢性粒细胞白血病(CMyL) | 8天 | 590 | 马利兰 |
| 袁×× | 男 | 20 | 急性淋巴细胞白血病(ALL) | 15天 | 2700 | 无 |
| 贾×× | 男 | 19 | 急性淋巴细胞白血病(ALL) | 26天 | 6100 | 无 |
| 孙×× | 男 | 26 | 急性淋巴细胞白血病(ALL) | 17天 | 3500 | 长春新碱 |
| 张×× | 女 | 32 | 急性粒细胞白血病(AMyL) | 17天 | 2300 | 强的松 |
| 刘×× | 女 | 54 | 慢性淋巴白血病(CLL) | 10天 | 840 | 无 |
| 左×× | 男 | 20 | 急性红白血病(AEL) | 15天 | 2500 | 强的松、6-颈基嘌呤(6MP)等 |
| 鹿×× | 女 | 22 | 急性粒细胞白血病(AMyL) | 15天 | 3600 | 无 |

续表

| 姓名 | 性别 | 年龄 | 诊断 | 用药时间 | 用药剂量(mg) | 过去治疗 |
|---|---|---|---|---|---|---|
| 王×× | 男 | 30 | 急性红白血病(AEL) | 50天 | 11600 | 无 |
| 张×× | 男 | 29 | 急性红白血病(AEL) | 17天 | 4200 | 无 |
| 王×× | 男 | 38 | 急性淋巴白血病(ALL) | 20天 | 3400 | 无 |

**附表2　尖杉酯碱疗效小结**

| 白细胞总数 | | 周围血原+早幼细胞 | | 血红蛋白 | | 脾脏 | | 注 | 疗效判断 |
|---|---|---|---|---|---|---|---|---|---|
| 治疗前 | 治疗后 | 治疗前 | 治疗后 | 治疗前 | 治疗后 | 治疗前 | 治疗后 | | |
| 163200 | 94400 | 30%△ | 25%△ | 9.6 | 10.2 | 10 cm | 9 cm | | 有效 |
| 104100 | 117500 | 53.5%△ | 72%△ | 6.6 | 5.6 | 3 cm | 3 cm | | 无效 |
| 1300 | 2700 | 4% | 18% | 5.5 | 4.5 | — | — | | 无效 |
| 21500 | 2800 | 84%(99%) | 2%(94%)* | 4.5 | 4.2 | 2 cm | 6 cm | | 部分缓解Ⅱ级 |
| 111300 | 399800 | 63% | 68% | 11.5 | 6.7 | — | — | | 无效 |
| 11200 | 14500 | 41% | 39% | 7.8 | 4.3 | 0.5 cm | 0.5 cm | | 无效 |
| 71400 | 6100 | 小淋巴细胞96.5% | 89% | 8.1 | 6.3 | 5 cm | 2 cm | 黄疸GPT↑ | 有效 |
| 8800 | 21300 | 44% | 72% | 5.0 | 5.7 | — | — | | 无效 |
| 2200 | 1000 | 26% | 0% | 5.4 | 5.8 | 边 | — | 恶心 | 部分缓解Ⅱ级 |
| 9400 | 11600 | 14% | 0% | 6.0 | 13.4 | 2 cm | 1 cm | | 完全缓解 |
| 2100 | 2500 | 24% | 6% | 4.9 | 4.8 | 2 cm | 2 cm | 恶心 | 部分缓解Ⅱ级 |
| 2000 | 2000 | 12% | 2% | 4.9 | 4.7 | 1 cm | 1 cm | | 部分缓解Ⅱ级 |

①:△指周围血中幼粒细胞

②:*指骨髓中原+幼淋细胞

副作用:12例患者于治疗前后均做了肝功、尿常规等检查,只有1例于用药后出现黄疸,肝功GPT 480单位,血胆红质6.68 mg,但当时同用有苯妥英钠,尚不能完全肯定系脱氧三尖杉酯碱的副作用。停止此两药后逐渐恢复。其余病例均未发现肝功异常,一例患者于50天内用药11 600 mg,亦未发现肝功异常,有部分患者于静滴药物时有轻度恶心感:停药后即消失。故我们认为此剂量及用药方法是无大的副作用的。

## 三、小结

对半合成脱氧三尖杉碱酯进行抗白血病的实验及临床研究,初步看出此药对小白鼠肉瘤S180抑瘤率为59.8%(100 mg/kg),49.7%(80 mg/kg),$P<0.05$,对小鼠白血病$L_{7212}$的抑制率为146.5%(80 mg/kg),$P<0.01$。此药物小鼠急性毒性实验$LD_{50}$为(322±9) mg/kg,临床试用于12例各型白血病包括3例红白血病用药剂量为40~400 mg/d;其中7例慢性粒细胞白血病,慢性淋巴细胞白血病、急性粒细胞白血病各1例,急性红白血病2例有肯定疗效,其中1例达到完全缓解,用药时可有恶心感,未发现其他肯定的副作用。我们初步认为,半合成脱氧三尖杉酯碱抗白血病治疗是有希望的,应进一步研究。

## 参考文献

[1] 潘启超. 三尖杉生物碱类的药理研究——国内研究工作综述(内部资料).
[2] Powell, R, G, *et al.*, Antitumor alkaloids from cephalotaxus harringtonin: structure and activity, J. Pharm. Sci, 1972, 61(8): 1227.
[3] 三尖杉协作组: 三尖杉酯类生物碱治疗急性白血病的初步临床评价[J]. 中华医学杂志, 1975, 55: 712.

(兰州军区总医院 肿瘤资料汇编 1977 年 7 月 第 1 ~7 页)

# Semisynthetic deoxyharringtonine for treating leukemia in mice and humans

**Lu-Xian Cao. Han-Ping Huang, Cheng-Ping Cao**
**Lanzhou General Hospital, Lanzhou, Gan Su Province China**

**Key Words** Semisynthetic deoxyharringtonine. Leukemia. Chemotherapy

**Abstract** The effects of two varieties of semisynthetic deoxyharringtonine on the tumor mass and survival time of mice with murine leukemia were evaluated. Compared to untreated control mice, the survival time of those with murine leukemia increased by 146% (L7212) and 68% (L615) after treatment. The $LD_{50}$ for deoxyharringtonine variants DH4. 8 and DH was determined to be (322 ± 9) mg/kg and (71 ± 1) mg/kg, respectively. Seventeen patients were then treated with either DH or DH4. 8; 11% achieved complete remission, 23% achieved partial remission, and an additional 35% had markedly lower leukocyte levels after treatment . Side effects were minimal. It was concluded that deoxyharringtonine is an effective anti-leukemic agent.

## Introduction

In 1972, Powell *et al* reported that extracts of the Chinese yew tree *Cephalotaxus harringtonia* contained four alkaloids that demonstrated anti-leukemic activity: harringtonine, homoharringtonine, isoharringtonine, and deoxyharringtonine(Fig. 1). Many physicians subsequently used harringtonine and homoharringtonine to treat leukemia, obtaining satisfactory results. Because only small quantities of the alkaloid could be obtained from natural plants, synthesis and semisynthesis of these alkaloids were necessary. Huang *et al.* successfully semisynthesized deoxyharringtonine(SSDH) in 1973.

In this paper, we report the effects of treating leukemia in mice and humans.

---

Correspodence: Lu-Xian Cao, MD, Department of Hematology, Lanzhou General Hospital, Lanzhou, Gan Su Prvince(China).

Received September 29. 1983; accepted June 20, 1984.

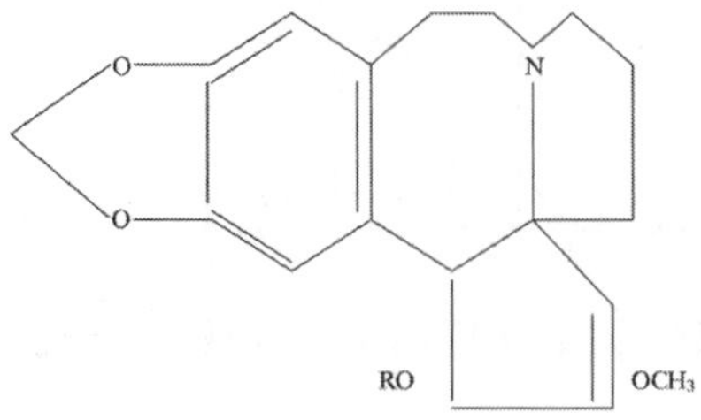


R=H — Cephalotaxine

OH OH
$R=CH_3C\ (CH_2)_2C\ CH_2COOCH_3$ — Harringtonine
$CH_3$ CO-

H OH OH
$R=CH_3C\ (CH_2)_2C\ CHCOOCH_3$ — Isoharringtonine
$CH_3$ CO-

OH OH
$R=CH_3C\ (CH_2)_3C\ CH_2COOCH_3$ — Homoharringtonine
$CH_3$ CO-

H OH
$R=CH_3C\ (CH_2)_2C\ CH_2COOCH_3$ — Deoxyharringtonine
$CH_3$ CO-

**Fig 1. Structure of harringtonines**

## Materials and Methods

The stem and root of the *Cephalotaxis harringtonia* contain minimal quantities of the anti-leukemic alkaloids: harringtonine comprises 0.0064% of the plant weight, homoharringtonine 0.0061%, isoharringtonine 0.0098%, and deoxyharringtonine 0.0024%. For this reason, the SSDH was synthesized from the parent compound, cephalotaxine, which is more abundant and comprises 0.086% of the plant weight.

Two variants of SSDH, designated DH4.8 and DH, were used. Both contained epimers of the alkaloids. DH4.8 had a citrate derivative of SSDH(40% w/w), and DH had the free alkaloid of SSD(55% w/w). Throughout the experiments, DH4.8 was used at 14 ~ 20 mg/kg and DH at 2 ~ 4 mg/kg unless otherwise specfied. In addition, at least 50 ICR/JCL mice(18 ~ 22 g) were used per assay.

*$LD_{50}$ Determination*

The $LD_{50}$ was determined by injecting mice with a range of concentrations of DH4.8 and DH and evaluating the amount of each compound necessary to kill 50% of the subjects. A 0.5 ml aliquot of aqueous DH4.8 or DH was injected intraperitoneally(i. p.) into the mice over a 1-min period. Survival time was measured up to 30 days.

*Suppression of Tumor and Murine Leukemia*

Mice with sarcoma or murine leukemia were treated with DH4.8 or DH in an attempt to suppress their condition. In the two trials described below survival time and suppression rate were compared for groups of 10 mice.

A 0.2 ml aliquot of tumor cell suspension, consisting of mouse sarcoma 180(S180). was injected into the hypodermis of the left axillary region of each mouse. Beginning the day after tumor cells were transplanted. 10 mice were injected i. p. with either DH or DH4.8 daily for 10 days. Ten control mice were injected i. p. with 0.5 ml of physiologic saline The mice were sacrificed on day 11, and the tumor mass was dissected and weighed.

A 0.2 ml aliquo of spleen cell suspension, consisting of murine leukemia (L615 or L7212), was injected i. p. into each mouse. Beginning the day after spleen cells were transplanted, 10 mice were injected i. p. with a 0.5 ml aliquot of either DH4.8 or DH daily for 7 days. Ten control mice were injected i. p. with 0.5 ml of physiologic saline.

*Clinical Studies*

Seventeen patients with different forms of leukemia were treated with DH4.8 or DH. According to the FAB criteria for diagnosis, 12 patients had acute myeloid leukemia (AML: FAB group M1, 3 patients; M2.6; and M6, 3), 4 patients had acute lymphoblastic leukemia (ALL; FAB group L1, 3 patients; L2, 1), and one had chronic myeloid leukemia (CML) in the chronic phase of the disease Table 1 presents the baseline data for the patients.

A stock solution of DH4.8 (2 ~ 8 ml, 5% w/v in $H_2O$) or DH (2 ~ 4 ml, 1% w/v in $H_2O$) was added to 500 ml of glucose (5% w/v in $H_2O$). This solution was then infused intravenously into each patient over a one-hour period each day for a minimum of two weeks. During the period of SSDH treatment, no other cytotoxic drugs were administered, except for a small quantity of prednisolone to treat occasional severe bleeding.

Response was assessed by the criteria establishcd by the China National Conference on Leukaemia in 1978. Complete remission was characterized by (1) no anemia hemorrhage, infection or leukemic infiltration of the organ; (2) hemoglobin > 10 g%, whole blood count (WBC) ≤ normal, no leukemic cells in the peripheral blood and platelets $> 1 \times 10^5/mm^3$; and (3) total of blasts and promyelocytes < 5% of nucleated cells in the bone marrow, and normal erythrocytes and megakaryocytes. Partial remission was characterized by fulfilling only two of the above criteria Another notable response, though not meeting the above criteria, was characterd by a markedly, but not significantil ($P > 0.05$), lower leukocyte level after drug treatment. Other conditions were classified as no response.

**Table 1　Clinical features before and after treatment with deoxyharringtonine**

| Case | Sex | Age | Diagnosis | Dosage(mg) | WBC($\times 10^4/mm^3$) | | Hemoglobin(g%) | | Peripheral blood blast(%) | | Treatment outcome |
|---|---|---|---|---|---|---|---|---|---|---|---|
| | | | | | B | A | B | A | B | A | |
| DH4.8-Treated Patients | | | | | | | | | | | |
| 1 | F | 38 | CML | 2200 | 16.32 | 8.44 | 9.6 | 10.2 | 3.8 | 2.0 | R |
| 2 | M | 20 | $L_1$ | 2700 | 0.13 | 0.27 | 5.5 | 4.5 | 6.0 | 18.0 | No |
| 3 | M | 20 | $L_1$ | 6100 | 2.15 | 0.82 | 4.5 | 5.2 | 84.0 | 2.0 | R |
| 4 | M | 26 | $L_2$ | 3500 | 11.13 | 19.98 | 8.2 | 6.7 | 63.0 | 68.0 | No |
| 5 | F | 32 | $M_1$ | 2300 | 1.12 | 1.45 | 7.8 | 4.3 | 41.0 | 39.0 | No |
| 6 | M | 20 | $M_6$ | 2500 | 2.13 | 2.86 | 4.1 | 4.1 | 44.0 | 72.0 | No |
| 7 | F | 22 | $M_2$ | 6100 | 0.22 | 0.10 | 5.4 | 6.4 | 28.0 | 0.0 | PR |
| 8 | M | 30 | $M_6$ | 8400 | 0.94 | 0.61 | 6.1 | 13.4 | 14.0 | 0.0 | CR |
| 9 | M | 29 | $M_6$ | 8300 | 0.21 | 0.26 | 4.9 | 11.7 | 24.0 | 0.0 | CR |
| 10 | M | 38 | $L_1$ | 6200 | 0.20 | 0.17 | 4.9 | 4.7 | 12.0 | 2.0 | PR |
| DH-Treated Patients | | | | | | | | | | | |
| 11 | M | 24 | $M_1$ | 510 | 0.14 | 0.30 | 5.0 | 16.0 | 2.0 | 0.0 | PR |
| 12 | M | 23 | $M_2$ | 320 | 0.63 | 0.21 | 5.1 | 3.3 | 54.0 | 20.0 | R |
| 13 | M | 26 | $M_2$ | 4160 | 0.55 | 0.48 | 7.2 | 11.4 | 12.0 | 0.0 | PR |

续表

| Case | Sex | Age | Diagnosis | Dosage(mg) | WBC( $\times 10^4/mm^3$ ) | | Hemoglobin(g%) | | Peripheral blood blast(%) | | Treatment outcome |
|---|---|---|---|---|---|---|---|---|---|---|---|
| | | | | | B | A | B | A | B | A | |
| DH4.8-Treated Patients | | | | | | | | | | | |
| 14 | M | 29 | $M_2$ | 1870 | 0.27 | 0.30 | 4.6 | 5.3 | 48.0 | 22.0 | No |
| 15 | M | 13 | $M_2$ | 1020 | 3.44 | 1.62 | 4.2 | 10.2 | 49.0 | 30.0 | R |
| 16 | F | 58 | $M_1$ | 550 | 16.32 | 8.00 | 8.8 | 12.6 | 73.0 | 48.0 | R |
| 17 | M | 28 | $M_2$ | 800 | 1.59 | 0.24 | 9.7 | 6.8 | 42.0 | 24.8 | R |

B = before treatment; A = after treatment; CR = complete remission; PR = partial remission; R = response; No = no response (as defined in text)

Deoxyharringtonine Treatment of Leukemia

**Table 2 Decoxyharringtonine effect on tumors and leukemia in mice**

| Dosage(mg/kg) | Tumor type | Implantation period(days)[a] | Suppression rate(%)[b] |
|---|---|---|---|
| DH4.8-Treated Mice | | | |
| 160 | S180 | 10 | 59.5 |
| 50 | S180 | 10 | 27.6* |
| 80 | S180 | 10 | 49.7* |
| 40 | S180 | 10 | 28.3 |
| 90 | L7212 | 5 | 146.7** |
| DH-Treated Mice | | | |
| 10 | L615 | 7 | 46.7** |
| 8 | L615 | 7 | 68.0** |
| 10 | S180 | 10 | 26.2 |

[a] Drug was administered by i. p. injection after the tumor had been implanted for a certain number of days.

[b] Student's t test was used to evaluate the signiftcance of observed differences between mice treated with DH4.8 or DH and those treated with normal saline.

$^{*}P<0.05$. $^{**}P<0.01$

## Results

*Mice Treated with SSDH*

The $LD_{50}$ for DH4.8 was 322 ±9 mg/kg; for DH 71 ±1 mg/kg.

As a measure of SSDH's effectiveness in suppressing leukemia, the suppression rate was calculated according to formula (1) for solid tumors and formula(2) for leukemia.

$$(1)\frac{\text{Tumor weihght of controls-tumor weight of SSDH mice}}{\text{Tumor weight of controls}}\times 100$$

$$(2)\frac{\text{Survival days of controls-survival days of SSDH mice}}{\text{Survival days of controls}}\times 100$$

As Table 2 indicates, both variants of SSDH suppressed tumor mass and increased survival rate, with significant suppression rates ranging from 27.6% to 146.7% ($0.01 < P < 0.05$). Drug-treated mice lived longer than controls, which died within 6 to 7 days after treatment.

*Patients Treated with SSDH*

Table 1 summarizes the treatment outcome and compares 3 hematological values for before and after treatment (20 to 40 days). Two of the 17 patients(12%), both with AML M6, achieved complete remission (CR), and 4 (24%) achieved partial remission (PR). In 6(35%) of the remaining patients, there was a transient decrease in the number of leukemic cells in the peripheral blood following treatment.

The patients showing complete remission had received DH4.8(8400 mg) over 30 days, and DH(8300 mg) over 41 days, respectively. Of the 4 PR patients, the 3 with AML had received DH(4160 mg and 510 mg) and DH4.8(6100 mg); the one ALL patient had reccived DH4.8(6200 mg). Of the six responding patients who did not achieve PR, two had received DH4.8, the others DH.

Five of the 17 patients suffered nausea during infusion of SSDH; however. only one vomited, and nausea diminished after repeated infusions. One patient had transient fever after infusion, which subsided spontaneously. Although a few patients experienced moderate tachycardia(up to 100/min), no EEG abnormalities were observed.

Renal and hepatic function, tested by measuring blood levels of glutamate pyruvate transaminase and blood urea nitrogen at biweekly intervals, remained unchanged during the course of treatment in all patients.

**Discussion**

SSDH considerably reduced the proliferation rate of cells in the murine leukemias that we studied. Although we did not examine the cellcycle specificity of the semisynthetic agent, it is likely to be cycle nonspecific like the natural producet.

SSDH appears to be very effective as clinical anti-leukemic agent. When used alone, its response was similar to that of widely used anti-leukemic agents. SSDH induced complete remission in 12% of the patients treated, a percentage that compares favorably with those reported for 6-mercaptopurine(11%), methotrexate(9%), and cyclophosphamide(8%) when these agents are used alone. It is also likely that SSDH will be useful in combination with other anti-leukemic drugs.

It is particularly noteworthy that SSDH side effects were minimal. Although two patients who achieved complete remission had AML FAB group M6, and three of the four who achieved partial remission had AML of the FAB types, our sample size was too small to permit the evaluation of SSDH's effectiveness in treating specific types of leukemia. Further studies are under way in an attempt to evaluate SSDH's specificity.

**Acknowledgments**

The authors thank Dr. *Donald M. McCarthy and Keith M.* Shute for their substantive editing of the manuscript.

## References

[1] Powell, RG, Weisleder, D, Smith, CR, Jr. Antitumor alkaloids from cephalotaxus harringtonia: struc ture and activity[J]. J Pharm Sci, 1972, 61:1227-1230.

[2] Harringtonine Research Group. The preliminary evaluation of harringtonine alkaloids in the treatment of acute leukemia[J]. Chin Med J, 1975, 55:712-715.

[3] Leukemia Cooperative Group of Fukien Province. Homoharringtonine and harringtonine in acute nonlymphotic leukemia: clinical observations of 40 cases[J]. Chin J Intern Med, 1978, 17:162-164.

[4] Blood Researching Group of San Min Region Fukien Province. Pharmacological and clinical researches of the new anti-tumor reagent: harringtonine and homoharringtonine. Transfusion Hematol, 1978, 2:28-31.

[5] Huang WK, Li YL, Pan, SF. The synthesis of deoxyharringtonine. J. of Lanzhou University, 1975, 1:44-45.

[6] Huang WK, Li YL, Pan, SE. The synthesis of deoxyharringtonine and separation identification of the epimers Scientia Sinica,

1979, 12:1172-1180.

[7] Bennet JM, Catovsky D, Daniel MT. Flandrin. G. GoltonD. A. G. ;Grainick. H. R. ;SSultan, C. (FAB Cooperative Group); Proposals for the classification of the acute leukaemias. Br J Haematol, 1976,33:451-458.

[8] Powell,RG. Structures of homoerythrina alkaloids from cephalotaxus harringtonia Phytochem, 1972,11:1467-1472.

[International J. of Cell Cloning 2:327 ~ 333 (1984)]

# 半合成脱氧三尖杉酯碱治疗白血病的实验研究及临床应用

兰州军区总医院 曹履先　黄汉平　曹成平

1972 年 Powell 等报道自三尖杉属植物(*cephalotaxus*)中分离出对小鼠白血病 $P_{388}$ 及 $L_{1210}$ 有疗效的四种酯类生物碱,即三尖杉酯碱(harringtonine)、高三尖杉酯碱(homoharringtonine)、异三尖杉酯碱(isoharringtonine)及脱氧三尖杉酯碱(deoxyharringtomne)。近年来国内从三尖杉属植物中提取出了上述四种酯碱,证明对小鼠白血病确有疗效,并首先试用三尖杉酯碱及高三尖杉酯碱治疗白血病,取得较好的疗效。1973 年初我院内科与兰州大学化学系、兰州制药厂组成了协作组,同年 5 月由兰州大学化学系首先半合成了脱氧三尖杉酯碱(简称 SSDH),我院对之进行了实验研究,并于 1975 年起试用于治疗白血病患者,取得较好疗效。报告如下。

## 材料与方法

1. 药物　我们应用的 SSDH 分两个批号,DH4.8 为 SSDH 的柠檬酸盐及其差向异构体(epimer),含柠檬酸脱氧三尖杉酯碱约为 40%。另一批号为 DH,含脱氧三尖杉酯碱及其差向异构体,其中游离的脱氧三尖杉酯碱约占 50%。

2. 急性毒性试验　DH4.8 及 DH 对 ICR/JCL 小鼠急性半数致死量($LD_{50}$)分别为(322 ±9.04) mg/kg 及(71 ±1.32) mg/kg。

3. 抑瘤试验　经多批实验发现 DH4.8 及 DH 对小鼠肉瘤 180(S180)、小鼠白血病 L615 及 L7212 均有明显的抑瘤作用(附表)。

附表　半合成脱氧三尖杉酯碱的动物抑瘤实验

| 药物 | 剂量(mg/kg) | 瘤谱 | 给药方法 | 抑瘤率% | *P* 值 |
|---|---|---|---|---|---|
| DH4.8 | 100 | S180 | 接种后给药 10 天 | 59.5 | — |
| DH4.8 | 50 | S180 | 接种后给药 10 天 | 27.6 | <0.05 |
| DH4.8 | 80 | S180 | 接种后给药 10 天 | 49.7 | <0.05 |
| DH4.8 | 40 | S180 | 接种后给药 10 天 | 28.3 | — |
| DH4.8 | 80 | L7212 | 接种后给药 5 天 | 146.5 | <0.01 |
| DH | 10 | L615 | 接种后给药 7 天 | 46.7 | <0.01 |
| DH | 8 | L615 | 接种后给药 7 天 | 68.0 | <0.01 |
| DH | 10 | L180 | 接种后给药 10 天 | 26.2 | — |

给药途径均为腹腔注射

## 疗　效

1. 临床应用　用 SSDH 对 21 例各型白血病进行治疗，其中 4 例治疗不足 2 周不列入分析，余 17 例中急性粒细胞白血病 9 例、慢性粒细胞白血病 1 例、急性淋巴细胞白血病 4 例、急性红白血病 3 例。

2. 给药方法　5% DH4.8 溶液 2～8 ml 或者 1% DH 溶液 2～4 ml 加入 5% 葡萄糖液 500 ml 缓慢静脉滴注。一般为连续用药每日一次。如白细胞下降到 2000 则暂停给药。用 SSDH 的同时均不并用任何抗白血病药物。如出血严重时则加用小剂量强的松。

3. 疗效　按 1978 年 11 月全国白血病会议所拟订的疗效标准进行分析，17 例中有 2 例（10.5%）完全缓解（均为红白血病），4 例（21.1%）为部分缓解（急粒 3 例、急淋 1 例），未缓解者 11 例，但此 11 例中的 6 例（31.6%）用于 SSDH 后白细胞总数明显下降，周围血中原始及早幼粒（或幼稚细胞）减少（其中急粒 4 例、急淋 1 例、慢粒 1 例），故 SSDH 治疗白血病的总有效率为 63.2%，达完全缓解的 2 例患者均系用 DH4.8 者，所用剂量分别为 8400 mg 及 8300 mg，用药时间为 30 天以及 41 天。部分缓解者 4 例中 1 例用 DH，3 例用 DH 4.8。有效的 6 例中 4 例用 DH，2 例用 DH4.8。全部有效病例于用药后先有白细胞总数下降，而血红蛋白上升是最晚的。

4. 副作用　17 例中 5 例于用药后有恶心，1 例有呕吐，但继续用药后则减轻，不需停药，1 例患者用药后有短暂发热。全部患者于用药前后均做了肝肾功能及心电图检查，未发现异常。部分患者于用药一段时间后有心率增快。用 SSDH 后，17 例中 6 例初期有血红蛋白下降 1 g 以上，有效病例于治疗结束后渐渐恢复。

## 讨　论

天然植物中脱氧三尖杉酯碱含量很少（0.0024%）。我们半合成物的 SSDH（DH4.8 及 DH）对小鼠 S180 L7212 及 L615 有明显的抑瘤作用。从初步治疗的 17 例白血病患者看来，SSDH 对白血病的疗效是肯定的，因均系单独用药。单用 SSDH 取得完全缓解率 10.5%，部分缓解率 21.1%，总有效率 63.2% 的效果是较令人满意的，如进行联合化疗可能取得更好的疗效。SSDH 治疗后完全缓解的 2 例均系红白血病，部分缓解的 4 例中的 3 例系急粒，似符合三尖杉酯碱类药物对急性非淋巴细胞白血病疗效较好的特点，但 SSDH 对急淋、慢粒亦非无效。SSDH 副作用不大，少数患者有恶心、发热、心率快等。

## 小　结

报告半合成脱氧三尖杉酯碱 SSDH 对 S180、L615 及 L7212 小鼠肿瘤有明显的抑瘤作用。单独应用 SSDH 治疗 17 例白血病患者完全缓解率 10.5%，总有效率 63.2%。对非淋巴细胞白血病疗效较好。SSDH 副作用不大。

## 参考文献


[1] Powell GR, *et al*. Antitumor alkaloids from cephalotaxus harringtonia: Structure and activity. J pharm Sci,1972, 61:1227.

[2] 三尖杉研究协作组. 三尖杉酯类生物碱治疗急性白血病的初步临床评价[J]. 中华医学杂志,1975,55:712.

[3] 福建省白血病协作组. 高三尖杉酯碱和三尖杉酯碱治疗40例急性非淋巴细胞型白血病的临床观察[J]. 中华内科杂志,1978,17:162.

[4] 福建三明地区第一医院血液组. 抗癌新药三尖杉酯碱及高三尖杉酯碱的药理和临床研究(综合报道)[J]. 输血及血液学,1978,2(2):28.

[5] 黄文魁,等. 脱氧三尖杉酯碱的合成[J]. 兰州大学学报(自然科学版,试刊),1974,1:148.

[6] 黄文魁,等. 脱氧三尖杉酯碱的合成[J]. 兰州大学学报(自然科学版),1975,1:44.


(中华血液杂志　1981 年第 2 卷 第 1 期 33 ~ 34 页)

PART 4

第四部分

# 白血病及淋巴瘤的有关资料

# 类白血病反应 2 例报告

曹履先 等

类白血病反应在临床上并不少见，其与白血病的鉴别有时十分困难。现将作者等所见到的 2 例报告于下，并结合文献对类白血病反应的诊断及鉴别诊断略作探讨。

## 病例报告

**例 1**：黄某(住院号 53856)，男，21 岁。因间歇性发热 1 年于 1958 年 11 月 8 日入院。自诉于 1957 年 11 月起常有下午低热，伴有头晕、乏力、多汗、食欲缺乏、气短及鼻衄，未予治疗，至 1958 年 6 月症状加重，在某医院诊断为“钩虫病，贫血”，驱虫及肝精等治疗后症状减轻，于 1958 年 9 月 15 日出院。出院后 4 日突然寒战、发热再次入院。当时体温 38 ~ 41℃，下午较高，肝脾肿大，贫血，白细胞 5100，分类中有幼稚粒细胞，我院代为检查结果如下：原始粒 26%（其中有 Auer 体的占 1%，Rieder 型的 5%），早幼粒 10%（其中 Rieder 型占 3%），中幼粒 10%，分叶核中性粒 48%，淋巴 6%。骨髓检查：原始粒 35%（其中有 Auer 体的占 3%，Rieder 型占 12.5%），早幼粒 20.5%（有 Auer 体的占 0.5%，Rieder 型占 6.0%），中幼粒 7.5%，晚幼粒12.5%，杆状核 6.5%，分叶核中性粒 2.5%，酸性 1.5%，淋巴 8.0%，单核 1.5%，中幼红 2.5%，晚幼红1.5%，浆细胞 0.5%。经青霉素、金霉素及链霉素治疗无效转来我院。既往健康无慢性咳嗽咯血史。

**入院检查**：体温 38.3℃(腋表)，脉搏 100 次/分，呼吸 26 次/分。发育营养均差，呈极度衰弱状，皮肤苍白，未见出血。颌下、腋下、腹股沟等处浅淋巴结约黄豆大小。鼻前庭有少许血性痂皮，心尖可闻二级收缩期吹风样杂音，肺未发现异常。腹软，肝大肋下 2 cm，脾大肋下 7 cm，胸骨有叩击痛。胸部照片：上纵隔两侧均有突出的半圆形阴影，边缘清楚，此阴影在透视下无搏动，右肺门处亦有一结节状阴影。红细胞 136 万，血红蛋白 3.5 g%。白细胞 4100，原始粒 14%，早幼粒 2%，中幼粒 2%，晚幼粒 7%，杆状核 25%，分叶核中性粒 30%，淋巴 20%。骨髓检查：原始粒 37%（其中 Rieder 型占 13%），早幼粒 8%，中幼粒 4%，晚幼粒 8%，杆状核 8%，分叶核中性粒 17%，单核 1%，淋巴 13%，中幼红 2%，晚幼红 2%，网状红细胞 0.1%。粪常规阴性，尿蛋白( + + )，红细胞少许，颗粒管型 0 ~ 2/高倍。血清瓦氏反应阴性。出血时间 5 分钟 30 秒，凝血时间 2 分 30 秒(玻片法)。血小板计数 77 000。眼底检查未见异常。临床诊断为亚急性粒细胞性白血病。

**住院经过**：入院后体温波动在 38 ~ 39℃之间。除输血等一般支持疗法外曾于 11 月 8 日到 11 月 14 日给予 6-巯基嘌呤，每日 100 mg，11 月 13 日查白细胞 3500。原始粒 12%（其中 Rieder 型 7%），早幼粒 2%，中幼粒 1%。改用 ACTH 静脉滴入，每日 40 mg，症状日重。此后出现尿失禁，皮肤出血点，便血及鼻衄不止，且于 11 月 20 日出现颈部强直、嗜睡。11 月 22 日胸部照片见纵隔阴影较前肿大，11 月 24 日死亡。死前白细胞 2300，原始粒 6%，早幼粒 10%。

**尸检**：皮肤可见出血点，鼻腔、口腔均有凝血块，两侧胸腔各有血性积液约 100 ml，无粘连，纵隔淋巴结肿大互相粘连，呈结节状，切面中央有干酪样坏死，右侧支气管淋巴结均肿大，大者直径达 2.5 cm，胸膜均有弥散性点状出血，肺切面有散在的灰白色粟粒状物，镜检可见散在的新鲜的干酪性结核灶，其周围有少量单核细胞、淋巴细胞及分叶核白细胞浸润，抗酸染色见有多量结核杆菌。心包腔内有血性积液约 100 ml，无粘连，心脏正常。肝切面见肝组织内有散在灰白色粟粒状物，镜检除有散在结核灶外，且见汇管区有多量血吸虫卵，有结缔组织增生及假小叶形成。脾与肾脏表面均可见粟粒状物。胃、胰腺、胆囊除充血外无特殊，结肠见有日本血吸虫卵所致溃肠。脑膜表面充血，灰质内有多数软化灶。腋窝、胸腔、腹腔等处淋巴结、脾、肾、副睾、肾上腺、小脑蛛膜、脑灰质近脑膜处均可见与肺脏相似的散在干酪结核灶。骨髓内有多数干酪样结核灶，有核细胞轻度增生。

**病理诊断：**(1)右肺门淋巴结、纵隔障淋巴结急性干酪样结核，肺、脾、肝、肾上腺、胰、淋巴结、骨髓、副睾粟粒状早期干酪样结核，结核性脑膜炎。(2)日本血吸虫病，结肠溃肠，血吸虫性肝硬化。

**例2：**王某(住院号56422)，男，22岁，四川人。1959年4月15日入院。自1959年3月30日起突觉腰痛及两腿痛以致活动受限不能站立，伴有发热，疲乏无力，4月1日入某院诊断为“骶髂关节炎”，数日后解黑色大便一次，且发现双小腿皮下出血斑、血红蛋白低、症状加重转我院。

**入院检查：**体温37.8℃，脉搏102次/分，营养不佳，重病容。两胫前有大片淤血斑。浅淋巴结不肿大。心脏未发现异常，右肺底可听到少许湿性啰音。腹软，上腹部有压痛，肝大肋下1 cm，脾刚触及，胸骨及腰椎均有明显压痛。红细胞158万，血红蛋白5 g%，白细胞7000～14 600，早幼粒2%，中幼粒4%，晚幼粒7%，杆状核19%，分叶核中性粒27%，嗜酸1%，单核4%，淋巴36%。每100个白细胞可见有核红细胞10～22个。骨髓检查：早幼粒1%，中幼粒4%，晚幼粒6%，杆状核11%，分叶核中性粒30%，淋巴16%，单核1%，早幼红3%，中幼红8%，晚幼红20%，网织红细胞5.1%。尿粪常规阴性。血小板直接计数254 000。出血时间2分30秒，凝血时间1分钟(玻片法)。血块收缩良好，血培养阴性。血清瓦氏反应阴性，血浆蛋白4.7 g%，白蛋白3.4 g%。胸部X线照片见两肺有小片状阴影，胸椎、腰椎X线照片见有轻度椎体压缩。临床初诊为“再生障碍性贫血?”、“肺结核?”，“白血病?”。

**住院经过：**体温波动在38～39℃之间，经一般支持疗法包括多次输血等病情无好转，于住院第24日发现上腹部有一包块，有压痛，肝脏增大至肋下2.5 cm，胃肠钡餐透视检查发现幽门胃大弯侧有边缘平滑直径约2 cm充盈缺损。此时临床诊断为胃之恶性肿瘤，支持疗法无效于住院第33日死亡。

**尸检：**营养差，有皮下出血及水肿，浅淋巴结稍肿大，大网膜与左腹壁呈索条状粘连。胃大弯侧触及一肿块，该处胃壁增厚达1.5 cm，肿块中央有3 cm×2 cm大小之卵圆形溃疡，边缘隆起，切面呈灰白色，半透明状。镜下见瘤细胞呈片状弥散性浸润，瘤细胞多作印戒状，胞浆内含大量黏液，细胞外甚少黏液。肝门部及腹后壁有多数肿大淋巴结。肺切面可见多数帽针头大至高粱米大、半透明颗粒状物。髂骨、腰椎等处骨髓中红髓较少，为大量黄白色灶状物分割成小岛。镜下见肿大之淋巴结均有转移瘤细胞索。骨髓、肺、肝、肾上腺、睾丸、心肌、脑膜等处于镜下检查，均可见扩张血管腔内充满瘤栓或转移瘤细胞团形成之浸润灶。脾有显著充血及造血灶。

**病理诊断：**(1)胃胶样癌(幽门部、大弯侧、溃疡型)，胃周围及全身淋巴结广泛转移。肝、肺、骨髓、肾上腺、睾丸及硬脑膜血行转移。(2)骨髓外造血(肝、脾、淋巴结)。

## 讨　论

类白血病反应是指在非白血病时周围血中出现不成熟的白细胞，白细胞总数可以正常、偏低或偏高，或白细胞总数超过5万时虽无不成熟之白细胞出现亦属此类。类白血病反应可因幼稚细胞的种类不同而表现为似急性或慢性粒细胞性白血病、单核细胞白血病或淋巴细胞白血病。Kojima及Kitamura等又把粒细胞性类白血病反应按周围血中白细胞情况分为三级：Ⅰ级，无原粒细胞，只有早幼及中幼粒细胞，或无幼稚粒细胞仅白细胞总数在5万以上；Ⅱ级，原粒细胞在10%以下；Ⅲ级，原粒细胞在10%以上。本文2例均为粒细胞性类白血病反应，例1属于Ⅲ级，例2属于Ⅰ级。引起类白血病反应的原因很多，包括各种感染、中毒、肿瘤及溶血失血等。

有以下诸点有助于鉴别类白血病反应与白血病：类白血病反应时可以发现有原发病，如原发病治愈后类白血病反应随之消失；白细胞总数多在10万以下，其中原始粒细胞的百分数较低；成熟的或不成熟的白细胞形态上是正常的，无白血病时的白细胞裂口现象(leukemic hiatus)，亦无Auer小体出现；成熟中性粒细胞的碱性磷酸酶是增高的;贫血程度较轻,血小板不减少;骨髓中原始粒细胞的百分数一般较低,但也有报道较高者;活体组织检查没有白细胞浸润现象或很轻。但在临床工作中有时却很困难,甚至只有靠临床过程及尸检才能作出最后诊断。

由结核病引起的类白血病反应国内甄氏曾报道 1 例,国外文献报道较多,且多数是经尸检证实,以粟粒性结核、脾及淋巴结结核较为多见。患者多有发热、脾及淋巴结肿大、贫血、周围血中可出现较高百分数的原始粒细胞。本文例 1 间歇发热一年余,入院前 2 个多月病情加重,周围血中有不成熟的粒细胞,有贫血,诊断为白血病,尸检为结核病,有全身粟粒结核播散,侵及脾、淋巴结及骨髓,而各脏器均无白细胞浸润,故此例符合文献所述的结核病引起的类白血病反应。患者于死亡前用 6-巯基嘌呤约 1 周、ACTH 约 10 天,我们认为是不会使急性白血病组织浸润完全消失的。**例** 1 周围血中原始细胞较多,与文献报道相符,如 Milder 等的 22 例中原粒细胞均为 15%~92%。**例** 1 的幼稚粒细胞中有 Auer 小体,虽然 Auer 小体对急性粒细胞性白血病诊断意义较大,但 Roth 在结核病引起类白血病反应的原始粒细胞中也看到有 Auer 小体。结核病合并有类白血病反应与急性白血病的治疗及预后显然不同,如肾上腺皮质激素类药物可使后者病情缓解,但在无抗结核药物并用时则可使前者病情恶化,**例** 1 死前用 ACTH 10 天可能对病情有不利影响,而二者临床上又极易混淆,故进一步探索诊断方法实属必要。Hughes 等主张做肝活组织检查以资鉴别。Milder 等主张对有急性白血病表现的患者若稍有结核病可疑即应给予大剂量抗结核药物治疗。应提及的是文献中对结核病引起的类白血病反应的看法亦非完全一致,有些此类病例可能是白血病与结核病并存,病理上无白细胞浸润是因患者很快死于结核病,尚无足够时间造成白细胞浸润。

恶性肿瘤可引起类白血病反应,患者常有发热、贫血及出现现象,胸部 X 线片或胃肠钡餐检查也可以很像白血病的组织浸润。一般认为有肿瘤骨转移时易发生类白血病反应,此时多有骨痛及骨压痛,易误诊为白血病。本文**例** 2 符合文献上的此类病例。恶性肿瘤引起的类白血病反应白细胞不成熟的程度多较轻,如 Kitamura 的 61 例恶性肿瘤引起的类白血病反应多属于 Kojima 等分级法的 Ⅰ 级 Ⅱ 级,周围血中有核红细胞可增多,常表现为白-红母细胞型贫血(leuko-erythroblastic anemia),以上诸点均有助于鉴别诊断。

## 参考文献


[1] Hill JM, Dunc CN. Leukemoid reaction. Amer. J. Med. Sci,1941,201:847.

[2] Whitby LEH, *et al.* Disorders of the Blood,7th ed. London,1953,549.

[3] Kitamura S. Pathology of leukemoid reatctions with special reference to its nature,Acta Hemat Jap, 1959,22(5)Suppl:740.

[4] Heck FJ, Hall BE. Leukemoid reaction of myeloid type. JAMA, 1939,112:95.

[5] Leonard BJ,*et al.* Alkaline phosphatase in white cells in leukemia and leukemoid reactions. Lancet, 1958,1:289.

[6] 甄进稳. 急性骨髓性类白血症反应报告一病例. 中华儿科杂志,1954,5:317.

[7] Milder E, *et al.* Case of milliary tuberculosis samilating acute blastic leukemia. J. A. M. A,1961,177:116.

[8] Wintrobe MM. Clinical Hematology. 4th ed. Kimpton, London,1956,249.

[9] Dameshek W,*et al.* Leukemia,1958,96-126.

[10] Freeman JA. Ultrastructure and genesis of Auer bodies. Blood, 1960,15:499.

[11] Hughes JT, *et al.* Leukemoid reaction in disseminated tuberculosis. J. Clin. Path,1959, 12:307.


**编者按:**本文例 1 的骨髓和血液中原始细胞的百分数较高且有 Auer 小体,6 巯基嘌呤和促肾上腺皮质激素的治疗(虽然为期较短)及粟粒型结核病本身都可能影响白血病的病理变化而使其变为不典型。

(中华内科杂志,1963 年 11 期 918~920 页)

# 分类疑难的急性白血病

军事医学科学院附属医院　曹履先 等

**摘要**　本文报告不典型急性非淋巴白血病(ANLL)6 例、急性淋巴白血病(ALL)5 例，经细胞形态、细胞化学及白血病细胞免疫表型检查，5 例属于 POX 阴性或弱阳性的 ANLL(LP-ANLL)，4 例属杂合急性白血病(HAL)，2 例属急性未分化性白血病(AUL)，强调了白血病细胞免疫表型检测的重要性。并提出了此三类白血病的诊断是困难的，预后是不佳的。

**关键词**　急性白血病　诊断　疑难

急性白血病的诊断不很困难，但有些病例的分类常遇到问题。目前，国际上通用的急性白血病的分类法是 1976 年制定的 FAB 分类法。他们于 1985 年对急性粒细胞性白血病又作了修订意见。此种分类法是基于白血病细胞的形态学及细胞化学。此法简单易行，有一定的临床应用价值。由于近 10 年来免疫学的进展，对白血病细胞的来源及分化的认识日趋完善，利用单克隆抗体技术对白血病细胞的检测，使对髓细胞系及淋巴细胞系的区别更为可靠。但在急性白血病的分类上仍常遇到一些疑难的病例。现总结讨论我们一年来所遇到的 11 个分类疑难的急性白血病病例，以提高认识。

## • 材料与方法 •

1. 病例选择　一年来我们共对 50 例成人白血病患者进行了免疫分型、细胞形态及细胞化学的检查，其中有 11 例符合如下标准。

(1)白血病细胞形态、细胞化学与单克隆抗体免疫表型不一致；(2)同时或先后具有淋巴细胞系和髓细胞两类细胞形态、细胞化学及免疫表型。

2. 细胞形态及细胞化学检查　包括瑞氏染色、过氧化酶(POX)、苏丹黑(SBB)、非特异性酯酶(NSE)、氟化钠对 NSE 的抑制实验(NSEF)、氯醋酸特异性酯酶(CAE)、糖原染色(PAS)及酸性磷酸酶(AP)等。

3. 单克隆抗体对白血病细胞的免疫分型检查

所用单克隆抗体如表 1 所示。

采用间接免疫荧光法检测，凡单个核细胞荧光细胞 >30% 者为阳性( + )，10%~20% 者为可疑( ± )，< 10% 者为阴性。

表 1　检测白血病细胞表面抗原的单克隆抗体及来源

| 抗体种类 | CD 命名 | 抗体特性 | 来源 |
|---|---|---|---|
| $HIT_2/OKT_{10}$ | $CD_{38}$ | 胸腺细胞　浆细胞　干细胞 | 天津 |
| $CCT_3/OKT_{11}$ | $CD_2$ | E-玫瑰花结受体 | 北京 |
| $CCT_4/OKT_1$ | $CD_5$ | 泛 T　泛胸腺细胞 | 北京 |
| $WuB_{152}/B_1$ | $CD_{20}$ | B 及恶性 B 细胞 | 武汉 |
| $MA_8$ | NA | B 及恶性 B 细胞 | 天津$^{\triangle}$ |
| $5\text{-}2F_4$ | $CD_{10}$ | CALLA | 天津$^{\triangle}$ |

续表

| 抗体种类 | CD 命名 | 抗体特性 | 来源 |
|---|---|---|---|
| 789-$E_6$ | NA | HLA-DR | 天津[△] |
| $HI_{98}$ | NA | 粒及粒单细胞 | 天津 |
| $HI_{115}$ | NA | 粒单细胞　部分 B 淋巴细胞 | 天津 |
| $MCS_2$ | NA | 粒细胞 | 天津[△] |

△,来自国外的单克隆抗体　NA:未定

## 结　果

1. 11 例患者的临床表现见表 2。

2. 11 例患者男 5 例,女 6 例,年龄 14～42 岁。肝肿大者 3 例,脾肿大 4 例,淋巴结肿大 7 例。入院时 WBC 总数 >50×$10^9$/L 者 7 例、>100×$10^9$/L 者 4 例,外周血中原始细胞占 67%～98%。骨髓增生均呈Ⅳ或Ⅴ级,其中原始细胞占 76%～98%,均有不同程度贫血及血小板减少。

3. 白血病细胞的形态、细胞化学及免疫表型检查最后诊断及预后见表 3。

**表 2　11 例患者的临床表现**

| 例号 | 肝大 | 脾大 | 淋巴结肿大 | 齿龈增生 | WBC (×$10^9$/L) | 原始及幼稚细胞(%) | Hb (g/L) | 血小板 (×$10^9$/L) | △骨髓增生程度 | 原始+幼稚细胞(%) |
|---|---|---|---|---|---|---|---|---|---|---|
| 1 | - | - | - | - | 8.2 | 80 | 79 | 29 | Ⅴ | 95 |
| 2 | + | + | ± | + | 222.0 | 84 | 78 | 34 | Ⅴ | 87 |
| 3 | - | - | ± | - | 226.0 | 93 | 61 | 68 | Ⅴ | 93 |
| 4 | - | + | ± | - | 3.85 | 67 | 72 | 58 | Ⅳ | 76 |
| 5 | + | + | + | + | 13.8 | 98 | 77 | 21 | Ⅳ | 90 |
| 6 | - | - | + | - | 120.0 | 80 | 54 | 35 | Ⅴ | 83 |
| 7 | - | - | - | - | 83.2 | 91 | 94 | 27.4 | Ⅴ | 91 |
| 8 | + | - | + | - | 70.0 | 97 | 46 | 20 | Ⅴ | 97.5 |
| 9 | - | - | + | - | 104.0 | 96 | 112 | 120 | Ⅴ | 78 |
| 10 | - | - | - | - | 9.4 | 87 | 60 | 10 | Ⅴ | 90 |
| 11 | - | + | - | - | 73.0 | 98 | 79 | 14 | Ⅴ | 93.5 |

△Ⅴ:有核细胞增生极度活跃　Ⅰ～Ⅴ分级法,正常为Ⅲ级

**表 3　11 例白血病实验结果、最后诊断及预后**

| | 例号 | | | | | | | | | | |
|---|---|---|---|---|---|---|---|---|---|---|---|
| | 1 | 2 | 3 | 4 | 5 | 6 | 7 | 8 | 9 | 10 | 11 |
| FAB 分型 | $M_{5a}$ | $M_{5b}$ | $L_2$ | $L_3$ | $L_1$ | $M_{5a}$ | $M_4$ | $L_1$ | $L_3$ | $L_1$ | $M_1$ |
| POX% | 1 | 8 | 0(29) | 1 | 0 | 2.5 | 8(0) | 38 | 2 | 2.5 | 6.0 |

续表

| | 例号 | | | | | | | | | | |
|---|---|---|---|---|---|---|---|---|---|---|---|
| | 1 | 2 | 3 | 4 | 5 | 6 | 7 | 8 | 9 | 10 | 11 |
| SBB% | 3 | ND | 0(30) | 0 | 0 | 0 | 6(0) | 0 | 0 | 2.5 | 14 |
| NSE% | 48 | 27 | ND(35) | 0 | ND | 3 | 39(0) | 16 | 0 | 0 | 0 |
| NSEF% | 100 | 98 | 0(100) | 0 | ND | ND | 100(ND) | 100 | ND | 0 | 0 |
| CAE% | ND | 9 | 0(0) | 0 | 0 | 1 | 0(ND) | 0 | 0 | 0 | 31 |
| PAS% | 0 | ND | ND(16) | 0 | 0 | 0 | 0(ND) | 3 | 0 | 0 | 0 |
| AP% | ND | ND | ND | ND | ND | ND | 22(ND) | 4 | 0 | 0 | 0 |
| $T_1$ | - | - | -(ND) | - | - | - | -(-) | - | - | - | ND |
| $T_{11}$ | - | - | -(-) | - | - | - | -(-) | - | - | - | - |
| $B_1$ | - | - | -(-) | - | - | - | -(-) | - | +* | - | - |
| CALLA | - | - | -(-) | - | - | - | +(+) | + | - | - | - |
| DR | + | - | -(-) | - | - | + | +(+) | + | - | ± | - |
| $HI_{98}$ | - | - | -(+) | - | + | - | -(-) | - | - | ND | - |
| $HI_{115}$ | - | + | -(ND) | - | - | + | -(-) | - | +△ | ND | ND |
| $T_{10}$ | ND | ND | +(-) | - | ND | ND | ND(ND) | ND | ND | + | ND |
| 最后诊断 | LP ANLL | LP ANLL | HAL | AUL | LP ANLL | LP ANLL | HAL | HAL | HAL | AUL | LP ANLL |
| CNSL | - | - | - | - | - | - | + | - | + | - | - |
| 治疗方案 | 未 | 未 | ALL ANLL | ALL ANLL | ANLL | ANLL | ANL ALL | ALL | ALL | ALL | ANLL |
| 预后 | D | D | CR | PR | PR | PR | D | D | D | D | PR |
| 病程(月) | <1 | <1 | >3 | >3 | >2 | >3 | 8 | 11 | <1 | 12 | >1 |

注:括号内为第二次检查结果　ND:未做此项检查　CR:完全缓解　PR:部分缓解　D:死亡

CNSL:中枢神经系统白血病　*并有 $MA_6$ +　△并有 $MCS_2$ +

(1)5 例细胞形态检查为粒单细胞,按 FAB 诊断为 M 者中,其 POX 均为阴性或弱阳性(POX 0%~8%),其中 4 例表现为 NSE 阳性(例 1,2)、CAE 阳性(例 11)及粒系表面抗原 $HI_{115}{}^{+}$(例 6)故可诊断为 POX 阴性或弱阳性的 ANLL(LP-ANLL)。另一例 FAB 法诊断为 M 的患者(例 7)NSE 及 NSEF 均为阳性,淋巴系抗原 CALLA 亦有表达,但缓解后再复发时只有 CALLA 表达。故应为杂合急性白血病(HAL)。另有一例 FAB 法诊断为 $L_1$ 患者(例 5)、淋巴系抗原均不表达,而粒系抗原 HI 98 为阳性,亦应诊断为 POX 阴性或弱阳性的 ANLL。故此 5 例初诊为 FAB M 型的病例经进一步检查,4 例诊断为(LP-ANLL)、1 例为 HAL。

(2)按 FAB 法诊断为 ALL 6 例中,除例 5 因 HI 98 阳性诊断为 LP-ANLL 外,例 8 POX 阳性 38%,NSE 16%,同时又 CALLA 抗原的表达。例 9 $B_1$ 阳性,$MA_6{}^{+}$(B 淋巴系)同时有 $HI_{115}{}^{+}$、$MCS_2{}^{+}$(髓细胞系),故此 2 例符合 HAL 的诊断。另 2 例(例 4,10)无淋巴细胞系抗原表达,亦无粒细胞系抗原表达,细胞化学检查为阴性,因而符合 AUL 的诊断。其中 1 例有 $T_{10}$ 抗原表达,亦支持 AUL 的诊断。例 3 初诊时按 FAB 疑为 $L_2$ 的患者,粒细胞系、淋巴细胞抗原均不表达,POX、NSE 和 CAE 为阴性,但 $T_{10}{}^{+}$,故初诊为 ALL 或 AUL。经 VDF(长春新碱、柔红霉素、泼尼松)一疗程治疗后完全缓解,1 个月后复发时白血病细胞形态似单核细胞、POX、SBB、NSE、NSEF 均转为阳性,粒系抗体 $HI_{98}$ 亦为阳性、支持 ANLL 的诊断。同时 $T_{10}$ 亦转阴性。故此病例我们考虑亦属于 HAL 的诊断。总之，6 例按 FAB 初诊疑为淋巴细胞白血病的患者，经进一步检查后 1 例属 LP-ANLL，2 例为 AUL。3 例属于 HAL。

11 例患者经形态、细胞化学及免疫学诊断，最后确定 5 例为 LP－ANLL、4 例为 HAL、2 例为 AUL。2 例 HAL 有 CNSL，6 例 1 年内死亡，只有 1 例治疗后或短暂的 CR。

## 讨　论

自 1976 年以来急性白血病的分型多沿用以形态及细胞化学为依据的 FAB 分型法，以后单克隆抗体的出现对白血病细胞的识别有所提高，对急性淋巴白血病细胞的识别多用有关 T 细胞的单抗如 $CD_1$、$CD_2$、$CD_5$、$CD_3$、$CD_4$、$CD_7$、$CD_8$等，对 B 细胞的识别多用 $CD_{20}$、$CD_{19}$等，另有认为对淋巴白血病细胞相关的单抗如 CALLA（$CD_{10}$等），对粒单细胞的识别多采用 MY9、MY7 等，$HI_{98}$、$HI_{115}$系国内制备，已有资料表明其对粒单系白血病细胞有较好的特异性。

### 一、POX 阴性或弱阳性急性非淋巴细胞性白血病（LP-ANLL）的诊断

文中有 5 例其 POX 为阴性或弱阳性（0%～8%），中其 3 例 POX＜3%，此均与典型的 ANLL 不相一致，但例 1，2，11 的 CAE 或 NSE 为阳性，例 2，5，6 表现了对 $HI_{98}$及 $HI_{115}$粒系抗体的表达，故可以诊断为 LP-ANLL。此种 POX 或 SBB 与 CAE、NSE、粒系抗原不相符的情况文献亦有报道。Pui 等报道的 115 例 ANLL 中只 81.3% POX 阳性。其中 14 例为 POX 4%～15% 者，Pui 等称为低水平 POX 的 ANLL。此类病例有 6 例表达有淋巴细胞系抗原，而 POX＞15% 的 ANLL 中只 1 例表达淋巴系抗原，故他们认为 LP-ANLL 系发生在比较原始的造血细胞的白血病。Hanson 等报道的 41 例 ANLL 经碱性磷酸酶抗碱性磷酸酶检查，发现有 6 例 POX、SBB、NSE 均为阴性或可疑，而粒单系抗体 MY7、MY9、20、3 及 MY4 均为阳性。故可诊断为 POX 阴性或 NSE 阴性的 ANLL。因而他们认为免疫细胞化学检查是有助于细胞化学阴性或可疑 ANLL 病例的诊断。因而我们认为对 ANLL 的诊断不能单纯靠 FAB 规定的 POX 或 SBB≥3%。而应结合 NSE、CAE 及单克隆抗体对粒细胞、淋巴细胞系的检查才能得出较确认结论。

### 二、AUL 的诊断

AUL 的诊断标准多采用无粒淋细胞系的形态、POX-，NS-、PAS、血小板过氧化酶-、单抗检查 $T_1$-、$T_{11}$-、CALLA-、$B_1$-、免疫球蛋白-。本文中例 4、10 符合上述标准。例 3 在初诊时也可能为 AUL。Raghavachar 等报告的 9 例 AUL 中的 7 例有 B 细胞系的表型、BA2＋、DR＋、TdT＋、6 例有 $B_4$＋、UL-38＋等早期 B 细胞表型。且有一部分病例表达粒细胞系的 VIM2、MY7 抗原阳性，由分子生物学分析发现有了 7 例有 Ig 重链的重组，但无 T 细胞受体 β 链重组，故作者认为 AUL 大部分有早期 B 细胞表型，某些可有粒细胞表型，可以有一个以上的克隆存在，AUL 可能系 B 细胞来源的。本文的 AUL 病例均未做 $B_4$ 等早期 B 细胞表型检查，亦未做 DNA 分析。2 例 AUL 中的 1 例，$T_{10}$为阳性，此支持 AUL 白血病细胞来源于早期造血细胞的，因 $T_{10}$。也可以在早期造血细胞上表达。文中的例 3（HAL）初诊时有 $T_{10}$的表达，以后转为粒单系急性白血病，$T_{10}$的表达消失了，也可能此 $T_{10}$的表达为 AUL 的表现。

### 三、HAL 的诊断

由于对白血病细胞免疫表型认识的提高，有不少 HAL 或谓混合性白血病的报道。Stass 等复习文献提出 HAL 是多见的，约 25% 的 ANLL 有淋巴细胞系抗原的表达，Gale 等建议 HAL 的诊断标准如表 4。

**表4　HAL诊断标准**

| |
|---|
| 淋巴细胞系(≥1) |
| 1. E-玫瑰花形成或对E-受体的抗体有反应 |
| 2. 胞浆或表面免疫球蛋白 |
| 或(≥2) |
| 1. 胞浆化学反应(PAS、AP或TdT) |
| 2. T细胞受体免疫球白基因重组 |
| 3. 与淋巴细胞抗体的反应性 |
| 髓细胞系(≥1) |
| 1. 细胞化学反应性(MPO、CAE或NSE) |
| 2. AUER小体 |
| 或两者 |
| 1. 细胞化学反应性(SB) |
| 2. 与髓细胞系抗体的反应性 |

本文例3系由ALL(AUL)→ANLL,例7系由ANLL→ALL。例8、9系同时有粒细胞系及淋巴细胞系证据存在,符合HAL的诊断。对HAL的认识否定了白血病的限于一种细胞系的学说,而认为HAL不是限于一个细胞系的。Greaves等总结了此方面的经验认为HAL系细胞系列间的无限制性即粒系→淋巴系或淋巴→粒系。提出了白血病的发病机制,即发生在早期的造血细胞的AL部分可以表现为HAL。HAL可以是两个造血细胞系同时存在;一个细胞克隆有两种细胞系列表型的表达,或由一个细胞系列转换为另一个细胞系列等三种形式。HAL常有染色体t(4:11)异常,预后常是不好的。化疗应针对免疫表型为妥。

总结上述11个诊断分类疑难的ALL及ANLL的病例,其中5例属LP-ANLL,4例属HAL,2例属AUL。我们认为对急性白血病的诊断分型上,除重视白血病细胞形态、细胞化学外,还应重视白血病细胞免疫表型的检测。

## 参考文献


[1] Bennett JM, *et al*. Proposals for the classification of the acute leukemia. Br J Hematiol, 1976,33:451.

[2] Bennett JM, *et al*. Proposed revised criteria for the classification of acute myeoid leukemia. A report of the French-American-British Cooperative Group. Ann Inter Med, 1985,103:620.

[3] Griffin JD, *et al*. Surface marker analysis of acute myeloblastic leukemia: Identification of differentiation-associated phenotypes. Blood, 1983,62:557.

[4] Foon KA, *et al*. Immunologic classification of leukemia and lymphoma. Blood, 1986,68:1.

[5] Pui CH, *et al*. Clinical signification of low levels of myeloperoxidease positivity in childhood acute nonlymphoblastic leukemia. Blood, 1987,70:51.

[6] Hanson CA, *et al*. Immunophenotyping of acute myeloid leukemia using monoclonal antibodies and the alkaline phosphatase-antialkaline phosphatase technique. Blood, 1987,70:83.

[7] Raghavachar A, *et al*. Acute undifferentiated leukemia: Implications for cellular origin and clona-lity suggested by analysis of surface markers and immunoglobulin gene rearrangement. Blood, 1986,68:658.

[8] Greaves MF, *et al*. Lineage promiscuity in hemopoietic differentiation and leukemia. Blood, 1986,67:1.

[9] Stass SA, *et al*. Lineage heterogeneity in acute leukaemia: acute mixed-lineage leukaemia and lineage switich. Clin Haematol 1986, 15:811.

[10] Gate RP, *et al*. Hybrid acute leukemia. Br J Hematol, 1987,65:261.


(中华内科杂志　1989年第28卷第5期270～273页)

# 发热、淋巴结肿大、贫血

兰州军区总医院内科　曹履先

患者，男，23岁。1979年7月29日入普内科。病前2个月有发热，体温39℃，多汗、咳嗽、少许白色痰。曾在当地诊为"淋巴结核""肺结核"，用利福平、异烟肼、PAS治疗无好转。3年前有"胸膜炎"史，抗痨药物治疗2个多月，以后颈侧淋巴结渐肿大，其嫂患有骨结核。

**查体**：39.2℃，脉搏104次/分，血压110/70 mmHg，右耳后、颈前、颈后、锁骨上可扪及肿大淋巴结，约3 cm×2 cm大小，无压痛，右胸叩浊，语颤低，心(－)，腹平软，肝脾不大。

**化验**：红细胞129万，血红蛋白4.6 g，白细胞1200，中性26%，淋巴72%，单核2%，血小板3.2万，尿蛋白微量，血沉161 mm/第一小时，痰找结核菌10次均阴性，结核菌素(－)，血清球蛋白3.9 g，白蛋白2.9 g，血蛋白电泳γ球蛋白35.5%，骨髓检查4次，7月31日骨髓有核细胞增生明显活跃，粒:红＝1.1:1，未见原粒及早幼粒细胞，单核细胞5.6%，网状细胞3.4%，浆细胞7.6%。9月17日骨髓中原粒即早幼粒为70.4%，10月17日及11月8日原粒加早幼粒分别占45.6%及37.8%。8月29日起血象中出现幼稚粒细胞，原粒加早幼粒＝10%～20%，同时发现单核细胞增加，最高达47%，并有幼稚单核细胞。

**X线胸片**：双肺上、中野有较多片状阴影，边缘模糊，肺门阴影较大，颈淋巴活检见有大量干酪样坏死及上皮样细胞、朗罕细胞等。

入院后按结核病治疗给异烟肼、卡那霉素，以后又加用利福平及乙胺丁醇及强的松，病情有好转，淋巴结稍缩小，肺部阴影有吸收。但患者仍有间断性高热、多汗，痰中带血，血象无改变，贫血加重，肺部病变亦有扩大，于11月11日呼吸循环衰竭死亡。

## 讨　论

**曹履先医师**：此患者诊断为结核病是可以肯定的，因：①有胸膜炎史，有结核病的接触史。②有结核病的全身表现如发热、盗汗、血沉增快等。③双肺有阴影，多为肺结核，经抗结核治疗一度有好转。④颈部淋巴结活检典型的结核病的病理改变。对患者血液方面的表现讨论如下：

1. 严重贫血问题。一般的结核病患者可以有轻度贫血，Corr 364例，Cameron 58例结核病患者中贫血分别占全部病例的17%及41%，多为中度贫血8.5～10.6 g，而严重贫血只占3%，我们统计618例男女结核病患者中，贫血分别占18.3%及30.4%，亦均为轻度贫血，此类贫血的原因可能有铁代谢异常、叶酸缺乏、失血及抗痨药物的影响，其中PAS、链霉素、异烟肼、利福平等均可引致贫血，可表现为溶血性、巨幼红细胞性、铁粒幼细胞性、再生障碍性贫血等，但极少见。且本患者有明显的幼稚白细胞的出现，血小板亦低。故较少考虑结核病所造的一般轻度贫血，而应考虑有结核病患者所造成的或并发的严重的血液系统障碍，如白血病、骨髓纤维化、类白血病反应等所致的严重贫血。

2. 结核病时有白细胞的改变。此患者入院时，白细胞1200，是不正常的。我们统计661例结核病患者白细胞平均值为8154.3，活动性肺结核、肠结核白细胞总数较高，660例结核病患者中，无一例白细胞低于1800者，分类检查中可见活动性肺结核中性粒细胞较高，单核细胞较高，均未见幼稚白细胞，因而此患者白细胞的改变，幼稚细胞的出现(原粒＋早粒＝20%)，在一般结核病患者是罕见的。

结核病确可引起严重的血液系统改变如类白血病反应、骨髓纤维化、真性红细胞增多症、溶血性贫血、血小板减少性紫癜等，此患者结核病已经病理证实，血象中及骨髓中有大量原始及早幼粒细胞；并有贫血、血小板减少等，故应考虑并发有严重的类白血病反应。类白血病反应因按 Kojima 分为三级，Ⅰ级血中无幼稚细胞，只白细胞总数 >5 万，Ⅱ级血中原始细胞 <10%；Ⅲ级血中原始细胞 >10%；故本例属于Ⅲ级（Acta Hematol Japan，22：740，1959）。结核引起类白血病反应的标准为：①找到结核杆菌（病理上）；②白细胞核左移并有幼稚细胞；③抗结核治疗有效；④尸检时无白血病细胞浸润（Arch lnt Med，116：21，1965）。结核引起的类白血病反应白细胞可高到 36.8 万，也可低到 600，原粒可达 91.3%，以粒细胞、单核细胞型多见，少数为淋巴细胞型，亦可见 Auer 体。

造成类白血病反应的结核病亦有特点，多为无反应性结核病（Br Med J，2：1489，1963；Cana Med Asso J，89：817，1963），即在结核坏死组织周围由正常组织包围，无或很少有细胞反应，其中常有大量的结核杆菌，此症与结核菌的种类（人、牛、鸟等）无关。

本例亦应考虑有白血病合并结核的可能，文献虽多认为白血病时结核发病率不高，但本例仍不能排除此种可能，有人认为此类病例是结核改变了白血病的病理过程，故抗结核治疗后并不伴有血液的恢复，由于此类患者结核病多为无反应性结核，故治疗亦很困难。

总之，临床诊断：结核病；淋巴结核；肺结核；合并有类白血病反应。

**靳益祥医师（结核科）**：患者诊断为肺结核、淋巴结核是正确的，并有类白血病反应，因患者在病程中、晚期血象及骨髓中出现了较多的异常的未成熟白细胞，符合文献所提结核病引起类白血病反应的诊断标准的。我同意上述关于一般结核病血象改变的讨论。在临床实践中，我们常见白细胞偏高者少，偏低者多，广泛的重症结核病，多由大量毒力强的结核菌所致，甚至可直接侵犯造血系统，结核菌虽无内外毒素，但其菌体蛋白及其代谢产物也能引起毒力反应而导致造血功能障碍，而发生类白血病反应。

抗结核药物如异烟肼、链霉素、利福平等虽能引起贫血等血象改变，但与本例关系不大。

关于患者结核菌素试验阴性可能是症状重、营养差、淋巴免疫功能不足所致。血沉快与结核广泛活动有关。多次痰检无结核菌可能是病变与气管支气管未相通的缘故。

**张民生医师（病理科）**：全身浅表淋巴结肿大，右胸膜增厚，可见多数灰白色结节，双肺有广泛性病变，肺门淋巴结肿大，脾有多数大小不等灰红色结节，小肠系膜淋巴结肿大，切面有干酪坏死。

镜检：双肺结构大部破坏为片状或结节状干酪样坏死灶，可见淋巴细胞、单核细胞及少许上皮样细胞包绕，但无朗罕巨细胞、淋巴结结构破坏，有大量干酪样坏死，其周围有少许淋巴细胞、上皮样细胞浸润；亦有少许晚幼粒细胞，但缺乏朗罕细胞，肝、脾、心肌、骨骼亦有类似改变，肺切片中找到抗酸杆菌：髂骨骨髓中有较多的幼稚粒细胞。

病理诊断：双肺急性干酪样结核，结核血行播散，急性非典型性结核见于骨骼、肝、脾、淋巴结等，睾丸萎缩、脾淀粉样变、类白血病反应。

本例有结核性胸膜炎史，未经彻底治疗，以致使结核播散至全身；死前患者极度衰弱，免疫功能低下，双肺及淋巴结结核病变，周围缺乏上皮样细胞及朗罕细胞反应，符合无反应性结核的病理改变。骨髓被结核侵犯，大片坏死，刺激骨髓增生；引起类白血病反应，但肝、脾、淋巴结包膜未见幼稚细胞浸润，组织中浸润的多是晚幼粒细胞，故可与白血病相鉴别。

（天津医药　1984 年第 3 期第 181～182 页）

# 白血病自发缓解 1 例报告

兰州军区总医院内科　曹履先

白血病及其他恶性肿瘤偶可见到有自然缓解的现象,我们最近遇到 1 例,其或可能提供某种免疫治疗的线索,报告如下。

尹××,男,27 岁,战士。1969 年 3 月发现脾大,在某医院检查白细胞 260 000,诊断为:慢性粒细胞白血病,用麦粒兰治疗后好转。于 1969 年 9 月病情加重,白细胞上升到 25 万。1970 年 10 月转入我院。体查:体温 37℃,发育好,贫血貌,慢性病容,皮肤无出血点,浅淋巴结不肿大,心肺正常,胸骨有压痛,脾大肋下 15 cm,质硬,白细胞 17 000,原始粒细胞 51%,早幼粒细胞 6%,晚幼粒细胞 6%,干状核粒细胞 13%,分叶核粒细胞 11%,嗜酸性粒细胞 2%,嗜碱性粒细胞 2%,淋巴细胞 9%,红细胞 228 万,血红蛋白 7.5 g,血小板 3.4 万。骨髓检查:骨髓细胞增生极度活跃,原粒及早幼粒共为 47.8%。尿粪常规检查正常。入院后,诊断为:慢性粒细胞白血病,急性变。给予 6MP 25 mg,一日三次。入院后因鼻衄血不止,10 月 30 日,给予纱布条填塞,2 天后出现右侧泪囊感染及面部蜂窝织炎,高热不退,局部切开引流。多次培养出金黄色葡萄球菌(凝固酶阳性),曾用青霉素、链霉素、庆大霉素、卡那霉素、氯霉素等治疗。在金黄色葡萄球菌感染的 1 个月中,体温均在 38℃以上,但在此期间,脾明显缩小,到 12 月初,脾将可扪及边,白细胞下降在 1 万以下,周围血中已找不到原始粒及早幼粒细胞。12 月 9 日,白细胞 6650,中性干状核 54%,中性分叶核 39%,晚幼粒 4%,淋巴细胞 3%。到 12 月 18 日面部感染已基本控制,伤口已趋愈合,但脾又呈急剧肿大。到 1 月初,脾又增大肋下 5 cm,胸骨压痛再现,至 1 月 14 日,白细胞 69 000,原粒及早粒共占 89%,血小板下降到 16 000,病情恶化,于 1971 年 1 月 16 日病故。病情及治疗经过详见图 1。

## 讨　论

此患者诊断为慢性粒细胞性白血病,由临床表现及血象和骨髓象可以看出,此患者在应用麦粒兰治疗 6 个月后,发生了急性变,用 6MP 治疗后尚未见效时即发生了严重的金黄色葡萄球菌的感染。感染共持续 1 个多月,在此期间白细胞下降,原粒及早幼粒细胞在周围血中消失,脾脏明显缩小,白血病出现了自发缓解的现象。此期间虽应用了泼尼松,但此药对慢性粒细胞性白血病急性变的疗效是不好的,因而我们认为,此例的白血病的暂时缓解是与金黄色葡萄球菌感染有关系的。

文献中屡有个别的白血病及恶性肿瘤病例在发生严重的感染以后出现白血病及恶性肿瘤自然缓解的报道。如 Dameshek 等报道一女护士,患急性白血病用大量泼尼松治疗后发生了感染,但感染控制后白血病缓解达 7 年之久。Diamond 等 1951 年报道在 300 例儿童急性白血病中有 26 例曾出现了白血病的自发缓解(占 9.65%),其中 92% 的完全缓解的病例及 75% 的部分缓解的病例在缓解前有感染、常为败血症。Stephenson 等收集的 244 例自发缓解的恶性肿瘤病例中,有 62 人(27.7%)在自发缓解前,有感染及持续高热。Mihich 等曾报道金黄色葡萄球菌的提出物有使小白鼠肉瘤 180 肿瘤坏死的作用。感染引起的白血病自发缓解现象或与其能增强机体免疫能力有关。此点可能提供某些线索以提高白血病的治疗疗效。

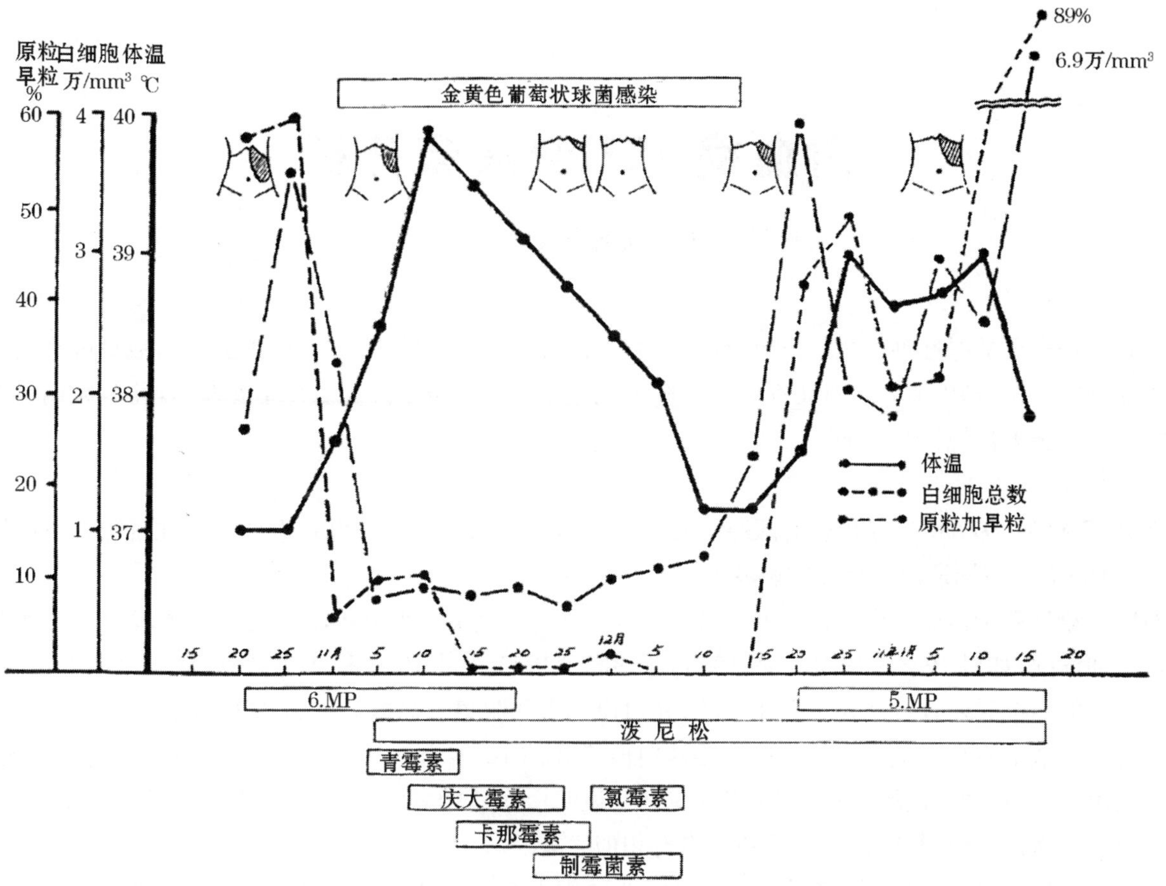


**图1　病情及经过的图表分析**

尹××慢粒细胞白血病急性变并发严重的金黄色葡萄球菌感染后白血病缓解,感染控制后白血病又复发。

## 参考文献

[1] Dameshek W, Mitus WJ. Seven-year remission in an adult with acute leukemia. New Eng J Med,1963,268:870.

[2] Diamoild LK, *et al.* Pattern of"Spontaneous" remissions in leukemia of childhood observed in 26 of 300 cases. Amer J Med, 1951,10:238.

[3] Stephenson HE. Host immunity and spontaneous regression of cancer evaliated by computerized data reduction study,S. G. O, 1971,133:649.

[4] Mihich E, *et al.* Necrotizing effects of staphylococcus aureus extractoon mouse sarcoma 180. Proc Soc Exper Biol,1961,106: 97.

[兰州军区总医院　临床医学资料　1973年(3):94～95页]

# 白血病 121 例临床分析

兰州军区总医院内科　曹履先 等

白血病是常见的恶性肿瘤之一，严重地危害着人民健康。在部队中，亦为严重影响指战员健康的疾病之一，敬爱的周恩来总理生前多次对恶性肿瘤的防治问题予以重要指示。为了总结经验，现将我院内科及儿科住院的白血病患者作统计分析如下。

1. 发病率

自 1953 年到 1977 年 3 月共有确诊的住院的白血病患者 121 例，121 例各型白血病住院患者占同期住院患者的 0.698‰。占同期内儿科住院患者的 2.07‰。

如按每年计算则白血病所占每年的入院数详见表 1。由表 1 看来每年收容白血病患者所占比例及绝对数均有增加情况，如以 1953～1962 年的 10 年与 1963～1972 年的 10 年相比较；则白血病总例数由 26 例上升到 53 例，但两个时期收容总人数是相似的，其白血病占住院患者总数分别为 0.38‰及 0.722‰，说明白血病占住院总人数的百分率上升了约 1 倍。慢性白血病在前 10 年为 17 例，后 10 年为 16 例，没有增加，而急性病例则由前 10 年的 9 例增加到后 10 年的 37 例，说明白血病的发病情况近年来确有增加：其增加的主要类型为急性白血病，此点与国内张氏等的报道有相似之处。

1960～1977 年 3 月，我院住院死亡患者中恶性肿瘤占全部死亡患者的 23.6%，其中 22.6% 为白血病。说明在西北地区恶性肿瘤、白血病是严重危害人民健康的。

**表 1　121 例白血病逐年住院情况**

| | 1953 | 1954 | 1955 | 1956 | 1957 | 1958 | 1959 | 1960 | 1961 | 1962 | 1963 | 1964 | 1965 | 1966 | 1967 | 1968 | 1969 | 1970 | 1971 | 1972 | 1973 | 1974 | 1975 | 1976 | 1977 | 总例数 |
|---|---|---|---|---|---|---|---|---|---|---|---|---|---|---|---|---|---|---|---|---|---|---|---|---|---|---|
| 急淋 | 0 | 0 | 0 | 0 | 0 | 0 | 0 | 1 | 0 | 0 | 0 | 2 | 3 | 2 | 0 | 3 | 1 | 2 | 2 | 2 | 0 | 7 | 4 | 3 | 1 | 33 |
| 急粒 | 0 | 0 | 1 | 2 | 1 | 2 | 0 | 0 | 1 | 1 | 0 | 2 | 2 | 0 | 4 | 2 | 0 | 1 | 1 | 1 | 1 | 1 | 2 | 0 | 1 | 26 |
| 急单 | 0 | 0 | 0 | 0 | 0 | 0 | 0 | 0 | 0 | 0 | 1 | 1 | 2 | 2 | 1 | 0 | 0 | 0 | 0 | 0 | 0 | 1 | 1 | 3 | 0 | 12 |
| 慢粒 | 1 | 1 | 1 | 2 | 2 | 1 | 1 | 2 | 3 | 3 | 2 | 2 | 2 | 2 | 0 | 1 | 0 | 3 | 0 | 3 | 2 | 2 | 2 | 1 | 0 | 39 |
| 慢淋 | 0 | 0 | 0 | 0 | 0 | 0 | 0 | 0 | 0 | 0 | 1 | 0 | 0 | 0 | 0 | 0 | 0 | 0 | 0 | 0 | 0 | 0 | 2 | 1 | 0 | 4 |
| 红白 | 0 | 0 | 0 | 0 | 0 | 0 | 0 | 0 | 0 | 0 | 0 | 0 | 0 | 0 | 0 | 0 | 0 | 0 | 0 | 0 | 1 | 2 | 1 | 1 | 2 | 7 |
| 总例 | 1 | 1 | 2 | 4 | 3 | 3 | 1 | 3 | 4 | 4 | 4 | 7 | 9 | 6 | 5 | 6 | 1 | 6 | 3 | 6 | 4 | 13 | 12 | 9 | 4 | 121 |
| 占住院人‰ | 0.22 | 0.169 | 0.321 | 0.545 | 0.420 | 0.439 | 0.127 | 0.390 | 0.580 | 0.738 | 0.512 | 0.947 | 1.210 | 0.755 | 0.722 | 0.814 | 0.141 | 0.978 | 0.453 | 0.820 | 0.543 | 1.790 | 1.394 | 1.172 | 2.040 | 0.698 |

2. 性别及年龄

121 例患者中男性 91 例，占 75.1%，女性 30 例，占 24.9%，男∶女 =3.02∶1。

年龄以青壮年病例居多，各种类型白血病平均年龄为 26.0 岁。以急性淋巴细胞性白血病年龄最小，平均为 22.1 岁，最大为慢性淋巴白血病，平均年龄 53.3 岁（详见表 2），16～40 岁的患者共 87 例，占 71.9%，可见白血病是危害青壮年健康的重要疾病。

表2　121例白血病的年龄分布

| 病种 | 1岁以下 | 2~5 | 6~10 | 11~15 | 16~20 | 21~30 | 31~40 | 41~50 | 51~60 | 61~71 | 最高(岁) | 最低(岁) | 平均(岁) |
|---|---|---|---|---|---|---|---|---|---|---|---|---|---|
| 急淋 | 1 | 3 | 2 | 3 | 7 | 11 | 4 | 1 | 1 | 0 | 60 | 0.25 | 22.1 |
| 急粒 | 0 | 1 | 3 | 3 | 3 | 11 | 4 | 0 | 1 | 0 | 58 | 3 | 22.4 |
| 急单 | 0 | 0 | 2 | 1 | 2 | 5 | 0 | 2 | 0 | 0 | 49 | 9 | 25.6 |
| 慢粒 | 0 | 0 | 1 | 1 | 5 | 16 | 12 | 2 | 1 | 1 | 71 | 8 | 29.7 |
| 慢淋 | 0 | 0 | 0 | 0 | 0 | 1 | 0 | 0 | 2 | 1 | 64 | 39 | 53.3 |
| 红白 | 1 | 0 | 0 | 0 | 1 | 4 | 1 | 0 | 0 | 0 | 40 | 1.5 | 24.2 |
| 共计 | 2 | 4 | 8 | 8 | 18 | 48 | 21 | 5 | 5 | 2 | 71 | 0.25 | 26.0 |

职业:121例患者中部队人员占67例,另一部分为地方工作人员。

3. 分型

121例中急性白血病共76例,慢性者45例。急性:慢性=1.69:1,如按百分数计算,则急性占62.9%,慢性占37.1%。全部病例中以慢粒最多,其次为急淋。详见表3。

表3　121例白血病分型情况

| | 急淋 | 急粒 | 急单 | 慢粒 | 慢淋 | 红白 |
|---|---|---|---|---|---|---|
| 例数 | 33 | 26 | 12 | 39 | 4 | 7 |
| 百分比 | 27.3 | 21.5 | 9.9 | 32.2 | 3.3 | 5.8 |

在7例红白血病中有2例为慢性,5例为急性,在26例急性粒细胞性白血病中有3例并发绿色瘤。全部病例分型看,基本上符合我国的特点,即急性病例多,急性病例中以急粒、急淋最多见,慢性病例中以慢粒最多见,而慢淋极少,此特点与欧美国家的病例不同,我们全部病例中以慢粒最多,可能与收容标准有关。急性各型白血病在急性病例中的分布情况为急淋、急粒、急单及急性红白血病分别为43.4%、34.2%、15.8%及6.6%。慢性的分型统计则慢粒、慢淋及慢性红白血病分别占慢性型的86.7%、8.9%及4.4%。此结果与全国各地资料基本是相似的。

4. 症状与体征

①发热:于初入院时体温在37.5℃(口表);以上者共27例,占全部病例的23.2%,以急性白血病为多见。共23例占全部发热病例的85%,感染所致发热者共11例,占47.6%,其中肺炎为7例,上呼吸道感染2例,口腔感染2例;因而感染是引致急性白血病发热的重要原因,此与国内文献报道是相符的。故遇有白血病患者发热时应特别警惕呼吸道的细菌感染。

②出血:出血为白血病的重要表现之一,121例患者初入院时有41例(33.9%)有出血表现,按次序为皮下出血、鼻衄、齿龈、眼底、消化道、呼吸道等,以急性白血病为最多见,共占41例中的39例,慢性白血病只2例有轻的出血表观。慢性白血病如有出血多为急性变的表现。颅内出血多为白血病晚期的表现。

③贫血的表现:如疲乏无力、面色苍白等亦为入院时的重要表现,初入院时有85%的患者有贫血表现,其中以急性白血病为多见。76例急性白血病中有71例(93.5%)有贫血表现,而慢性者较少,占45例慢性白血病的71%。

④肝脾:肝脏肿大者82例,占121例的67.8%。急性淋巴细胞型白血病患者肝脏肿大者比较多见,占81.8%,肿大的程度亦比较重(表4)。

表4 121例白血病肝脏肿大情况

| 类型<br>肿大<br>肋下(cm) | 急淋 | 急粒 | 急单 | 慢粒 | 慢淋 | 红白 |
|---|---|---|---|---|---|---|
| 肝不大 | 6(18.2%) | 15(57.5%) | 4(33.3%) | 12(30.8%) | 0 | 2(28.6%) |
| 1~2 | 16(48.5%) | 10(38.5%) | 6(50.0%) | 14(35.9%) | 3(75.0%) | 2(28.6%) |
| 3~4 | 7(21.2%) | 0 | 0 | 8(20.5%) | 1(25.0%) | 2(28.6%) |
| 5以上 | 4(12.2%) | 1(3.8%) | 2(16.7%) | 5(12.8%) | 0 | 1(14.3%) |

脾肿大者78例,占全部病例的64.5%。其中急性者34例,占急性者的44.7%,其中以急淋脾脏肿大者多见,而慢性占白血病有脾大者慢性占白血病的86.7%,说明慢性白血病患者脾脏肿大者多。在慢粒白血病中脾大6 cm以上者占59.0%,说明巨脾症多出现在慢粒白血病,我们的39例慢粒中有5例(12.8%)入院时脾脏不大,殊堪引起注意(表5)。

表5 121例白血病脾脏肿大情况

| 类型<br>肿大<br>肋下(cm) | 急淋 | 急粒 | 急单 | 慢粒 | 慢淋 | 红白 |
|---|---|---|---|---|---|---|
| 脾不大 | 12(36.4%) | 17(65.5%) | 5(41.6%) | 5(12.8%) | 0 | 4(57.1%) |
| 边-1 | 10(30.2%) | 5(19.3%) | 4(33.4%) | 3(7.7%) | 0 | 1(14.3%) |
| 2~3 | 5(15.1%) | 3(11.5%) | 1(8.4%) | 5(12.8%) | 2(50.0%) | 1(14.3%) |
| 4~5 | 5(15.1%) | 0 | 0 | 3(7.7%) | 2(25.0%) | 0 |
| 6以上 | 5(15.1%) | 1(3.8%) | 2(16.6%) | 23(59.0%) | 2(25.0%) | 1(14.3%) |

⑤淋巴结:121例患者入院时有89例(73.5%),有不同程度的淋巴结肿大,急慢性病例淋巴结肿大的百分率相似见表6,以急慢性淋巴白血病患者肿大的程度较重。

表6 121例白血病淋巴结肿大情况

| | 急淋 | 急粒 | 急单 | 慢粒 | 慢淋 | 红白 |
|---|---|---|---|---|---|---|
| 淋巴结肿大者 | 24 | 22 | 9 | 27 | 3 | 4 |
| 占全部病例的% | 72.6 | 84.5 | 75.0 | 69.2 | 75 | 57.2 |

淋巴结肿大的部位以颈部淋巴结肿大最为多见,其次为腹股沟、腋下及肘部滑车上淋巴结,纵隔淋巴结肿大者共8例,都是急淋患者,占急淋患者的24.2%,说明急淋患者的纵隔淋巴结是容易受侵的。

5. 化验

①红细胞及血红蛋白:121例白血病患者中按各型平均,可看出红白病的红细胞、血红蛋白最低,慢粒最高,说明红白血病最影响红细胞造血,而慢粒患者在早期对造红细胞的影响是小的(表7)。

表 7 121 例白血病患者入院时红细胞、血红蛋白情况

| 病种 | 红细胞/mm³ | | | 血红蛋白 g% | | |
|---|---|---|---|---|---|---|
| | 最高 | 最低 | 平均 | 最高 | 最低 | 平均 |
| 急淋 | 446 | 83 | 266 | 13.7 | 2.4 | 7.9 |
| 急粒 | 460 | 118 | 207 | 14.7 | 5.6 | 7.7 |
| 急单 | 379 | 145 | 258 | 10.8 | 5.7 | 8.3 |
| 慢粒 | 564 | 136 | 352 | 15.3 | 4.0 | 12.3 |
| 慢淋 | 487 | 261 | 375 | 14.9 | 7.7 | 11.5 |
| 红白 | 297 | 70 | 179 | 9.0 | 2.3 | 5.1 |

如按男患者血红蛋白 13 g 以下为贫血，女患者 10 g 以下为贫血，则贫血的发病情况亦以红白血病为重（表 8）。

表 8 121 例白血病患者入院时发生贫血的情况

| | 急淋 | 急粒 | 急单 | 慢粒 | 慢淋 | 红白 |
|---|---|---|---|---|---|---|
| 贫血例数 | 30 | 21 | 12 | 20 | 2 | 7 |
| 百分比(%) | 91 | 81 | 100 | 66.6 | 50 | 100 |

②白细胞：入院时白细胞总数有 23 例（19%）低于 4000/mm³，大部分病例的白细胞总数均升高，以慢粒最高，其次为急粒（表 9）。

表 9 121 例白血病患者入院时白细胞计数

| | | 急淋 | 急粒 | 急单 | 慢粒 | 慢淋 | 红白 |
|---|---|---|---|---|---|---|---|
| 例数 | | 33 | 26 | 12 | 39 | 4 | 7 |
| 白细胞平均 | | 11950 | 46790 | 14600 | 99600 | 113000 | 4300 |
| 最高 | | 10.6 万 | 42 万 | 9.6 万 | 36 万 | 33.48 万 | 0.94 万 |
| 最低 | | 1100 | 1200 | 1100 | 1300 | 12000 | 800 |
| 白细胞低于 0.4 万 | 例数 | 11 | 5 | 4 | 1 | 0 | 2 |
| | % | 32.3 | 19.3 | 33.3 | 2.6 | 0 | 28.6 |

除慢粒和慢淋以外其他各型白血病患者于入院时占 19.3%～32.3%（平均 22.9%），患者白细胞低于 4000/mm³，故详细地检查白细胞的形态及骨髓检查极为重要，急淋、急粒及急单血液检查原始加幼稚（或早幼粒）平均值分别为 36.6%、44.0% 及 41.5%。

③骨髓检查：骨髓检查资料完整的有 83 例，其增生程度按 5 级分类法有 54 例（65%）属于增生明显活跃或增生极度活跃；未见有增生减低者，急性白血病骨髓中原始加早粒（或幼淋、幼单）均在 50% 以上。骨髓中的有核红细胞百分数均降低，急淋、急粒、急单及慢粒白血病的骨髓中有核红细胞的最高值分别为 8.4%、4.8%、11.5% 及 18.8%。

6. 治疗、预后及死亡原因

121例各型白血病患者住院期均经中西医结合治疗，由于系20多年的病例且系内儿两科的病例，故在治疗方法上是不统一的。

慢性粒细胞白血病：在1960年以前，多采用深部X线脾区照射治疗，1960年以后，多采用马利兰治疗，用深部X线治疗的病例缓解期较短，且复发后再治疗时，则疗效不佳。马利兰治疗的共28例，此28例首次治疗时，除1例亚急粒外（或称$Ph^1$染色体阴性的慢粒）均获完全缓解。用深部X线治疗的10例中有1例有急性变，马利兰治疗的28例中有6例有急性变，应注意马利兰诱发急性变的问题，但病例较少，难下结论。

急性白血病的治疗：于1970年以前多用6MP、癌得宁及肾上腺皮质激素治疗，1970年以后多采用长春新碱、强的松、6MP、阿糖胞苷及丙米腙等药物的联合化疗，部分患者加用了柔红霉素及L-门冬酰胺酶等药物。

121例患者于住院期死亡65例，其中急性49例，慢性16例，慢性的16例死亡者平均由有症状到死亡约为557天，而49例急性白血病平均为239天，急淋、急粒、急单及急性红白血病的平均生存天数分别为252天、288天、235天及174天，在49例死亡的急性病例中，由有症状到死亡，最长者为1例急淋患者，由症状开始到死亡约778天。

住院死亡的49例急性白血病患者中，1969年以前的26例及1970年以后的23例比较，其生存时间在后者并未能延长；1969年病例平均由有症状到死亡为257天，1970年以后的23例平均生存226天，详见表10。

**表10　49例急性白血病患者生存天数**

| | | 急淋(22例) | 急粒(18例) | 急单(8例) | 急红白(1例) | 共计49例 |
|---|---|---|---|---|---|---|
| 平均生存日(d) | 1969年以前26例 | 252 | 224 | 346 | — | 257 |
| | 1970年以后23例 | 241 | 217 | 186 | 174 | 226 |

死亡原因分析：由主要的致死原因看来感染、衰竭及出血为三个主要死亡原因，分别占46.9%、34.6%及18.5%，比较1969年以前与1970年以后死亡的急性白血病患者可看出感染的因素近年来已成为我院白血病死亡的重要原因。

1970年以后的23例中，因感染致死者17例(74%)，而1969年以前的26例中因感染致死者仅7例(26.9%)，其中以急淋的致死原因中感染上升比例最大，由1969年前的2/26例(7.7%)上升为1970年后的10/23例(43.5%)，或与急淋患者应用肾上腺皮质激素剂量过大、时间过长有关，此问题应引起特别的临床注意（详见表11）。分析25例患者感染部位及原因可看出以呼吸道感染为主，肺炎占15例，另有败血症、肝脓疡、肠炎及中耳炎等，大部为细菌性感染，大肠杆菌、铜绿假单胞菌及金黄色葡萄球菌等，但霉菌性感染亦应高度注意，我们有4例有明确的霉菌感染，其中2例患者尸检发现广泛的霉菌感染。

**表11　49例急性白血病患者死亡原因分析**

| | 衰竭 | | 感染 | | 出血 | |
|---|---|---|---|---|---|---|
| | 1969年前 | 1970年后 | 1969年前 | 1970年后 | 1969年前 | 1970年后 |
| 急淋22例 | 5 | 1 | 2 | 10 | 1 | 3 |
| 急粒18例 | 7 | 1 | 3 | 4 | 3 | 0 |
| 急单8例 | 1 | 1 | 2 | 2 | 2 | 0 |
| 急红白1例 | 0 | 0 | 0 | 1 | 0 | 0 |
| 共计49例 | 13 | 3 | 7 | 17 | 6 | 3 |

## 小　结

①分析121例住院白血病病例，白血病患者占全院住院病例的0.698‰，占内儿科住院病例的2.07‰，1963～1972年比前10年收容数由26例上升到53例，其占住院患者总数亦由0.38‰上升到0.722‰，而增加的主要是急性白血病病例。白血病患者的死亡数占同期恶性肿瘤患者死亡数的22.6%，而全部恶性肿瘤占全部死亡患者的23.6%。

②121例中男∶女=75.1%∶24.9%=3.02∶1，16～41岁的患者占全部病例71.9%，平均年龄为26岁，以慢淋平均年龄为最大53.3岁。121例患者中急性76例，慢性45例，急∶慢=1.69∶1，急性病例中的急淋、急粒最多，分别占急性病例的43.4%及34.2%，慢性病例中以慢粒最多，占慢性病例的86.7%，与国内资料相似。

③入院时发热占23.2%，其次为出血、疲乏无力等，入院时肝脏肿大者82例（67.8%），脾肿大者78例（64.5%），淋巴结肿大者89例（73.5%），入院时有贫血者92例、占76%，以红白血病最重，入院时白细胞总数平均值以慢粒最高，依次为急粒、急单、急淋、慢淋、红白，除慢粒及慢淋外，有20%～30%的患者入院时白细胞 $<4000/mm^3$，骨髓检查65%病例有核细胞增生明显活跃或极度活跃。

④10例慢粒经深部X线治疗，28例经马利兰治疗，前者有1例死于急性变；后者有6例出现急性变，于1970年以后对急性病例多采用联合化疗，未见疗效有明显提高，在住院死亡的49例急性白血病患者中平均由有症状到死亡为239天，比较1970年以后及1969年以前的病例，前者平均存活226天，后者为257天，死亡原因以衰竭、出血及感染为主，分别占34.6%、18.5%及46.9%，比较1969年前及1970年后死亡的病例感染致死的因素由26.9%上升到74%，尤以急淋为著。

（兰州军区总医院　白血病资料汇编 1977年5月 第1～11页）

# 白血病前期4例报告

兰州军区总医院内科　曹履先

白血病前期系指在典型的白血病的临床及血液异常出现以前的一段时期内的临床及血液异常，但此异常现象尚不能确定白血病的诊断，故1953年Block等提出白血病前期的诊断名称，我们遇到4例报告如下。

**例1**　刘××，男，43岁。1976年1月6日因发热13天，胸疼1天，第三次入我院。第一次系1973年因腰肌损伤住院8天，治愈出院，当时血象检查正常，肝脾不大。第二次于此次入院前3个月入院，当时主要有低热、疲乏无力等，体查发现肝大肋下1.5 cm，脾不大，余均正常，肝功正常，红细胞557万，白细胞10 500，中性66%，淋巴34%，按肝炎治疗约1个月后出院。此次住院前2周，出现发热、胸痛、盗汗等，查体温37.3℃，浅淋巴结不大，皮肤无出血点，肝大肋下0.5 cm，脾不大，右胸可闻及胸膜摩擦音，胸部照片正常，血沉28 mm/第一小时，肝功正常，痰中无结核菌，HAA及胎甲球阴性，红细胞490万，血红蛋白15.3 g，白细胞4900，中性45%，淋巴51%，单核2%，嗜酸粒2%，旧结核菌素阳性，按结核性胸膜炎治疗，胸膜摩擦音消失，体温正常，但于住院35天时，疲乏无力加重，并有皮肤出血点，肝脏增大至肋下4 cm，血小板下降到18 000/$mm^3$，红细胞230万，血红蛋白7.8 g，白细胞15 800，原始单核26%，幼稚单核35%，中性粒细胞2%，酸性粒细胞4%，碱性粒细胞2%，单核细胞12%，淋巴细胞19%。骨髓检查，骨髓有核细胞增生明显活跃，原始单核及稚幼单核共占57.2%，诊断急性单核细胞性白血病。经中西医治疗无效，于1976年3月14日病故。

此例患者于典型白血病出现前约120天，即有低热、疲乏等症状，但当时血象正常，白血病出现前35天有低热、胸痛、胸膜炎的表现，血象亦正常，35天后突然出现急性单核白血病的典型表现，故患者白血病出现前3~4个月的一些表现，如低热、肝痛、胸痛等多考虑为白血病前期表现。

**例2**　张××，女，32岁。于1976年6月11日由某院因贫血诊断不定转我院。患者于入院前5个月（即1976年元月）起渐感胸痛及全身四肢关节痛，疼痛呈剧痛难忍于1976年3月初入某院按风湿病治疗，当时血象正常，住院中出现全血细胞减少，骨髓穿刺后诊断出急性再生障碍性贫血（疑为抗风湿药物所致），用强的松等药物后，体温下降，全血细胞减少好转，出血点消失，停药后又出现发热、关节痛，血片中出现幼稚细胞转来我院。体查急性病容，皮肤苍白，有出血点，巩膜不黄，胸骨压痛，心肺正常，肝大肋下1 cm，脾不大。红细胞240万，血红蛋白6.9 g，白细胞8500，原粒26%，早幼粒6%，中幼粒3%，晚幼粒7%，中性杆状核24%，分叶核3%，淋巴细胞31%，分类100个白细胞可见中红1个，晚红3个，血小板50 000，网织红1.4%，骨髓检查有核细胞增生活跃，粒:红=43.2:1，原始粒细胞75.4%，早幼粒1.2%。确诊为急性粒细胞性白血病表现，经中西医治疗未获缓解，于7月12日（住院后31天）病故。

此例于确诊白血病前5个月有关节痛，确诊3个月后住院出现全血细胞减少，用激素后减轻，但停药后症状加重，血液中出现幼稚细胞，转我院后确诊，此患者入我院前5个月的全身关节痛及入院前3个月出现的“再生障碍性贫血”考虑为白血病前期出现之表现。

**例3**　王××，男，29岁。因头晕、疲乏一年余，牙龈出血4月余，于1966年3月18日住院。患者于一年前有头晕，在本单位治疗无效，于入院前5个月在某医院检查，血红蛋白10 g，诊断为贫血，用肝精力勃隆、中药等治疗无效，于3月11日来我院。体检贫血貌、皮肤无出血点，淋巴结稍肿大，巩膜不黄，胸骨轻压疼痛，心肺正常，肝大肋下0.5 cm、脾大肋下3.5 cm。血红蛋白7.4 g，红细胞244万，白细胞6000，原单17%、幼单19%，早幼粒1%、中幼粒1%、晚幼粒3%，杆状核26%、分叶核9%，淋巴22%、单核1%，有丝分裂细胞

1%。计数100个白细胞可见晚红9个,骨髓有核细胞增生明显活跃,粒:红 =2.8:1,原单加幼单为38.2%。诊断为急性粒单型的白血病,经中西医治疗病情缓解于住院3个多月后出院。

此例患者确诊为急性粒单型白血病前有症状一年,入院前5个月时确定有贫血,但当时尚无白血病的临床及化验的其他表现,贫血经肝精力勃隆治疗无效,说明入院前的顽固性贫血可能即为白血病前期的表现之一。

**例4**　陈××,女,15岁。1972年4月6日因疲乏、脾大一年余入我院外科,行脾切除术。入院后患者心尖部有三级杂音,脾下缘达脐下2指,肝大肋下1 cm,红细胞224万,血红蛋白6.6 g,白细胞3200,中性45%,淋巴47%,单核4%,嗜酸性粒细胞4%,未见幼稚细胞,血小板58 000,肝功能正常。住院经25天的保守治疗,又曾3次检查血常规,红细胞升到365万,血红蛋白10.3 g,白细胞11 800,中性65%,淋巴30%,单核4%,嗜碱粒10%,血小板208 000,三次检查血片均未发现幼稚细胞,于5月2日行脾切除术,但血小板、白细胞急骤上升,术后1周血小板上升到79万,白细胞686万,分类见中粒2%,晚粒11%,干状核22%,分叶核53%,淋巴3%、单核8%、酸性1%,骨髓检查符合慢性粒细胞白血病改变,确诊慢粒白血病转内科用马利兰治疗缓解,于切脾术后4个多月出院。

此例患者切脾前只有脾大及贫血表现,于一年前4次查血无白血病改变,切脾后出现典型的慢性粒细胞性白血病表现,故术前的一年多可能为白血病前期。

**讨论:**在典型的临床及血液检查可确诊为白血病以前有时可有一段非典型的临床及血液的异常,但此异常尚不足以诊断白血病,故称此为白血病前期。白血病前期的诊断常为对白血病患者的回顾性诊断,文献对白血病前期的临床及血液表现有较多的论述。我们这4例患者于白血病出现前均曾有异常的临床表现,其中3例有血象异常,以后发展出现典型的白血病表现,急粒1例,急单2例,慢粒1例。临床症状体征常不具特异性,对诊断帮助不大,但血液改变如全血细胞减少、网织红细胞的增多、有核红细胞的出现、单核细胞增多、嗜碱细胞的增多、中性粒细胞的增多、中性粒细胞的 Pelger Huët 样畸形的出现、中性粒细胞的多分叶、骨髓增生旺盛或减低,巨幼样红细胞的出现以及染色体的异常、血清及尿的溶菌酶的增多均可能对白血病前期提供一定的诊断线索。

## 参考文献

[1]　Blook M, *et al.* Preleukemia acute human leukemia. JAMA, 1953,152:1018.

[2]　金维,等.关于"白血病前期". 中华内科杂志,1963,11:968.

[3]　吕联煌.白血病前期,血液学资料,福建省白血病协作组,1976,6:50.

(兰州军区总医院 资料　1977年)

# 恶性淋巴瘤84例临床分析

兰州部队总医院内科　曹履先

恶性淋巴瘤在国内并不少见，本文分析经病理证实的84例恶性淋巴瘤，对其临床表现、诊断及治疗扼要讨论。

## 临床资料

### 一、发病率、性别及年龄

1. 一般情况　1953～1975年11月经病理检查证实的恶性淋巴瘤住院患者共84例（15例为尸检证实，69例系活检证实），占同期住院患者的0.052%。1957～1975年11月间我院住院死亡患者共1272例，其中恶性肿瘤患者373例，占29.3%，而恶性淋巴瘤35例，占全部死亡恶性肿瘤患者的9.4%，仅低于白血病（17.7%）、肝癌（16.1%）及肺癌（12.7%）而居于第4位。白血病及恶性淋巴瘤共占27.1%，占恶性肿瘤死亡病例的1/4以上。

2. 性别　男性67例，女性17例，男:女=3.94:1。

3. 年龄　84例患者平均年龄为26.3岁（2～67岁），其中男性平均为26.2岁，女性平均26.6岁，以21～40岁患者为多，占全部患者的57.1%。

4. 病理分型　84例恶性淋巴瘤中以淋巴肉瘤最多（占45.2%），依次为网状细胞肉瘤（占27.4%）、霍奇金病（占21.4%）、蕈样霉菌病（占4.8%）及巨滤泡性淋巴瘤（占1.2%）。

### 二、临床表现

1. 首发症状　本组病例就诊时首发症状主要有浅淋巴结肿大、腹痛、腹部包块及发热、消瘦等。

2. 就诊时的主要受侵部位　就诊时主要受侵部位均系一般临床观察及胸腹部X线检查；检查的结果，受侵最多部位为浅淋巴结、消化道、胸部（纵隔及肺）及鼻咽部等（表1）。

**表1　84例恶性淋巴瘤就诊时主要受侵部位**

| 部位 | 何杰金病（霍奇金病） | 淋巴肉瘤 | 网状细胞肉瘤 | 其他 | 共计 |
|---|---|---|---|---|---|
| 表浅淋巴结 | 89.0% | 57.8% | 30.4% | 60% | 57.1% |
| 鼻咽 | 11.1% | 21.1% | 4.3% | 0 | 13.1% |
| 扁桃体 | 0 | 2.6% | 0 | 0 | 1.2% |
| 纵隔 | 11.1% | 23.7% | 13.1% | 0 | 16.7% |
| 消化道 | 16.7% | 26.4% | 47.8% | 20% | 29.7% |
| 肝、脾 | 16.7% | 31.6% | 21.8% | 80% | 28.6% |
| 骨骼 | 5.6% | 2.6% | 0 | 0 | 2.4% |

续表

| 部位 | 何杰金病(霍奇金病) | 淋巴肉瘤 | 网状细胞肉瘤 | 其他 | 共计 |
|---|---|---|---|---|---|
| 皮肤 | 0 | 0 | 8.7% | 80% | 7.1% |
| 神经 | 0 | 2.6% | 8.7% | 0 | 3.6% |
| 其他 | 0 | 2.6% | 21.8% | 0 | 7.1% |

3.84例恶性淋巴瘤临床表现的其他特点

(1)何杰金病、淋巴肉瘤及网状细胞肉瘤等三种主要淋巴瘤其多见的首发症状是不尽相同的,浅淋巴结肿大以何杰金病最多见(66.6%)、腹部表观如腹痛、腹部包块等以网状细胞肉瘤最多见(56.5%),而胸部表观及鼻咽部表现则以淋巴肉瘤最多见(分别为23.7%及15.8%)。在就诊时主要受侵部位上亦有类似的关系。在23例网状细胞肉瘤中6例有腹部包块、4例表现有顽固性的腹泻,很似吸收不良综合征,此4例中均有消化道或腹内淋巴结受侵,故可看出网状细胞肉瘤是易侵及腹部的。

(2)恶性淋巴瘤多见浅淋巴结肿大(占57.1%),其中以何杰金病最多见(89.0%),淋巴肉瘤次之(57.8%),而网状细胞肉瘤仅30.4%。就浅淋巴结的受侵部位来看,以颈部者最多见,占浅淋巴结肿大者的85.5%,腋下淋巴结肿大者占37.5%,腹股沟淋巴结肿大者35.4%,以肘部滑车上淋巴结肿大者最少(6.3%)。

(3)4例蕈样霉菌病患者在肿瘤前期、斑块期及肿瘤期均出现明显的瘙痒。1例肿瘤前期的患者住院时只有瘙痒及其引起的继发性病损,出院后才经活检证实。另1例斑块期的患者以面部瘙痒及斑块在门诊检查误诊为脂溢性皮炎及皮脂囊肿达1年之久,后经两次活检才证实为蕈样霉菌病,故不能由临床解释的瘙痒应警惕蕈样霉菌病的可能。

(4)84例恶性淋巴瘤中7例(8.4%)有白血病血象,其中6例为淋巴肉瘤患者发生了淋巴细胞型白血病血象,1例为网状细胞肉瘤发生了网状细胞型白血病血象。在14例纵隔受侵的病例中5例(35.7%)有白血病样血象改变,均为淋巴肉瘤患者。38例淋巴肉瘤有白血病血象者6例,占15.8%。

(5)84例患者来我院住院前有32.2%的患者曾按淋巴结核、肠结核或纵隔障淋巴结核治疗过数月甚或达一年以上,其中55.5%的何杰金病曾按结核治疗过,另有8.3%的患者按一般炎症治疗过,应引起注意。

## 三、化验检查

1. 贫血:全部患者经血常规检查证实23.8%的患者于入院时有贫血。

2. 白细胞的改变:22.6%的患者白细胞总数高于10 000/$mm^3$,23.8%的患者白细胞分类中性粒细胞高于80%,均以何杰金病患者为多见(表2)。

3. 红细胞沉降率:84例中43例做了此项检查,25例(58.1%)血沉增快。

**表2　84例恶性淋巴瘤血象异常的百分数**

| 项目 | 何杰金病(霍奇金病) | 淋巴肉瘤 | 网状细胞肉瘤 | 其他淋巴瘤 | 共计 |
|---|---|---|---|---|---|
| 贫血　男 Hb < 12 g | | | | | |
| 　　　女 Hb < 10 g | 44.5% | 10.5% | 34.2% | 0 | 23.8% |
| 白细胞 > 10 000 | 44.5% | 20.1% | 13.1% | 0 | 22.6% |
| 中性粒细胞 > 80% | 50.0% | 15.8% | 21.8% | 0 | 23.8% |

## 四、治疗及预后

由于系 20 年来的病例，故在治疗上采用的方法是不一致的，过去多采用深部 X 线及氮芥等药物治疗，近数年来多采用合并化疗，初步看来后者是比较优越的。

84 例患者于住院期死亡 45 例，其余多为缓解后出院，住院死亡率为 53.5%，死亡者平均生存时间为 14.2 个月。

预后与分期的关系：按 1965 年 Rye 会议对何杰金病的国际分期、分组法分类。

本组住院时属Ⅰ期者预后最好，Ⅱ、Ⅲ、Ⅳ期患者依次住院病死率渐增高，Ⅰ期者住院病死率为 29.2%，Ⅳ期者为 74.2%，两组差别非常显著（$x^2=10.8, P<0.005$）。入院时属甲组者 48 人，死亡 14 人，占 29.2%，属乙组者 36 人，住院死亡 31 例，占 86.0%，甲乙两组差别非常显著（$x^2=26.6, P<0.005$）。由此可看出早期患者预后好，临床属甲组者预后好，此均说明早期诊断及时治疗的重要性。

## 讨　论

1. 本组 84 例恶性淋巴瘤平均发病年龄为 26.3 岁，与国内其他分析组的平均发病年龄相近，即以 21～40 岁组患者为最多，比国外报道者发病年龄轻，看不出有两个发病年龄高峰。

84 例恶性淋巴瘤的病理分类的百分比与国内报道资料相近，但较欧美报道者何杰金病比例较少，而淋巴肉瘤及网状细胞肉瘤比例较多。

2. 84 例恶性淋巴瘤的临床表现以浅淋巴结肿大、腹痛、腹部包块及胸痛、呼吸困难为最多见，约 80% 的患者因上述症状而入院，另约有 40% 的患者有或并有发热、消瘦等全身表现，因而对有上述表现且不能用其他疾病解释的患者应警惕有恶性淋巴瘤之可能。

3. 只靠临床症状不能确诊淋巴瘤，应进行病理检查，50% 以上的患者有浅淋巴结肿大，因而及时做淋巴结活检是极为重要的。我们体会应：①及早进行淋巴结活检，以免贻误诊断。②对高度可疑患者，又不能经病理证实时应采取多部位的淋巴结活检，因有时不同部位的淋巴结病理改变可以不同。

## 参考文献


[1] Rosenberg SA. Cancer Res，1966，26：1310.

[2] 孙燕，等译：医学参考资料，1974，10：394.

[3] 周际昌，等. 天津医药杂志，输血及血液学附刊，1964，2(4)：326.

[4] 中国医学科学院青年抗癌突击队和病理系. 中华病理杂志，1958，4：258.

[5] 上海第一医学院病理解剖教研组等. 中华病理杂志，1959，5：77.

[6] 支正平，等. 天津医药杂志，输血及血液学副刊，1964，2(4)：319.

[7] Hurst DW，*et al*. Cancer，1961，14：753.


（《肿瘤防治研究》1976 年　第 2 期 44～46 页）

# 潜袭型急性白血病

兰州军区总院内科　曹履先 等

潜袭型急性白血病(smoldering acute leukemia, SAL)较为少见,诊断比较困难,自1963年Rheingold等报道后颇受到重视,国内尚未见报道。现报告我院遇到的1例,并略作复习以期引起重视。

**病例报告:**王××,男,19岁,战士。因疲乏白细胞减少2个月于1978年3月9日入院。患者于2个月前因腹泻高热住某医院,诊断为"急性细菌性痢疾""白细胞减少症",当时白细胞1500/$mm^3$,中性73%,淋巴22%,单核5%,血红蛋白10.5 g,血小板6.4万/$mm^3$,菌痢治愈后白细胞仍低,转入我院。半年来因患"痢疾"3次曾服氯霉素治疗,剂量不详。体查:发育营养中等,皮肤及巩膜无黄染及出血,颈侧、滑车上、腋下等处淋巴结稍肿大,0.5~1 cm大小,活动,无压痛,咽不充血,扁桃腺不大,甲状腺不大,颈软,心肺正常,腹平软,肝脾可触及边缘,脊椎、四肢及神经系检查正常。化验:白细胞1600~3000/$mm^3$,中性12%~40%,淋巴50%~80%,血片中未见幼稚细胞,血小板(3~10)万/$mm^3$,血红蛋白10%~12%,颈侧淋巴结穿刺及淋巴结活检示慢性淋巴结炎改变,出凝血时间正常,血块收缩良好,肝功能正常,尿粪常规检查正常,血沉10 mm/第一小时,十二指肠引流正常,血中未找到红斑狼疮细胞。骨髓检查,左右髂前上嵴等处前后5次检查见有核细胞增生明显活跃,2次增生减低,5次骨髓涂片中均示粒细胞增生为主,原始粒细胞及早幼粒细胞共占42.8%~68%。有核红细胞增生尚好,可见豪周小体,成熟红细胞大小略不等,染色正常,可见巨核细胞及成堆的血小板。治疗经过:根据临床化验等诊断为"潜袭型急性白血病"。予以维生素$B_4$、$B_6$及中药等一般支持疗法,于入院后3个月时患黄疸型肝炎,当时GPT 320单位HBsAg阳性,经保肝治疗一个多月后痊愈。但血象骨髓象无改变,亦未予抗白血病治疗,病情无改变。于住院8个月后出院。出院后随访病情无大改变,于1979年8月再次入院检查:红细胞429万,血红蛋白11 g,白细胞2000/$mm^3$,中性10%,淋巴88%,血小板60 000/$mm^3$,骨髓检查有核细胞增生明显活跃,原粒42.3%,早幼粒21.2%,骨髓活检见成熟红细胞、小淋巴细胞及少许中性粒细胞,无广泛白血病浸润现象,骨盆X线照片正常。

**讨论:**由临床体检、化验,特别是血象及骨髓检查对急性白血病的诊断是不困难的,但有两种情况常给诊断带来困难,一种类型即有临床化验的一些异常,特别是血液学的异常如贫血、白细胞减少、血小板减少等,骨髓中原始及幼稚细胞轻度增多,但不足以诊断为白血病,经一段时间以后才显示出确诊白血病的证据,此即所谓的白血病前期(Pre-ieukcmia)。自1953年Block首先报道后受到广泛的承认,并有多篇的专题论述。白血病前期均为回顾性诊断。另一种类型即有上述白血病前期的一些临床及血象改变,虽然血片中无或有很少白血病细胞,但骨髓检查可见原始及早幼粒细胞在10%以上,足以诊断为白血病。此类白血病的临床特点是几乎均为急性粒细胞型白血病,患病年龄较大,多在50岁左右,多无明显的肝、脾、淋巴结肿大等白血病浸润现象,无高热多汗等代谢增高的表观,一起病多缓慢,病程长,确诊后可生存8个月到3年或更长,平均长于1年。患者主要表现为无力、贫血、白细胞减低、血小板减低等现象,骨髓活检常呈现增生不良的改变或灶性的白血病浸润现象。Beard等报道的9例患者中,4人的骨髓活检均示低增生型改变,而骨髓抽吸涂片检查均示增生低下到增生正常,故他们称之为低增生型急性髓性白血病(hypoplastic acute myelogenous leukemia, HAML)。我们的此患者5次骨髓检查中的2次显示增生低下,在骨髓中白血病细胞类型上有谓早幼粒细胞增多,无Auer小体存在等现象。此类患者对化疗敏感。1975年Bartholomen医院报道用红比霉素及阿糖胞苷联合化疗的约200例急性粒细胞白血病中,经一疗程化疗后呈完全缓解的2例患者均系此类型的急性白血病。故对此类型的白血病化疗要慎重,而多主张先予输血、抗感染等一般支持疗法。

## 小　结

报告 1 例潜袭型急性白血病,对其临床表现、诊断及预后略作讨论。

### 参考文献

[1] Rheigold JJ, *et al.* Smoldering acute leukemia. New Eng J Med, 1963,268:812.
[2] Block M,*et al.* Preleukemic acute human leukemia. JAMA,1953,152:1018.
[3] Saarni MI, *et al.* Preleukemic Syndrome Proceeding acute leukemia. Amer. J. Med,1973,55:38.
[4] Saarni MI, *et. al.* Myelomonocytic leukemia:disorderly proliferation of all marrow cells. Cancer, 1971,27:1221.
[5] 郝玉书. 白血病前期. 国外医学,输血及血液学分册,1979,75:2.
[6] Beard MEJ, *et al.* Hypoplastic acute myelogenous leukemia. Brit J Hematol,1975,31:167.

(兰州军区卫生部 白血病会议资料 1979 年 34 ~37 页)

# 急性淋巴细胞白血病的白血病细胞形态与临床关系的探讨

兰州军区总医院内科　曹履先 等

急性淋巴细胞白血病的预后差别较大，因而多年来不少学者对急淋白血病的型态与临床表现、预后等的关系进行了探讨。现复习我科血液病实验室保存的31例急淋白血病血片及骨髓片，按FAB分类法进行分类，探讨其临床表现及预后等的关系。

## 一、方法

1. *病例*　31例病例均系住院患者，其中男性26例，女性5例。年龄1.2岁至60岁。13岁以上的27例，13岁以下的4例，均经骨髓、血片及有关特殊化验确诊为急淋白血病。

2. *细胞类型*　按FAB分类法由2个人分别复查其治疗前的骨髓片及血片，个别系复发时的骨髓片及血片，分类标准为：

（1）$L_1$型急性白血病细胞：大部为较小的原始淋巴细胞，其细胞直径约为正常小淋巴细胞的2倍，或更小些。细胞外形多为圆或椭圆较规则，核亦很少折叠，核染色质较为一致，较粗大，核染质多不清楚，核仁0～3个，较小且不清楚，胞浆量较少，核浆比例大，胞浆嗜碱性较弱，其中多无颗粒亦无空泡。见图1。

（2）$L_2$型急淋白血病细胞：大部细胞胞体较$L_1$型为大，细胞形态大小较不一致，核折叠、凹陷较为多见，核染质粗细不等，多可见清楚的核仁，胞浆量较多，嗜碱性不定，颗粒亦较少。见图2。

（3）$L_3$型急淋白血病细胞：此型细胞较大，且大小较一致，核为圆或椭圆形，较为一致，核染质呈较致密的细点状，有1个以上的小的泡状的核仁，胞浆量中等，且完全包绕细胞核，胞浆嗜碱性极强，且多有数目不等的空泡。见图3。

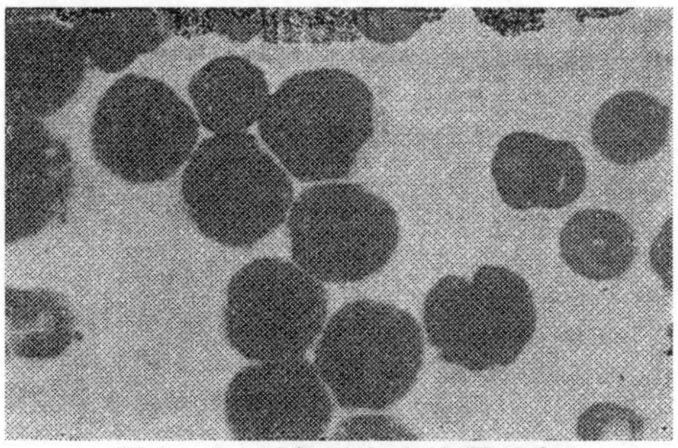

图1　$L_1$型急淋白血病骨髓象

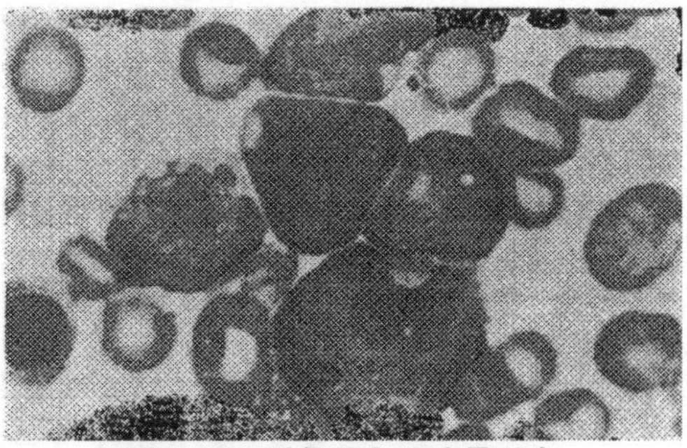

图2　$L_2$型急淋白血病骨髓象

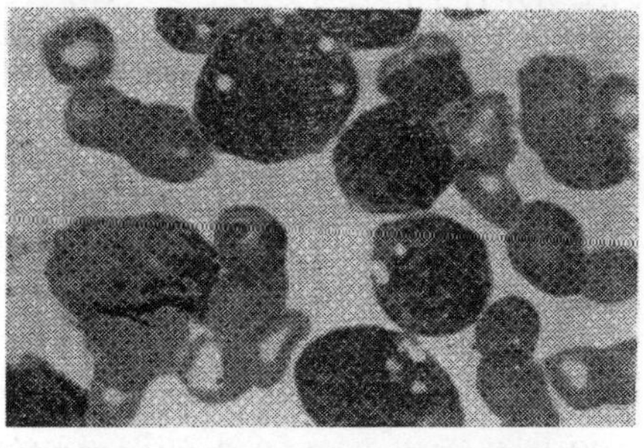

图3　$L_3$型急淋白血病骨髓象

3. 全部病例均作了病历复习，对其临床及化验按FAB对急性淋巴白血病的分类法进行分析。

## 二、结果

31例患者中属$L_1$型16例(51.6%)，$L_2$型10型(32.3%)；$L_3$型5例(16.1%)，说明急淋白血病中$L_1$最多见，$L_2$次之，$L_3$最少，此点与国内其他资料相似。

1. FAB分型与临床体征　三型急淋白血病中，$L_3$型脾脏肿大，淋巴结肿大的比较多见，详见表1。

**表1　$L_1$、$L_2$、$L_3$型急淋白血病的体征**

| 分型 | 肝脏肿大 | | 脾脏肿大 | | 淋巴结肿大 | 出血表现 |
|---|---|---|---|---|---|---|
| | 例数 | 平均肋下(cm) | 例数 | 平均肋下(cm) | | |
| $L_1$ | 14(87.5%) | 1.1 | 3(18.8%) | 3 | 14(87.5%) | 8(50%) |
| $L_2$ | 9(90%) | 1.5 | 5(50%) | 1.3 | 7(70%) | 2(20%) |
| $L_3$ | 3(60%) | 2.1 | 4(90%) | 1.1 | 5(100%) | 0(50%) |

2. FAB分型与化验　三型急淋白血病的化验结果可见，$L_1$型白细胞总数平均值较高，其他血象相似(表2)。

**表2　$L_1$、$L_2$、$L_3$型急淋白血病的血象改变**

| 分型 | 白细胞 | 红细胞 | 血红蛋白 | 血小板 |
|---|---|---|---|---|
| $L_1$ | 21362/$mm^3$ | 239万/$mm^3$ | 6.7 g% | 42375个/$mm^3$ |
| $L_2$ | 1720/$mm^3$ | 289万/$mm^3$ | 8.5 g% | 50800个/$mm^3$ |
| $L_3$ | 3960/$mm^3$ | 309万/$mm^3$ | 8.9 g% | 31200个/$mm^3$ |

3. FAB分型与预后　见表3。

**表3　$L_1$、$L_2$、$L_3$急淋白血病的预后**

| 诊断→死亡(天数) | 死亡原因 | | 其他 |
|---|---|---|---|
| | 出血 | 感染 | |
| $L_1$190(16～508) | 3(20%) | 9(60%) | 4(20%) |
| $L_2$181(37～435) | 2(22%) | 3(33%) | 4(44%) |
| $L_3$101(83～130) | 1(25%) | 2(50%) | 1(25%) |

FAB分型中的$L_1L_2$型由诊断到死亡的时间平均分别为190、181天，而$L_3$型较短，为101天，说明$L_3$型预后不好。

## 三、讨论

急性淋巴白血病(简称急淋)在成人或儿童，或在不同患者间的病程及预后是有很大差别的。为了探讨急淋的病程及预后，文献上有不少的探讨，Pantazoloulos等报道在治疗前骨髓中大淋巴细胞(即直径大于12 μm)少于10%的10个患者经中位观察期57个月的观察无一例复发。1976年Brouet等报道用白血病细胞的免疫标记来分类急淋白血病，在100例急淋患者中69人的白血病细胞为非T非B标记的，28人的白血病细胞有 T 细胞标记,另 3 人有 B 细胞标记。指出有 T 细胞标记的患者白细胞总数较高,白血病细胞的酸性磷酸酶阳性率高,易有胸腺肿大及脑膜白血病并多见。1976 年 FAB 协作组建议的急性白血病分类法中把急淋分为 $L_1$ $L_2$ $L_3$ 三型。1978 年全国白血病协作组会议也引用了 FAB 对急淋分为 $L_1L_2L_3$ 的建议,对 FAB 分型建议中的急淋三型的临床表现及预后国内外均有不少报道,认为 $L_1$ 型较 $L_2$ 型为好,$L_3$ 型预后不好。

我们的 31 个急淋病例显然数目较少,但也看出 $L_1$ 型最多见,$L_2$ 型次之,$L_3$ 型最少见。入院时 $L_1$ 型白细胞平均值较 $L_2L_3$ 为高,确诊以后的平均病程上 $L_1$ 最长,$L_2$ 次之,$L_3$ 最短,与文献报道是相一致的,是值得重视的。FAB 对急淋分型是比较简单易行的,对诊断、预后是有一定意义的。

## 小　结

报告 31 例急性淋巴细胞白血病的 FAB 分型,$L_1$16 例(51.6%),$L_2$10 例(32.3%),$L_3$5 例(16.1%)。$L_1$ 和 $L_2$ 型预后较好,$L_3$ 型预后最差。

## 参考文献

[1] 陈捷先,等.急性淋巴细胞白血病的分型及其与预后关系的探讨.输血及血液学,1979,3:50.

[2] Pantazopoulos N, *et al*. Morphological criteria for prognostication of acute lymphoblastic leukemia. Brit J Haemat, 1974,27:25.

[3] Brouet JC, *et al*. Immunological classification of acute lymphoblastic leukemias evoluation of its clinical significance in a hunndred patients. Brit Hemat, 1976,33:319.

[4] Catovsky D, *et al*. Adult acute lymphoblastic leuke-mia(ALL) with negative B and T cell markers. Brit J Hemat, 1977,36:438.

[5] Bennett JM, *et al*. Proposals for the classification of acute leukemias. Brit J Haemat, 1976,33:451.

(兰州军区卫生部　白血病会议资料　1979 年 8 ~ 13 页)

# 卡介苗与白血病

兰州军区总医院内科　曹履先

卡介苗是牛的无毒结核杆菌，它历经 230 次培养，才于 1921 年试制成功，从此有效地应用于结核病的预防。继后，卡介苗的应用又有了许多新发展，我国曾用死卡介苗防治感冒、气管炎取得了较为成功的经验。尤其是近年来，用卡介苗防治白血病也取得很大进展。

1970 年有人调查统计，发现 15 岁以下接种过卡介苗的儿童比同年龄未接种过卡介苗儿童的白血病死亡率减少约 50%；还有人报道 6 岁以下接种过卡介苗的比没接种过卡介苗的白血病死亡率要低。这充分说明给小儿接种卡介苗不但可以预防结核病，还可减少小儿患白血病的机会，说得上是一举两得的好事。

卡介苗还可用于白血病的免疫治疗。急性白血病在用抗白血病药物治疗获临床缓解后，因体内仍残存有白血病细胞，如不继续治疗，过一段时间后，白血病仍会复发；如果采用卡介苗划痕接种，每周一次、逐渐减为每月一次的方法，可使白血病延缓复发。

关于卡介苗防治白血病的作用机理，至今尚无定论，推测可能是卡介苗刺激机体的体液和细胞免疫能力，从而提高了机体杀灭白血病细胞的能力所致。

（科学实验　1977；8：33）

# 血管免疫母细胞淋巴结病的肺部表现（附2例报告）

兰州军区总医院　曹履先　达万明 等

血管免疫母细胞淋巴结病（angio-immunoblastic lymphadenopathy disease，AILD），自 1974 年 Frizzera、Lukes 等报道后引起国内外的广泛重视 。AILD 的肺部表现比较特殊，本文报告 2 例。

**例 1**：男，42 岁。因全身淋巴结肿大，伴间断性发热近 1 年，1982 年 5 月 25 日入院。患者于 1981 年 7 月始发现左侧颈部淋巴结肿大，不红，不痛，伴发热（37.5～37.8℃），继之双颌下、右侧颈部淋巴结亦肿大，体温高时淋巴结肿大明显，最大的淋巴结可达鸡卵大小。曾在某医院做淋巴结活检，初诊为"肿瘤"或"嗜酸细胞性淋巴肉芽肿"，给予环磷酰胺及强的松 1 个月，体温基本正常，淋巴结缩小。于 1982 年 3 月又有发热及淋巴结肿大，再用同法治疗无效，转来我院。病程中常感明显气短、胸闷，病前无服药物史，用红霉素后有起皮疹、发热等病史。

查体：体温 37.1℃，脉搏 104 次/分，血压 90/52 mmHg，消瘦，慢性病容，全身表浅淋巴结均肿大，约 3 cm×2 cm，无触痛，质稍硬，两肺呼吸音粗糙，腹软，肝肋下 3.0 cm，脾肋下 2.0 cm，神经系统检查阴性。

**实验室检查**：红细胞 345 万，血红蛋白 110 g，白细胞 5600，中性 72%，淋巴 28%，血小板 5.2 万；尿：蛋白微量～＋＋，脓细胞 1～2/HPF，本周氏蛋白（－），血沉 96 mm/h，$PaCO_2$ 47vol%，BUN 12.1 mg%，GPT 100 U，锌浊 30 U，麝浊 15 U，血培养（－），嗜酸细胞计数 0/μl，红斑狼疮细胞（－），类风湿因子（－），血浆蛋白7.4 g，白/球＝2.6/4.8，胃壁细胞抗体（－），抗核抗体（－），$\gamma\text{-GT}_{83}$，甲胎蛋白（－），痰未检出霉菌、结核杆菌、癌细胞。T 淋转 40%，E 玫花结 62%，淋巴结穿刺（右颈部）涂片中，中性分叶 3%，幼淋 14%，淋巴细胞 59%，浆细胞 5%，网状细胞 9%，中幼红 3%，晚幼红 3%，酸性细胞 2%，原始淋巴 2%；骨髓象：骨髓有核细胞增生明显活跃，嗜酸细胞 5.5%，淋巴细胞 16%；血片检查：嗜酸细胞 1%，异常淋巴（免疫母细胞?）4%，红细胞呈缗钱状排列。

**胸部 X 片**：5 月 26 日，两肺门影增大，右肺中下肺野有广泛片状、条状和点状影，以肺门周围明显，右上纵隔影宽。6 月 28 日片示：以上病变增大，左隔位置较高。

**淋巴结活检**：淋巴结结构完全破坏，慢性淋巴细胞、浆细胞、免疫母细胞、少许组织细胞、嗜酸性粒细胞浸润，以免疫母细胞为主。小血管增生呈树枝状，内皮细胞增生肿胀，血管周围见多量嗜伊红无结构物质沉积，免疫母细胞亦较多。甲基绿派罗宁染色，免疫母细胞胞浆内见多量粉红染的颗粒状嗜派罗宁阳性物质。

**肝扫描**：肝脾肿大，肝呈弥漫性病变。

**免疫球蛋白检查（与北京朝阳医院检验科协作）**：1. 血清免疫球蛋白定量：IgG 30.40 mg/ml，IgA 4.10 mg/ml，IgM 2.30 mg/ml（正常值分别为：12.1±2.6，2.1±0.53；1.1±0.35）。2. 血清免疫电泳：（1）膜电泳涂染，隐见单克隆"M"蛋白成分。（2）IgG＋＋倍于正常人，其他 Ig 含量略增，单扩散 IgG 呈双环。（3）Ig 电泳 IgG，呈双沉淀弧。3. 尿本周氏蛋白（＋）。4. 血蛋白电泳：白蛋白 29.0%，$\alpha_1$3.0%，$\alpha_2$8.0%，β 6.0%，γ 54.0%。

入院后给予长春新碱，环磷酰胺，6-TG 治疗，血浆 γ 球蛋白稍有下降，淋巴结明显缩小，肺部病变稍吸收，咳嗽、咳痰稍好转，但仍高热，GPT 上升到 600 U 以上，一般情况不佳，于 1982 年 7 月 18 日死亡。

**例 2**：男，54 岁。1981 年 9 月 22 日入院。患者半年来发热，时高时低，全身不适，乏力，盗汗，逐渐消瘦，未经治疗。2 个月来发现颈部、腋窝、腹股淋巴结肿大，不疼痛，每于"感冒"后淋巴结可增大，以颈部为明显，

“感冒”好转后亦随之缩小。1 天来有发冷、发热、咳嗽、咳白色黏痰。自发病来食欲、睡眠、大小便均正常。

**体检**;体温 39.2℃,脉搏 110 次/分,血压 110/70 mmHg,消瘦,颌下、颈部、锁骨上、腋下、腹股沟等均可触及约 2 cm×3 cm 大小淋巴结,活动,无压痛,头部器官无异常,胸对称,二肺呼吸音粗糙,双肺底可闻少许湿啰音,心未见异常。腹软无压痛,肝在肋下 3.5 cm 轻压痛,脾未触及。

**化验**:红细胞 330 万,血红蛋白 9.8 g,白细胞 12 100,中性 70%、嗜酸 10%,淋巴 18%、单核 2%,嗜酸细胞计数 2640/μl,血小板 84 000,血沉 70 mm/h,GPT70 U,锌浊 12 U,麝浊 4 U,蛋白电泳:白蛋白 66.8%、$\alpha_1$ 4.95%、$\alpha_2$ 3.7%,β 8.6%,γ 16%,IgG 13.0 mg/ml、IgA 2.56 mg/ml;IgM 2.14 mg/ml。骨髓检查:骨髓有核细胞增生活跃,粒系统、红系统无殊特改变,淋巴细胞 16.8%,骨髓中浆细胞占 1.2%,嗜酸性粒细胞占 3.6%。

**X 线胸片**:二肺门影大,上纵隔影增宽,其中可见结节影,二肺纹理增多,左肺下野心缘旁有片状影。

**淋巴结活检(颈部)**:淋巴结结构大部分破坏。大量增生的毛细血管呈树枝状,血管内皮细胞增生肿胀。组织内见弥漫性淋巴细胞、浆细胞、浆母细胞、免疫母细胞、组织细胞及嗜酸性粒细胞浸润,包膜亦见少许淋巴细胞、浆细胞、嗜酸性粒细胞浸润。血管周围及细胞间见多量嗜伊红无结构的物质沉积,以血管周围多见。甲基绿派罗宁染色:浆细胞及免疫母细胞胞浆内见多量粉红染的嗜派罗宁阳性物质。

## 讨　论

Frizzera 等提出的 AILD 的诊断标准为:①淋巴结结构广泛性的破坏;②以免疫母细胞为主的细胞浸润,亦包括浆细胞、浆细胞样细胞、淋巴细胞及组织细胞;③小血管的树枝样增生及内皮细胞增生;④细胞间的无结构的嗜酸性物质沉积。上述标准单项虽均无特异性,但 4 项同时存在则可确定诊断。本病淋巴结内可以有不同程度的嗜酸性粒细胞浸润,周围血中亦可有不同程度的增多,故易误诊为淋巴结嗜酸细胞肉芽肿。本文 2 例亦曾误诊为淋巴结嗜酸细胞肉芽肿,后经甲绿派罗宁染色后而确定诊断为 AILD。

AILD 的肺部表现可为纵隔及肺门阴影增大;肺部浸润性阴影,以肺门部及下叶为多见,有时似肺水肿样的阴影改变,胸膜可以受侵,出现胸水。病理上,在小支气管周围和小血管周围有免疫母细胞、浆细胞浸润,肺间质也可有淋巴细胞浸润,肺泡可充满免疫母细胞。在细胞间可有嗜酸性 PAS 阳性纤维素样物质。胸膜受侵亦可有免疫母细胞、淋巴细胞及浆细胞的浸润,有时有嗜酸细胞,小血管增生等。本文**例** 1 有纵隔淋巴结肿大及肺下叶散在性浸润,尤以右侧为著。**例** 2 纵隔淋巴结增大及左下肺有浸润性改变,2 例肺部改变均随治疗后周身淋巴结消退或变小而好转。

1972 年 Liebow 以淋巴瘤样肉芽肿(lymphomatoid granulomatosis,LYG)报道一组病例有肺的血管炎及肉芽肿,组织学上有血管中心性的血管破坏性改变,伴有小淋巴细胞、浆细胞、组织细胞及不典型的淋巴网状细胞浸润,常发生在中年以上患者,可双肺受侵。皮肤、神经系、肾脏亦常受累。也有些临床表现很轻,以肺下叶及周围病变多见,此病多认为是免疫性疾病。

LYG 与 AILD 二者的肺部改变在临床及病理上很相似,都可表现有发热、咳嗽、咳痰等,其肺部表现均以下叶为多见,组织学上均有淋巴网状细胞(免疫母细胞?)的浸润及小血管的增生内皮肿胀等改变。有报道淋巴瘤样肉芽肿患者,于尸检时发现中枢神经系有免疫母细胞肉瘤,其肺上仍有残存的 LYG 病变,说明二病的发病机理可能相似。Reddick 等认为二者均可能系免疫监护缺乏所致。淋巴瘤样肉芽肿的患者 18/152(12%)或 5/40(13%)可以演变为淋巴瘤或免疫母细胞肉瘤。LYG 及 AIID 均易发生于免疫功能低下性疾病,如干燥综合征、类风湿性关节炎、肝炎和肾移植术后等。我们认为 LYG 与 AILD 可能是同一疾病的不同表现,前者以肺脏表现为主,后者以淋巴结肿大为主。LYG 可能是以肺部表现为主的 AILD。

1973 年 Liebow 等又以淋巴间质性肺炎(LIP)即弥漫性肺淋巴网状细胞浸润伴有异常蛋白血症(diffuse pulmonary lymphoretecular infitration associated with dysproteinemia)报道了 18 个病例,其病理改变与 LYG 及 AILD 亦相似,他们也提出了此病与免疫异常有关。因而我们亦认为 LIP 系以肺部表现为主的 AILD。

## 小　结

报告 2 例伴有肺部改变的 AILD，对其鉴别诊断略作讨论，提出了文献所谓的 LYG 及 LIP 可能即有肺部表现的 AILD 或是与 AILD 一类的疾患。

（天津医药　1983 年 11：686～688 页）

# 恶性网状细胞增生症合并骨髓坏死

兰州军区总医院 曹履先 等

骨髓坏死(BMN)比较少见,国内有数例报道。BMN 的病因是多样的,如感染、肿瘤、白血病、肿瘤化疗等,但由恶性网状细胞增生症引起者尚属罕见。现报告我们遇到的 1 例并略作讨论。

## 病例摘要

王××,男,16 岁。于 1983 年 3 月 25 日因发热、乏力 3 个月入院。

患者于 1982 年 12 月 9 日,突然有发冷,发热,体温达 38~39℃,以午后为甚。有乏力,曾多次做血培养阴性,肥达反应阴性,未找到抗酸杆菌,白细胞为 1500/$mm^3$,曾给予青霉素、红霉素、氨基苄青霉素等治疗无效后给予氢化可的松静点,体温可下降至正常,但停药后又上升,且一般情况日渐加重,消瘦,体重下降约 5 kg,因病情未见好转而入我院。

患者既往体健无特殊病史。

**体检:**体温 38.4℃,脉搏 120 次/分,血压 100/70 mmHg,神清,消瘦,皮肤无黄染,无出血点,双手皮肤脱屑,双指甲,趾甲变厚,五官无特殊,颈无抵抗,甲状腺不大,心肺阴性,腹部平坦柔软无压痛,肝右肋下 3 cm、无压痛,脾在肋下恰可触及,脊柱四肢无特殊。

患者入院后体温在 38~40℃,化验检查血红蛋白 8.3~11 g,红细胞 316 万~415 万,白细胞2000~4200/$mm^3$,中性 70%,淋巴 30%,多次血培养阴性,霉菌培养阴性,血沉 13 mm/h,甲胎蛋白阴性,未找到抗酸杆菌,血清 γ 球蛋白 22.1%,肝功正常,类风湿因子阴性,抗核抗体阴性,肝扫描为弥漫性病变,布氏杆菌凝集试验阴性,中性粒细胞碱磷酶积分 170,三次髂嵴骨髓穿刺检查均抽出暗棕红色之血样物,涂片见溶解的有核细胞。胸骨穿刺检查:有核细胞增生活跃,片中粒细胞及红系细胞无特殊,网状细胞增多,为淋巴样,单核样网状细胞占 16.5%,X 片检查心肺无特殊,眼底检查双眼网膜有散在的火焰状少量出血,并有白棉状渗出物。

入院后给予异烟肼、链霉素、邻氯青霉素、庆大霉素、强的松、输血等治疗,患者体温未能控制,又给予长春新碱 2 mg,环磷脱胺 400 mg,患者病情日渐恶化,于 1983 年 4 月 15 日呼吸困难、全身衰竭而死亡。死后骨髓检查网状细胞占 80%。

## 讨 论

患者低热 3 个月,肝脾肿大,胸骨骨髓检查有网状细胞增多,故可诊断为恶性网状细胞增多症。多次髂前、髂后峭骨髓检查,为暗棕红色之水样物,大部有核细胞,胞浆溶解,仅剩有裸核且边缘不齐,故可以诊断为骨髓坏死。

骨髓坏死为一少见的疾患,主要发生在恶性血液病,如白血病、淋巴瘤及骨髓转移癌的患者,亦可发生在骨髓纤维化、细菌感染镰状细胞贫血、淋巴瘤、再障贫血,以及抗肿瘤的化疗时和巨幼红细胞贫血、骨髓瘤、铁粒幼细胞性贫血等。1980 年 Cowan 总结恶性肿瘤引起的 BMN 81 例患者中,白血病 54 例,淋巴瘤 18 例,实体瘤 7 例,多发性骨髓瘤 2 例。尚未见有恶性网状细胞增生症合并骨髓坏死的报道。

骨髓坏死（BMN）的临床表现大致可分为两个方面，一为原发病的表现，二为骨髓坏死特有的表现。包括骨骼疼痛、全血细胞减少及骨髓穿刺见有暗棕红色骨髓坏死液，涂片中见有大部核细胞破坏，只见有少数成熟红细胞及边缘模糊不清的有核细胞，但多部位多次检查均为此类改变。本例做骨髓检查5次，前3次为髂前、髂后嵴，均为上述改变，后2次为胸骨穿刺显示有核细胞增生活跃，除网状细胞增多以外，其他各系有核细胞正常，患者有全血细胞减少，且于后期见肺部感染，但从无骨痛症状，故我们认为BMN的诊断最重要是骨髓穿刺结果，应多部位、多次做骨髓穿刺进行诊断。

BMN的机理不详，可能与肿瘤侵犯，血循环障碍有关，也有谓与肿瘤的化疗有关。

BMN的预后凶险，病例的中位生存期为22天（5天~11个月）。

（甘肃省血液学会资料　1983年169~170页）

# Semisynthetic deoxyharringtonine in thetreatment of leukemia, experimental and clinical researches

Cao Lx, Houng Hp, Cao Cp

General meaicine Department, Lanzhou Geaeral Hospital 86, Xiao Xi Hu, Gansu province China In 1972 Powell et al reported that Cphalotaxus containes four antileukenia ester alkaloids. They are harringtonine, homonarringtonine isoharringtonine and deoxyharringtoaine Beoause of the paucity or the alkaloia containing in the natural plants one of our researching group professor Houng and his colleagues semisynthesized deoxyharringtonine (SSDH) successfully in 1973. We used SSDH, DH4.8 and DH, the former consisting of 40% of the citrate of SSDH the latter containing the free alkaloid or SSDH about 60% to make some experiments in arimal leukemia and treated leukemia patients clinically $LD_{50}$ of DH4.8 and DH are (322 ± 9.04) mg/kg and (71 ± 1.32) mg/kg respectively. The supprefon rate SSDH in animal tumor is as table 1.

**Table 1 SSDH effect on mice tomor and laukemia**

| Drug | Dosage mg/kg | Tumor | Route of administration | Metnod of administration | Suppression rate% | *P* value |
|---|---|---|---|---|---|---|
| DH4.8 | 30 | S180 | ip | After implanting for ten days | 49.7 | <0.05 |
| DH4.8 | 30 | L7212 | ip | After implanting for 5 days | 46.5 | <0.01 |
| DH | 10 | L615 | ip | After implanting for 7 days | 46.7 | <0.01 |
| DH | 8 | L615 | ip | After implanting for 7 days | 68.0 | <0.01 |

Seventeen leukemia patients were treated with SSDH(AML 9, CML 1, ALL 4, LEL 3). 5% DH4.8 2 ~ 8 ml or 1% DH solution 2 ~ 6 ml i.v. once a day until CR or leukopenia or thrombocytopenia appeared. During the useage of SSDH, any cytostatic drugs are not used. Two achieved CR (10.5% all are LEL). Four achieved PR (21.1%, AML 3, ALL 1). Six of the other 11 patients revealed definited lowering down of leukemic cells (31.6% AML 4, ALL 1 CML 1). There is no difference between DH4.8 and DH in the treatment. Five of the 17 patients had nousea during infusion of the drug, it can be subside with persisting use of the drug. All patients veveal no abnormalitity of the liver, kidney function and ECG abnormality

(Exp Hematol 1983; 11:435)

# 急性白血病 T 淋巴细胞亚群改变的初步报告

军事医学科学院附属 307 医院血液科　曹履先 等

单克隆抗体的应用对识别 T 淋巴细胞及其亚群提供了有利的手段。在恶性淋巴瘤及实体瘤患者,多认为 T 细胞亚群的改变对良性或恶性肿瘤的鉴别诊断及对恶性肿瘤的分期有意义。本文报告急性白血病患者外周血中 T 淋巴细胞亚群的改变。

**材料及方法:**急性白血病患者 20 例,按 FAB 分类 17 例为急性非淋巴细胞白血病,其中 $M_1$2 例;$M_2$3 例;$M_3$1 例;$M_4$4 例;$M_5$6 例;$M_6$1 例。急性淋巴白血病 3 例(ALL),其中 $L_1$2 例;$L_2$1 例(其中 C-ALLA 2 例,另 1 例完全缓解已 8 年,故未做免疫分型)。正常对照均系年龄相似的健康医务人员。T 淋巴细胞亚群单克隆抗体由武汉生物制品研究所提供。取肝素抗凝血,经淋巴细胞分层液制备单个核细胞(MNC),以 PBS 液洗后调整 MNC 为 $1\times10^8$/ml。10 μl MNC 加入 T 淋巴细胞单克隆抗体 50 μl(T3、T4 或 T8),室温 15 分钟 PBS 液洗 2 遍再加羊抗鼠荧光抗体 50 μl,室温 15 分钟后再以 PBS 液洗后加入 10 μl 的 50% 甘油 PBS 液,置细胞于载玻片上,盖以玻片立即在荧光显微镜下计数荧光细胞的百分数。

**结果:**正常人及急性白血病患者外周血 T 淋巴细胞亚群百分数及 T4/T8 比例见表 1。

经统计学处理:急性白血病时 $T3^+$ 细胞低于正常,以未缓解者为甚。$T4^+$ 细胞在未缓解的急性白血病低于正常,$T8^+$ 细胞则稍高于正常。$T4^+/T8^+$ 比值在白血病缓解时与正常对照无差别,但在未缓解的白血病此值远低于正常,详见表 2。

**表 1　外周血 MNC 中 T 淋巴细胞亚群所占的比例(%)**

| 项目 | T3 | T4 | T8 | T4/T8 |
|---|---|---|---|---|
| 白血病缓解者 | 55.4 ±6.0 | 46.1 ±6.8 | 33.6 ±11.5 | 1.55 ±0.60 |
| (10 例) | (44.7 ~67.1) | (35.3 ~55.4) | (11.2 ~48.1) | (1.19 ~3.15) |
| 白血病未缓解者 | 42.9 ±13.6 | 25.5 ±16.9 | 37.2 ±13.3 | 0.60 ±0.16 |
| (10 例) | (13.3 ~56.0) | (7.0 ~61.7) | (19.1 ±64.9) | (0.31 ~0.95) |
| 正常人 | 64.0 ±12.1 | 49.6 ±12.7 | 36.6 ±9.4 | 1.37 ±0.29 |
| (13 例) | (47.6 ~77.3) | (32.6 ~9.8) | (22.9 ~47.2) | (0.99 ~2.08) |

**表 2　急性白血病外周血 T 淋巴细胞亚群与正常人比较**

| 项目 | $T3^+$ | $T4^+$ | $T8^+$ | $T4^+/T8^+$ |
|---|---|---|---|---|
| 白血病已缓解者(10 例) | ↓ ($P<0.05$) | … | … | … |
| 白血病未缓解者(10 例) | ↓↓ ($P<0.01$) | ↓↓ ($P<0.01$) | ↑ ($P>0.05$) | ↓↓↓ ($P<0.001$) |

## 讨　论

**讨论:**恶性肿瘤时,多数报道认为外周血总T淋巴细胞的$T3^{+}$细胞降低,T辅助细胞($T4^{+}$)降低,T抑制细胞($T8^{+}$)升高,$T4^{+}/T8^{+}$细胞比值下降。我们的初步结果显示,在急性白血病时外周血T淋巴细胞亚群有类似改变,尤以病情未缓解者为然。在我们的10例未缓解急性白血病患者中,$T4^{+}/T8^{+}$比值均系倒置,其中2例于3个月内死亡,5例经3个月的化疗病情仍未缓解。10例白血病缓解者$T4^{+}/T8^{+}$比值均>1,经3个月的短期观察,病情均呈持续缓解状态。以上结果初步提示,急性白血病时伴有的T淋巴细胞亚群改变对患者的预后是有一定意义。在未缓解的6例患者中虽外周血幼稚细胞<10%(骨髓中幼稚细胞很高),其T细胞亚群改变亦很明显的反映了未缓解白血病的T细胞亚群的改变,有谓抗肿瘤药物治疗后$T8^{+}$细胞下降明显,此系$T8^{+}$细胞对化疗敏感或其寿命较短之故,但我们10例未缓解急性白血病患者均是在化疗中或化疗刚结束时检查的,并未显有$T8^{+}$细胞的下降。

(中华内科杂志　1988年 第27卷第8期493页)

# 急性白血病患者外周血T细胞亚群的改变

军事医学科学院附属医院血液科　曹履先 等

单克隆抗体的应用对识别T淋巴细胞及其亚群在疾病中的表现提供了有利的手段。在恶性淋巴瘤、实体瘤患者，T淋巴细胞亚群的改变有较多报道。多认为T淋巴细胞亚群的改变对良性或恶性肿瘤的鉴别诊断及对恶性肿瘤的分期有意义。本文报告急性白血病患者外周血中T淋巴细胞亚群的改变，并对其意义略作讨论。

## 材料及方法

急性白血病(AL)患者20例，均属住院患者，经临床、血象、骨髓及细胞组织化学检查确认为急性白血病，按FAB分类法，其中16例为急性非淋巴细胞性白血病(ANLL)($M_1$ 1例；$M_2$ 3例；$M_3$ 1例；$M_4$ 4例；$M_5$ 6例；$M_6$ 1例)。急性淋巴细胞型白血症4例($L_1$ 2例、$L_2$ 2例)。

正常对照：均系年龄相似的医护人员，采取外周血进行T细胞亚群检查。

T淋巴细胞亚群的单克隆抗体系由武汉生物制品研究所购买或由该所史良如主任惠赠，羊抗鼠的免疫荧光抗体系由军事医学科学院五所等单位购得。

外周血单个核细胞的制备(MNC)：肝素抗凝血3～5 ml，用pH 7.2～7.4的磷酸缓冲液(PBS)按3:1稀释后加入到等量的淋巴细胞分层液界面上(上海试剂二厂出品)，150 rpm离心20 min后，取出单个核细胞层的MNC，以PBS洗2遍，计数细胞，并调整单个核细胞数为$1\times10^6$/ml待用。

间接荧光测定T淋巴细胞亚群的方法：取MNC 100 μl，加入T淋巴细胞单克隆抗体50 μl(T3、T4或T8)，置室温15 min后，以PBS洗涤2遍，再加入羊抗鼠荧光抗体50 μl，室温下保存15 min再以PBS洗2遍，加入50%甘油PBS液10 μl，取少许上述细胞悬液于载玻片上，盖以小盖玻片，立即在荧光显微镜下计数显荧光的细胞的百分数，即为某一特定的T淋巴细胞抗体的阳性细胞百分数。

## 结　果

1. 13例正常人外周血T淋巴细胞亚群占单个核细胞的百分数，如表1所示。

**表1　正常人外周血单个核细胞中T淋巴细胞亚群所占百分数**

| | T3 | T4 | T8 | T4/T8 |
|---|---|---|---|---|
| 平均值±标准差 | 64.0±12.1 | 49.6±12.7 | 36.6±9.4 | 1.37±0.29 |
| 范围 | 47.6～77.3 | 32.6～69.8 | 22.9～47.2 | 0.99～2.08 |

2. 20例急性白血病外周血单个核细胞T淋巴细胞亚群百分数，如表2。

**表 2　20 例急性白血病患者外周血 MNC T 淋巴细胞亚群百分数**

| 项目 | T3⁺ | T4⁺ | T8⁺ | T4⁺/T8⁺ |
|---|---|---|---|---|
| 缓解者<br>(10 例) | 55.4 ± 6.0<br>(44.7 ~ 67.1) | 46.1 ± 6.8<br>(35.3 ~ 55.4) | 33.6 ± 11.5<br>(11.2 ~ 48.1) | 1.55 ± 0.60<br>(1.19 ~ 3.15) |
| 未缓解者<br>(10 例) | 42.9 ± 13.6<br>(13.3 ~ 56.0) | 25.5 ± 16.9<br>(7.0 ~ 61.7) | 37.2 ± 13.3<br>(19.1 ~ 64.9) | 0.60 ± 0.16<br>(0.31 ~ 0.95) |

3. 经统计学处理后得知，在急性白血病时 T3⁺细胞百分数低于正常，以未缓解者为甚，T4⁺细胞在未缓解的白血病患者低于正常值，T8⁺淋巴细胞在未缓解患者稍高于正常对照（$P > 0.05$）；T4⁺/T8⁺比值在白血病缓解时与正常对照无差别，但在未缓解的白血病患者比值远低于正常（$P < 0.001$），详见表 3。

**表 3　急性白血病患者外周血 T 淋巴细胞亚群与正常人比较**

| 项目 | T3⁺ | T4⁺ | T8⁺ | T4⁺/T8⁺ |
|---|---|---|---|---|
| 缓解者<br>(10 例) | ↓<br>($P < 0.05$) | — | — | — |
| 未缓解者<br>(10 例) | ↓↓<br>($P < 0.01$) | ↓↓<br>($P < 0.01$) | ↑<br>($P > 0.05$) | ↓↓↓<br>($P < 0.001$) |

## 讨　论

恶性肿瘤患者外周血的 T 淋巴细胞亚群的改变报道较多，头颈部恶性肿瘤、乳腺癌、鼻咽癌及慢性骨髓及淋巴系增生病均显示有 T 淋巴细胞亚群的改变。多数报道谓恶性肿瘤时，反映外周血总 T 淋巴细胞的 T3⁺细胞降低，辅助性 T 细胞（T4⁺）降低，抑制性 T 细胞（T8⁺）升高，T4⁺/T8⁺细胞比值下降。由于细胞免疫（cell-mediated immunity，CMI）主要涉及 T 淋巴细胞，故恶性肿瘤对 T 淋巴细胞亚群的改变反映了 CMI 的改变。急性白血病时外周血 T 淋巴细胞亚群的改变报道较少，我们的结果显示在急性白血病时外周血 T 淋巴细胞亚群也有明显改变，尤其以病情未缓解者为然，其主要表现是 T3⁺细胞下降、T4⁺细胞降低、T8⁺细胞升高及 T4⁺/T8⁺比值下降。此结果与一般恶性肿瘤 T 细胞亚群改变相似。当白血病病情经治疗后达缓解时，T 淋巴细胞亚群改变恢复正常，如病情复发则 T 淋巴细胞亚群的改变则又出现，如我们一名急性淋巴白血病患者，病情缓解已 8 年，其外周血 T3⁺、T4⁺及 T8⁺淋巴细胞分别占 MNC 的 67.1%、44.8% 及24.6%，T4⁺/T8⁺比值为 1.82，均在正常范围。而另一名急性淋巴细胞性白血病已完全缓解后一个多月准备行骨髓移植，再次做外周血 T 淋巴细胞亚型检查，发现 T3⁺及 T4⁺细胞下降，而 T8⁺细胞升高，T4⁺/T8⁺比例下降为 0.95，经再次骨髓检查发现原始淋巴及幼稚淋巴细胞百分数为 81%。此结果提示了急性白血病患者外周血 T 淋巴细胞亚群的改变可以预示病情的变化。我们的 10 例完全缓解急性白血病患者外周血 T 淋巴细胞亚群检查，除 T3 稍低于正常值以外，其余各项均在正常范围，而 10 例未缓解急性白血病患者外周血 T 淋巴细胞亚群包括 T3⁺、T4⁺、T8⁺细胞百分数及 T4⁺/T8⁺细胞比值均为异常，说明急性白血病患者的 T 细胞亚群测定对判断病情及预后是有意义的，其中 T4⁺/T8⁺细胞比值尤具重要意义，此比值 > 1 多为完全缓解的征象，病情未缓解时此值多 < 1。

非霍奇金淋巴瘤、肺癌、多发性骨髓瘤等患者外周血 T 淋巴细胞亚群亦显有改变。有报道谓 T 淋巴细胞亚群的改变能反映恶性肿瘤病情的轻重，且认为良性乳腺肿瘤间及恶性乳腺肿瘤间 T 淋巴细胞亚群不同，可以用之来鉴别良性及恶性乳腺肿瘤，但 Lavria 等报道在何杰金病的初期外周血 T 淋巴细胞及其亚群是正常的,或只显有轻度的T4⁺细胞下降,于化疗后虽病情得到长期缓解,但外周血T细胞亚群出现了不平衡的改变,表现为T8⁺细胞的上升,T4⁺/T8⁺细胞比值下降。

OKT4⁺细胞(辅助性T细胞)能促进免疫反应,而OKT8⁺细胞(抑制性T细胞)可抑制免疫反应。恶性肿瘤与免疫的关系尚不完全清楚,但有报道认为T淋巴细胞亚群的改变,如T3⁺、T4⁺淋巴细胞的下降,T8⁺细胞上升,T4⁺/T8⁺细胞比值下降与恶性肿瘤发病原因有关。因而深入研究恶性肿瘤患者T细胞亚群的改变对了解各种肿瘤的发病机理是很有意义的。

抗肿瘤药物治疗对外周血T淋巴细胞亚群亦有直接影响,特别是大剂量化疗药物可使T3⁺、T4⁺及T8⁺细胞下降,其中T8⁺细胞下降尤为明显,有谓此可能系T8⁺细胞对化疗药物更敏感或其寿命较短之故。我们的10例未缓解急性白血病患者均是在化疗中或化疗刚刚结束时检查的,并未显有T8⁺细胞下降或T4⁺/T8⁺细胞比值上升,且另两例长期缓解的急性白血病患者外周血T细胞亚群正常(1例ALL缓解8年,1例ANLL缓解3年)。故我们认为,急性白血病患者外周血T细胞亚群的改变不能以抗白血病的化疗药物来解释,而多与机体免疫状态有关。

**小结**:检测了3例缓解期、10例未缓解期急性白血病患者外周血T淋巴细胞亚群,发现10例已缓解的患者除T3⁺细胞稍降低外余均正常,T4⁺/T8⁺细胞比例>1,而10例未缓解患者,T3⁺、T4⁺细胞明显低于正常,而T8⁺细胞升高,T4⁺/T8⁺细胞比值明显下降,常<1。故在急性白血病时测定其外周血T细胞亚群的改变对了解病情及判断预后是有意义的。

## 参考文献


[1] Ullen H, *et al*. Blood lymphocyte subsets in patients with primary intracranial tumors, correlation to histological tumor type and anatonical site. Acta Neurochirurgica, 1986, 81:100.

[2] Takeda T, *et al*. T-lymphocyte subsets and N K cells in patients with head and neck malignant tumors—analysis using by FACS fluorescence activated cell sorter(FACS). J Otolaryngol Japan, 1985, 88:1652.

[3] Keller SE, *et al*. Dioreased T-lymphocyte in patients with mammary cancer. Am J Clin Pathol, 1976; 65:445.

[4] Mccluskey DR, *et al*. T-lymphocyte subsets in the peripheral blood of patients with benign and malignant breast disease. Br J Canoer, 1983, 47:307.

[5] Hsu Mow-Ming, *et al*. Characterization of T cell subsets using monoclonal antibodies in nasopharyngeal carcinoma patients. Ann Otol Rhinol Laryngol, 1986, 95:298.

[6] Fiorini G, *et al*. Patterns of T cell subset alterations in myelo-and lymphoproliferative disorders. Blut, 1984, 48:321.

[7] Buchi G, *et al*. Lymphocyte population and T cell subpopulation in blood of patients with non-Hodgkin lymphomas. Acta Hematol, 1984, 71:322.

[8] Ginns LC, *et al* T-lymphocyte and lung cancer. Am Rev Resp Dis, 1982, 126:265.

[9] Wahlin A, *et al*. T-cell subsets in multiple myelome, Impact of cytostatic treatment. Blut, 1985, 51:291.

[10] Lauria F, *et al*. Increased preportion of suppressor cytotoxic(OKT8⁺) cells in patients with Hodgkin's disease in long-lasting remission. Cancer, 1983, 52:1385.

[11] Reinherz EL, *et al*. Separation of functional subset of human T cells by a monoclonal antibody. Proc Natl Acad Sci USA, 1979, 76:4061.

[12] Reinherz EL, *et al*. Discrete stage of human intrathymic differentiation: analysis of normal thymocytes and leukemic lymphoblasts of T-cell lineage. Proc Natl Acad Sci USA, 1980, 77:1588.

[13] Kaszubowski PA, *et al*. T-lymphocyte subpopulation in peripheral blood and tissue of cancer patients. Cancer Res, 1980, 40:4648.

[14] Vose BM, *et al*. Human tumor infiltreting lymphocytes: A marker of host response. Semi Hematol, 1985, 22:27.

[15] Gratama JW, *et al*. Reduction and repopulation of T-lymphocytes after cytoreductive therapy with or without autologous bone marrow rescue. Exp Hematol, 1986, 14:173.

# T-lympnocyte subsets in patients with acute leukcmia (Abstract)

**Cao lu Xian, et al**

**Affiliated Hospital of Academy of Military Medical Science**

T-lymphocyte subsets in the peripheral blood of patients with acute leukemia were measured by inderect immunofluorenscence assay. Except the percentage of $T3^+$ lymphocytes was much lower than that of the normal control (55.4 ± 6.0% vs 64.0 ± 12.1%, $P < 0.05$), the values of $T4^+$, $T8^+$ and $T4^+/T8^+$ lymphocytes in patients of acute leukemia in remission were in the normal range. While in non-remittcd leukemic patients, the percentages of $T3^+$, $T4^+$ lymphocytes were lower than that of the normal control (42.9 ± 13.6 vs 64.0 ± 12.1and 25.5 ± 16.9 vs 49.6 ± 12.7, $P < 0.01$), and $T4^+/T8^+$ 1 (0.60 ± 0.16 vs 1.37 ± 0.29, $P < 0.001$). We concluded that measuring T-lymphocyte subsets is valuble for estimating the status of leukemia and the prognosis of the patients.

（军事医学科学院附属 307 医院　资料　1988 年）

# T 细胞急性淋巴细胞白血病的诊断与治疗

军事医学科学院附属307 医院血液科　曹履先 等

淋巴细胞白血病诱导治疗在儿童多用长春新碱(V)及强的松(P),每周1 次 V 及4 周的 P 可以使儿童 ALL 缓解率达85%,如加用左旋门冬酯胺酶可使缓解率达95%,但 V + P 方案对成人的 ALL 并不很理想,加用柔红霉素或左旋门冬酶胺酶或两者可提高成人 ALL 的缓解率到70% ~ 90%,成人及儿童白血病均认为 Common 抗原的 ALL 预后最好,过去认为 T-ALL 预后不好,而现在认为其预后好,完全缓解率达 80%。我们于近一年内遇到4 例 T-ALL,均系成年人,经化疗后预后并不很好。现报告如下。

4 例患者均系住院患者,其临床表现如表 1。

**表 1　4 例 T 细胞急性淋巴白血病的临床表现**

| 病例 | 性别 | 年龄 | 发病 | 出血 | 发热 | 淋巴结大 | 肝大 | 脾大 | 纵隔包块 |
|---|---|---|---|---|---|---|---|---|---|
| 例 1 | 男 | 18 | 1 个月 | - | - | + | 5 cm | 6 cm | - |
| 例 2 | 男 | 15 | 5 个月 | - | - | + | 1 cm | 2.5 cm | + |
| 例 3 | 男 | 24 | 1 个月 | - | - | - | - | - | - |
| 例 4 | 男 | 20 | 1 个月 | + | + | + | 3 cm | 5 cm | - |

血液及骨髓表现见表 2。

**表 2　4 例 T-ALL 血象及骨髓象改变**

| 病例 | Hb(%) | 血小板 ($\times 10^9$/L) | WBC ($\times 10^9$/L) | 原幼淋巴 (%) | 骨髓中原幼淋(%) | POX | FAB 分型 | PAS | ACP | HTLVI |
|---|---|---|---|---|---|---|---|---|---|---|
| 例 1 | 9.3 | | 462 | 38 | 68 | <3% | $L_1$ | - | 89 | - |
| 例 2 | 10.4 | | 228 | 70 | 77.0 | <3% | $L_2$ | - | 91 | / |
| 例 3 | 7.1 | 124 | 1.7 | 20 | 94.0 | <3% | $L_2$ | - | 38% | / |
| 例 4 | 8.2 | 8 | 229 | 36 | 89.5 | <3% | $L_2$ | / | / | / |

T-ALL 白血病细胞的免疫分型见表3,单抗体由武汉生物制品研究所史良如主任及天津血研所陈璋教授处取得,用间接荧光法检测,$HI_{98}$、$HI_{115}$系粒系抗体。

**表 3　4 例 T-ALL 白血病细胞的免疫分型**

| 病例 | T10 | T11 | T1 | WTI | T6 | T9 | T3 | T4 | T8 | CALLA | DR | B1 | SmIg | HI98 | HI115 | 型别 |
|---|---|---|---|---|---|---|---|---|---|---|---|---|---|---|---|---|
| 例 1 | + | + | + | / | - | - | + | - | + | - | - | - | - | - | - | Ⅲ |
| 例 2 | - | + | + | / | - | - | ± | - | + | - | - | - | - | - | - | Ⅲ |
| 例 3 | + | + | - | - | - | + | - | - | - | + | + | - | - | - | - | Ⅰ |
| 例 4 | + | + | - | / | + | - | - | - | - | - | - | - | - | - | - | Ⅱ |

4 例 T-ALL 的中枢神经系统改变。见表 4。

**表 4 4 例 T-ALL 的中枢神经系统改变及治疗转归**

| 病例 | CSF 中白血病细胞 | CNS 白血病的治疗 | 头颅部放射治疗 | 治疗 | 转归 |
|---|---|---|---|---|---|
| 例 1 | + | 鞘内化疗 7 次 | + | DOP×3 | PR |
| 例 2 | + | 鞘内化疗 9 次 | — | DOP×2 | PR |
| 例 3 | - | 预防给药 3 次 | — | DOP×2 | CP |
| 例 4 | + | 鞘内化疗 7 次 | — | VEMP×11 | 死亡 |

本文 4 例 T-ALL 临床表现如上表 1～4，T-ALL 常表现为男性患者多见，白细胞总数增高及纵隔肿块。其他急性淋巴白血病的 15%～25% 按 Reinhery 等的意见 T-ALL 可分为三型，即Ⅰ、Ⅱ、Ⅲ（见图 1）。

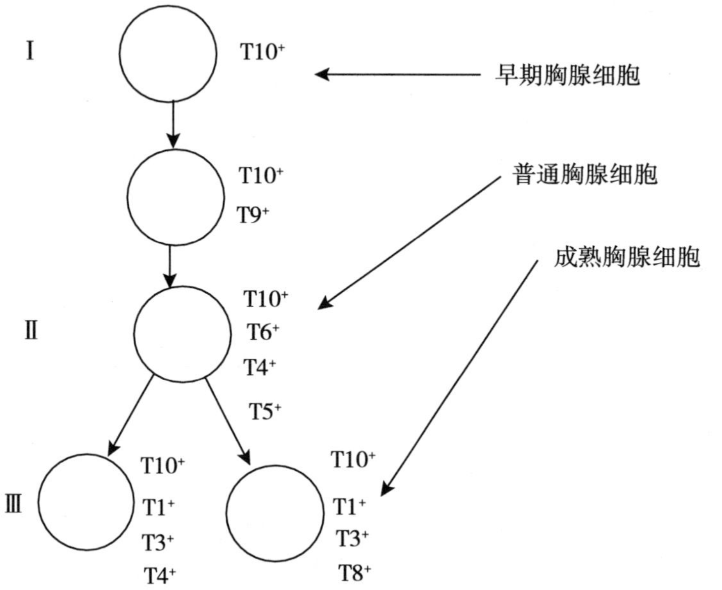


**图 1 Reinhery 等对 T-ALL 分型的意见**

按上述标准，本文中例 1、2 属Ⅱ型，例 3 属Ⅰ型，例 4 属Ⅱ型 T-ALL。关于各型 T-ALL 的临床及预后一般认为是无区别的。我们的 4 例患者中例 3（Ⅰ型）经 1 疗程 DOP（柔红霉素 40 mg，1/周×4，长春新碱2 mg，1/周×4 及强的松 50 mg，1/日×28）治疗后达完全缓解，例 1、2 两例患者（Ⅲ型）经 2～3 疗程的 DOP 治疗后病情达部分缓解。例 4（Ⅱ型）经 VEMP 等（长春新碱 2 mg 1/周，环磷酰胺 200 mg，iv，1 次/隔日×3，6MP 100 mg，1/日×7，强的松 60 mg，1/日×7）11 个疗程（7 天为一疗程）病情仅获部分缓解，最后病情加重死亡，故我们认为 T-ALL 用 DOP 28 天疗程的治疗效果较好。例 3 获完全缓解可能与患者入院时的白细胞数较低有关。而例 1、2、4 入院细胞数均 > 10 万，此均为预后险恶的表现。由于病例过少尚不能说明 T-ALL Ⅱ型的预后好于Ⅰ、Ⅲ型者。

本文 4 例 TALL 中，其中 3 例有明确的中枢神经系统白血病（CNSL），较文献报道的 ALL 患者初诊时 CNSL 占 1%～2%、复发时的 5%～10% 为高。文献也有报道谓 T-ALL 患者 CNSC 也较一般的 ALL 为高（15.0%），唯本文只 4 例 T-ALL 尚待进一步证实。

过去认为 T-ALL 的预后较普通型急淋（B-ALL）及裸型急淋（Null-ALL）为差，但近日有报道谓 T-ALL 预后也是好的，此种争论或许反映了与初诊时细胞总数高低不同的影响，因一般认为初诊时白细胞高于 10 万/

$mm^3$者预后是不好的。本文例 1、2、4 初诊时白血细胞均 > 10 万/$mm^3$，应认为其预后是较差的。

**摘要**：本文报告了我科近一年来诊治的 T-ALL 4 例，其中 3 例入院时白细胞 > 10 万/$mm^3$，按 Reinhery 分型 2 例为Ⅲ型，Ⅰ型、Ⅱ型各 1 例，其中 3 例有 CNSL，经 DOP 治疗的 3 例获部分或完全缓解，而另一例用 VEMP 等 11 个疗程的化疗无效而死亡，结合文献对 T-ALL 的临床表现及治疗略作讨论。

## 参考文献

[1] Ortega JA, *et al*. L-asparaginase vincristine and prednisone for induction of first remission in acute lymphocytic leukemia. Cancer Res, 1977,37:535.

[2] Gee TS, *et al*. Acute lymphoblastic leukemia in adult and children: differences in response with similar therapeutic regimens. Cancer, 1976,37:1256.

[3] Schauer P, *et al*. Treatment of acute lymphoblastic leukemia in adults: results of the LlO and LIOM protocols. J Clin Oncol, 1983,1:462.

[4] Greaves MF, *et al*. prognostic importance of immunologic markers in adult acute lymphoblastic lenkemia. N Engl J Med, 1981,304: 119.

[5] Greaves MF, *et al*. Immunologrically defined subclasses of acute lymphoblastic leukemia in children: Their relationship to presentation features and prognosis. Br J Hematol, 1981,48:179.

[6] Clarkson B, *et al*: Acute lymphoblastic leukemia in adults. Semin Oncol, 1985, 12:160.

[7] van der Reijden HJ *et al*. Immunologic classification of leukemia and lymphoma. Scand J Hematol, 1983,30:356.

[8] Foon KA, *et al*. Immunologic classification of leukemia and lymphomas. Blood, 1986, 68:1.

[9] Reinherz EL, *et al*. Discrete stages of human intrathymic differentiation. Analysis of normal thymocytes and leukemic lymphoblasts of T-cell lineage. Proc Natl Acad Sci USA, 1980, 77:1588.

[10] Roper M, *et al*. Monoclonal antibody characterization of surface antigens in childhood T-cell lymphoid malignamcies. Blood, 1983, 61:830.

[11] Hareusseau JL, *et al*. Higt risk acute lymphocytic leukemia: A study of 141 cases with initial white blood cell counts over 100000/cu mm. Cancer, 1980, 46:1996.

[12] Chessells JM. Acute leukemia in children. Clin Hematol, 1986, 15:727.

[13] Rivera GK, *et al*. Controversies in the management of childhood acute lympho-blastic leukemia: Treatment intensification, CNS leukemia and prognosticfactiors. Seminars Hematol, 1987, 26:12.

[14] Sallan SE, *et al*. Cell surface antigens: prognostic implications in childhood acute lymphoblastic leukemia. Blood, 1980, 55: 395.

[临床血液杂志，1989；(2):8]

# 提高对急性白血病分类的认识
## ——介绍 MCI 分类法

军事医学科学院附属307 医院　曹履先 等

1976 年,法美英三国学者创建了以细胞形态及细胞化学为基础的对急性白血病的 FAB 分类法及造血增生异常综合征的分类法,几经修订已为世界范围广大临床血液病学工作者所接受。我们将白血病细胞形态(M)、细胞化学(C)、免疫表型(I)相结合,建立了急性白血病的 MCI 分类法,将 ALL 分为 9 型,ANLL7 型及 FAB 不能分类的 3 型,共 19 型。经初步临床应用后,认为 MCI 分类法能更好地反映急性白血病的本质,特别是对诊断 FAB 不能分类的三类急性白血病即 AUL、HAL 及 $MPO^-$ ANLL 有意义。

我们将 FAB 分类与白血病细胞的免疫分型相结合建立了急性白血病的 MCI(形态、细胞化学、免疫表型)分类法,即分 ALL 为 9 型,ANLL7 型及 FAB 不能分类的 3 型(如图 1),似更确切地反映了 AL 的本质,但其更确切的临床意义尚待进一步研究。

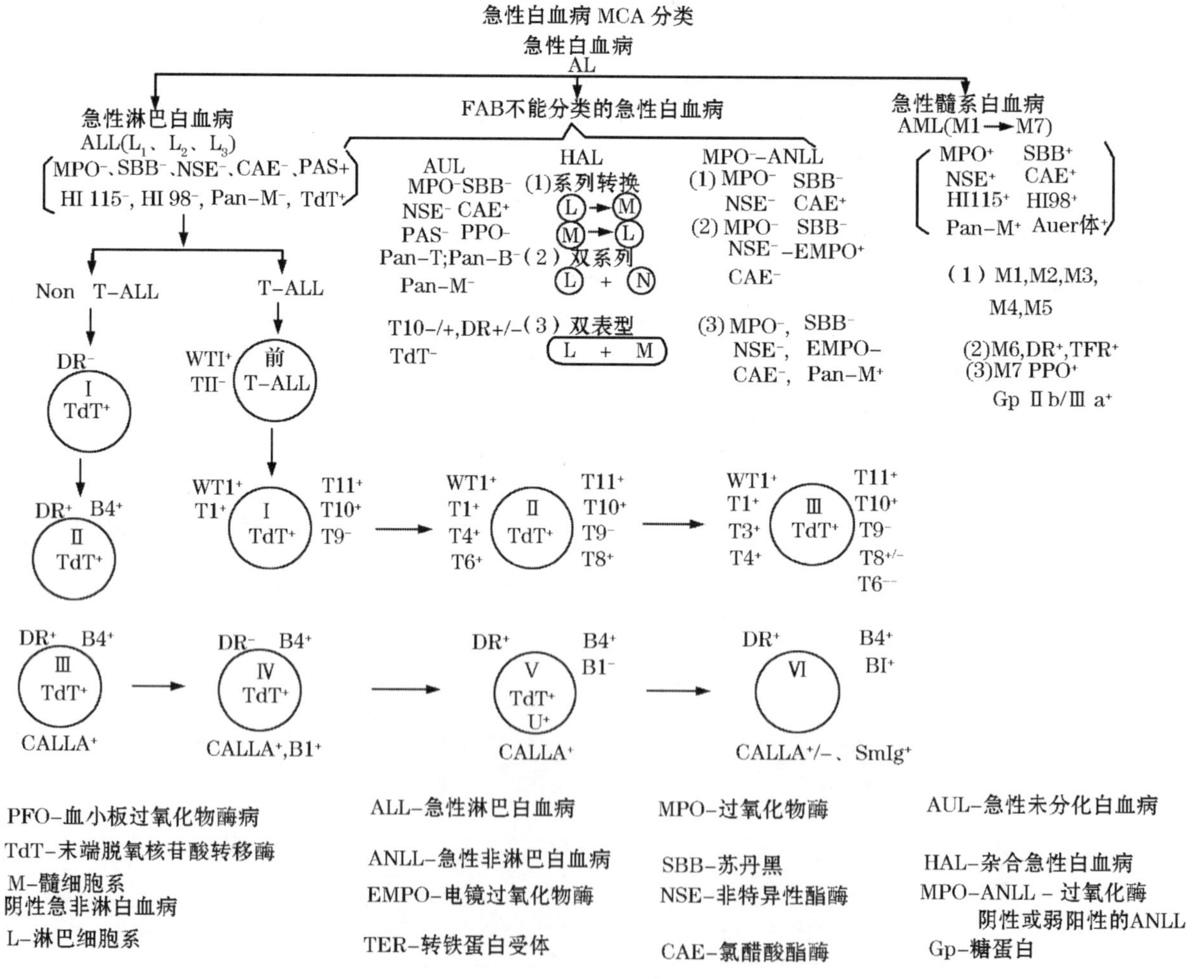


图 1　急性白血病

# 急性白血病的免疫分型与FAB分型的关系

军事医学科学院附属307医院　曹履先 等

**内容提要**　报告32例按FAB分类法诊断的急性白血病,其中急淋13例,急非淋19例(含5例慢粒急粒变者),经单克隆抗体免疫分型,急淋有12例(92.3%),急非淋有17例(89.5%),免疫分型与FAB分型结果相一致,并报告了4例T急淋及3例杂合急性白血病的细胞化学、形态及免疫分型的情况。

由于近些年来免疫学的进展,对白血病细胞的来源、分化的了解更为完善。对髓细胞系及淋巴细胞系的区别有了更深入的认识。现将我院1987年6月到同年12月所收治的32例急性白血病患者的免疫分型与FAB分型的关系初步报告如下。

## 材料与方法

1. *病例*　按FAB形态学分类法属急性淋巴细胞白血病13例,急性非淋巴细胞白血病14例,慢性粒细胞白血病急粒变5例。共计32例。

2. *方法*　按FAB对急性白血病的形态分类法分类,并按需要对骨髓或外周血涂片进行髓系过氧化酶(POX)、苏丹黑(SBB)、非特异性酯酶(NSE)、氟化钠对NSE的抑制试验(NaF)、氯醋酸酯酶(CAE)、酸性磷酸酶(AP)、糖原染色(PAS)的检查。白血病细胞的免疫分型,采用白细胞单克隆抗体的间接免疫荧光法检测。凡荧光细胞大于20%者为阳性(+),11%~19%者为(±),小于10%者为阴性(-)。所采用白细胞单克隆抗体见表1。

**表1　检测白血病细胞表面抗原的单克隆抗体及来源**

| 抗体种类 | CD命名 | 抗体特征 | 来源 |
|---|---|---|---|
| HI T2/OKT10 | CD38 | 胸腺细胞、浆细胞、干细胞 | 天津 |
| HI T6/OKT6 | CD1 | 普通胸腺细胞 | 天津 |
| HI T6/OKT11 | CD2 | E玫瑰花结受体 | 北京 |
| CC T4/OKT1 | CD5 | 泛T、泛胸腺细胞 | 北京 |
| Wu T2/OKT3 | CD3 | 泛T细胞 | 武汉 |
| Wu 167/OKT4 | CD4 | T辅助/诱导细胞 | 武汉 |
| Wu 448/OKT8 | CD8 | T抑制细胞 | 武汉 |
| Wu 67/OKT9 | NA | 胸腺细胞、淋巴细胞、抗转铁蛋白受体 | 武汉 |
| WuB152/B1 | CD20 | B及恶性B细胞 | 武汉 |
| MA6 | NA | 同上 | 天津△ |
| SmIg | NA | 成熟B细胞 | 北京 |
| 5-2F4 | CD10 | CALLA | 天津 |

续表

| 抗体种类 | CD 命名 | 抗体特征 | 来源 |
|---|---|---|---|
| 789-E6 | NA | HLA-DR | 天津 |
| $HI_{98}$ | NA | 粒及粒单细胞 | 天津 |
| $HI_{115}$ | NA | 粒、单细胞、部分成熟淋巴细胞 | 天津 |
| MCS2 | NA | 粒细胞 | 天津△ |

△:来自国外的单抗　NA:未定

**结果:**

1. 32 例急性白血病细胞(含慢粒急变)的免疫分型:按 FAB 分型的 13 例急性淋巴细胞白血病中的 12 例(92.3%)与免疫分型是相符合的。另 1 例属于急淋未分化细胞白血病(AUL 或 MO)。FAB 分型 14 例急性非淋巴细胞白血病中的 13 例(92.9%)与其免疫分型相符合。5 例慢粒急性粒细胞改变的 4 例其免疫分型与之符合(80%)。另 1 例为急性淋巴细胞改变(C-ALL)。

32 例急性白血病细胞对各种单克隆抗体的反应见表 2。

**表 2　32 例急性白血病细胞对单克隆抗体的阳性反应**

| 项目 | 例数 | T11 | T1 | B1 | CALLA | DR | SmIg | $HI_{98}$ | $HI_{115}$ |
|---|---|---|---|---|---|---|---|---|---|
| ALL | 13 | 5/13 | 3/13 | 2/13 | 9/13 | 10/13 | 0/13 | 2/13 | 2/13 |
| ANLL | 19 | 1/19 | 0/19 | 0/19 | 1/19 | 7/19 | 0/19 | 14/19 | 14/19 |

2. 急性淋巴细胞白血病 FAB 分型与免疫分型的关系见表 3。

**表 3　急淋 FAB 分型与免疫分型的关系**

| FAB 分型 \ 免疫分型 | C-ALL | T-ALL | N-ALL | B-ALL |
|---|---|---|---|---|
| $L_1$ | 3 | 1 | 1 | 0 |
| $L_2$ | 4 | 3 | 0 | 0 |
| $L_3$ | 0 | 0 | 0 | 1 |

4 例 T-ALL 细胞与单克隆抗体的反应见表 4。

**表 4　4 例 T-ALL 白血病细胞的免疫分型**

| 病例 | $T_{10}$ | $T_{11}$ | $T_1$ | $T_6$ | $T_9$ | $T_3$ | $T_4$ | $T_8$ | CALLA | DR | SmIg | $HI_{98}$ | $HI_{115}$ | 型别 | FAB |
|---|---|---|---|---|---|---|---|---|---|---|---|---|---|---|---|
| 例 1 | + | + | + | − | − | + | − | + | − | − | − | − | − | Ⅲ | $L_1$ |
| 例 2 | − | + | + | − | − | + | − | + | − | − | − | − | − | Ⅲ | $L_2$ |
| 例 3 | + | + | − | − | + | − | − | − | + | + | − | − | − | Ⅰ | $L_2$ |
| 例 4 | + | + | − | + | − | − | − | − | − | − | − | − | − | Ⅱ | $L_2$ |

3. 几个特殊的病例:在 FAB 与免疫分型中有 6 个病例情况较特殊,其中部分属于杂合性急性白血病(hybrid acute leukemia, HAL),现报告如下,见表 5。

**表 5　特殊病例**

| 项目 | A | B | C | D | E | F |
|---|---|---|---|---|---|---|
| FAB 分型细胞化学 | $M_4$ | $L_1$ | $L_1$ | $L_3$ | $M_5$ | $M_5$ |
| POX | 8 | 2 | 38 | 0 | 2 | 5 |
| SBB | 6 | 0 | 0 | 0 | 0 | / |
| AP | 双 | 0 | | 0 | / | / |
| PAS | 0 | 0 | 3 | 0 | 0 | / |
| NSE | 39 | | / | 0 | 3 | 27 |
| CAE | 0 | 0 | 0 | | 1 | 9 |
| 单克隆抗体 | | | | | | |
| T11 | - | - | - | - | - | - |
| T1 | - | - | - | - | — | - |
| B1 | - | - | - | + | - | - |
| CALLA | + | - | + | - | - | - |
| DR | + | + | + | + | + | - |
| $HI_{98}$ | - | - | - | - | - | - |
| $HI_{115}$ | - | - | - | + | + | + |
| SmIg | - | - | - | - | - | - |
| | | T10 + | | $MCS2^+$ | | |
| | | | | MA6 + | | |
| 白细胞总数 $\times 10^9/L$ | 83.7 | 19.8 | 58.1 | 92.0 | 12.0 | 270.0 |
| 原始细胞% | 56.0 | 56.0 | 94.0 | 94.0 | 80.0 | 70.0 |
| 中枢神经系统白血病（CNSL） | + | - | - | + | - | - |
| 治疗方案 | ALL | ANLL | ALL | ALL | ANLL | 未治 |
| 预后 | PR | 死亡 | PR | 死亡 | PR | 死亡 |
| 诊断 | HAL | AUL | HAL | HAL | ANLL | ANLL |

例 A 入我院前 3 个月在他院按形态及细胞化学诊断学 $M_4$，入我院后 POX 及 SBB 等弱阳性，NSE 为阳性，且为 NaF 所抑制，$CALLA^+$、$DR^+$，按 ALL 治疗 2 个月后 POX、SBB 及 NSE 的均转阴性，故符合 $ANLLM_4$ 转变为 ALL 的杂合性急性白血病，按 ALL 治疗后病情好转。

例 C 白血病细胞形态为 ALL-$L_1$ 型，但 $POX^+$、$SBB^-$、$CAE^-$，免疫分型 $CALLA^+$、$DR^+$，按 ALL 治疗后白细胞下降明显，属于粒系、淋巴系双标记的杂合白血病。

例 D：白血病细胞形态为 ALL-$L_3$ 型，$POX^-$、$PAS^-$，免疫分型 $B_1{}^+$、$DR^+$、$115^+$、$MA6^+$、$MCS2^+$，属于粒系、淋巴系（B）双标记的杂合白血病。

例 E、F 两个病例细胞型诊断为 $M_5$，但其 POX 分别只为 2%，5% 阳性，SBB、NSE、PAS、CAE 为阴性或弱阳性。因单克隆抗体诊断 $HI_{115}$ 为阳性，符合 ANLL 的诊断。

例 B 为细胞型态的急淋，但细胞化学及单抗检查均不支持急淋或急粒的诊断，仅 $DR^+$、$T_{10}$ 阳性，符合急淋未分化型白血病 AUL 的诊断。

**讨论：**

由本组病例结果可以看出，以细胞型态学、细胞化学为依据的 FAB 对急性白血病的分型与单克隆抗体免疫分型的结果基本上是一致的。按 FAB 分型法 13 例 ALL 中的 12 例(92.3%)其免疫分型亦属 ALL，19 例 FAB 分型 ANLL 中(ANLL 14 例及慢粒急粒变 5 例)免疫分型有 18 例(94.7%)是相一致的。此与 Avnstrom 等的报道的结果是相似的。由此可以看出，FAB 对急性白血病的分型是可取的，也说明我们所用的此组单抗对急性白血病的分型是有效的。粒系单抗 $HI_{98}$ 及 $HI_{115}$ 是能反映粒单系白血病细胞的。所有 FAB 诊断为 ANLL 的急性白血病细胞均对 $HI_{98}$、$HI_{115}$ 或两者起阳性反应。ALL 中 2 例 $HI_{98}$ 及 2 例 $HI_{115}$ 阳性者均系弱阳性，估计系正常粒系细胞表达所致。1 例 90% 的细胞对 $HI_{115}$ 呈强阳性，此例系杂合急性白血病。

本文按免疫分型 13 例急淋患者中 7 例属普通型 CγALL，4 例为 T-ALL，N-ALL 及 B-ALL 各 1 例，此与 Hoelger 等对成人 ALL 分型的结果相似。但 N-ALL 的比例较低。

本文中有 4 例 T-ALL，其多具有白细胞增高，纵隔包块，肝、脾及淋巴结肿大，易侵犯中枢神经系统等特点。按 Reinherz 等对 T-ALL 分型的意见属Ⅰ、Ⅱ型各 1 例，Ⅲ型 2 例。此 4 例 T-ALL，有 3 例治疗前白细胞大于 $200\times10^9/L$，3 例有中枢神经系统的白血病，治疗后 2 例 CR、1 例 PR 和 1 例死亡。其诊治情况详见另一报道。

文中 A、C、D 3 个病例属于杂合型急性白血病，文献报道较多，诊断标准不一，1987 年 Gale 等建议其标准如表 6。

**表 6　杂合性急性白血病诊断标准**

| |
|---|
| 淋巴细胞系(≥1) |
| 1. E 玫瑰花形成或对 E-受体的抗体有反应 |
| 2. 胞浆或表现免疫球蛋白 |
| 或(≥2) |
| 1. 胞浆化学反应(PAS、AP 或 TdT) |
| 2. T 细胞受体免疫球蛋白基因重组 |
| 3. 与淋巴细胞抗体的反应性 |
| 髓细胞系(≥1) |
| 1. 细胞化学反应性(MPO、CAE 或 NSE) |
| 2. Auer 小体 |
| 或两者 |
| 1. 细胞化学反应性(SB) |
| 2. 与髓细胞系抗体的反应性 |

PAS 糖原染色；AP 酸磷酶，TdT 末端脱氧核苷酸转移酶；MPO 髓系过氧化酶；CAE 氯醋酯酶；NSE 非特异性酯酶；SB 苏丹黑

淋巴细胞主要有 1 个以上第一类表现或有 2 个以上第二类表现。髓细胞系则基于 1 个以上第一类表现或 2 个第二类表现。

本文例 A 有 POX、NSE 阳性，以后又转为阴性，亦有 CALLA 抗原表述，符合 HAL 中由髓系转化为淋巴系的病例(lineage switch)。例 D 同时反映有髓细胞系的 CAE 及 $HI_{115}$ 的阳性及反映淋巴细胞系的 $B_1$、恶 B 抗原的阳性表达。故可诊断为 HAL 的双表型(biphenotypic)无疑。例 C 亦可为具有淋巴及髓细胞系双标记的 HAL。HAL 常有第 4 对及第 11 对染色体的互换(4:11)。HAL 的预后是不好的。对转化系的病例，化疗应针对复发时的表型为好。

病例 E、F 细胞形态及单抗诊断符合 ANLL 的 $M_5$ 型，但此两例 POX、SBB、NSE 及 CAE 为阴性或弱阳性，

而其他均表现有反映髓系 McAb 单抗的 $HI_{115}$ 阳性，故可诊断为 ANLL-$M_5$。Stanley 等报道的 21 例 $M_5$ 患者中也有 1 例 NSE < 1%，POX、CAE、SBB 为阴性的病例。故我们认为单靠 POX < 3% 即认为是 ANLL 的意见似不很全面，对 $M_5$ 犹然。

例 B 细胞形态似 ALL-$L_1$ 型细胞化学 $NSE^+$、$CAE^-$、$POX^-$ 免疫表型，只 $OKT_{10}{}^+$、$DR^+$，多支转未分化型急性白血病 MO 型。

由本文分析的 32 例急性白血病可以看出，对多数急性白血病病例，FAB 分型与免疫分型的结果是相一致的。但对少数病例只用白血病细胞形态及细胞化学的 FAB 分型对诊断急性白血病的类型是有困难的，并用单克隆抗体免疫分型有助于了解急性白血病的分型、治疗及预后。特别有助于认识杂合型急性白血病。

**感谢：**

本文所用单克隆抗体均系由天津血研所陈璋教授、武汉生物制品所史良如教授及北京肿瘤研究所陈毓仙教授所提供，仅此一并致谢。

## 参考文献

[1] Griffin JD, *et al*. Surface marker analysis of acute myeloblastic leukemial: Identification of differentiation-associated phenotypes. Blood, 1983, 62: 557.

[2] Foon KA, *et al*. Immunologic classification of leukemia and lymphoma. Blood, 1986, 68: 1.

[3] Bennett JM, *et al*. Proposed revised criteria for the classification of acute myeloid leukemia. a report of Franch-Americean-British co-operatine Group. Ann Int Med, 1985, 103: 626.

[4] Bennett JM, *et al*. Proposals for the classification of the acute leukemia Franch-American-British (FAB) Cooperative Group. Br J Hematol, 1976, 33: 451.

[5] Avnstrom S, *et al*. Immunological markers in acute leukemia. Scand J Hemat, 1985, 34: 16.

[6] Hoelzer D, *et al*. Acute lymphoblastic leukemia in adults: Semin Hematol, 1987, 24: 27.

[7] Foon KA, *et al*. Immunologic classification of leukemia and lymphoma. Blood, 1986, 68: 1.

[8] Reinherz EL, *et al*. Discrete stages of human intrathymic differentiation. Analysis of normal thymocytes and leukemic lymphoblasts of T-cell lineage. Proc Natl Acad Sci USA, 1986, 77: 1588.

[9] Gele RP, *et al*. Hybrid acute leukemia . Br J Hematal, 1987, 65: 261.

[10] Pui C-H, *et al*. Acute leukemia with mixed lymphoid and myeloid phenotype. Br J Hematol, 1987, 56: 121.

[11] Stass SA, *et al*. Lineage heterogeneity in acute leukemia: Acute mixed-lineage leukemia and Lineage switch. Clin Hematol, 1986, 15: 811.

[12] Bloomfield CD Edi. Chronic and Acute leukemias in adults. PP 147-172 Martinus Nijhoff Publishers, 1985.

[13] Merlelsmann H, *et al*. Morpological classification, response to therapy, and Suruival in 263 adult patients with acute non-lymphoblastic leukemia. Blood, 1986, 56: 773.

(307 医院资料　1989 年)

# 异基因骨髓移植治疗白血病

军事医学科学院附属307医院　曹履先　陈　虎　江　岷等

我们用异基因骨髓移植治疗10例白血病患者，其诊断、临床表现、预处理情况、GVHD和最后结果见附表。

附表　异基因骨髓移植治疗10例白血病的结果

| 病例 | 性别/年龄 | 诊断 | TBI (Gy) | 献髓员 | ABO血型 | | GVHD | 植入证据 | 预后（月） |
|---|---|---|---|---|---|---|---|---|---|
| | | | | | 患者 | 供者 | | | |
| 1 | 女/24 | $M_3RL_1$ | 9.9 | 兄弟 | O | O | Ⅰ | 性染色体 | 无病生存23⁺ |
| 2 | 男/24 | $M_0CR_1$ | 12.0 | 兄弟 | B | B | Ⅰ | 红细胞 | 无病生存12⁺ |
| 3 | 男/45 | $M_2RL_1$ | 11.0 | 兄弟 | B | B | 0 | 红细胞 | 白血病复发4+ |
| 4 | 男/16 | CMLCP | 9.9 | 兄弟 | A | B | 0 | 红细胞 | 无病生存9⁺ |
| 5 | 女/29 | $M_3CR_1$ | 9.9 | 姐 | O | O | Ⅰ | 红细胞 | 无病生存7⁺ |
| 6 | 男/26 | CMLCP | 12.0 | 姐 | B | O | Ⅱ | 性染色体 | 无病生存6⁺ |
| 7 | 男/18 | $M_3CR_1$ | 12.0 | 姐 | A | A | 0 | 性染色体 | 无病生存1⁺ |
| 8 | 男/25 | $M_2CR_1$ | 12.0 | 兄弟 | O | O | 0~1 | GVHD | 无病生存1⁺ |
| 9 | 男/31 | CMLAP | 12.0 | 兄弟 | A | A | 0 | 红细胞 | 无病生存2⁺ |
| 10 | 男/37 | $ALLCR_2$ | 12.0 | 兄弟 | O | O | 0 | 红细胞 | 无病生存1⁺ |

DNR 均为 60 mg，CTX 均为 60 mg/kg×2

异基因骨髓移植是白血病的最好治疗方法，由于移植物抗白血病细胞的效应，故异基因骨髓移植是某些白血病患者的首选疗法。本组10例均移植成功，其中9例无病生存2~23个月（中位数6个月）。

在中国，骨髓移植治疗白血病的特点如下：全环境保护是重要的；异基因骨髓移植的供髓员很少；中国人能耐受大剂量全身照射（TBI）；中国人发生GVHD的似较少、较轻；中药可用于改善微循环、预防GVHD；在免疫功能低下期必须用抗结核药物；大多数献血员巨细胞包涵体病毒滴度为阳性；在中国，异基因骨髓移植和自体骨髓移植的费用便宜。

［中华血液杂志，1990；11（9）：486］

# 白血病细胞形态(M)、细胞化学(C)及免疫表型(I)对急性白血病的诊断意义

军事医学科学院附属307医院血液科　曹履先 等

**提要:**报道了按细胞形态学(M)分类的急性非淋巴细胞白血病(ANLL)44例,急性淋巴细胞白血病(ALL)28例。经细胞化学(C)及免疫表型(I)检测,最后诊断为ANLL 38例,ALL 19例,过氧化物酶阴性急非淋白血病(POX-ANLL)4例,杂合细胞急性白血病(HAL)5例,急性未分化细胞白血病(AUL)6例。发现形态(M)分类的ANLL及ALL的准确性只分别为MCI联合检测分类法的86.4%及67.9%。对急性白血病MCI检测法的诊断意义,对HAL、POX-ANLL及AUL略作讨论,强调了MCI检测对诊断分类急性白血病的重要性。

**关键词:**MIC分型　急性白血病　诊断

## The Diagnostic Significance of Acute Leukemia by MIC Classification

**Cao Luxian *et al***

**ABSTRACT:** According to classification of MIC, 44 cases with acute non lymphocytic leukemia (ANLL) and 28 cases with acute lymphocytic leukemia (ALL) were studied. 38 cases of ANLL, 19 cases of ALL 4 cases of ANLL(POX staining showed negative), 5 cases of hybrid acute leukemia and 6 cases of undifferentiated leukemia were established finally. Compared morphologic classification with MIC classifiation, the accurate rates of former in ANLL and ALL accounted for 86.4% and 67.9%, respectively. The importance of MIC classification for diagnosing leukemia was disscussed

**Key words:** MIC classification　acute leukemia　diagnose

急性白血病的诊断不很困难,但准确地分型常不甚容易,而这关系到治疗及预后,为了正确的诊断,我们复习了我院一年多来资料完整的72例急性白血病患者的细胞形态(morphology M)、细胞化学(cytochemistry C)及免疫表型(immunophenotype I)的工作,以探索MCI在白血病分类上的意义。

## 材料和方法

### 一、病例选择

1987年5月至1988年12月,资料完整的急性白血病住院病例共72例,均经全面的临床、体验、化验、骨髓涂片检测后诊断。

### 二、白血病细胞的细胞化学染色

外周血片或骨髓片,其原始及幼稚细胞在50%以上,按需要进行细胞化学检查,包括髓系过氧化物酶

(POX)、苏丹黑(SBB)、特异性酯酶(NSE)、氟化钠抑制 NSE 的作用(NaF)、氯醋酸酯酶(CAE)、酸性磷酸酶(AP)及糖原染色(PAS)等。

## 三、白血病细胞的免疫表型检查

采用单克隆抗体间接免疫荧光法检测,荧光细胞 >20% 者为阳性,10%~19% 者可疑,10% 以下者为阴性,所用单克隆抗体均系国内学者所赠送或购买,详见表 1。

**表 1　检测白血病细胞表面抗原的单克隆抗体及来源**

| 抗体种类 | CD 命名 | 抗体特性 | 来源 |
|---|---|---|---|
| $HIT_2/OKT_{10}$ | CD38 | 胸腺细胞、浆细胞、干细胞 | 天津 |
| $CCT_1/OKT_{11}$ | CD2 | E 玫瑰花结受体 | 北京 |
| $CCT_4/OKT_1$ | CD5 | 泛 T、泛胸腺细胞 | 北京 |
| $WuB_{152}/B_1$ | CD20 | B 及恶性 B 细胞 | 武汉 |
| $MA_6$ | NA | 同上 | 天津* |
| $5\text{-}2F_4$ | CD10 | CALLA | 天津* |
| $789\text{-}E_6$ | NA | MLA-DR | 天津 |
| $H1_{98}$ | NA | 粒及粒单细胞 | 天津 |
| $HI_{115}$ | NA | 粒单细胞及淋巴细胞 | 天津 |
| $MCS_2$ | CD13 | 粒细胞 | 天津* |

* 系来自国外　NA:未定

# 结　果

1. 通过细胞形态学(M)分析　44 例属于急性非淋巴细胞白血病(ANLL),按 FAB 分型 $M_1$3 例、$M_2$10 例、$M_3$5 例、$M_4$5 例、$M_5$12 例、$M_6$1 例及慢性髓细胞白血病急粒变 8 例。28 例属于急性淋巴细胞白血病(ALL),其中 POX 1 <1,13 例、<2,12 例、<3,2 例,慢性髓细胞白血病急淋变 1 例。

2. 44 例 ANLL 的细胞化学(C)及免疫表型(I)检查　如 POX≥3% NSE、CAE >30% 作 ANLL 诊断标准,则 44 例中有 42 例(95.5%)符合 ANLL 的诊断。44 例按 M 诊断为 ANLL 的病例有 34(77.3%)例有 $HI_{98}$和(或)$HI_{115}$的表达,无 $HI_{98}$及 $HI_{115}$表达的 10 例中,结合 MC 检查属 $M_2$ 及 $M_5$ 各 2 例,$M_1$、$M_2$及 $M_5$各 2 例,$M_1$、$M_2$及 $M_6$各 1 例,杂合急性白血病(HAL)1 例,急性未分化型白血病 2 例经 MCI 联合检测分析,此单纯按 M 检测属 ANLL 的 44 例中的 38 例(86.4%)符合为 ANLL,详见表 2。

3. 28 例 ALL 的细胞化学(C)及免疫表型(I)检查　按 M 诊断的 28 例 ALL 患者经 C 及 I 的检查,有 9 例不符合 ALL 的诊断(32.1%)详见表 3。

**表 2　按 M 诊断 ANLL 44 例患者的 MCI 诊断**

| 诊断 | 例数 | (%) |
|---|---|---|
| 急性非淋巴细胞白血病(ANLL) | 38 | 86.4 |
| 杂合细胞急性白血病(HAL) | 2 | 4.6 |
| 过氧化酶阴性 ANLL(POX-ANLL) | 2 | 4.6 |
| 急生未分化细胞白血病(AUL) | 2 | 4.6 |

**表 3　按 M 诊断为 ALL28 例患者的 MCI 诊断**

| 诊断 | 例数 | (%) |
|---|---|---|
| 急性淋巴细胞白血病(ALL) | 19 | 67.9 |
| 普通型急淋 C-ALL | 12 | |
| 慢粒急淋变(普通型) | 2 | |
| T 细胞急淋 T-ALL | 4 | |
| B 细胞急淋 B-ALL | 1 | |
| 杂合细胞急性白血病(HAL) | 3 | 10.7 |
| 急性未化细胞白血病(AUL) | 4 | 14.3 |
| 过氧化酶阴性急非淋(POX-ANLL) | 2 | 7.1 |

4. 本文 72 例急性白血病(ANLL 44 例,ALL 28 例)经 MCI 联合检测后有 57 例(79.2%)与原诊断 M 相符,其中 ANLL 相符者 86.4%,ALL 相符者 67.9%。另有 15 例与原诊断不符,其中 $POX^-$ 的 ANLL 4 例(5.6%),HAL5 例(6.9%)及 AUL 6 例(8.3%)。如以 MCI 诊断为 100% 可靠,则 M 及 M + C 的相对可靠性见表 4。

**表 4　急性白血病诊断可靠性***

| 初诊 | M | M + C | M + C + I |
|---|---|---|---|
| ANLL(44 例) | 86.4% | 88.6% | 100% |
| ALL(28 例) | 67.9% | 75.0% | 100% |

* 正确诊断以表 2、3 为准

## 讨　论

急性白血病的分型诊断以白血病细胞形态学(M)为基础,现多采用法、英、美三国学者所制定的 FAB 分类法。FAB 分类法是以细胞形态学(M)及细胞化学(C)为基础的,近 10 年来发展了白血病细胞的免疫分型(I)、白血病细胞形态学(M)、细胞化学(C)及免疫表型(I)相结合的 MCI 分型法是目前欧美各国所常用的分类急性白血病的方法。本文报道的 72 例急性白血病例,如只用 M 分类,其与 MCI 诊断的符合率只有 86.4%(ANLL)及 67.9%(ALL)。本文应用的对粒单细胞识别的细胞化学检查(C)包括 POX、NSE、NaF、CAE 及 SBB, FAB 分类法规定 POX≥3%。为诊断 ANLL 的标准。但本文 72 例中有 4 例 POX 为阴性,但他们或有 NSE、CAE、SBB 阳性,或有 $HI_{98}$ 和(或)$HI_{115}$ 阳性,说明此 4 例是符合 POX-ANLL 的诊断的。SBB 一般认为 ANLL 为阳性。本文 72 例未发现 POX 与 SBB 有差别,但文献报道 ALL 中有 1.6% SBB 是阳性的。也有个别报道 NSE 及 CAE 在 ANLL 病例为阴性。

本文 72 例白血病患者如只用 M + C 检测法分类,则其与 MCl 分类法的符合率为 86.4%(ANLL)及 67.9%(ALL),因而约有 20.9% 的病例如只用细胞形态分类就会造成分型上的误诊,尤以 ALL 为然。如用 M + C 测法,虽较准确,但对 $POX^-$ 的 ANLL、HAL 及 AUL 的部分病例仍会误诊,说明 I 检测的重要性。但我们的 44 例经 M 检查为 ANLL 病例中,MCI 最后确诊 ANLL 的 38 例中仍有 8 例(21.1%)$HI_{98}$ 及 $HI_{115}$ 为阴性,其中 $M_1$ 4 例,$M_3$ 2 例,$M_5$ 1 例及 $M_6$ 1 例。此组 ANLL 病例无表达的免疫表型比例较高,似乎免疫表型检查与 FAB 对 ANLL 的分型无明确关系。这可能与我们免疫表型检查只用国内识别粒单细胞较好的单抗 $HI_{98}$

及 $HI_{115}$，而未用国际上通用的有关单抗如 CD13（MY7 或 MCS-2）及 CD33（MY9）有关，文献报道如将 MY7、MY9 与 CD19、CD7、抗 DR、抗 TdT 联合应用可区别 90%～96% 的 ANLL 与 ALL。Cascavilla 等也报道 59 例 ANLL 中的 90% 的 FAB 分型（M + C）与免疫分型（I）是相一致的。

本文 72 例急性白血病经 MCI 检查有 4 例（5.6%）确认为 POX-ANLL，此 4 例中的 3 例 $HI_{98}$ 和/$HI_{115}$ 阳性，另 1 例 NSE 为阳性且为 NaF 所抑制。此类病例可能是白血病发生在粒单系祖细胞的早期阶段，尚未出现 POX。Pui 等报道 POX 弱阳性的 ANLL 常有淋巴系抗原的表达，他们也认为是发生在比较原始阶段细胞的白血病。

72 例急性白血病中经 MCI 检查有 6 例（8.3%）符合急性未分化型白血病的诊断（AUL）。其诊断标准为无典型的白血病细胞形态改变，$POX^-$、$NSE^-$、$PAS^-$、免疫表型 $T1^-$、$T11^-$、$CALLA^-$、$B1^-$ 等。本文 6 例中有 2 例形态似 ANLL，4 例似 ALL，细胞化学检查均为阴性，免疫表型均无 T 或 B 淋巴标记，4 例有 $DR^+$，2 例有 $T10^+$，6 例中 3 例化疗后未获缓解即死亡。Raghavachar 等报道的 9 例 AUL 中 7 例有 B 淋巴系的表型，且 7 例有免疫球蛋白重链的重排，故他们认为 AUL 可能系 B 细胞来源的。

72 例中有 5 例（6.9%）符合杂合急性白血病的诊断（HAL），其中属于粒系转化为淋巴系的 2 例，粒单系与淋巴系同时存在 2 例，淋巴系转为粒单系的 1 例。HAL 的诊断比较混乱，1987 年 Gale 拟订了一标准，我们认为是可行的。此 5 例 HAL 都是靠 MCI 联合检测才确诊的。

Cascavilla 等报道的 5 例 $M_3$ ANLL 的 HLA-DR 表型均为阴性。本文 5 例 $M_3$ 中有 4 例亦有阴性，应予重视。对急性白血病的诊断除重视 MCI 诊断方法外，尚应重视临床表现，如 $M_3$ ANLL 易有出血、白细胞减低；$M_4$、$M_5$ ANLL 易有皮肤受侵、齿龈增生、白细胞计数增高等。近几年来发现在急性白血病时常有非随机性的染色体改变，故对急性白血病的诊断应重视细胞形态（M）、细胞化学（C）、免疫表型（I）及细胞遗传学（Cytogenctics C）的检测，即 MCIC 对急性白血病的诊断法。

## 参考文献


[1] Bennett JM, *et al*. Proposals for the Classification of the acute leukemia. Br J Hematol, 1976, 33:451.

[2] Bennett JM, *et al*. Proposed revised criteria for the classification of acute leukemia. Ann Inter Med, 1985, 103:626.

[3] Stass SA, *et al*. Sudan black B positive ALL. Br J Hematol, 1984, 57:413.

[4] Gale PR, *et al* . Hybrid acute leukemia . Br J Hematol, 1987, 65:261.

[5] Bloomifield CD, *et al*. Chronic and acute leukemias in adults. Martinus Nijhoff Publishers, 1985, 147:172.

[6] Meeting Report. Morphologic, immunologic and cytogenetic (MIC) working classification of acute lymphoblasticleukemias, Cancer Genet, Cytogenet, 1986, 23:189-197.


（临床血液学杂志　1990 年第 1 期 9～12 页）

# 急性白血病的形态、细胞化学及免疫分型

北京 307 医院　曹履先 等

**提要**　对 134 例急性白血病细胞进行了形态(M)、细胞化学(C)及免疫(I)分型。29 例属非 T 急淋、6 例属 T 急淋、78 例属急非淋、21 例为 FAB 不能分类的急性白血病细胞,其中急性未分化型(AUL)7 例,急性杂合白血病(HAL)6 例,过氧化酶阴性急非淋($POX^-$-ANLL)8 例,文中对 AUL、HAL 及 $POX^-$-ANLL 的诊断进行了讨论,认为 MCI 对急性白血病的分型法弥补了 FAB 分类法的不足。

**关键词**　急性白血病　MCI　分型

## Morphology(M), Cytochemistry(C) and Immunology(I) Classification of acute leukemia

**Cao Luxian**, ***et al.*** 307 **Hospital**

One hundred and thirty four cases of acute leukemia were classified by morphology, cytochemistry and immunology 29 cases belong to non T ALL, 6 cases belone to T ALL, 78 cases belong to ANLL, 21 cases belong to FAB unclassified acute leukemia. There are 7 cases acute undifferential leukemia (AUL), 6 cases hybride acute leukemia (HAL), and 8 cases peroxidase negative ANLL(POX-ANLL). We discussed the criteria of AUL, HAL, and POX-ANLL. We think that MCI classification amends the insufficiencies of FAB classification.

Key words: leukemia MCI classification

1976 年 FAB 的急性白血病的分类法问世后,几经修订已日趋完善。但 FAB 对急性白血病的分类法主要是基于白血病的细胞形态学(M)及细胞化学(C),对白血病细胞的免疫表型(I)只于近日修订 $M_7$ 诊断标准时提及,而对绝大部分急性白血病并未提及。我们近 3 年来开展了白血病细胞的免疫分型的实验及临床研究,深感将形态、细胞化学及免疫分型相结合的急性白血病的 MCI 分型法有明确的诊断治疗意义。现将我们近 3 年来资料较为完整的 134 例急性白血病病例的 MCI 分型结果报告如下。

## · 材料与方法 ·

1. 病例选择

1987 年 5 月到 1991 年 5 月住院资料完整的 134 例急性白血病病例进行体检、化验及白血病细胞的 MCI 检测。

2. 白血病细胞的形态及细胞化学检查

白血病细胞(外周血及骨髓)的形态按瑞氏染色法。细胞化学检查包括过氧化物酶(POX)、非特异性酯酶(NSE)、苏丹黑(SBB)、氟化钠抑制 NSE 的作用(NaF)、氯醋酸酯酶(CEA)及糖原(PAS)等。

3. 白血病细胞的免疫表型检查

采用单克隆抗体免疫荧光法检测。荧光阳性细胞数大于 20% 为阳性,10%~20% 者为可疑,10% 以下者

为阴性。所用的白细胞的单克隆抗体系国内学者所赠送或购买。表 1 为我们的标准单抗检测系列，个别病例加用 $CD_{13}$、$CD_{33}$、$CD_{14}$ 及 TdT 等荧光检测或碱性磷酸酶抗碱性磷酸酶（APAAP）的方法。

**表 1　白血病细胞的标准系列单抗**

| 单抗种类 | CD 命名 | 抗体特性 |
|---|---|---|
| $T_{11}$ | $CD_2$ | E 玫瑰花受体 T 细胞 |
| $WT_1$ | $CD_7$ | 泛 T 淋巴细胞 |
| $T_1$ | $CD_5$ | 泛 T 泛胸腺细胞 |
| $B_4$ | $CD_{19}$ | B 淋巴细胞 |
| $B_1$ | $CD_{20}$ | B 淋巴细胞 |
| CALLA | $CD_{10}$ | 前 B-CALL 细胞 |
| $789E_6$ | NA | HLA-DR |
| $HI_{98}$ | NA | 粒单细胞 |
| $HI_{115}$ | NA | 粒单细胞及淋巴细胞 |

## 结果及讨论

1. 134 例急性白血病细胞经检测其分布如图 1 所示：

由图 1 可知 134 例中 ALL 35 例，ANLL 78 例，FAB 不能分类的 21 例，其中 AUL 7 例，HAL 6 例，$MPO^-$-ANLL 8 例。在 FAB 不能分类的 AL 中以初诊为 ALL 的病例较为多见，13/48（27.1%），而初诊为 ANLL 的 86 例中最后属 FAB 不能分类的 8 例，占 9.3%，因而初诊为 ALL 的病例尤需用 MCI 分类方法进行全面的分析。

2. 急性淋巴细胞白血病分类 T-ALL 及 Non-T-ALL。我们的 Non-T-ALL 是按 Nadler 等分为 6 型，他们的意见Ⅰ-Ⅳ型的表现如表 2。

**表 2　非 T-ALL 型的分类（Nadler 等）**

| 组 | DR | $B_4$ | CALLA | $B_1$ | Cu | 占 ALL 的% |
|---|---|---|---|---|---|---|
| Ⅰ | + | − | − | − | − | 5 |
| Ⅱ | + | + | − | − | − | 15 |
| Ⅲ | + | + | + | − | − | 30 |
| Ⅳ | + | + | + | + | − | 50 |
| Ⅴ | + | + | + | + | + | |
| Ⅵ | + | + | +/− | + | − | （SmIg +） |

他们分析了 138 个病例Ⅰ～Ⅵ型所例如表 2 所示，我们的 29 例 Non-TALL 中以Ⅲ型最多见，占 19/29（65.5%），而Ⅳ型只 3 例，Ⅴ型 1 例，共 4 例（13.8%）。此结果显然不同于 Nadler 等的报道，应进一步对更多的病例进行研究。过去认为普通型急淋白血病预后最好（C-ALL），但由表 2 可以看出具 CALLA 表型的急淋白血病至少有 3 种。由我们的少数病例的经验看来，有 CALLA 表型的 3 种类型 ALL 预后也是不同的，我们的Ⅲ患者预后似较好，其平均生存期为 10.8 个月，而Ⅳ型的 3 例患者 1 例从未 CR，1 例 CR 后 2 个月复

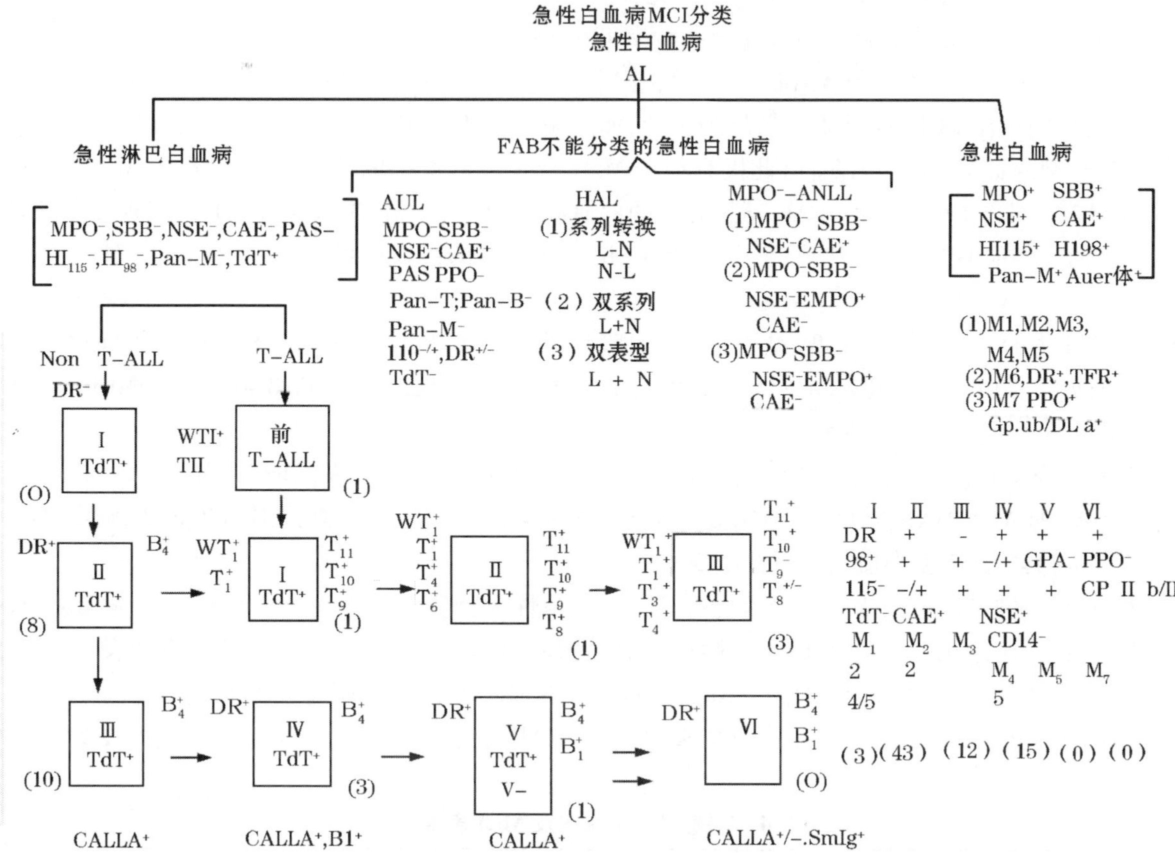


注：
PPO–血小板过氧化物酶　ALL–急性淋巴白血病　MPO – 过氧化物酶　AUL – 急性未分化白血
TdT–末端脱氧核苷酸转移酶　ANLL–急性非淋巴白血病　SBB – 苏丹黑　RAL – 杂合急性白血病
M–髓细胞系　EMPO–电镜过氧化物酶　NSE – 非特异性酯酶　MPO – ANLL – 过氧化酶
阴性急非淋白血病
L–淋巴细胞系　ER–转铁蛋白受体　CAE – 氯醋酸酯酶　Gp – 糖蛋白

**图1　134例急性白血病MCI分类结果**

发，1例8个月才第一次CR。Non-T-ALL Ⅱ型及Ⅲ型的预后也是不同的，前者平均生存了(7.3±4.7)个月，后者为(10.8±3)个月，故Non-T-ALL Ⅲ型预后较差。

我们的6例T-ALL占35例ALL的17.4%。6例T-ALL的主要表现及MCI检测如表3。

**表3　6例T-ALL的主要表现及MCI检测**

| 例 | 性别 | 年龄（岁） | 淋巴结大 | 肝大 | 脾大 | 组织包块 | WBC（$\times10^9$/L） | T10 | T11 | T1 | WT1 | T6 | T9 | T3 | T4 | T8 | CALLA | DR | $HI_{98}$ | $HI_{115}$ | 型别 |
|---|---|---|---|---|---|---|---|---|---|---|---|---|---|---|---|---|---|---|---|---|---|
| 1 | 男 | 18 | + | + | + | - | 462 | + | + | + | / | - | - | + | - | + | - | - | - | - | Ⅱ |
| 2 | 男 | 15 | + | + | + | + | 228 | - | + | + | / | - | - | + | - | + | - | - | - | - | Ⅱ |
| 3 | 男 | 24 | - | - | - | - | 1.7 | + | + | / | - | - | + | - | - | - | + | + | - | - | I |
| 4 | 男 | 20 | + | + | + | - | 229 | + | + | / | / | + | - | - | - | - | - | - | - | - | Ⅱ |
| 5 | 男 | 19 | - | - | - | - | 0.7 | / | - | + | + | / | / | / | - | - | - | + | - | - | 前T |
| 6 | 女 | 21 | + | + | + | + | 11 | / | - | - | + | / | / | + | - | - | - | - | - | - | Ⅱ |

T-ALL 的Ⅰ、Ⅱ、Ⅲ型的临床表现及预后一般无大差别。T-ALL 三种类型的区别所示。T-ALL 过去认为预后不好，但近些年来有报道认为 T-ALL 完全缓解率可达 85%。

3. ANLL 的 MCI 分型。本文中 ANLL 共 78，如按 FAB 分型 $M_1$ 9 例，$M_2$ 22 例，$M_3$ 13 例，$M_4$ 13 例，$M_5$ 21 例，$M_6$ 0 例，$M_7$ 0 例。在 13 例 $M_8$ 中其 DR 均为阴性，如以 MCI 分型则 DR 阴性率在Ⅲ型为 13/13，说明 FAB 的 $M_3$ 及 MCI 分型的Ⅲ型 DR 均为阴性，此极有利于 $M_3$ 型或Ⅲ型白血病的诊断。而 FAB 的 $M_1$、$M_2$、$M_4$、$M_5$ 型中只 16/65(24.6%)，DR 为阴性，FAB 不能分类的白血病 21 例中 7/21(33%)DR 阴性，说明 FAB 诊断为 ANLL 或 ALL 的病例如 DR 为阴性则有利于 $M_3$ 及 FAB 不能分类的白血病的诊断，而 FAB 的 $M_3$ 及 MCI 的Ⅲ型则 100% 应为 DR 阴性。

我们将 MCI 中的 ANLL 分为 6 型，结合形态、细胞化学及免疫表型对 ANLL 不难作出正确诊断，其与 Drexler 等的意见是相似的。特别有利于认识Ⅲ及 FAB 不能分类的 AL。关于 FAB $M_{1,2,4,5}$ 与 MCI、Ⅰ、Ⅱ、Ⅳ的关系尚待进一步和更多病例的观察。

4. FAB 不能分类的急性白血病为近些年来开展免疫表型检查后逐渐为人们所认识的一类 AL。它包括 3 种急性白血病，即 AUL、HAL 及 $POX^-$-ANLL。本文 134 例 AL 中所占病例数分别为 7、6、8 例，共 21 例占 134 例的 15.7%，其中此 3 型白血病各占约 1/3。

此三类白血病的临床表现、诊断和治疗均有其特点。急性未分化型白血病(AUL)的特点为无粒或淋巴细胞系的形态改变，细胞化学及免疫表型检测均为阴性，预后是不佳的。我们 7 例主要表现如表 4。

AUL 多为 $DR^+$，部分有 $T_{10}^+$ 及 $CD_9^+$。Raghavachar 等报道的 9 例中 7 例有 B 细胞表型。

本文 134 例中有 6 例诊断为急性杂合细胞型白血病(HAL)，其临床表现、细胞化学及免疫表型如表 5。

**表 4　7 例 AUL 的临床及 MCI 表现**

| 例 | 性别 | 年龄 | 肝大 | 脾大 | 淋巴结大 | WBC (×10⁹/L) | BM Blast | POX | SBB | NSE | CAE | PAS | T11 | T1 | B1 | B4 | CALLA | DR | $HI_{98}$ | $HI_{115}$ | | 诊断↓死亡 |
|---|---|---|---|---|---|---|---|---|---|---|---|---|---|---|---|---|---|---|---|---|---|---|
| 1 | M | 74 | + | + | - | 5.5 | 41.0 | - | / | - | - | - | - | - | - | - | - | - | - | - | $T_{10}^-$ | 1.5 月 |
| 2 | F | 20 | - | - | - | 19.0 | 90.5 | - | - | - | - | / | - | - | - | / | - | ± | / | / | $T_{10}^+$ | 11 月 |
| 3 | F | 16 | - | + | + | 7.0 | 82.0 | - | - | - | - | / | - | - | - | / | - | + | - | - | | 2 月 |
| 4 | F | 20 | - | + | - | 7.5 | 93.0 | - | - | - | - | / | - | - | - | - | - | + | - | - | $T_{10}^+$ | 11 月 |
| 5 | M | 43 | - | + | + | 172.0 | 88.0 | - | - | - | - | + | - | - | - | - | - | + | - | - | $MY_9^-$ | 4 月⁺ |
| 6 | F | 39 | + | - | + | 6.7 | 76.0 | - | - | - | - | / | - | - | - | - | - | - | - | - | $T_{10}^-$ | 8 月 |
| 7 | M | 18 | - | - | - | 91.3 | 41.5 | - | - | - | - | - | - | - | - | - | - | + | - | - | $CD_8^+$ | 28 月⁺ |

**表 5　6 例急性杂合性白血病的主要表现**

| 例 | 性别 | 年龄 | 肝大 | 脾大 | 淋巴结大 | WBC (×10⁹/L) | BM Blast | POX | SBB | NSE | CAE | PAS | T11 | T1 | B1 | B4 | CALLA | DR | $HI_{98}$ | $HI_{115}$ | | 杂合方式 |
|---|---|---|---|---|---|---|---|---|---|---|---|---|---|---|---|---|---|---|---|---|---|---|
| 1 | M | 23 | - | - | - | 83.0 | 46 | + | ± | + | - | / | - | - | - | + | + | + | - | - | | 粒→淋 |
| 2 | F | 42 | + | - | + | 58.0 | 97 | + | - | / | - | - | - | - | - | / | + | + | - | - | | 粒+淋 |
| 3 | M | 32 | - | - | + | 93.0 | 78 | - | - | + | / | / | - | - | + | + | - | + | - | + | $CD_{13}^+$ | 粒+淋 |
| 4 | F | 31 | + | + | + | 120.0 | 93 | -* | - | - | - | - | - | - | - | - | - | - | - | - | $T_{10}^+$ | 粒→淋 |
| | | | | | | | | +** | + | + | ± | - | - | - | - | - | - | + | + | ± | | |
| 5 | M | 43 | - | - | - | 1.6 | 62.5 | + | - | - | + | / | ± | - | - | - | - | - | - | - | $T_{10}^+$ | 粒+淋 |
| 6 | M | 20 | - | - | - | 3.3 | 60 | -*** | - | - | - | - | - | + | - | - | - | - | - | - | $WT_1^+$ | 粒→淋 |

*第一次主院结果　**第二次住院结果　***原 POX 为 65%

HAL 的诊断 1987 年 Gale 曾拟定一标准,1991 年 Catorsky 又拟定一计分标准,后者比较严格。对 HAL 的诊断标准应进一步研究,国内外近些年来均认为 HAL 是一种类型的急性白血病,MCI 分类法对 HAL 的诊断很重要。

过氧化物酶阴性的急非淋白血病(POX⁻-ANLL)也是近些年来逐渐被认识的一组急性白血病,本文 134 例中占 8 例 6.0%,在 FAB 分型的 ALL 及 ANLL 均可见到。我们的 8 例见表 6。

上述的 8 例 POX⁻-ANLL,FAB 原诊断 $M_5$ 的 5 例,ALL 的 3 例,此类病例做电镜过氧化物酶可能阳性。本文有 1 例 $EMPO^+$,故开展 EMPO 对此类 AL 诊断有帮助。例 4、7、8POX 阴性有粒系表型,符合 AML-MO 的诊断。此类病例预后较差,化疗不易缓解。我们的 8 例中 3 例住院短期死亡,4 例未缓解而出院。仅1 例行异基因骨髓移植存活 3 年以上。

**表 6　8 例 $POX^-$-ANLL 的主要表现**

| 例 | 性别 | 年龄 | 肝大 | 脾大 | 淋巴结大 | WBC ($\times10^9$/L) | BM Blast | POX | SBB | NSE | CAE | PAS | T11 | T1 | B1 | B4 | CALLA | DR | $HI_{98}$ | $HI_{115}$ | | 诊断依据 |
|---|---|---|---|---|---|---|---|---|---|---|---|---|---|---|---|---|---|---|---|---|---|---|
| 1 | M | 16 | - | - | - | 3.5 | 65.5 | - | - | + | - | / | - | - | - | - | - | + | - | + | | C+I |
| 2 | F | 25 | - | - | - | 110.0 | 93.5 | - | - | + | - | - | - | - | - | - | - | + | - | + | $T_{10}^+$ | C+I |
| 3 | M | 60 | - | - | - | 1.4 | 73 | - | / | - | - | + | - | / | / | - | - | + | - | + | $CD_9^+$ | E+I |
| 4 | F | 15 | - | + | - | 120.0 | 80.0 | - | / | - | - | - | - | - | - | - | - | + | - | + | $EMPO^+$ | I |
| 5 | M | 36 | - | - | - | 8.2 | 95.0 | - | - | + | / | / | - | - | - | - | - | + | + | - | $CD_{33}^+$ | C |
| 6 | F | 26 | - | - | + | 1.6 | 96.0 | - | - | + | + | - | - | - | - | - | - | + | + | + | | C+I |
| 7 | M | 24 | - | - | - | 13.5 | 93.0 | - | - | - | - | - | - | - | - | - | - | - | + | - | | I |
| 8 | M | 31 | - | - | - | 56.0 | 78.0 | - | - | - | - | + | - | - | - | - | - | + | ± | + | | I |

C:细胞化学　I:免疫表型

## 展望与结语

白血病的分型研究近些年来一直受到国际上的重视。1976 年 FAB 分类问世以来,受到世界各国学者所重视和采用,近 10 年来由于免疫学及细胞遗传学的进步,FAB 对急性白血病的分型法显然已不敷需要。为此近年来曾多次开会对 ALL 及 ANLL 进行了形态、免疫及细胞遗传学的分型研究,即 MIC 分类法,但 MIC 分类法尚未得到广泛的承认。为了弥补 FAB 分类的不足,我们结合白血病细胞免疫表型的研究,制订了对急性白血病的 MCI 分类法,此确为当前国际上通用的对 AL 的诊断方法。把 ALL 分为 T-ALL 及 Non-T-ALL 是对诊治有帮助的方法。对 ANLL 国际上免疫学分型尚不成熟,我们试用 MCI 的 6 型分类方法或可有一定的实际意义。我们将 AUL、HAL 及 POX⁻-ANLL 三类称为 FAB 不能分类的一组 AL,对认识此组 AL 是有帮助的。相信今后结合染色体检查、DNA 基因重组等工作的开展对 AL 的分类可更接近事物的本质,利于诊断和治疗。

## 参考文献

[1] Bennett JM, *et al*. Proposals for the classification of the acute leukemia. Br J Hematol, 1976,33;451.

[2] Bennett JM, *et al*. Proposaled revised criterea for the classification of acute myeloid leukemia. A report of Franch American British Cooperative Group. Ann Intern Med, 1985,103.620.

[ 3 ] Nadler LM, *et al*. B cell origin of non-T cell acute lymphoblastic leukemia. A model for discrete stages of nonplastic and normal pre-B cell differentiation. J Clin Invest, 1984,74:332.

[ 4 ] Chessels JM, *et al*. Acute lymphoblastic leukemia in children classification and prognosis. Lancet, 1977,2:1307.

[ 5 ] Roper M, *et al*. Monoclonal antibodies characterization of surface antigens in childhood T cell lymphoidmaligancies. Blood, 1983,61:830.

[ 6 ] Clarkson B, *et al*. Acute lymphoblastic leukemia in adult. Semin Oncol, 1985,120:160.

[ 7 ] Drexler HG, *et al*. Routine immunophenotyping of acute leukemias. Blut, 1988,57:237.

[ 8 ] 曹履先,等. 分类疑难的急性白血病. 中华内科杂志,1990,28:270.

[ 9 ] Raghavachar A, *et al*. Acute undifferentiated leukemia, Implications for cellular origin and clonality suggested by analysis of suface markers and immunoglobulin gene rearrangement. Blood, 1986,68:658.

[10] Catomsky D, *et al*. A classification of acute leukemia for the 1990s. Am Hematol, 1991,62:16.

[11] Bennett JM, *et al*. Proposal for the recognition of minimally differentiated acute myeloid leukemia (AML-MO). Br J Hematol, 1991,78:125.

[12] 曹履先,等. 白血病细胞形态(M). 细胞化学(C)及免疫表型(I)对急性白血病的诊断意义. 临床血液学杂志,1990,3(1):9.

(山西白血病杂志 1993 年 第 2 卷第 4 期 293 ~297 页)

# 白血病的骨髓移植(BMT)与化学药物治疗(CT)的疗效比较

307 医院(100039)　曹履先　胡亮钉　陈　虎　江　岷等

**提要**　报告了 ALLo-BMT 26 例,ABMT 14 例及化学药物治疗(CT)26 例对急性白血病缓解后治疗或慢粒白血病慢性期或加速期的疗效比较。Allo-BMT 治疗结果相似,两组无明显差别,Allo-BMT 组及 ABMT 组疗效均比化疗(CT)组为好,有统计学意义。用 Kaplan Meier 曲线计算患者三年生存率,Allo-BMT 组、ABMT 组及 CT 组分别为 68.2%、41.8%及 21.2%。Allo-BMT 组与 ABMT 组两者无明显差别。但它们均比 CT 组患者疗效好,且有统计学意义。结果认为 ALLo-BMT 疗效要比 ABMT 好,ABMT 又比 CT 效果好,并对有关问题略作讨论。

**关键词**　白血病　骨髓移植　化疗　疗效

## The effect of bone marrow trantasplantion in the treatment of leukemia comparation with chemotherapy

**Bei Tai Ping Lu Hospital**

**Cao Lu Xian *et al***

Twenty-six cases of leukemia patients treated with allogeneic bone marrow transplantation(Allo-BMT),14 patients were treated with autologous bone marrow transplantation, 26 case were treated with chemotherapy(CT).

The results as Table.

**Table　The effect of Allo-BMT, ABMT and CT in leukemia**

| Therapy | Cases | syr survival | % |
|---|---|---|---|
| Allo-BMT | 26 | 15(DFS) | 57.7 |
| ABMT | 14 | 10(DFS) | 78.6 |
| CT | 26 | 4 | 15.3 |

We think Allo-BMT superion to ABMT and superion to CT in the treatment of leukemia.

骨髓移植(BMT)与化学药物治疗(CT)对白血病的疗效是否有差别是有不同意见的,我们比较了近 3 年多来,我院异基因骨髓移植(allogeneic BMT,Allo-BMT)、自体骨髓移植(autologous BMT,ABMT)及化学药物治疗(chemotherapy,CT)对白血病的治疗结果,报告如下。

## 一、材料与方法

1. 近 3 年多来我院共进行 Allo-BMT 26 例,其中急性非淋巴细胞白血病(ANLL)15 例,包括 $M_1$2 例,$M_2$5 例,

$M_3$3 例，$M_4$5 例。急性淋巴细胞白血病(ALL)3 例，其中首次缓解($CR_1$)2 例，二次缓解 1 例。慢性粒细胞性白血病 8 例，其中慢性期(CP)5 例，加速期(AP)3 例；ABMT 14 例，其中 ANLL 12 例，$M_2$4 例，$M_3$ 7 例，$M_4$1 例。ALL 2 例($CR_1$)；化疗组选同期住院白血病患者，其性别、年龄及白血病类型与 Allo-BMT 相似的 26 例患者进行比较。Allo-BMT、ABMT 及 CT 组的平均年龄分别为 29.5 岁(16~45)，29.9 岁(14~46)和 28.7 岁(15~41)。

2. 治疗方法：Allo-BMT 除 1 例急性粒细胞白血病(AML)在复发期进行 BMT 外均系在 AL 的 CR 期或慢性粒细胞白血病(CMyL)的 CP 期或 AP 期进行的。其基本方法为全身照射(TBI)3.3 Gy×3/3 d 或 4 Gy×3/d及环磷酰胺(CTX)60 mg/kg/d×2 进行预处理；ABMT 采骨髓后 56 h 内予以 TBI 5 Gy×2/2 d 及 CT×60 mg/kg/d×2，再回输 4℃保存的患者自己的骨髓。CT 组的 26 人对 ANLL 基本化疗方案为柔红霉素(D)3 d 及阿糖胞苷(A)7 d 为一疗程，或将 D 换为三尖杉酯碱(H)2~6 mg/d，使用 7 d。对 ALL 采用 VDP(长春新碱、柔红霉素、强的松)或加用门冬酰胺酶(L)组成的 VDLP 方案。对 CMyL 用马利兰、羟基脲或 DA、HA 方案治疗。

## 结　果

1. 26 例 Allo-BMT 患者中 23 例均移植成功，血象恢复正常，其中 15 例现仍无病生存，占 57.7%；14 例 ABMT 患者移植后无病生存 10 例，占 78.6%；化疗组 26 例现仅存活 4 例，占 15.3%，且 3 例为 CMyL 带病存活，详见表 1。

**表 1　66 例白血病患者 Allo-BMT、ABMT 及 CT 疗效比较**

| 治疗方法 | 例数 | 3 年存活数 | 百分数 |
|---|---|---|---|
| Allo-BMT | 26 | 15(DFS) | 57.7 |
| ABMT | 14 | 10(DFS) | 78.6 |
| CT | 26 | 4 | 15.3 |

注：DFS = 无病生存

2. 用 Kaplan Meier 生存曲线计算来看，患者 3 年存活率，Allo-BMT 组比 ABMT 组长，ABMT 组又比 CT 组为长，其 3 年生存率分别为 68.2%、41.8% 及 21.2%，Allo-BMT 组与 ABMT 组无显著差别，但二者与化疗组(CT)均有明显差别($P<0.05$)。

## 讨　论

急性髓性白血病诱导化疗完全缓解后再给予强烈化学药物治疗，巩固化疗或异基因骨髓移植文献均有较多报道，均证实 Allo-BMT 的疗效较 CT 为好；Condi 等在 ANLL 诱导化疗缓解 14 例<45 岁且有 HLA 相合供者给予 Allo-BMT，3 年的无病生存率为 70%，而>45 岁或无 HLA 相合的供者的患者则仅给予化学药物治疗，3 年的生存率只为 10%，两者有明显差别($P=0.01$)，但在 45 岁以下者两组间无明显差别。

我们近 3 年多以来在本研究工作中共包括 66 个病例，在各型白血病的不同治疗组中看出，Allo-BMT 组较 ABMT 组效果好，化疗组生存期最短。由 Kaplan Meier 生存曲线也可看出 CT 组效果最差。临床发现，急性白血病患者经化疗后极少有长期存活者，慢性粒细胞性白血病患者最后死于慢粒急变。尽管本研究中的 66 例白血病患者并非无机选择分组的病例，由于我们的病例数目较少，对病种、病期、年龄、性别等不能分别统计分析，但由文献看来多认为 Allo-BMT 疗效最好，其次是 ABMT，疗效最差的是化疗组。如 Champlain 等报道，ALL 及 AML 缓解后 Allo-BMT 组的预后均较化疗组为优，早期病例效果更好些，见表 2。

**表 2　急性白血病缓解后 BMT 与 CT 结果的比较**

| 病情 | AML | | ALL | |
|---|---|---|---|---|
| | BMT(%) | CT(%) | BMT(%) | CT(%) |
| 晚期 | 16(10~30) | 0 | 15(10~20) | 0 |
| 第二缓解 | 30(15~50) | <5 | 35(25~45) | 5(0~10) |
| 首次缓解 | 40(30~47) | 30(10~60) | 50(30~60) | 30(10~60) |

本文 66 例患者的疗效分析是可信的，符合文献报道的 Allo-BMT 组比 ABMT 组好，ABMT 组比化疗组的预后好的结果。此亦与 Willemze 等所报道急性粒细胞性白血病的结果是相似的。他们也将急性粒细胞性白血病缓解后的治疗分为 3 组，强烈化疗组(34 例)、ABMT 组(28 例)、Allo-BMT 组(44 例)。白血病的复发率依次为了 75%、50% 及 30%。ABMT 比 Allo-BMT 的白血病复发率高是可以理解的，因为 ABMT 无移植物抗白血病(GVL)的作用。Reiffers 等报道 AML 首次 CR 后 3 年无病生存率在化疗组、ABMT 组及 Allo-BMT 组分别为 16%、41% 及 61%，此结果亦与我们报道的结果是极为相似的。

本文 26 例 Allo-BMT 中有 8 例系 CMyL，对 CMyL 化疗及放射治疗均不能彻底清除，Ph 阳性的慢粒细胞克隆，其唯一的根治方法是进行 Allo-BMT。由于目前 BMT 的移植死亡率仍为 30% 左右，故对于 CMyL 的 BMT 时机问题仍有争议，但西雅图的经验，发病后大于 3 年进行移植的 20% 存活，而小于 1 年做移植的 80% 存活，似仍说明对 CMyL 也要较早行 Allo-BMT 效果较好。我们 7 例 CMyL 患者 Allo-BMT 后其血象恢复较慢，中性粒细胞由 0→$0.5 \times 10^9$/L 时间平均为 39.4 d，较全部 Allo-BMT 病例此值 29.8 d 为长($P<0.05$)，或与 CMyL 患者脾大有关，应进一步研究观察。

## 参考文献


[1] Appelbaum FR, *et al*. Bone marrow transplantation or chemotherapy after remission induction for adults with acute nonlymphoblastic leukemia A prospective comparison. Ann Int Med, 1984, 101:581.

[2] Champlin RE, *et al*. Treatment of acute myelogenous leukemia. A prospective controlled trail of bone marrow transplantation versus consolidation chemotherapy. Ann Int Med, 1985, 102:285.

[3] Powles RL, *et al*. Thc pace of bone marrow trans-plantation in acute myelogenous leukemla. Lancet, 1980;1:1047.

[4] Champlin R, *et al*. Bone marrow transplantation for acute 1eukemia: Recent advances and comparison with alternative therapies. Semi Hematol, 1991, 62:59.

[5] Willemze R, *et al*. Bone marrow transplantation or Chemotherapy as post-remission treatment of adult acute myelogenous leukemla. Ann Hematol, 1991, 62:59.

[6] Gale RP, *et al*. How does bone marrow transplantation cure 1eukemia? Lancet, 1984, 1:28.

[7] Reiffer J, *et al*. Comparlson between allogeneic or autologous bone marrow transplantation and chemotherapy in patients with acute myeloid ieukemia in first complete remission, the results of two prospective studies. Bone Marrow Transplantion, 1990, 5: 27.

[8] Thomas ED, *et al*. Indicationa for marrow transplantation in chronic myelogenous leukdmia. Blood, 1989, 73:861.

[9] Goldman JM, *et al*. Bone marrow transplantation for patients with myeloid leukemia. New Eng J Med, 1986, 313:202.

[10] Marmont AM. Allogeneic bone marrow transplantation for chronic granulo- cytic leukmia: Progress and convetsies. Hematologica, 1987, 2: 285.


(山西白血病杂志 1992;1: 195~198)

# 提高对急性白血病分类的认识

307 医院(100039)　曹履先

1976 年,法国、美国和英国的血液学家在大量阅片的基础上,提出了急性白血病的 FAB 分类法。又几经修订,包括对造血组织增生异常综合征(MDS)的分类建议、对急性髓性白血病($M_1$-$M_6$)的分类及对急性巨核细胞性白血病($M_7$)诊断标准的拟订,使 FAB 分类法已成为一较完整的急性白血病分类法。此法是以细胞形态学(M)及细胞化学(C)为基础的,应用时简单易行,且有一定的临床治疗及预后的指导意义,已为全世界范围的广大临床血液学工作者所接受。近年来,随着免疫学的发展,特别是单克隆抗体的研制成功,人们对白细胞各系列及各阶段的免疫表型有了较本质的了解,因而对急性白血病的认识有了进一步的提高。根据免疫表型(Ⅰ)将急性淋巴细胞白血病分为 9 型,即非 T 细胞急淋 6 型、T 细胞急淋 3 型。这种分类法更多地结合了淋巴细胞的分化过程,对 ALL 的了解有重要意义。由于对髓系细胞各分化阶段的免疫表型的研究尚不够充分,对 FAB 分类的 $M_1M_6$ 的急性白血病尚未找到规律的免疫表型分类法。对于急性巨核细胞白血病($M_7$),由于有血小板糖蛋白抗体对Ⅱb/Ⅲa 及血小板过氧化酶的特异表现,可以明确其免疫分型的诊断,尽管对急性髓性白血病免疫表型的认识尚待深入,但此类单抗对区别急淋或急非淋白血病是有意义的($CD_{13}$、$CD_{33}$及 $CD_{14}$等)。

由于淋巴细胞系及髓细胞系单克隆抗体的应用及急性白血病细胞染色体研究的进展,非随机性染色体改变的更多发现,国际上几次会议对急性白血病推荐了 MIC 的诊断分类方法,即形态、免疫及细胞遗传学方法。由于染色体分带技术较为复杂,国内外血液临床多以 FAB 分类加上白血病免疫表型为主要依据进行分类,即形态、细胞化学及免疫表型分类法。

在此分类法中有一组 FAB 难分类的急性白血病(UAL),包括杂合细胞性急性白血病(HAL),过氧化酶阴性的急性髓性白血病($POX^-$-AMI)及未分化型急性白血病(AUL)。本期中有数篇文章对其诊断进行了讨论。FAB 协作组新近拟定了 AML-MO 的诊断标准。文献报道过的光镜过氧化酶(MPO)阴性而电镜 MPO 可能为阳性或基因检测示 MPO 基因阳性,在本期文章中也有类似报道。由于 ALL 可能有髓系抗原表达,AML 可能有淋巴系抗原表达,因此对 HAL 应有更严格的诊断标准。在少见的急性白血病中提出了 $M_{4Eos}$;$M_{2Baso}$,AML 有红细胞吞噬现象及 AML-TMDS(三系骨髓细胞增生异常)等类型。

急性白血病染色体的研究无疑对了解急性白血病的本质是有帮助的,如 $Ph_1$ 阳性的 ALL 及 AML 较为预后不好之表现。有许多种 AML 有特异性染色体的改变应进行深入的研究。

急性白血病分类的研究正在深入,我们认为对此分类的研究应有利于对急性白血病本质的认识,有利于治疗的选择、有利于预后的判断。故 FAB 分类法加上对 ALL 免疫表型的结合研究分类法是符合上述原则的。更深入的白细胞遗传学检测、白血病细胞超微结构的检测、T 细胞受体及免疫球蛋白重链基因重排、MPO 基因表达的检查等较复杂的检测方法必将更有助于了解急性白血病细胞的本质。

(山西白血病杂志　1993 年第 2 卷第 4 期 284 ~285 页)

# 骨髓移植治疗白血病的研究
## （文献综述）

兰州军区总医院　曹履先

骨髓移植（BMT）治疗恶性血液病，近15年来有着惊人的进步。虽然1978年以前对BMT治疗白血病与再生障碍性贫血持不乐观的态度，即再障贫血BMT后长期存活的在50%以下，白血病在BMT治疗后长期存活率≤5%，但近年来用BMT治疗白血病等已取得较大的进展，到1982年底仅美国西雅图Fred Hutchinson Center已用BMT治疗了1200例以上各种不同的血液病患者，取得了较满意的疗效。

### 一、BMT对白血病的治疗

白血病化疗时药物对骨髓的毒性是个突出的问题，许多白血病患者化疗以后，由于化疗药物对骨髓的毒性，造成粒细胞缺乏，引起致死性的感染，保护骨髓或使其维持造血功能，应用BMT是合理的，可以用自体（autologous）、同种、异体（allogeneic）或同基因异体（syngeneic）BMT。

1. BMT对急性白血病的治疗

1977年Thomas等对100例经联合化疗失败的晚期急性白血病ANL 54例、ALL 46例给予1000 rad的全身放疗及环磷酰胺60 mg/kg×2，其中大部分人死于感染、GVHD及白血病的复发，但有13例患者活下来了，不需维持治疗1～4.5年。在此成果的鼓舞下，此后BMT治疗白血病逐步取得经验，使白血病用BMT治疗可取得70%的长期存活。下列诸因素影响BMT对白血病的疗效。

①BMT时白血病的情况：首次缓解期行BMT好，因此时患者一般健康情况好，体内白血病细胞少，白血病细胞无抗药物。Thomas的22例缓解期及24例复发期急淋白血病行BMT后，前者50%2年存活，后者只15%存活，并报道12/22（55%）的首次缓解后的急非淋（ANL）白血病后行BMT 4～6年存活。但仅7/40（18%）的复发期ANL行BMT后2年存活。Blume等对76人AL中行BMT结果显示疗效与移植前情况有关，第一次CR 75%存活。第二、三次43%存活，部分缓解33%存活，复发期7%存活，总的为40%～43%存活。

②分次TB1照射比一次TBI照射好，ANL患者27人给一次照射，另26人给分次照射200 rad/日共6日，后者好。

③年龄小的急性白血病行BMT比年长得好，75例ANL患者首次缓解行BMT后观察两年半，20岁以下的3/4缓解。20～29岁1/2缓解，30～50岁的只1/4缓解。年龄大的人移植后并发症多见，特别是间质性肺炎，GVHD是其死亡率高的原因。

④用环胞霉素（Cyclo A）比氨甲蝶呤（MTX）进行免疫抑制易于成活，但差别不够显著。

除上述因素外，下列因素是有利于移植成功的，即输入足够的有核细胞（1～3）$\times 10^8$/kg，术前输过血的患者，给输入几次供者的白细胞层，女性供者似较易成活。

2. 慢性粒细胞性白血病的BMT治疗

慢粒白血病虽在慢性期易于用药物控制，但急性变或变性期（metamorphosis）几乎为不可避免，且用化疗药物治疗缓解后Ph′阳性的病理细胞株并不能消灭，故近年来主张用BMT来治疗。慢性期（CP）行BMT疗效好，可有60%～70%长期存活，Thomas 10/16（63%）长期存活，Doney等2/4存活，Goldman 18/22（82%）存活，Specle等7/8存活，Mc Glave等7/9存活。

急性变期(BP)行 BMT 疗效不好只约 20% 患者可以存活,上述作者对急变期的 CMyL 行 BMT 的疗效也极差。

3. 白血病的 BMT 治疗与化疗的选择问题

BMT 治疗急慢性白血病给白血病的治疗开辟了可能治愈的途径,由上所述,可以明确白血病行 BMT 治疗,必须在化疗取得缓解后疗效才较满意,因而 BMT 并不能代替化疗,但为了取得较高的根治率,BMT 是必需的,如 Johnson 等报道急性淋巴白血病,第二次缓解后用化疗 1/21 活着,而 8/24 的行 BMT 的患者持续缓解,90 名 CR 的 ANL 中只用化疗的 45 人有 20% 存活,而用 BMT 32 人的 50% 存活,说明 BMT 的疗效较好。

## 二、骨髓移植治疗白血病有关的几个问题

1. 感染问题

恶性血液病 BMT 死亡的三大原因为感染(含间质性肺炎)、GVHD 及白血病的复发。感染移植后数周内中性粒细胞降低,易招致感染细菌、病毒、霉菌等均可发生,特别是在白血病复发期行 BMT 时,易发生致命性的感染死亡。在 BMT 患者感染的预防较有效的是空气层流隔离和肠胃道无菌的技术,二者同时应用时感染的发生率明显的低于对照患者,用此措施的 19/46 患者存活,对照只 6/44 存活,再障贫血患者实验组 13/17 存活,对照组只 4/17 存活,白血病实验组 6/26 存活,对照组 2/27 存活。Dietrich 也有类似的结论。1983 年 Buckner 又比较了层流病室(LAF)与预防性粒细胞(PG)输入对行 BMT 时预防感染的作用,经 182 人的分析,发现移植后 100 天内二者发生感染率是无大区别的,前者为 20/90,后者为 16/90,移植后 100 天内的死亡率,前者为 28%,后者为 35%(表 1)。

**表 1　层流病室(LAF)与预防性粒细胞输入(PG)对行 BMT 时预防感染的比较**

| 项目 | LAF | PG |
|---|---|---|
| 共 182 人 | 90 人 | 92 人 |
| 感染率 | 20 人(22.2%) | 16 人(17.4%) |
| 死于间质性肺炎 | 18 人(20%) | 25 人(27%) |

但如患者为巨细胞病毒抗体为阴性者,如接受此抗体为阳性患者的粒细胞则受者死于巨细胞性间质性肺炎的在输粒细胞组明显增多,再障贫血患者 LAF 优于 PG。但对白血病患者二者无大差别。

2. 间质性肺炎问题

间质性肺炎为 BMT 的重要死亡原因,发病率为 30%~50%,病死率为 50%~70%,在同基因(syngeneic) BMT 时比同种异体 BMT 时少见,死亡率也较低,如 Appelbaum 等报道,西雅图的 BMT 患者中非细菌性非霉菌性肺炎在同基因 BMT(100 例)为 17%,在同种异体 BMT(351 例)为 48%,前者无巨细胞病毒性间质性肺炎,后者 19% 有之,与白血病的类型有关(表 2)。

**表 2　BMT 后间质性肺炎的发病情况**

| 项目 | 例数 | 发病率 |
|---|---|---|
| ALL | 36 | 9% |
| ANL | 33 | 24% |
| CMyL | 20 | 33% |
| AL(缓解期) | 17 | 6% |

续表

| 项目 | 例数 | 发病率 |
|---|---|---|
| AL 或 lymphoma | 63 | 19% |
| 复发 | | |
| CMyL(CP) | 11 | 36% |
| CMyL(BP) | 9 | 26% |

与用的放疗化疗有关(表 3)。

**表 3　BMT 后 IP 发病情况**

<table>
<tr><th>预处理方法</th><th>例数</th><th colspan="2">IP 发生率</th><th colspan="3">死亡(%)</th></tr>
<tr><td>CTX + TBI</td><td>40</td><td>11%</td><td rowspan="2">$P<0.05$</td><td>死亡</td><td>0%</td><td rowspan="2">$P<0.01$</td></tr>
<tr><td>CTX + TBI + 其他化疗</td><td>43</td><td>28%</td><td>死亡</td><td>14%</td></tr>
<tr><td>多次照射</td><td>13</td><td>15%</td><td></td><td></td><td>8%</td><td></td></tr>
</table>

3. *BMT 后白血病复发*

BMT 后白血病复发代表 BMT 治疗失败,其构成 BMT 治疗白血病的三大死亡原因之下,Thomas 最先报道的 100 例 AL 行 BMT 后有 31 人复发,Blume 等报道 33 例 AL 行 BMT 后有 11 例复发。他们并不能证明 GVHD 与白血病复发的关系。

白血病复发的类型,由 Seattle 的 54 个 ALL 经 BMT 后复发的患者,可知主要为受者型(表 4)。

**表 4　BMT 后白血病变化的来源**

| 复发来源 | 复发 | 例数 |
|---|---|---|
| 宿主型 | 白血病复发 | 48 例 |
| 供者型 | 白血病复发 | 3 例 |
| 不定 | 白血病复发 | 3 例 |
| 共计 | | 54 例 |

BMT 治疗白血病后,白血病复发率占 20%~30%,且主要为宿主原类型,故加强 BMT 后的化疗是重要的。

曾采用的方法有超强分次全身照射(1320 rad),BMT 后再加用化疗,也有在 BMT 后用干扰素的。

供者型的白血病细胞的出现,原因不详,可能解释为宿主体内残存有致白血病的病毒,使供体白细胞转化为白血病细胞,但全身照射及环磷酰胺的化疗也是可以致白血病的。

4. *移植物抗宿主病(GVHD)*

GVHD 是 BMT 治疗白血病重要死亡原因之一。GVHD 在 BMT 治疗白血病时主要有三个方面的表现,即皮肤、胃肠道及肝脏,按其受累严重程度分为 Ⅰ~Ⅳ级。

GVHD 在移植前 100 天发生的为急性 GVHD,100 天以后发生的或急性 GVHD 连续到 100 天以后的谓之慢性 GVHD。1 级 GVHD 只为皮肤有少许皮疹,故文献 GVHD 是指Ⅱ~Ⅳ级的而言。

BMT 后 GVHD 的发病率为 26%~76%。

近年来为了预防 GVHD 做了许多工作,介绍如下。

西雅图用 MTX 10 mg/m$^2$（首次为15 mg/kg），先为每周3次，1周后为1/周，共100天。1982年 Ramsay 等报道用 MTX + 抗胸腺球蛋白 15 mg/kg + 强的松 40 mg/m$^2$（共32例），另一组（35例）只用 MTX，结果前者为21%发生急性 GVHD，后者48%发生 GVHD。

为了预防和治疗 GVHD 有多种研究报道，用 Cyclosporine A（CyA）供给受者，也有用 CyA 供给供者来预防 GVHD 的报道，抗胸腺细胞球蛋白、单克隆抗体均有预防 GVHD 的报道，以上方法均对预防 GVHD 有一定的效果。

分析 GVHD 的发生未发现 GVHD 与受者是白血病或再障，供者年龄、受者或供者的性别有关，只发现与年龄有关，受者年龄小者 GVHD 发生的少见。

GVHD 发生后用硫唑嘌呤及强的松治疗可收到一定的效果。

5. 白细胞 HLA 抗原或红细胞 ABO 不完全相合的 BMT

对无同胞兄弟姐妹的受者可以应用家属中 HLA 半相配的（haplotype）供者进行 BMT，在80个 AL 中，大部为第二次缓解或复发的 AL 行 HLA 半相配的 BMT，其长期生存率约为20%，此结果与 HLA 全相配的无大差别，应更多的积累经验。也有利于无关供者进行 BMT 的。

Brain 等1982年报道用 ABO 血型不配供者的骨髓，治疗了25个患者，无论在白细胞、血小板的恢复和 GVHD 发生率等与 ABO 相合的患者无大区别，方法是先去掉红细胞（约95%去除了），此时单个核细胞仍保存75%以上。

6. 自体骨髓移植治疗白血病

在无同胞供髓时，有报道于 CR 期的 AL 或 CMyL 取患者自己的骨髓低温保存或经体外处理，如用4 hydroperoxyclo phosphamide 等去除残存的白血病细胞后给患者行 TBI 及大剂量 CTX 后再移植自身的骨髓，此方法亦取得较好的疗效。

如 Helleig 等报道12个 AL 患者经 ABMT 后10人存活 +13～+583天。

Lucarelli 等也有类似报道。

Herve 等在体外对缓解期 AL 患者的骨髓用环磷酰胺衍生物 Z7557 在体外处理后再行 BMT 回输骨髓，使 AL 缓解期稍长些。

Karbling 等也报道在体外用4 hydroperoycyclo phosphamide 处理 BM 后能保持造血干细胞的活性，且能对抗 T 淋巴细胞。

7. 供者采骨髓的并发症

BMT 治疗白血病及其他恶性肿瘤的应用日益增多，在我国只有近几年10多例的报道（不含骨髓输注），但国际上已广泛应用 BMT，1970年6月30日到1983年下半年已知在国际骨髓移植登记处（IBMTR）BMT 2027例次，美国西雅图1263例次，共3290例次。

BMT 要权衡对受者的利弊，但也要注意供者的安全，上述3290例 BMT 中，采髓的部位多为髂后嵴，少数并采了髂前上嵴及胸骨，绝大部供者均用全麻或腰麻。

分析上述资料结果为：

①危及生命的并发症0.27%（无死亡）败血症、肺炎、室性心动过速、肺梗死、脑栓死等。

②采髓的局部疼痛，均有之，但极少（0.5%）疼痛超过1周。

③贫血：需输血，个别。

④低血压，心律不齐，喉头痉挛，个别有之。

⑤发热，>38℃为10%。

在3290例供髓者中无一例死亡，有一些致死性的并发症是全麻的并发症，全麻的并发症在年龄大的人较高，但此3290例供髓者中超过60岁的人不足1%，故 BMT 中对供髓者是安全的。

## 参考文献


[1] Thomas ED, *et al*. One hundred patients with acute leukemia treated by allogeneic marrow transplantation. Blood, 1977,49: 511-533.

[2] Kersey JH, *et al*. Allogeneic bone marrow transplantation in acute nonlymphocytic leukemia: A pilot study. Blood, 1982,60: 400.

[3] Beutler E, *et al*. The role of bone marrow transplantation in the treatment of acute leukemia in remission. Blood,1982, 59: 1115-1117.

[4] Thomas ED, *et al*. Marrow transplantation for patients with acute nonlymphoblastic leukemia who. achieve a first remission. Cancer Treat Rep,1982,66:1463-1466.

[5] Thomas ED. Marrow transplantation for hematologic maligmancies. Exp Hematol,1982, 10(Suppl):2.

[6] Blume KG, *et al*. Bone marrow transplantation(BMT) for acute leukemia. Exp hematol,1981, 9(Suppl):124.

[7] Thomas ED, *et al*. Marrow transplantation for acute nonlymphoblastic leukemia in first remission using fractionated or single-dose irradiation. Int J Radiat Oncol Biol Phys,1982, 8:817-821.

[8] Deeg HJ, *et al*. Marrow transplantation for acute nonlymphoblastic leukemia in first remission: Preliminary results of a randomized trial compering cyclosporine and methotrexate for the prophylaxis of graft-versus-host disease. Transplant Proc,1983, 15: 1385-1388.

[9] Storb R,*et al*. Marrow transplantation with or without donor buffy coat cells for 65 transfused aplastic anemia patients. Blood, 1982, 59:236-248.

[10] Doney KC,*et al*. Allogeneic bone marrow transplantation for chronic granulocytic leukemia. Exp Hematol,1981, 9:966-971.

[11] Speck B, *et al*. Allogeneic bone marrow transplantation for chronic granulocytic leukemia. Exp Hematol, 1982, 10(Suppl):48.

[12] McGlave PB, *et al*. Successful treatment of chronic myelogenous leukemia with allogeneic bone marrow transplantation. Exp Hematol,1982, 10(Suppl):18.

[13] Johnson FL, *et al*. A comparison of marrow transplantation to chemotherapy for children with acute lymphoblastic leukemia in second or subsequent remission. N Eng J Med,1981, 305:846-851.

[14] Appelbaum FR, *et al*. A prospective study of the value of maintenance therapy or bone marrow transplantation (BMT) in adult acute nonlymphocytic leukemia: A pilot study, Blood 60(Suppl): 1982,163a(Abstr 581).

[15] Buckner CD, *et al*. Protective environment for marrow transplant recipients, a prospective study. Ann Intern Med,1978, 89: 893-901.

[16] Buckner CD, *et al*. Infection prophylaxis in allogeneic marrow transplant recipients. Exp Hematol,1983, 11(Suppl):192.

[17] Appelbaum FR,*et al*. Nonbacterial nonfungal pneumonia following marrow transplantation in 100 identical twins. Transplantation,1982, 33:265-268.

[18] Bllume KG, *et al*. Bone marrow ablation and allogeneic marrow transplantation in acute leukemia. N Eng J Med,1980, 302: 1041-1046.

[19] Boyd CN, *et al*. The incidence of recurrence of leukemia in donor cells after allogeneic bone marrow transplantation. Leukemia Res,1982, 6:833-837.

[20] Woods WG, *et al*. Intensive therapy followed by bone marrow transplantation for patients with acute lymphocytic leukemia in second or subsequent remission: Determination of prognostic factors(A report from the University of Minnesota Bone Marrow Transplantation Team). Blood,1983, 61:1182-1189.

[21] Thomas ED. Marrow transplantation for malignant diseases. J Clin Oncology,1983, 1:517-531.

[22] Peter EN, *et al*. Leukemia relapse in donor cells after allogeneic bone-marrow transplantation. N Eng J Med,1981, 304:712-714.

[23] Thomas ED, *et al*. Bone marrow transplantation. N Eng J Med,1975, 292:832-843, 859-902.

[24] Ramsay NKC, *et al*. A randomiged study of the prevention of acute Graft-Versus-Host disease. N Eng J Med,1982, 306:392-397.

[25] Powles RL, *et al*. Cyclosporine A to prevent graft-versus-host disease in man after allogeneic bone-marrow transplantation.

Lancet,1980, 1:327-329.

[26] Jacobs P. Donor pretreatment with cyclosporine A in allogeneic bone marrow transplantation. Exp Hematol,1983, 11(Suppl): 193.

[27] Vallera DA, *et al*. Bone marrow transplantation across major histocompatibilaty barriers in mice: effect of elimination of T cells from donor grafts by treatment with inoclonal Thy-1,2 plus complement or antibody alone. Transplantation,1981, 31:218-222.

[28] Prentice HG, *et al*. Use of anti T-cell monoclonal antibody OKT 3 to prevent acute graft-versus-host diseases in allogeneic bone marrow transplantation for acute leukemia. Lancet,1982, 1:700-703.

[29] Powles RL, *et al*. Mismatched family sonors for bone-marrow transplantation as treatment for acute leukemia. Lancet,1983, 1: 612-615.

[30] Hansen JA,*et al*. Transplantation of marrow from in unrelated donor to a patient with acute leukemia. N Eng J Med,1980, 303:565-567.

[31] Braine HG, *et al*. Bone marrow transplantation with major ABO blood group incompatibility using erythrocyte depletion of marrow prior to infusion. Blood,1982, 60:420-425.

[32] Helbig W, *et al*. Autologous bone marrow transplantation in acute leukemia. Exp Hematol,1983, 11(Suppl):68.

[33] Lucarelli C, *et al*. Autologous bone marrow transplantation (ABMT) in acute leukemia in remission. Exp Hematol,1983, 11 (Suppl):68.

[34] Herve P, *et al*. In vitro treatment of autologous marrow cells collected in leukemic patients using cyclophosphsmide derivative. Exp Hematol,1983, 11(Suppl):10.

[35] Korbling M, *et al*. 4-Hydroperoxycyclophosphamide, a model for eliminating residual human tumor cells and T-Lymphocytes from the bone marrow graft. Br J Hematol,1982, 52:89-96.

[36] Buckner CD, *et al*. Marrow transplantation: Donor complications. Exp Hematol,1983, 11(Suppl):135.

[37] Bortin MM, *et al*. Major complications of marrow harvesting for transplantation. Exp Hematol, 1983, 11(10): 916.

（兰州军区总医院　血液学资料　1983 年）

# 阿克拉霉素联合方案治疗复发性和难治性急性白血病近期疗效

北京北太平路医院血液科(100039)　曹履先 等

**摘要**　用阿克拉霉素联合方案治疗曾用标准方案化疗无效的复发性和难治性急性白血病35例,其中急性髓性白血病(AML)26例,急性淋巴细胞白血病(ALL)9例。结果AML总有效率61.5%(16/26),CR30.8%,PR30.8%;MR 38.5%;ALL总有效率66.7%(6/9),CR55.6%,PR 11.1%,NR33.3%。治疗中未见严重不良反应,故阿克拉霉素联合方案治疗复发性和难治性急性白血病近期是有效和可以耐受的。

**关键词**　阿克拉霉素　急性髓性白血病　急性淋巴细胞白血病　化学治疗

急性白血病的化疗尚无突破性进展,复发性和难治性急性白血病的治疗更为棘手。对该类型白血病寻求有效的治疗方案是一重要课题。阿克拉霉素(aclacinomycin)为蒽环类抗肿瘤抗生素,主要通过与癌细胞的DNA结合,强烈抑制核酸合成而发挥抗癌作用。本文用阿克拉霉素联合方案治疗复发性和难治性急性白血病,以观察其近期疗效和不良反应。

## 对象与方法

### 一、对象

收集1990年1月至1992年12月根据FAB分类确诊而住院的复发性和难治性急性白血病35例,这些患者心肝肾功能正常,骨髓象及周围血象见表1。其中急性髓性白血病(AML)26例($M_1$ 1例,$M_2$ 7例,$M_3$ 2例,$M_4$ 8例和$M_5$ 8例),男22例,女4例,年龄(36.2±8.9)岁,病程(8.6±7.2)月。急性淋巴细胞白血病(ALL)9例,男7例,女2例,年龄(37.2±9.2)岁,病程(7.3±3.4)月。全部系经标准化疗方案治疗复发者,AML所用方案为DA、HA、AA、维甲酸等,共用(3.1±1.4)个方案;ALL所用方案为VDMP、VDCP、COAP等,共用(3.0±1.5)个方案。

### 二、方法

全部患者均在原治疗方案的基础上加用阿克拉霉素(深圳万乐制药厂等产品)20 mg·$m^{-2}$·$d^{-1}$加5%葡萄糖250 ml静脉滴注,疗程均为7天。于治疗前及治疗后1周检查骨髓象、肝功、肾功、电解质、心电图等,每周查3次周围血象,并观察胃肠道反应、皮疹、发热等。治疗期间贫血、出血者给予输血及成分输血,伴感染者用抗生素控制,呕吐剧烈者加用胃复安或吗丁啉。治疗结束后按1987年11日苏州“全国白血病化学治疗讨论会”确定的标准评定,并分析治疗前后骨髓、血象变化。

## 结　果

### 一、缓解率和骨髓、血象变化

AML总缓解16例(61.5%),其中完全缓解(CR)8例(30.8%)、部分缓解(PR)8例(30.8%)、无缓解(NR)10例(38.5%)。ALL总缓解6例(66.7%),其中CR 5例(55.6%)、PR 1例(11.1%)、NR 3例(33.3%)。治疗前后骨髓、血象变化见附表,治疗后骨髓(原幼+早幼)象、周围血白细胞明显下降($P<0.05$),血小板明显降低($P<0.01$)。

### 二、不良反应

全部患者均能配合治疗,无因不良反应而中止治疗者。治疗过程共出现32例次非血液系不良反应,其中呕吐12例(34.3%)、口腔炎1例(2.9%)、皮疹2例(5.7%)、SGPT升高(<80 IU/L)8例(22.9%)、心电图异常5例(14.3%),包括ST-T改变2例,传导阻滞2例和心动过速1例,尿蛋白阳性2例(5.7%)和发热(<38.5%℃)2例(5.7%)。

**表1　化疗前后骨髓及外周血白细胞和血小板变化($\bar{x}\pm s$)**

| 项目 | 化疗前后 | AML | ALL |
|---|---|---|---|
| 骨髓△ | 化疗前 | 37.6±18.9 | 28.3±16.2 |
| (原幼+早幼)(%) | 化疗后 | 25.6±16.4 | 16.1±5.4 |
| 白细胞△△ | 化疗前 | 4.6±1.8 | 5.2±2.6 |
| ($\times10^9$/L) | 化疗后 | 2.6±1.6 | 2.8±2.1 |
| 血小板△△△ | 化疗前 | 128.4±111.8 | 124.4±71.6 |
| ($\times10^9$/L) | 化疗后 | 62.5±58.4 | 66.2±38.9 |

化疗前后比较：　△t=2.37，$P<0.05$；△△t=2.25，$P<0.05$；△△△t=3.36，$P<0.01$

## 讨　论

### 一、阿克拉霉素的抗白血病作用

阿克拉霉素对AML、ALL均有一定疗效。Yoshida等报道用阿克拉霉素联合Ara-C、6MP化疗AML 38例,结果一疗程后CR 20例(52.6%),4疗程后CR 25例(65.8%)。Rowe等用阿克拉霉素(60 mg·m$^{-2}$·d$^{-1}$×5)联合VP-16-213(100 mg·m$^{-2}$·d$^{-1}$×5)治疗35例难治性AML,结果总缓解14例(40%),其中CR 12例(34%)。国内用阿克拉霉素联合方案治疗难治性和复发性急性白血病CR为41.7%~75%(5/12~24/32),总有效率50%~87.5%。李秀松等用小剂量阿克拉霉素治疗AML 21例,结果CR 11例(52.4%),PR 1例。阿克拉霉素治疗ALL报道较少。本文用一疗程阿克拉霉素治疗,AML总有效率61.6%,ALL总有效率66.7%,表明该药联合其他药物短期治疗复发性、难治性AML、ALL有一定疗效,与国内报道类似。

### 二、阿克拉霉素的不良反应

静脉给予阿克拉霉素后,血细胞内浓度高于血浆浓度,半衰期为1~2小时。在厌氧和有氧条件下,阿克拉霉素主要在肝受微粒体及胞浆中还原酶和其他酶的作用而被代谢，然后以低分子形式随尿或粪排泄。阿克拉霉素的不良反应包括心脏、血液、消化道、肝、泌尿系、过敏、皮疹、精神神经系和发热等，多数患者能很好耐受，不影响治疗。该药与柔红霉素、阿霉素合用可增加毒性，应予注意；心肝肾功能异常者慎用。本文用阿克拉霉素联合方案的不良反应低于国外报道，与国内文献报道接近，但治疗后血小板明显降低（$P<0.01$），35 例中有 27 例给予输注血小板。总之，成人急性白血病对阿克霉素能较好耐受，一般不影响继续治疗。

## 三、复发性难治性白血病的治疗

复发性难治性白血病的缓解率较低，主要问题是体内存在白血病细胞群和肿瘤细胞对化疗药物的抗药性，这种抗药性与化疗药物的结构和功能无关，称为多药耐药性（MDR）。MDR 细胞膜上的 1280 个氨基酸组成 168657 U 糖蛋白，与肿瘤细胞的多抗药性密切相关。目前已证实钙通阻滞剂能阻断化疗药物与 $P_{170}$ 的结合，这对确定肿瘤化疗策略十分重要。对复发性难治性白血病的治疗目前多采用大剂量联合化疗，对 AML 可在 DA 方案基础上加 VP-16、阿霉素、阿克拉霉素、三尖杉酯碱等，治疗策略可单药化疗、联合化疗，有条件可进行骨髓移植。对复发性难治性 ALL 研究较少，可用基础方案加阿霉素或阿克拉霉素等。复发性难治性白血病化疗药物的选择是临床治疗的难题，用阿克拉霉素联合化疗是一个较好的方案。

［天津医药　1994 年 22(7):401 ~ 402］

# 全反式维甲酸治疗缓解后急性早幼粒细胞白血病的骨髓移植治疗

307 医院　曹履先　胡亮钉　江　岷 等

**摘要**　16 例经全反式维甲酸治疗达完全缓解后进行了骨髓移植治疗的急性早幼粒细胞性白血病，其中 8 例为异基因骨髓移植，8 例为自体骨髓移植。8 例 Allo-BMT 的 6 例存活($53^+$、$52^+$、$15^+$、$10^+$、$7^+$及$3^+$月)，2 例患者死于急性移植物抗宿主病($1^+$月及$2^+$月)。8 例 ABMT 患者有 6 例存活($59^+$、$45^+$、$40^+$、$35^+$、$32^+$及$29^+$月)，1 例患者复发($23^+$月)，另 1 例移植早期死亡($1^+$月)。认为 Allo-BMT 及 ABMT 均适于 AML-$M_3$ 型急性白血病用维甲酸化疗缓解后的治疗。

**关键词**　骨髓移植　急性粒细胞白血病 M3　全反式维甲酸

异基因骨髓移植(Allo-BMT)及自体骨髓移植(ABMT)是急性粒细胞白血病的有效治疗方法。自体骨髓移植治疗白血病的不足是复发率较高，而异基因骨髓移植白血病复发率比自体骨髓移植及同基因骨髓移植为低。故骨髓移植是对各种白血病的有效治疗手段。骨髓移植治疗白血病的早期成活率取决于肝、肺、肠胃及致死性感染并发症的发生与否。行异基因骨髓移植的限制是组织配型相合供者不易得到，患者年龄的限制及移植物抗宿主病的发病率及病死率较高。而自体骨髓移植没有移植物抗宿主病(GVHD)，可以对 60 岁以上的人进行 ABMT 治疗。据报道，在 1985～1991 年对急性粒细胞性白血病行 HLA 相配的兄弟姐妹间的异基因骨髓移植治疗的 2126 例患者中，其 5 年成活率在首次缓解的 1343 例中为 52%，在 2 次以上缓解 273 例患者中为 33%，而在复发期移植的 510 例患者为 21%。

本文报告 16 例急性早幼粒细胞白血病经全反式维甲酸治疗获完全缓解后骨髓移植治疗的结果。

## 材料和方法

### 一、病例

1988～1993 年我院骨髓移植中心对 16 例经全反式维甲酸治疗缓解后的急性早幼粒细胞白血病(AML-$M_3$)进行了骨髓移植治疗，其中 8 例为 Allo-BMT，8 例为 ABMT。其临床特点见表 1。骨髓移植前，所有的患者均经体检、血象检查、血生化检查、尿检查及胸部 X 线检查。

### 二、预处理方案

预处理方案包括环磷酰胺(Cy)及全身照射(TBI)。Cy 为 60 mg/kg 在 -4 天、-5 天(Allo-BMT)或 -3 天及 -2 天 (ABMT)静脉给药在 4 小时以上。TBI 用$^{60}$钴或直线电子加速器给 Allo-BMT 4.0 或 3.3 Gy/天在 -3 天、-2 天及 -1 天。对 ABMT 患者给 5 Gy/天在 -2 天及 -1 天。Allo-BMT 患者给予环胞霉素 A(cyclosporin A，CsA)静脉及口服由 -1 天到 +6 个月，氨甲蝶呤 5 mg(MTX)15 mg( +1 天)、10 mg( +3、+6 +11 天)以预防 GVHD。

### 三、骨髓的采集及处理

在 Allo-BMT 时，由 HLA 相配的兄弟姐妹供髓者供髓，在 0 天时，在硬膜外麻醉下采骨髓，采集的有核细

胞数为 $2\times10^8$/kg 以上(受者体重)。自体骨髓在 −3 天采骨髓(化疗前),总有核细胞数为 $1.5\times10^8$/kg(患者体重)。有 2 例 ABMT 患者用了天然肿瘤抑制物(NTS)净化的骨髓。非净化的自体骨髓在 4℃ 中保存 52~58 小时。自体及异体的骨髓均用肝素抗凝。

## 结　果

此 16 例急性早幼粒细胞白血病 AML-$M_3$ 的临床特点及骨髓移植治疗结果详见表 1~3。Allo-BMT 及 ABMT 各 8 例中每组均有 6 例存活,中位生存期在 Allo-BMT 及 ABMT 组各为 10 个月及 32 个月。Allo-BMT 中有 2 例于 BMT 的早期死于急性移植物抗宿主病,ABMT 组中 1 例死于白血病的复发,1 例死于 BMT 早期的并发症(心肌炎)。

## 讨　论

急性早幼粒细胞白血病 AML-$M_3$ 的特点是有多颗粒的早幼粒细胞白血病,每个细胞中有多个 Auer 小体,染色体的异常包括有急性早幼粒细胞白血病 AML-$M_3$ 特有的染色体的易位 t(15、17)(q22;q12-21)。在急性粒细胞性白血病时,如具有此类染色体改变,在达到缓解后预后是好的。急性早幼粒细胞白血病 AML-$M_3$ 常伴有因白血病细胞释放出的促凝血物质而致的弥散性血管内凝血(DIC)。DIC 常在初诊时出现,在化疗过程中明显加重。在全部急性粒细胞白血病时染色体的改变是有预后意义的,如 t(8、21)、t(15、17)或倒位 16(Inv16)预后较好,而 −5、−7、t(9;22)及复杂的染色体异常伴有不好的预后。急性早幼粒细胞白血病(AML-$M_3$)常伴发有弥散性血管内凝血(DIC)及致死性的中枢神经出血,此常出现在此型急性白血病的诱导化疗期。治愈急性粒细胞性白血病常依靠两个策略,首先是诱导缓解治疗,其可有效地减低白血病细胞在体内负荷以使正常造血恢复,一旦达到此标准,则患者进入完全缓解期,以后可以给进一步的缓解后的强化治疗。急性早幼粒细胞白血病的诱导缓解治疗近 10 年来有很大改变。由传统的阿糖胞苷及蒽环类化物的联合应用变为全反式维甲酸(all-trans retinoic acid,TARA)。AML-$M_3$ 型急性白血病的缓解后治疗包括更强的杀灭白血病细胞的化疗及化疗放疗预处理后的异基因骨髓移植及自体骨髓移植治疗。

ATRA 治疗 AML-$M_3$ 白血病获得完全缓解后,再用此药维持治疗常是无效的。此时虽用同样剂量的 ATRA,但其血浆药物(ATRA)浓度是低的,而不是白血病细胞对 ATRA 发生了耐药性。AML-$M_3$ 在 ARTA 获得 CR 后可以应用较强的化学药物治疗,且认为化疗药物与 ATRA 交替应用效果好。国外虽有 BMT 治疗 AML-$M_3$ 白血病后复发的患者再用 ATRA 获治疗效果,但国内外均未见 AML-$M_3$ 用 ATRA 治疗缓解后进行自体及异基因骨髓移植的报道。如我们的 16 例 $M_3$ 病例,经 ATRA 治疗缓解后进行骨髓移植治疗,8 例异基因 BMT 后生存 6 例,生存 $1^+$~$53^+$ 月(中位生存期为 $10^+$ 个月),自体骨髓移植 8 例中亦有 6 例成活 $1^+$~$59^+$ 月(中位生存期为 $32^+$ 月),此结果均说明 ATRA 治疗 $M_3$ 完全缓解后 BMT 治疗的重要性,在此同期我们对数例 $M_3$ 患者用 ATRA 治疗缓解后维持化疗,均有复发,且有 1 例经化疗 4 年后病情复发,此均说明 Allo-BMT 及 ABMT 对此类患者的重要性。

**表 1　AML-$M_3$ 行 BMT 治疗患者一般情况**

| 项目 | Allo-BMT | ABMT |
|---|---|---|
| 年龄($\bar{x}\pm s$) | 30 ± 8 | 31 ± 8 |
| 性别 | | |
| 　女性 | 4 | 5 |
| 　男性 | 4 | 3 |

续表

| 项目 | Allo-BMT | ABMT |
|---|---|---|
| 到第一次完全缓解治疗疗程数 | | |
| 1(%) | 3(37.5) | 4(50) |
| 2(%) | 5(62.5) | 4(50) |
| 巩固治疗疗程数 | 5 ±1 | 6 ±1 |
| 第一次完全缓解期时间(月)($\bar{x}$ ±S) | 7 ±1 | 8 ±2 |
| 预处理方案 | | |
| TBI(Gy/天×天) | 3.3×3 或 4.0×3 | 5×2 |
| Cy(mg/天×天) | 60×2 | 60×2 |

**表 2　Allo-BMT 患者临床特点及治疗结果**

| 序号 | 性别 | 年龄(岁) | ABH 血型 | CR1 时间(月) | 诱导化疗疗程数 | 巩固化疗疗程数 | BMT 时疾病分期 | 预后(月) |
|---|---|---|---|---|---|---|---|---|
| 1 | 女(R) | 29 | O | $6^{+}$ | 2 | 5 | CR1 | $53^{+}$无病生存 |
| | ＊女(R)33 | 0 | | | | | | |
| 2 | 男(R) | 18 | A | $8^{+}$ | 2 | 4 | CR1 | $52^{+}$无病生存 |
| | ＊女(D) | 14 | A | | | | | |
| 3 | 女(R) | 22 | AB | $7^{+}$ | 1 | 6 | CR1 | $2^{+}$死于 GVHD |
| | ＊女(D) | 33 | O | | | | | |
| 4 | 女(R) | 35 | A | $6^{+}$ | 2 | 5 | CR1 | $15^{+}$无病生存 |
| | ＊女(D) | 33 | O | | | | | |
| 5 | 女(R) | 43 | B | $5^{+}$ | 1 | 4 | CR1 | $10^{+}$无病生存 |
| | ＊男(D) | 38 | B | | | | | |
| 6 | 男(R) | 43 | O | $8^{+}$ | 2 | 6 | CR1 | $7^{+}$无病生存 |
| | ＊女(D) | 32 | O | | | | | |
| 7 | 男(R) | 29 | B | $6^{+}$ | 2 | 4 | CR1 | $3^{+}$死于 GVHD |
| | ＊女(D) | 34 | B | | | | | |
| 8 | 男(R) | 45 | B | $8^{+}$ | 1 | 6 | CR1 | $1^{+}$死于 GVHD |
| | ＊女(D) | 34 | B | | | | | |

＊:HLA 完全相合同胞;R:受者;D:供者;CR1:第一次完全缓解

**表 3　ABMT 患者临床特点及治疗结果**

| 序号 | 性别 | 年龄(岁) | ABH 血型 | CR1 时间(月) | 诱导化疗疗程数 | 巩固化疗疗程数 | BMT 时疾病分期 | 预后(月) |
|---|---|---|---|---|---|---|---|---|
| 1 | 女 | 42 | O | $9^{+}$ | 2 | 6 | CR1 | $59^{+}$无病生存 |
| 2 | 女 | 38 | O | $7^{+}$ | 1 | 5 | CR1 | $23^{+}$死于复发 |
| 3 | 女 | 31 | O | $8^{+}$ | 1 | 6 | CR1 | $45^{+}$无病生存 |
| 4 | 女 | 30 | O | $8^{+}$ | 2 | 7 | CR1 | $40^{+}$无病生存 |
| 5 | 男 | 34 | O | $8^{+}$ | 2 | 6 | CR1 | $32^{+}$无病生存 |
| 6 | 男 | 28 | B | $6^{+}$ | 1 | 4 | CR1 | $29^{+}$无病生存 |

续表

| 序号 | 性别 | 年龄（岁） | ABH血型 | CR1 时间（月） | 诱导化疗疗程数 | 巩固化疗疗程数 | BMT 时疾病分期 | 预后（月） |
|---|---|---|---|---|---|---|---|---|
| 7 | 女 | 14 | A | $5^+$ | 1 | 4 | CR1 | $35^+$无病生存 |
| 8 | 男 | 32 | O | $12^+$ | 2 | 7 | CR1 | $1^+$死于心肌炎 |

CR1:第一次完全缓解

## 参考文献


[1] Santos GW. Marrow transplantation in acute nonlymphocytic leukemia. Blood,1989,74:901.

[2] Bortin MM, *et al*. 1993 progress report from the International Bone Marrow Transplant Registry. Bone Marrow Transplant, 1993,12:97.

[3] Champlin RE, *et al*. Acute myelogenous leukemia: Recent advances in therapy. Blood,1987,69:1551.

[4] Preisler HD. The treatment of acute nonlmphocytic leukemia. Blood Rev,1987,1:97.

[5] Greer JP, *et al*. Acute nonlymphocytic leukemia. //Clinica Hematology. Wintrobe MM, eds. Lea & Febiger,1993,19:20.

[6] Frankal SR. Acute promyelocytic leukemia. New insights into diagnosis and therapy. Hematol Oncal Clin North Am,1993,7:109.

[7] Muindi J, *et al*. Continous treatment with all-trans retinoic acid causes a progressive reduction in plasma drug concentration. Implications for relapes and retinoid resistance. in patients with acute promyelocytic leukemia. Blood,1992,79:299.

[8] Castaigne S, *et al*. All-trans retinoic acid as a differentiation therapy for acute promyelocytic leukemia I. Clinical results. Blood,1990,76:1704.

[9] Chen Z, *et al*. A Clinical and experimental study on all-trans retinoic acid treated acute promyelocytic leukemia patients. Blood,1991,78:1413.

[10] Warrell RP, *et al*. Differentiation therapy of acute promyelocytic leukemia with tretinoin (all-trans-retinoic acid). N Eng J Med,1991,324:1385.

[11] Mandelli F, *et al*. GIEMEMA experience in the treatment of adult myelogenous leukemia. //Acute Myelogenous Leukemia: Progress and Controversies. Gale RP, eds. Wiley-Liss: New York,1990:273.

[12] Sun GL, *et al*. Follow-up of 524 APL patients after CR induced by ATRA. //Abstracts of Internation Symposium on Retinoids in Hematologic Malignancies. Shanghai, China, Oct. 19-21,1993,16.

[13] Tao RF, *et al*. Post-remission treatment in APL after ATRT-induced remission. //Abstracts of Internation Symposium on Retinoids in Hematologic Malignancies. Shanghai, China, Oct. 19-21,1993,17.


（白血病杂志　1996 年 第 5 卷,第 1 期,14 ~ 17 页）

# Bone marrow transplantation in treatment of leukemia

CAO Lu Xian, CHEN Hu JIANG Min, *et al*
North Tai Ping Road Hospital. Beijing, China.

The research of experimental BMT was begun in 1961. The first case of syngeneic BMT in the treatment of aplasticancmia was reported in 1962. The first case of BMT treatment of leukemia was reported in 1982. Until the end of 1989, about 81 cases of allogeneic BMT in the treatment of leukemia, aplastic anemia, immunodeficiency and Mediterrancan anemia was cumulatively reportcd in China (except Tai Wan province) from 10 teams. About 150 cases of autologous BMT, most of which were in the treatment of lymphoma. Some leukemia paticnts have been treated by ABMT with McAbs and NTS purging. 8 cases of autologous blood stem cell transplantation (ABSCT) have been reported. About 8 cases of syngencic BMT in the treatment of leukemia were reported. About 38 cases of fetal liver cell transplantation was reported, but no permanent graft.

The characteristics of BMT in China are follow: Total environment protection (TEP) is important; most bacterial infection is by $G^-$ bacellus; donors for allo-BMT is much fewer bacause of birth contral and some traditional incorrect concepts of blood and BM; Chinese can tolerant high dosage of TBI; GVHD is much fewer and milder in Chinese; Chinese herbs can be used in improving micro-circulation and preventing GVHD; the cost of BMT and ABMT in China is much cheaper than in westcrn countrics (about 12000 USD); There are about 30 000 new cases of leukemia and 20 000 new cases of AA in China per year; antituberculosis drugs must be used in immuno-incompetent period; most (more than 70%) blood donors are CMV positive. The therapeutic results of allogeneic BMT in China are fine, most of which are disease-free survival for a long time. In the Bei Tai Ping Lu Hospital team, 10 cases of allo-BMT, 5 cases of auto-BMT are performed in the treatment of patients with leukemia.

**Table 1 Clinical manifestations of the 10 leukemia patients**

| CASE | Sex/ year | Diagnosis | HLA | | | | | MLC | Donor | ABO | |
|---|---|---|---|---|---|---|---|---|---|---|---|
| | | | A | B | C | DR | DQ | | | R | D |
| 1 | F/24 | ANLL RLI | 2 | 13 | 3 | 2 | / | 1.2 | Bro | O | O |
| | | M5 | 11 | 15 | – | – | | | | | |
| 2 | M/24 | ANLL RLI | 2 | W51 | W7 | 1 | W1 | 3.0 | Bro | O | O |
| | | M0 | 11 | W62 | – | 4 | W3 | | | | |
| 3 | M/45 | ANLL RLI | 2 | W35 | W1 | W1 | W1 | 0.4 | Bro | B | B |
| | | M2 | – | W62 | W3 | 4 | – | | | | |
| 4 | M/16 | CML CP | 2 | 35 | W31 | 9 | W1 | 1.8 | Bro | A | B |
| | | | – | – | W4 | – | – | | | | |
| 5 | M/29 | ANLL CRI | 24 | 13 | 2 | 4 | / | 1.8 | Sis | O | O |
| | | M3 | 30 | 13 | 6 | 7 | / | | | | |

续表

| CASE | Sex/ year | Diagnosis | HLA A | HLA B | HLA C | HLA DR | HLA DQ | MLC | Donor | ABO R | ABO D |
|---|---|---|---|---|---|---|---|---|---|---|---|
| 6 | M/26 | CML CP | 2 | 15 | 1 | 6 | / | 1.2 | Sis | B | O |
| | | | 2 | – | 1 | 9 | / | | | | |
| 7 | M/18 | ANLL CRI | 11 | 13 | 3 | 5 | 3 | 0.4 | Sis | A | A |
| | | M3 | 30 | 13 | 6 | – | 4 | | | | |
| 8 | M/25 | ANLL CRI | 10 | 35 | W3 | 2 | W1 | / | Bro | O | O |
| | | M2 | – | 38 | W7 | – | – | | | | |
| 9 | M/31 | CML AP | 9 | 40 | – | 9 | 1 | 0.4 | Bro | A | A |
| | | | 11 | 15 | 3 | 3 | 4 | | | | |
| 10 | M/37 | ALL CR2 | 31 | 35 | – | 1 | 1 | 6.4 | Bro | O | O |
| | | L2 | 9 | 40 | 3 | 2 | 3 | | | | |

**Table 2　Preconditioning treatmcnts**

| CASE | DNR (mg) | fTBI Doseage(Gy) | fTBI Dose rate(cGy/min) | fTBI Lung(Gy) | Nuclcar cell ( $\times 10^9$/kg) |
|---|---|---|---|---|---|
| 1 | 40 | 9.9 | 2.9 | 6.5 | 3.0 |
| 2 | 60 | 12.0 | 2.1 | 7.4 | 2.1 |
| 3 | 60 | 11.0 | 2.1 | 6.6 | 2.6 |
| 4 | 60 | 9.9 | 2.2 | 5.9 | 2.2 |
| 5 | 40 | 9.9 | 2.1 | 6.9 | 2.7 |
| 6 | 60 | 12.0 | 2.1 | 7.0 | 2.9 |
| 7 | 60 | 12.0 | 2.2 | 7.4 | 2.1 |
| 8 | 60 | 12.0 | 2.2 | 6.8 | 2.5 |
| 9 | 60 | 12.0 | 2.1 | 6.8 | 2.2 |
| 10 | 60 | 12.0 | 2.1 | 6.8 | 2.1 |

CTX 均为(60×2)mg/kg;GVHD Prophylaxis 均为 CsA + MTX

**Table 3　The results of BMT in the 10 leukemia patients**

| CASE | WBC SNadir time ( $\times 10^9$/L) ( $\times 10^9$/L) | WBC SNadir time ( $\times 10^9$/L) (day) | PMN >0.5 ( $\times 10^9$/L) | Pt Nadir time (day) | Pt Nadir time (day) | Pt >100×$10^9$/L (day) | GVHD Degree | Graft evldence | Prognosis (month) |
|---|---|---|---|---|---|---|---|---|---|
| 1 | 0 | +7 | +38 | 16.0 | +12 | +63 | Ⅰ | Sex ch | LFS 24 |
| 2 | 0 | +11 | +33 | 12.0 | +14 | / | Ⅰ | RBC Isoen | LFS 16$^+$ |
| 3 | 0 | +14 | +37 | 6.0 | +7 | +64 | 0 | RBC P sys | RLD 4$^+$ |
| 4 | 0 | +11 | +40 | 6.0 | +12 | / | 0 | RBC ABO | LFS 13$^+$ |
| 5 | 0 | +10 | +25 | 10.0 | +10 | +38 | Ⅰ | Ig | LFS 11$^+$ |
| 6 | 0.05 | +8 | +15 | 6.0 | +15 | / | Ⅱ | Sex Ch | LFS 6$^+$ |
| 7 | 0 | +7 | +19 | 10.0 | +23 | +93 | 0 | Sex Ch | LFD 10$^+$ |

续表

| CASE | WBC | | PMN | Pt | | | GVHD Degree | Graft evldence | Prognosis (month) |
|---|---|---|---|---|---|---|---|---|---|
| | SNadir time ( $\times 10^9$/L) | | >0.5 | Nadir time >100 $\times 10^9$/L | | | | | |
| | ( $\times 10^9$/L) | (day) | ( $\times 10^9$/L) | (day) | (day) | (day) | | | |
| 8 | 0 | +9 | +22 | 17.0 | +15 | +41 | I | CVHD | LFS 6$^+$ |
| 9 | 0 | +6 | +39 | 18.0 | +7 | / | 0 | RBC Isoen | LFS 6$^+$ |
| 10 | 0 | +4 | +24 | 20.0 | +6 | / | 0 | RBC Isoen | RLS 6$^+$ |

(北京白血病研讨会 文集 Proceeding of BSLR 1990 P15)

# Morphology ( M ) , Cytochemistry ( C ) and Immunophenotype ( I ) in the diagnosis of acute leukemia

**CAO Lu Xian, *et al***

**Dept of Hematology, North Tai Ping Road Hospital, Beijing, China**

Morphologically 44 cases of ANLL ( $M_1$3 cases; $M_2$10 cases; $M_3$5 cases; $M_4$5 cases; $M_5$12 cases; $M_6$1 case; CML acute granulocytic crisis) and 28 cases of ALL( $L_1$13 cases, $L_2$12 cases, $L_3$2 cases, CML acute lymphoblastic crisis 1 case) were assayed by cytochemistry( C) and immunophenotype (I) of the leukemic cells. 38 cases of ANLL (86.4% ) and 19 cases of ALL (67.9% ) were inconcordance with the morphological diagnosis. Hybrid acute leukemia (HAL) 5 cases; acute undifferential leukemia (AUL) 6 cases and POX-ANLL 4 cases. The final diagnosis was shown in table 1.

**Table 1 Final diagnosis of 72 cases leukemia by MCI**

| | Cases | % |
|---|---|---|
| ANLL( M) | 44 | 100.0 |
| ANLL( MCI) | 38 | 86.4 |
| HAL( MCI) | 2 | 4.6 |
| AUL( MCI) | 2 | 4.6 |
| $POX^-$ ANLL( MCI) | 2 | 4.6 |
| ALL( M) | 28 | 100.0 |
| ALL( MCI) | 19 | 67.9 |
| C-ALL | 12 | |
| T-ALL | 4 | |
| B-ALL | 1 | |
| CML-ALL | 2 | |
| HAL( MCI) | 3 | 10.7 |
| AUL | 4 | 14.3 |
| POX-ANLL | 2 | 7.1 |

**Table 2　The reliabilities of M, M + C and MCI in the diagnosis in AL**

| Initial diagnosis | M | M + C | M + C + I |
|---|---|---|---|
| ANLL(44 cases) | 86.4% | 88.6% | 100% |
| ALL (28 cases) | 67.9% | 75.0% | 100% |

(Proceedings of BSLR 1990　p91)

# The effects of prostaglandin $E_1$ on CFU-GM, CFU-E, and PPC (primary progenitor cells) in chronic myeolid leukemia

**Cao LX*, Dowding C, Hibbin J, Th'ng KH, Goldman JM. China.**

*** Dept. of Hematology of Bai Tai ping Road Hospital, Beijing, China.**

The prostaglandin E series (PGE) have a biphasic role in controlling of granulocyte and macrophage production (Blood 52:388, 1978).

We will present the results of preincubation with PGE on CFU-GM, CFU-E, and PPC (Br J Hematol 60:129,1985) from the peripheral blood of CML. After incubation of the mononuclear cells of peripheral blood from CML with PGE ($1\times10^{-6}$M) for 3 hrs, the number of colonies of CFU-GM, CFU-E and PPC were increased to 163.6%, 169.0%, and 216.6% of the control respectively. We suggest that PGE has a positive regulation on the hemopoeitic stem cell by promoting stem cell in the Go stage into the active S phase.

(Exp Hematol 1987; 15:548)

# 白血病治疗的策略

307 医院　曹履先

**摘要**　白血病的年发病率为 3～4/10 万，即每年全国约有 40 000 例新患者，世界每年发生白血病患者约 20 万例。

自 1948 年氨甲蝶呤发现后开辟了白血病化疗(CT)的新纪元，近 30 年来骨髓移植(BMT)的成功对各种白血病治疗均有巨大促进。

急性粒细胞性白血病(AML)的诱导化疗(RI)仍以柔红霉素(D)阿糖胞苷(A)为主，AML 的首次缓解以后的治疗多认为异基因(Allo)BMT 优于自体 BMT 优于 CT。Allo-BMT 可治愈 50%～60% 的 AML 患者，HLA 相合无关供者的 BMT 可占 BMT 的 30%～40%；原发性诱导失败的 AML 患者可有 30% 的完全缓解率(CR)，AML 行 Allo-BMT 为其 CR 后首先的治疗，年龄限制已有所放宽。

对急性淋巴白血病(ALL)的 RI 应以长春新碱(V)、强的松(P)为主，可用 VDP 或 VDL(左旋门冬酰胺酶)P 等，对高危的 ALL 首次 CR 后应行 BMT 治疗，标危病例 2 次 CR 后应行 BMT 治疗。ABMT 对 ALL 的治疗亦优于化疗。

慢性粒细胞性白血病(CML)的治疗亦应以 ALLo-BMT 为主，干扰素治疗亦可使 10% 的 CML $Ph_1$ 转阴，无关供者(UD)的 BMT 及各种净化方法的 ABMT 对 CML 的治疗近年来亦有所发展。

白血病的治疗包括化疗、ALLo-BMT、ABMT 等应根据病情、家庭情况、经济情况等考虑后进行选择。

## The strategy in the treatment of leukemia

**Cao lu xian**

**Bei Tai Ping Lu Hospital**

Leukemias are neoplastic diseases of heamatopoietic stem cells. The incidence rate of leukemia is about 3/100 000per year in China (30 000～40 000 new cases of leukemia per year). About 200 000 new cases of leukemia present per year worldwide.

There are great progress in the treatment of leukemia in recent years. In 1948, the first chemotherapy drug for leukemia- MTX was discovered, since then a lot of chemotherapy drugs were used in the treatment of leukemia. In these 30 years, bone marrow transplantation is the effective and curable therapy in all kinds of leukemia. We discussed the effective therapy toleukemias. AML, ALL, and CMy1 are the most common forms of leukemia.

For AML, the most effective post remission therapy is allogeneic BMT. We presented anddicussed some aspects of BMT, they are: chance of BMT, donor selection, unrelated donor BMT, PIF(Primary Induction failure) BMT, cost of BMT, BMT in BM fibrosis and diabetes mellitus, *et al*.

For adult ALL, we think afterlst complete remission, the rational therapy is allogeneic BMT if there is a suitable donor.

For CMyl, the treatment consists of BMT, ABMT and Interferom(IFN). All of them can cure part of CMyL patients, but the most effective therapy is allogeneic BMT. ABMT and IFN can be choiced in some patients lack of

HLA suitable donor or elder patients. We discussed the strategys in the treatment of AML, ALLand CMyL.

（白血病杂志　1995 年第 4 卷赠刊第 15 ~ 16 页）

# 前列腺素E1对慢粒白血病CFU-GM、CFU-E及PPC的影响*

曹履先** C Dowding***, J Hibbin***, KH Thng***, JM Goldman

**摘要**:慢粒白血病患者周围血的MNC经与前列腺素E1($1 \times 10^{-6}$M)预先孵育后,能使CFU-GM,CFU-E及PPC分别增加163.6%,169.0%及216.6%,此结果证实了PGE的阳性造血调节作用。PGE可以成为刺激造血的药物。

**关键词**:前列腺素E1 CFU-GM CFU-E PPC

前列腺素E组药物(PGE),对控制粒及单核巨噬细胞系的产生,具有双向的调控作用;可以抑制在集落形成因子刺激下的粒单系细胞集落的形成;亦可刺激小鼠脾集落形成细胞(CFUs)的形成;并可以增加细胞内的CAMP的浓度。也已证明PGE能抑制慢粒白血病患者CFU-GM的生成,但其抑制的程度较对正常人的细胞弱。有研究证明PEG可使非细胞周期的CFU-GM($G_0$期或长$G_1$期)细胞进入DNA合成期(S期)。1985年Gordon等报道一种试验细胞集落,认为其为原始的造血祖细胞(primary progenitor cells)。他们发现此类细胞不在细胞活跃周期,又表达Ia样(HLA-DR)抗原,因此认为该细胞是比CFU-CM、CFU-E更为原始的造血细胞。本文报告PGE与慢粒患者周围血细胞孵育后对其CFU-GM、CFU-E及PPC的影响。

## 材料和方法

慢粒患者周围血的单个核细胞(MNC):用无防腐剂的肝素抗凝的慢粒慢性期患者周围血。用Hank平衡盐液稀释血液后缓慢注于白细胞分层剂(lymphoprep),离心1400 rpm,25分钟,由界面分出MNC,用Hank液洗后计数MNC。$1 \times 10^6$ MNC/ml置于含15%胎牛血清(FCS)、$1 \times 10^{-6}$ M消炎痛(indomethacin)及$1 \times 10^{-6}$ M $PGE_1$的培养液中,在组织培养瓶中置于37℃,全湿度5% $CO_2$孵卵箱中3小时。对照组同上但不加$PGE_1$。

CFU-GM测试:经上述孵育后的MNC用Hank液洗3次,取$1 \times 10^5$ MNC置含1%甲基纤维素,30%人库存血浆,1%牛白蛋白,7% PHA-人白细胞条件培养液,$1 \times 10^{-4}$ M 2硫基乙醇(2-mercapto-ethanol)及1%青链霉素,1 ml培养体系中加入到40 mm直径的培养皿中,在37℃、5% $CO_2$全湿孵箱中培养14天,计数40个以上细胞聚集者为一个集落,每标本作4个皿,取平均值。

红系祖细胞集落CFU-E:培养体系同CFU-GM,但每一皿中加0.5 U的促红细胞生成素(Epo),在培养7天时计数集落。

原始造血祖细胞(PPC)测定:孵育后的MNC($5 \times 10^5$/ml)置于含15%胎牛血清的α培养液中,再加到预先形成好的经多次洗过的基质细胞层上,在37℃孵育2 h,去掉上液,再用Hank液多次洗去未黏附的细胞,再用含0.3%琼脂、15%胎牛血清的α培养基覆盖于此基质层上,置37℃,5% $CO_2$的全湿度培养箱中培养

---

* 本文系作者在伦敦英国皇家医学进修学院进修期间的工作

** 中国人民解放军军事医学科学院附属医院血液科

*** 英国Hammersmith医院血液科工作人员

5 d 后计数聚集 20 个以上细胞聚集的为一个 PPC 集落。

基质细胞层的制备：置正常人骨髓 MNC $5\times10^5$/ml 于含 15% 胎牛血清，$2\times10^{-6}$ M 甲基强的松及 1% 青链霉素的 α 培养基中，在 37℃，5% $CO_2$ 的全湿度环境下培养，每周换液一次（全部更换）。约 4 周后可形成一层的基质细胞层。

前列腺素 E1：前列腺素由 Sigma 公司购得，批号：(35F-0379)。PGE1 的储存液为 $1\times10^{-4}$ M，在含 15% 胎血清的 α 培养液中储存与 4℃冰箱中。

统计学处理：平均值的比较按 Student $t$ 检验。

## 结 果

1. PGE1（$1\times10^{-6}$ M）预孵育对慢粒 CFU-GM 的影响 慢粒患者（CML）周围血 MNC 经 PGE1 预先孵育后，CFU-GM 多（见表 1）。11 例 CML 患者 CFU-GM 为 150.3 ± 78.1（平均 ± SD）/$1\times10^5$ MNC，而对照组为 91.9 ± 51.3（平均值 ± SD）/$1\times10^5$，经统计学处理差别显著，$P<0.01$。

**表 1 CML 的 MNC 经 PGE1 预孵育后 CFU-GM 的改变（CFU-GM/$1\times10^5$ MNC）***

| 例 | 1 | 2 | 3 | 4 | 5 | 6 | 7 | 8 | 9 | 10 | 11 | 平均值 ± 标准差 |
|---|---|---|---|---|---|---|---|---|---|---|---|---|
| PGE1 组 | 85 | 216 | 230 | 250 | 141 | 280 | 118 | 64 | 76 | 87 | 120 | 150.3 + 78.1 |
| 对照组 | 77 | 105 | 120 | 120 | 86 | 234 | 66 | 46 | 36 | 51 | 74 | 91.9 + 51.3 |
| 占对照组% | 111.7 | 205.7 | 191.7 | 208.3 | 164.0 | 119.7 | 169.1 | 139.1 | 211.1 | 170.6 | 168.8 | 163.6 |

*：4 个培养皿平均值

2. PGE1（$1\times10^{-6}$ M）预孵育对慢粒 CFU-E 的影响 经 PGE 预孵育后，CML 外周围的 CFU-E 增多，6 例 CML 患者为 167.8 ± 21.3，而对照组则为 99.3 ± 25.5/$1\times10^5$ MNC，$P<0.01$（见表 2）。

**表 2 PGE1 预孵育 CML、MNC 后 CFU-E 的改变（CFU-E/$1\times10^5$ $MNC_S$）***

| 例 | 1 | 2 | 3 | 4 | 5 | 6 | 平均值 ± 标准差 |
|---|---|---|---|---|---|---|---|
| PGE1 组 | 174 | 172 | 132 | 180 | 156 | 193 | 167.8 + 21.3 |
| 对照组 | 120 | 56 | 84 | 124 | 108 | 104 | 99.3 + 25.5 |
| 占对照组% | 145.0 | 307.1 | 157.1 | 145.2 | 144.4 | 185.6 | 169.0 |

*：4 个培养皿的平均值

3. PGE1（$1\times10^{-6}$ M）预孵育对慢粒 PPC 的影响 经 PGE1 预孵育后，CML 的 MNC 中 PPC 的集落是增多的，6 例 CML 的平均值为 64.2 ± 13.0。而对照组为 29.7 ± 5.85/$1\times10^6$ MNC，$P<0.01$（见表 3）。

**表 3 PGEI 预孵育 CML、MNC 后 PPC 的改变（PPC/$5\times10^5$ MNC）***

| 例 | 1 | 2 | 3 | 4 | 5 | 6 | 平均值 ± 标准差 |
|---|---|---|---|---|---|---|---|
| PGE1 组 | 86 | 64 | 58 | 57 | 49 | 71 | 64.2 + 13.0 |
| 对照组 | 26 | 41 | 26 | 28 | 27 | 30 | 29.7 + 5.8 |
| 占对照组% | 330.8 | 156.1 | 223.1 | 203.6 | 181.5 | 236.7 | 216.6 |

*：4 个培养皿的平均值

## 讨 论

细胞及分子水平的许多因子均影响造血祖细胞的分化。PGE可以调节造血,但PGE1对造血的影响是有不同报道的,可能是因为不同标准、不同方法学的缘故。Kurland等已证明PGE对造血有双重调节作用。我们的实验结果证实了PGE对造血的刺激作用。

PGE1($1\times10^{-6}$M)预先孵育CML的MNC 3小时后,CFU-GM的数目比对照(未经PGE孵育)可上升163.6%,此结果是与Verma等的报道用PGE预孵育正常人骨髓MNC结果是一致的。我们同意此增加的CFU-GM可能是PGE促进$G_0$期的造血干细胞进入DNA合成的S期的结果。因为,此情况下PPC测定(Gordon等)数也增加到216.6%。早在1978年Kurland等设计了一图解来说明PGE时造血的调节作用,他们认为由巨噬细胞产生的PGE对造血具有阳性的调节作用,促进$G_0$期的造血干细胞进入S期。他们也认为巨噬细胞产生两种物质可以影响CFU-GM,即CSA(集落形成刺激因子)及PGE(前列腺素)由放免方法测定。PGE1抑制CFU-GM增生,但可以刺激原始血细胞进入S期(细胞周期),所以,预先孵育人的骨髓的MNC,可以增加CFU-GM。我们用慢性期慢粒患者周围血的MNC取得结果。

经PGE1预孵育后CFU-E也是增多的,此结果和芦氏等报道正常骨髓的白细胞层(Buffy Coat)结果一致。Dukes等也报道PGE可以促进小鼠血红蛋白的合成。芦氏等也报道PGE处理后BFU-E的增多是伴有Ia抗原表达和增加红系祖细胞MHC 2型抗原密度分布的。Rossi等报道PGE的作用是有明显的种属特异性的,他们发现PGE可以抑制小鼠BFU-E形成。但对CFU-E无影响,但PGE可以刺激人类骨髓BFU-E及CFU-E均是增多的。

本实验结果显示,PGE对造血干细胞有阳性调节作用,可能是促进造血干细胞由$G_0$期进入活跃的细胞周期S期,PGE可以增加细胞内CAMP的浓度。此种细胞内CAMP的增加可伴有$G_0$期的造血干细胞进入S期。虽然PGE在体内可以造成小鼠骨髓和脾细胞的抑制,但我们的实验结果提示了PGE可以用作在某些情况下的造血刺激剂(如麦粒兰所致的骨髓衰竭),Ortega等近来也报道了他们用前列腺素E治疗肾功衰竭所致贫血的结果。

### 参考文献


[1] Pelus LM, Gold E, Saletan L, *et al.* Restoration of responsiveness of chronic myeloid leukemia granulocyte-macrophage colony-forming cells to growth regulation in vitro following preincubation with prostaglandin. Blood, 1983, 62:158.

[2] Pelus LM, Broxmeyear HE, Kurland JI, *et al.* Regaulation of macrophage and granulocyte proliferation; Specificities of prostaglandin E and lactoferrin. J Exp Med, 1979, 150:277.

[3] Feher I, Gidali J. Prostaglandin E2 as stimulator of hemopoietic stem cell proliferation. Nature, 1974, 247:550.

[4] Pelus LM, Broxmeyer HE, Moore MAS. Regulation of human myelopoiesis by prostaglandin E and lactoferrin. Cell Tissue Kinet, 1981, 14:515.

[5] Kurland JI, Hadden JW, Moore MAS. Role for cyclic nucleotides in the humoral regulation of hemopoietic progenitor cell proliferation. Cancer Res, 1977, 37:4534.

[6] Pelus LM, Broxmeyer HE, Clarkson BD, *et al.* Abnormal responsiveness of granulocyte-macrophage committed colony forming cells from patients with chronic myeloid leukemia to inhibition by prostaglandin E. Cancer Res, 1980, 40:2512.

[7] Goldman JM, Th'ng KH. Inhibitory effects of granulocyes and prostaglandin E1 (PGE1) on normal and leukemic granulopoiesis in agar. Exp Hemat, 1977, 5(Suppl):17.

[8] Verma DS, Spitzer G, Zander AR, *et al.* Prostaglandin E1-mediated augmentation of human granulocyte-marophageprogenitor cell growth *in vitro*. Leuk Res, 1981, 5:65.

[9] Gordon MY, Hibbin J, Kearney LU, *et al.* Colony formation y primitive haemopoietic progenitors in coculture of bone marrow

cells and stromal cells. Br J Haematol, 1985,60:129.

[10] Quesenberry P,Levitt L. Haematopoietic stem cells. N Engl J Med,1979, 301:810.

[11] Burgess AW, Metcalf D. The nature and action of granulocyte-macrophage colony stimulating factors. Blood, 1980,56:945.

[12] Kurland J, Moore MAS. Modulation of hemopoiesis by prostaglandins. Exp Hematol, 1977,5:357.

[13] Kriegler AB, Bradley TR, Hodgson GS. The effect of prostaglandins E1 and E2 on macrophage Progenitor cells with high proliferative potential in mouse bone marrow *in vitro*. Blood, 1984,63:1348.

[14] Gentile P,Byer D, Pelus LM. *In vivo* modulation of murine myelopoiesis following intravenous administration of prostaglandin E2. Blood, 1983,62:1100.

[15] DeGowin RL, Gibson P. Prostaglandin-mediated enhancement of erythroid colonies by marrow stromal cells(MSC). Exp Hematol, 1981,9:274.

[16] Rossi GB,Migliaccio AR, Migliaccio G, *et al*. *In vitro* interactions of PGE and CAMP with murine and human erythroid orecursors. Blood, 1980,56:74.

[17] Kurland JL,Broxmeyer HE ,Pelus LM, *et al*. Role for monocyte-macrophage-derived colony-stimulating factor and prostaglandin E in the positive and negative feedback control of myeloid stem cell proliferation . Blood, 1978,525:388.

[18] Goldman JM ,Th' ng KH ,Lowenthal RM. *In vitro* colony forming cells and colony stimulating factor in chronic granulocytic leukaemia. Br J Cancer, 1974,30:1.

[19] LU L,Pelus LM ,Broxmeyer HE. Modulation of the expression of HLA-DR (IA) antigens and the proliferation of human erythroid (BFU-E) and multipotential (CFU-GEMM) progenitor cells by prostaglandin E. Exp Hematol, 1984,12:741.

[20] Dukes PP, Shore NA, Hammond DJ, *et al*. Enhancement of erythropoiesis by prostaglandins. J Lab Clin Med, 1973,82:704.

[21] Lu L, Broxmeyer HE,Pelus LM, *et al*, Enhancement of the proliferation of human marrow erythroid(BFU-E) progenitor cells by prostaglandin E is associated with the density distribution of major histocompatibility complex class 2 antigens on BFU-E. Blood, 1985,66:132a.

[22] Byron JW. Role of drug-receptor sites in the growth,differentiation of haemopoietic cells. Biological Basis of immune deficiency. pp. 143-153,Edited by Gelfand WE and Dosch HM,Raven Press,New York. 1980.

[23] Mendelsohn J,Nordbery J. Adenylate cyclase in thymus derived and bone marrow derived lymphocytes from normal donors and patients with chronic lymphatic leukemia. J Clin Invest, 1979,63:1124.

[24] Brown JE, Adamson JW. Studies of the influence of cyclicnucleotides on in vitro haemoglobin synthesis. Br J Haematol, 1977, 35:193.

[25] Ortega JA, Dukes PP, Shore NA, *et al*. A clinical trial of prostaglandin E2 to increase erythropoiesis in anemia of end stage reanal disease,A preliminary report. Prostaglandins Leukotrienes Med,1984,14:411.

(军事医学科学院院刊　1989; 5 :37)

# 红白血病 7 例临床分析

曹履先

红白血病是骨髓增生性疾病的一种，其骨髓的红细胞系及粒细胞系可同时增生或在不同时期有不同增生程度，在表现红系统增生为主时谓之红血病或红白血病者，统称为 Di Guglielmo 综合征，我院近 5 年来遇到 7 例（内有小儿科 1 例）报告如下，以引起重视。

1. 性别和年龄

7 例患者中 6 男 1 女，最小 1.5 岁，最大 40 岁，6 例在 20～40 之间。此 7 例红白血病占我院同期收容白血病病例的 15.9%（7/44），占我院 1953～1977 年 121 例的白血病病例的 5.8%。

2. 症状和体征

7 例患者中主要症状是贫血引致的疲惫（6/7）、心悸（2/7）、头晕 6/7、气短 2/7 等，有 1 例入院时有发热。

体征以肝脾肿大为多见，7 例中有 6 例有肝肿大，最大 1 例达肋下 11 cm，3 例有脾脏肿大，2 例有巩膜黄染（血清胆红质增高）。

3. 化验检查

7 例患者入院时血液均做了全面的检查，结果见下表 1。

**表 1 7 例红白血病患者血液检查结果**

| 病例 | 红细胞（万/mm³） | 血红蛋白（g%） | 白细胞（个/mm³） | 周围血中 | | | 网织红细胞（个/百红细胞） | 血小板（万/mm³） |
|---|---|---|---|---|---|---|---|---|
| | | | | 幼稚白细胞% | 原始加早幼% | 有核红个/100 个白细胞 | | |
| 1 | 160 | 3.6 | 800 | 2 | 0 | 36 | 1.4 | 3.0 |
| 2 | 150 | 4.1 | 21 300 | 47 | 44 | 43 | 5.2 | 2.6 |
| 3 | 130 | 3.6 | 4300 | 1 | 0 | 0 | 0.6 | 3.6 |
| 4 | 213 | 6.2 | 62 800 | 23 | 5 | 2 | 1.6 | 3.6 |
| 5 | 237 | 7.3 | 1900 | 8 | 4 | 27 | 1.6 | 7.8 |
| 6 | 70 | 2.3 | 3900 | 0 | 0 | 16 | 0.7 | 0.8 |
| 7 | 254 | 6.6 | 9400 | 17 | 14 | 7 | 4.0 | 14.4 |
| 平均 | 173 | 4.8 | 14 900 | 13.7 | 9.6 | 18.7 | 2.1 | 5.1 |

7 例患者均有较重的贫血，血红蛋白最低为 2.3 g，平均为 4.8 g，系我院统计分析的 121 例白血病中最低者。白细胞 2 例低于正常，有 2 例升高者，7 例中 6 例血片中可见到幼稚白细胞，有 6 例可见到 2%～43%（平均 18.7%）的有核红细胞，4 例的网织红细胞升高，血小板有 5 例降低，最低者仅 0.8 万/mm³。

7 例患者的骨髓检查结果见表 2。

骨髓有核细胞均在增生活跃以上，有核红细胞所占比例在 29.4%～80.1%，平均 57%，有 5 例可见巨幼样红细胞，粒：红有 5 例为倒置的，骨髓中原始粒细胞及早幼粒细胞的比例均增多，符合红白血病的表现，

7 例中有 6 例血液及骨髓白细胞增生符合急性粒细胞白血病，1 例在骨髓及周围血中均出现有幼稚单核细胞，骨髓中的原单加幼单为 6.6%，但血片中原单加幼单达 38%，且同时有个别的中幼粒及晚幼粒细胞，符合急性粒单型白血病，有 2 例患者有黄疸血清胆红质亦升高，1 例患者做了糖原染色，有核红细胞中糖原含量明显升高。

**表 2　7 例红白血病患者的骨髓检查结果**

| 病例 | 增生程度 | 有核红细胞 | 巨幼红细胞 | 原粒加早幼粒 | 粒:红 |
|---|---|---|---|---|---|
| 1 | 活跃 | 80.1% | 16.8 | 8% | 0.15:1 |
| 2 | 活跃 | 60.2% | 有 | 3.8% | 0.4:1 |
| 3 | 明显活跃 | 66.2% | 5.2 | 4.3% | 0.45:1 |
| 4 | 明显活跃 | 35.6% | 无 | 42.2% | 1.7:1 |
| 5 | 活跃 | 55.8% | 无 | 19.4% | 0.45:1 |
| 6 | 极度活跃 | 29.4% | 0.6 | 3.6% | 2.0:1 |
| 7 | 活跃 | 71.8% | 1.8 | 20.4% | 0.29:1 |
| 平均 | | 57.0% | – | 20.0 | 0.78:1 |

4. *治疗及预后*

7 例患者均按白血病予以中西医治疗，包括 6MP、柔红霉素、强的松等，均显有一定效果。值得提出的是有 3 例患者单独用半合成脱氧三尖杉酯碱治疗，2 例显有效果，均在治疗中，1 例住院 54 天后死亡，另 1 例慢性红白血病患者经用强的松、6MP 治疗后，呈部分缓解，维持治疗后再住院 669 天后死于曲霉菌败血症，尸检于肾、肺、脑膜、心内膜、心肌等处有曲霉菌感染。

## 讨　论

红白血病的诊断一般不甚困难，但由于命名方面的混淆，故国内外对其诊断标准均作了不少的讨论。我们的例 6 血片中无幼稚粒细胞，骨髓中幼稚粒细胞稍高，可能属红血病。结合我们的病例，我们认为以下数点对诊断是重要的。

1. 较重的贫血：红白血病患者贫血一般是比较重的，我们的 7 例血红蛋白平均值为 4.8 g%，最低为 2.3 g%，最高为 7.3 g%，与其他类型白血病相比，在我院分析的 121 例白血病中红白血病的贫血是最重要的，中华内科杂志综合的 67 例中，红细胞在 200 万以下者占 68.6%。

2. 血片中出现较多的有核红细胞：我们的 7 例患者中出现有核红细胞 2~43/100 个白细胞，平均为 18.7 个；而我们的 61 例急淋、急单、急粒白血病中只 12 例血片中有核红细胞在 5 个以下，多为 1、2 个。

3. 骨髓中幼红细胞比例：我们的 7 例骨髓检查见有核红细胞平均为 57.0%，最低 29.4%，最高 80.1%，粒:红平均为 0.78:1；而我们的 114 例其他类型的白血病患者的骨髓中，有核红细胞最高数值为 18.8%，平均只有 5.2%。国内 67 例红白血病的综合报道中有核红细胞在 26%~95% 之间，61.2% 的病例有核细胞在 50% 以上，因而骨髓中的有核红细胞占有核细胞的 1/4 以上是有利于红白血病诊断的。

4. 骨髓中有核红细胞巨幼样变也是重要的，我们的 7 例中 5 例、国内 67 例中 38 例（56.7%）有之，此点在白血病时是极少见的。

5. 有核红细胞的糖原染色：文献报道很强调此点与溶血性贫血症或其他白血病的鉴别意义，我们的 7 例中只 1 例做了此项检查，阳性较对照组为高，此项检查应予重视。

## 参考文献


[1] 全国血液学学术会议附件(一). 红血病、红白血病和 Di Guglielmo 综合征诊断标准. 天津医药杂志输血及血液学附刊, 1964, 2:98.

[2] 中华内科杂志编委会综合. 红白血病和红血病. 中华内科杂志, 1965, 13:443.

[3] Williams WJ, *et al*. Hematology, MC Graw-Hill book, 1972.


(兰州军区总医院　临床医学资料 1979 年 10 期 79～81 页)

# 2008年版"世界卫生组织造血及淋巴组织肿瘤分类"指要

曹履先

**摘要**:2008年第4版"世界卫生组织造血及淋巴组织肿瘤分类"把该类肿瘤分列为12个项目,对分子生物学进展结合较多,基因、染色体改变均加入分类中。慢性骨髓增生性疾病改为骨髓增生性肿瘤,并将肥大细胞增多症(mastocytosis)归于此栏中。新增了伴有嗜酸细胞增多的髓系及淋巴细胞系恶性肿瘤及异常的PDDFRA、PDDFRB或FGFR1基因一栏。在骨髓增生异常综合征/骨髓增生性肿瘤(MDS/MPN)一栏中增加了伴环形铁粒幼细胞再生障碍性贫血并显著的血小板增多(RARS-T)(可能为一单独性疾病)。在骨髓增生异常综合征(MDS)一栏中分为一系或多系增生异常伴一系或多系血细胞减少,并增添了儿童MDS。在急性髓系白血病及其有关前体细胞恶性肿瘤中,把髓系肉瘤(myeloid sarcoma)单独分类;新增加了唐氏综合征(down syndrome)伴有的髓系增生疾病;新增加了母细胞性浆细胞样树突细胞肿瘤(blastic plasmacytoid dendretic cell neoplasm)。把系列不明的白血病(acute leukemia of ambiguous lineage)单列为一个项目,含6种白血病。在前体淋巴系肿瘤中分为B系及T系,淋巴母细胞性白血病/淋巴母细胞性淋巴瘤,其区别点在于骨髓中淋巴中淋巴母细胞>25%,则诊断为淋巴细胞白血病[和急性髓系白血病(AML)不同,不设下限为20%]。成熟B淋巴细胞系肿瘤分为39种,包括慢性淋巴细胞白血病、骨髓瘤、重链病、Burkitt淋巴瘤等,但不包括移植后淋巴细胞增生性疾病(PTLD)。成熟T淋巴细胞系和NK细胞系肿瘤栏目下列举了22种成熟T淋巴细胞系和NK细胞系恶性肿瘤。霍奇金淋巴瘤栏目下列举了6种霍奇金淋巴瘤。组织细胞核树突状细胞恶性肿瘤包括7种恶性肿瘤及播散性幼年型黄肉芽肿。移植后淋巴细胞增生性疾病(PTLD)被单独分类在一个栏目中,又分为5种类型。

**关键词**:世界卫生组织　血液肿瘤　淋巴系统　分类法

## The point of WHO classification of tumors of hematopoietic and lymphoid tissues(2008)

**CAO Lü-xian, Department of Hematology,**
**the 307 Hospital of PLA, Beijing 100039, China**
**Corresponding author: CAO Lü-xian, Email: lxcao999@yahoo.com.cn**

**Abstract**　In introduced the 4th edition (2008) of WHO classification of tumors of haematopoietic and lymphoid tissues. They are divided into 12 columns, which includes myeloproliferative neoplasms; myeloid and lymphoid neoplasms with eosinophilia and abnormalities of PDDFRA, PDDFRB or FGFR1; myelodysplastic/myeloproliferative neoplasms; myelodysplastic syndromes; acute myeloid leukemia (AML) and related precursor neoplasms; acute leukemia of ambiguous lineage; precursor lymphoid neoplasms; mature B-cell neoplasms; mature T-cell and NK-cell neoplasms; Hodgkin lymphoma; histocytic and dendritic cell neoplasms; post-transplant lymphoproliferative disorders (PTLD). Accroding to the progression of the molecular biology, the new classifications combines a lot of the new knowledge with gene, chromosome, immunophenotypes, morphology, histocytology *et al.*

The chronic myeloproliferative disorders changes into myeloproliferative neoplasms (MPN), mastocytosis included in this column of MPN. There are three subdivisions in the column of myeloid and lymphoid neoplasms with eosinophilia and abnormalities of genes. Refractory anemia with ring sideroblasts associated with marked thrombocytosis (RARS-T) in the column of MDS/MPN. In the column of MDS, MDS in children is added. Myeloid sarcoma, Down syndrome with myeloid proliferation and blastic plasmacytoid dendritic cell neoplasm were added in the column of AML and related precursor neoplasms. Acute leukemia of ambiguous lineage includes 6 kinds neoplasms. Precursor lymphoid neoplasms (B & T cells) includes leukemias and lymphomas, the bone marrow lymphoblasts > 25% is defined as leukemia (no lower limit 20% as AML). Mature B-cell (39 neoplasms), T/NK cell neoplasms (22 neoplasms), Hodgkin lymphoma (6 neoplasms), histocytic and dendritic cell neoplasms (7 neoplasms). Post transplant lymphoproliferative disorders (PTLD) froms a new columns (5 neoplasms).

**Key words** WHO; Hematologic neoplasms; Lymphatic system; Classification

世界卫生组织(WHO)于2008年颁布了第4版"造血及淋巴组织肿瘤分类"(简称2008WHO分类),他们组织了150多位专家(包括制订FAB造血组织恶性肿瘤分类的人员),参考了2500多篇文献制订了本版分类,其内容较2001年的第1版有较大改动。学习和熟悉新的2008WHO分类法,对了解国际造血及淋巴组织恶性肿瘤分类动态,统一国际、国内标准,促进国内外学术交流是非常有益的。

2008WHO分类对分子生物学进展结合较多,基因、染色体改变方面的内容被加入到新分类中。2008WHO分类内容很丰富,包括细胞形态、病理、细胞表型、染色体、基因、诊断标准等,本版把造血及淋巴组织恶性肿瘤分为12个专题来叙述,现简述如下。

(1)慢性骨髓增生性疾病改为骨髓增生性肿瘤(myeloproliferative neoplasms),其中JAK2V6F基因的突变在大部分真性红细胞增多症(PV)及约一半的原发性骨髓纤维化(PM)及特发性血小板增多症(ET)中存在。为此PV、PM、ET的诊断标准都有所改变。把肥大细胞增多症(mastocytosis)归于此栏中,且分为5类肥大细胞肿瘤。

(2)伴有嗜酸细胞增多的髓系及淋巴细胞系恶性肿瘤及异常的PDDFRA、PDDFRB或FGFR1基因,此为2008WHO分类法中新增加栏目。

(3)骨髓增生异常综合征/骨髓增生性肿瘤(MDS/MPN):在此栏目中增加了伴环型铁粒幼细胞增多型再生障碍性贫血并显著的血小板增多(RARS-T)。

(4)骨髓增生异常综合征(MDS):单一系列增生异常(RCUD),分为红系[贫血(refratory anemia,RA)],粒系[中性粒细胞减少(refratory neutropenia,RN)],巨核系[血小板减少(refratory theombocytopenia,RT)]及多系列增生异常(RCMD)。增加了儿童MDS及儿童的(refrctory cytopenia)。

(5)急性髓系白血病(AML)其有关前体细胞恶性肿瘤:可重复性染色体异常的AML,增加了5种AML:AML有MDS改变;治疗相关的髓系恶性肿瘤;AML无特殊分类(NOS);髓系肉瘤(myeloid sarcoma)单独分类;新增加了唐氏综合征(Down syndrome)伴有的髓系增生疾病;新增加了母细胞性浆细胞样树突细胞肿瘤(blastic plasmacytoid dendriticcell neoplasm)。

(6)系列不明白的急性白血病(acuteleukemias of ambiguous lineage):原分类在AML中,现单列一个项目,含6种急性白血病。

(7)前体淋巴系肿瘤;分为B淋巴母细胞系白血病/淋巴瘤NOS及有可重复性染色体异常的B淋巴母细胞系白血病/淋巴瘤(共有7种)。还有T淋巴母细胞白血病/淋巴瘤。淋巴母细胞系白血病和淋巴瘤的区别点在于骨髓中淋巴母细胞>25%。则诊断为白血病(和AML不同,不设下限为20%)。

(8)成熟B淋巴细胞系肿瘤:分为39种肿瘤,包括慢性淋巴细胞白血病、骨髓瘤、重链病、Burkitt淋巴瘤等,但不包括骨髓移植后淋巴细胞增生性疾病(PTLD)。

(9)成熟T淋巴细胞系和NK细胞肿瘤:列举了22种成熟T淋巴细胞系和恶性肿瘤。

(10)霍奇金淋巴瘤:此栏目下列举了6种霍奇金淋巴瘤。

(11)组织细胞和树状细胞恶性肿瘤:包括7种此类恶性肿瘤及散播性幼年型黄肉芽肿。

(12)PTLD:PTLD被单独分类在一个栏目中,又分为5种类型。

2008年WHO分类法是根据当前对此类疾病的认识水平提出的,融合了当今最新的科技发展成就及本领域的研究成果,无疑会成为今后几年本专业领域中诊断、治疗及科研的最重要的标准和指针。我国的血液学工作者一定要认真学习、领会新的分类标准,并应就此开展深入、广泛的探讨和交流,尤其应在具体工作中积极应用和实践新分类法,摸索我国血液肿瘤发病及诊治的特点,以使之不断地丰富、完善和提高。

(白血病·淋巴瘤杂志　2009年6月第18卷第6期321~322页)

PART 5

第五部分

# 再生障碍性贫血及刺激造血研究的有关资料

# 植物血凝素(PHA)治疗再生障碍性贫血的实验研究及临床应用小结

兰州军区总医院普通内科　曹履先 等

由豆科植物(phaseolus vulgaris)提出的植物血凝素(phytohaemagglutinin,PHA)最初是用来分离白细胞进行体外细胞培养用的,后来发现它具有刺激白细胞进行有丝分裂的作用,故PHA被广泛地用于染色体的研究工作,因其具有刺激小淋巴细胞转变为母细胞样细胞(blast-like cell)及进行有丝分裂的作用,且已证明PHA可使体外培养的淋巴细胞的去氧核糖核酸(DNA)增加,故设想可以应用PHA刺激造血组织的增生来治疗骨髓衰竭性疾患。我们从1965年开始进行了此项实验及临床研究工作。现将初步小结报告如下。

## 一、实验部分

1. 植物血凝素PHA的制备　按吴氏等法,由四季豆中提出沉淀Ⅰ及沉淀Ⅱ,将沉淀Ⅱ真空干燥后磨碎制成1% PHA生理盐水溶液,再用滤菌器滤菌后分装安培待用。依此方法制备的1% PHA其对红细胞的凝集效价在1:512以上;人的周围血白细胞培养(含PHA2/10 000)72小时后见有丝分裂细胞占有核细胞的5%左右,而不加PHA的对照组未见分裂的白细胞;需氧菌、厌氧菌及真菌培养均无细菌生长,测定pH = 7;热原试验结果符合药典标准。

2. 实验方法

用健康家兔12只及小白鼠40只,半数为试验组,半数为对照组,家兔每日由耳静脉注射1% PHA 0.5 ml(对照组注射等量生理盐水)。小白鼠每日腹腔注射0.1% PHA 0.1 ml(对照组注射等量的生理盐水),在给药后10天全部动物均予以一次深部X线照射(0.5 mm铜及1 mm铝),家兔为700伦琴,小白鼠为400伦琴,观察给药后血象、骨髓及处死后的病理改变。

3. 实验结果

(1)周围血红细胞的改变:家兔组于给PHA后,未给X线照射前,未看到PHA对红细胞有明显影响,给药组及对照组其红细胞平均值是相近似的,但在给深部X线照射后则可以看出,在给PHA组其红细胞平均值下降的幅度较小而回升的较快,见表1。

**表1　家兔注射PHA后红细胞的改变**　(单位:万/mm³)

| 组别 | 给药前 | 给药后 | | | 深部X线照射700伦琴 | 照射X线后 | | | | | |
|---|---|---|---|---|---|---|---|---|---|---|---|
| | | 1天 | 4天 | 10天 | | 9天 | 15天 | 17天 | 19天 | 23天 | 27天 |
| 实验组 | 535 | 543 | 460 | 508 | | 505 | 388 | 336 | 362 | 410 | 645 |
| 对照组 | 570 | 585 | 543 | 505 | | 456 | 272 | 228 | 255 | 262 | 348 |

小白鼠组:深部X线照射400伦琴后的第25天,PHA组红细胞平均值为1048万/mm³,对照组红细胞平均值为941万/mm³,给PHA组红细胞值较高,但经统计学处理后两组差别是不显著的。

(2)网织红细胞的改变:家兔组注射PHA后可看到网织红细胞有上升的趋势,照射深部X线后在注射PHA组的家兔的网织红细胞的平均值比对照组为高,见表2。

**表2 家兔注射 PHA 后网织红细胞的改变(%)**

| 组别 | 给药前 | 给药后 | | 深部X线照射700伦琴 | 照射X线后 | | | | | |
|---|---|---|---|---|---|---|---|---|---|---|
| | | 5天 | 10天 | | 1天 | 5天 | 10天 | 15天 | 20天 | 30天 |
| PHA组 | 2.15 | 2.45 | 3.30 | | 2.88 | 0.46 | 1.17 | 2.55 | 3.5 | 4.35 |
| 对照组 | 2.13 | 1.00 | 1.71 | | 0.94 | 0.28 | 1.33 | 1.16 | 2.25 | 2.50 |

小白鼠组:小白鼠于给腹腔注射 PHA 后网织红细胞改变不大,但于照射深部 X 线400 伦琴后,可以看出给 PHA 组网织红细胞的恢复比对照组是快的。如在给 PHA 组在 X 线照射后第 20 天其平均值为 1.8%,而对照组为 0.50%,两组差别是非常显著的($t=5.1, P<0.01$),见表 3。

**表3 小白鼠注射 PHA 后网织红细胞的改变(%)**

| 组别 | 给药前 | 给药后 | | 深部X线照射400伦琴 | 照射后 | | | |
|---|---|---|---|---|---|---|---|---|
| | | 7天 | 10天 | | 5天 | 10天 | 15天 | 20天 |
| PHA组 | 3.4 | 2.8 | 2.60 | | 0.76 | 2.1 | 1.8 | 1.8 |
| 对照组 | 2.0 | 1.9 | 1.8 | | 0.57 | 1.2 | 0.7 | 0.5 |

(3)白细胞的改变:家兔于注射 PHA 后未能看出其周围血白细胞有何改变,但是深部 X 线照射后,注射 PHA 组的家兔白细胞总数平均值下降得比较少,恢复得比较快,见表 4。

**表4 家兔注射 PHA 后白细胞数量的改变/$mm^3$**

| 组别 | 给药前 | 给药后 | | 深射X线照射700伦琴 | 照射X线后 | | | | | |
|---|---|---|---|---|---|---|---|---|---|---|
| | | 5天 | 10天 | | 7天 | 9天 | 11天 | 15天 | 20天 | 25天 |
| PHA组 | 11700 | 10800 | 11800 | | 3050 | 2450 | 3300 | 3500 | 8950 | 15700 |
| 对照组 | 13200 | 11750 | 14250 | | 2350 | 1850 | 1850 | 1200 | 4400 | 8100 |

(4)其他

骨髓:家兔组于给 PHA 后第 10 天,可以看到其胫骨骨髓的有核细胞增生情况较对照组的骨髓有核细胞稍活跃些。小白鼠组于深部 X 线照射后,第 20 天处死后见其骨髓涂片,PHA 组较对照组的骨髓有核细胞增生活跃情况平均提高一级(按五级分类法)。

脾脏:将小白鼠于照射 400 伦琴后的第 20 天时全部处死,给 PHA 组的脾脏重量平均为 215 mg,而对照组为 141 mg。二组差别显著($t=2.81, P<0.05$),但两组的体重差别不显著($t=0.28, P>0.1$)。

病理检查:小白鼠于照射 400 伦琴后第 20 天处死后做病理检查,在 8 只用 PHA 组的小白鼠中,于脾脏均出现明显的造血灶,而对照组中检查的 6 只鼠中只两只其肝脾中稍有造血灶出现。

## 二、临床部分

我们曾先后用 PHA 治疗再生障碍性贫血患者 9 例,取得一定的疗效,小结如下。

1. *病例选择* 全部病例均系住院患者,经详细的病史询问、体检及血液骨髓检查确诊为再生障碍性贫血,有关资料详见表 5。

2. *药物来源* 1976 年 5 月以前应用的药物系我院用兰州产四季豆中提出的,部分药品系由兰州生物制品研究所协助制作的冻干产品,1976 年 5 月以后所用的 PHA 系广东省医药工业研究所提供的。

3. 给药方法　PHA 10～50 mg 加入 500 ml 生理盐水中由静脉缓慢滴注，部分病例将 1% PHA 加入 40 ml生理盐水中由静脉缓慢推注，除例 1、2、3 在用 PHA 前后均并用睾丸酮以外，均未并用其他任何刺激造血的药物。

4. 治疗结果　治疗结果详见表 6，9 例中有 4 例（1、3、4、9）于用 PHA 的近期血红蛋白上升 1 g 以上，同时红细胞亦相应的增加，例 1 于出院时已临床治愈，例 3 于出院后经中西药物持续治疗，亦已临床治愈，例 2 治疗无效死亡，例 5 病情仍危重，其余病例出院后病情均较平稳。

5. 副作用　偶有发热反应，当减低滴速，给予镇静解热剂后可愈。未发现严重的过敏反应。另见部分病例于用药后可见短暂的红细胞下降现象。

6. 讨论

PHA 在体外细胞培养时具有刺激小淋巴细胞进行有丝分裂的作用，在体外血细胞培养时如不加入 PHA，而用右旋糖酐等，则在培养液中看不到有丝分裂细胞的出现，我们做血细胞培养也见到相同的现象。此类受 PHA 作用而进行有丝分裂的白细胞已证明系来源自小淋巴细胞，且已知小淋巴细胞在受 PHA 作用后有核糖核酸（RNA）及去氧核糖核酸（DNA）的增加。PHA 可使淋巴细胞受到保护而提高对射线及细胞毒剂的抵抗力，PHA 亦谓有抑制某些动物肿瘤细胞的作用；PHA 亦广泛用于肿瘤患者的非特异性细胞免疫的测定。

在 PHA 的作用下小淋巴细胞经培养后，转化的具有核仁的大细胞，很像网状细胞；另据小淋巴细胞可转变为其他造血细胞的假说，故应用 PHA 刺激造血的实验及临床的研究工作近些年来受到了很大的重视，我们初步动物试验结果可以看出，PHA 对正常家兔的网织红细胞及骨髓有核细胞可能有增高的作用。特别明显的是家兔及小鼠经半数致死量 X 射线照射后，血细胞（红细胞、网织红细胞、白细胞）受损较轻，恢复较快。小鼠脾的髓外造血较对照组明显。此点与 Robinsbn 及 Gamble 的实验结果是一致的，与经 PHA 处理后，可增强淋巴细胞对 X 线的抵抗力的结果也是一致的，因而我们认为应用 PHA 治疗骨髓衰竭疾病是有一定根据的。

1963 年 Humble 首先试用 PHA 治疗再生障碍性贫血患者，他报道的 10 个病例中均见有不同程度的疗效，此后许多医生试用 PHA 治疗再生障碍性贫血的患者，其疗效虽不像 Humble 报道的那样好，但确有不少病例是有肯定疗效的。Busckor 等用 PHA 治疗氯霉素引起的白细胞缺乏症也取得了显著的疗效。但也有人报道 PHA 对再生障碍性贫血无明显疗效，然而在这些作者报道的无效的病例中，也有部分病例可以看到用 PHA 后有网织红细胞的增加。Catovsky 等收集文献报道的用 PHA 治疗再生障碍性贫血 40 个病例中，在用 PHA 后有 58% 的患者有网织红细胞增加，43% 的患者治疗有效，27% 的患者周围血中可见到少数母细胞样的细胞，用 PHA 后有网织红细胞增加的患者中 59% 临床有进步，他们并认为 PHA 对继发性的再生障碍性贫血的疗效较好。我们综合文献报道的 42 例经 PHA 治疗的再生障碍性贫血的病例，有效者 24 例（57. 1%），临床缓解者 11 例（26. 3%）。文献报道的应用 PHA 治疗再生障碍性贫血大体有两种方法，一种是将 PHA 直接静脉注入或滴注，另一种是在体外先用 PHA 培养患者的骨髓细胞或白细胞，再把它们由骨髓或静脉给患者注入，两种方法，哪一种疗效更高尚待进一步研究。

由我们初步应用 PHA 静脉注射治疗 9 例再生障碍性贫血的结果看来，例 1 经 PHA 治疗后临床缓解，另 3 例有近期疗效，其中 1 例经中西药物治疗已愈，另 5 例无效，但其中 3 例于用 PHA 后病情较稳定。

另 Stefani 等曾于肺癌患者行 X 线治疗前给 PHA 注射，发现给 PHA 的患者，骨髓中粒细胞系及原始红细胞下降较少，Voog 等报道 27 个用抗癌药物的患者同时用 PHA 可看到其白细胞无大损害，延长了抗癌药物的使用时间，提供了 PHA 的临床应用新范畴。由文献及我们少数病例中可看出静脉注射 PHA 是有些副作用的，主要是过敏反应，如起皮诊、发热等，局部可有静脉炎，但均不影响继续用药，对用 PHA 治疗造血功能障碍的疗效、药物剂量、用药时间、给药方法、副作用等是值得进一步探讨的。

## 三、小结

12 只家兔及 40 只小白鼠给予半数致死量的深部 X 线照射前后给予 1% 植物血凝素（PHA）静脉及腹腔

注射，观察其血液系统的受损及恢复情况，发现用1% PHA后家兔的网织红细胞有所提高。

在经深部X线照射后，用PHA组的动物红细胞、网织红细胞及白细胞下降得比较少，恢复得比较快，给PHA组小白鼠的脾脏平均重量为215 mg，而对照组为141 mg，差别是显著的（$t=2.81$；$P<0.05$），且见用PHA组脾脏有明显的造血灶出现，而对照组则很轻。

9例再生障碍性贫血的患者，经PHA静脉注射后，有1例有明显疗效，另3例有近期疗效，5例无效，但其中3例病情稳定。

复习文献报道的PHA治疗再生障碍性贫血的病例及其对造血系的影响，可以看出，用PHA治疗再生障碍性贫血是有一定的实验及临床依据的，是值得进一步探讨其有关原理及临床应用方法的。

**表5　9例再生障碍性贫血的临床资料**

| 姓名 | 年龄 | 病程（月） | 可能病因 | 肝脏（肋下）cm | 脾脏（肋下）cm | 出血 | 骨髓检查 | 红细胞（万/mm³） | 血红蛋白（g%） | 白细胞（千/mm³） | 血小板（万/mm³） | 网红细胞（个%） | 备注 |
|---|---|---|---|---|---|---|---|---|---|---|---|---|---|
| 李×× | 21 | 5 | 肝炎、合霉素 | 1.5 | 边 | + | 增生活跃 | 216 | 7.0 | 2.0 | 9.4 | 0.3 | GPT1220 |
| 何×× | 24 | 36 | 凡拉蒙 | 4.0 | - | + | 增生减低 | 128 | 5.6 | 1.1 | 1.2 | 0.1 | |
| 李×× | 7 | 1 | 不明 | - | - | - | 增生减低 | 183 | 5.9 | 4.5 | 1.6 | 1.0 | |
| 王×× | 22 | 17 | 不明 | - | - | - | 增生减低 | 295 | 9.8 | 3.1 | 6.2 | 0.8 | |
| 邱×× | 20 | 30 | 氯霉素 | - | - | - | 增生减低 | 230 | 6.8 | 2.6 | 3.4 | 1.0 | |
| 许×× | 19 | 3 | 氯毒素、肝炎 | 0.5 | - | + | 增生明显降低 | 130 | 3.5 | 2.2 | 1.2 | 0.2 | HAA阳性 GPT400 |
| 李×× | 33 | 180 | 氯霉素 | - | - | - | 增生活跃 | 118 | 3.1 | 3.0 | 3.0 | 1.3 | |
| 杨×× | 21 | 33 | 肝炎 | - | - | + | 增生减低 | 120 | 3.7 | 1.5 | 1.0 | 0.5 | |
| 穆×× | 13 | 10 | 合霉素 | - | - | - | 增生减低 | 325 | 9.7 | 4.1 | 16.6 | 1.4 | |

注：9例均为男性

**表6　9例再生障碍性贫血用PHA治疗结果**

| 姓名 | 年龄 | 应用时间 | PHA总剂量（mg） | 红细胞（万/mm³） | | 血红蛋白（g%） | | 白细胞（千/mm³） | | 中性 % | | 淋巴 % | | 血小板（万/mm³） | | 网织红 % | |
|---|---|---|---|---|---|---|---|---|---|---|---|---|---|---|---|---|---|
| | | | | 前 | 后 | 前 | 后 | 前 | 后 | 前 | 后 | 前 | 后 | 前 | 后 | 前 | 后 |
| 李×× | 12 | 1965年4.1~5.22 | 1537.5 | 395 | 433 | 10.5 | 13.0 | 5.0 | 4.1 | 66 | 53 | 24 | 46 | 10.0 | 4.8 | 0.3 | 0.7 |
| 何×× | 24 | 1966年8.9~9.16 | 1300 | 131 | 163 | 4.2 | 5.0 | 1.1 | 1.0 | 44 | 24 | 49 | 76 | 4.8 | 2.0 | 0.4 | 0.5 |
| 李×× | 7 | 1975年8.1~9.4 | 90 | 139 | 195 | 4.36 | 6.1 | 3.8 | 3.6 | 18 | 50 | 82 | 46 | 2.0 | 3.6 | 0.2 | 0.3 |
| 王×× | 22 | 1976年2.21~4.7 | 370 | 290 | 355 | 9.6 | 11.3 | 4.0 | 4.0 | 60 | 41 | 37 | 55 | 11.4 | 7.4 | 0.3 | 0.3 |
| 邱×× | 20 | 1976年6.14~7.25 | 670 | 225 | 271 | 6.6 | 7.5 | 2.3 | 2.0 | 42 | 32 | 58 | 68 | 2.4 | 2.0 | 1.1 | 0.3 |
| 许×× | 19 | 1976年5.24~8.13 | 720 | 130 | 145 | 3.5 | 3.7 | 2.2 | 1.1 | 26 | 51 | 70 | 46 | 1.2 | 1.2 | 0.2 | 0.4 |
| 李×× | 33 | 1976年9.23~10.28 | 860 | 145 | 108 | 4.3 | 4.1 | 3.6 | 2.6 | 68 | 72 | 32 | 26 | 1.4 | 3.2 | 0.7 | 0.2 |
| 杨×× | 21 | 1976年5.25~6.21 | 730 | 155 | 164 | 4.7 | 4.9 | 3.0 | 2.7 | 47 | 48 | 46 | 42 | 4.6 | 1.8 | / | / |
| 穆×× | 13 | 1976年11.20~11.26 | 150 | 315 | 345 | 9.6 | 11.1 | 4.1 | 4.4 | 80 | 48 | 18 | 46 | 3.8 | 1.0 | 1.5 | 1.2 |

注：9例均为男性

（兰州军区总医院　白血病资料汇编1977年　37~47页）

# 植物血凝素(PHA)治疗再生障碍性贫血的实验研究及临床应用的初步报告

兰州军区总医院　曹履先 等

用健康家兔 12 只及小白鼠 40 只,半数为试验组,半数为对照组。家兔每日由耳静脉注射 1% PHA 0.5 ml(对照组注射等量生理盐水),小白鼠每日腹腔注射 0.1% PHA 0.1 ml(对照组注射等量的生理盐水),在给药后 10 天全部动物均予一次深部 X 线照射(0.5 mm 铜及 1 mm 铝),家兔为 700 伦琴,小白鼠为 400 伦琴,观察给药后血象、骨髓及处死后的病理改变。发现用 1% PHA 后家兔的网织细胞有所提高。在经深部 X 线照射后,用 PHA 组的动物红细胞、网织红细胞及白细胞下降得比较少,恢复得比较快,给 PHA 组小白鼠的脾脏平均重量为 215 mg,而对照组为 141 mg,差别是显著的($t=2.81$, $P<0.05$),且见用 PHA 组脾脏有明显的造血灶出现,而对照组则很轻。

作者初步试用自制的 PHA 治疗了 3 例再生障碍性贫血的患者,经 1% PHA 静脉注射后,有 1 例有明显疗效,另 1 例可能有晚期疗效,1 例无效。可以看出用 PHA 治疗再生障碍性贫血,是有一定的实验及临床依据的,值得进一步探讨其有关原理及临床应用方法。

[摘自兰州军区总医院普通内科,临床医学资料,(3):31,1973
天津医药 1974; 4: 187 摘要转载]

# 铁粒幼细胞性贫血1例报告

兰州军区总医院普内科　曹履先

铁粒幼细胞性贫血(sideroblastic anemia)国内报道较少,因其在诊断治疗上有特殊处,应予重视。现将我院1例报告如下。

安××,男,36岁,黑龙江籍。因头晕、心慌8个月于1976年10月15日入院。患者于同年2月间感面色苍白、头晕、乏力及心慌等,于5月份查血红蛋白为10 g,服硫酸亚铁治疗无效。血红蛋白继续下降到7.7 g。白细胞3600。住某院用铁剂及维生素$B_{12}$、叶酸等药物无效,转来我院。过去无酱油尿史、病前亦未曾服任何药物。亦无射线接触史。既往无贫血及其他病史。父早亡。母健在。两个女孩均健康,无贫血史。

体查:呈贫血貌,除心尖部有Ⅱ级杂音及脾恰可触及外,其他均无异常。

化验检查:血红蛋白6.1 g%。红细胞239万。白细胞2800。中性68%,无PeIger Huet畸形。未见幼稚细胞。网织红细胞4.0%。红细胞压积27.5%。平均红细胞体积(MCV)=103 $\mu m^3$。平均红细胞血红蛋白量(MCH)=25.4 μμg。平均红细胞血红蛋白浓度(MCHC)=24.8%。血片中成熟红细胞大小不等,大部偏大,着色浅,甚至呈中空的环状。

骨髓检查:有核细胞增生明显活跃,粒:红=1.1:1。粒细胞形态、比例正常。红细胞增生明显活跃,以中晚红细胞为主,占36.8%,可见到核畸形及豪周小体,成熟红细胞大小不等,染色浅,有较多嗜多染者。血小板及巨核细胞正常。骨髓片铁染色见晚幼红细胞均有铁颗粒(铁粒幼细胞),其中5个以上颗粒者占92%,许多铁颗粒围绕细胞核呈环状排到(见图1)。成熟红细胞中亦有7%有铁颗粒(铁粒细胞)。红细胞包含体试验阴性。异丙醇试验阴性。热敏感试验<5%。血红蛋白碱变性试验2.3%。蔗糖溶血及酸溶血试验阴性。尿粪常规检查正常。粪潜血试验阴性。尿含铁血黄素检查阴性。四次血清铁检查结果分别为120,110,200,150 μg%。血清铁结合力分别为272,220,240,310 μg%。血谷丙转氨酶(GPT)290单位。葡萄糖耐量试验正常(口服法)。血清蛋白电泳检查正常。红细胞盐水脆性试验(光电法)50%溶血为0.7%氯化钠液(正常对照为0.475%氯化钠液)。血红蛋白电泳检查未见异常血红蛋白带。

胸部透视及胃肠钡餐检查正常。

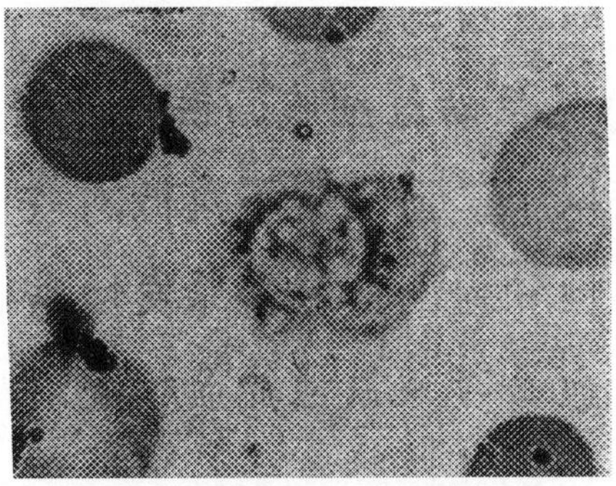

图1　骨髓铁染色示幼红细胞核周围呈环状的铁颗粒

治疗经过:入院后诊断为铁粒幼细胞性贫血,考虑为家族性性联遗传者。给维生素$B_6$ 300 mg/d,无效。又加用中药、叶酸、维生素$B_{12}$及丙酸睾丸酮等均无明显疗效。后又改用强的松10 mg,3/d,仍无效。1977年4月再次骨髓检查见有核红细胞仍增生活跃,骨髓片的铁染色见铁粒幼细胞占100%,6个铁颗粒以上的有核红细胞占79%,仍呈环状排列。于1977年7月转他院治疗。

讨论:本例具备诊断铁粒幼细胞性贫血的三个条件:即①低血红蛋白性贫血;②血清铁升高,铁结合力低;③骨髓的幼红细胞系中有呈环状排列的铁粒幼细胞,故可确诊为铁粒幼细胞性贫血。铁粒幼细胞性贫血有原发及继发之分,因患者无服用抗痨药物史,无类风湿关节炎、骨髓增生性疾患、恶性肿瘤、尿毒症等病史,血红蛋白电泳亦未发现异常血红蛋白,抗碱血红蛋白不高,包涵体检查阴性,故非继发性的铁粒幼细胞性贫血。患者白细胞无 Pelger Huet 畸形，骨髓中未见巨幼红细胞。铁粒幼细胞多为中晚红细胞，患者年龄在 60 岁以下，血小板不减低，故多考虑为家庭性性联遗传性的铁粒幼细胞性贫血，而多非原发性铁粒幼细胞性贫血。

铁粒幼细胞性贫血易与缺铁性贫血相混淆，因均表现有低血红蛋白性的贫血，故本病如单用简单的血片检查，可能误认为是缺铁性贫血。铁剂对缺铁性贫血治疗有效，而对铁粒幼细胞性贫血无效且可能有害，故应予特别注意。此例患者在院外服铁剂数月，应引为教训。

铁粒幼细胞性贫血系因铁失利用所致的血红蛋白合成障碍，但其具体的原因及机制尚不完全明确，故在治疗上尚缺乏特效治疗方法。此例患者应用了叶酸、维生素 $B_6$、$B_{12}$、中药、睾丸酮及肾上腺皮质类激素等疗效均不佳，文献有报道用硫唑嘌呤等免疫抑制剂取得疗效者，应予重视。

## 参考文献


[1] Sullivan AL, *et al*. Sideroblastic anemias, an approach to diagnosis and management. Med Clin North Ame,1973,57:335.

[2] 吕联煌. 铁粒幼细胞性贫血. 国外医学内科分册,1975,7:303.

[3] London IM,*et al*. The regulation of hemoglobin synesis and the pathogenesis of some hypochromic-anemia. Medicine, 1964, 43:789.

[4] Zervas J, *et al*. Sideroblastic anemia treated with immunosuppressive therapy. Blood, 1974,44:117.


（兰州军区总医院 血液病资料汇编 1982 年 6 月第 27 ~ 30 页）

# 再生障碍性贫血50例临床分析

兰州军区总医院　曹履先

再生障碍性贫血(简称再障)不甚少见,其病情常危重迁延不愈。现将我院内科1963~1978年的50例住院病例,作一临床分析。

## 一般情况

男39例,女11例,男:女=3.55:1,符合男多于女的特点,与国内报道相似,但男性病例更多些,这可能与我院收容对象有关。年龄为13~56岁,平均25.7岁,15~35岁者31例。1963~1970年8年中,共住院17例,1971~1978年的8年间,共住院33例,而近5年住院者达28例之多,似说明再障的发病率近年来是增高的。50例患者占同期住院患者的0.42‰,较国内张氏报道的发病率为低。

**病因**:50例中的11例(22%)系服用氯霉素或合霉素所致,均在服药半年内发病;13例(26%)系服用其他药物所致,包括凡拉蒙、保泰松、复方降压片、磺胺、去痛片、氨基比林、抗疟药及安乃近等,药物引起的再障共24例,占48%;4例病前有明显的传染性肝炎病史及肝功异常:2例系妊娠合并再障,其中1例系第2胎妊娠2个月时发生了再障,另1例系第3胎妊娠3个月时出现再障;余20例(40%)病因不明确。

**临床表现**:按邓家栋等提出的临床分型,50例中的8例属急性型,42例属慢性型。

### 一、首发症状

以贫血及出血为主,45例(90%)有头晕、疲乏、心慌、气短等贫血表现。24例(48%)有鼻衄、齿龈出血、皮肤瘀斑等出血表现,另有3例(6%)以发热为首发症状入院,均为上呼吸道感染。

### 二、主要体征

入院时22例(44%)有出血表现,多为皮下出血点或瘀斑,9例(18%)肝脏于肋下1~2 cm处可以扪及,5例(10%)脾脏于肋下恰可触及。全部病例浅淋巴结均不大。

## 化验检查

### 一、周围血象

50例入院时,红细胞及血红蛋白均减低,其中47例除红细胞减少外,白细胞及血小板亦有不同程度的减少,单纯性红细胞减少者3例,此3例患者的骨髓有核细胞均呈增生减低,胸透均无胸腺肿大,且于病程晚期均呈全血细胞减少。网织红细胞除1例外均低于10万,平均为23 580/$mm^3$。有17例(34%)血片中可见到有核红细胞1~2/计数100个白细胞,28例(56%)血片中红细胞稍呈大小不等,血红蛋白充填大多良好。详见表1。

表1　50例再障患者入院时血象

| 项目 | 红细胞（万/mm$^3$） | 血红蛋白（g%） | 白细胞（个/mm$^3$） | 中性粒细胞（个/mm$^3$） | 血小板（个/mm$^3$） | 网织红细胞（个/mm$^3$） | 淋巴细胞（个/mm$^3$） |
|---|---|---|---|---|---|---|---|
| 最低值 | 92 | 2.6 | 600 | 12 | 10 000 | 3220 | 400 |
| 最高值 | 385 | 10.5 | 7100 | 5244 | 136 000 | 106 000 | 4500 |
| 平均值 | 219 | 6.6 | 3426 | 1622 | 44 000 | 23 580 | 1639 |

## 二、骨髓检查

全部均做了骨髓检查，其中49例有核细胞的描绘中，39例（80%）增生减低，10例骨髓有核细胞呈增生活跃，其中5例经2次以上检查，骨髓有核细胞仍呈增生活跃，故确有少数再障患者骨髓有核细胞呈增生活跃。骨髓有核细胞分类情况详见表2。骨髓的粒细胞及有核红细胞的平均值低于正常平均值，而淋巴细胞的平均百分数远超过正常平均值，网状细胞、浆细胞及组织嗜碱细胞的平均百分数高于正常值，此点与杨氏所报道是一致的。

表2　50例再障患者骨髓有核细胞分类情况

| 项目 | 粒细胞（%） | 有核红细胞（%） | 粒:红 | 淋巴细胞（%） | 浆细胞（%） | 组织嗜碱细胞（%） | 网状细胞（%） | 全部非造血细胞 |
|---|---|---|---|---|---|---|---|---|
| 最低值 | 0.2 | 0 | 0.68:1 | 15.8 | 0 | 0 | 0 | 17.4 |
| 最高值 | 63.2 | 43.2 | 19.6:1 | 70 | 24.6 | 3.2 | 14 | 95.8 |
| 平均值 | 33.9 | 18.6 | 3.6:1 | 40.7 | 1.6 | 0.23 | 1.1 | 43.7 |

## 三、其他化验

15例患者做了中性粒细胞碱性磷酸酶测定，其平均积分为149.8分。显然高于正常，26例患者做了血清铁检查，平均值为203.6 μg%（110～354 μg%），12例患者做了血清铁结合力测定，平均为322.1 μg%（200～487 μg%），22例做了酸溶血试验，28例做了尿含铁血黄素测定，12例做了抗人球蛋白试验，均为阴性。

# 治疗及预后

50例患者中，22例（44%）获临床缓解（脱离输血情况下血红蛋白维持在10 g以上），无1例急性再障获完全缓解，10例（20%）有进步（贫血较入院时减轻，但血红蛋白未达10 g以上），8例患者死亡（16%），无效者5例，不能判断疗效者5例（疗程短，未治疗等）。

本组病例曾应用过的治疗包括雄性激素、肾上腺皮质激素、中药、氯化钴、植物血凝素（PHA）及脾切除等。

在18例应用雄性激素后呈临床缓解者中，可看出应用雄性激素后1～2个月时可出现疗效，8例曾用植物血凝素治疗，方法为PHA 10～15 mg加入500 ml生理盐水中静脉滴注或40 ml生理盐水中静脉缓慢推注，其中3例有效，1例临床缓解，值得注意的是有1例患者于用PHA当时疗效不明显，但经继续应用原来应用无效的雄性激素等药物后，获得临床缓解。故PHA可能与其他药物有协同作用。另2例经氯化钴治疗后临床缓解，1例妊娠再障分娩后4个月缓解出院，2例切脾后临床缓解。在22例临床缓解病例中，有4例白细胞仍低于3000,有4例血小板仍低于10万,说明白细胞和血小板的恢复是较慢的。

8例于住院期间死亡的病例中,属于急性型5例(占急性型的5/8),3例属慢性型(占慢性型的3/42),急性型的5例均于住院半年内死亡,全部死亡病例由有症状到死亡为1~59个月,平均21.7个月。死亡原因6例为感染,多为上呼吸道感染或败血症,2例因出血死亡。死亡与未死亡病例比较可看出,死亡者入院时周围血中白细胞、网织红细胞平均数较低,骨髓中的浆细胞、网状细胞及非造血细胞总和的百分数均高于未死亡者。详见表3。

**表3　死亡与未死亡再障病例血象及骨髓象比较**

| 血象和骨髓象 | 检测指标 | 未死亡者42例(平均值) | 死亡者8例(平均值) | $P$值 |
|---|---|---|---|---|
| 血象 | 红细胞(万/mm³) | 221 | 206 | >0.05 |
| | 血红蛋白(g%) | 6.7 | 6.2 | >0.05 |
| | 白细胞(个/mm³) | 3530 | 2.99 | <0.01 |
| | 中性粒细胞(个/mm³) | 1799 | 1.04 | >0.05 |
| | 血小板(万/mm³) | 4.5 | 4.2 | >0.05 |
| | 网织红细胞(个/mm³) | 26 386 | 8900 | <0.01 |
| 骨髓象 | 淋巴细胞(%) | 39 | 50 | >0.05 |
| | 浆细胞(%) | 1.1 | 3.96 | <0.05 |
| | 组织嗜碱细胞(%) | 0.24 | 0.16 | — |
| | 网状细胞(%) | 0.73 | 3.1 | <0.01 |
| | 非造血细胞(%) | 41.8 | 57.8 | <0.05 |

## 参考文献

[1] 北京医学院附属人民医院血液组. 再生障碍性贫血104例临床分析及治疗问题的探讨. 中华内科杂志,1961,9(3):138.
[2] 张之南. 再生障碍性贫血的治疗、预后和分型. 中华内科杂志, 1962,10(12):766.
[3] 邓家栋,陈文杰. 关于再生障碍性贫血的临床和实验研究. 天津医药杂志输血及血液学附刊,1964,2(2):83.
[4] 王声远,等. 正常人髂骨骨髓象的研究——北京地区102例观察报告. 中华内科杂志,1963,11(5):373.
[5] 杨崇礼,等. 再生障碍性贫血的骨髓改变(分型的初步探讨). 中华内科杂志,1963,10(12):757.

(新医学杂志　1980年第11卷第1期23~25页)

# 再生障碍性贫血研究的进展

兰州军区总医院　曹履先

## 一、前言

再生障碍性贫血(简称再障)在国内并不少见,其发病率为(1.87~2.1)/10 万/年,我院住院发病率 0.24 ‰。近年来国外在研究再障方面有不少进展,本文就此问题,特别是免疫发病机制方面予以复习,以供参考。

## 二、再障的诊断标准

1964 年 3 月在天津召开的全国血液学学术会议上制订了"原发性"再生障碍性贫血诊断标准,即:①全血细胞减少(三系细胞减少的先后或程度可以不同);②骨髓检查显示至少一部分增生不良(包括增生减低或重度减低);如增生良好,须有巨核细胞的减少;③血象示网织红细胞低于 10 万;④能除外引起上述血液及骨髓改变的其他疾患(特别是阵发性血红蛋白尿、轻型地中海贫血、脾功能亢进、急性白血病、骨髓纤维化、肝肾功能不全、恶性肿瘤、慢性感染、物理化学因素以及营养缺乏引起的贫血)。

1979 年武汉再障会议又进行了修订,其诊断标准如下:①全血细胞减少(三系细胞减少的先后或程度可以不同)。②血象显示网织红细胞的绝对值低于 5 万。③骨髓检查显示至少一个部位增生不良(包括增生减少或重度减少)。如增生良好,须有巨核细胞的减少,骨髓小粒的成分中应见非造血细胞的增多。有条件者应做骨髓活检。④排除引起上述血液及骨髓的其他疾病,如 PNH,白血病,恶网、轻型地中海贫血、营养缺乏性贫血、脾亢、骨髓纤维化等。

由于再障有轻重的不同,对严重者要予以及时的骨髓移植治疗,故 1976 年 Ccmitta 等制定了严重再障的诊断标准,即:①粒细胞在血液中的绝对值小于 $500/mm^3$;②网织红细胞计数 <1%(用红细胞比积纠正后的数值);③周围血中血小板低于 $20\ 000/mm^3$。

## 三、造血干细胞检查方法的进步为再障的病理生理提供了新的线索

1. 1961 年 Till 及 McCulloch 创立了测定小鼠多能造血干细胞的方法,即小鼠脾结节法 CFU-S。以后建立了许多造血干细胞的检查方法,对造血干细胞的意义、发生、分化及其在各种血液病的表现有了较深的认识。

2. 了解造血细胞均由一种造血干细胞发展而来,此种多能造血干细胞有两个特点:①不断地自我复制;②向定向干细胞分化发展为各种成熟的血细胞,据了解此类多能造血干细胞的形态尚不尽知,有可能与小淋巴细胞形态相似,或为小淋巴细胞的一种。

Metcalf 又把不同的造血细胞的分化发展与可认识的情况设计了另一个模式图:

多能造血干细胞演变为定向造血干细胞以致成熟的血细胞间有着精密的体液及细胞因子的调节。Lord 设计了一个图解。

肾在缺氧时产生前 EP,加血浆因子生成 EP,EP 作用在 EP 反应细胞及正在成熟的红细胞使红细胞成熟,组织内的氧压力升高及成熟红细胞提取物又抑制了肾的前 EP 的产生及红细胞的成熟。

由单核巨噬细胞产生集落刺激活性物质 CSA 促使粒单细胞的前体细胞分化发展及粒细胞的成熟形成了成熟的粒细胞，成熟粒细胞提取物，可能是粒细胞抑素又抑制了正在成熟着的粒细胞，并产生了集落抑制活性物质，抑制巨噬细胞产生 CSA。

对多能造血干细胞的调节更为复杂，尚不尽知。多能造血干细胞正常时仅有 1%~10% 及以下处于细胞活动周期，绝大部分处于 G0 期，已知恢复期的骨髓提取物Ⅲ可以刺激其活动进入细胞周期，正常骨髓提取物Ⅲ可以抑制之。已知多能造血干细胞细胞膜上有肾上腺皮质激素受体，肾上腺素能受体及胆碱酯能受体，因而在这些物质的作用下，可以促使多能造血干细胞进入活跃的细胞周期。

Byron 等报道了肾上腺素能受体激活剂胆碱能受体激活剂可以促使 CFU-S 进入活动的细胞周期，已知具有此活性的药物尚有甲状旁腺激素、前列腺素 E、睾丸酮及糖皮质类激素(?)等。

我们亦进行了此方面的实验研究，发现 β 受体阻滞剂心得安(10 mg/kg)亦具有较强的提高小鼠 CFU-S 的作用，其作用强度与康力龙(30 mg/kg)作用相似，其可使小鼠 CFU-S 增多($P<0.05$ 及 0.001)。

下面介绍两种常用的造血干细胞的检查方法。

(1)小鼠 CEUS 的测定方法：1961 年 Till 及 McCulloch 等介绍了测定小鼠多能干细胞的方法，即小鼠经 800~1000 rad外照射后，由尾部静脉注入同种骨髓细胞 $5\times10^4$ 经 8~10 天后，在此小鼠脾脏可以有肉眼可见的脾结节，经研究确定每一结节由单一的细胞增殖和分化而形成，每个结节约含 $1\times10^6$ 个细胞。

造血干细胞 CFUS 的测定可用于小鼠的造血细胞动力学的研究，可用此方法寻找有效的动物造血干细胞增殖的药物。

(2)CFUC 的测定方法：在集落形成因子(CSF)的刺激下可以对小鼠及人类的 CFU 进行检测，常用的有软琼脂培养的方法及小鼠腹腔内软琼脂扩散盒的培养方法，现介绍如下：

①CFU-C 半固体体外琼脂培养：半固体细胞悬液包括：细胞悬液、199 培养液、刺激因子、马血清及 3% 的琼脂，趁热加入培养皿中，放到 37℃，5% $CO_2$ 的干燥器培养 5~14 天，在低倍显微镜下观察细胞生长、形成集落的情况，集落(Clony)分为三种类型，①致密型；②混合型；③分散型，每个集落由 40 个以上的细胞组成，不足此数者即3~40 个细胞者谓细胞丛。

②小鼠体内扩散盒培养方法：将细胞悬液、199 培养液、马血清及 3% 琼脂，趁热将此培养体系液加入由硝酸纤维膜覆盖的体内培养的扩散盒中，以石蜡封口，埋入经 600~750 rad 照射后小鼠的腹腔中，5~7 天后取出扩散盒在显微镜下观察 CFU-C 形成情况，其细胞集落和细胞丛的形态与软琼脂培养者相似。

## 四、再障时造血干细胞的改变情况

1. 再障患者造血干细胞是减少的

人类的多能造血干细胞、CFU-S 肯定是存在的，但目前尚无像小鼠那样的测定方法。但人们常以 CFU-C 及 CFUE 来代表人类多能造血干细胞的水平。再障患者骨髓的 CFU-C 及 CFUE 经测定是减少的。

(A)：如 1977 年 Kern 等报道在 22 个再障患者中 CFU-C 为 0~36 个，平均 6.9 个/$2\times10^5$BM 有核细胞，对照 CFU-C 为 32~104 个，平均 75.1 个/$2\times10^5$ BM 有核细胞。并发现再障病情恢复后 CFU-C 也是减少的。通过实验测知再障患者周围血白细胞的(CSA)集落刺激活性是正常的(11 个患者)。

(B)同年 Hansi 等报道 13 个再障患者其 CFUE 是低的，病情恢复时 CFUE 是上升的。正常人的 CFUE 与 EP 的浓度是呈线性关系的，即 EP 浓度越高 CFUE 越多，但再障患者不是这样，他们对 0.2 U EP/ml 反应低，对 0.5 U 反应高，但仍比对照组的 CFUE 为低，再障时其 CFUE 可能有二组，即对低浓度 EP 反应的细胞及对高浓度 EP 反应的细胞，再障时前者更减少。

(C)同种异体骨髓移植的成功(常为同一家族成员)也说明再障的基本病理机制之一是造血干细胞的减少，如 Storb 等 1978 年报道经骨髓移植的再障有 48% 可以有血液的恢复，第 6 年时仍存活，而只用一般治疗的患者仅有 10% 存活。

(D)同卵双胞胎间的骨髓移植(syngeneic transplants，monozygous twin)的成功的报道很多，报道的病例已生活了1～16年，这也说明了再障的病因是造血干细胞的受损。但也有了同卵双胎骨髓移植后失败的报道。

2. 再障患者血清中存在有抑制造血干细胞的因子。

一般说来20%再障患者血清中有抑制造血干细胞的因子存在。

Krap等报道(1978年)26个再障患者中有8个患者的血清中有抑制因子，在体外培养中可以抑制正常骨髓的生长，其中多为肝炎后再障的患者，说明有的再障患者血清中有抗造血细胞的抗体存在。

1979年Fitchen等报道一个有再障及红斑狼疮女患者，其血清可以抑制患者自己的CFU-C及CFU-E，也可抑制正常人的CFU-C、CFU-E(加补体)，且知此抑制物为IgG，当换为正常人的血清后此抑制作用就不存在了。

Fitchen1979年报道50例再障患者中的12例血清中存在有抑制因子，抑制CFU-C。

在纯红细胞再障(PRCA)患者血清中抑制因子更为明确了。1975年Marmort等按患者血清中对抗物的不同分为A、B两型，A型患者血清中的IgG对幼红细胞有破坏作用。B型患者血清有对促红细胞生成素(EP)的抑制因子，1976年Krantz等又将PRCA分为三型，即A、B、C型，A、B型同Marmont等的意见，C型即血清中无抑制物质的PRCA。

但大部分人如Kagan，Hoffman等实验均不支持再障患者血清中存在有抑制CFU-C、CFUE的因子(抗体)存在，而认为再障患者血中存在有抑制造血干细胞的淋巴细胞。

3. 再障患者血液中存在有抑制血干细胞的淋巴细胞。

1976年Kagan等报道了一再障患者骨髓中无CFU-C，其骨髓细胞可抑制正常骨髓细胞的CFU-C的62%，如用ATG处理或去除了患者骨髓中的淋巴细胞则正常人的CFU-C即正常了。证明此抑制因子为再障患者的T淋巴细胞。

同时Ascensao等也报道一再障患者的骨髓与正常人骨髓混合培养后可以抑制正常人的CFU-C，如加ATG后此抑制可以消失。

1977年Hoffman等也报道7例再障患者中的5例淋巴细胞可以抑制正常人骨髓细胞的CFU-C形成。

1977年HaaK报道用E玫瑰花结形成的方法去掉再障患者骨髓中的T淋巴细胞后，则其CFU-C形成增多了，正常人骨髓去除了T淋巴细胞后其CFU-C形成也稍增多，说明是T淋巴细胞在起抑制作用。

1979年及1980年Kagan等先后两次报道了他们利用再障患者与正常人骨髓细胞混合培养的技术(前者4个再障患者，后者9个患者)，将再障贫血按发病机制分为三个类型，即

Ⅰ型干细胞型：CFU-C低、混合培养不抑制正常人CFU-C。

Ⅱ型微型环境型：CFU-C正常、混合培养不抑制正常人CFU-C。

Ⅲ型抑制C型：CFU-C低、混合培养抑制正常人CFU-C，此24个患者中Ⅰ型12例、Ⅱ型4例、Ⅲ型8例。

作者认为对Ⅰ型应予骨髓移植或移植其他造血干细胞，Ⅱ型应予睾丸酮治疗，Ⅲ型应予免疫抑制剂。

## 五、按以上分型对再障的合理治疗

①应予补充造血干细胞、即骨髓移植；②改善造血微环境，Kagan意见为应用男性素(此点不尽确切)；③免疫治疗。对①②文献涉及较多，不予赘述，现简述有关免疫治疗的现状。

1976年Baran等首先报道1例用氯霉素等药物引起的再障，用环磷酰胺30 mg/(kg·d)静注共4天，以后出现部分缓解。

1978年Pizzuto等报道6例再障用男性素治疗3～37个月无效后改用环磷酰胺口服，每月1281～3000 mg，共1.0～5.8个月，共用药量为3.25～14.95 g，其中2例有效，接近于完全缓解，4例无效。

1979年Silingardi报道1例再障患者用男性素、强的松治疗无效，再用ALG 400 mg/d，共6天，以后获完全缓解。

1978年Speck等用ALG治疗27个患者，痊愈1人，部分缓解10人，无效6人，死亡9人，失访1人，其疗效较好，一年时有58%的患者仍生存。

## 参考文献


[ 1 ] 曹履先. 再生障碍性贫血50例临床分析. 新医学,1980,1:25.

[ 2 ] 杨崇礼,等. 我国再生障碍性贫血的研究. 中华内科杂志,1980,1:3.

[ 3 ] 天津医药杂志,输血及血液学附刊,1964,2:146.

[ 4 ] 湖北省再障及其他血液学术会议纪要,1979.

[ 5 ] Camitta BM, *et al*. Severe aplastic anemia: a prospective study of the effect of early marrow transplantation on acute mortitivity. Blood,1976, 48:63.

[ 6 ] Till JE, MoCulloch EA. A direct measurement of the radiation sensitivity of normal bone marrow cells. Rad Res, 1961,14: 213.

[ 7 ] Alter B,*et al*. Classification and Aetiology of aplastic anemia. Clin Hemat,1978,7:431.

[ 8 ] Meteaif D. Hemopoietic colonies,Springer-verlag,1977.

[ 9 ] Lord BI. Proliferation regulator in haemopoiesis. Clin Hemat,1979,8:435.

[10] Byron JW. Evidence for a β-adrenergic receptor initiating DNA synthesis in haemopoietic stem cells. Exp Cell Res,1972, 71: 228.

[11] Byron JW. Drug receptors and haemopoietic stem cell. Nature (New Biology). 1973,241:152.

[12] Adamson JW. Pharmacological stimulation of marrow function. Clin Haemat,1978,7:555.

[13] Schofield R. The pluripotent stem cell. Clin Haemat,1979, 8:221.

[14] Metcalf D. Detection and analysis of human granulocyte-moncyte precursors using semi-solid cultures. Clin Haemat,1978, 8: 263.

[15] Kern P, *et al*. Granulocytic progenitor cells in aplastic anemia. Brit J Haemat,1977,35:613.

[16] Hansi W, *et al*. Erythroid coloing forming cells in aplastic anemia. Brit J Haemat,1977, 37:483.

[17] Storb R, *et al*. Marrow transplantation for treatment of aplastic anemia. Clin Haemat,1978, 7:591.

[18] Silver BJ, *et al*. Aplastic anemia,Recent advance in pathogenesis and treatment. Med Clin North Am,1980,64:607.

[19] U. C. L. A. bone marrow transplantation: Bone-marrow transplantation in severe aplastic anemia. Lancet,1976, 2:921.

[20] Pillow RP, *et al*. Treatment of bone-marrow failure by isogeneic marrow infusion, New Eng J Med,1966,275:94.

[21] Fefer A, *et al*. Paroxymal nocturnal haemoglobulinuria and marrow failure treated by infusion of marrow from an identical twin. Ann. int Med,1976,84:692.

[22] Royal Maraden Hospital Bone-marrow Transplantation Team, Failure of syngeneic bone-marrow graft without preconditioning in posthepatitis marrow aplasie. Lancet,1977, 2:742.

[23] Karp JE, *et al*. nomoral factors in aplastic anemia: Relationship of liver dysfunction to lack of serum stimulation of bone marrow growth *in vitro*. Blood,1978, 51:397.

[24] Gordon MY Circulalating inhibitor of granulopaiesis in patients with aplatis anemia. Brit J Heamat,1978, 29: 491.

[25] Fitchen JJ, *et al*. Serum inhibitors of haematopoiesis in a patient with aplastic anemia and systemic lupus erythematous, Recovery after exchange plasmapherosis. Amer J Med,1979,66:537.

[26] Fitchen JH, *et al*. Serum inhibitors of *in vitro* hematopoiesis in aplastic anemia. Clin Res,1976, 26:346A.

[27] Marmont A, *et al*. Pure red cell aplasia (PRCA) response to three patients to cyclophosphamide and/or antilymphocyte globulin (ALG) and demonotration if two typies of serum IgG inbibitors to erythrepoiesis. Blood,1975, 45:247.

[28] Krantz SB. Diagnosis and treatment of pure red cell aplasia. Med Clin North Amer,1976, 60:945.

[29] Hoffman R, *et al*. Suppression of erythroid colony formation by lymphocytes from patients with aplastic anemia. New Eng J Med,1977,296:10.

[30] Kagan WA,*et al*. Studies on the pathogenesis of aplastic anemia. Amer J Med,1979,66:444.

[31] Kagan WA, *et al*. Aplastic anemia. presence in human bone marrow of cells that suppress myelopoiesis. Proc Natl Acad Sci. USA,1976, 73:2890.

[32] Ascensao J,*et al*. Aplastic anemia,Evidence for an immunology mechanism. Lancet,1976, 1:669.

[33] Haak hL, *et al.* Mechanism in aplastic anemia. Lancet, 1977, 1:194.

[34] Kagan WA, *et al.* Stucies on the pathogenesis of refractory anemia. Amer. J. Med, 1980, 68:381.

[35] Baran DT, *et al.* Recovery from aplastic anemia after treatment with cyclophosphamide. New Eng. J. Med, 1976, 295:1520.

[36] Pizzuto J, *et al.* Cyclophosphamide for aplastic anemia. New Eng J Med, 1978, 298:164.

[37] Silingard V, *et al.* Recovery from aplastic anemia after treatment with antilymphocytic globuline. Arch Inter Med, 1979, 139: 1582.

[38] Speck B, *et al.* Trea tment of aplastic anemia by antilymphocyte globuline with or without marrow infusion. Clin Hematol, 1978, 7:611.

（兰州军区总医院　血液病文集 造血干细胞的研究 1982 年 4 月）

# 阵发性睡眠性血红蛋白尿11例分析（附再障-PNH综合征1例）

兰州军医总医院　曹履先 等

阵发性睡眠性血红蛋白尿（简称PNH）系溶血性贫血中较常见的一种，分析1966～1983年我院住院的11个病例，并报告1例再障-PNH综合征。

## 一、一般情况

11例患者中男性7人，女性4人，年龄19～57岁，平均33岁，符合男性患者多，中年患者多见的特点。从发病到住院确诊间隔为1～92个月，平均24个月。住院前曾诊断再障为3例，溶血性贫血不详者3例。11例患者中10例系近9年来的病例。

## 二、临床表现

1. 症状　11例患者的首发症状均为贫血引起的表现如头晕、疲乏、心悸等，有3例患者住院前有鼻衄、皮肤及齿龈出血等历史，但入院后检查均无出血表现，8例患者有典型的酱油色尿的发作史，6例于感冒发热后发生酱油色尿，其中3例同时使用解热止痛药，2例用APC、去痛片，1例用药不详后发病，另1例于输血后发病，1例于过劳后发病。

2. 体征　11例患者均呈程度不同之贫血貌，其中8例有轻度黄疸表现，1例患者皮肤呈典型的棕黄色改变，均无皮肤出血。11例患者中4例肝于肋下0.5 cm处刚可触及，肝大肋下1～2 cm 3例，11例中脾大者2例，9例未触及。浅表淋巴结均不肿大。11例患者均无神经系统异常，亦无腹水征。

## 三、化验检查

1. 血象及骨髓　11例患者均有贫血，平均红细胞为222万，血红蛋白为6.6 g，有5例白细胞低于3000/mm$^3$，8例中性粒细胞百分数亦低，血小板有7例低于10万，说明PNH时，除贫血外，白细胞及血小板也可以降低。11例患者做了骨髓检查，有核细胞均呈增生明显活跃，粒红比例有9例呈倒置现象，骨髓中淋巴细胞、浆细胞、网状细胞及组织嗜碱等非造血细胞均不增高。成熟红细胞呈大小不等，未见椭圆红细胞增多。详见表1。

表1　11例PNH患者血象骨髓象改变

| 检测值 | 红细胞万/mm$^3$ | 血红蛋白g% | 网织红细胞% | 白细胞个/mm$^3$ | 中性粒细胞个/mm$^3$ | 血小板万/mm$^3$ | 骨髓 | | | | | | |
|---|---|---|---|---|---|---|---|---|---|---|---|---|---|
| | | | | | | | 粒细胞% | 红细胞% | 淋巴细胞% | 浆细胞% | 网状细胞% | 组织嗜碱细胞% | 粒:红 |
| 最高值 | 279 | 8.7 | 15.6 | 8500 | 4380 | 18 | 46.4 | 75 | 22.2 | 1.8 | 5.4 | 0.5 | 0.17:1 |
| 最低值 | 180 | 4.4 | 3.0 | 1600 | 768 | 1.2 | 12.6 | 32.4 | 3.1 | 0 | 0 | 0 | 1.43:1 |
| 平均值 | 222 | 6.6 | 6.8 | 3510 | 1998 | 8.1 | 25.6 | 58.3 | 13.4 | 0.43 | 0.88 | 0.1 | 0.53:1 |

2. 其他检查　10例患者尿中含铁血黄素检查(Rous试验)呈阳性,10例患者做了酸溶血试验均为阳性,9例患者做了热溶血试验亦均为阳性。6例患者做了蔗糖溶血试验,4例阳性,2例阴性,但同时做酸溶血及热溶血试验为阳性。11例均做了黄疸指数测定,8例增高。8例做了胆红质测定均增高,最高为2.7 mg%,平均为1.1 mg%。部分患者做了血红蛋白电泳、红细胞脆性试验、抗人球蛋白试验、高铁血红蛋白的还原试验、异丙醇试验、血红蛋白变性试验等,均正常。有1例合并慢性肾盂肾炎患者尿蛋白 + +,有脓球,同位素肾图检查,显双侧肾功不良。

## 四、治疗结果

11例患者中的除1例正在住院治疗外,余10例患者经1~14个月的住院治疗后均已出院,其中6例经治疗后,血红蛋白上升2 g左右,病情减轻出院;1例治疗时间短,未予分析。有效者所用药物包括强的松、丙酸睾丸酮、康力龙、硫酸亚铁、维生素E、心得安、中药等,其中3例用硫酸亚铁、3例用强的松(包括1例第2次入院后改用强的松)、1例用康力龙治疗有效。

**附:再障-PNH综合征**

×××,男,24岁。因发现贫血10余年,间歇性酱油尿4个月入院。患者于约10年前因发热肌注氯霉素后2个月出现紫癜,头昏疲乏,住某医院查肝、脾、淋巴结不大,血红蛋白4~5 g,白细胞3000;分类淋巴细胞占60%,血小板2万,网织红细胞0~2.2%,骨髓示有核细胞增生活跃,粒:红 = 0.9:1,粒细胞明显减少,淋巴细胞少见,诊断为再生障碍性贫血。用丙酸睾丸酮、肾上腺皮质激素及中药等治疗,住院2年余,血红蛋白上升到13 g,白细胞6000,血小板13万,病愈出院。约6年后又因类似症状,住某医院,当时血红蛋白9 g,红细胞311万,白细胞4000,血小板7万,网织红细胞7.0%,骨髓有核细胞增生活跃,粒:红 = 0.51:1,红细胞系统占54.5%,仍按再障治疗3个月余,血象无大改变出院。入院前4个月因感冒发热服去痛片后,于午夜1时许出现酱油色尿一次,以后又因服"解热镇痛片"后出现一次酱油色尿。1976年12月14日入我院,体查贫血貌,皮肤无出血点,巩膜轻度黄染,表浅淋巴结不大,心肺正常,腹平软,肝脏肋下可触及边,脾未及,神经系正常,白细胞4100,中性63%,淋巴37%,红细胞大小稍不等,无椭圆红细胞增多现象,血小板80 000,网织红细胞5.6%,骨髓有核细胞增生明显活跃,粒:红 = 0.24:1,红细胞系统占71.2%,酸溶血试验阳性,热溶血试验阳性,蔗糖溶血试验阴性,高铁血红蛋白还原试验正常(85%),尿常规检查正常,尿含铁血黄素试验阳性,肝功能正常。诊断为再障-PNH综合征,用丙酸睾丸酮及强的松治疗1个月病情无改变出院。

## 五、讨论

阵发性睡眠性血红蛋白尿是一种后天性的溶血性贫血,其发病似不甚少见。1965年杨氏等一次即报道94例之多,我们报道的11例病例是1966~1983年我院住院者,而同期我院住院的再生障碍性贫血(简称再障)患者为71例,即约每收治6.4个再障患者即可遇到1例PNH患者,故对PNH应引起重视。

按PNH红细胞对补体敏感性的不同将PNH分为Ⅰ、Ⅱ、Ⅲ型,PNH Ⅰ型红细胞对补体的敏感性正常或接近正常、PNH Ⅲ期红细胞对补体的敏感性为正常红细胞的10~15倍,PNHⅡ型红细胞对补体的敏感性为正常的3~5倍。对补体敏感的红细胞半衰期为6天以下,而对补体不敏感的红细胞的生存期是长的,PNH Ⅲ型红细胞膜上测不出胆碱(acetylcholinerase),但人为地抑制了红细胞膜上的胆碱酯酶或先天性胆碱酯酶缺乏的红细胞,并不像PNH敏感红细胞那样缩短寿命,亦无增加溶血的证据,故PNH患者红细胞膜胆碱酯酶的缺乏和其补体溶血的加强并非因果关系。

PNH与再障的关系密切,典型的PNH可以有再障的骨髓象,也可以有白细胞和血小板减低,酷似再障的表现,因而再障与PNH之鉴别是很重要的,我们的11例PNH患者入院前3例误诊为再障,7例血小板低于10万,5例白细胞低于正常(<3000)。但全部11例的骨髓有核细胞呈增生明显活跃,此现象在再障时是少见的,骨髓中各种细胞所占百分比与再障也是不同的。现将我院50例再障患者的骨髓象与之比较,可以

看出有很大不同点，见表2。

**表2　PNH与再障骨髓有核细胞平均值的比较**

| 病例 | 粒细胞 | 红细胞 | 粒:红 | 淋巴细胞 | 浆细胞 | 组织嗜碱细胞 | 网状细胞 | 全部非造血细胞 |
|---|---|---|---|---|---|---|---|---|
| PNH 11例 | 25.6% | 58.5% | 0.53:1 | 13.4% | 0.43% | 0.1% | 0.88% | 14.6% |
| 再障50例 | 33.9% | 18.6% | 3.6:1 | 40.7% | 1.6% | 0.23% | 1.12% | 43.7% |

再障患者在病程中可以出现PNH红细胞的改变，有些病例可以发展为典型的PNH。1976年Lewis等报道7例，称之为再障-PNH综合征。本文报道1例，患者先有氯霉素引起的再障，治疗缓解，于病后6年左右又出现贫血表现，骨髓增生明显活跃，有核红细胞占54.5%，网织红细胞上升到7%，又经4年后，出现典型的酱油色尿等PNH改变，且酸溶血试验、热溶血试验及尿含铁血黄素试验，证实了PNH的诊断，故此例符合于再障-PNH综合征。

PNH红细胞现象认为是造血干细胞突变引起的病理改变，其治疗上尚无肯定有效的治疗方法，杨氏等报道26例患者用肾上腺皮质激素药物治疗，71.4%有效，我们的11例中有5例用此药治疗有效，另有3例，对硫酸亚铁有疗效，可能系此种患者由肾脏排出铁增多造成了缺铁。

## 小　结

报道我院住院PNH患者11例，男7例，女4例，平均年龄33岁，发病到确诊为1～92个月，平均24个月，以贫血症状为主，8例有黄疸，浅表淋巴结均不肿大，平均红细胞222万，血红蛋白6.6 g，网织红细胞增高，平均6.8%，有5例白细胞低，7例血小板低，骨髓有核红细胞平均53.8%，淋巴细胞占13.4%，浆细胞0.43%，网状细胞0.88%，组织嗜碱细胞0.1%。此些点与我院同期再障患者骨髓有明显不同。附1例再障-PNH综合征，结合病例对PNH发病率、发病机制与再障关系略作复习。

（甘肃省学液学会资料汇编　第122～125页　1983年12月）

# 肾上腺素能受体及胆碱酯能受体活性药物影响造血作用的实验研究

兰州军区总医院　曹履先 等

造血干细胞的缺乏是再生障碍性贫血(再障)的主要发病机制,骨髓移植或用刺激造血干细胞的药物是对再障的重要治疗手段。我们利用测定小鼠脾结节(CFU)的方法研究了肾上腺素能及胆碱酯能受体活性药物对造血作用的影响。现报告如下。

**实验方法:**实验分二批进行。

**第一批实验:**

1. 取8~10周龄,体重22~24 g LACA小鼠,分为8组,每组6只,1、2、3、4组分别给心得安(propranolol)10 mg/kg,康力龙(stanozolol) 30 mg/kg灌胃,山莨菪碱(anisodaminum)5 mg/kg、加兰他敏(galanthaminum)2 mg/kg腹腔注射,每日一次,用药7天;1′、2′、3′、4′分别为对照组,每组鼠用相应的途径各给生理盐水0.2 ml每日一次,共7天。

2. 7天后处死小鼠,无菌条件下取出3只鼠的一侧股骨,用199液冲出全部骨髓细胞,制成细胞悬液。

3. 取LACA小鼠分为8组,每组24只,给850 rad深部X线照射后(0.5 mm Cu+1.0 mm Al、200 kV、10 mA、距离30 cm,剂量率54.4 rad/分)分别从尾静脉给1~4及1′~4′组注入细胞悬液,各为$7\times10^4$细胞/鼠(0.2 ml)。

4. 9天后处死小鼠、称重,取出脾脏,Bouin液中固定24小时,用天平称脾重,计数脾脏表面脾结节数,并计脾指数[脾重(mg)/体重(g)]。

**第二批实验:**

方法基本同第一批。给药小鼠分5组,每组7只,1~4组分别给心得安10 mg/kg、舒喘宁(salbutamolum)8 mg/kg、康力龙30 mg/kg,用药7天或先用心得安10 mg/kg 6天,继之用舒喘宁8 mg/kg 2天,均为灌胃,第5组为对照组,用生理盐水0.2 ml/d灌胃,以后处理步骤同第一批。1~4组备用鼠20只,第5组用鼠84只。

**实验结果:**

详见表1及2。由表1可看出心得安组小鼠脾结节数明显高于对照组($P<0.001$),脾重量亦大于对照组($P<0.05$),康力龙组呈类似刺激CFU增多之作用,而胆碱酯酶抑制剂山莨菪碱及加兰他敏虽有轻度脾结节增多及脾脏重量增加之作用,但无统计学意义。第二批实验,心得安、舒喘宁、康力龙及先给心得安后给舒喘宁组脾结节数均高于对照组($P<0.002$),但脾重量,脾指数虽4组均比对照组高,但只心得安及康力龙组具统计学意义($P<0.05$)。

**表1　心得安等四种药物对小鼠脾结节、脾重、脾指数的影响**

| 组别 | 脾结节 CFUs | | 脾重量 | | 脾指数 | | 动物数 | |
|---|---|---|---|---|---|---|---|---|
| | 个/$10^5$骨髓细胞 | $P$值 | mg | $P$值 | mg/g体重 | $P$值 | 开始 | 第9天 |
| 1. 心得安 | 12.19±1.32 | | 13.96±0.80 | | 0.88±0.05 | | 24 | 22 |
| 对照 | 6.03±0.82 | <0.001 | 11.86±0.51 | <0.05 | 0.80±0.03 | >0.05 | 24 | 22 |

续表

| 组别 | 脾结节 CFUs |  | 脾重量 |  | 脾指数 |  | 动物数 |  |
|---|---|---|---|---|---|---|---|---|
|  | 个/$10^5$骨髓细胞 | $P$ 值 | mg | $P$ 值 | mg/g 体重 | $P$ 值 | 开始 | 第9天 |
| 2. 康力龙 | 12.18 ±1.13 |  | 20.19 ±1.28 |  | 1.17 ±0.06 |  | 24 | 19 |
| 对照 | 5.27 ±1.00 | <0.001 | 12.76 ±0.90 | <0.001 | 0.92 ±0.06 | <0.05 | 24 | 14 |
| 3. 山莨菪碱 | 7.45 ±1.17 |  | 13.80 ±0.88 |  | 0.87 ±0.04 |  | 24 | 16 |
| 对照 | 6.44 ±0.90 | >0.05 | 12.56 ±0.32 | >0.05 | 0.85 ±0.02 | >0.05 | 24 | 13 |
| 4. 加兰他敏 | 7.28 ±2.06 |  | 12.74 ±0.86 |  | 1.01 ±0.06 |  | 24 | 15 |
| 对照 | 6.22 ±0.92 | >0.05 | 18.96 ±1.19 | – | 1.20 ±0.07 | – | 24 | 11 |

**表2　小鼠脾结节、脾重量及脾指数结果**

| 组别 | 脾结节 CFUs(个/2×$10^5$) | 脾重量(mg) | 脾指数(脾重 mg/体重 mg) |
|---|---|---|---|
| 心得安组 | 16.13 ±5.63($P$<0.001) | 25.10 ±4.11($P$<0.002) | 1.64 ±0.22($P$<0.05) |
| 舒喘宁组 | 17.33 ±4.89($P$<0.001) | 22.93 ±5.46($P$>0.05) | 1.68 ±0.40($P$<0.05) |
| 康力龙组 | 22.13 ±4.26($P$<0.001) | 28.68 ±4.42($P$<0.002) | 1.76 ±0.15($P$<0.01) |
| 心得安+舒喘宁组 | 14.38 ±6.83($P$<0.02) | 23.30 ±5.67($P$>0.05) | 1.47 ±0.33($P$>0.05) |
| 对照组 | 10.10 ±5.69 | 20.51 ±4.88 | 1.42 ±0.36 |

## 讨　论

绝大部分的造血干细胞处于G0期，有些药物可以促使G0期的造血干细胞进入活跃的细胞周期，如男性素等。1972年Byron报道在体外培养时，异丙基肾上腺素(isoprorenol) $10^{-12}$ ~ $10^{-10}$ mol/L时可使具有DNA合成的CFUs增加到40%，如同时加入心得安后此作用受阻，他认为造血干细胞具有β肾上腺素能受体，故可被异丙肾上腺素激活而进入细胞周期，他认为乙酰胆碱能类药物如氨甲酰胆碱(charbomylcholine)及乙酰胆碱(acetylcholine)等药亦有类似作用。

我们实验证实舒喘宁(salbutamolum)能促使小鼠骨髓中进入细胞周期的CFUs增多之作用，但不能证明胆碱酯酶抑制剂山莨菪碱5 mg/kg，及加兰他敏2 mg/kg的类似作用，我们并发现B肾上腺素能阻滞剂心得安亦具促CFUs进入细胞活跃期的作用，此药10 mg/kg与已知的刺激造血药物康力龙的促进小鼠CFUs形成脾结节的作用是相似的，故我们认为心得安有可能成为有效地刺激造血、治疗再障的药物。1980年Aarons等报道用心得安160 mg/d，8天后可使人的淋巴细胞膜上的β肾上腺素能受体密度增加，易于受β肾上腺素能药物的作用，心得安或亦可使造血干细胞膜上的β肾上腺素能受体密度增加，使其具有刺激造血作用。

## 参考文献

[1] 吴祖泽. 造血细胞动力学概论. 北京:科学出版社,1978.
[2] Schofield R. The plurepotent stem cell. Clin Haematol, 1979,8 ;221.
[3] Adamson JW. Pharmacological stimulation of marrow function. Clinical Hematol, 1978,7 : 555.
[4] Byron JW. Effect of steroid and dibutyryl cyclic AMP of the sensitivity of haemopoietic stem cell to $^{3}$H-thymidine *in vitro*. Nature(London),1971,234:39.
[5] Byron JW. Evidcnce for a β-adrcnergic receptor initiating DNA synthesis in haemopoietic stem cells. Exp Cell Res,1972, 71 : 228.
[6] Byron JW. Drug receptors and haemopoictic stem cell. Nature (New Biology),1973, 241 : 152.
[7] Byron JW. Effect of steroid on the cycling of haemopoietic stern cells. Nature,1970,228 : 1204.
[8] Aarons RD, *et al*. Elevation of β-adrenergic receptor density in human lymphocytes after propranolol administration. J Clin Invest,1980, 65 : 949.

(中华血液学杂志 1983 年第 4 卷第 4 期 232 ~ 233 页)

# 心得安治疗再生障碍性贫血的实验研究及临床应用初步报告

兰州军区总医院　曹履先 等

**内容提要**　肾上腺素能受体阻滞剂心得安(propranolol) 10 mg/kg 具有刺激小鼠多能造血干细胞(CFU)的作用,其作用与康力龙 30 mg/kg 相似,心得安试用临床治疗再生障碍性贫血(再障)患者 10 例,其中临床治愈 4 例,有效 3 例。

造血干细胞表面具有肾上腺素能受体和胆碱能受体,应用此类药物可以促使 G0 期的造血干细胞进入细胞周期,增强造血作用。近数年来我们对此类药物刺激造血的作用进行了实验研究,发现 β 肾上腺素能受体阻滞剂——心得安亦具有促使小鼠造血干细胞进入细胞活跃周期,使 CFU 增多的作用。本文应用心得安治疗再障患者,取得较好的疗效。现报告如下。

## 实验研究

将 LACA 小鼠分为 3 组,每组 3 只,分别给予心得安 10 mg/kg、康力龙 30 mg/kg 及生理盐水 0.2 ml/只灌胃,每日 1 次,7 d 后处死小鼠,无菌条件下用细胞培养液分别冲出每组 3 只小鼠的各一根股骨的骨髓细胞,配制成 $2\times10^5$细胞/0.2 ml 的细胞悬液,分别注入 3 组经 850 rad 照射后的 LACA 小鼠的尾静脉中,每组 12 只鼠,9 天后分别处死小鼠,将脾脏于 Boiun 液固定后称重,计数脾结节数、脾指数,结果如表 1。

表 1　心得安等药物对小鼠骨髓中 CFU 的影响

| 组别 | 脾结节数 CFUs(个/$2\times10^5$) | 脾重量(mg) | 脾指数(mg)/体重(g) |
|---|---|---|---|
| 心得安组 | 16.13 ±5.63($P<0.001$) | 25.10 ±4.11($P<0.002$) | 16.64 ±0.22($P<0.05$) |
| 康力龙组 | 22.13 ±4.26($P<0.001$) | 28.68 ±4.42($P<0.002$) | 1.76 ±0.15($P<0.01$) |
| 对照组 | 10.10 ±6.59 | 20.51 ±4.88 | 1.42 ±0.36 |

用心得安组的小鼠脾结节数、脾重量、脾指数均大于对照组,其结果与已知的刺激造血药物康力龙作用相似。

临床部分:10 例再障患者,经血象及骨髓检查,临床观察均符合于 1964 年全国血液学学术会议所订原发性再生障碍性贫血诊断标准,10 例均为男性,年龄 17 ~48 岁。心得安用法为口服 10 mg,3/d,逐新增加到 50 mg,3/d,治疗前后的血液及骨髓改变见表 2。临床缓解:血红蛋白上升到 10 g 以上,白细胞、血小板基本正常,无出血及感染现象,占 4 例。

**有效:**血红蛋白上升 2 g 以上,但未达到 10 g 以上者,白细胞、血小板可有升高,占 3 例。

**无效:**血红蛋白未上升 2 g 以上,血小板、白细胞亦无明显增加者,占 3 例。

## 讨　论

1972 年 Byron 报道在体外培养时，加入异丙基肾上腺素（isoproterenol）为 $10^{-12}$~$10^{-14}$ mol/L 浓度时其可使具有 DNA 合成的小鼠多能造血干细胞 CFUs 增加到 40%，如同时加入心得安后则可使此作用受阻。以后又发现乙酰胆碱类药物如氨甲酰胆碱（carbomylcholine）及乙酰胆碱（acetylcholine）亦有类似作用。我们的实验研究亦证实了 β 肾上腺素能受体药物舒喘宁（sulbutamolum）确有使小鼠 CFU 增多之作用。

雄激素是临床常用治疗再障贫血药物，其在体外实验中亦显示有促使小鼠 CFU 进入 DNA 合成期的作用，我们的动物实验表明，应用 β 肾上腺素能受体阻滞剂心得安 10 mg/kg，亦具有促使小鼠骨髓中 CFU 增多之作用，其与雄激素类药物康力龙 30 mg/kg 体重的作用是相似的，在应用心得安治疗再障贫血 10 例中 70% 有效，其中 4 例达临床缓解。心得安治疗再障，对有些病例疗效是肯定的，如例 1 系一慢性再障患者，5 年来曾用各种药物治疗无效，我们改用心得安治疗后渐出现疗效，临床治愈出院，在门诊观察期患者自行停药，血红蛋白又下降到 7.2 g，当患者又服心得安 2 个月后血红蛋白又回升至 11.3 g；例 9 于用药数月后，血红蛋白未能继续上升，而逐渐将心得安由 50 mg，3/d 减为 10 mg，3/d 后，血象急骤下降，患者死于颅内出血。亦说明心得安对此病例是有效的。

**表 2　心得安治疗 10 例再障贫血疗效结果**

| 例号 | 年龄（岁） | 病程（月） | 类型 | 病因 | 曾用治疗 | 合并治疗 | 心得安用药 | | 红细胞（万） | | 血红蛋白（g） | | 白细胞（个/mm³） | | 血小板（万） | | 骨髓有核细胞增生程度* | | 中性碱磷酶（积分） | | 疗效 |
|---|---|---|---|---|---|---|---|---|---|---|---|---|---|---|---|---|---|---|---|---|---|
| | | | | | | | 时间（月） | 剂量 mg/d | 治前 | 治后 | 治前 | 治后 | 治前 | 治后 | 治前 | 治后 | 治前 | 治后 | 治前 | 治后 | |
| 1 | 20 | 60 | 慢性 | 氯霉素 | 丙、康、钴 | 无 | 6 | 150 | 224 | 492 | 7.6 | 13.2 | 2400 | 3200 | 2 | 8.2 | 5 | 4 | 148 | 58 | 临床缓解 |
| 2 | 23 | 15 | 慢性 | 氯霉素 | 丙、康、钴 | 无 | 5 | 90 | 221 | 330 | 7.2 | 11 | 3100 | 4300 | 1. 8 | 6.4 | 4 | 4 | 100 | – | 临床缓解 |
| 3 | 17 | 19 | 慢性 | 氯霉素 | 丙、康、钴 | 无 | 2 | 90 | 229 | 395 | 6.9 | 12.0 | 4200 | 5500 | 1. 2 | 3.8 | 2 | 2 | 244 | 52 | 临床缓解 |
| 4 | 18 | 11 | 慢性 | 氯霉素 | 康、$B_{12}$ | 无 | 2 | 60 | 226 | 378 | 9.0 | 12.5 | 4200 | 4200 | 8.6 | 10.6 | 3 | 2 | 141 | – | 临床缓解 |
| 5 | 17 | 1 | 急性 | 氯霉素 | 康、$B_{12}$ | 无 | 6 | 120 | 102 | 200 | 3.9 | 6.4 | 2900 | 5400 | 1. 6 | 1.8 | 3 | 2 | 116 | – | 有 效 |
| 6 | 30 | 20 | 慢性 | 安乃近 | 康、强 | 中、强 | 3 | 120 | 179 | 155 | 5.9 | 5.8 | 3400 | 5200 | 1 | 1.4 | 3 | 2 | 178 | – | 无 效 |
| 7 | 24 | 58 | 慢性 | 安乃近 | 康、丙 | 康、丙 | 15 | 120 | 227 | 203 | | 6.4 | 3900 | 3400 | 6 | 3 | 4 | 4 | 92 | 41 | 无 效 |
| 8 | 28 | 1 | 急性 | 氯霉素 | 康、丙 | 康、两 | 2 | 90 | 221 | 90 | 7.0 | 2.8 | 4400 | 5600 | 1. 6 | 2.8 | 4 | 4 | 30 | 78 | 无 效 |
| 9 | 20 | 2 | 慢性 | 氯霉素 | 康、丙 | 强 | 3 | 150 | 106 | 175 | 2.7 | 5.3 | 4700 | 3900 | 1. 2 | 5 | 3 | 3 | 215 | 58 | 有 效 |
| 10 | 18 | 12 | 慢性 | 氯霉素 | 输血 | 无 | 2 | 120 | 190 | 278 | 6.4 | 8.7 | 3300 | 4100 | 3.8 | 4.2 | 3 | 2 | 116 | – | 有 效 |

注：丙：丙酸睾丸酮，康：康力龙，强：强的松；钴：氯化钴；中：中药. * 1. 增生极度活跃；2. 增生明显活跃；3. 增生活跃；4. 增生减低；5. 增生明显减低

在体外实验中亦显示有促使小鼠 CFU 进入 DNA 合成期的作用，我们的动物实验表明，应用 β 肾上腺素能受体阻滞剂心得安 10 mg/kg，亦具有促使小鼠骨髓中 CFU 增多之作用，其与雄激素类药物康力龙 30 mg/kg体重的作用是相似的，在应用心得安治疗再障贫血 10 例中 70% 有效，其中 4 例达临床缓解。心得安治疗再障对有些病例疗效是肯定的，如例 1 系一慢性再障患者，5 年来曾用各种药物治疗无效，我们改用心得安治疗后渐出现疗效，临床治愈出院，在门诊观察期患者自行停药，血红蛋白又下降到 7.2 g，当患者又服心得安 2 个月后血红蛋白又回升至 11.3 g。例 9 于用药数月后，血红蛋白未能继续上升，而逐渐将心得安

由 50 mg,3/d 减为 10 mg,3/d 后,血象急骤下降,患者死于颅内出血,亦说明心得安对此病例是有效的。

从 10 例再障治疗效果看,7 例有效者 6 例为慢性再障,4 例临床痊愈者均为慢性再障,似说明心得安对慢性再障疗效较好。有效者骨髓有核细胞增生情况亦可有所改善。

合并用药者均系在用心得安无效后加用其他药物,或用其他治疗无效时加用心得安,说明此类病例反应差,并非合并用药的病例反而疗效不佳。

应用心得安治疗 10 例患者中,于服药期患者心率稍减慢,但无一例心率低于 60/min,有 6 例用药后曾做心电圈检查,除一例 ST 段稍降外无其他异常。

心得安刺激小鼠 CFUs 增多及治疗再生障碍性贫血的机理尚不尽知,但 1980 年 Aarons 等报道心得安 160 mg/d,8 天后人的淋巴细胞膜上的 β 肾上腺素能受体密度增加,易于受肾上腺素能药物的作用,由此可以设想用心得安后,亦可使造血干细胞表面 β 肾上腺素能受体的密度增加,易于受内源性的肾上腺素能物质的作用,而促使 Go 期的多能造血干细胞进入细胞周期,而增强造血作用。故我们认为心得安对再生障碍性贫血的治疗是值得进一步深入研究。

## 参考文献

[1] Adamson JW. Pharmacological stimulation of marrow function. Clin Haematol, 1978,7: 555.

[2] 曹履先,等. 肾上腺素能受体及胆碱酯能受体活性药物影响造血作用的实验研究. 内部资料,1982.

[3] Gardner FH. Androgen therapy of aplastic anaemia. Clin Haematol, 1978,7: 571.

[4] Aatons RD, *et al*. Elevation of bata-adrenergic receptor density in human lymphocytes after propranoloi administration. J Clin Invest, 1980,C5:949.

(中华内科杂志 1983 年第 22 卷第 9 期 535 ~536 页)

# 甘肃地区 2563 人中异型血红蛋白的普查小结

兰州军区总医院　曹履先 等

甘肃系我国少数民族分布较多的省份之一，为了研究异型血红蛋白在少数民族人群中的分布情况，我们普查了 2563 名中小学生的异型血红蛋白的发病情况，现报告如下。

普查地区及对象：调查甘肃兰州市七里河区及临夏地区积石山县的中小学生共 2563 人。其中汉族 1512 人；回族 699 人；保安族 346 人；东乡族 4 人；锡伯族 1 人；满族 1 人。

普查方法：无选择地对在校中小学生进行采取耳垂血 40 $mm^3$ 加入 200 $mm^3$ 蒸馏水中，制成血红蛋白溶液，做不连续醋酸纤维膜电泳，即以 pH 8.6 巴比妥比巴妥钠缓冲液（$\mu = 0.05$）作电泳糟液，从 TEB 液（Tris-EDTA-Borate 0.12M pH 9.0）浸泡醋酸纤维膜，电压 150 V，电泳 40 min，以联苯胺双氧水染色，同时推一张血片，瑞氏染色观察红细胞形态、大小染色等情况。

对血红蛋白电泳发现的有异常血红蛋白带，或血片中红细胞形态有异常的病例，再进行静脉血的检查，包括：抗碱血红蛋白测定（Singer 法）、镰变实验、变性珠蛋白小体检查、异丙醇试验、热不稳定试验、红细胞盐水脆性试验、异常血红蛋白及血红蛋白 $A_2$ 定量，用醋酸纤维膜电泳（用 5 倍于定性血红蛋白电泳的血量），电泳后按分带剪下，以生理盐水脱色，用分光光度计比色求得。

对发现的异常血红蛋白病例，均经重复检查证实并做家系调查，最少有一个家庭成员中证实有同样的异常血红蛋白带。

普查结果：2563 例中，共发现异常血红蛋白 6 个家族占 0.234%，6 个家族调查中共发现 24 例异常 Hb 病例，其中有一个快带，快带在 HbA 前属 J 组，经 pH6.5 电泳，此异常 Hb 带泳向负极，五个慢带，慢带中有 3 例异常血红蛋白在 A 与 $A_2$ 当中属 HbG 或 D 带，有 2 例异常 Hb 带与 $A_2$ 带不能分开属 E 带。6 个病例中，回族 2 例，均为慢带，在 A 及 $A_2$ 带之间，此 2 例占所查回族患者的 0.286%，汉族 4 例（1 例快带，3 例慢带）占汉族患者的 0.266%。检查保安族 346 人，未发现异常血红蛋白带。

6 个家族的 24 例有异常血红蛋白的成员，均无贫血表现，体查肝、脾、淋巴结均不肿大，无贫血貌，部分患者检查血常规正常，6 个先证病例中的 5 例血液检查结果如表 1（1 例拒绝进一步抽血检查）。

**表 1　5 例先症者血液检查结果**

| 姓名 | 民族 | Hb 抗碱试验（%） | 变性球蛋白小体 | 异丙醇试验 | 热不稳定试验 | G6PD 定性 | 镰变试验 | 红细胞脆性试验 | 异常 Hb 含量（%） | $HbA_2$ 含量（%） |
|---|---|---|---|---|---|---|---|---|---|---|
| 王×× | 汉 | 0.74 | + | – | ± | – | – | 正常 | 18.6 | – |
| 张×× | 汉 | 2.21 | + | – | – | – | – | 正常 | 28.6 | 3.5 |
| 汪×× | 回 | 0.06 | + | – | – | – | – | 正常 | 24.9 | 1.3 |
| 梁×× | 汉 | 2.11 | + | – | – | – | – | 正常 | 54.6 | – |
| 胡×× | 汉 | 0.41 | + | – | – | – | – | 正常 | 21.0 | 2.0 |

家族调查情况：6 例的家族共发现 24 个异常 Hb 的病例，先证者的上一代或上二代均有发病，与性别无关，故为体染色体显性遗传。

已查的5例异常Hb 4例系慢带，2例在$HbA_2$与HbA之间，镰变阴性，故有可能系HbD或G族，另2例与$HbA_2$不能分离，应考虑有HbC或HbE的可能，故暂命名为Hb七里河1、2、3、4一例快带，非HbH，属于HbJ组，暂命名为Hb七里河5，其一级结构特性待进一步分析。

（全国血红蛋白普查资料　1983年）

# Bone marrow GM – CFUc and the therapeutic result of aplastic anemia

Cao LX, *et al*
General medicine Department, Lanzhou General Hospital,
86, Xiao Xi Hu, Gan Su Province, China.

The values of GM-GFUc in 8 aplastic amemic patients are all lower than that of the control. Four patients have the evidence of cellular suppression by mixed cultures, two of them also possess serum suppreasion. Three of the four patients who did not have the evidences of cellular suppression respond to propranolol well, two of them have been cured from the illness. Three of the four patients who possess immuune suppression either cellular or humoral did not respond to propranolol, two of them, the anemia were ameliorated by pradnisone and the other was cured from the disease by splenectomy. We conclude that aplastic anemic patients without immune suppresssion of GM-GFUc would be treated by BMT or stem cell stimulating drugs, if the patients with immune suppression of GM-CFUc must be treated by splenectomy, adrenocortical steroid of immune suppression drugs.

**Table 1 The results of GM-GFUc in 8 AA patients**

| Case | GM-GFUc/ $10^5$ cells | Mixed cell culture * | Serum culture# | Stem cells | Call Suppression | Serum Suppression | Treatment & results |
|---|---|---|---|---|---|---|---|
| 1 | 6 | 71.4% | 128.8% | d | – | – | propranolol<br>Hb 4 ~ 10 gm% |
| 2 | 0.3 | 24.1% | 28.8% | d | + | + | In observation |
| 3 | 0 | 185.0% | 126.3% | d | – | – | Prop. – , pred. |
| 4 | 0 | 169.0% | 82.7% | d | – | – | Cured by-Prop |
| 5 | 0 | 0.0% | 32.5% | d | + | + | Cured by Splenec |
| 6 | 7 | 264.0% | 133.3% | d | – | – | Cured by-Prop |
| 7 | 0 | 0.0% | 100.0% | d | + | – | Prop, -Pred. + |
| 8 | 0 | 27.8% | 184.6% | d | + | – | Prop Pred |

$$* \frac{\text{Measured value of GM-GFUc}}{\frac{1}{2}\text{Patien's GM-CFUc} + \frac{1}{2}\text{Normal's GM-CFUc}} \times 100 = \text{Cellular suppression rate } \%$$

$$\# \frac{\text{GM – CUFUc value with parienr's serum}}{\text{GM – CUFUc value without parienr's serum}} \times 100 = \text{Serum supprssion rate } \%$$

Prop. = Propranolol , Pred , = prednisone , Splenec , = Splenectomy .

[ Exp Hematol 1983;11:433(Abst) ]

# The haemopoiesis stimulating effect of adrenergic & chollinergic drugs

**CAO LX *et al.***

**Generel Medicine Department, Lanzhou General Hospital,**

**86, Xiao Xi Hu, Gan Su Provinee, China.**

Most of the pluripotential haemopoietic stem cells (PHSC) are in Go stage of cell cycle. many drugs can promote cells in Go stage into DNA synthetic period. Byron reported that adrenergic agnoists and cholinergic agnoists possess this effect on PHSC, The effect of adrenergic agnoists of PRSC can be blocked by β-adrenergic blocking agent, propranolol. In constrast to the result of Byron, we found that propranolol have definite CFUs promoting effect on mice. LACA mice were given the following drugs by mouth: propranolol (10 mg/kg), stanosolol (30 mg/kg), sulbutamolum (8 mg/kg), anisodemine (5 mg/kg), galanthamine (2 mg/kg), and $H_2O$ or normal saline 0.2 ml/mouse, stanozolol to be a positive control, $H_2O$ or normal saline as a negative control. After 7 days, we abtained BM nuclear cells from the femurs of respective groups of mice by aseptic procecdure. $1 \times 10^5$ and $2 \times 10^5$ BM cells were injected through the tall vein of respective groups of mice which had been irradiated 850 rad previously. Nine days after the injection, all the mice were killed, weignhed the spleens, counted the nodules on them and calculated the spleen index. Two batches of test were performed. The result reveals

**Table 1 The results of the 2nd experiment**

| Drugs | CFUs/$2 \times 10^5$ cells | Spleen weight(mg) | Spleen index |
|---|---|---|---|
| Propranolol | $16.13 \pm 5.63$ ($P < 0.001$) | $25.10 \pm 4.11$ ($P < 0.002$) | $1.64 \pm 0.22$ ($P < 0.05$) |
| Sulbutamolum | $17.33 \pm 4.89$ ($P < 0.01$) | $22.93 \pm 5.46$ ($P > 0.05$) | $1.68 \pm 0.04$ ($P > 0.05$) |
| Stanozolol | $22.13 \pm 4.26$ ($P < 0.001$) | $28.68 \pm 4.42$ ($P < 0.002$) | $1.76 \pm 0.15$ ($P < 0.01$) |
| Control | $10.10 \pm 6.69$ | $20.51 \pm 4.88$ | $1.42 \pm 0.36$ |

That propranolol possessed the ability to promote the increase of CFUs. The effect of propramolol 10 mg/kg equals to that of the stanozolol 30 mg/kg. Both propranolol and sulbutamolum possess CFUs stimulating effect. The anticholine-sterases, anisodaminum and galantinaminum did not reveal CFUs stimulating effect The mechanism of propranolol to stimulate CFUs of mice remains to be determined. Aaeons *et al* reported that propranolol can increase the density of β-adrenergic receptors on the surface of lymphocyte. Probably the density of β- adrenergic receptors on the surface of PHSC are also increased, This may account for the increase of CFUs and promoting haemopoiesis after propranolol.

[Exp Hematol 1983; 11:432(Abst)]

# Propranolol in the treatment of aplastic anemia

**CAO LX *et al.***

**General Medicine Department, Lanzhon General hospital, 86, Xiao Xi Hu  Gan Su province, China.**

The CFUs stimulating effect of propranolol, a β-adrenergic receptor blocking agent, has been researcnhed. Propranolol (10 mg/kg) significantly increase CPUs formation of LACA mice. Ten aplastic anemic patients were treated with propranolol. four got complete clinical remission, three in partial remission. The total effective rate is 70 per cent. Shown in tables 1,2 .

**Table 1  The effect of propranolol on CFUs of mice**

| Drugs | CFUs/2 × $10^5$ cells | Spleen weight (mg) | spleen index |
|---|---|---|---|
| Propranolol | 16.13 ± 5.63 ($P <$ 0.001) | 25.10 ± 4.11 ($P <$ 0.002) | 1.64 ± 0.22 ($P <$ 0.05) |
| Stanozolol | 22.13 ± 4.26 ($P <$ 0.001) | 28.68 ± 4.42 ($P <$ 0.002) | 1.76 ± 0.15 ($P <$ 0.01) |
| Control | 10.10 ± 6.69 | 20.51 ± 4.88 | 1.42 ± 0.36 |

**Table 2  Hematologic values before and after propranolol**

| case | RBC × $10^4$ | | Hb (gm%) | | WBC/$mm^3$ | | Pt × $10^4$ | | BM | | NAP | | Conclusion |
|---|---|---|---|---|---|---|---|---|---|---|---|---|---|
| | B | A | B | A | B | A | B | A | B | A | B | A | |
| 1 | 224 | 492 | 7.6 | 13.2 | 2400 | 3200 | 2.0 | 8.2 | 5 | 4 | 148 | 58 | CR. |
| 2 | 221 | 330 | 7.2 | 11.0 | 3100 | 4300 | 1.8 | 6.4 | 4 | 4 | 100 | _ | CR |
| 3 | 229 | 395 | 6.9 | 12.0 | 4200 | 5500 | 1.2 | 3.8 | 2 | 2 | 244 | 52 | CR |
| 4 | 226 | 378 | 9.0 | 12.4 | 4200 | 4200 | 8.6 | 10.6 | 3 | 2 | 141 | _ | CR |
| 5 | 102 | 200 | 3.9 | 6.4 | 2900 | 5400 | 1.6 | 1.8 | 3 | 2 | 116 | _ | P. R |
| 6 | 179 | 155 | 5.9 | 5.8 | 3400 | 5200 | 1.0 | 1.4 | 3 | 2 | 178 | _ | N. P |
| 7 | 227 | 203 | 6.8 | 6.4 | 3900 | 3400 | 6.0 | 3.0 | 4 | 4 | 92 | 41 | NP |
| 8 | 221 | 90 | 7.0 | 2.8 | 4400 | 5600 | 1.6 | 2.8 | 4 | 4 | 30 | 78 | NP |
| 9 | 106 | 175 | 2.7 | 5.3 | 4700 | 3900 | 1.2 | 5.0 | 3 | 3 | 215 | 58 | P. R |
| 10 | 190 | 278 | 6.4 | 8.7 | 3300 | 4100 | 3.8 | 4.2 | 3 | 2 | 116 | _ | PR |

B = Before , A = after, NAP = Neutrophis Alkaline Phosphatase,

1-5 represent the degree ofproliferation of marrow neuclear cells. "3" represents Normal BM, "5" represents high prcliferation, "1" represents lowest proliferation.

CR = Complate. Remission, P. R = Partial Remission, ; N. R = No Response

[Exp Hematol 1983; 11: 434(Abst)]

# The stgnificance of GM-CFUc in the bone marrow of patients with aplastic anemia

**CAO LX, *et al***

**General Medicine Department, Lanzhou General Hospital, 86, Xiao Xi Hu, Gan Su Province, China.**

The bone marrow GM-CFUc of 14 patients with aplastic anemia (AA) were measured. The mean value was 4.7 +7.3/5 x $10^5$ mononuclear cells (MNC) (Normal value =29.4 + 19.1/5 × $10^5$ MNC). The difference between AA and normal valua was significant ($P < 0.01$). The bone marrow aspiration in 6 of the 14 patients with AA revealed hypercellular, while the value of GM-CFUc of these patients were still lower than normal. Among the 14 AA patients, two revealed the existence of immunologic suppressive MNC in their bone marrow by co-culture technique. Another two patients revealed the existence of humoral suppressive factor to GM-CFUc of normal bone marrow MNC. Three of the four patients who possessed either cellular or humoral immunosuppressive factors responded to adreosteroids. The GM-CFUc in eight AA patients were lower than normal and there were not any evidences of eigher cellular or humoral immunosuppressive factors. Most of these patients responded to androgens and proranolol. Two patients whose GM-CFUc were normal and did not reveal immunosuppressive factors were belonged to the type of hemopoietic environment defect .

[Exp Hematol 1984; 12:449(Abst 235)]

# 再生障碍性贫血骨髓粒单系造血祖细胞 GM-CFUc 的测定意义

兰州军区总医院　曹履先 等

再生障碍性贫血(简称再障)是造血功能衰竭所致的综合征,其发病机理可以是造血干细胞量的缺乏或质的缺陷,可以是造血微环境的缺陷或是由于细胞或体液调节造血组织的缺陷所致。为了探索再障的发病机理,我们对 14 例再障患者的骨髓进行了粒单系造血祖细胞 GM-CFUc 的体外培养,混合细胞培养及再障患者血清的抑制实验,报告如下。

## • 材料和方法 •

### 一、病例选择

14 例再障患者均有全血细胞减少,肝脾淋巴结均不大,病程 1 个月~36 个月,均符合 1964 年全国血液学学术会议拟定的诊断标准。14 例患者中男 13 例、女 1 例,急性再障 1 例,慢性再障 13 例。骨髓增生情况及输血情况见表 1。

**表 1　14 例再障患者的临床资料**

| 病例 | 性别 | 年龄 | 病程（月） | 可寻病因 | Hb（g%） | WBC（个/μl） | Pt（万/μl） | Rt（个%） | 增生情况 | | 曾输血（ml） |
|---|---|---|---|---|---|---|---|---|---|---|---|
| | | | | | | | | | 增生情况△ | 粒:红 | |
| 1 | 男 | 14 | 8 | 氯霉素 | 3.0 | 2600 | 2.6 | 2.6 | 4 | 1.4:1 | 2200 |
| 2 | 男 | 15 | 12 | 不明 | 8.3 | 4600 | 3.6 | 1.0 | 3 | 1.8:1 | 900 |
| 3 | 男 | 37 | 2 | 氯霉素 | 6.1 | 3000 | 1.8 | 1.0 | 4 | 6.7:1 | 5700 |
| 4 | 男 | 23 | 2 | 不明 | 5.4 | 2900 | 1.2 | 0.8 | 3 | 4.2:1 | 4900 |
| 5 | 男 | 17 | 12 | 安乃近 | 3.5 | 1500 | 2.4 | 1.8 | 4 | 1.3:1 | 800 |
| 6 | 男 | 21 | 36 | 安乃近 | 7.8 | 3700 | 2.2 | 1.0 | 4 | 0.8:1 | – |
| 7 | 男 | 21 | 18 | 不明 | 7.6 | 2900 | 5.8 | 3.1 | 3 | 0.9:1 | – |
| 8 | 男 | 20 | 10 | 不明 | 6.0 | 1200 | 3.4 | 1.2 | 3 | 1.6:1 | 2100 |
| 9 | 男 | 20 | 18 | 安乃近 | 4.2 | 1600 | 1.2 | 1.0 | 4 | 3.2:1 | 1200 |
| 10 | 男 | 42 | 12 | 氯霉素 | 4.0 | 2600 | 6.0 | 2.2 | 1 | 1.1:1 | 1100 |
| 11 | 男 | 19 | 6 | 安乃近 | 4.0 | 2100 | 0.6 | 1.2 | 3 | 2.2:1 | 400 |
| 12 | 男 | 18 | 1 | 不明 | 5.2 | 3500 | 2.4 | 0.6 | 4 | 0.5:1 | 6900 |
| 13 | 男 | 27 | 36 | 安乃近 | 5.2 | 2600 | 2.2 | 1.5 | 3 | 2.1:1 | 600 |
| 14 | 男 | 17 | 36 | 去痛片 | 4.0 | 2300 | 4.2 | 3.0 | 3 | 0.8:1 | 400 |

△增生情况:1 = 增生极度活跃; 2 = 增生明显活跃; 3 = 增生活跃; 4 = 增生减低;5 = 增生明显减低

## 二、GM-CFUc 测定方法

取无防腐剂肝素抗凝的骨髓穿刺液 2 ml，加到细胞分层液中（比重 1.077），在 1500 转/分离心后取出单个核细胞层细胞，以含 15% 胎牛血清的 1640 培养液（内含青、链霉素各 100 U/ml）及 0.3% 热琼脂，单个核细胞数为 $5\times10^5$/ml，趁热倒入 35 mm 直径小平皿中，共 3 个皿，在 10% $CO_2$ 干燥器中培养 9 天后，在倒置显微镜下计数 GM-CFUc 集落（40 个细胞以上为一集落）。

## 三、混合细胞培养

方法同二。但将有核细胞改为再障患者及正常人的 $2.5\times10^5$ 单个核细胞，进行混合培养。

## 四、再障患者的血清抑制测定

方法同二，但每毫升培养体系中加入 0.1 ml 的再障患者的血清，测定正常人的 GM-CFUc 集落形成情况。

试验三、四均以实验组集落数较对照组或理论值低 50% 为有抑制作用。

$$\frac{\text{测定的 GM-CFUc 值}}{1/2\ \text{再障 GM}-\text{CFUc}\ +1/2\ \text{正常人 GM}-\text{CFUc}}\times100=\text{细胞抑制}\%$$

$$\frac{\text{加再障患者血清后测得 GM}-\text{CFUc 数}}{\text{正常人 GM}-\text{CFUc 测定数}}\times100=\text{血清抑制}\%$$

再障患者血清及细胞亦可呈现对正常人 GM-CFUc 刺激现象。

## 结　果

由表 2 可以看出，14 例再障患者骨髓中 GM-CFUc 测定平均值为（4.7 ± 7.3）个/$5\times10^5$ 单个核细胞（$\bar{x}\pm$SD），正常对照组为（29.4 ± 19.1）个/$5\times10^5$ 单个核细胞，再障患者骨髓中 GM-CFUc 明显低于正常（$P<0.01$）。如以低于对照 50% 作为存在细胞抑制或血清抑制的指征，则 14 例中有 2 例属血清抑制，2 例为细胞抑制，2 例再障患者骨髓 GM-CFUc 是正常的，可能发病归于造血微环境缺陷所致，余 2 例 GM-CFUc 低又不属于上述情况，考虑为造血干细胞本身缺乏所致。

上述资料中有 2 例再障患者血清及 4 例细胞呈现对正常人 GM-CFUc 有刺激现象（比对照 >50%）。再障患者细胞抑制的 2 例中均曾输过血，占输过血的 12 例患者中的 2 例。

**表 2　14 例再障患者骨髓 GM-CFUc 细胞抑制及血清抑制测定**

| 病例 | $\frac{\text{GM-CFUc}}{5\times10^5\text{细胞}}$ | | 1/2 患者细胞 + 1/2 对照细胞 $\frac{\text{GM-CFUc}}{5\times10^5\text{细胞}}$ | | | | 对照细胞 + 患者血清 $\frac{\text{GM-CFUc}}{5\times10^5\text{细胞}}$ | | | | 可能发病机理 |
|---|---|---|---|---|---|---|---|---|---|---|---|
| | 患者 | 对照 | 实测值 | 预计值 | $\frac{\text{实测值}}{\text{预测值}}\times100$ | 细胞抑制率% | 实测值 | 预计值 | $\frac{\text{实测值}}{\text{预测值}}\times100$ | 血清抑制率% | |
| 1 | 0 | 8.3 | 7.7 | 4.2 | 183 | +83 | 0 | 8.3 | 0 | -100 | 血清抑制 |
| 2 | 0 | 8.3 | 7.0 | 4.0 | 175 | +75 | 32.0 | 8.3 | 385 | +285 | 干细胞缺乏 |
| 3 | 0.3 | 38.0 | 41.0 | 19.0 | 216 | +116 | 47.0 | 38.0 | 123 | +23 | 干细胞缺乏 |
| 4 | 0 | 38.0 | 10 .0 | 19.0 | 53 | -47 | 26.0 | 38.0 | 68 | -32 | 干细胞缺乏 |
| 5 | 0 | 17.5 | 7.5 | 8.8 | 85 | -15 | 7.5 | 17.5 | 43 | -57 | 血清抑制 |

续表

| 病例 | $\frac{\text{GM-CFUc}}{5\times10^5\text{细胞}}$ 患者 | 对照 | 1/2 患者细胞 + 1/2 对照细胞 $\frac{\text{GM-CFUc}}{5\times10^5\text{细胞}}$ 实测值 | 预计值 | $\frac{\text{实测值}}{\text{预测值}}\times100$ | 细胞抑制率% | 对照细胞 + 患者血清 $\frac{\text{GM-CFUc}}{5\times10^5\text{细胞}}$ 实测值 | 预计值 | $\frac{\text{实测值}}{\text{预测值}}\times100$ | 血清抑制率% | 可能发病机理 |
|---|---|---|---|---|---|---|---|---|---|---|---|
| 6 | 0 | 20.0 | 10.0 | 10.0 | 100 | 0 | 22.5 | 20.0 | 113 | +13 | 干细胞缺乏 |
| 7 | 13 | 27.0 | 20.0 | 20.0 | 100 | 0 | 26.0 | 20.0 | 130 | +30 | 干细胞缺乏 |
| 8 | 0 | 27.0 | 0 | 13.5 | 0 | -100 | 27.0 | 27.0 | 100 | 0 | 细胞抑制 |
| 9 | 3 | 67.5 | 27.5 | 35.2 | 78 | -22 | 52.5 | 67.5 | 78 | -22 | 干细胞缺乏 |
| 10 | 20.0 | 25.0 | 15.0 | 22.5 | 67 | -33 | 27.5 | 25.0 | 110 | +10 | 造血微循环缺陷 |
| 11 | 6.0 | 8.0 | 5.0 | 7.0 | 71 | -29 | 10 .0 | 8.0 | 125 | +25 | 干细胞缺乏 |
| 12 | 0 | 63.5 | 9.0 | 32.0 | 28 | -72 | 72.0 | 63.5 | 113 | +13 | 细胞抑制 |
| 13 | 20.0 | 18.0 | 35.0 | 19.0 | 188 | +88 | 43.0 | 9.0 | 477 | +377 | 造血微环境缺陷 |
| 14 | 3 | 45.0 | 3.0 | 24.0 | 125 | +25 | 55.0 | 45.0 | 122 | +22 | 干细胞缺乏 |

## 讨　论

再生障碍性贫血的发病机理尚不清楚,近年来由于造血干细胞测定技术的发展对再障机理的研究日益深入,把再障分为三类,即造血干细胞缺乏,体液因子或免疫活性细胞抑制了造血干细胞及造血微环境的缺陷等。

再障患者骨髓中 GM-CFUc 或 E-CFUc 多数作者报道是降低的。本文 14 例中 12 例明显低于正常,多数测定结果为零,14 例再障患者骨髓 GM-CFUc 的平均值是 4.7 个/$5\times10^5$ 单个核细胞,而正常人为 29.4 个/$5\times10^5$ 单个核细胞,此结果与文献报道相似。GM-CFUc 的降低程度与骨髓有核细胞增生情况关系不大。我们有 6 例(例 1,3,5,6,9,12)患者骨髓有核细胞增生明显活跃,属于正常或高于正常的范围,但其 GM-CFUc 测定结果均明显低于正常对照,故 GM-CFUc 测定对再障贫血特别是骨髓有核细胞增生活跃患者的诊断有较明显的意义。

我们测定了再障患者骨髓中 GM-CFUc,其与正常人的混合细胞培养及测定再障患者血清对正常人 GM-CFUc 的作用。混合细胞培养结果显示,有 2 个再障患者(例 8、12)的单个核细胞有抑制正常人 GM-CFUc 形成的作用(以减低 50% 为有抑制作用)。说明此类患者的单个核细胞(可能是 T 淋巴细胞)具有抑制其自身骨髓的作用而造成再障,其中例 12 对强的松有一定的疗效。文献报道此类患者经用抗胸腺球蛋白,或用 E 玫瑰花结去除了淋巴细胞后可以使再障患者骨髓的 GM-CFUc 及 E-CFUc 增加,如再加入已分出的此类淋巴细胞,则 E-CFUc 数又下降。另 2 例(例 1、5)再障患者的血清显示抑制正常人的 GM-CFUc 数 50% 以上,可能有体液抑制造皿干细胞的因子存在,此两例患者用强的松治疗后均显示有较好的疗效。Krap 等报道 26 例再障患者中的 8 例血清中有抑制正常造血干细胞的因子。Gordon 报道此类患者用硫唑嘌呤后可使其血清中抑制 CFUc 的因子消失。一般讲约 20% 的再障患者血清中可有抑制 GM-CFUc 或 E-CFUc 的血清抑制因子存在。由我们的结果初步看来具有血清或细胞抑制因素存在的患者,用糖皮质激素类药物治疗是合理的。测定再障患者骨髓 GM-CFUc 混合细胞培养及血清抑制实验对再障的诊断治疗是有帮助的。Kagan 等对再障贫血做混合细胞培养后亦认为如有细胞抑制者其再障发病机制可能与免疫有关,应予 ATG 或免疫抑制剂治疗。如无有细胞抑制,则认为是造血干细胞缺损所致的再障,应予骨髓移植治疗。本文 8 例属于此类,给予刺激造血细胞的药物如丙酸睾丸酮或心得安后显示了一定的疗效。有 2 例 GM-CFUc 属正常范围,亦无细胞及血清抑制表现,故考虑可能是造血微环境缺陷型。

有些文献对混合细胞培养测 GM-CFUc 的意义提出异议,认为其细胞抑制作用是输血后致敏了本身的淋巴细胞所致,而不是自身的淋巴细胞抑制了自体造血干细胞引起再障。但有人不同意这种观点,3 个同卵双胎再障患者中的 2 例的单个核细胞(HLA 等抗原完全相同的)也抑制其同卵双胎健康兄弟骨髓的 CFUc 及 $BFU_E$,此俩患者对输入他们同卵双胎健康兄弟的骨髓亦无疗效。我们的 14 例再障中2 例经混合细胞培养显示有抑制细胞,此2 例均输过血(2100 ml 及 690 ml),但另 10 例输过血的再障患者经混合细胞培养却无抑制细胞存在。故我们不同意 Singer 等的意见,而认为再障患者做混合细胞培养测 GM-CFUc 在诊治上仍有一定意义。

## Significance of Marrow GM-CFUc Determination in Aplastic Anemia

**Cao Luxian**, ***et al***
**Lanzhou General Hospital of PLA**

Mixed cell culture of AA (aplastic anemia) and normal BM for GM-CFUc and serum suppressive test on normal BM for GM-CFUc with serum of AA were performed on 14 patients. The mean value of GM-CFUc in AA patients was $4.7 + 7.3/5 \times 10^5$ MNC (normal value-$29.4 \pm 19.1/5 \times 10^5$ MNC) ($P < 0.01$), Six bone marrow aspirations out of 14 patients were hypercellular, the values of GM-CFUc of these 6 patients were still lower than that of the normal. Two patients revealed immunologic suppressive MNC by the cell co-culture technique. Another two patients had evidence of serumsuppressive factor to GM-CFUc of normal bone marrow. Three of the four patients who possessed either cellular or humoral immunosuppressive factors responded to adrenosteroids. Two patients whose GM-CFUc were normal did not have evidence of immunosuppressive factors may have had a hemopoietic microenvironment defect. Eight AA patients whose BM GM-CFUc were lower than that normal but there was no evidence for either cellular or humoral immunosuppressive factor, probably belonged to the hemopoietic stem cell deficient type. Most of these patients respondedto androgens and propranolol.

We think that the measurements of GM-CFUc on mixed cell culture, and serumsuppressive culture are of help in the diagnosis and treatment of AA patients.

(天津医药 杂志　1985;13: 393 ~596)

# 再生障碍性贫血骨髓造血干细胞 GM-CFUc 与临床疗效的关系

兰州军区总医院　曹履先 等

为了探讨再生障碍性贫血(简称再障)的发病机理与治疗的关系,我们测定了8例再障患者骨髓粒单系集落形成,混合细胞培养及血清抑制实验。

(1) GM-CFUc 测定方法:采用体外半固体琼脂培养法。由骨髓穿刺液中提取配制成单个核细胞悬液,再配成含20%胎盘集落刺激因子(HPCSA)、20%胎牛血清1640培养液及0.3%热琼脂,单个核细胞数为$5\times10^5$/ml的培养体系倒入35 mm直径小平皿中,在10% $CO_2$干燥器中培养9天后,计数GM-CFUc集落(40个细胞以上者为一个集落)。

(2)混合细胞培养:方法同(1),但将有核细胞改为再障患者的$2.5\times10^5$/ml单个核细胞及正常人的$2.5\times10^5$/ml的单个核细胞,进行混合培养。

(3)再障患者的血清抑制测定:方法同(1)但每1 ml培养体系中加入0.1 ml的再障患者血清,测定正常人的GM-CFUc集落形成情况(表1)。

试验(2,3)均以实验组集落数较对照组或理论值低50%为有抑制因素。

**讨论:**再障贫血按其发病机理大致可分为三类,即造血干细胞缺乏、有抑制造血干细胞的免疫活性细胞或体液因子及有造血微循环缺陷[Semin Hematol, 1981;18: 241.]。一般说来约20%再障患者血清中存在抑制CFUc或CFUe的因子[N Engl J Med, 1977;296:10.]有报道谓再障患者血液中存在有抑制造血干细胞的淋巴细胞,用抗胸腺细胞球蛋白ATG或用E玫瑰花结的方法去除淋巴细胞后则可使再障患者骨髓的CFUc或CFUe增加[Lancet, 1977; 1:194.]。我们的8例再障患者CFUc测定均低于正常,有4例患者(例1、3、4、6)只表现为骨髓中GM-CFUc减低,无细胞抑制亦无血清抑制,此4例均单纯用心得安治疗,2例临床治愈,1例显效。具有细胞或血清抑制的4例中的1例切脾后获痊愈,2例经心得安治疗无效,而泼尼松有一定疗效。由以上结果可以初步说明再障骨髓中GM-CFUc是减低的,如无细胞抑制和(或)血清抑制则用刺激动员造血干细胞的方法或骨髓移植是可能治愈的,心得安经实验及临床研究可动员$G_0$期的造血干细胞进入活动的细胞周期[中华内科杂志,1983; 22:535.]。在有细胞和(或)血清抑制者则应选择切脾或肾上腺皮质激素或免疫抑制剂疗效较好。

**表1　8例再障各项实验测定结果**

| 例号 | 骨髓细胞 GM-CFUc/$10^5$ | 混合培养集落*为理论值(%) | 再障血清对正常**人集落抑制(%) | 造血干细胞 | 细胞抑制 | 血清抑制 |
|---|---|---|---|---|---|---|
| 1 | 6 | 71.4 | 128 | 减低 | - | - |
| 2 | 0.3 | 24.1 | 28.8 | 减低 | + | + |
| 3 | 0 | 185.0 | 126.3 | 减低 | - | - |
| 4 | 0 | 169.0 | 82.7 | 减低 | - | - |
| 5 | 0 | 0 | 32.5 | 减低 | + | + |

续表

| 例号 | 骨髓细胞 GM-CFUc/$10^5$ | 混合培养集落*为理论值(%) | 再障血清对正常**人集落抑制(%) | 造血干细胞 | 细胞抑制 | 血清抑制 |
|---|---|---|---|---|---|---|
| 6 | 7 | 264 | 133.3 | 减低 | − | − |
| 7 | 0 | 0 | 100 | 减低 | + | − |
| 8 | 0 | 27.8 | 184.6 | 减低 | + | − |

$* \dfrac{\text{测定的 CM-CFUc 值}}{1/2\ \text{再障 GM-CFUc} + 1/2\ \text{正常人 GM-CFUc}} \times 100 = \text{细胞抑制 }\%$

$** \dfrac{\text{再障患者血清后测得的 GM-CFUc 数}}{\text{正常人 GM-CFUc 测定数}} \times 100 = \text{细胞抑制 }\%$

（中华内科杂志,1985；24：164）

# β 肾上腺素能受体药物刺激造血作用的实验研究

兰州军区总医院　曹履先 等

造血干细胞表面存在有 β 肾上腺素能受体。用 β 肾上腺素能受体激活剂药物后可以使造血干细胞激活而进入细胞周期,使之进行自我复制和分化,Byron 报道了肾上腺素能及胆碱能受体激活剂,可以刺激 GFUs 的 DNA 合成。我们的实验研究发现了 β 肾上腺素能受体阻滞剂心得安(proparnolol)亦具有使 CFUs 增多之作用。为了深入研究此类药物对造血的影响,我们进行了动物实验研究。发现心得安、羟基异丁肾上腺素(舒喘宁 salbutamolum)等 β 肾上腺素能受体活性药物均有刺激造血作用,现报告如下。

## 一、实验方法

1. 取 8 ~ 10 周龄,体重 18 ~ 22 g LACA 小鼠 35 只,分为 5 组,每组 7 只,按表 1 给药,每日 1 次。

表 1　5 组小鼠给药情况

| 组　别 | 1 | 2 | 3 | 4 | 5 |
|---|---|---|---|---|---|
| ACA 鼠只数 | 7 | 7 | 7 | 7 | 7 |
| 药物名称 | 心得安 | 舒喘宁 | 康力龙 | 心得安、舒喘宁 | 注射用水 |
| 药物剂量 | 10 mg/kg | 8 mg/kg | 10 mg/kg | 心得安 10 mg/kg<br>舒瑞宁 8 mg/kg | 0.25 mg |
| 给药天数 | 7 | 7 | 7 | 心得安 6 天继之<br>舒喘宁 2 天 | 7 |
| 给药方法 | 灌胃 | 灌胃 | 灌胃 | 灌胃 | 灌胃 |

2. 给药结束后断颈处死小鼠,每组取 3 只,各取一侧股骨,以 10 ml 199 培养液冲洗全部股骨骨髓细胞,制成细胞悬液配制成 $2 \times 10^5$ 个细胞/0.2 ml。

3. 再取纯系 18 ~ 22 周龄的 LACA 小鼠 164 只,1、2、3、4 组各 20 只,第 5 组为 84 只,先予 850 rad 的深部 X 线照射(0.5 mm Cu + 10 mm Al,200 kV 10 mA,距离 30 cm,剂量率 56.1 rad/min)。再予尾静脉分组注入相应的骨髓有核细胞悬液 $2 \times 10^5$ 个/0.2 ml。

4. 予注射后第 9 天断颈处死全部小鼠,称重,取出脾脏,以 1:10 000 分析天平称脾重,再将脾脏于 Bouin 液中固定 24 小时后,以放大镜计数结节数。

## 一、实验结果

各组脾结节、脾重量及脾指数如表 2,可以看出,心得安、舒喘宁、康力龙及先给心得安再给舒喘宁组,此三项观察指标,均比对照组高,脾结节观察 4 个组,均高于对照组,$P < 0.002 \sim 0.001$,脾重量、脾指数虽均比对照组高,但只心得安及康力龙组具统计学意义。

表 2　5 组小鼠脾结节、脾重量及脾指数结果

| 组别 | 脾结节 CFUs 个/$2\times10^5$ | 脾重量(mg) | 脾指数<br>脾重 mg/体重 |
|---|---|---|---|
| 心得安组 | 16.13 ± 5.63 | 25.10 ± 4.11 | 1.64 ± 0.22 |
| | $P<0.001$ | $P<0.002$ | $P<0.05$ |
| 舒喘宁组 | 17.33 ± 4.89 | 22.93 ± 5.46 | 1.68 ± 0.40 |
| | $P<0.01$ | $P>0.05$ | $P>0.05$ |
| 康力龙组 | 22.13 ± 4.26 | 28.68 ± 4.42 | 1.76 ± 0.15 |
| | $P<0.001$ | $P<0.002$ | $P<0.01$ |
| 心得安 +<br>舒喘宁组 | 14.38 ± 6.83<br>$P<0.02$ | 23.30 ± 5.67<br>$P>0.05$ | 1.47 ± 0.33<br>$P>0.05$ |
| 对照组 | 10.10 ± 5.69 | 20.51 ± 4.88 | 1.42 ± 0.36 |

## 讨　论

多能造血干细胞是具有自我复制及分化为粒系、红系、巨核系、淋巴细胞的最原始的造血细胞造血功能的衰竭可能是由于多能造血细胞，定向造血干细胞体液因子、细胞因子、微循环损伤等问题引起的，由近十多年来，骨髓移植治疗再生障碍性贫血（AA）的成功，可以说明在 AA 时造血干细胞的受损起到重要作用的。多能造血干细胞在正常骨髓中，绝大部 CFU 处于 $G_0$ 延长的 $G_1$ 期。在某些情况下处于静止期，即 $G_0$ 期的造血干细胞可以进入细胞活跃周期，已知的因素有增生期骨髓提取物Ⅲ（RBMEⅢ），可以使正常骨髓中的静止期的 CFU 进入 DNA 合成。CFU 的表面已知至少具有 β 肾上腺素能受体、胆碱脂能受体及肾上腺皮质刺激的受体等。Byron 报道在体外培养时，异丙基肾上腺素（isoproterenol）$10^{-12}\sim10^{-10}$ mol/L 浓度时，其可以使具有 DNA 合成的 CFU 增加 40%，同时加入心得安（propranolol）后则可使此作用受阻。我们用整体小鼠进行试验，发现给小鼠心得安 10 mg/kg，确可动员 CFU 进入细胞活跃周期，其作用与康力龙30 mg/kg 相似。男性素类药物可以在体外培养使 CFU 进入 DNA 合成期，我们实验结果也证明用睾丸酮后 CFU 增多，脾脏增大，脾指数增大。同时发现在单独用羟甲异丁肾上腺素（salbutamol）的小鼠 8 mg/kg，亦具有动员 CFU 进入周期的作用，与心得安、康力龙作用相似，但 8 mg/kg 羟甲异丁肾上腺素比上述剂量的两种药物的作用稍弱，羟甲异丁肾上腺素对整体小鼠体内刺激 CFU 的作用与 Byron 在体外培养看到异丙基肾上腺素的结果是相似的。用心得安、康力龙、舒喘宁组小鼠，脾结节增多，脾脏增大，脾指数增加，且前二药物组与对照组经多次实验，统计学处理后差别显著，其结果是肯定的，说明上述物确有将 $G_0$期 CFU 动员进入细胞周期的作用，应做 CFU 高比放射强度的$^3$H-TdR 自杀实验以进一步证实此问题。

康力龙为有效的临床治疗再障的药物，故心得安、舒瑞宁亦有希望成为刺激造血的有效药物。我们用整体动物实验发现，心得安组实验结果与 Byron 的体外培养结果是相反的，对心得安刺激造血的机理，我们前文已做了讨论，认为此与心得安能增加造血干细胞表面 β 肾上腺素能受体的密度，使之对体内的 β 肾上腺素类药物反应增强有关。此种体内体外实验的不一致性在 Byron 对“新斯的明”neostigmine 的实验中亦可看到，他发现 neostigmine 在整体动物能增加 DNA 合成的 CFU，但在体外培养时浓度为 $10^{-6}$ mol/L 时无效。为了探讨此设想的正确与否，我们先给第 4 组小鼠心得安 6 d，再给羟基异丁肾上腺素 2 d，观察 CFUs 形成的多少，但由实验结果看出，虽然此组比对照组脾结节、脾重、脾指数均高，且脾结数的 $P$ 值 $<0.001$，但仍不及单用心得安组或用羟基异丁肾上腺组，此结果或与实验条件有关，需进一步探讨。

## 小　结

本文报道了心得安羟基异丁肾上腺素对小鼠造血的刺激作用,发现心得安10 mg/kg,羟基异丁肾上腺素8 mg/kg 及心得安加羟基异丁肾上腺素三组均可刺激小鼠进入细胞活跃周期的 CFU 的增多,表现脾结节、脾重量及脾指数均比对照组多,与康力龙 10 mg/kg 的效果相似,对其作用机理略作讨论。

## 参考文献


[1] 吴祖泽. 造血细胞动力学概论. 北京:科学出版社,1978.

[2] Byron JW. Evidence for a β-adrenergic receptor initiating DNA synthesis in haemopcietic stem cells. Exp Cell Res, 1972,71:228-230.

[3] Byron JW. Drug receptors and haemopoietic stem cell. Exp Cell Nature, (New Biology),1973,241:152-154.

[4] Alter B,*et al*. Classification and aetiology of aplastic anemia. Clin Hematol,1978, 7:431.

[5] Metcalf D. Hemopoietic colonies, Springer-Verlag,1977.

[6] Storb R, *et al*. Marrow transplantation for treatment of aplastic anemia. Clin Hraematol, 1978, 7:597.

[7] Schofield R. The plurepotent stem cell. Clin Haematol, 1979, 8:221.

[8] Appelbaum FR, *et al*. The pathogenesis of aplastic anemia. Semin Hematol, 1981, 18:241-257.

[9] Byron JW. Effect of steroids on the cycling of haemopoietlic stem cells. Nature, 1970, 228:1204.

[10] Adarason JW. Pharacological stimulation of marrow function. Clin Hematol,1978, 7:555.

[11] Aarons RD, *et al*. Elevation of β-adrenergic receptor density in human lymphocytes after propranolol administration. J Clin Invest, 1980, 65: 940.

[12] Byron JW. Molecular basis for triggering hemopoietic stem cell. Exp Haematol, 1975, 3: 44-53.


(兰州军区总医院,血液病文集,造血干细胞的研究,1982 年 4 月)

# 心得安对小鼠脾脏细胞 β肾上腺素能受体的影响

兰州军区总医院　曹履先 等

心得安经实验证实其可使小鼠脾结节(CFUs)数量增多,显示有刺激造血的作用。临床应用心得安治疗再生障碍性贫血患者亦显示有较好的疗效。为了探索其作用机制,我们制定了小鼠脾脏 β 肾上腺素能受体在用心得安及舒喘灵后的改变,现将初步结果报告如下。

**方法**

1. 用健康的 LACA 小鼠(22~24 g)15 只,分为 3 组,每组 5 只,按表 1 的方法给药。

**表 1　心得安及舒喘灵的给药方法**

| 组别 | 给药剂量 mg/kg | 给药途径 |
|---|---|---|
| 心得安组 | 10 | 灌胃 |
| 舒喘灵组 | 8 | 灌胃 |
| 对照组 | $H_2O$ 0.25 ml/只/日 | 灌胃 |

各组 LACA 小鼠 5 只,每日给药 7 次

2. 7 天后分组断颈处死小鼠,取出脾脏,加入冷 Tris-HCl 缓冲液 4 ml,匀浆后在 4℃下、1000 rpm 离心 10 min,取上清液在 4℃下,离心 18 000 rpm 20 min,弃去上清液,将沉淀物加入冷 Tris-Hcl 缓冲液 6 ml,再混悬备用。

3. 受体-配基结合反应和结合配基的分离,结合反应在上述 pH7.5 缓冲液中进行,总反应体积为500 μl,脾细胞膜蛋白在 250 μg 左右,加入不同浓度的$^3$H-DHA(dihydroalprenolol),此放射性为 45.7 Ci/mmol,$^3$H-DHA 的浓度为 2.4~16.8 nM,反应液含或不含 $10^{-3}$ M 消旋心得安(北京制药厂)在 30℃水浴中保温 5′后,置冰水中,迅速经玻璃纤维纸(上海红光造纸厂)减压过滤,用 5 ml Tris-Hcl 缓冲液抽洗三遍(用 49 号泸片),分离过程在 30″内完成。结合的$^3$H-DHA 留在玻璃纤维纸上,80℃经 30′烤干,放入 0.5% ppo 闪烁液 5 ml内,在液闪谱仪中测定。

4. 反应时未加心得安得结果代表总结合,有心得安参与反应的结果代表非特异结合,总结合减去非特异结合即为特异结合,按 Scatchard 作图法求出有关参数。

**结果**

心得安组为对照组 β 肾上腺素能受体结合容量的 131.3%,舒喘灵组则为对照组的59.9%(表 2)。

**表 2　小鼠给心得安、舒喘灵后其 β 肾上腺素能受体的改变**

| 组别 | 受体结合容量(B 值)fmol/mg 膜蛋白 | 相当于对照组结合受体的% |
|---|---|---|
| 心得安 | 1107 | 131.3% |
| 舒喘灵 | 504.9 | 59.9% |

小鼠脾脏 β 受体与$^3$H-DHA 结合见图 1,图 2。

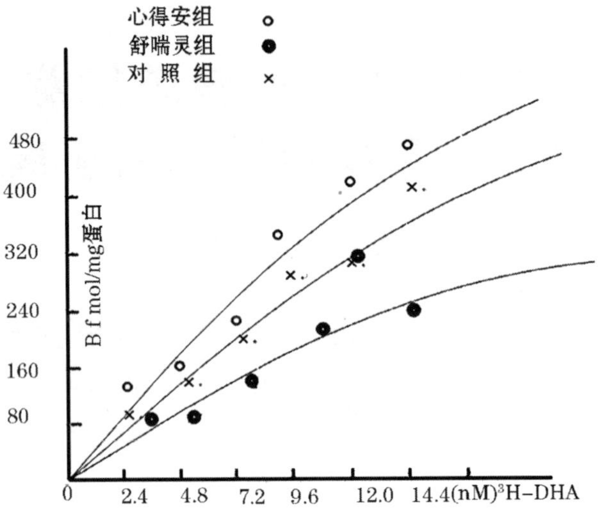


**图 1　小鼠脾脏 β 受体与$^3$H-DHA 结合曲线图**

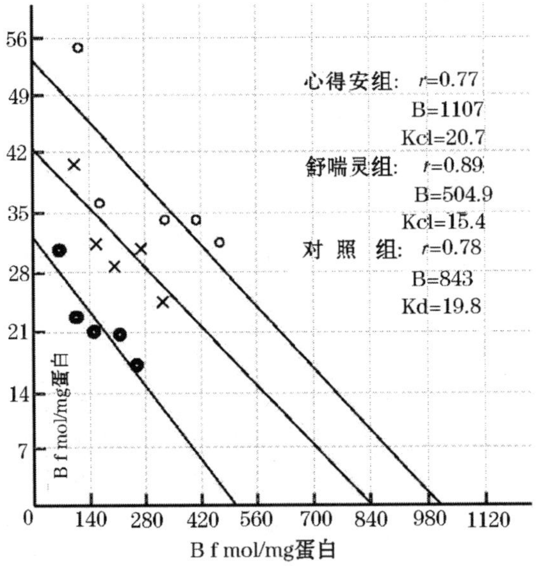


**图 2　Scatchard 图**

**讨论**

β 肾上腺素能受体激动剂在体内可以使青蛙红细胞及人的中性分叶核白细胞的 β 肾上腺素能受体密度减低。给大鼠心得安后其脑皮质及心脏的 β 肾上腺素能受体密度增加。给予正常人心得安 160 mg/d,共 8 d,其淋巴细胞的 β 肾上腺素能受体的密度也是增加的,且此时血浆中心得安的浓度为 35 ng/ml,停药后药物的浓度很快下降,但淋巴细胞上的 β 肾上腺素能受体的密度下降较慢,淋巴细胞上 β 肾上腺素能受体的密度可较给药前上升(43 ±4)%($P<0.01$)。

我们分别给小鼠心得安 10 mg/kg 7 天及舒喘灵 8 mg/kg 7 天,用上述方法测得给 β 肾上腺素能受体阻滞剂——心得安后其脾脏细胞的 β 肾上腺素能受体比对照组高,而用 β 肾上腺素能受体激动剂——舒喘灵后则小鼠脾脏的 β 肾上腺素能受体比对照组减少 40.1%,此结果是与文献相符的。我们曾 3 次测定舒喘灵组小鼠脾脏 β 肾上腺素能受体均低于正常。

舒喘灵虽可减少细胞表面β肾上腺素能受体的密度,但其能直接激活造血干细胞表面β肾上腺素能受体,而使造血干细胞直接进入细胞活跃周期,而增强造血。心得安对某些再生障碍性贫血患者有明显刺激造血作用,曾假想与其可增加造血肝细胞表面β肾上腺素能受体密度,增强其对内源性β肾上腺能激动剂的反应有关。

进一步测定正常人,及对心得安有或无疗效再障贫血患者的造血肝细胞(骨髓中的单个核细胞)或周围血中单个核细胞β肾上腺素能受体的变化,对阐明心得安治疗再障贫血的机理及选择心得安治疗可能有效的病例是有帮助的。

**小结**

本文应用受体-配基结合反应测定了小鼠在应用心得安和舒喘灵后脾脏细胞β肾上腺素能受体结合量的改变,前者为对照组的131.3%,后者为59.9%,与文献报道相符。上述结果表明心得安治疗再生障碍性贫血的机理可能与用药后造血干细胞表面β肾上腺素能受体密度增加,使之易于进入细胞活跃周期有关。

## 参考文献


[1] 曹履先,等.肾上腺素能受体及胆碱酯能受体活性药物影响造血作用的实验研究.中华血液杂志,1983,4:323.

[2] 曹履先,等.心得安治疗再生障碍性贫血的实验研究及临床应用初步报告.中华内科杂志,1983,22:535.

[3] Mukherjee C, *et al*. Catecholamine-induced Subsensitivity of adenylates cyclase associated with loss of β-edrenergic receptor binding sites. Troc Natl Acad Sci U. S. A. 1975, 72:1945-1949.

[4] Galant SPL, *et al*. Decreased β-adrenergic receptors on polymorphonuclear leukocytes after adrenergic therapy. N Engl ,J Med, 1978, 299: 933-936.

[5] Wolfe BB, *et al*. Presynaptic modulation of β-adrenergic receptors in rat cerebral cortex after treatment with antidpressants. J Pharmacol Exp Ther,1978, 207:446-457.

[6] Glaubiger C, *et al*. Elevated β-adrenergic receptor number after chronic propranolol treatment. BiochemBiophys Res Commun, 1977,78:720-725.

[7] Aarons PD, *et al*. Elevation of β-adrenergic receptor density in human lymphocytes after propranolol adinastration. J Clin ln-vest,1980,65:949-957.

[8] Adamson JW. Pharmacological stimulation of marrow function. Clin Hematol,1978,7:555.


(兰州军区总医院 资料 1982年)

# β-Adrenergic receptors of mnc in patients with aplastic anemia

**Lu-Xian Cao *et al***

**Hematolgy Dept. of lanzhou General Hospital, lanzhou, China.**

We use the radioligand binding assay (RLRB) to meaure the β adrenergic receptors on the membrane of peripheral blood mononuclear cells (MNC) in 10 patients with aplastic anemia (AA). The radioligand, $^{3}$H-DHA ($^{3}$H-dihydroalprenolol-HCL, NEN Product), is used. Propranolol used as a competitive non-redioactive agent. We obtain the maximum combined amount of $^{3}$H-DHA and β-adrenergic receptors (Bmax) and dissociation constant (Kd) by the Scatchard diagram method. The mean value of β-adrenergic receptors in peripheral blood MNC of 10 patients with AA is 115.4 ± 60.5 ($\bar{x}$ ± SD) fmol/mg membrane protein (range 58.2-251.8), while the value of 12 non-AA patients is 228.5 ± 162.3 ($\bar{x}$ ± SD) fmol/mg membrane protein (range 63.8 ± 647.8). The difference of the two values is predominant ($P < 0.05$). The meanvalue of β-adrenergic receptors of the Spleen cell membrane of LACA mice to combine $^{3}$H-DHA is 641.1 ± 357.3 ($\bar{x}$ ± SD) fmol/mg membrane protein. If the mice are pretreated with propranolol 10 mg/kg for 7 days, the mean value is 553.5 ± 339.3 ($\bar{x}$ ± SD) fmol/mg membrane protein. There is no difference between the two values ($P < 0.05$). We think that low value of β-adrenergic receptors of MNC of peripheral blood in patients with AA may account for, at least in some patients. the mechanism of failure of haemopoiesis. The low density of β-adrenergic receptors on the surface of hemopoietic stem cells may have a minor response to β-adrenergic agonist and pancytopenia appears.

[Exp Hematol 1983; 11: 422 (245)]

# The effect of indomethacin on the growth of CFU-GM

LX Cao, Dowding C, Hibbin J, Th'ng KH. Goldman JM.

Indomethacin inhibits prostaglandin El, which in term exerts adualistic control of haemopoiesis. We have shown that indomethacin can enhance the growth of CFU-GM in MNC of normal bone marrow (BM) and chronic myeloid leukemia peripheral blood (PB). $1 \times 10^{-7}$ M indomethacin has the strongest stimulating effect on CFU-GM formation on normal BM and CML PB. It can enhance the growth of CFU-GM 163.2% and 152.5% for normal BM and CML PB respectively. We speculate that indomethacin could be used as a granulocyte stimulating agent after chemotherapy, radiotherapy, or pancytopenia in CML after busulfan treatment.

[Exp Hematol 1988; 16:483(99)]

# Propranolol stimulates proliferation of CFU-GM in vitro

**Cao LX*, Dowding C, Hibbin J, Th'ng KH. Goldman JM.**

***Dept. of Hematology of Bai Tai Ping Road Hospital, Beijing, China**

The relationship between beta adrenergic receptor and hemopoiesis is very attractive (Exp Cell Res 71:228, 1978). We have found that the beta adrenergic blocking agent, propranolol, can stimulate CFUs formation in vivo (Chinese J Hematol 4:232, 1983), and we have treated patients with AA (Aplastic anemia) using this agent (Chinese J Intern Med 22:535, 1983). In the present report we confirmed that propranolol can stimulate CFU-GM formation from normal human bone marrow mononuclear cell. The mean number of CFU-GM from normal- bone marrow treated with 0.01 mg/ml propranolol was $102.9 + 31.1/1 \times 10^5$ MNC, compared with the control value of $69.7 + 22.3/1 \times 10^5$ MNC ($P < 0.05$). Propranolol at 0.05 mg/ml may suppress CFU-GM formation Propranolol at 0.01 mg/ml did not stimulate BFU-E.

[Exp Hematol 1987; 15: 488(131)]

# Antil ymphocytic monoclone antibodies in the treaixint of aplastic anemia

**Cao Lu-xian, *et al***
**Bei Tai Ping Lu Hospital, Beijing, China**

Antilymphocyte globulin (ALG) is effective in the treatment of aplastic anemia (AA). Most doctors believe that T-lymphocytes probably are the responsible cells for the pathogenesis of AA. So that using anti T-lymphocyte monoclone antibodies in the treatment of AA is reasonable. Six patients with aplastic anemia were treated by anti-lymphocytic monoclone antibodies (McAb), Wu338 (OKT3) and Wu448 (OKT8). Four to five milligrams of Wu338 and Wu448 were infused intraveinously with 5% glucose solution per day for seven days. After treatcnent, $T3^+$, $T4^+$ and $T8^+$ lympocytes were lowered in the peripheral blood, but the ratio of $T4^+/T8^+$ increased. Five of the six patients had increases of Hb and reticulocytes. Three patients had prodominant response to the treatment. There were few side effects after Wu338 and Wu448, they were mild pyrexia, urticaria which will subside after several hours. No abnormalities of ECG, liver and renal functions were detected after Wu338 and Wu448. There were no accordance with the MoAb (Wu338 and Wu448) therapeutic effect and the result of in vitro assays co-culture of the patients' bone marrow (BM) GM-CFU (Kagan *et al*). We concluded that Wu338 (OKT3) and Wu448 (OKT8) could be a effective treatraent regirae of AA.

**Table　T subsets and blood changes after McAbs (Mean ± SD)**

| | Before treatement | After treatment(day) | | |
|---|---|---|---|---|
| | | +7 day | +14 day | +28 day |
| Hb(g%) | 59 ±7 | 68 ±16 | 73 ±18 | 78 ±31 |
| WBC($\times 10^9$/L) | 2.03 ±0.37 | 1.54 ±0.65 | 3.39 ±1.79 | 2.43 ±1.73 |
| Rt(%) | 0.63 ±0.39 | 0.77 ±0.50 | 1.06 ±0.60 | 0.78 ±0.37 |
| T3 + | 55.4 ±6.0 | 9.1 ±3.6 | 12.6 ±9.7 | 51.7 ±2.1 |
| T4 + | 26.5 ±95 | 4.9 ±4.8 | 6.9 ±6.5 | 35.1 ±3.4 |
| T8 + | 33.6 ±7.1 | 3.7 ±2.4 | 17.3 ±6.9 | 25.1 ±7.2 |
| T4 +/T8 + | 0.79 ±0.31 | 1.55 ±1.76 | 0.45 ±0.17 | 1.44 ±0.28 |

[Exp Hematol 1989;17: 671(444)]

# Propranolol stimulates proliferation of CFU-GM in vitro

CAO LX, DOWDINC C, HIBBIN J, TH'NG KN, COLDMAN, JM

**ABASTRACT**: The relationship between beta adrenergic receptor and haemopoiesis is very attractive. but the real effect of beta adrenergic drugs on haemopoiesis is not known. We have found that the beta adrenergic blocking agent, propranolol, can stimulate CFUs formation in vivo , and we have treated patients with AA using this agent. In the present report we confirmed that propranolol can stimlulate CFU-GM formation from normal human bone marrow MNC, The mean number of CFU-GM from normal BM treated with 0.01 mg/ml propranolol was 102.9 +31.3/ $1\times10^5$ MNC, compared with the control value of 69.7 +22.3/$1\times10^5$ MNC ($P<0.05$). Propranolol at 0.05 mg/ml may suppress CFU-GM formation. Propranolol at 0.01 mg/ml did not stimulate BFU-E

**KEY WORDS**: Propranolol stimulating CFU-GM formation

There are beta adrenergic receptors on the surface of multipotential haemopoietic stem cells, and these receptors can be stimulated or suppressed by beta adrenergic drugs. When they are stimulated, the haemopoietic stem cells enter into the cell cycle, that is the cells in Go enter S-phase of the cell. cycle, We have demonscrated that the beta adrenergic receptor blocking agent, propranolol, can stimulate haemopoiesis experimenrally; Clinically, propranolol has been used as treatment of patients with aplastic anemia. The present report confirms that propranolol stimulates normal human bone marrow CFU-GM.

**MATEPIAL AND METHODS**:

Normal Bone Marrow Cells: Normal bone marrow cells were obtained from the donors for allogeneic bone marrow transplantation.

Mononuclear cells (MNC); Mononuclear cells were separated using Lymphoprep (Nyegaard, Oslo), washed twice with Hank's balanced salt solution (HBSS), resuspended and counted.

CFU-GM assay: $1\times10^5$ MNC were added to culture medium containing 1% methyl cellulose, 30% pooled human plasma, 1% bovine serum albumin, 7% PHA-human leucocyte medium, $1\times10^{-4}$ M 2-mercapto-ethanol and 1% penicillin and streptomycin. We plated the above MNC in the medium into 40 mm dishea and cultured at 37℃ in a humidified incubator with 7.5% $CO_2$ in air for 14 days. Colonies of more than 40 cells were counted on day 14.

BFU-E assay: The culture medium was the same as the medium of CFU-CM assay, but 2 units of erythropoietin were added into each culture dish. The BFU-E colonies were counted on day 10.

Propranolol: Propranolol was obtained from Sigma (Lot: 33F-0495). The concentrations of propranolol in the culture medium were 0.01 mg/ml($3.4\times10^{-4}$ M) and 0.05 mg/ml ($1.7\times10^{-2}$ M). The control dishes contained equal volumes of alpha medium.

**RESULTS**

CFU-GM assay: The mean value of 7 normal donor's MNC for CFU-GM culture containing propranolol 0.01 mg/ml is 102.9 +31.3, while the value of the control is 69.7 +22.3 ($P<0.05$). The mean number of

CFU-CIJ from cultures containing 0.05 mg/ml propranolol was 25.0 +15.7 (table).

BFU-E assay: We found that 0.01 mg/ml propranolol had no effect on BFU-Enumber, but at 0.05 mg/ml there was a significant inhibirion (table).

**The effect of propranolol on CFU-GM and BFU-E**

| | CFU-GM | | | BFU-F | | |
|---|---|---|---|---|---|---|
| Propranolol (mg/ml) | 0.01 | 0.05 | 0.0 | 0.01 | 0.05 | 0.0 |
| No of tested | 7 | 6 | 7 | 7 | 5 | 7 |
| Mean +SD ($1\times10^5$ MNC) | 102.9 +31.3 | 25.0 +14.5 | 69.7 +22.3 | 79.7 +31.3 | 8 +4.0 | 79.0 +22.8 |
| P value | <0.05 | | | >0.05 | | |

**DISCUSSION**

Haemopoietic stem cells possess beta adrenergic receptors on their surface. We have shown that beta adrenergic receptor blocking agent, propranolol, can enhance the CFU-S formation in mice, and clinically we used propranolol successfully in the treatment of aplastic anemia, In this report we have found that. 0.01 mg/ml propranolol ($3.4\times10^{-4}$ M) enhances CFU-GM proliferation.

The mechanism of propranolol promoting haemopoiesis is directly or indirectly linked to the beta adrenergic receptors on the surface of haemopoietic stem cells. We have found that the beta adarenergic receptors on the MNC of peripheral blood in patients with aplastic anemia is significantly lower than that of normal control. Aarons and Molinoff reported that prolonged use of propranolol can increase the density of beta adrenergic receptoras on the lymphocyte cell surface. Haemopoietic atem cells possessing more beta adrenergic receptors may be more sensitive to stimulation into the cell cycle. In this report, a suitable concentration of exposure to propranolol topromote stem cell possessing the maximum amount of receptors, but 0.05 mg/ml ($1.7\times10^{-2}$ M) of propranolol was found to be toxic.

The haemopoietic effects of beta adrenergic drugs, both agonists and antagoniscs, are very confused in the liturature. Some authors reported that beta adrenergic agonists can enhance the formation of CFU-GM, BFU-E and DNA asyntlneaia and the effect can be blocked by propranolol, But there are contradictory results. Morley et al reported that epinephrine and cAMP can inhibit haemopoietic colony growth in agar between $10^{-3}$ M and $10^{-5}$ M. Kurland et al found no effect of adrenergic agonists between $10^{-5}$ M and $10^{-10}$ M on granulocytic colony formation and they believed that there are no adrenergicrceptors on CFU-GM.

The differentresults from various authors are probably due to differences in drug concentrations used, differences in duration of contact between drug and MNC, difference in vivo or in vitro tests and different methods for estimating the effect of the beta adrenergic drug. The biphaic properties of the beta adcenergic blocking drugs may also contrubute to these differences.

## References

[ 1 ] Byron JW. Evidence for a beta adrenergic receptor initiating DNA synthesis in haemopoietic stem cells, Exp Cell Res,1972, 71:228.

[ 2 ] Cao LX, Cao CP, Da WM,Houng RS, Yee QF. The haemopoiesis stimulating effect of adrenergic & Cholinergic drugs (An experimental research). Chinese J Hematol,1983, 4:232.

[ 3 ] Cao LX, Cao CP,Houng RS, Da WM, Yee QF. Propranolol in the treatment of aplastic anemia, A preiminary report of experiminral research and clinical observation. Chinese J Intearn Med, 1983,22:535.

[ 4 ] Brown JE, Adamson JW. Modulation of in vitro erythropoiesis, The influence of beta adrenergic agonists on erythroid colony formation. J Clin Invest, 1977, 60:70.

[ 5 ] Cao LX, Cao CP, Ma HR, Lu BZ. Beta adrenergic receptors of MNC in patients with aplasric anemia, J Exp Hematol,1985, 13:422.

[ 6 ] Asrons RD, Nies AS, Gal J, Hegstrand LR, Molinoff PB. Elevation of beta adreneargic receptor density in human lymphocytes after propranolol adminastral;ion, J Clin Invest,1980, 65:949.

[ 7 ] Aarons RD, Molinoff PB. Changs in the density of beta adrenergic receptors in rat lymphocytes, heart and lung after chronic treatment with propranolol. J Pharmacol & Exp Therapeu,1982, 221;439.

[ 8 ] Fink GD, Fisher JW. Stimulation of erythropoiesis by beta adrenergic agonists I. Characterization of activity in polycythemic mice, J Pharamacol & Exp Therapeu,1977, 202;192.

[ 9 ] Przala F, Phyllis H. Effect of beta adrenergic activition of erythropoiesis. Feder Proce,1977, 36:974.

[10] Dresch C, Mine J, Poirier C, Bouvet D. Effect of beta-adrenergic agonists and beta blocking agents on hemopoiesjs in human marrow. Biomedicine,1981, 34:93.

[11] Morley A,Quesenberry P, Garrily M, Stohlman F. Inhibitton of marrow growth by cyclic AMP. Proc Soc Exp Biol Med,1971, 138:57.

[12] Kurland JI, Hadden JW, Moore MAS. Role of cyclic nucleotides in the proliferation of committed granulocyte-macrophage progenitor cells. Cancer Res,1977, 37:4534.

[13] Aellig WH. Clinical pharraacology of beta adrenoceptor blocking drugs possessing partial agonists activity, with special reference to pindolol, J Cardiovascular Pharmacol,1983, 5:S16.

[14] Ariens EJ. Intrinsic activity; Partial agonists and Partial antagonists, J Cardiovascular Pharmacol,1983, 5;S8

（军事医学科学院附属 307 医院　血液科资料 1988 年）

# The effects of prostaglandin el on CFU-GM, CFU-E, and ppc(primary procenitor cells) in chronic myeloid leukemia

CAO LX, DOWDLNG C, HIBBIN J, TH'NG KH, GOLDMAN JM

**ABSTRACT**

We have studied the effects of preiricubatory mononuclear cells from che peripheral blood of patients with CML with PGE1. We showed chat preincubation of the MNCs with PGE1 can enhance the production of CFU-GM, CFU-E and PPC. After perincubation with PGE1, the numbers of colonies increased co 163.6%, 169.0%, and 216.6% of the control respectively. These results confiriued the positive concrol of PGE1 in hemopoiesis. We suggesc that PGF could be used as a haemopoietic stimulacing agent in some conditions.

**KEY WORDS: PROSTAGLAND E —CFU-GM, CFU-F, PPC—CML**

The prostaglandin E series (PGE) have a biphasic role in controlling of granulocyte and macrophage production. PGE can suppress Che formation of CFU-GM under the influence of colony stimulating factors (CSF), and can also stimulate CFUs formation in mice. In the meanwhile it accompanies the increase of the concentration of cAMP intracellularlly. It has been shown that PGE can also suppress the formation of CFU-GM in CML, but its effect is weaker than in the normal individuals. Some authors have shown that PGE can activate the noncycling CFU-GM (Go or long term Gl) to enter the active S phase CFU-GM. In 1985 Gordon et al described an assay which detected a cell that they suggested could be a primitive haemopoietic progenitor (PPC). They found these cells are not in cell cycle, and do not express Ia-like (HLA-DR) antigen, and suggested chey could be more primitive cell than CFU-GM and BFU-E. In this paper we will present the results of preincubation with PGE on CFU-GM, CFU-E and PPC from the peripheral blood of CML.

**MATERIAL AND METHODS**

MONONUCLEAR CELLS (MNC) OF PERIPHERAL BLOOD OF CML: Peripheral blood samples anticoagulated with prservative free heparin were obtained from patients with CML in the chronic phase of their disease. Mononuclear cells (MNCs) were obtained by diluting the blood in Hank's balanced salt solution (HBSS) and layering over Lymphoprep. The cells were centrifuged at 1400 rpm for 25 minutes and the MNCs were harvested from the interface. The mononuclear cells were washed twice with HBSS, resuspended and counted in a haemocytometer. $1\times10^6$ MNC/ml in alpha medium containing 15% fetal calf serum (FCS), $1\times10^{-6}$ M indomethacin and $1\times10^{-6}$ M PGE1 were preincubated in tissue culture flasks at 37℃ in a humidified incubator containing 5% $CO_2$ in air for 3 hrs. Control flasks were also set up without the addition of PGE1.

CFU-GM ASSAY: After preincubation as above, the MNCs were washed three times with HBSS. $1\times10^5$ MNC were added co culture medium containing 1% methyl cellulose, 30% pooled human plasma, 1% bovine serum albumin, 7% PHA-human leucocyte medium, $1\times10^{-4}$ M 2-mercaptoethanol and 1% penicillin and streptomycin * 1 ml aliquots of the culture medium plus cells were plated in 40 mm diameter tissue culture dishes and cultured at

37℃ in a humidified incubator with 5% $CO_2$ in air for 14 days. Colonies of more than 40 cells were counted on day 14.

CFU-E ASSAY: The culture condition was the same as the medium of CFU-GM assay, but 0.5% units of erythropoietin was added in each dish. The CFU-E colonies were counted on day 7.

PRIMITIVE PROGENITOR CELL ASSAY: Preincubated MNCs ($5 \times 10^5$/ml) in alpha medium containing 15% FCS were added to preformed stromal layers which had been thoroughlly washed. The cells were incubated with the stromal layers for two hours and then the non-adherent cells was removed by washing thoroughlly with HB-SS. The cells were then overlayered with 0.3% agar in alpha medium containing 15% FCS. The cells were cultured at 37℃ in an atmosphere of 5% $CO_2$ in air for 5 days. More than 20 cells aggregated together were counted as a PPC colony.

PREPARATION OF STROMAL LAYER: $5 \times 10^5$ MNC from normal bone marrow werecultured in 1 ml of alpha medium containing 15% FCS, $2 \times 10^{-6}$ M methyl prednisolone, and 1% penicillin and streptomycin at 37℃ in a humidified incubator containing 5 % $CO_2$ in air. The culture were refed at weekly intervals by rotal replacement of the medium

PROSTAGLANDIN El: Prostaglandin El was purchased from Sigma (Lot: 35F-0379). The stock solution of PGE1 ($1 \times 10^{-4}$ M in alpha medium containing 15% FCS) was stored at 4℃.

STATISTICAL ANALYSIS: Means were compared using the Student-s test.

**RESULTS**

1. THE EFFECT OF PREINCUBATION WITH PGE1 ($10^{-6}$ M) ON CFU-GM OF CML: After preincubation of the MNCs of peripheral blood from CML, the CFU-GM numbers were enhanced (Table 1). In 11 cases of CML the mean number of CFU-GM cultured with PGE1 was 150.3 + 78.1 (Mean + SD), while the control number was 91.9 + 51.3 (Mean + SD), $P < 0.01$.

**Table 1 THE EFFECT OF PREINCUBATION WITH PGE1 ON CFU-GM (CFU-GM/1 × 10⁵ MNCs)***

| CASE | 1 | 2 | 3 | 4 | 5 | 6 | 7 | 8 | 9 | 10 | 11 | Mean + SD |
|---|---|---|---|---|---|---|---|---|---|---|---|---|
| PGE1 | 85 | 216 | 230 | 250 | 141 | 280 | 112 | 64 | 76 | 87 | 120 | 50.3 + 78.1 |
| CONTROL | 77 | 105 | 120 | 120 | 86 | 234 | 66 | 46 | 36 | 51 | 74 | 91.9 + 51.3 |
| % of CONTROL | 111.7 | 205.7 | 191.7 | 208.3 | 164.0 | 119.7 | 169.7 | 139.1 | 211.1 | 170.6 | 162.2 | 163.6 |

* : The mean of four dishes

2. THE EFFECT OF PREINCUBATEION WITH PGE1 ($1 \times 10^{-6}$ M) ON CFU-E OF CML: After the preincubation of the MNCs from the CML peripheral blood, the numbers of CFU-E were enhanced. In 6 cases of CML the mean nunber of CFU-E after preincubarion with PGE1 was higher the controls (167.8 + 21.3versus 99.3 + 25.5, mean + SD), $P < 0.01$, (Table 2).

**Table 2 THE EFFECT OF PREINCUBATEION WITH PGE1 ON CFU-E (CFU-E/1 × 10⁵ MNCs)***

| CASE | 1 | 2 | 3 | 4 | 5 | 6 | MEAN + SD |
|---|---|---|---|---|---|---|---|
| PGE1 | 174 | 172 | 132 | 180 | 156 | 139 | 167.8 + 21.3 |
| CONTROL | 120 | 56 | 84 | 124 | 108 | 104 | 99.3 + 25.5 |
| % of CONTROL | 145.0 | 307.1 | 157.1 | 145.2 | 144.4 | 185.6 | 169.0 |

* : The mean of four dishes.

3. THE EFFECT OF PREINCUBATION OF PGE1 ($1 \times 10^{-6}$ M) ON PPC OF CML:

After the preincubation of the MNCs from CML peripheral blood, the numbers of PPC colonies were increased. In 6 cases of CML the mean number of PPC colonies after preincubation with PGE1 was 64.2 + 13.0, while the control number was 29.7 + 5.8 ($P < 0.01$), (Table 3).

**Table 3 THE EFFECT OF PREINCUABTION WITH PGE1 ON PPC(PPC/$5 \times 10^5$ MNCs)***

| CASE | 1 | 2 | 3 | 4 | 5 | 6 | MEAN + SD |
|---|---|---|---|---|---|---|---|
| PGE1 | 86 | 64 | 58 | 57 | 49 | 71 | 64.2 + 13.0 |
| CONTROL | 26 | 41 | 26 | 28 | 27 | 30 | 29.7 + 5.8 |
| % OF THE CONTROL | 330.8 | 156.1 | 223.1 | 203.6 | 181.5 | 236.7 | 216.6 |

*: The mean of four dishes.

**DISCUSSION**

Many different factors influence haemopoietic progenitor cell proliferation at both cellular and molecular levels.

Prostaglandin E can modulate haemopoiesis, but there are contradictory reports about precise effects of PGE1 on haemopoiesis, probably because of differences in samples and in methodology.

Kurland et al have suggested that prostaglandins have a dualistic effect on haemopoiesis. Our experiments confirmed the haemopoietic stimlulating effect of PGE.

After preincubation of MNCs of CML with PGE1 ($1 \times 10^{-6}$ M) for three hrs, the number of CFU-GM was enhanced to 163.6% of that of the control (Incubation without PGE). This result is compatible with that of Verma et al for culture of normal bone marrow MNCs. We agree that the increased numbers of CFU-GM may be due to promotion of stem cells from Go into the S phase, because the priraitive progenitor colonies (PPC) of Gordon et al were also increased to 216.6% after preincubacion of the MNCs with PGE1. Early in 1978, Kurland et al designed a diagram to explain the modulation of haemopoiesis by prostaglandins. They postulated that, PGE produced raainly by the macrophage possesses a positive regulation on haemopoiesis by promoring the stem cells from Go into the S phase. They also suggesred that the macrophages produce two kinds of substances that can influence the proliferation of CFU-GM, colony stiruulating factors (CSF) and PGE which has been identified by the radioimraunoassay. The PGE1 inhibits CFU-GM proliferation, but can stimulated haemopoietic primitive stem cells to enter S phase (cell cycle), so that preincubation of human MNC of the bone marrow with PGE can increase the number of CFU-GM. We obtained the same results using blood from patients with CML in chronic phase as with normal bone marrow. The number of erythroid colonies was also increased after preincubation with PGE1. This result is compatible with the report of Lu et al who reported the normal bone marrow buffy coat cells cultured with PGE can enhance BFU-E formation. Dukes et al reported that PGE can promote the hemoglobin synthesis in mice. Lu et al reported that the enhancement of colony formation from BFU-E by PGE is associated with the Ia antigen expression and increasing density distribution of MHC class 2 antigens on erythroid progenitor cells. Rossi et al reported that the effect of PGE is clearly species-dependent, they found PGE can inhibite the BFU-E formation but no effect on CFU-E in mice, while PGE can stimulate both BFU-E and CFU-E formation in human bone marrow.

From our experiments, we suggest that PGE has a positive regulation on the haemopoietic stem cells, possibly by promoting srem cell in the Go stage of cell cycle to active S phase. PGE can increase cAMP concentration intracellularlly. The increased concentration of cAMP could accompany with the Go cell entering the S phase.

Although PGE can cause suppression of bone marrow and spleen cellularity in mice in vivo, we suggest thaf PGE can be used in vivo as a haemopoietic stimulating agent in patients with anemia in some conditions (Bone marrow failure after busulfan in CML ?). Ortega et al recently reported that they used prostaglandins in the treatment of anemia of renal failure.

## References


[1] Pelus LM, Gold E, Saletan L, and ColemanM. Restoration of responsiveness of chronic myeloid leukemia granulocyte macrophagecolony-forming cells ro growth regulation in vitro following preincubation with prostaglandin. Blood, 1983, 62:158.

[2] Pelus LM, Broxmeyear HE, Kurland JI, Moore MAS. Regaulacion of macrophage and granulocyte proliferation: Specificities of prostaglandin E and lactoferrin. J Exp Med, 1979, 150:277.

[3] Feher I, Gidali J. Prostaglandin E2 as stimulator of hemopoietic stem cell proliferation. Nature (Lond.), 1974, 247:550.

[4] Pelus LM, Broxmeyer HE, Moore MAS. Regulation of human myelopoiesis by prostaglandin E and lactoferrin. Cell Tissue Kinet, 1981, 14 : 515.

[5] Kurland JI, Hadden JW, Moore MAS. Role for cyclic nucleotides in the humoral regulation of hemopoietic progenitor cell proliferation. Cancer Res, 1977, 37:4534.

[6] Pelus LM, Broxmeyer HE, Clarkson BD, Moore MAS. Abnormal responsiveness of granulocyte-macrophage committed colony forming cells from patients with chronic myeloid leukemia to inhibition by prostaglandin E. Cancer Res, 1980, 40:2512.

[7] Goldman JM, Th'ng KH. Inhibitory effects of granulocytes and prostaglandin El (PGE1) on normal and leukemic granulopoiesis in agar. Exp Heruat, 1977, 5(Suppl):17.

[8] Verraa DS, SpiCzer G, Zander AR, McCredie KB, Dicke KA. Prostaglandin El-mediated augruentarion of human granulocyte-macrophage progenicor cell growth in vitro. Leuk Res, 1981, 5:65.

[9] Gordon MY, Hibbin J, Kearney LU, Gordon-Smith EC. Colony formation by primitive haemopoietic progenitors in coculture of bone marrow cells and stromal cells. Br J Haematol, 1985, 60:129.

[10] Quesenberry P, Levitt L. Haematopoiecic stem cells. N Engl J Med, 1979, 301:810.

[11] Burgess AW, Metcalf D. The nature and action of granulocyte-macrophage colony stimulating factors. Bloocl, 1980, 56:945.

[12] Kurland J, Moore MAS Modulation of hemopoiesis by proscaglandins. Exp Hema Col, 1977, 5:357.

[13] Kriegler AB, Bradley TR, Hodgson GS. The effect of prostaglandins El and E2 on macrophage progenicor cells wit:h high proliferative potential in mouse bone marrow ifi vicro. Blood, 1984, 63:1348.

[14] Gentile P, Byer D, Pelus LM. In vivo modulacion of murine myelopoiesis following intravenous administration of prostaglanden E2 Blood, 1983, 62: 1100.

[15] DeGowin RL, Gibson P. Prostaglandin-mediated enhancement of erythroid colonies by raarrow stromal cells (MSC). Exp Hematol, 1981, 9:274.

[16] Rossi GB, Migliaccio AR, Migliaccio G, Lettieri F DiRosa M, Mastroberardino G, Peschle C. In vitro interactions of PGE and cAMP wirh murine and human erychroid precursors. Blood, 1980, 56:74.

[17] Kurland JI, Broxmeyer HE, Pelus LM, Bockman RS, Moore MAS. Role for monocyce-macrophage-derired colony-stimulating factor and prostaglandin E in the positive and negative feedback control of myeloid stem cell proliferation, Blood, 1978, 52:388.

[18] Goldman JM, Th'ng KH, Lowenthal RM. In vitro colony forming cells and colony stimulating factor in chronic granulocytic leukaemia. Br J Cancer, 1974, 30:1.

[19] Lu L, Pelus LM, Broxmeyer HE. Modulation of the expression of HLA-DR (Ia) antigens and the proliferation of human erythroid (BFU-E) and multipotential (CFU-GEMM) progenitor cells by prostaglandin E, Exp Hematol, 1984, 12:741.

[20] Dukes PP, Shore NA, Hammond DJ, Ortega JA, Dacta MC. Enhancement of erychropoiesis by prostaglandins. J Lab Clin Med, 1973, 82:704.

[21] Lu L. Broxcneyer HE, Pelus LM, Walker D. Enhancement of the proliferation of human marrow erythroid (BFU-E) progenitor

cells by prostaglandin E is associated with the density distribution of major histocoropatibility complex class 2 antigens on BFU-E. Blood,1985, 66:132a.

[22] Byron JW. Role of drug-recepcor sites in the growth, differentiation of haemopoietic cells, Biological Basis of immuno deficiency. pp. 143-153, Edited by Gelfand WE and Dosch HM, Raven Press, New York. 1980.

[23] Meridelsohn J, Nordbery J. Adenylate cyclase in thymus derived and bone marrow derived lymphocytes from normal donors and patencs with chronic lymphatic leukemia. J Clin Invest,1979, 63:1124.

[24] Browm JE, Adarason JW. Studies of the influence of cyclic nucleocides on in vitro hamoglobin synthesis. Br J rtaematol,1977, 35: 193.

[25] Orcega JA, Dukes PP, Shore NA, Malekzadeli MH. A clinical trial of proscaglandin E2 to increase erythropoiesis in anemia of end stage renal disease, A preliminary report . Prostaglandins Leukotrienes Med,1984, 14: 411.

(Academy of Military Medical Science Affiliated 307 Hospital 1988)

# The hamatopoiesis stimulating effect of adrenergic & cholinergic drugs (an experimental research)

**LU-XIAN CAO, *et al***

**General Medicine Department . Lanzhou General Hospital, Lanzhou, Gan Su Province, China.**

Running head:

ADRENERGIC & CHOLINERGIC DRUGS & HAEMOPOIESIS

**ABSTRACT**

The mice CFUs stimulating effects of adrenergic and cholinergic receptor8 active drug have been researched, We found that sulbultamolum (8 mg/kg), a β-adrenergec agnoist, and propranolol (10 mg/kg), a β-adrenergic blocking agent, possess the ability of increasing mice CFUs significantly. The mice spleen nodes, spleen weight and spleen index of the treatecl groups are higheir than that of the control ($P < 0.01$). Propranolol has the haemopoietic stimulating effect especially. The haemopoietic stimulating effect of propranolol (10 mg/kg) is equal to that of the well-known hemopoietic drug, stanozolol (30 mg/kg). We did not find the hemopoietic stimulating effect of anisodamine (5 mg/kg), galan thanine (2 mg/kg), both of which are anticholinesterases . Propranolol can increase the density of adrenergic receptors on the cell surface probably account for this effect.

**KEY WORDS**

**CFUs enchancement - bone marrow-propranolol**

The depletion of haemonoieic stem cells has been regarded as the main defect of aplastic anernia. Aplastic anemia can be cured by bone marrow transplantation that haematopoietic stem cells can be implanted into the marrow space of the pltients. The other method of treatmertt is to stimulate pluripotertial haemopoietic stem- cells, most of which is in the Go stage of the cell cycle, into the active cell cycle. We have studied the haemopoietic stimulating effect of adrenergic agonists and cholinergic agonists for many years. We found some of. which present strong. haemopoieitic stirnmlating effect of CFUs in mice.

**METHOD:**

The first batch of experiment:

1. LACA mice, 8 ~ 10 weeks old, weight 22 ~ 24 gm. were studied. forty-eight of LACA mice were aivided into 8 groups, six mice in each group marked. 1, 1', 2, 2', 3, 3', 4, 4' The mice in each group . were given the following drugs once a day and it lasted 7 days (Table 1).

2. After 7 days, all the mice were killed by dislocation of the nick. One of the femurs of three mice in each group was obtained, by aseptic procedure. All the marrow cells were poured out by needle syrjnge with medium 199.

3. LACA mice, 7 ~ 8 weeks old, 22 ~ 24 gm, were divided into 8 groups each group consisted of 24 mice. After lrradiating with x-ray 850 rad (0. 5 mm Cu + 1. 0 mm Al, 200 kV, 10 mA, Distance 30 cm, Dose rate

54.4 rad/min), each mouse of the eight groups were injected with the cell suspensions. containing $7\times10^4$ cells/mouse through the tail vein accroding with the groups 1 ~ 4 and 1'~4' respectively.

4. Nine days after the injection, all the mice were kilied. The spleen of the mice were fixed in Bouin solution for 24 hours, weighed the spleen and counted the nodules (CFUs) on them by steroscopic microscope and calculated the spleen index. The second brltch of experiment:

The method of the second batch is likeof the first batch. The mice were divided into five groups and be given by the following drugs as table 2.

LACA mice, 7 ~ 8 weeks old (18 ~ 22 gm) were divided into five groups. Each of the 1 ~ 4 groups consisted of 20 mice, the fifth group consisted of 84 mice as a control. The method of treatment is the same as mentioned before.

**RESULT:**

The results oftne tests are listed in table 3 and 4. In table 3 presented that the number of CFUs in propranolol group is higher than that of the control ($P<0.001$). The weight of spleens inithisl group is heavier than that of the control too ($P<0.05$). The effect of propranolol on mouse CFUs is equal to that of the well-known haemopoietic promoting drugs, stanozolol, a synthesized androgen. The anisodamine and galanthamine show no effect on CFUs formation of mice. Table 4 presentedthat the CFUs, weight of the spleen and the spleen index, in the group of propranolol, sulbutamolum sulfate (An isoprotertnol derivitive), stanozolol (A synthetic ancirogen) and combination of propranolol and sulbutamolum by sequence are higher than that of the control. The P value of CFUs in group 1 ~ 4 possess significance. The values of spieen index are all higher than the control, but only the values of groups or 8tahozolol and propranolol possess statictical significance.

**DISCUSSION:**

In normal bone marrow, most of the pluripotential haemopoietic stem cells are in Go period of the cell cycle. Regencirative bona marrow extract Ⅲ (RBMEⅢ) can promote Go stem cells into the period of DNA sybrthesis. in 1972, Byron reported a posirtive effect of adrenergic agonlsts on the cell cycle activityof pluripotential haemopoietic stemcells in vitro. Take isoproterenol for exampie, in the concentratiorv of $10^{-12}\sim10^{-10}$ mol/L, it has the effect to stimulate CFUs in DNA syntnesis to 40% so do the cnolinergic agonists such as carbamylcnoline. It is suggested that CFUs have functionally β-adrenecrgic and cholinergic receptors which can be triggered by such drug. Our experbnental work demonstrated salbutamolum, a β-adrenergic drug, possessing the ability to increase CFUs formation in mice, but there are two points difierent from the result of Byron: the first , propranolol, a β-adrenergic blocking agent, 10 mg/kg presemts definitely CFUs stimulating effect, showing in increase of nodes formation in mice spleen, increase the weight of mice spleen and in increase of the spleen index ($P<0.01$); the second, we can not demonstrate that the anticholinesterases, anisodaminum 5 mg/kg and gaiarithaminum 2 mg/kg possess the ability of promote CFUs into the DNA synthetic period. From several batches of expreiments, We firmly demonstrate the CFUs prormoting effect of propranolol, the effect of propranolol 10 mg/kg is equal to that of the stanozolol 30 mg/kg. The effect of sulbutaraolum 8 mg/kg is much weeker than that of the two above mentioned drugs.

We have used propranolol in the treartment in aplastic anemia, the effective rate is 70%. Forty per cent of the patients were recovered from the illness.

The mechanism of propranolol to stimulate CFUs of mouse remains to be determined. This agent can trigger CFUs directly or it promotcs an intermediatecells which produce houmonal substance to trigger the CFUs into cycle indirectly.

In 1980, Aarons et al reported that after propranolol 160 mg per day for eight days, the density of adrengetic receptors in the surface of numan lymphocyte is increased. From this point of view, we think that the increased density of adrenergic receptors on the surface of CFUs can be triggered into cycle intenseiy and the haemopoietic effect is intensified by the agent.

**Table 1　The 8 groups mice given various drugs**

| Group | 1 | 1' | 2 | 2' | 3 | 3' | 4 | 4' |
|---|---|---|---|---|---|---|---|---|
| No of mice(LACA) | 6 | 6 | 6 | 6 | 6 | 6 | 6 | 6 |
| Drugs | Propranolol | $H_2O$ | Stasnozolol | $H_2O$ | Anisodamine | $H_2O$ | Galan-thamine | $H_2O$ |
| Dosage | 10 mg/kg | 0.2 ml/mouse | 30 mg/kg | 0.2 ml/mous | 5 mg/kg | 0.2 ml/mous | 2 mg/kg | 0.2 ml/mous |
| Rout of adminastrition | PO. | PO. | PO. | PO. | IP. | IP. | IP. | IP. |

**Table 2　Five groups mice given various drugs**

| Group | 1 | 2 | 3 | 4 | 5 |
|---|---|---|---|---|---|
| No of mice(LACA) | 7 | 7 | 7 | 7 | 7 |
| Drugs | Propranolol | Salbutamolum | Stanozolol | 1. Propranolol<br>2. Sulbutamolun | $H_2O$ |
| Dosage/day | 10 mg/kg | 8 mg/kg | 30 mg/kg | 1. 10 mg/kg<br>2. 8 mg/kg | 0.25 ml |
| Days | 7 | 7 | 7 | 1. 6 days followed<br>2. 2 days | 7 |
| Rout of Adminastrition | PO. | PO. | PO. | PO. | PO. |

**Table 3　Effect on CFUs, Spleen weight and Spleen index of propranolo etc**

| Group | No of mice on day 9th | CEUs<br>CUEs/$10^5$ cells *P* value | Spleen weight<br>mg/spleen *P* value | Spleen index<br>mg/gm body wt *P* value |
|---|---|---|---|---|
| 1. Propra-nolol | 22/24 | 12.19 ±1.32<br><0.001 | 13.96 ±0.80<br><0.05 | 0.88 ±0.05<br>>0.05 |
| 1'. $H_2O$ | 20/24 | 6.03 ±0.82 | 11.86 ±0.51 | 0.80 ±0.03 |
| 2. Stano-zolol | 19/24 | 12.18 ±1.13<br><0.001 | 20.19 ±1.28<br>< 0.001 | 1.17 ±0.06<br><0.05 |
| 2'. $H_2O$ | 14/24 | 5.27 ±1.00 | 12.76 ±0.90 | 0.92 ±0.06 |
| 3. Aniso-damine | 16/24 | 7.45 ±1.17<br>>0.05 | 13.80 ±0.88<br><0.05 | 0.87 ±0.04<br>>0.05 |
| 3'. $H_2O$ | 13/24 | 6.44 ±0.90 | 12.56 ±0.32 | 0.85 ±0.02 |
| 4. Galanth-amine | 15/24 | 7.28 ±2.06<br>>0.05 | 12.74 ±0.86<br>– | 1.01 ±0.06<br>– |
| 4'. $H_2O$ | 11/24 | 6.22 ±0.92 | 18.96 ±1.19 | 1.20 ±0.07 |

**Table 4　The 8 Tesults of the 2nd experiment**

| Druge | CFUs/2 × $10^5$ cells | Spleen weight(mg) | Spleen index spleen(mg)/BW(gm) |
|---|---|---|---|
| Propranlol | 16.13 ± 5.63 | 25.10 ± 4.11 | 1.64 ± 0.22 |
| | $P<0.001$ | $P<0.002$ | $P<0.05$ |
| Sulbutamolum | 17.33 ± 4.89 | 22.93 ± 5.46 | 1.68 ± 0.40 |
| | $P<0.001$ | $P>0.05$ | $P<0.05$ |
| Stanozololl | 22.13 ± 4.26 | 28.68 ± 4.42 | 1.76 ± 0.15 |
| | $P<0.001$ | $P<0.002$ | $P<0.01$ |
| Propranlol + Sulbutamolum | 14.38 ± 6.83 | 23.30 ± 5.67 | 1.47 ± 0.33 |
| | $P<0.002$ | $P<0.05$ | $P>0.05$ |
| Control | 10.10 ± 5.69 | 20.51 ± 4.88 | 1.42 ± 0.36 |

## References


[1] Alter BP, Potter NU, Li FP. Classificatioin and aetiology of aplastic anemias. Clin Haematol, 1978;7:431-66.

[2] Storb R, Thomas ED, Buckner CD, Clift RA, Fefer A, Fernando LP, Giblett ER , Johnsoni FL,NeimanPE. Allogeneic marrow grafting for treatment of aplastic anemia. Blood, 1976;48:485-490.

[3] Storb R,Thamas ED. Marrow transplantation for treatment of aplastic anemia, Clin Haematol, 1978:597-610.

[4] Tell JR , McCulloch EA. A direct measurement of the radiation sensitivity of normal mouse bone marrow cells. Rad Res 1961; 14:213-222.

[5] Schofield R. The pluripoten stem cell. Clin Haematol, 1979;8:221-237.

[6] Becker AJ, McCulloch EA,Siminlvitch L and Till JE, The effect of differing demands for blood cell production on DNA synthesis by hemopoietic colony-forming cells of mice. Blood, 1965;26:296-308.

[7] Appelbaum FR. The patnagenesis of aplastic anemic. Sem Hematol 1981;18:241- 2 57.

[8] Byron JW. Evidence for a β-adrenergic receptor initiating DNA synthesis in haemopoietic stem cells. Exp Cell Res, 1972;71: 228-230.

[9] ByronJW. Drug receptors and haemopoietic stem cell. Nature(New Biology),1973;241:152-154.

[10] Byron JW. Effect of steroiid and dibutyryl cyclic AMP on the sensitivety of haemopoietic stem cell to $^3$H-thymidine in vitro. Nature(London),1971;234:39-40.

[11] Byron JW. Effect of steroids on. the cycling of haemopoietic stemi-cells. Nature(London),1970;228:1204.

[12] Cao LX, cao CP, Houng RS, Da WM, Yee QF. Propranolol in the treatment of aplastic anemia. 1982(To be published).

[13] Aatons RD ,Nies A S ,Gal J, Hetgstrand L R,Molinoff PB. Eletion of β-adrenergic receptor density in human lymphocytes after propranolol administration. J Clin Invest, 1980;65:949-957.


(Lanzhou General Hospital ,Department of hematology 1983)

# Antilymphocytic monoclone antibodies in the treatment of aplastic anemia

**Cao Lu Xian, *et al***
**Hematology Departmant of Bei Tai Ping Lu Hospital , Beijing, China**

**ABSTRACT**: Six patients with aplastic anemia were treated by antilymphocytic monoclone antibodies, Wu338 (OKT3) and Wu448 (OKT8). Four to five milligrams of Wu338 and Wu448 were infused intraveinously with 5% glucose solution per day for seven days. After treatment, $T3^+$, $T4^+$ and $T8^+$ lymphocytes were lowered in the peripheral blood, but the ratio of $T4^+/T8^+$ increased. Five of the six patients had increases of Hb and reticulocytes. Three patients had prodominant response to the treatment. There were few side effects after Wu338 and Wu448, they were mild pyrexia, urticaria which will subside after several hours. No abnormalities of ECG, liver and renal functions were detected after Wu338 and Wu448.

**KEY WORDS**: Antilymphocytic McAb treatment in Aplastic Anemia

CORRESPONDENCE: Dr. Cao Lu-xian, Bei Tai Ping Lu Hospital, Beijing.

It has been confirmed that in aplastic anemia (AA) there are some lymphocytes which suppressed the function of haemopoiesis (Kagan *et al*, 1976; Ascensao *et al*, 1976). Such cells probably belong to T lymphocyte group (Bacigalupo *et al*, 1984). To suppress these T lymphocytes, we use anti T lymphocytic monoclone anti-bodies (McAbs) in the treatment in patients with aplastic anemia. Some patients definitely responded to such kind of treatment.

**MATERIAL AND METHODS**:

1. Patients: Six patients with AA were included in the study. The clinical features of the six patients were summerized in Table 1.

2. Method of therapy: McAbs were obtained from Bioproducts Research Institute of Wu Han, China, Wu338 (OKT3) and Wu448(OKT8) 2 ~ 5 mg added to 500 ml 5% glucose solution, which was slowly droped intraveinously once per day ×7.

**RESULTS**:

1. Clinical effects: Three of the six patients had obvious response one to two months after treatment with Wu338 and Wu448. Hb increased two grams more than that before monoclone antibodies treatment, the frequency of blood transfusion decreased and the reticulocytes increased. Two of the six patients were died after Wu338 and Wu448 of gastric cancer and hemorrhage cerebral within one month. Both of these two patients also responded to Wu338 and Wu448. One patient had increasing of Hb from 56 gm/L to 87 gm/L, the reticulocytes raised from 0.8% to 1.2% after treatment with antilymphocytic monoclone antibodies. The peripheral blood changes after Wu338 and Wu448 were showed as Table 2.

2. Changes of T lymphocyte subset after Wu338 and Wu448: After Wu338 and Wu448 , the mean values of $OKT3^+$, $OKT4^+$, and $OKT8^+$ cells in the peripheral blood were lowered. The lowest values were on day +7, later on they raised gradually. The ratio of $T4^+/T8^+$ cells before treatment was less than 1, after Wu338 and Wu448,

these value increased as shown in Table 3 and Figurs 1, 2, 3.

3. Relationship between pathogenesis of AA and effects of Wu338 and Wu448 treatment: Four patients had been studied for the pathogenesis by BM MNC (Bone Marrow Mononuclear cell) co-culture of Kagan *et al.* (Kagan *et al*, 1976; Kagan *et al*, 1980). GM-CFU of the BM MNC were assayed under the influences of anti T cell, anti DR (T98-E6) McAbs and complement of rabbit (BM MNC 0.5 ml + 0.25 ml McAb 45′ in room temperature then added 0.75 ml of rabbit complement 37℃ for an hour then washed for two times). The results were showed in Table 4.

Cases 1 and 6 are stem cell deficient type and serum suppression type respectively. After treatment with Wu338 and Wu448, the effects of them are prodominant. Case 3 is cell suppression type, but after therapy with anti T lymphocytic monoclone antibodies, there is no response with the therapy.

4. Side effects of Wu338 and Wu448: The side effects were mild after intravenous Wu338 and Wu448. Three patients presented mild pyrexia and urticaria after Wu338 and Wu448, which subside after several hours by symptomatic treatment. Electrocardiograph, liver and renal functions were normal after McAbs therapy. There was no evidence of water and sodium retention after Wu338 and Wu448.

**DISCUSSION:**

In recent years, there were many researchreporls about the pathogenesis studies of AA. In 1978 and 1980, Kagan *et al* reported the classification of AA by bone marrow mononuclear cell co-culture (Kagan *et al*, 1976; Kagan *et al*, 1980). Bacigalupo et al reported that there are some hemopoiesis suppressing T lymphocytes in the BM of patients with AA. Such T lymphocytes produced T cell derivatived colony inhibition activity (Td/CIA) (Bacigalupo *et al*, 1984). Ascensao et al also demonstrated that the co-culture of BM MNC with normal one can suppress the GM-CFU of normal BM MNC. If antilymphocyte globulin (ALG) is added to the co-culture medium, the suppression of GM-CFU disappears (Ascensao *et al*, 1978).

There were many reports of treatment of AA with ALG in literatures (Silingard *et al*, 1979; Speck *et al*, 1978). Anti T lymphocytes drug, cyclosporin A was extensively used in organ transplantation to prevent and treat the host versus graft (HvG) or graft versus host (GvH) reactions (Atkinson 1987). There were many reports of successful treatment of AA with cyclosporin A. The mechanisum of cyclosporine A in the treatment of AA probably because of the suppression of T lymphocytes (Seewann *et al*, 1987; Bern *et al* 1987). Monoclone antibodies to T lymphocytes possess some speciality to suppress special group of T subset. In the present, report, the monoclone antibodies used were Wu338 (OKT3, Pan T lymphcyte McAb) and Wu448 (OKT8, Suppressor T lymphocyte McAb). After treatment, three of the 6 patients responded, Hb raised, increased percentage of reticulocyte and decreased the frequency of blood transfusion (Cases 1,5,6). The peripheral blood of one of these 3 patients became normal, probably the AA in this patient had been cured. The effects of anti T lymphocyte MeAbs appeared about one month after treatment. Reticulocyte raised first after treatment, then the Hb and white blood cells. After treatment with anti T lymphocytice McAb, there were obvious changes in the T lymphocyte subsets in the peripheral blood (Table 3). Wu338 and Wu448 were used in cases 1 ~5, Wu338 was used in case 6. We can not draw any conclusion to show which one was superior to other's. In patients of AA, the $T8^+$ cells was increased, while the ratio of $T4^+/T8^+$ was lowered. Before treatment the mean value of T8 in the 6 patients was 33.6 ±7.1% (Normal value = 31.3 ±7.0%), the mean value of $T4^+/T8^+$ ratio was 0.78 ± 0.31 (Normal value = 1.37 ± 0.29). The results of our 6 patients were concordance with the reports of the literatures (Zoumbos *et al*, 1984). After treatment with anti T lymphocytic McAbs, $T4^+$ and $T8^+$ cells were lowered down obviously and the ratio of $T4^+/T8^+$ cells raised. These results of 6 patients are concordance with the response of the treatment. One of the effective case (case 6), the $T4^+$ cell was 23.8%, $T8^+$ cell was 28.1% and the ratio of $T4^+/T8^+$ cells was 0.85 (Before treatment was 0.36), but the anemia was milder than before treatment. From the above results, we can not conclude that the lowered ratio of $T4^+/T8^+$ and the raised $T8^+$ are directly related to the pathogenesis of AA, but probably it is the results of immunological imbalance. According to Kagan's classification, two of the three effective cases belong to the haemopoietic stem cell deficient type (Cases 1,4). Both of them were response to antilymphocytic McAbs therapy Case 3 belongs to the cell immunosuppressing type, but there was no response to anti T lymphocyte McAb therapy. From the above results we do not think that the results of classification of AA by co-culture assaying GM-CFU accord with the real pathogenesis of AA.

In summary, we think that treatment of AA patients with anti T lymphocyticMcAbs, Wu338 (OKT3) and Wu448 (OKT8) used in vivo is effective in some cases and is worth to be research further.

**Table 1 Clinical features and treatments of the 6 patients with AA**

| CASE | SEX | Age (ys) | Duration of AA (Mo) | Cause* | Drugs** Used | Hb gm/L | WBC $\times 10^9$/L | Pt $\times 10^9$/L | Cellularity of BM*** | N*** A P | Treatment by McAb |
|---|---|---|---|---|---|---|---|---|---|---|---|
| 1 | M | 25 | 60 | AP | Pro. Sta | 68 | 2.0 | 14.0 | 3 | 157 | OKT3 4 mg, OKT8 4 mg/day ivx7 |
| 2 | M | 31 | 15 | PC | " " | 61 | 2.4 | 10.0 | 2 | 325 | OKT3 4 mg, OKT8 4 mg/day ivx7 |
| 3 | M | 17 | 24 | - | " " | 65 | 2.2 | 4.0 | 1 | - | OKT3 5 mg, OKT8 5 mg/day ivx7 |
| 4 | F | 34 | 72 | - | " " | 56 | 1.2 | 11.0 | 2 | 249 | OKT3 5 mg, OKT8 5 mg/day ivx7 |
| 5 | F | 12 | 2 | PC | " " | 51 | 3.4 | 16.0 | 2 | 162 | OKT3 2 mg, OKT8 2 mg/day ivx7 |
| 6 | M | 43 | 156 | - | " " | 50 | 1.2 | 12.0 | 1 | 178 | OKT3 5 mg/day ivx7 |

* AP: Amindopyrine; PC: Paracetamole

* * Pro: Testosterone propionate

Sta: stanozolol

* * * Cellularity of BM: Five grades, Normal = grade 3.

* * * * NAP: Neutrophil alkaline phosphatase

**Table 2 Blood changes after antilymphocyte monoclone antibodies (Mean ± SD)**

| | Before treatment | After treatment +7 day | +14 day | +28 day | +60 day |
|---|---|---|---|---|---|
| Hb (gm/L) | 59 ±7 | 68 ±16 | 73 ±18 | 78 ±31 | 84 ±40 |
| WBC($\times 10^9$/L) | 2.03 ±0.37 | 1.54 ±0.65 | 3.39 ±1.79 | 2.43 ±1.73 | 1.05 |
| Pt($\times 10^9$/L) | 0.63 ±0.39 | 0.77 ±0.50 | 1.06 ±0.60 | 0.78 ±0.37 | 1.20 |

**Table 3 T subsets change in peripheral blood after Wu338 and Wu448 (Mean ± SD)**

| | Before treatment | After treatment (day) +1 | +3 | +7 | +14 | +28 |
|---|---|---|---|---|---|---|
| $T3^+$ | 55.4 ±6.0 | 45.7 ±58 | 11.6 ±8.3 | 9.1 ±3.6 | 12.6 ±9.7 | 51.7 ±2.1 |
| $T4^+$ | 26.5 ±95 | 26.3 ±9.5 | 13.2 ±11.4 | 4.9 ±4.8 | 6.9 ±6.5 | 35.1 ±3.4 |
| $T8^+$ | 33.6 ±7.1 | 27.0 ±13.5 | 4.0 ±3.5 | 3.7 ±2.4 | 17.3 ±6.9 | 25.1 ±7.2 |
| $T4^+/T8^+$ | 0.79 ±0.31 | 1.45 ±1.03 | 3.82 ±3.10 | 1.55 ±1.76 | 0.45 ±0.17 | 1.44 ±0.28 |

**Table 4　Pathogenesis of AA, effects of McAb on GM-CFU and the clinical results**

| Case | Pathogenesis of AA | OKT3 | OKT4 | OKT8 | Anti DR | Complement | Effects after McAb |
|---|---|---|---|---|---|---|---|
| 1 | SC Def* | 8/7** | 8/7 | 10/7 | 0/7 | 4/7 | Responded |
| 2 | – | 0/0 | 0/0 | 0/0 | 0/0 | 0/0 | Being observed |
| 3 | C Supp | 0/0 | 0/0 | 0/0 | 0/0 | 0/0 | Effectiveless |
| 4 | SC Def | 0/0 | 0/0 | 0/0 | 0/0 | 0/0 | Responded |
| 6 | Serum Supp | 17/3.7 | 16/3.7 | 17/3.7 | – | 17/3.7 | Responded |

* S: Stem

C: Cell

Def: Deficient

Supp: Suppression

** A/B: A: GM-CFU/2 × $10^5$ MNC without McAb

B: GM-CFU/2 × $10^5$ MHC with McA

## References


[1] Ascensao J, Kagan W, Moore M, Pahwa R, Hansen J, Good R. Aplastic anemia, Evidence for an immunology mechanism, Lancet 1976;1:669.

[2] Atkinson K, Cyclosporin in bone marrow transplantation. Bone Marrow Transplantation, 1987;2:265.

[3] Bacigalupo A, Podesta M, Frassoni F, Piaggio G, Raffo MR, Reppto M, Van Lint MT, Marmont AM. T-derived colony-inhibiting activity(Td/CIA) in aplastic anemia (SAA) and in normal donors. Prog Clin Biol Res, 1984;173:83.

[4] Bern MM, Roberts MS, Yoburn D. Cyclosporin treatment for aplastic anemia: A case report demonstrating a second response to second exposure to cyclosporin, Am J Hematol, 1987;24:307.

[5] Kagan WA, Ascensao JA, Pahwa RN, Hansen JA, Goldstein G, Valera EB, Incefy GS, Moore MAS, Good RA. Aplastic anemia, presence in human bone marrow of cells that suppress myclopoiesis, Proc. Natl. Acad, Sci. USA 1976;73:2890.

[6] Kagan WA, Fialk MA, Coliman M, Ascensao JL, Valera E, Good RA. Studies on the pathogenesis of refractory anemia, Am J Med, 1980;68:381.

[7] Seewann HL, Greinix H, Urban CH. Treatment of aplastic anemia with cyclosporin A, Blut, 1987;55:305.

[8] Silingard V, Torelli U. Recovery from aplastic anemia after treatment with antilymphocytic globulin, Arch Intern Med, 1979;139:582.

[9] Speck B, Gluckman E, Haak HL, Rood JJV. Treatment of aplastic anemia by antilymphocyte globulin with or without marrow infusion, Clinics in Hematol, 1978;7:611.

[10] ZoumbosNC, Ferris WO, Hsu SM, Goodman S, Griffith P, Sharrow SO, Humphries RK, Nienhuir AW, Young N. Analysis of lymphocyte subsets in patients with aplastic anemia, Br J Hematol, 1984;58:95.


（307 医院　资料 1988 年）

# 心得安刺激造血作用的实验研究

兰州军区总医院普内科　曹履先 等

由药物、放射损伤、生物因素及不明原因引起的再生障碍性贫血的主要发病机制是造血干细胞受损，因而给骨髓移植入一定数量的造血干细胞对再生障碍性贫血是有卓著疗效的。自 Till 及 Culloch 建立检查小鼠造血干细胞(CFUs)的方法以后，20 年来通过各种实验，人们对造血干细胞的研究有了飞跃的发展，建立了许多种对人类及动物造血干细胞的检查方法，可以利用这些手段探索和寻找有效的刺激造血干细胞药物。本文介绍我们发现的 β 受体阻滞剂——心得安对小鼠多能造血干细胞的刺激增殖作用。

## 一、实验方法

1. 取 8～10 周龄，体重 22～24 g 的 LACA 小鼠 48 只，随机分为 8 组，每组 6 只，即 1、1′，2、2′，3、3′，4、4′组，按表 1 的方法给药，每日一次，共 7 天。

**表1　8 组小鼠的给药情况**

| 组别 | 1 | 1′ | 2 | 2′ | 3 | 3′ | 4 | 4′ |
|---|---|---|---|---|---|---|---|---|
| LACA 只数 | 6 | 6 | 6 | 6 | 6 | 6 | 6 | 6 |
| 药物名称 | 心得安 | 注射用水 | 康力龙 | 注射用水 | 山莨菪碱 | 注射用水 | 加兰他敏 | 注射用水 |
| 药物剂量 | 10 mg/kg | 0.2 ml | 30 mg/kg | 0.2 ml | 5 mg/kg | 0.2 ml | 2 mg/kg | 0.2 ml |
| 给药途径 | 灌胃 | 灌胃 | 灌胃 | 灌胃 | iP | iP | iP | iP |

2. 每组小鼠各取 3 只，无菌操作取出一侧股骨，用林格液或 199 培养液冲出全部的骨髓细胞，制成细胞悬液，计数有核细胞数。

3. 再取 192 只 7～8 周龄 LACA 纯系小鼠，随机分为 8 组，每组 24 只，给予 850 rad 的深部 X 线照射(0.5 mmCu＋1 mmAl、200 kV、10 mA，距离 30 cm，剂量率 54.4 rad/min)，再予每组小鼠尾静脉注入 1～4 及 1′～4′组小鼠骨髓有核细胞 $7\times10^4$/只(0.2 ml)。

4. 于注射后第 9 天断颈杀死全部小鼠称重，取出脾脏，在 Bouin 液中固定 24 小时，用 1:10 000 的天秤称脾重，并计数脾脏表面的脾节数及脾指数。

## 二、实验结果

4 个给药组及 4 个对照组的存活率、脾结节数(CFUs)、脾脏重量及脾指数结果见表 2。

**表2　心得安等4种药物对小鼠脾结节、脾重，脾指数的影响**

| 组别 | 脾结节 CFUs | | 脾重量 | | 脾指数 | | 动物数 | |
|---|---|---|---|---|---|---|---|---|
| | 个/$10^5$骨髓细胞 | *P* 值 | mg | *P* 值 | mg/g 体重 | *P* 值 | 开始 | 第9天 |
| 1 心得安 | 12.19 ±1.32 | <0.001 | 13.96 ±0.80 | <0.05 | 0.88 ±0.05 | >0.05 | 24 | 22 |
| 1′对照 | 6.03 ± 0.82 | | 11.86 ±0.51 | | 0.80 ±0.03 | | 24 | 20 |
| 2 康力龙 | 12.18 ±1.13 | <0.001 | 20.19 ±1.28 | <0.001 | 1.17 ±0.06 | <0.05 | 24 | 19 |
| 2′对照 | 5.27 ±1.00 | | 12.76 ±0.90 | | 0.92 ±0.06 | | 24 | 14 |
| 3 654-2 | 7.45 ±1.17 | >0.05 | 13.80 ±0.88 | >0.05 | 0.87 ±0.04 | >0.05 | 24 | 16 |
| 3′对照 | 6.44 ±0.90 | | 12.56 ±0.32 | | 0.85 ±0.02 | | 24 | 13 |
| 4 加兰他敏 | 7.28 ±2.06 | >0.05 | 12.74 ±0.86 | – | 1.01 ±0.06 | – | 24 | 15 |
| 4′对照 | 6.22 ±0.92 | | 18.96 ±1.19 | | 1.20 ±0.07 | | 24 | 11 |

从表2可以看出给“心得安”组小鼠脾结节数明显高于对照组（$P<0.001$），其脾脏重量也高于对照组（$P<0.05$）。康力龙组亦有类似的促使 CFUs 增多的作用。而胆碱酯酶抑制剂“山莨菪碱”（654-2）及加兰他敏虽有轻度脾结节增多及脾脏重量增加的作用，但无统计学意义。

## 三、结论及讨论

1972 年，Byron 即报道了肾上腺素能及胆碱能受体的激活剂具有刺激 CFUs 的 DNA 合成的作用，他们认为可能是造血干细胞具有 β 肾上腺素能受体，故此细胞可为肾上腺素能药物所激活而进入细胞周期，但又认为此种调节对造血所起的作用是微弱的。临床应用此类药物治疗再生障碍性贫血的报道较少，可能系因这类药物刺激造血作用微弱之故。

近年来国内应用神经兴奋剂硝酸士的宁治疗再生障碍性贫血，取得一定的疗效，该作者认为可能的机制是此药兴奋脊髓，进而兴奋支配骨髓的内脏神经刺激骨髓增生。已有用氨基茶碱、一叶秋碱等神经兴奋剂治疗再生障碍性贫血的报道。氨基茶碱的作用机制可能与其可抑制细胞内的磷酸二酯酶使 cAMP 增多有关。

为了探索寻找新的刺激造血药物，我们进行了肾上腺素能受体及胆碱能受体激活剂刺激造血作用的实验研究。给心得安（10 mg/kg）组的小鼠脾结节（CFUs）数、脾脏重量均大于对照组，其作用与康力龙（30 mg/kg）对小鼠造血的刺激作用相似。过去的研究认为，在体外培养时睾丸酮类药物，可以促使造血干细胞进入细胞活动周期，可以使小鼠每一根股骨中所含的 CFUs 及 CFUc 增多。Byron 曾报道肾上腺素能 β 受体激活剂如异丙基肾上腺素，与小鼠的骨髓细胞在体外培养时，可以使具有 DNA 合成的 CFUs 细胞增加 40%，而此作用可为心得安所阻滞。胆碱能受体的激活剂有和肾上腺素能 β 受体激活剂类似的作用。但迄今未见有肾上腺素能 β 受体阻滞剂心得安有促使 CFUs 增多作用的报道。从我们多次实验结果来看，心得安刺激小鼠 CFUs 的作用似较肯定，故我们认为心得安可为有效的用于临床治疗再生障碍性贫血的药物，应予试用及做进一步实验研究。

关于心得安对小鼠造血刺激作用的机理尚不清楚，有可能是直接对 CFUs 的刺激作用或有通过中间细胞产生某种体液因子，对 CFUs 起作用，使其进入细胞活动周期。

1980 年 Aarons 等报道每日给心得安 160 mg，8 天后发现人的淋巴细胞膜上的 β 肾上腺素能受体的密度增加。因而可以设想，用心得安后人的 CFUs 细胞膜上的 β 肾上腺素能受体密度增加，易于受介质的影响而进入细胞活动周期，增加造血。但也不能排除心得安通过植物神经系统影响造血的可能。

## 四、小结

对心得安、康力龙、山莨菪碱及加兰他敏刺激小鼠造血干细胞的作用进行研究发现，心得安（10 mg/kg）

具有刺激小鼠 CFUs 的作用。其脾结节数平均为(12.19 ±1.32)个/$10^5$细胞。对照组为(6.03 ±0.82)个/$10^5$细胞,$P<0.001$。其脾脏平均重(13.96 ±0.8) mg,而对照组为(11.86 ±0.51) mg,$P<0.05$。康力龙(30 mg/kg)亦有类似的作用。而山莨菪碱及加兰他敏虽脾结节数及脾脏重量较对照组稍高,但无统计学意义。因此提出了心得安可试用于临床治疗再生障碍性贫血的实验依据。心得安刺激造血的机理可能与其直接激活造血干细胞进入细胞活动周期所致。

## 参考文献


[1] Alter BP, *et al*. Classification and aetiology of aplastic anermia. Clin Hematol, 1978,7:431.

[2] Storb R, *et al*. Allogeneic marrow grafting for treatment of aplastic anemia: a follow up on long -term survivors. Blood, 1976, 48:485.

[3] Storb R, *et al*. Marrow transplantation for treatment of aplastic anemia. Clin Hematol,1978,7:597.

[4] Till JE, Mcculloch EA. A direct measurement of the radiation sensitivity of normal mouse bone marrow cells. Radia Res, 1961, 14:213.

[5] Adamscon JW. Pharmacalogical stimulation marrow function. Clin Hematol, 1978, 7:555.

[6] 武汉市第五医院内科再生障碍贫血科研小组. 硝酸士的宁治疗再障性贫血疗效观察. 中华医学杂志,1974,483.

[7] 杨崇礼,等. 我国再生障碍性贫血的研究. 中华血液杂志, 1980,1:3.

[8] Hamer J. Drugs for heart disease. Ghapman and Hall Ltd. 1979,434.

[9] Byron JW. Effect of steroid on the cycling of haemapoietic stem cells: Nature, 1979,22:1204.

[10] Byron JW. Effect of steroid and dibutyryl cyclic AMP on the sensitivity of haemopoietic stem to $^3$H-thymidine *in vitro*. Nature, 1971,234:39-40.

[11] Byron JW, *et al*. Drug receptors and the hemapoietic Stem cell. Nature(New Biology),1973,241:152-154.

[12] Aarons RD, *et al*. Elevation of β-adrenergic receptor density in human lymphocytes after propranolol adminastation. J Clin Invest,1980,65:949.


(兰州军区总医院　普内科，资料 1982 年)

# 心得安体外刺激 CFU-GM 增生的作用

曹履先　C Dowding, J Hibbin, KH TH'NG, JM Goldman

**摘要:**β肾上腺素能受体和造血的关系是很引人关注的,但β肾上腺素能受体活性药物和造血的关系尚不尽知。我们已发现β肾上腺素能受体阻滞剂——心得安可以刺激小鼠 CFUs 的形成。并已应用于治疗再障贫血。本文报告心得安可以在体外刺激正常人骨髓 MNCs 的 CFU-GM 的形成。心得安 0.01 mg/ml 其 CFU-GM 为 $102.9 \pm 31.3/1 \times 10^5$ MNCs,而对照组为 $69.7 \pm 22.3/1 \times 10^5$ MNCs,($P < 0.05$)。心得安0.05 mg/ml可抑制 CFU-GM 的形成。心得安 0.01 mg/ml 不能刺激 BFU-E 的形成。

**关键词:**心得安 刺激 CFU-GM

造血干细胞表面有β肾上腺素能受体。此受体可为β肾上腺素能受体活能药物刺激或抑制。当它们被刺激后,则造血干细胞进入细胞周期,即由细胞的 G0 期进入 S 期。我们已证实β肾上腺素能受体阻滞剂——心得安可以刺激造血,使小鼠 CFUs 增多。临床上心得安已被用来治疗再生障碍性贫血。本文报告心得安在体外可以刺激正常人骨髓细胞 CFU-GM 的形成。

## 材料和方法

正常人骨髓的单个核细胞:正常骨髓细胞取自同种异体骨髓移植患者的供者。单个核细胞(MNCs),由 Lymphoprep (Nyegarrd, Oslo)分出后,用 Hank 液洗 2 遍,再悬浮计数。

粒单系祖细胞测定(CFU-GM):$1 \times 10^5$ MNC 加到 1 ml 培养体系中,其含 30% 库存血浆、7% PHA - 人类白细胞条件液、$1 \times 10^{-4}$ M 2 巯基乙醇及 1% 青链霉素溶液,置上述单个核细胞及培养体系于 40 mm 培养皿中,培养于 37℃、7.5% $CO_2$及全湿度孵育箱中,14 天后计数 40 个以上细胞聚集者为一个集落。

红系暴增细胞集落(BFU-E)测定:培养体系同 CFU-GM 者但需加入 2 IU 的促红细胞生成素,BFU-E 在培养第 10 天计数。

心得安:购自 Sigm 公司(批号为 33F-0495)。培养体系中的浓度为 0.01 mg/ml ($3.4 \times 10^{-4}$ M)及 0.05 mg/ml($1.7 \times 10^{-7}$ M),对照组只加等量的 α 培养液。

## 结　果

CFU-GM 测定:7 例正常人骨髓的 CFU-GM 平均值为 $102.9 \pm 31.1/1 \times 10^5$ MNC,心得安浓度为 0.01 mg/ml,对照组为 $69.7 \pm 22.3/1 \times 10^5$ MNC ($P < 0.05$)。含 0.05 mg/ml 心得安者此值为 $25.0 \pm 15.7/0.05 \times 10^5$ MNC。

BFU-E 测定:心得安 0.01 mg/ml 对骨髓 BFU-E 无影响,但 0.05 mg/ml 则有明显抑制作用(表 1)。

表 1　心得安对正常人骨髓 CFU-GM 及 BFU-E 的影响

| 组别 | CFU-GM | | | BFU-E | | |
| --- | --- | --- | --- | --- | --- | --- |
| 心得安 mg/ml | 0.01 | 0.05 | 0.00 | 0.01 | 0.05 | 0.00 |
| 例数 | 7 | 6 | 7 | 7 | 5 | 7 |
| 平均值 SD / $1\times10^5$MNC | 102.9 ±31.3 | 25.0 ±14.5 | 69.7 ±22.3 | 79.7 ±31.3 | 8.0 ±4.0 | 79.0 ±22.8 |
| *P* 值 | <0.05 | | | >0.05 | | |

## 讨　论

造血干细胞的表面有 β 肾上腺素能受体。我们证明了 β 肾上腺素能受体阻滞剂心得安可以增加小鼠 CFUs 的形成。临床上我们成功地用心得安治疗再生障碍性贫血。在本文我们报告了心得安0.01 mg/ml ($3.4\times10^{-4}$ M)能增加正常人骨髓中 CFU-GM 的增生。

心得安促进造血的机理是直接或间接地与造血干细胞表面的 β 肾上腺素能受体有关。我们已发现再障贫血患者周围血 MNC 的 β 肾上腺素能受体是低于正常对照的。Aarons 及 Molinoff 报道延长心得安的应用可以增加淋巴细胞表面 β 肾上腺素能受体的密度。具有更多 β 肾上腺素能受体的造血干细胞,可能对 β 肾上腺素能受体活性药物更为敏感,而使之易于进入细胞周期。本文说明适当浓度的心得安可促作者使其具有最大量的 β 肾上腺素能受体,但 0.05 mg/ml ($1.7\times10^{-3}$ M)的心得安对 CFU-GM 似具毒性作用。

β 肾上腺素能受体活性药物、激动剂或阻滞剂对造血的作用文献报道是不尽一致的,有些作者报道 β 肾上腺素能受体激动剂可以增加 CFU-GM、BFU-E 的形成,此种作用可为心得安所阻滞。但有不同的报道,Morley 等在报道 $10^{-3}$ M ~ $10^{-5}$ M 肾上腺素和 cAMP 可以抑制造血干细胞的形成。Kurland 等发现肾上腺素能受体激动剂在 $10^{-5}$ M ~ $10^{-10}$ M 时对粒系细胞集落形成无影响,他们认为,CFU-GM 上无肾上腺素能受体。

不同作者的不同结果可能是由于所用的药物不同、药物与 MNC 间作用的时间不同、体内及体外实验的不同以及估计 β 肾上腺素能药物效果的方法不同所致。β 肾上腺素能受体阻滞剂的双相作用也可能与之是有关系的。

## 参考文献


[1] Byron JW. Evidence for a beta adrenergic receptor initiating DNA synthesis in haemopoietic stem cells. Exp Cell Res, 1972, 71:228.

[2] 曹履先,曹成平,李平生. 心得安 (propranolol)刺激造血作用的实验研究,兰州军区总医院血液病文集资料, 1982.

[3] 曹履先,曹成平,达万明等. 肾上腺素能及胆碱酯能受体活性药物刺激造血作用的实验研究, 中华血液杂志,1983,4(4):232-233.

[4] Brown JE, Adamson JW. Modulation of in vitro erythropoiesis, The influence of beta adrenergic agonists on erythroid colony formation . J Clin Invest, 1977, 60:70.

[5] Cao LX , Cao CP, Ma HR, *et al.* Beta adrenergic receptors of MNC in patients with aplasticanemia. J Exp Hematol, 1985, 13:422.

[6] Asrons RD, Nies AS, Cal J, *et al.* Elevation of beta adreneargic receptor density in human lymphocytes after propranolol administration. J Clin Invest, 1980, 65:949.

[7] Aarons RD, Molinoff PB. Changs in the density of beta adrenergic receptors in tat lymphocytes, heart and lung after chronic

treatment with propranolol. J Pharmacol Exp Therapeu, 1982, 221:439.
[8] Fink GD, Fisher JW. Stimulation of erythropoiesis by beta adrenergic agonists I. Characterization of activity in polycythemic mice. J Pharmacol Exp Therapeu, 1977, 202:192.
[9] Przala F, Phyllis H. Effect of beta adrenergic activation of erythropoiesis. Feder Proce, 1977, 36:974.
[10] Dresch C, Minc J, Poirier C, Bouvet D. Effect of beta-adrenergic agonists and beta blocking agents on hemopoiesis in human marrow. Biomedicine, 1981, 34:93.
[11] Morley A, Quesenberry P, Garrily M, Stoblman F. Inbibition of marrow growth by cyclic AMP. Proc Soc Exp Biol Med, 1971, 138:57.
[12] Kurland JI, Hadden JW, Moore MAS. Role of cyclic nucleotides in the proliferation of committed granulocyte-macrophage progenitor cells. Cancer Res, 1977, 37:4534.
[13] Aellig WH. Clinical pharmacology of beta adrenoceptor blocking drugs possessing partial agonists activity, with special reference to pindolol. J Cardiovas Pharmacol, 1983, 5:S16.
[14] Arlens EJ. Intrineic activity Partial agonists and Partial antagonista. J Cardiovas Pharmacol, 1983, 5:S8.

## Propranolol stimulates proliferation of CFU-GM in vitro

**CAO LX, DOWDING C, HIBBIN J, TH'NG RN, COLDMAN, JM**

**ABASTRACT:** The relationship between beta adrenergic receptor and is very attractive, but the real effect of beta adrenergic drugs on haemopoiesis is not known. We have found that the beta adrenergic blocking agent, propranolol, can stimulate CFUs formation in vivo, and we have treated patients with AA using this agent. In the present report we confirmed that propranolol can stimulate CFU-GM formation from normal human bone marrow MNC. The mean number of CFU-GM from normal BM treated with 0.01 mg/ml propranolol was 102.9 ± 31.3/1 × $10^5$ MNC, compared with the control value of 69.7 ± 22.3/1 × $10^5$ MNC ($P < 0.05$). Propranolol at 0.05 mg/ml may suppress CFU GM formation. Propranolol at 0.01 mg/ml did not stimulate BFU-E.

**KEY WORDS:** Propranolol stimulating CFU-GM formation

（军事医学科学院附属307医院　资料1988年）

# Propranolol in the treatment of aplastic anemia

**LU-XIAN CAO, *et al***
**General Medicine Department, Lanzhou General Hospital, Lanzhou. Gan Su Province, PEOPLE'S REPUBLIC OF CHINA.**

**Running head**: PROPRANOLOLTREATMENT APLASTIC ANEMIA

**ABSTRACT**: The CFUs stimulating effect of propranolol, a β-adrenergic receptor blocking agent, has been. researched. Propranolol (10 mg/kg for 7 days) significantly increase CFUs formation of LACA mice. The effect of propranolol almost equals to that of the well-known haemopoietic promoting agent, stanozolol (30 mg/kg for 7 days). Ten patients suffering from aplastic anemia were treated with propranolol. Four patients got complete clinical remission, three patients in partial remissian. The total effective rate of propranolol in the treatment of aplastic anemia is seventy per cent. We concluded that propranolol may be an effective drug in the treatment of some type of aplastic anemia.

There are adrenergic and cholinergic receptors on the surface of pluripotential hempoietic stem cells (PHSC). PHSC can be promoted into active cell cycles from their Go phase by adrenergic and cholinergic agonists. We found that the β-adrenergic blocking agent. propranolol, possesses definitely CFUs stimulating effect on mice. Based on the exprimernal result, we treated patients of aplastic anemia with propranolol. Satisfactory therapeutic. results are gained clinically.

**EXPERIMENTS**: LACA mice, 8 ~ 10 weeks old, weight 22 ~ 24 gm, were studied. They were divided into three groups, three mice in each group. The mice in groups 1 ~ 3 were given propranolol 10 mg/kg P. O., stanozolol 30 mg/kg P. O and narmal saline 0.2 ml/mouse P. O. respetively for 7 days. After 7 days, all the maice were killed by dislocation of the neck. One of the femurs of three mice in each group was obtained by aseptic procedure. All the marrow cells were poured out by a needle syringe with medium 199. LACA mice 22 ~ 24 gm were divided into three groups, each of which consists of 20 mice. After irradiating with Xray 850 rad (0.5 mm Cu + 1.0 mm Al, 200 kV 10 mA, Distance 30 cm, Dose rate 54.4 rad/min), each mouse of the three groups were injected with the cell suspensions containing $2 \times 10^5$ cells/mouse through. the tail vein accroding with the groups 1 ~ 3. Nine days after the injection, all mice were killed. The spleens of the mice were fixed in Bouin solution for 24 hrs, weighed the spleen and counted the nodules (CFUs) on them by steroscopic microscope and counted the spleen index (spleen weight mg/body weight gm).

The results revealed that the mice spleen nodes, spleen weight and the spleen index of propranolol group are larger than that of the control and the results of propranolol are equal to that of the well-known haemopoietic promoting drugs, stanozolol, a synthesized androgen. Shown on table 1:

**Table 1　The effect of propranolol on CFUs of mice**

| Drugs | CFUs/2 × $10^5$ cells | Spleen Wt(mg) | Spleen index |
|---|---|---|---|
| propranolol | 16.13 ±5.63 | 25.10 ±4.11 | 16.64 ±0.22 |
| | ($P$ <0.001) | ($P$ <0.002) | ($P$ <0.005) |
| Stanozolol | 22.13 ±4.26 | 28.68 ±4.42 | 1.76 ±0.15 |
| | ($P$ <0.001) | ($P$ <0.002) | ($P$ <0.01) |
| Control | 10.10 ±5.69 | 20.51 ±4.88 | 1.42 ±0.36 |

## CLINICAL RESULTS:

Ten aplastic anemia patients diagnosed by blood picture, BM examination. All patients fulfilled the creterion made by the Conference of China Hematlology in 1964. All of the ten patients are male aged 17 ~ 48 years old. The patients received propranolol 10 mg 3/day and increased the dosage to 50 mg 3/day gradually. The clinical data and the hematologic values before and after propranolol are shown in table 2 and 3.

Clinical remission: In four cases, Hb >10 gm%, WBC, platlet nearly normal value, No infection and hemorrhage.

Partial remission: In three cases, Hb increased more than 2 gm%, but not more than 10 gm%, WBC, Platlet may increase than the values before therapy.

No response: In three cases, Hb did not increase more than 2 gm%, WBC, Platlet did not increase significantly.

**Table 2　The clinical data of 10 AA Pattients**

| Case | Age | Duration of AA (month) | Cause | Drugs had been used | Drugs used combinedly | Propanolol Duration (month) | Dosage (mg/d) |
|---|---|---|---|---|---|---|---|
| 1 | 20 | 60 | Chloromycetin | T. S. Co. | – | 6 | 150 |
| 2 | 23 | 15 | Chloromycetin | T. S. Co. | – | 5 | 90 |
| 3 | 17 | 19 | – | T. S. Co. | – | 2 | 90 |
| 4 | 18 | 11 | – | S, $B_{12}$ | – | 2 | 60 |
| 5 | 17 | 1 | – | – | – | 6 | 120 |
| 6 | 30 | 20 | Analginum | S, Pred | Pred | 3 | 120 |
| 7 | 24 | 58 | – | S, T. | T, S. | 15 | 120 |
| 8 | 28 | 1 | Chloromycetin | S, T. | T, S. | 2 | 90 |
| 9 | 20 | 2 | – | Pred | Pred | 3 | 150 |
| 10 | 18 | 12 | – | – | – | 2 | 120 |

T = Testosterone propionas

S = Stanozolol

Co = Cobalt chloridum

$B_{12}$ = Vitamine $B_{12}$

Pred = Prednisone

**Table 3 Hematologic value before and after properanolol**

| Case | RBC × $10^4$ | | Hb(gm%) | | WBC/$mm^3$ | | Pt × $10^4$ | | B M | | NAP | | Conclusion |
|---|---|---|---|---|---|---|---|---|---|---|---|---|---|
| | B | A | B | A | B | A | B | A | B | A | B | A | |
| 1 | 224 | 492 | 7.6 | 13.2 | 2400 | 3200 | 2.0 | 8.2 | 5 | 4 | 148 | 58 | C. R. |
| 2 | 221 | 330 | 7.2 | 11.0 | 3100 | 4300 | 1.8 | 6.4 | 4 | 4 | 100 | – | C. R. |
| 3 | 229 | 395 | 6.9 | 12.0 | 4200 | 5500 | 1.2 | 3.8 | 2 | 2 | 244 | 52 | C. R. |
| 4 | 226 | 378 | 9.0 | 12.4 | 4200 | 4200 | 8.6 | 10.6 | 3 | 2 | 141 | – | C. R. |
| 5 | 102 | 200 | 3.9 | 6.4 | 2900 | 5400 | 1.6 | 1.8 | 3 | 2 | 116 | – | P. R. |
| 6 | 179 | 155 | 5.9 | 5.8 | 3400 | 5200 | 1.0 | 1.4 | 3 | 2 | 178 | – | N. R. |
| 7 | 227 | 203 | 6.8 | 6.4 | 3900 | 3400 | 6.0 | 3.0 | 4 | 4 | 92 | 41 | N. R. |
| 8 | 221 | 90 | 7.0 | 2.8 | 4400 | 5600 | 1.6 | 2.8 | 4 | 4 | 30 | 78 | N. R. |
| 9 | 106 | 175 | 2.7 | 5.3 | 4700 | 3900 | 1.2 | 5.0 | 3 | 3 | 215 | 58 | P. R. |
| 10 | 190 | 278 | 6.4 | 8.7 | 3300 | 4100 | 3.8 | 4.2 | 3 | 2 | 116 | – | P. R. |

B = Before

A = After

NAP = Neutrophil Alkaline Phosphatase

1 – 5 represent the degree ofproliferation of marrow neuclear cells. '3' represents normal BM lowest, proliferation

C. R. = Clinical Remission

P. R. = Partial Remission

N. R. = No Ressponse

DSCUSION: In 1972, Byron reported that when isoproterenol was incubated at a concentration of $10^{-12}$ to $10^{-14}$ mol/l with mouse marrow cells, the fraction of CFUs in DNA synthesis rose to approximately 40 per cent. The influence could be blocked by co-incubation with β-adrenergic raceptors blocking agent, propranolol. subsquently, he also reported that caroamylchole and acetylcholine possess the same effects. Our experimental work demonstrated salbutamolum, a β-adrenergic drug, possessing the ability to increase CFUs fonnation in mice. In contrast to the result of Byron, we found propranolol possesses the CFUs stimulation effect. Based on our experimenal work, we treated ten patients of aplastic anemia. The effective rate is 70 per cent, four of them the disease seemed to be cured. For example in case 1, he suffered from. aplastic anemia for 5 years and he had been treated with testosterone, stanozolol and cobalt chloridum without response. The anemia was cured by propranolol used for 6 months. We observed him subsquently, after he discontinued propranolol for two months, the anemia reappeared. The Hb droped to 7.2 gm%. After two months of propranolol 60 mg 3/day, his value of Hb increased to 11.3 gm% again. Case 9, an aplastic anemic patient, received propranolol 50 mg 3/day for several months, his Hb value did not increase significantly but when propranolol was withdrawn gradually, the values of Hb and platlet droped. He died of the cranial herriorrhage. From those two cases, we think propranolol is a usful drug in aplastic anemia. In efftective cases, the cellularity of bone marrow could increase.

We did not find serious side-effect of propranolol in the treatment. The pulse rate became slow slightly, but no one the pulse rate lowered less than 60/min. One of the six patients who did ECG examination after the drug appeared the slight depression of $ST_{V5}$.

The mrechanism of propranolol in the treatment of aplastic anemia remairis to be determined. We think that this agent can increase the ability of promoting CFUs of Go period into active cell cycle, probably because the density of β-adrenergic receptors on the surface of hemopoietic stem cells are increased after propranolol. The trigger potence of propranolol may be increased.

## References

[1] Adaurrson JW. Pharmacological. stimulation of marrow function, CIin Hematol, 1978;7:555-569.

[2] Lu-Xian- Cao, Chang-Ping Cao, Wen Ming Da, Ruong-Shi Huong and Qin-Fang Yee. The Haemopoiesis stimulatiog effete of adrenergic & cholinergic drugs (An, experimental research). 1983. (To be published).

[2] Aarons RD, *et al*. Elevation of β-adrenergic receptor density in human Iymphocytes after propranolol administration. J Clin Invest, 1980:65:949-957.

(兰州军区总医院　普内科,资料 1982 年)

# 抗淋巴细胞单克隆抗体治疗再生障碍性贫血

307 医院血液科　曹履先 等

**摘要**：报告了用抗 T 淋巴细胞单克隆抗体 Wu338（OKT3）及 Wu448（OKT8）治疗再生障碍贫血 6 例患者，方法为 Wu338 及 Wu448 各 4～5 mg 加入到 5% 葡萄糖注射液 200 ml 中，静脉滴注，每日一次，共 7 天。治疗后外周血中 $T3^+$、$T4^+$ 及 $T8^+$ 淋巴细胞下降，$T4^+/T8^+$ 细胞比值升高，3 例患者血红蛋白及网织红细胞有所上升，其中 3 例患者效果明显，静脉滴注 Wu338 及 Wu448 后副作用很轻，有低热及荨麻疹等，多于数日后消退，心电图、肝、肾功能正常。对抗 T 淋巴细胞单抗的作用机理及其与再生障碍性贫血分型的关系略作讨论。

再生障碍性贫血（AA）患者体内存在有抑制造血的淋巴细胞，已为多位学者所证实。此类细胞多认为是 T 淋巴细胞。为了抑制此类 T 淋巴细胞，我们试用抗 T 淋巴细胞单克隆抗体治疗 AA 患者，取得一定疗效，现报告如下。

## 材料与方法

1. *病例选择*　全部病例均符合中华医学会所制定的再障诊断标准（廊坊会议，1984 年）。其中男性 4 例，女性 2 例，年龄为 12～43 岁（中值 27 岁），病程 2～156 个月，详见表 1。

**表 1　6 例 AA 病例的临床及单抗治疗**

| 病例 | 性别 | 年龄（岁） | 病程（月） | 病因 | 曾用治疗 | Hb（克） | WBC $1\times10^9/L$ | Pt $1\times10^9/L$ | BM△增生 | NPA | 抗 T 淋巴单抗治疗 |
|---|---|---|---|---|---|---|---|---|---|---|---|
| 1 | 男 | 25 | 60 | 去 | 丙，康 | 68 | 2.0 | 14.0 | 3 | 157 | OKT3. OKT8 各 4 mg/日 ×7 |
| 2 | 男 | 11 | 15 | 扑 | 丙，康 | 61 | 2.4 | 10.0 | 2 | 125 | OKT3. OKT8 各 4 mg/日 ×7 |
| 3 | 男 | 17 | 24 | – | 丙，康 | 65 | 2.2 | 4.0 | 1 | | OKT3. OKT8 各 5 mg/日 ×7 |
| 4 | 女 | 14 | 72 | – | 丙，康 | 56 | 1.2 | 11.0 | 2 | 249 | OKT3. OKT8 各 5 mg/日 ×7 |
| 5 | 女 | 12 | 2 | 扑 | 丙，康 | 51 | 3.4 | 16.0 | 2 | 162 | OKT3. OKT8 各 2 mg/日 ×7 |
| 6 | 男 | 44 | 156 | – | 丙，康 | 50 | 1.2 | 13.0 | 1 | 178 | OKT3. 5 mg/日 ×7 |

丙：丙酸睾丸酮；康：康力龙；扑：扑热息痛；去：去痛片

△BM：增生程度 5 级分类，正常为 3 级，1、2 级为增生减低

2. *治疗方法*　采用武汉生物制品研究所研制的抗 T 淋巴细胞的单克隆抗体 Wu338（OKT3）级 Wu448（OKT8）2～5 mg 加入到 5% 葡萄糖注射液约 500 ml 中缓慢滴注，每日一次，连续 7 天为一疗程。

## 结　果

1. 临床疗效　6个患者中的3人效果明显，在应用单抗治疗后1～2个月时血红蛋白上升2 g以上，输血次数明显减少，网织红细胞也有不同程度的上升。有2例患者于用单抗治疗后一个月内因胃癌及脑出血死亡，不能估计疗效，但此例胃癌患者用抗体淋巴细胞单抗后血红蛋白由56 g/L上升到87 g/L，网织红细胞由0.8%上升到1.2%，白细胞由$1.2\times10^9$/L上升到$1.6\times10^9$/L，另1例脑出血死亡患者也有类似改变，最后1例患者治疗后时间短，在观察中。6例患者治疗后血象平均值见表2。

**表2　抗T淋巴细胞單抗治疗后血象改变(平均值)**

| | 治疗前 | +7天 | +14天 | +28天 | +60天 |
|---|---|---|---|---|---|
| Hb(g/L) | 59±7 | 58±16 | 73±18 | 78±31 | 84±40 |
| WBC($\times10^9$/L) | 2.03±0.37 | 1.54±0.65 | 3.39±1.79 | 2.93±1.09 | 1.05 |
| Pt($\times10^9$/L) | 0.51±0.39 | 0.77±0.50 | 1.06±0.60 | 0.78±0.37 | 1.00 |

2. 治疗后外周血T淋巴细胞亚群的改变　用Wu338(OKT3)及Wu448(OKT8)后，患者外周血中的$OKT3^+$、$OKT4^+$及$OKT8^+$细胞值均下降，+7时为最低值，以后渐上升。$T4^+/T8^+$细胞比值在治疗前程倒置，治疗后渐上升，治疗后+28天值为1.44。详见表3及图1、2、3。

**表3　抗T细胞单克隆抗体治疗后外周血T细胞的改变(平均值)**

| 细胞 | 治疗前 | +1天 | +1天 | +7天 | +14天 | +28天 |
|---|---|---|---|---|---|---|
| $T3^+$ | 55.4±6.0 | 45.7±5.8 | 41.6±8.3 | 9.1±3.6 | 12.6±9.7 | 51.7±2.1 |
| $T4^+$ | 26.5±9.5 | 26.3±9.5 | 13.2±11.4 | 4.9±4.8 | 6.9±6.5 | 35.1±3.4 |
| $T8^+$ | 33.6±7.1 | 27.0±13.5 | 1.0±3.5 | 3.7±2.4 | 17.3±6.9 | 25.1±7.2 |
| $T^+/T8^+$ | 0.79±0.31 | 1.45±1.03 | 3.02±3.10 | 1.55±1.76 | 0.45±0.17 | 1.07±0.67 |

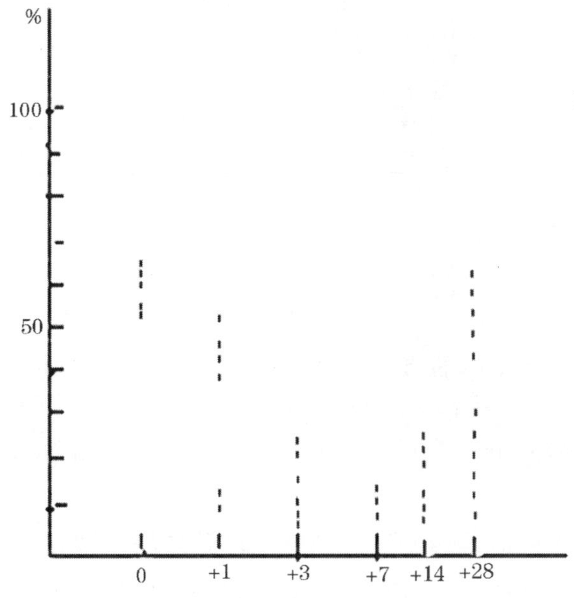


图1　$T3^+$细胞改变

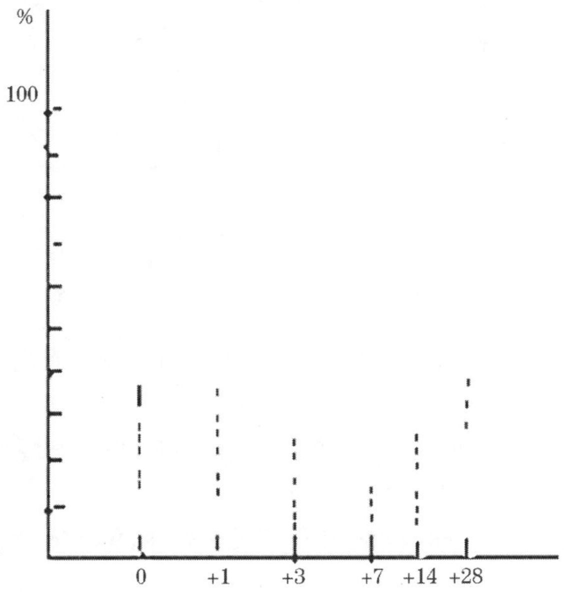


图2　$T4^+$细胞改变

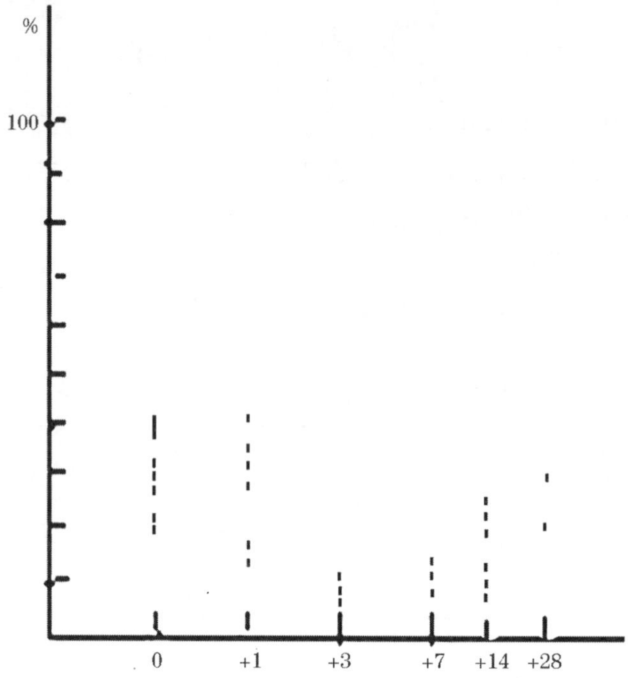


图3 T8$^+$细胞改变

3 再障贫血发病机理的分型，抗T细胞单抗与疗效的关系 有4例患者用抗T细胞单抗治疗前曾做再障发病机理的分型(按 Kagan 等方法)。有5例患者的骨髓单个核细胞(MNC)与抗T细胞单抗，抗DR单抗(798-E6)及兔补体在体外作用后再做GM-CFU的检查(即0.5 ml骨髓MNC+0.25 ml单抗，室温下45分钟后再加兔补体0.75 ml，37℃ 1小时洗2次MNC，再做GM-CFU)，结果见表4。

表4 发病机理分型，单抗对GM-CFU的影响及临床疗效关系

| 例 | 再障发病机理分型 | OKT3 | OKT4 | OKT8 | 抗DR | 补体 | 单抗效果 |
|---|---|---|---|---|---|---|---|
| 1 | 干细胞缺乏型 | 8/7$^{\triangle}$ | 8/7 | 10/7 | 0/7 | 4/7 | 有效 |
| 2 | | 0/0 | 0/0 | 0/0 | 0/0 | 0/0 | 观察中 |
| 3 | 细胞抑制型 | 0/0 | 0/0 | 0/0 | 0/0 | 0/0 | 无效 |
| 4 | 干细胞缺乏型 | 0/0 | 0/0 | 0/0 | 0/0 | 0/0 | 有效 |
| 5 | 血清抑制型 | 1.7/3.7 | 1.6/3.7 | 1.7/3.7 | – | 1.7/3.7 | 有效 |

△：A/B

A为未加单抗时的GM-CFU数/2×10$^5$ MNC

B为加单抗时的GM-CFU数/2×10$^5$ MNC

例6加单抗后GM-CFU集落增多，其临床疗效也明显，例1、4虽临床疗效好，但加单抗后GM-CFU并不增多。

例1、6分别为干细胞缺乏型及血清抑制型，其经单抗治疗后呈显效，而例3虽为细胞抑制型，但经抗T淋巴细胞单抗治疗后无效。

4. 副作用 抗T淋巴细胞单克隆抗体，Wu338及Wu448静脉滴注后副作用轻微，有3例患者于滴注后有轻度发热(38℃以下)，2例患者有轻度荨麻疹，经对症处理后即消失，心电图、肝肾功能检查无明显异常发现，亦无明显水、钠潴留现象。

**讨论：**再生障碍性贫血发病机制的研究近10年来有很大进展，1976及1979年Kagan等报道混合细胞培养方法进行分型，以后Bacigalupo等又报道AA患者体内存在有抑制造血的T淋巴细胞，其产生的T细胞衍生的集落抑制因子（Td/CIA）抑制了造血。Ascensao等也证明AA患者与正常人骨髓单个核细胞混合培养后，正常人的GM-CFU可被抑制，如加了抗胸腺细胞球蛋白，则此抑制作用消失。临床上也有许多用抗胸腺细胞球蛋白（ATG）治疗AA取得疗效的报道。近几年来发现了具有抗T淋巴细胞特性的环胞霉素（cyclosporin A），其已广泛用于器官移植及骨髓移植以对抗排斥反应（HVG）或移植物抗宿主病（GVHD）取得了重大的进展。近几年来有些用环孢霉素Cys A治疗AA取得成功的报道，其作用机理多认为是抑制了T淋巴细胞，而解除了此类T淋巴细胞的抑制造血作用。抗T淋巴细胞的单克隆抗体更具有选择性地抑制某些T淋巴细胞亚群，更具有特异性。本研究所用的单克隆抗体为Wu338（OKT3，泛T淋巴细胞单抗）及Wu448（OKT8抗T抑制细胞单抗），或为两者合用，本文6例患者中的3例（例1、5、6）疗效明显，有血红蛋白的上升，网织红细胞的百分数增加，输血次数的减少，其中1例患者血象基本恢复正常，明显的疗效多在用药后1个月左右时出现，首先是网织红细胞百分数的上升，以后是白细胞、血红蛋白的上升。用抗T淋巴细胞单抗后，患者外周血T淋巴细胞改变明显（图1、2、3及表3），我们的例1～5为Wu338与Wu448合用，例6仅用Wu338，尚不能看出两者的差别。AA患者外周血$T8^+$细胞增多，$T4^+/T8^+$比值下降，我们的6例患者治疗前平均值为（33.6±7.1）%［正常人为（31.3±7.0）%］，$T4^+/T8^+$比值在治疗前平均为（0.79±0.31）%［正常对照为（1.37±0.29）%］，以上结果是与国外有关报道相一致的。此6例AA患者经抗T细胞单抗治疗后$T4^+$及$T8^+$细胞下降明显，$T4^+/T8^+$细胞比值上升是与部分病例取得疗效相一致的。应提及的是一个显效的病例（例6），于治疗后+180天时$T4^+$细胞为23.8%，$T8^+$细胞为28.1%，$T4^+/T8^+$比值的倒置为0.85（治疗前为0.36），但病情仍在好转中，说明再障的发病机理并不与$T4^+/T8^+$比值有直接关系，而多系体内对造血调节的免疫功能失调的结果。我们的3例显效病例按Kagan分型法，例1为造血干细胞缺乏型，但其对抗T淋巴细胞单抗疗效较好，而例3为细胞抑制型，对抗T淋巴细胞单抗反而疗效不好，似说明Kagan等的对GM-CFU测定的AA发病抗理研究的分型法并不确切符合实际情况。总之，我们认为用抗T淋巴细胞单克隆抗体内直接应用对治疗AA是有效的，值得进一步研究。

## 参考文献


［1］ Kagan WA, *et al*. Aplastic anemia, presence in human bone marrow of cells that suppress myelopoiesis. Proc Natl Acad Sci. USA, 1976,73:2890.

［2］ Ascensao J, *et al*. Aplastic anemia, Evidence for an immunology mechanism. Lancet, 1976,1:669.

［3］ Bactigalupo A, *et al*. T-derived colony-inhibiting activity(Td/CIA) in aplastic anemia (SAA) and in normal donors. Aplastic Anemia stem cell biology and advances in treatment PP, 173-183,1984 Alan R, Liss, Inc.

［4］ kagan WA, *et al*. Studies on the pathogenesis of re-fractory anemia. Am J Med, 1980, 68: 381.

［5］ Silingard V, *et al*. Recovery from aplatic anemia after treatment with antilymphocytic globulin. Arch Intern Med, 1979,139: 1582.

［6］ Speck B, *et al*. Treatment of aplastic anemia by antilymphocyte globulin with or without marrow infusion. Clin Hematol,1978, 7:611.

［7］ Atkinson K. Cyclosporin in bone marrow transplantation. Bone Marrow Transplantation, 1987,2:265.

［8］ Seewann HL, *et al*. Treatment of aplastic anemia with cyclosporin A. Blut, 1987,55:305.

［9］ Bern MM, *et al*. Cyclosporin treatment for aplastic anemia: A case report demonstrating a second response to second exposure to cyclosporin. Am J Hematol, 1987,24:307.

［10］ Zoumbos N, *et al*. Analysis of lymphocyte subsets in patients with Aplastic anemia. Br J Hematol, 1984,58:95.

# Antilymphocytic monoclone antibodies in the treatment of aplastic anemia (Abstract)

**Cao Lu-Xian** *et al*
**Hematology Dept of Bei Tai Ping Lu Hospital, Beijing, China**

Six patients with aplastic anemia were treated by antilymphocytic monoclone milligrams of Wu338 (OKT3) and Wu448 (OKT8). Four to five milligrams of Wu388 and Wu488 were infused in vein with 5% glucosesoilutions per day for seven days. After treatment, $T3^+$, $T4^+$ and $T8^+$ lymphocytes were lorwered in the peripheral blood, but the ratio of T4/T8 increased. Three of the six patients had increases of Hb and reticulocytes. There are few side effects after Wu338 and Wu448, they are mild pyrexia, urticaria which will subside after several hours. No abnormalities of ECC, liver and renal functions were detected after Wu388 and Wu448. The mechanism of antilymphocytic monoclone antibodies in the treatment of aplastic anemia were discussed.

(Academy of Military Medical Science Affiliated 307 Hospital 1988)

# The significance of GM-CFUc in the bone marrow of patients with aplastic anemia

**Lu-Xian Cao *et al*,**

**Running head: GM-CFUc in aplastic anemia**

**ABSTRACT:** The bone marrow GM-CFUc of 14 patients with aplastic anemia (AA) were measured. The mean value was $4.7 \pm 7.3/5 \times 10^5$ mononuclear cells (MNC) (Normal value $= 29.4 \pm 19.1/5 \times 10^5$ MNC). The difference between AA and normal value was significant ($P < 0.01$). The bone marrow aspiration in 6 of the 14 patients with AA revealed hypercellular, while the value of GM-CFUc of these patients were still lower than normal, Among the 14 AA patients, two revealed the existance of immunologic suppressive MNC in their bone marrow by co-culture technique. Another two patients revealed the existance of humoral suppressive factor to CFUc of normal bone marrow MNC. Three of the four patients who possessed either cellular or humoral immunosuppressive factors responded to adrenosteroids. The GM-CFUc in eight AA patients were lower than normal and there were not any evidences of eitner cellular or humoral immunosuppressive factors. Most of these patients responded to androgens and propranolol. Two patients whose GM-CFUc were normal and did not reveal immunosuppressive factors were belonged to the type of hemopoietic environment defect.

**Key words:** GM-CFUc-aplastic anemia-pathogenic classification

Aplastic anemia (AA) is a syndrome of hemopoietic failure by various mechanisms. They could be due to the deficiency of hemopoietic stem cells; the defect of hemopoietic microenvornment; and the existance of immunosuppressive factors (cellular and humoral). We measured the bone marrow GM-CFUc , mixed culture with normal bone marrow cells, and suppressive effect of the patients' serum to GM-CFUc of normal bone marrow cells.

**MATERIAL AMD METHODS**

Case history: Fourteen patients suffered from aplastic anemia. All of them had pancytopenia and absent of hepatosplenomegaly and lymphoadenopathy. The clinical data are showed in table 1.

GM-CFUc measurement: Two ml of preservative-free heparin anticoaggulated bone marrow aspirated from the iliac ridge or from the sterum is added to 4 ml of Ficoll-Hypaque gradient (density $1.077/mm^3$), centrifuged 1500 rpm for 20′. The mononeuclear cell layer is aspirated and washed with 15% FCS 1640 medium for two temes. The culture system contains 20% HP-CSA, 20% FCS 1640 culture medium, penicilline and streptomycin 100 U/ml respectively, 0.3% warm agar and mononuclear cells (MNC) $5 \times 10^5$/ml. Pour the culture system into 35 mm petri dish ×3, incubated at 37℃ in a humidified atomosphere of 10% $CO_2$ in air for 9 days. GM-CFUc were scored (aggregated of more than 40 cells) through an inverted microscopy at 125 × magnification.

Mixed cells culture: The method is the same as above, but the culture system contains $2.5 \times 10^5$ MNC/ml of patient with AA and $2.5 \times 10^5$ MNC/ml of normal. Serum suppression test: The method is the same as above, but the normal MNC culture system contains 0.1 ml AA patient's serum per ml.

Fifty per cent or less than that of the control will be considered as supperession. Fifty per cent or more will be considered as stimulation.

$$\text{Cellular suppression rate\%} = \frac{\text{Measured value of Gm-CFUc}}{\frac{1}{2}\text{Patient's GM - CFUc} + \frac{1}{2}\text{Normal GM - CFUc}} \times 100$$

$$\text{Serum suppression rate\%} = \frac{\text{GM - CFUc with patient's serum}}{\text{GM - CFUc without patient's serum}} \times 100$$

**RESULTS**

Most of AA patients possess the low value of GM-CFUc ($4.7 \pm 7.3/5 \times 10^5$ MNC). Normal value is $29.4 \pm 19.1/5 \times 10^5$ MNC. The difference between AA and normal is significant ($P < 0.01$). According to the criteria mentioned above, 2 patients with AA possess serum suppression to the BM of normal, another two patients have cellular suppression to the BM. The GM-CFUc values of two patients are normal , both of them neither possess cellular suppression nor serum suppression. We think they probably belong to the AA patients with environment failure. The remaining 8 patients with low values of GM-CFUc only probably belong to the stem cells deficient type of AA. The serum of two AA patients and the MNC of 4 AA possess stimulating effects to normal BM MNC to form GM-CFUc. All of the two patients who possess cellular suppression to GM-CFUc formation of normal BM MNC had been blood transfused, but the another 10 transfused patients did not possess cellular suppression phenomena.

**DISCUSSION**

The pathogenetic mechanisms of aplastic anemia are obscure.

Recently, most authors divided AA into three groups: haemopoietic stem cells (HSC) deficiency; immunosuppression to HSC; and haemopoietic microenvironment defect. Committed stem cells, either GM-CFUc or E-CFUc are decreased or absent in patients with aplastic anemia. The value of GM-CFUc of 12 of the 14 AA patients we studied are lower than that of the normal. The mean value of the 14 AA patients is $4.7/5 \times 10^5$ MNC (Normal value = $29.4/5 \times 10^5$ MNC). Six of the 14 AA patients (Cases 1,3,5,6,9,10) have proliferative bone marrow cellularity as normal BM, but the value of GM-CFUc are still far lower than that of the normal. We think a low value of BM GM-CFUc is significant for the diagnosis to aplastic anemia especially to the patients who have a proliferative cellularity of BM aspiration. The GM-CFUc suppressing cells contained in the BM of AA probably are T lymphocytes. This kind of AA patients may respond to antithymus globulin (ATG). Depleting T lymphocytes by E-resette procedure may increase GM-CFUc and E-CFUc formation. If the T lymphocytes are added, the number of E-CFUc decrease again. One of our two AA patiente who have cellular suppression to normal GM-CFUc formation and two patients possessing serum suppressive factors responded to prednisone well. Krap et al ported 8 of 26 patients with AA possess humoral suppressive factor in their serum. Gordon reported that azathioprine can eleminate the GM-CFUc suppressing effect. Generally speaking, about 20% of AA patient's serum contains humoral suppressive factor on GM-CFUc or E-CFUc. Kagan et al divided AA patients into three groups by cells co-culture. They claimed that if there is immunosuppressive evidence to GM-CFUc, these AA patients must be treated by ATG or immunosuppressive agents, if there is not immunosuppressive evidence to GM-CFUc, these patients belong to the stem cells deficient type, they may be treated by bone marrow transplantation. Eight of our 14 patients belong to the stem cells deficient type, most of which respond to androgen and propranolol well. We think that mixed cells culture and serum suppressive culture are of helping to the diagnosis and therapeutic choice to AA patients.

Some authors did not agree with the co-culture technique of Haak et al and Kagan et al. They thought the suppressive effect of BM MNC of AA patient's is due to the immune sensitized patient's lymphocytes by blood transfusion. Some doctors did not agree with it. The BM MNC of 2 of 3 AA patients suppressed the GM-CFUc and E-CFUc formation of their identical twins. These two AA patients were not cured by BMT from their healthy identical twins. All the two patients we studied who revealed cellular suppression had been transfused (2100 ml and 690 ml respectively), but the ten patients who did not reveal cellular suppression had also been transfused. So that we do not agree with the opinion that co-culture technique is of no use in aplastic anemia.

**Table 1　Clinical data of 14 patients with AA**

| Case | Sex | Age | Duration (Month) | Etiology | Hb gm% | WBC $10^8$/L | Pt $10^{10}$/L | Rt % | BM M:E | Blood Transfusion |
|---|---|---|---|---|---|---|---|---|---|---|
| 1 | M | 14 | 3 | Chloro. | 3.0 | 26 | 2.6 | 2.6 | 1.4:1 | 2200 ml |
| 2 | M | 15 | 12 | Unknown | 8.3 | 46 | 3.6 | 1.0 | 1.8:1 | 900 ml |
| 3 | M | 37 | 2 | Chloro. | 6.1 | 30 | 1.3 | 1.0 | 6.7:1 | 5700 ml |
| 4 | M | 23 | 2 | Unknown | 5.4 | 29 | 1.2 | 0.8 | 4.2:1 | 4900 ml |
| 5 | F | 17 | 12 | Analgia | 3.5 | 15 | 2.4 | 1.8 | 1.3:1 | 800 ml |
| 6 | M | 21 | 36 | Analgia | 7.8 | 37 | 2.2 | 1.0 | 0.8:1 | — |
| 7 | M | 21 | 18 | Unknown | 7.6 | 29 | 5.8 | 3.1 | 0.9:1 | — |
| 8 | M | 20 | 10 | Unknown | 6.0 | 12 | 3.4 | 1.2 | 1.6 :1 | 2100 ml |
| 9 | M | 20 | 19 | Analgia | 4.2 | 16 | 1.2 | 1.0 | 3.2:1 | 1200 ml |
| 10 | M | 42 | 12 | Chloro. | 4.0 | 26 | 6.0 | 2.2 | 1.1:1 | 1100 ml |
| 11 | M | 19 | 6 | Analgia | 4.0 | 21 | 0.6 | 1.2 | 2.2:1 | 400 ml |
| 12 | M | 18 | 1 | Unknown | 5.2 | 35 | 2.4 | 0.6 | 0.5:1 | 6900 ml |
| 13 | M | 27 | 36 | Analgia | 5.2 | 26 | 2.2 | 1.5 | 2.1:1 | 600 ml |
| 14 | M | 17 | 36 | pyramidon | 4.0 | 23 | 4.2 | 3.0 | 0.8:1 | 400 ml |

Chloro. = Chloromycetin

**Table 2　GM-CFUc in 14 AA and their serum and cellular suppression results**

| Case | $\frac{\text{GM-CFUc}}{5\times10^5\text{MNC}}$ | | $\frac{1}{2}$AA MNC + $\frac{1}{2}$N MNC $\frac{\text{GM-CFUc}}{5\times10^5\text{MNC}}$ | | | | N MNC + AA Serum $\frac{\text{GM-CFUc}}{5\times10^5\text{MNC}}$ | | | | Pro. Mech. |
|---|---|---|---|---|---|---|---|---|---|---|---|
| | AA | N | Mea | Exp | $\frac{\text{Mea}}{\text{Exp}}\times100$ | C. Sup. Rate % | Mea | Exp | $\frac{\text{Mea}}{\text{Exp}}\times100$ | S. Sup. Rate % | |
| 1 | 0.0 | 8.3 | 7.7 | 4.2 | 183 | 83 | 0.0 | 8.3 | 0.0 | -100 | S. Sup |
| 2 | 0.0 | 8.3 | 7.0 | 4.0 | 175 | +75 | 32.0 | 8.3 | 385.0 | +285 | HSCD |
| 3 | 0.3 | 38.0 | 41.0 | 19.0 | 216 | +116 | 47.0 | 38.0 | 123.0 | +23 | HSCD |
| 4 | 0.0 | 38.0 | 10.0 | 19.0 | 53 | -47 | 26.0 | 38.0 | 68.0 | -32 | HSCD |
| 5 | 0.0 | 17.5 | 7.5 | 8.8 | 85 | -15 | 7.5 | 17.5 | 43.0 | -57 | S. Sup |
| 6 | 0.0 | 20.0 | 10.0 | 10.0 | 100 | 0 | 22.5 | 20.0 | 113.0 | +13 | HSCD |
| 7 | 13.0 | 27.0 | 20.0 | 20.0 | 100 | 0 | 26.0 | 20.0 | 130.0 | +30 | HSCD |
| 8 | 0.0 | 27.0 | 0.0 | 13.5 | 0 | -100 | 27.0 | 27.0 | 100 | 0 | C. Sup |
| 9 | 3.0 | 67.5 | 27.5 | 35.3 | 78 | -22 | 52.5 | 67.5 | 78 | -22 | HSCD |

续表

| Case | $\frac{GM\text{-}CFUc}{5\times10^5 MNC}$ | | $\frac{1}{2}$AA MNC + $\frac{1}{2}$N MNC $\frac{GM\text{-}CFUc}{5\times10^5 MNC}$ | | | | N MNC + AA Serum $\frac{GM-CFUc}{5\times10^5 MNC}$ | | | | Pro. Mech. |
|---|---|---|---|---|---|---|---|---|---|---|---|
| | AA | N | Mea | Exp | $\frac{Mea}{Exp}\times100$ | C. Sup. Rate % | Mea | Exp | $\frac{Mea}{Exp}\times100$ | S. Sup. Rate % | |
| 10 | 20.0 | 25.0 | 15.0 | 22.5 | 67 | -33 | 27.5 | 25.0 | 110 | +10 | HMED |
| 11 | 6.0 | 8.0 | 5.0 | 7.0 | 71 | -29 | 10.0 | 8.0 | 125 | +25 | HSCD |
| 12 | 0.0 | 63.5 | 9.0 | 32.0 | 28 | -72 | 72.0 | 63.5 | 113 | +13 | C. Sup |
| 13 | 20.0 | 18.0 | 35.0 | 19.0 | 188 | +88 | 43.0 | 9.0 | 477 | +377 | HMED |
| 14 | 3.0 | 45.0 | 3.0 | 24.0 | 125 | +25 | 55.0 | 45.0 | 122 | +22 | HSCD |

AA = Aplastic anemia; N = Normal; MNC = Mononuclear cells; Mea = Measmursed; Exp = Expected; C. Sup rate = Cell suppression rate; S. Sup rate = Serum suppression rate; C. Sup = Cells suppression; S. Sup = Serum suppression; HSCD = Haemopoietic stem cellc deficiency; HMED = Hemopoietic microemvironment defect; Pro. Mech. = Probable mechanisms

## References

[1] Editorial. Mechanism in aplastic anemia. Lancet, 1976;2:1179-1181.

[2] Appelbaum FR and Fefer A. The pathogenesis of aplastic anemia. Sem Hematol, 1981;18:241-257.

[3] Kagan WA, Ascensao JL, Fialk MA, Coleman M, Valera EB, and Good RA. Studies on the pathogenesis of refractory anemia. Am J Med, 1979;66:444-449.

[4] Camitta BM, Storb R, and Thomas ED. Aplastic anemia, Pathogenesis, Diagnosis, Treatment and Prognosis. New Engl J Med, 1982; 306:645-652, 712-718.

[5] Kagan WA, Ascensao JA , Pahwa RN, Hansen JA , Goldstem G, Valera EB, Incefy GS, Moore MAS, and Good RA. Aplastic anemia: presence in human bone marrow of cells that suppress myelopoiesis. Proc Natl Acad Sci USA, 1976;73:2890-2894.

[6] Sullivam R, Quesenberry PJ, Parkman R, Zuckerman KS, Levey RH, Rappeport J, and Ryan M. Aplastic anemia: Lack of inhibitory effect of bone marrow lymphocytes on in vitro granulopoiesis. Blood, 1980;56:625-632.

[7] Fitchen JH, Gale RP, and Cline MJ. Serum inhibitors of in vitro granulopoiesis and bone marrow graft rejection in aplastic anaemia. Clin Res, 1978;26:346A.

[8] Bacigalupo A, Podesta M, Van Lint MT, Cerri VR, Ross E, Risso M, Carella A, Stantini G, Damasio E, Giordano D, and Marment AM. Severe aplastic anemia: Correlation of in vitro test with clinical response to immunosuppression in 20 patients. Br J Hematol, 1981;47:423-432.

[9] Haak HI and Goseline HM. Mechanism in aplastic anemia. Lancet, 1977;1:194.

[10] Ascensao JA , Pahwa R, Kagan W, Hansen J, Moore MAS, and Good RA. Aplastic anemia: Evidence for immunology mechanism. Lancet, 1976;1:669-671.

[11] Hoffman R, Zanjani ED, Lutton JD, Zalusky R, Wasserman LR. Suppression of erythroid colony formation by lymphocytes from patients with aplastic anemia. N Engl J Med, 1977;296:10-13.

[12] Abdon NI, Verdirame JD, Amare M and Abdou NI. Heterogeneity of pathogenetic mechanism in aplastic anemia efficacy of therapy based on in vitro results. Ann Int Med, 1981;95:43- 50.

[13] Krap JE, Schacter LP, and Burke PJ. Humoral factor in aplastic anemia, relationship of liver dysfunction to lack of stimulation of bone marrow growth in vitro. Blood, 1979;51:397-414.

[14] Gordon MY. Circulation inhibitor of granulopoiesis in patients with aplastic anemia. Br J Hematol, 1978;39:491-496.

[15] Fitchen JJ, Cline MJ, Saxon A, Golde DW. Serum inhibitors of hematopoiesis in a patients with aplastic anemia and systemic lupus erythematous, recovery after exchange plasmapheresis. Am J Med, 1979;66:537-542.

[16] Cao LX, Cao CP, Huong RS, and Yee QF. Propranolol in the treatment of aplastic anemia, A preliminary report of experimental research and clinical observation. Chin J Int Med, 1983;22:535-536.

[17] Torok-Storb BJ, Sieff C, Storb. R, Adamson J and Thomas ED. In vitro tests for distinguishing possible immune-mediated aplastic anemia from transfusion induced sensitization. Blood, 1980;55:211-215.

[18] Singer JW, Brown JE, James MC, Doney K, Warren RP, Storb R, And Thomas ED. Effect of peripheral blood lymphocytes from patients with aplastic anemia on granulocytic colony growth from HLA matched and mismatched marrow: effect of transfusion sensitization. Blood, 1978;52:37-46.

[19] Singer JW, Doney KC, and Thomas ED. Coculture studies of 16 untransfused patients with aplastic anemia. Blood, 1979;54:180- 185.

[20] Bacigalupo A, Podesta M, Mingari MC, Moretta L, Piaggio G, Van Lint MT, Durando A, and Marmont AM. Generation of GFU-C suppressor T cells in vitro, an experimental model for immune-mediated marrow failure. Blood, 1981;57:491-496.

[21] Appelbaum FR, Fefer A, Cheever MA, Sanders JE, Singer JW, Adamson JW, Mickelson EM, Hansen JA , Greenberg PD, and Thomas ED. Treatment of aplastic anemia by Bone marrow transplantation in identifical twins. Blood, 1980; 55:1033-1039.

（兰州军区总医院　普内科,资料 1984 年）

# 造血干细胞的研究进展

兰州军医总医院　曹履先 等

近20年来，由于造血干细胞测试技术的发展，使实验血液学的研究逐步深入，它促进了临床血液学的发展，使血液病的诊断、治疗取得巨大的进步，故有人认为“不了解造血干细胞的新知识，就谈不到血液病的现代知识”。造血干细胞移植，对白血病、再障贫血、免疫缺陷病的治疗，以及对未来在反侵略战争中，放射病的治疗，尤具深远意义，因此造血干细胞的新知识对部队血液学工作者更为重要。现就造血干细胞的基础理论、基本技术及临床应用作一简要介绍。

## 基础理论

近一百年来，关于血细胞的起源，在血液学的发展史上有过多种学说，如一元论、二元论、三元论和多元论等，争论很多，但都缺乏实验根据而不能定论。1961年Till及Mc Culloch等发现了测定小鼠多能造血干细胞的方法（CFUs），20多年来检测造血干细胞的技术发展很快。

现已确定所有的血细胞均来源于一种细胞，即多能造血干细胞或称之为淋巴造血干细胞，它又可分化为淋巴干细胞及造血干细胞，以上三种造血干细胞具有两种特定的功能，即①自我复制的功能。即在一定的条件下此种干细胞可以分裂为两个或多个功能相同的细胞。②向祖细胞以下的血细胞分化的功能，即在一定的条件下，此类干细胞可以分化为祖细胞及其以下血细胞，直至成熟血细胞的功能。自我复制的功能只在造血干细胞中存在，在祖细胞以下的血细胞则无此功能。此类造血干细胞的测定方法在鼠类用脾集落形成单位（colony forming unite spleen，CFUs）测定，人类的造血干细胞不能在小鼠脾脏形成CFUs，近年来用混合细胞集落形成单位CFUmix的方法来测定人的多能干细胞（如图1）。

淋巴多能干细胞在一定的条件下分化为T淋巴祖细胞及B淋巴祖细胞，T淋巴祖细胞是淋巴干细胞经过胸腺的作用而形成的，T、B淋巴祖细胞亦分别称为T淋巴细胞生成单位（TL-CFU）及B淋巴细胞生成单位（BL-CFU），TL-CFU分化为T淋巴细胞，在一定抗原刺激下成为转化的T淋巴细胞具有细胞免疫的功能，BL-CFU在抗原的刺激下亦可变为转化的B淋巴细胞，最后形成产生抗体的浆细胞，参与体液免疫功能。

造血干细胞在某些条件影响下又可分化为以下4种祖细胞，即红系祖细胞（E-BFU或E-CFU）、粒单系祖细胞（GM-CFU）、巨核系祖细胞（Meg-CFU）及嗜酸粒系祖细胞（Eo-CFU），它们又可在造血调节因子的作用下分化为骨髓中可以辨认的各系的幼稚造血细胞。各系造血祖细胞的测定方法如下。

| | |
|---|---|
| GM-CFUc | 粒—巨噬细胞团生成单位，体外培养法。 |
| GM-CFUc | 粒—巨噬细胞团生成单位，小鼠体内扩散盒检查法。 |
| BL-CFUc | B淋巴细胞团生成单位，体外培养法。 |
| TL-CFUc | T淋巴细胞团生成单位，体外培养法。 |
| E-BFUc | 爆增型红系细胞团生成单位，体外培养法。 |
| E-CFUc | 红系细胞团生成单位，体外培养法。 |
| Meg-CFUc | 巨核系细胞团生成单位，体外培养法。 |
| Eo-CFUc | 嗜酸系粒细胞团生成单位，体外培养法。 |
| $E\text{-}CFU_D$ | 红系细胞团生成单位，小鼠体内扩散盒法。 |

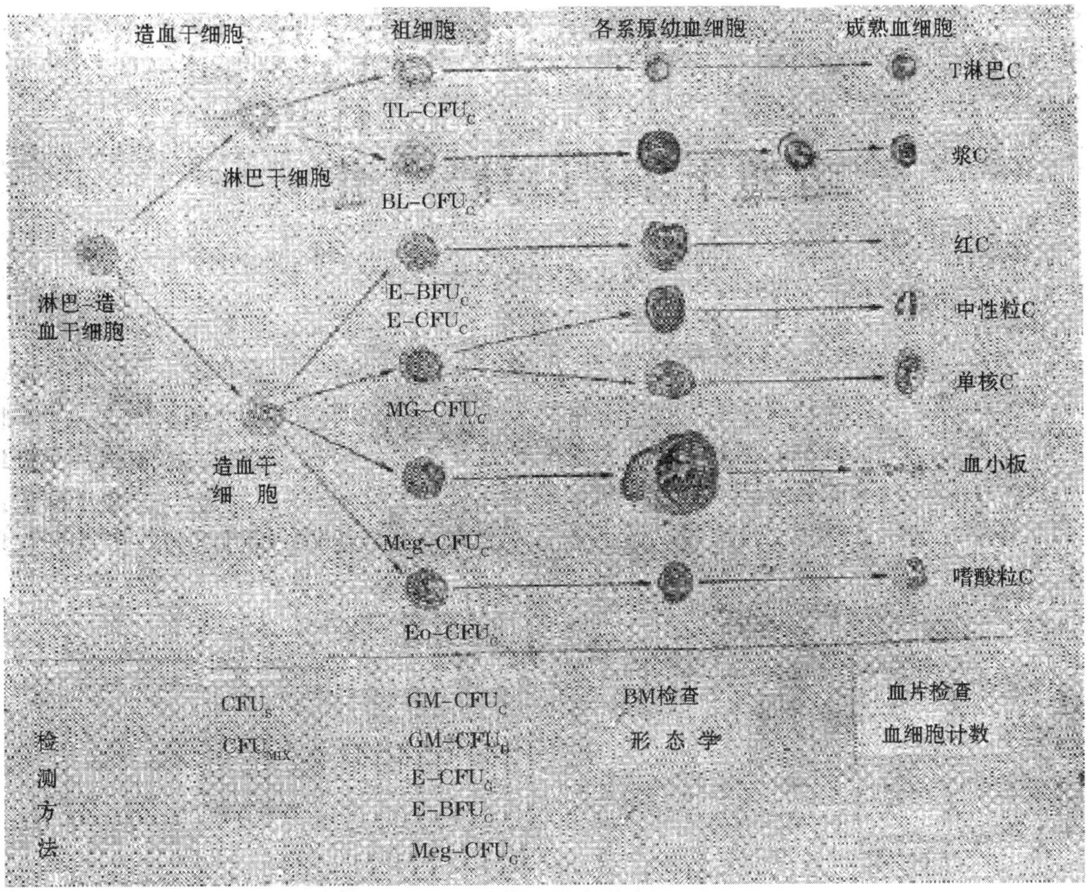


**图1　用 CFUmix 方法测定人多能干细胞**

祖细胞以下的血细胞检查方法已为众所熟知，即有骨髓幼稚血细胞形态学检查及周围血，细胞形态学的检查法，因为此二类血细胞是由形态学上可以辨认的。

综上所述可得知，在20年前血液病的检查主要靠后二类血细胞的检查，即骨髓及周围血中血细胞形态检查法，近20年来发展的造血干细胞及造血祖细胞的检查，为更深入地了解血液病的基础及临床提供了有力的手段。

造血细胞的调节因素尚不尽知，但已知造血细胞的自我复制及分化为祖细胞及成熟血细胞是受着细胞因素、体液因素及造血诱导微环境的调节的。

造血诱导微环境（hematopoietic inductive microenvironment，HIM）主要包括血窦、神经间质细胞、间充质等，HIM 的不同可影响造血干细胞的自我复制与分化，如小鼠的造血干细胞在脾脏中形成的红系脾结节占多数，近来认为再生障碍性贫血亦可由于 HIM 的缺陷所造成。细胞对造血的调节系指完整的细胞对造血的影响。已知完整的 T 淋巴细胞可促进小鼠 CFUs 形成，在某些再障贫血患者中存在有抑制性 T 淋巴细胞而抑制造血作用。

体液因子对造血的调控作用了解得比较透彻，简述如图2。

多能造血干细胞（淋巴造血干细胞）在正常情况下绝大部分处于静止期，即 G0 期，一般只10%处于活跃的细胞周期，当造血祖细胞减少时，G0 期的造血干细胞可以较多地进入活跃的细胞周期，经自我复制及分化而形成较多的各系祖细胞，后期又进一步分化为各系的细胞，一当祖系造血细胞较多时又反馈地抑制造血干细胞的进一步分化。

多能造血干细胞首先分化为爆增型红系细胞团生成单位（E-BFU），再由此分化为红细胞团生成单位

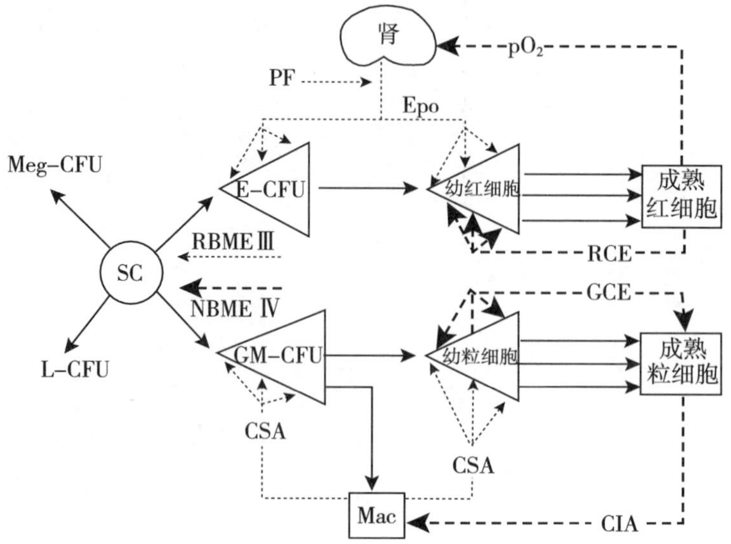


**图2 体液因子对造血的调节作用**

·················· 刺激

- - - - - - - - - 抑制

| | | | |
|---|---|---|---|
| Meg-CFU | 巨核细胞团生成单位 | PF | 血浆因子 |
| L-CFU | 淋巴细胞团生成单位 | Epo | 促红系细胞生成素 |
| SC | 造血干细胞 | RCE | 红细胞提取物 |
| RBMEⅢ | 增生骨髓提取物Ⅲ | GCE | 粒细胞提取物 |
| NBMEⅣ | 正常骨髓提取物Ⅳ | CIA | 集落形成抑制活物 |
| E- CFU | 红系细胞团生成单位 | $P_{O_2}$ | 氧张力 |
| GM-CFU | 粒—巨噬细胞团生成单位 | | |
| Mac | 单核巨噬细胞 | | |
| CSA | 集落形成刺激物 | | |

(E-CFU),再分化为骨髓中可以辨认的幼稚红细胞,又经增殖分化为成熟红细胞。在此红系的增殖分化过程中受肾脏产生的、经血浆因子作用而形成的促红系细胞生成素(Erythropoietin Epo)的影响很大。Epo可以促使红系组细胞增殖和分化,也促进骨髓中幼稚红细胞的增殖与分化,最后形成成熟的红细胞。成熟红细胞具有带氧的功能,当组织,特别是肾脏不缺氧时,则其产生的Epo即减少,这样就使得红系细胞的增殖分化过程变慢。另外红细胞的提取物RCE也能抑制幼稚红细胞的增殖与成熟的过程。

多能干细胞分化为粒—巨噬细胞团生成单位(GM-CFU),此类祖细胞又分化为幼稚粒细胞及单核巨噬细胞,现多认为由后者产生集落形成刺激物[colony forming activity,CSA或谓之集落刺激因子(colony stimulating factor, CSF)],CSA作用在粒—巨噬细胞系祖细胞及幼稚粒细胞,促使它们增殖、分化与成熟,最后形成成熟的粒细胞。由上所知,粒—单系集落形成需有CSA,在体外培养GM-CFUc时所需之CSA系由胎盘及胎肌孵育而来。当成熟粒细胞足够多时,它们又产生集落形成抑制活物CIA,它抑制了单核巨噬细胞产生CSA。另外粒细胞提取物GCE也具有抑制幼稚粒细胞增殖成熟的作用。

增生骨髓提取物Ⅲ(GBMEⅢ)可以刺激多能干细胞的自我复制及分化,而正常骨髓提取物NBMEⅣ则具有抑制造血干细胞的增殖分化作用。

## 基本技术

造血干细胞的检测技术发展很快。1961年首先成功地完成了小鼠CFUs的测定方法,近年来又完成了人类混合细胞团生成单位的测定，现扼要介绍如下。

1. 小鼠脾集落形成单位(CFUs)的测定

小鼠经致死剂量的射线照射(850 rad)后，于每只小鼠由尾静脉注入同系小鼠的造血干细胞悬液(小鼠骨髓细胞液、肝、脾、胎肝等)，每鼠注入尾静脉0.2 ml，内含有核细胞约$1\times10^5$个，于10天后断颈处死小鼠，将小鼠脾脏于Bouin液中固定24小时，即出现肉眼可见的脾结节CFUs，每个脾结节系由一个造血干细胞增殖分化而来，计数脾结节的多少即可以得知在$1\times10^5$个有核细胞中有多少个多能造血干细胞。脾结节的组织学检查可见有5种类型的脾结节，即红细胞系、粒细胞系、巨核细胞系、未分化型细胞及混合细胞型。骨髓脾脏、胎肝、周围血中各种类型脾结节的比例不同，以红细胞系脾结节所占比例最高。人类的造血干细胞在小鼠脾脏上不能形成脾结节，一般以GM-CFU及E-CFU来说明造血干细胞的多少。近来发现了人类的混合细胞集落形成单位(CFUmix)的测定方法，可以代表人类的多能造血干细胞的多少。

2. 粒-巨噬细胞团生成单位(GM-CFU)的测定

GM-CFU的测定需要三个条件，即①粒系祖细胞的存在；②集落刺激活性物质CSA的存在；③半固体的培养基。

(1)粒系祖细胞的制备

小鼠骨髓单细胞的制备：取小鼠3只，断颈处死后，无菌条件下各取出一根股骨，以75%酒精纱布捻去表面的肌肉，剪去股骨头及胫骨端，用199或1640培养液冲出全部股骨腔内的骨髓细胞，过6号及4号针头制成单细胞悬液，计数每毫升液体中的有核细胞数，备用。

人的骨髓单个核细胞的制备：针刺取骨髓1～2 ml，加入到5 ml内含150 U肝素的1640培养液中，离心1500 rpm 10分钟，取出表面的脂肪及凝血块，再过6号及4号针头，将此悬液小心加入到等量的葡聚糖—泛影葡胺的分层液(比重1.077)，离心1200～1500 rpm 15～20分钟；在无菌条件下取出单个核细胞层细胞，以20%小牛血清的1640液洗2遍，计数细胞，待用。

(2)胎儿肌肉CSA的制备：取妊娠4～5个月水囊引产的胎儿，无菌条件下剪下股部的横纹肌，剪成2～3 mm大小的碎块，在1640培养液中漂洗，并浸泡2～4小时。在每一培养瓶中加入胎肌1 g及20%马血清的1640培养液10 ml，通入10% $CO_2$，放于37℃的孵箱中培养10天，取出上清，混合后分装小瓶即为胎肌CSA液，备用。胎盘亦可代替胎肌制备CSA液。

(3)粒-巨噬细胞团生成单位体外培养测定方法(GM-CFUc)：

GM-CFUc培养体系如下：1640培养液，马血清(或胎牛血清)，骨髓细胞悬液，胎肌CSA培养液，3%琼脂。

在严格的无菌操作条件下，一般在无菌间中或在超净工作台上进行操作，先将1640培养液、骨髓细胞悬液、胎肌CSA培养液混合并加入马血清，使其最终浓度为20%马血清液，最终细胞浓度为$2\times10^5$/ml，再趁热加入1%的热琼脂，使其最终浓度为0.3%，再在每个35 mm直径的平皿中注入1 ml下述体系，放于下面有无菌蒸馏水的干燥器中，再通入10% $CO_2$气，密闭，置于37℃孵箱中培养10～14天。在倒置显微镜下计数集落数[40个以上的细胞组成及细胞丛数(3～39个细胞)]。细胞集落分为三种类型，即致密型：细胞紧密成团状。疏松型：细胞疏松地组成一个细胞团。混合型：介于上述二者之间者。

(4)粒-巨噬细胞团生成单位小鼠体内扩散盒培养测定法($GM\text{-}CFU_D$)：利用硝酸纤维半透膜，使埋入小鼠腹腔中的扩散盒中的半固体琼脂体系能得到小鼠本身的CSA的作用(先照射小鼠，使其CSA水平增高)促使GM-CFU的生长。此法为1974年Gordon首先提出。GM-CFU的培养体系为1640培养液、马血清(或胎牛血清)、骨髓细胞悬液及0.3%的琼脂。将配好的体系趁热注入扩散盒中，以熔融石蜡封口，埋入经650 rad全身照射的小鼠腹腔中，7～10天后处死小鼠，取出扩散盒，揭去硝酸纤维膜，于倒置显微镜下计数细胞集落及细胞丛数，方法同GM-CFUc。此方法的优点为不需刺激因子(CSA)，且此法对鼠、人、狗的骨髓细胞均可以进行培养。

(5)红系细胞团生成单位($E\text{-}CFU_D$)小鼠扩散盒血浆凝块测定法：小鼠由眼眶取血3 ml加入0.44 ml

0.38% 枸橼酸钠抗凝，离心 2000 rpm 20′取血浆待用。用 1.1 ml 骨髓细胞悬液加入 0.15 ml 小鼠抗凝血浆，抽打均匀后立即注入扩散盒中，受体小鼠经 650 rad 照射 24 小时后由腹腔注射盐酸苯肼 60 mg/kg，再过 24 小时后，每只小鼠埋入 1～2 个腹腔扩散盒。埋盒 2 天后取出扩散盒，揭去硝酸纤维膜，取出血浆凝块，压片后以 20% 甲醛固定 20 分钟后，H-E 染色，计数有 8 个以上有核红细胞组成的红系细胞集落数。

## 造血干细胞技术的临床应用

造血干细胞测定技术应用甚为广泛，可用于基础研究方面，如血细胞的动力学、刺激造血药物的筛选，抗白血病药物的选择。也可用于临床了解各血液病的发展机理、临床诊断、预后判断等。现摘要举例如下。

1. 寻找有效刺激造血的药物

如给小鼠某种药物后，再测定其股骨骨髓中多能造血干细胞（CFUs）或粒-巨噬细胞系或红系祖细胞（GM-CFU 及 E-CFU）是否增多，来判断此药物有否刺激造血作用。

近 2 年来我们筛选了心得安、康力龙、加兰他敏及山莨菪碱刺激小鼠的造血作用，发现心得安 10 mg/kg、康力龙 30 mg/kg 具有明显的刺激造血作用，该组小鼠的 CFUs、脾重量及脾指数均较对照组为大，而加兰他敏 2 mg/kg 及山莨菪碱 5 mg/kg 则无此作用。详见下表 1。

**表 1　刺激小鼠造血的药物作用**

| 组别 | 脾指数 CFUs | | 脾结节 | | 脾重量 | |
|---|---|---|---|---|---|---|
| | 个/10 骨髓 c | *P* 值 | （脾重）mg/克（体重） | *P* 值 | mg | *P* 值 |
| 心得安 10 mg/kg | 12.19 ±1.32 | <0.001 | 0.88 ±0.05 | >0.05 | 13.96 ±1.32 | <0.05 |
| 对照 | 6.03 ±0.82 | | 0.80 ±0.03 | | 11.86 ±0.82 | |
| 康力龙 10 mg/kg | 12.18 ±1.32 | <0.001 | 1.17 ±0.06 | <0.05 | 20.19 ± 1.28 | <0.001 |
| 对照 | 5.27 ±1.00 | | 0.92 ±0.06 | | 12.76 ±0.90 | |
| 山莨菪碱 5 mg/kg | 7.45 ±1.17 | >0.05 | 0.87 ±0.04 | >0.05 | 13.80 ± 0.88 | >0.05 |
| 对照 | 6.44 ±0.90 | | 0.85 ±0.02 | | 12.56 ±0.32 | |
| 加兰他敏 2 mg/kg | 7.28 ±4.08 | >0.05 | 1.01 ±0.06 | — | 12.74 ±0.86 | — |
| 对照 | 6.22 ±0.92 | | 1.20 ±0.07 | | 18.96 ±1.19 | |

2. 造血干细胞技术可用于再生障碍性贫血发病机理的研究

再障患者的骨髓细胞作 GM-CFUc，E-CFU$_D$ 再障患者的骨髓与正常人的骨髓细胞做混合培养，抗胸腺细胞球蛋白（ATG）或用患者血清处理等可将再障贫血分为三种类型，即干细胞缺乏型、免疫抑制型（细胞及体液）及骨髓微环境型（表 2），此种分型有利于合理的治疗。

**表 2　再生障碍性贫血的分型**

| 型别 | 患者 BMG GM- CFUc | 患者 BM +正常人 BM | ATG + 患者 BM | 患者血清 +正常 BM |
|---|---|---|---|---|
| 干细胞缺血型 | ↓ | N | ↓ | N |
| Ⅱ免疫抑制型 | | | | |
| 抑制细胞 | ↓ | ↓ | N | N |
| 抑制血清 | ↓ | N | ↓ | ↓ |
| Ⅲ造血微环境缺陷型 | N | N | N | N |

Kagan 报道 23 例再障按此法分型属Ⅰ型 12 例、Ⅱ型 7 例，Ⅲ型 4 例，他认为Ⅰ型可以补充干细胞，如骨髓移植；Ⅱ型可给予免疫抑制剂；Ⅲ型可用睾丸酮等药物治疗。

3. 造血干细胞的测试技术可以用于造血干细胞的保存及移植的研究工作

造血干细胞，包括造血祖细胞的移植是近些年来发展起来的治疗白血病、再障贫血、恶性肿瘤及免疫缺陷病的有效方法，因而如何有效地保存造血干细胞是近年来一个重要的研究课题。骨髓、胎肝、外周血中的造血干细胞均可用 GM-CFUc，$E\text{-}CFU_D$或 CFUmix 所测出，并均可在低温条件下保存相当长的时间，已知在一定的处理条件下保存在甘油中的造血干细胞可以在液氮罐（－196℃）的气象或液相中保存多年，有报道指出在上述条件下保存 5 年的造血干细胞其 GM-CFUc 形成的能力是很完好的。因而可利用此项技术来摸索出最好的保存干细胞的方法。最多的取得造血干细胞的方法，有利于治疗恶性血液病及先天性免疫缺陷病。

4. 造血干细胞的测试技术可以用于临床血液病的诊断、鉴别诊断、预后判断等方面

常见血液病的 GM-CFUc 及 E-CFUc 的测定结果见表 3。

**表 3　常见血液病 GM-CFUc 和 E-CFUc 的测定结果**

| 病种 | $GM\text{-}CFU_C$ | $E\text{-}CFU_b$ |
|---|---|---|
| 急性粒细胞白血病 | ↓ | ↓ |
| 急性淋巴细胞白血病 | N | ↓ |
| 急性白血病（CR） | N | N |
| 慢粒白血病 | ↑ | N |
| 慢粒急变期 | ↓ | ↓ |
| 白血病前期 | ↓ | ↑↓ |
| 再障贫血 | ↓ | ↓ |
| 缺铁贫血 | ↑ | ↓N |
| PNH | ↓ | - |
| 真性红细胞增多症 | ↑或 N | ↑ |

另外在预测急性白血病的预后上 Moore 等做了大量工作，他们把急性白血病的 GM-CFUc 分为四型，即不生长型、小集簇型、大集簇型及集落型。他们认为不生长型预后不好 CR 为 15%；小集簇型 CR 为 53%；大集簇型 CR 为 12%；集落和簇比例异常型 CR 为 0%；而正常型 CR 为 51%，故由此结果可以预测急性白血病的预后。

造血干细胞的测试技术亦可用于急非淋巴白血病预后缓解的预测，监视白血病 CR 患者复发的情况，亦可用于抗白血病药物的选择等。

## 结　语

造血干细胞的理论认识及测试技术的发展是近 20 年来血液病研究领域中划时代的成就，它刷新了血液病的理论认识，为血液病的诊断、鉴别诊断及治疗等方面提供了崭新的手段，因而造血干细胞的研究工作是具有广阔的发展前景的。

（兰州军区总医院　普内科　血液学文集，35～41 页，1982 年）

PART 6

第六部分

# 骨髓移植研究的有关资料

# 大剂量化疗并自体骨髓移植治疗恶性淋巴瘤的疗效观察

兰州军区总医院　曹履先 等

大剂量化疗治疗恶性肿瘤（包括恶性淋巴瘤）的主要障碍是对造血干细胞的抑制，如先把自体骨髓抽出后保存，待大剂量化疗后，再予回输，则可使恶性肿瘤获得较好的缓解，同时由于回输了保存的自体骨髓，使造血组织能较快的恢复。我们应用较大剂量化疗药物的冲击疗法并用自体骨髓移植（ABMT）治疗6例、恶性淋巴瘤患者1例共7例次，对恶性淋巴瘤患者的治疗及保获造血功能取得一定疗效，现报告如下。

## 一、材料及方法

1. 病例选择

6例恶性淋巴瘤均经病理检查证实，何杰金病2例（淋巴细胞为主型及淋巴细胞消减型各1例），非何杰金淋巴瘤4例（其中淋巴细胞分化良好型3例，组织细胞型1例）。最后1例做了二次自体骨髓移植及大剂量化疗，其余5例均做了一次，共7例次。

随机选同期住院的另4例恶性淋巴瘤患者做了9例次大剂量化疗（方案同移植组），未做自体骨髓移植，作为对照，4例患者中何杰金病淋巴细胞为主型1例，非何杰金病，淋巴细胞分化良好型2例，组织细胞型1例（同一病例进行二次化疗，间隔在2周以上）。

2. 骨髓采集、保存及回输方法

在局麻下于双侧髂后上嵴延伸到外侧及下部穿刺采取骨髓，每一穿刺点在不同的深度及不同的方向各抽取骨髓5～10 ml，在30 ml空针中预先吸入含肝素50 iu/ml的复方氯化钠注射液约10 ml。采集后立即进行针头过滤，于一约4 mm血浆管的两端各按上一8号及4号剪短的针头（图1），使采集之骨髓先经8号针头过滤，再经4号针头过滤，以滤去骨小粒等，再将所采集过滤后之骨髓液，注入无菌空瓶中置4℃冰箱中保存待用。

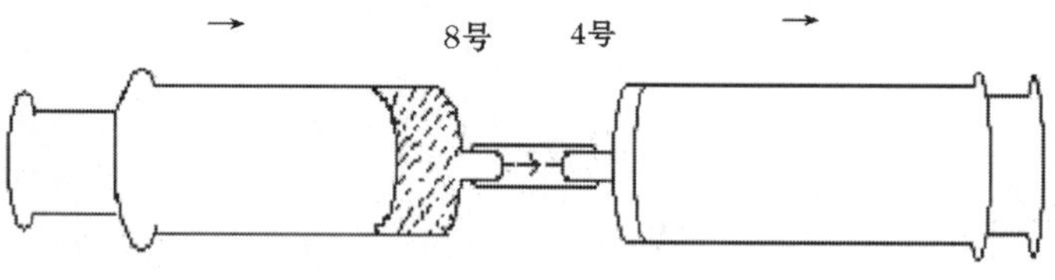


**图1　用针头过滤骨髓示意图**

3. 化疗方法　按VZCP计划进行，即采取骨髓后，立即给予长春新碱2 mg iv，6小时后给予正定霉素30 mg iv，再8小时后给予环磷酰胺1000 mg iv，再10小时后给予静脉输入自体骨髓，由抽取骨髓当日开始用强的松40 mg/d，共7天。

于采集骨髓当时起给予青链霉素肌注以防感染。

## 二、结果

1. 7例次患者每次输入的有核细胞数分别为0.52，0.45，0.60，0.90，0.56，0.55及0.4×$10^8$/kg体重，平

均为 0.57 $\times 10^8$/kg 体重。

2. 疗效:7 例次患者中,化疗前有脾脏肿大 3 例,化疗后 2 例的脾脏有明显缩小,有 3 例化疗前淋巴结均明显肿大,化疗后淋巴结均明显缩小,1 例何杰金病患者有不明原因的发热,化疗后明显好转。

未做骨髓移植只进行化疗的 9 例次患者中,其疗效与上组相似,4 例次化疗前有淋巴结肿大的患者,化疗以后均有不同程度的缩小。

3. 血象改变:血象改变见表 1。

**表 1　化疗 + ABMT 组及单纯化疗组**

| 化疗 | 例次 | RBC↓ | Hb↓ | WBC↓ | PMN↓ | Pt↓ | Rt↓ |
|---|---|---|---|---|---|---|---|
| 化疗 + ABMT | 7 例次 | 0/7 | 0/7 | 1/7 | 1/7 | 1/7 | 1/7 |
| 化疗 | 9 例次 | 4/9 | 5/9 | 4/9 | 3/9 | 1/9 | 1/9 |

RBC↓:用化疗后 1 周内红细胞下降 30 万以上;

Hb↓:用化疗后 1 周内血红蛋白下降 1 g 以上;

WBC↓:用化疗后 1 周内白细胞下降 1000 以上;

PMN↓:用化疗后 1 周内中性粒细胞下降 500 以上(绝对值);

Pt↓:用化疗后 1 周内血小板下降 2 万以上;

Rt↓:用化疗后 1 周内组织红细胞下降 1% 以上。

由表 1 可以看到,化疗 + ABMT 组患者白细胞、红细胞、血红蛋白、中性粒细胞的下降均较单纯用化疗组为少见。并见化疗 + ABMT 组患者白细胞、中性粒细胞下降者恢复也是比较快的。

4. 骨髓细胞在 4℃保存 24 小时存活情况:我们以胎酚蓝拒染试验来测定骨髓有核细胞存活情况,在 7 例次患者的检查发现骨髓 4℃保存 24 小时后活细胞仍为 93.4%~99.9%,平均 96.8%,说明 4℃保存 24 小时的骨髓细胞其存活是比较好的。

5. 副作用:只 1 例患者于回输自体骨髓时发热,经数十小时即消退,其余病例均无此现象,未发现膀胱炎、黄疸、肾功受损、心功受损改变。

## 三、讨论

恶性肿瘤对大剂量化疗可产生较大的抗肿瘤效果,动物实验已得到证实,而大剂量抗肿瘤药物的化学治疗的主要限制,是在于其对造血系统的抑制,已证实自体骨髓输注(ABMT)对致死剂量照射的狗是有很好的解救作用。ABMT 亦能解救大剂量细胞阻滞剂对造血组织的损害作用,有许多临床应用 ABMT 解救大剂量细胞抑制剂化疗对造血组织的抑制作用的报道。Mc Farland 首先对 3 例淋巴肉瘤及 2 例何杰金病的患者于 24 小时内共给予约 80 mg 的氮芥,分为三个剂量给予,于最后一次输氮芥 4 小时后给患者静脉注入其自身的骨髓细胞 $2 \times 10^9$ 个,其中 3 名患者于用药及自身骨髓移植后 1 个月内康复了,肿瘤亦得到短期的缓解。以后相继有较多的用自体骨髓并大剂量化疗治疗恶性肿瘤的报道,Gale 于 1980 年复习文献报道的大剂量化疗并用自体骨髓移植治疗恶性肿瘤,包括淋巴瘤、睾丸肿瘤、卵巢瘤、神经母细胞瘤、黑色素瘤、肺癌、头颈部肿瘤、乳腺癌、急性白血病、慢粒白血病等共 103 例,其中 48 例(46.6%)达到完全缓解,他提出大剂量化疗或放疗并自体骨髓移植的适应证为:①恶性肿瘤患者的骨髓未受侵犯;②大剂量化疗或放疗对此恶性肿瘤有效。

自体骨髓的采取方法为在局麻或全麻下,多由髂后上嵴处采集骨髓,以肝素保养液抗凝,每一穿刺部位采取的骨髓液量勿过大,以免有过多的血液稀释,每个部位以 5 ~ 10 ml 为宜,取出的骨髓液用0.307 mm→0.201 mm 的筛过滤,或以 8 号及 4 号针头两次过滤,制成骨髓的单细胞悬液。此骨髓细胞悬液可保存于室温下,4℃下保存自体骨髓亦有较好的效果。

近些年来低温保存骨髓的技术有很大发展,在 -196℃的低温下,Goldman 等测知 3 例慢性粒细胞性白血病患者的 CFUc,在 4 年后仍有 50% 是存活的,他们认为在此条件下,慢粒患者的骨髓 CFUc 可以存活 5 年。说明造血干细胞在一定条件下是可以冷冻长期保存备用的。

自体骨髓移植的临床疗效是肯定的,判定自体骨髓移植并大剂量化疗对恶性肿瘤的疗效有两个方面,①肿瘤的缓解;由于使用了大剂量的化疗,肿瘤缓解率可以提高,Gale 的总结说明有 48% 的患者可达完全缓解,我们的淋巴瘤患者给予大剂量化疗后脾脏、淋巴结回缩迅速明显。②造血组织功能恢复得快,如 Appelbaum 等的 22 个淋巴瘤患者,12 个人给予大剂量化疗并用 ABMT,白细胞低于 $100/mm^3$ 为 8 天,而未用 ABMT 的为 16 天($P<0.001$),白细胞恢复到 $1000/mm^3$ 以上前者需 13 天,后者需 23 天($P<0.001$),Gorin 等用 TACC 化疗及 ABMT 治疗 12 个白血病及其他实体瘤患者,发现用 ABMT 的 12 个人比不用 ABMT 的 10 个人造血恢复约快 50%,说明 ABMT 是可以加速造血功能恢复的。但 Buckner 等认为用了大剂量环磷酰胺后 ABMT 并不能对感染、对造血功能的恢复起作用。

我们用 ABMT 并较大剂量的化疗 VZCP 方案,短期冲击化疗治疗恶性淋巴瘤 7 例次,发现在 4℃条件下,保存 24 小时的自体骨髓是有一定促进造血功能恢复作用的,胎酚蓝拒染试验于 4℃保存骨髓 24 小时后为 96.8%(平均)。化疗并 ABMT 后,红细胞、白细胞、中性粒细胞的下降均较单用化疗未用 ABMT 组为少见,说明 ABMT 确有保护造血功能的作用,这与文献报道的结果是相似的,我们的患者输入的有核细胞数平均为 $0.57\times10^8/kg$,此量比较小,文献亦有认为造血组织的恢复与输入有核细胞数关系不大。

由上结果可以看出 4℃对保存骨髓,给恶性肿瘤患者大剂量化疗后回输,对保护造血功能的恢复是有效的。

## 四、小结

本文报告了用 VZCP 方案(长春新碱 2 mg iv;正定霉素 30 mg iv,环磷酰胺 1000 mg iv 及强的松 40 mg/日,1~7 天)于 24 小时后给予自体骨髓 $0.57\times10^8/kg$(其胎酚蓝拒染率为 96.8%)于化疗后输注治疗 7 例次恶性淋巴瘤患者,见患者淋巴结、脾脏回缩较快,红细胞、白细胞、血红蛋白较只用 VZCP 化疗不用 ABMT 的 9 例患者下降得少。

复习了有关自体骨髓移植加大剂量化疗治疗恶性肿瘤的有关文献,提出了 4℃保存 24 小时自身骨髓回输,作为大剂量化疗治疗恶性肿瘤的辅助治疗是有效并值得推广应用的。

## 参考文献


[1] Gale,RP. Autologous bone marrow transplantation in patients with cancer . J. A. M. A, 1980,243: 540.

[2] Appelbaum FR, *et al.* Successful engraftment cryopreserved autologous bone marrow in patients with malognant lymphoma. Blood,1978, 52:85.

[3] Gorin NC,*et al.* High dose combination chemotherapy (TACC) with or without autologous bone marrow transplantation for the treatment of acute-leukemia and other malignant diseases. Europe J. Cancer,1979, 15:1113-1119.

[4] Goldin A. Factors pertaining to complete drug-induced remission of tumor in animals and man. Cancer Res, 1969, 29:2285.

[5] Bodey GP, *et al.* Quantitative relationsnips between circulating leukocytes and infection in patients with leukemia . Ann. of Int. Med, 1968, 64 :328.

[6] Cavins JA, *et al.* Recovery of lethally irradiated dogs follow infusion of autologous marrow stored at low temperature in dimethylsulfoxide . Blood, 1962, 20:730.

[7] Gorin NC, *et al.* Long-term preservation of bone marrow and stem cell pool in dogs . Blood, 1978, 51:257.

[8] Abb J, *et al.* Autologous bone marrow grafts in dogs treated with Letnal doses of 1-(2-chlorethyl)-3-cyclohexy1-1 nitrosuroea. Cancer Res, 1978, 38 : 2157.

[ 9 ] Buckner CD, *et al*. High-dose cyclophophamide therapy for malignant disease , Toxicity , Tumor response and the effect of stored autologous marrow. Cancer, 1972, 29:357.

[10] Abrams RA, *et al*. Haemopoietic recovery in Ewing's sarcoma after intensive combination therapy and autologous marrow infusion , Lancet, 1980, 11:385.

[11] Dicke KA, *et al*. Autologous bone marrow transplantation in patients with adult leukemia in relapsed . Lancet, 1979, 1:514.

[12] Ekert H, *et al*. Autologous bone marrow rescue in the treatment of advanced tumors of childhood . Cancer, 1982, 49:603.

[13] McFarland W, *et al*. Autologous bone marrow infusion as an adjunct in therapy of malignant disease. Blood, 1959, 14 : 503.

[14] Spitzer G, *et al*. High dose combination chemotherapy with autologous bone marrow transplantation in adult solid tumon. Cancer, 1980, 45 :3075.

[15] Goldman JM, *et al*. Collection, Cryopreservation and subsequent viability of haemopoietic stem cell intended for treatment of CGL in blast cell transformation . Brit . J. Haematol, 1978, 40 :185.

（兰州军区总医院　内科资料　1983 年）

# 不冷冻不净化的自体骨髓移植治疗急性白血病 3 例

307 医院　曹履先　程锡元　陈　虎　江　岷等

我们对 3 例急性非淋巴细胞白血病患者在放疗、化疗后进行不冷冻、不净化的自体骨髓移植（ABMT），取得初步疗效，报告如下。

## 材料和方法

病例：共 3 例，男 2 例，女 1 例，年龄分别为 22 岁、24 岁及 42 岁。白血病类型及移植前血象、骨髓象见表 1。

**表 1　3 例患者移植前血象及骨髓象**

| 例序 | 病型及状况 | | 血象 | | | 骨髓象 | | | | |
|---|---|---|---|---|---|---|---|---|---|---|
| | | | Hb (g/L) | WBC ($10^9$/L) | BPC ($10^9$/L) | 增生程度 | M/E | 原＋早幼粒（%） | 有核红系（%） | 巨核细胞（个/片） |
| 1 | M2 | CR1 | 100 | 5.5 | 120 | 明显活跃 | 1.8:1 | 4.2 | 36.6 | 38 |
| 2 | M4 | CR1 | 94 | 1.8 | 217 | 明显活跃 | 0.8:1 | 4.0 | 47.0 | 86 |
| 3 | M3 | CR1 | 113 | 5.8 | 172 | 明显活跃 | 3.6:1 | 3.0 | 18.0 | 68 |

预处理：在无菌层流病室进行。给予肠道不吸收抗生素 ONAA、无菌饮食及皮肤清洗消毒。于－2 天采集自体骨髓，混于复方氯化钠、肝素、抗生素液中，置 4℃冰箱保存 56 小时。采髓后 2 小时开始预处理，各例的预处理方案及回输骨髓细胞量见表 2。

**表 2　预处理方案及回输骨髓细胞数**

| 例序 | 环磷酰胺 (mg/kg) | TBI $^{60}$Co | | | 回输骨髓 | | |
|---|---|---|---|---|---|---|---|
| | | 剂量 (Gy) | 剂量率 (cGy/min) | 肺剂量 Gy | 总量 (ml) | 有核细胞 ($10^8$/kg) | 活细胞 ($10^8$/kg) |
| 1 | 50 iv ×2 | 7.5 | 3.0 | 6.0 | 600 | 1.49 | 1.25 |
| 2 | 60 iv ×2 | 8.0 | 2.8 | 6.5 | 700 | 1.46 | 1.18 |
| 3 | 60 iv ×2 | 10.0 | 2.1 | 7.0 | 580 | 1.36 | 1.17 |

## 结　果

ABMT 后患者白细胞、血小板明显下降，约于＋11 天达最低值，＋20～＋30 天时逐渐恢复（表 3）。无明显细菌感染及出血。例 1 出现带状疱疹,用无环鸟苷治愈。于 ABMT 后 35 天及 48 天检查骨髓,见 3 系均增生活跃,原始及早幼粒细胞均低于 5%。

免疫功能恢复情况:经放疗、化疗后,例 1 的 T4/T8 比值下降(1.7 降到 0.6),免疫球蛋白 IgG、IgA 和 IgM 均有降低。例 3 的 E 玫瑰花结试验于 ABMT 后 7 个月恢复到 70%。

例 1 和例 2 分别于移植后 $5^{+}$ 月及 $9^{+}$ 月白血病复发死亡;例 3ABMT 后已无病生存 $16^{+}$ 月。

**表 3　ABMT 后患者血象变化**

| 例序 | WBC 最低值 | | | BPC 最低值 | | 中性粒细胞 > | BPC > |
|---|---|---|---|---|---|---|---|
| | 时间 (d) | 最低值 ($\times 10^9$/L) | 持续时间 (d) | 时间 (d) | 最低值 ($\times 10^9$/L) | $0.5\times 10^9$/L 时间(d) | $20\times 10^9$/L 时间(d) |
| 1 | +9 | 0.15 | 3 | +14 | 4.0 | +40 | +40 |
| 2 | +10 | 0.05 | 2 | +13 | 3.0 | +16 | +37 |
| 3 | +9 | 0 | 1 | +15 | 10.0 | +15 | +33 |

## 讨　论

ABMT 前全身放疗,TBI 的剂量至关重要。国际上一般均用 1 次 TBI 7.5~10 Gy,或分次照射更多的累积剂量。本组例 1、例 2 的 TBI 剂量偏低,均于移植后 1 年内复发,例 3TBI 剂量达 10 Gy,且予以肋骨用加速器补照射 4 Gy,由患者的耐受及 ABMT 造血功能恢复情况看是好的,目前已无病生存 $16^{+}$ 月。

本组 3 例患者的骨髓均未行冷冻保存,而是 4℃保存 56 小时后即行输注。文献报道多用组织细胞培养液进行骨髓保存。我们以复方氯化钠代替常用的 RPMI 1640 保养液进行短期保存。事实说明骨髓与复方氯化钠在 4℃保存 56 小时,能提供有效的造血干细胞。

(中华血液学杂志 1990 年第 11 卷第 12 期 650~651 页)

# 白血病患者骨髓移植后造血的恢复

307医院 曹履先 陈 虎 胡亮钉 江 岷 等

总结33例白血病患者骨髓移植后造血恢复情况，报告如下。

## 材料和方法

1. 共33例骨髓移植患者，其中异基因骨髓移植（Allo-BMT）20例，包括急性非淋巴细胞白血病12例（M1 2例、M2 3例、M3 3例、M4 4例），急性淋巴细胞白血病（ALL）2例，慢性粒细胞白血病6例（4例慢性期，2例加速期）；自体骨髓移植（ABMT）13例（M2 4例，M3 6例，M4 1例，ALL 2例）。

2. 预处理方案及回输骨髓细胞数见表1。

**表1 Allo-BMT及ABMT患者预处理及回输有核细胞及CFU-GM数**

| 组别 | 总例数 | 预处理方案 | | | | | | CTX (mg/kg) | 回输有核细胞数 ($\times10^8$/kg) | 回输CFU-GM数 ($\times10^4$/kg) |
|---|---|---|---|---|---|---|---|---|---|---|
| | | $^{60}$Co组 | | | 直线加速器组 | | | | | |
| | | 例数 | TBI (Gy) | 剂量率 (cGy/min) | 例数 | 总剂量 (Gy) | 剂量率 (cGy/min) | | | |
| Allo-BMT | 20 | 11 | 9.9～12.0$^{\triangle}$ | 2.0～2.9 | 9 | 9.9 | 3.26～6.59$^{\triangle\triangle}$ | 60×2 | 1.67～3.3 | 0.66～7.73 |
| ABMT | 13 | 4 | 7.5～10.0$^{*}$ | 2.05～2.99 | 9 | 5.0+5.0<br>4.6+6.0 | 3.57～6.89 | 60×2 | 1.03～2.59 | 0.08～2.68 |

注：$^{\triangle}$3例3.3 Gy×3，8例4.0 Gy×3　$^{*}$7.5及8.0 Gy各1例　$^{\triangle\triangle}$3例3.26～3.39 cGy/min，6例6.06～6.59 cGy/min

3. 全部病例于BMT前10～14天予以全环境保护，包括空气层流病房、口服不吸收抗生素、无菌饮食及皮肤清洗消毒。在BMT过程中给予抗生素预防感染、输注血小板，使血小板维持在$20\times10^9$/L左右，并予以静脉营养，保持水与电解质的平衡。对Allo-BMT的患者于+1，+3，+6和+11天给予氨甲蝶呤（MTX）15 mg，环孢霉素（静脉滴注或口服，血浓度维持在200～400 ng/ml）。

## 结果和讨论

骨髓移植以后全部病例的外周血白细胞均下降为“0”，以后逐渐恢复为正常。全部病例均有造血细胞植入的表现。

1. Allo-BMT及ABMT后白细胞数恢复情况见表2。Allo-BMT后白细胞恢复较ABMT为慢（$P<0.05$），中性粒细胞上升到$0.5\times10^9$/L以上，Allo-BMT及ABMT组无显著差别。

表2　BMT后白细胞恢复的情况(天)

| 组别 | 例数 | 白细胞( $\times10^9$/L) | | | | | | 中性粒细胞 |
|---|---|---|---|---|---|---|---|---|
| | | 0 | 0.1 | 0.2 | 0.5 | 1.0 | 2.0 | (0.5 $\times10^9$/L) |
| Allo-BMT | 20 | 7~14 | 9~20 | 11~24 | 17~29 | 19~42 | 28~61 | 23~42 |
| ABMT | 13 | 4~10 | 10~14 | 11~16 | 15~30 | 15~33 | 14~47 | 14~43 |
| $P$值 | | >0.05 | <0.05 | <0.01 | <0.05 | <0.05 | <0.05 | >0.05 |

2. Allo-BMT后有细菌感染的患者白细胞恢复比无细菌感染的患者慢,白细胞上升到0.2 $\times10^9$/L的时间两者差异有显著性(表3)。

3. Allo-BMT供受者红细胞ABO血型不合的患者与ABO相合组相比BMT后外周血白细胞恢复速度差异不显著。

4. 全部BMT病例血小板均得到恢复,血小板恢复到>50 $\times10^9$/L的时间在Allo-BMT 25~107天,在ABMT病例为24~88天。

表3　感染对Allo-BMT后白细胞恢复的影响(天)

| 组别 | 例数 | 白细胞( $\times10^9$/L) | | | | | | 中性粒细胞 |
|---|---|---|---|---|---|---|---|---|
| | | 0 | 0.1 | 0.2 | 0.5 | 1.0 | 2.0 | >0.5 $\times10^9$/L |
| 无感染患者 | 8 | 7~18 | 9~18 | 11~19 | 17~22 | 19~42 | 25~46 | 19~42 |
| 有感染患者 | 5 | 4~11 | 11~20 | 17~24 | 19~29 | 24~39 | 30~59 | 24~39 |
| $P$值 | | >0.05 | >0.05 | <0.05 | >0.05 | >0.05 | >0.05 | >0.05 |

5. 骨髓造血恢复情况,除1例ABMT外,一般在1~2个月之间骨髓增生达到活跃,巨核细胞恢复更为缓慢(表4)。

表4　BMT后骨髓造血恢复情况

| 组别 | 骨髓检查时间(d) | 粒系:红系 | 有核细胞增生 | 巨核细胞数/片 |
|---|---|---|---|---|
| Allo-BMT | 31~77 | 0.5~10:1 | 活跃 | 0~7 |
| ABMT | 35~51 | 0.3~9:1 | 活跃 | 0~9 |

文献报道Allo-BMT后中性粒细胞上升到0.5 $\times10^9$/L以上的时间,平均为16天,而ABMT后为21天(Clinic in Hematol, 1986, 15:167)。本研究两组资料分别为+29.8天及+24.6天,且Allo-BMT后中性粒细胞恢复至0.5 $\times10^9$/L的时间也比文献报道为长。其原因可能与我们的Allo-BMT各例全部应用甲氨蝶呤预防移植物抗宿主病有关。而ABMT比Allo-BMT血象恢复快亦与ABMT均用非冷冻骨髓有关。

(中华血液学杂志 1992年第13卷第11期603~604页)

# 自体骨髓移植(ABMT)治疗急性白血病(附 18 例报告)

军事医学科学院附属307 医院　曹履先　江　岷　陈　虎　胡亮钉 等

**摘要**:18 例急性白血病(急非淋白血病 15 例、急淋白血病 3 例)经全身照射(TBI)及环磷酰胺(CTX)预处理后回输 4℃复方氯化钠液保存 56~60 小时的自体骨髓。ABMT 主要采用了以下的主要措施:全环境保护、预防用抗生素、TBI 肺部剂量 6.7 Gy(5.8~7.2 Gy),肋骨补照 4 Gy、强迫性利尿及碱化尿液、静脉插管、长效维生素 $B_2$ 的应用等。

**关键词**:自体骨髓移植　急性白血病

已有多起报道异基因骨髓移植(Allo-BMT)为治疗急性白血病的首选方法,其 5 年无病生存率可在 50% 左右,其次为 ABMT,而化学药物治疗获得的长期存活率最低。我院 4 年多来进行 ABMT 治疗急性白血病 18 例,取得较好的疗效,报告如下。

## 一、材料与方法

1. 病例　18 例急性白血病病例中男 7 例,女 11 例,平均年龄 29.5 岁(14~44 岁),其中急性非淋巴细胞性白血病 15 例(按 FAB 分类 M1 1 例、M2 5 例、M3 7 例、M4 2 例),急性淋巴细胞白血病 3 例(按 FAB 分类 L1 2 例,L2 1 例)。16 例为首次完全缓解(CR1),1 例为 CR2,1 例为 CR3,在 16 例 CR1 做 ABMT 病例中由缓解到 ABMT 的时间为 211 天(47~388 天)。全部病例的 ABMT 均在缓解期进行。

2. 自体骨髓移植的方法　18 例患者 ABMT 前的预处理方法均为环磷酰胺(CTX)及全身照射(TBI)。CTX 剂量为 60 mg/kg(体重)×2 静滴,有 1 例为 50 mg/kg×2,同时予以强迫性利尿及碱化尿液,TBI 的剂量在 14 例为 5 Gy×2,1 例为 7.5 Gy,1 例为 8.0 Gy,1 例为 3.0 Gy+3.0 Gy,1 例为 4.0 Gy+4.0 Gy,其中 5 例为 $^{60}Co$ 照射剂量率为 2.1~3.0 cGy/min,13 例为电子直线加速器照射,剂量率为 3.5~3.8 cGy/min,11 例为 6.0~6.6 cGy/min,肺部剂量为 5.8~7.2 Gy(平均 6.7 Gy),有 16 例患者用电子直线加速器补照肋骨4 Gy。在预处理前于硬膜外麻醉下,由髂后嵴采集骨髓,于复方氯化钠肝素液中 4℃冰箱保存,预处理于采髓后 56~60 小时内完成,回输骨髓有核细胞数为(0.62~1.58)$\times 10^8$/kg 体重(平均为 1.06$\times 10^8$/kg)。

移植时均予以全环境保护(TEP)即:无菌空气层流病房、口服不吸收抗生素、无菌饮食、皮肤清洗消毒。均予锁骨下静脉插管,预防感染用抗生素、硐康唑及无环鸟苷等。ABMT 中予以血小板及红细胞输注(经 15~25 Gy 照射),并予葡萄糖液、复方氨基酸、乳化脂肪、维生素等支持治疗。酌情给予止血剂等,大部患者(16 例)ABMT 前给予长效维生素 $B_2$ 肌内注射 1 次以预防口腔黏膜溃疡。

## 二、结果

1. 18 例患者于 ABMT 中 6 例(33.3%)有短期发热,除 1 例外均经抗生素控制。

2. 预处理后患者均有脱发,开始脱发平均为 ABMT 后 9.3 天(7~12 天),完全脱光为 13.1 天(10~16 天),照射等预处理后的即刻反应有恶心、呕吐 17/18 (94.4%),腹泻 9/18(50%),腮腺肿痛 16/18(88.9%),发热 38℃以上 11/18(61.1%),以上反应均于 2~3 天后逐渐消失。

3. ABMT 后血象变化详见表 1,所有患者白细胞均降至“0”,中性粒细胞(PMN)上升到 0.5$\times 10^9$/L 以上平均为26.4天,血小板上升到$5.0\times10^9/L$以上,平均为29.3天。此值均比我们同期所做的异基因骨髓移植的结果为快。

4. 由ABMT后到出无菌层流病房的时间为47.4±27.3天(28~144天),到出院的时间为95.2±73.4天(40~334天)。

5. 预处理后有2例出现了出血性膀胱炎占11.1%,1例为早期,1例为晚期,此结果与国外应用Mensna预防出血性膀胱炎的结果是相近似的。

6. 15/18例患者ABMT后随访>3个月,未发现有间质性肺炎的病例。

7. 口腔黏膜溃疡:预处理后未发现有口腔溃疡的发生。

8. ABMT后有10例(55.6%)至今仍无病生存,平均18.4个月(1~42个月)。有6例(33.3%)于ABMT后3~20个月(平均10.2个月)白血病复发。1例失访,1例早期死亡(早期植入失败及合并感染)。

**表1　ABMT后血象的改变**

| WBC($\times10^9/L$) | 0 | 0.1 | 0.2 | 0.5 | 1.0 | 2.0 | PMN $>0.5\times10^9/L$ | Pt $>5.0\times10^9/L$ |
|---|---|---|---|---|---|---|---|---|
| ABMT后(d) | 7.8 | 11.5 | 14.2 | 18.4 | 27.4 | 38.1 | 26.4 | 29.3 |
| 范围(d) | 3~10 | 4~17 | 9~27 | 10~31 | 11~98 | 15~149 | 15~98 | 25~88 |

## 三、讨论

我国白血病的发病率约为2.76/10万人/年,故每年约有3万例新发生的各型白血病患者。急性白血病经诱导化疗缓解后采用骨髓移植治疗远比维持化学药物治疗效果为好。对慢性粒细胞白血病(CMyL)异基因骨髓移植是唯一的根治方法,近年来对慢粒白血病也开展了自体骨髓或外周血移植治疗,临床及研究工作均重视对慢粒白血病自身骨髓进行长期培养或"净化"的方法来进行ABMT。ABMT对急性白血病的疗效也是很瞩目的。成人的急性淋巴白血病及儿童的急性非淋巴细胞白血病ABMT后3~5年的无白血病生存率(LFS)可达40%~50%。但对于复发期的急性白血病经大剂量的放化疗及ABMT后虽然缓解率可以很高,但其长期无病生存率很低(<10%)。我们的18例急性白血病中的16例为首次完全缓解,10例患者55.6%仍为无病生存(1~42个月),中位生存为19个月,此结果与国际上报道的对急性白血病患者做ABMT后的LFS是相近似的。本文18例急性白血病患者做ABMT均未用已知有效净化药物ASTAZ 27557净化,有5例患者试用了胎肝细胞的天然抑制物进行净化,结果1例未植入,1例复发,1例失随访,12例生存,不能证明胎肝细胞天然抑制物的效果。文献认为净化对ABMT治疗白血病的疗效是有争议的。近来Gorin等统计分析欧洲骨髓移植组的资料,919例ANLL经ABMT后证明在CR1的患者用Mafosfamide净化的患者白血病复发率为(35±5)%,而未净化骨髓的复发率为(47±3)%($P=0.0006$)。骨髓净化的方法有物理的如加热,化学的如药物,生物免疫的如单克隆抗体等。目前应用最多、效果比较肯定的首选药物为环磷酰胺衍生物。但此类药物尚无市售者,故其使用受到一定的限制。我们能计算净化效果的3例患者1例复发、2例存活(66.7%),13例未用胎肝天然抑制物行净化患者中8人存活(61.6%),故尚不能肯定或否定胎肝细胞天然抑制物(NTS)在ABMT患者中的净化作用。

本文18例患者用TBI等预处理后发生恶心呕吐、腹泻、腮腺肿痛及发热等即刻反应的发生率分别为94.4%、50%、88.9%及61.1%,与文献报道相近似。100%的患者TBI后有脱发的发生。15/18 ABMT随访>3个月的患者均无间质性肺炎的发生,此与严格地控制肺部照射剂量(平均6.7 Gy,5.8~7.2 Gy)、低剂量率照射、分次照射有关,此均可使间质性肺炎的发病率降低。另在预处理时与复方新诺明的应用、预防性抗细菌药、抗霉菌药、抗病毒药物的使用有关。为了弥补预防间质性肺炎肺部照射剂量低、白血病细胞杀灭不完全的缺点,我们对16例患者的肋骨用了加速器进行补充照射,使ABMT后白血病的复发率低且无间质性肺炎的发生。

17/18 例患者自体骨髓移植成功，其造血恢复是较快的，PMN $>0.5\times10^9$/L、Pt $>5.0\times10^9$/L 的时间在 BMT 后分别为 26.4 天及 29.3 天，此结果与 Anderson 等报道的 ABMT 后中性粒细胞 $>0.5\times10^9$/L 为 23 天是相近似的，说明用复方氯化钠液在 4℃ 冰箱保存 56～60 小时并不影响造血的恢复（胎酚蓝染色可见活细胞为 80% 左右）。此点对不易得到较好细胞保养液（如 TC 199，RPMT 1640 等）的基层医疗单位有较大参考意义。长效维生素 $B_2$ 在 16 例患者中使用后无明显口腔溃疡的发生，对防止口腔溃疡招致细菌感染是有较重要意义的。

## 参考文献


[1] 杨崇礼，等. 全国白血病发病情况调查. 中国医学科学院学报，1992，14：12.

[2] Appelbaum FR, *et al.* Bone marrow transplantation or chemotherapy after remission induction for adults with acute nonlymphoblastic leukemia. A prospective comparision. Ann Int Med, 1984, 101:581.

[3] Champlin RE, *et al.* Treatment of acute myelogenous leukemia. Aprospective controlled trial of bone marrow transplantation versus consolidation chemotherapy. Ann Int Med,1985, 102:285.

[4] Marmont AM. Allogeneic bone marrow transplantation for chronic granulocytic leukemia: Progress and contro-versies. Hematologica, 1987, 72: 285.

[5] Goldman JM, *et al.* Buffy coat autografts for patients with chronic granulocytic leukaemias in transplantation. Blut, 1981, 42: 149.

[6] Barnett MJ, *et al.* Successful autografting in chronic myeloid leukemia after maintenance of marrow in culture. Bone Marrow Transplantation, 1989,4: 345.

[7] Champlin RE. Bone marrow transplantation for CML. J. Cell Biochem, (Suppl 16A 1992) P174.

[8] Butturini A, *et al.* Autotransplants in chronic myelogenous leukemia: Strategies and results. Lancets, 1990,1:1255.

[9] Gale RP, *et al.* Autotransplant : now and in the future. Bone Marrow transplantation, 1991, 7 : 153.

[10] Gorin NC. Autologgous bone marrow transplantation: A review of recent advances in acute leukemia. Progress in bone marrow Transplantation, P 723, A lan R, Liss, Inc, 1987.

[11] Gorin NC. Autologous bone marrow transplantation for acute myeloblastic leukemia in Europe: Furth edidence of the role of marrow purging by mafosfamide. Leukemia,1991, 5 : 896.

[12] Marmont AM, *et al.* Autologous bone marrow transplantation in haematologic maligancies. Hematologica,1986, 71 : 1.

[13] Gorin NC. Autologous bone marrow transplantation using marrow incubated with Asta Z 7557 in adult acute leukemia. Blood, 1986, 67 : 1367.

[14] Feyer P, *et al.* Acute and late effects in course of and atger total body irradiation with following bone marrow transplantation in patients witn different forms of leukemia. Folia haematol, 1989, 116: 3-4. S. 487.

[15] molls, *et al.* Total body irradiation :The lung as critical organ. strahlentherapie Onkologie, 1986,162:226.

[16] Anderson CC, *et al.* Autologous bone marrow transplantation with acute lymphoblastic leukemia comparison. Bone Marrow Transplan—tation, 1987,1:271.

# Autologous bone marrow transplantation in the treatment of acute leukemia (A REPORT OF 18 CASES)

**Cao Lu Xian *et al***
307 **Hospital**

18 cass of acute leukemia were treated by autologous bone marrow transplantation (ABMT). Conditional regimen include total body irradiation、cyclophosphamide、ribs additional irrdiation. The bone marrow was preserved in solation of Co sodium Chloride for 56 ~ 60 hrs in 4℃, $1.06\times10^8$/kg—MNC ($0.62\sim1.58\times10^8$/kg) were infused after TBI and CTX. 10 cases of the patiensts leukemia free survived (LFS) for 18.4 Mo (1 ~ 42 Mo). 6 cases of leukemia patients relapsed within 10.2 Mo (3 ~ 20 Mo). The main treatment regimens are total environment protection、prophylaxis use of antibiotics、intravenous catheter insertion long term vit B2 used. antifungus drug used、acyclovir used、urination and alkalinzation of urine etc.

Key words: autologous bome marrow, acute leukemia.

（山西白血病杂志 1992 年第 1 卷第 2 期 74 ~ 76 页）

# 同种异基因骨髓移植治疗白血病的临床研究

北京307医院　曹履先　陈　虎　江　岷　胡亮钉 等

**提要**:36例同种异基因骨髓移植治疗白血病(ANLL 18,ALL 8,CML 10)CTX 60 mg/kg×2,TBI 9.9～12 Gy 3次,CsA及短期MTX,预防GVHD。出血性膀胱炎为19.4%中性粒细胞>$0.5\times10^9$/L=28.4天,血小板>$50\times10^9$/L=43.6天,红细胞ABO不合者血象恢复相似,GVHD为40%,其中Ⅲ度以上为25%,感染发生率47.2%;无间质性肺炎发生,经长效维生素$B_2$口腔黏膜炎为14.3%;移植后3～15个月复发7例(23.3%)。迄今无病生存者占55.6%,3例>3年,13例>1年。

**关键词**:白血病　异基因骨髓移植

同种异基因骨髓移植(Allo-BMT)是治疗白血病最有效的方法之一,对某些白血病是唯一可以治愈的方法。但Allo-BMT仍有许多困难点尚待克服,如移植失败,白血病复发、感染、间质性肺炎(IP)和移植物抗宿主病(GVHD)等,这些并发症致使约30%的Allo-BMT患者死亡。近几年来我们对36例白血病患者进行了Allo-BMT治疗,改进了有关方案,提高了治疗成功率,获得较满意的效果。现报告如下。

## 材料和方法

### 一、患者

自1987年12月起,我们对36例住院确诊为白血病的患者进行了Allo-BMT治疗。急性非淋巴细胞性白血病18例,急性淋巴细胞性白血病8例,慢性粒细胞性白血病10例;男性19例,女性17例,平均年龄29.4岁(16～45岁)。Allo-BMT前病程2～48个月,首次完全缓解($CR_1$)或慢粒慢性期(CP) 28例,第二次完全缓解($CR_2$)或慢粒加速期(AP)7例,复发期(RL)1例,1例伴有顽固性中枢神经系统白血病,3例同时患慢性乙型肝炎。Karnovsky积分均为100分, 12例患者ABH血型与供者不相合。

### 二、供者

选择HLA各位点与受者完全相合,混合淋巴细胞培养阴性的同胞。男性19例,女性17例,平均年龄30.3岁(13～51岁),供受者性别相同者17对,不同者19对,其中女性供男性为10例。

### 三、骨髓的采集和处理

0天硬膜外麻醉下自双髂后采集骨髓,共采集骨髓血平均1193 ml(650～1890 ml),并以20 U/ml肝素抗凝。12例ABH血型不合的骨髓进行体外处理。3例血型主、次要均不合的骨髓以4℃离心2200转/min 20分钟去除血浆,并以4%羧甲基淀粉按1:4比例与骨髓混合后静置15分钟沉降去除红细胞;8例血型次要不合仅去除血浆;1例主要不合仅去除红细胞。骨髓均在当天静脉回输给受者,同时以硫酸鱼精蛋白对抗其中的肝素。受者输入有核细胞数平均$2.57\times10^8$/kg [$(1.67\sim3.30)\times10^8$/kg],输入CFU-GM值为$5.21\times10^4$/kg [$(0.66\sim20.32)\times10^4$/kg]。

## 四、全环境保护(TEP)措施

TEP 在 Allo-BMT 前 10～21 天开始进行,经导泻、肥皂水灌肠和洗必泰体表消毒后进入水平空气层流病房(100 级),口服肠道不吸收抗生素,进无菌饮食,并进一步体表清洁消毒。

## 五、预处理方案

主要由环磷酰胺(CTX)和全身照射(TBI)组成。CTX 60 mg/(kg・d),连用 2 天,共 120 mg/kg。以强迫性利尿和碱化尿液预防出血性膀胱炎。TBI 为 3.3 Gy×3 次 =9.9 Gy 或 4.0 Gy×3 次 = 12.0 Gy,每天照射一次。放射源为$^{60}$Co 或电子直线加速器,照射中心平面剂量率为 2.1～6.8 Gy/min,肺部剂量控制在 5.94～7.4 Gy。慢性粒细胞性白血病患者尚进行脾区照射 5.0 Gy×2 =10.0 Gy,每天一次,以加速器电子线照射,剂量率 2.4 Gy/min。

## 六、GVHD 的预防

由小剂量环孢霉素 A 加短程甲氨蝶呤组成。环孢霉素 A 1.0～1.5 mg/(kg・d)持续静滴或以 3.0～5.0 mg/(kg・d) 口服,使其血浓度维持在 200～400 ng/ml,用半年。甲氨蝶呤在 +1、+3、+6、+11 天分别予10 mg 静滴。

## 七、其他措施

预处理前于右锁骨下静脉置入双腔静脉导管,维持水、电解质和能量代谢的平衡,静滴大剂量的有效抗生素预防感染,Allo-BMT 后应用大剂量的丙种球蛋白 1～2 周,适时输入血小板悬液和红细胞防治出血和贫血,不输注白细胞,预处理前肌注大剂量长效维生素 $B_2$ 预防黏膜炎。

# 结 果

## 一、CTX 预处理的反应

多数患者在应用 CTX 不久即发生恶心、呕吐和心率增快等反应,经对症治疗能较好缓解。应用 CTX 120 mg/kg后,19.4% 的患者发生了出血性膀胱炎(HC),在 -2～ +9 天出现,经利尿、碱化尿液和解痉等治疗均痊愈,有 3 例患者于 +19～ +103 天出现晚期 HC,1 例持续 4 个月始愈。HC 后无 1 例死亡,亦无后遗症。

## 二、TBI 的反应

TBI 后多数患者出现了即刻反应,恶心呕吐、腹泻及发热的发生率分别为 86.1%、30.6% 及 25.0%,使用氯丙嗪能明显减轻恶心呕吐而耐受 9.9 Gy 和 12.0 Gy 的 TBI,发热反应能很快消退,腹泻持续 2～5 天亦消失。TBI 的近期反应有腮腺肿痛、咽痛及上腹部饱胀感和脱发,其中 +1～ +3 天 75.1% 发生腮腺肿痛,能很快治愈, +6～ +16 天 100% 患者脱发; +7～ +9 天 100% 发生咽痛及上腹部饱胀感,持续 1 周左右。

## 三、造血恢复

全部患者经 CTX 及 TBI 预处理后外周血象很快下降,白细胞均下降到 0/L,血小板降至(6.0～20.0)×$10^9$/L。除 6 例患者于 1 个月内死亡外,另 30 例造血功能逐渐恢复,造血恢复情况见表 1。

表1 Allo-BMT后造血恢复情况

| 项目 | 预处理后 | 时间(天) |
|---|---|---|
| 外周血白细胞数 | | |
| $1\times10^9$/L | 0 | 7.4(3~14) |
| | 0.1 | 14.0(9~20) |
| | 0.2 | 16.8(11~26) |
| | 0.5 | 21.5(15~29) |
| | 1.0 | 28.3(19~42) |
| | 2.0 | 36.8(25~61) |
| 外周血中性粒细胞数 | | |
| $>0.5\times10^9$/L | | 28.4(19~48) |
| 外周血血小板数 | | |
| $>50\times10^9$/L | | 43.6(22~134) |

ABH血型不合者中性粒细胞数恢复到大于$0.5\times10^9$/L时间稍长,为+31.1天(+24~+48),而ABH血型相合者为29.1天(+19~+42)。此结果经统计学处理无显著差别($P>0.05$)。在红细胞ABH血型相合的病例中,有感染者与无感染者的中性粒细胞数大于$0.5\times10^9$/L的时间分别为+29.8天(+24~+39)和+29.0天(+19~+42),二者之间无显著差别($P>0.05$)。30例患者血小板计数恢复到大于$50\times10^9$/L的时间为43.6天(+22~+134),晚于中性粒细胞数大于$0.5\times10^9$/L的时间。3例患者曾用G-csF或GM-csF(由Asano R教授和先灵葆雅公司提供),均见白细胞上升加快。

## 四、移植物抗宿主病(GVHD)

本文30例患者中有12例(14.0%)发生了急性GVHD,其中Ⅳ度1例,Ⅲ度2例,Ⅱ度3例,Ⅰ度6例(均经病理证实)。急性GVHD发生均在中性粒细胞数大于$0.5\times10^9$/L以后,发生急性GVHD的平均时间为+34.2天(+29~+61)。11例有皮肤受损,多发部位为面颈部、耳后、手足掌面、胸腹部及腰背部,四肢多数部位亦可累及。6例血胆红质大于2 mg%,但难于确诊为肝脏受侵,3例肠道受累。急性GVHD发生后,用甲基强的松龙1~2 mg/(kg·d),少数患者予5~10 mg/(kg·d)冲击疗法,均能有效地控制。5例患者发生了慢性广泛性GVHD,应用免疫抑制剂控制,其中4例无病存活8~45个月。

## 五、植入证据

除6例早期死亡患者外,30例患者中26有明确的植入证据,4例仅显示造血恢复。12例ABH血型不合者转为供者血型,17例转为异性别供者染色体,10例经DNA分析发现供者血细胞存在,红细胞同工酶、免疫球蛋白及红细胞MN血型转换各1例。12例发生GVHD表明植入的间接证据。

## 六、感染

感染是骨髓移植的重要并发症,在移植后近期(+40天以内)有47.2%的患者发生了明确的细菌感染,多以$G^-$杆菌为主,尤其是铜绿假单胞菌、大肠杆菌及克雷伯杆菌,常见于口腔、上呼吸道和肺部,$G^-$杆菌败血症亦多见。2例皮肤软组织感染,3例静脉导管感染均为$G^+$球菌感染,主要是表皮葡萄球菌和白色葡萄球菌。4例患者因肺部$G^-$杆菌感染而死亡。3例患者发生了霉菌败血症,为白色念珠菌和酵母菌感染,未见曲霉菌感染;均是在细菌感染后使用大剂量抗生素的情况下发生的,应用国产二性霉素B均治愈。14例(46.7%)于+37~+280天出现带状疱疹病毒感染,1例发展为带状疱疹病毒性脑炎,用无环鸟苷迅速治愈。2 例发生乙型病毒性肝炎,1 例发生丙型病毒性肝炎,均临床治愈。

## 七、间质性肺炎(IP)

除 6 例其他原因早期死亡外,30 例患者观察 2～45 个月,无 1 例发生 IP。

## 八、ABH 血型不合的 Allo-BMT

12 例患者 ABH 血型与供者不合,主要不合 1 例,次要不合 8 例,主、次要都不合 3 例。12 例均获得造血细胞植入,且血型很快转为供者型,ABH 血型不合者造血恢复与血型相合者无明显差别,仅血小板恢复较慢,见表 2。

**表 2　ABH 血型不合对造血恢复的影响**

| 白细胞($\times 10^9$/L) | 0 | 0.1 | 0.2 | 0.5 | 1.0 | 2.0 | 中性粒细胞 $>0.5\times 10^9$/L | 血小板 $>50\times 10^9$/L |
|---|---|---|---|---|---|---|---|---|
| ABH 相合者 | 7.8 | 14.4 | 17.9 | 22.4 | 28.8 | 37.6 | 29.1 | 39.7 |
| (天) | 4～14 | 9～20 | 11～22 | 17～29 | 19～39 | 25～59 | 19～42 | 25～62 |
| ABH 不合者 | 6.7 | 15.7 | 18.1 | 22.9 | 30.9 | 39.6 | 31.1 | 57.7 |
| (天) | 3～11 | 12～19 | 15～22 | 15～29 | 24～41 | 29～61 | 24～48 | 31～134 |
| $P$ 值 | NS | NS | NS | NS | NS | NS | NS | $<0.05$ |

## 九、重要脏器受损情况

61.1% 患者在化疗和 TBI 后出现蛋白尿,均无血尿素氮和肌酐持续增高。蛋白尿多为轻度,可逐渐消失。73.9% 的患者有肝功能异常,主要表现为谷丙转氨酶和碱性磷酸酶增高,谷丙转氨酶最高达 200 U,个别患者血胆红质增高,但均不超过 3 mg%,1 例发生肝静脉栓塞综合征(VOD)。2 例患者于预处理后不久发生严重心肌缺血性改变,经 3 个月治疗逐渐恢复正常。2 例患者感染后出现成人呼吸窘迫综合征(ARDS),于 48～72 小时内死亡。1 例于移植后 6 个月发生肾上腺皮质功能低下,经激素替代治疗好转。

## 十、黏膜炎的预防

本文 28 例于预处理前肌注长效维生素 $B_2$ 150 mg 以预防黏膜炎。其中仅 4 例(14.3%)发生了口腔溃疡,而未用长效维生素 $B_2$ 的 6 例患者有 4 例(66.7%)发生严重的口腔溃疡,其中 1 例发展为全牙周组织坏死。

## 十一、预后

36 例 Allo-BMT 中 30 例移植后存活,6 例早期死亡,7 例(23.3%)于移植后 3～15 个月白血病复发,其中 4 例死亡。迄今尚有 20 例患者仍无病生存,占 55.6%,3 例无病生存已超过 3 年,13 例超过 1 年。以 Kaplan-Meier 曲线推断其 3 年无病生存率为 68.2%,而同期类似患者化疗和自体骨髓移植的 3 年无病生存率分别为 41.8% 和 21.2%,Allo-BMT 组疗效优于化疗组($P<0.05$),与自体骨髓移植组比较亦为好($P>0.05$)。

## 讨　论

1963 年 Mathe 等首先报道给 1 例难治性急性淋巴细胞性白血病患者输入同胞的骨髓,发生了 GVHD,存活 20 个月死于疱疹性脑炎，尸检无白血病征象。其后 Thomas 等于 1977 年报道 100 例晚期白血病经 10 Gy 的TBI 和 120 mg/kg 的 CTX 后给予 Allo-BMT，有 13 人不需化疗存活 1～4,5 年。以后共 262 个以上的单位开展了骨髓移植。迄今，全世界共施行了 Allo-BMT 41 764 例，其中 70% 以上是用于治疗白血病的。

Allo-BMT 对急性非淋巴细胞性白血病疗效远优于化疗，对慢性粒细胞性白血病是唯一能治愈的措施。Allo-BMT 供者的选择是比较困难的，理论上每 4 个同胞兄弟或姐妹可有 1 个 HLA 相合的供者，HLA 骨髓库中每 10～30 万人可找到 1 个 A、B 和 DR 位点相合的供者。我们曾为 91 例白血病患者进行了 HLA 配型（16～45 岁），平均每 2.4 人可找到 1 个 HLA 完全相合的供者。我们的 36 例患者均为 HLA 完全相合，其中 12 例（33.3%）ABH 血型不合，高于国外报道。

Allo-BMT 前的预处理目的有三，即大量杀灭体内的白血病细胞、抑制受者的免疫功能及使骨髓腾空以利于造血干细胞的植入。我们根据 Thomas 所倡导的 Allo-BMT 标准预处理方案，对其进行了改良。由我们的结果看来，此种预处理能够保证植入，而白血病复发率为 23.3%，较文献报道为低。感染是骨髓移植的重要并发症，我们 Allo-BMT 的细菌感染率为 47.2%，死亡率为 13.9%，与国外文献相近。对 GVHD 我们采用小剂量环胞霉素 A 和短程甲氨蝶呤进行预防，效果较好，急性 GVHD 发生率为 40%，Ⅲ、Ⅳ度 GVHD 少见，与日本结果相似。同时我们所用环胞霉素 A 的剂量较国外低得多。慢性 GVHD 发生率为 16.7%，此值低于国外的发生率。

Allo-BMT 后的造血恢复是临床工作者关注的重要问题。我们的患者中性粒细胞恢复到 $>0.5\times10^9/L$ 的时间为移植后 28.4 天（19～48），较国外报道为长。ABH 血型不合及感染者，其中性粒细胞数恢复到 $>0.5\times10^9/L$ 的时间较血型相合及无感染者为慢，但均无统计学意义。需要指出的是造血恢复慢易致感染和出血。

我们对同期 Allo-BMT 组、自体骨髓移植组和化疗组的比较可明显地看出，Allo-BMT 预后比自体骨髓移植好，更比化疗优越，此结果与 Reiffer 报道的对首次缓解的急性非淋巴细胞性白血病的 Allo-BMT 是一致的。间质性肺炎（IP），特别是巨细胞包涵体病毒（CMV）所致的 IP 是骨髓移植的重要并发症。IP 发病率近来有所下降，但仍达 20%～40%，且病死率很高（70%～90%）。我们采用控制肺部照射剂量为 5.94～7.40 Gy 的方法，并加用复方新诺明、无环鸟苷及抗霉菌药物后，无 1 例 IP 发生。虽然并没有筛选 CMV 阴性的供髓者和供血者，这在文献上是少见的，由此看来，IP 的发病主要与肺部照射剂量有关。

Allo-BMT 的费用较高，36 例患者平均约为 6 万元（3～13 万元）人民币，约合 1 万美元，较国外只相当其 1/（6～10），其中以血费和抗生素的费用占的比重为大。Allo-BMT 的费用相当于 1～2 年化疗的花费，应进一步节约使用。

我们对 36 例 Allo-BMT 治疗白血病的总结，为骨髓移植治疗白血病和其他疾病提供了有益的经验，在供体的选择、预处理和重要并发症的防治等方面提高了认识，尤其在探索中国骨髓移植的特点上具有积极意义。

## 参考文献

[1] Mathe G, *et al*. Haematopoietic chimera in man after allogeneic (Homologous) bone marrow transplantation. Br Mad J, 1963, 2:1633.

[2] Thomas ED, *et al*. One hundred Patients with acute leukemia treated by chemotherapy, total body irradiation and allogeneic marrow transplantation. Blood, 1977, 49:511.

[3] Bortin MM, *et al*. Current status of allogeneic bone marrow transplantation: a report from the Internation Bone Marrow Transplant Registry. In Terasake P eds UCLA Tissue Typing Laboratory, Clinical Transplant 1986, Angeles, California, 1986, 17～30.

[4] Forman SJ, *et al*. Allogeneic bone marrow transplantation for acute leukemia. Hematol/Oncol Clin of North Am, 1990,4:517.

[5] Synder DS, *et al*. Treatment of chronic myelogenous leukemia with bone marrow transplantation. Hematol/Oncol Clin of North

Am, 1990, 4:535.

[ 6 ] Conde E, *et al*. Allogeneic bone marrow transplantation versusintensification chemotherapy for acute myelogenous leukemia in first remissiion: a prospective controlled trial. Br J Hematol, 1988, 68:219.

[ 7 ] Beatty PG, *et al*. Marrow transplantation from donors other than HLA identical siblings. Hematol/Oncol Clin of North Am, 1990, 4:677.

[ 8 ] James DCO. Addition of 100 000 bonemarrow donors to the Anthony Nolan register: a report. Bone Marrow Transplantaion, 1987, 2(Suppl 1) :80.

[ 9 ] Bensinger WI, *et al*. ABO incompatible marrow trnsplants. Transplantation,1982, 33:427.

[10] Von Bekkum DW. Conditioning regimens for marrow grafting. Semin in Hematol,1984, 21:81.

[11] Thomas ED, *et al*. Bone marrow transplantation,New Eng J Med, 1975, 292:832-843,895-902 .

[12] 郭乃揽,等. 骨髓移植患者感染的防治. 中华血液学杂志, 1989,10:506.

[13] Masaoka T. Personal communication 1991.

[14] Storb R, *et al*. Methatrexate and cyclosporin compared with cyclosporin alone for prophylaxis of acute graft-versus-host disease after marrow transplantation for leukemia. New Eng J Med, 1986,314:729.

[15] Sullivan KM, *et al*. Chronic graft-versus-host disease in 52 patients: Adverse nature course and successful treatment with combination immunosuppression. Blood,1981, 57: 267.

[16] Atkinson K. Cyclosporin in bone marrow transplantion. Bone Marrow transplantaion, 1987,1 : 265.

[17] Reiffer J, *et al*. Comparison between allogeneic or autologous bone marrow transplantation and chemotherapy in patients with acute myeloid leukemia in first complete remission,the results of two prospective studies. Bone Marrow Transplantation, 1990, 5:27.

[18] Deeg HJ. Interstitial pneumonitis, in HJ Deeg *et al* edi A Guide to Bone Marrow Transplantation. Springer-Verlag, 1988,114-122.

[19] Winston DJ, *et al*. Cytomegalovirus infection and interstitial pneumonia after bone marrow transplantation. In Bone Marrow Transplantation edi by R Champlin, Kluwer Academic Publisher, 1990,113.

## Clinical research on treatment of leukemia by allogenic BMT

**Cao Lu Xian *et al***

**Beijing 307 Hospital**

36 cases of leukemia were treated by allogenic BMT. They are conditioned by CTX 60 mg/kg × 2 and TBI 9.9 ~ 12 Gy/3fractions. CsA combined with MTX for the prophylaxis of GVHD Hemorshagic cyslitis 19.4% ; PMN $>0.5\times10^9$/L = 28.4 days Pt $>50\times10^9$/L = 43.6 days, Hemopoiesis institution in patients of ABO mismatched is the same as ABO matched; GVHD appeared is 40% cases, 25% cases are more than Ⅲ grade; No interstituteal pnevmonia patient was found in the 36 BMT cases; In the long term action of vit B2 group, the mucomastitis rate is 14.3% ; Leukemia relapsed in 7 cases(23.3%) ; Disease free survavid(DSF) =55.6% cases, 3 cases >3 years, 13 cases >1 years.

(山西白血病杂志 1992 年第 1 卷第 4 期 208 ~213 页)

# 急性白血病的骨髓移植治疗

307医院　曹履先

近年来，急性白血病（AL）的异基因骨髓移植（Allo-BMT）治疗有很大进展，可使约50%的患者获得长期治愈存活，而化疗只能使约10%患者获得长期缓解（IBMTR. Newsletter. 1992. Condi A, *et al*. Br J Hematol, 1988, 68:219。单渊东，等. 中华内科杂志，1988, 27:367）。因而Allo-BMT应是AL缓解后，在有BMT条件及有人类白细胞抗原（HLA）相合的供者时的首选治疗方法。急性髓细胞白血病（AML）诱导化疗获完全缓解（CR）后的化疗和BMT治疗，经比较，认为BMT比化疗效果好（Willemze R, *et al*. Ann. J Hematol, 1991, 62: 59. Reiffer J, *et al*. Bone Marrow Transplantation, 1990, 5:27）。见表1。

**表1　AML缓解后3年无病生存率（%）**

| 作者 | Allo-BMT组 | ABMT组 | 化疗组 |
|---|---|---|---|
| Willemze *et al* | 30 | 40 | 25 |
| Reiffer *et al* | 61 | 41 | 16 |
| 曹履先等△ | 48 | 36 | 15 |

△待发表（按kaplan-Meier生存曲线）

国际骨髓移植登记处（IBMTR）也报道AML作Allo-BMT后4年的无病生存率为51% ±4%，均说明Allo-BMT的疗效优于化疗。

近来，国际骨髓移植登记处的资料表明，急性淋巴细胞白血病（ALL）CR1后做BMT较2次以上的缓解后做BMT效果好（表2）。

**表2　1992年IBMTR报道不同病情ALL做BMT的效果**

| 移植时间 | 4年无病生存率% |
|---|---|
| 首次缓解 | 50 ± 5 |
| 2次以上缓解 | 33 ± 5 |
| 复发期 | 18 ± 5 |

综上所述，对AL（AML或ALL）缓解后治疗均应以Allo-BMT为首选。

但Allo - BMT的治疗是有很多限制的，首先是供髓员的限制，据国外报道，在平均有1.7个兄弟姐妹的家庭中找到HLA相合供者的机会为35%，1个位点不合的家族供者为10%，双胞胎供者及家族中其他HLA相合供者的机会各为1%；找到HLA相合的无关供者的机会约为35%；而找不到供者的机会为17%。由于我国HLA库尚为初建及实行计划生育的政策，家庭成员的减少，故在我国找到合适供者的机会就更少。我们近年来对一些AL患者的家属HLA配型工作显示有1～6个兄弟姐妹的家属中有56.9%可找到HLA相合的供者。另Allo-BMT的年龄限制较严，多数主张在40岁以下做Allo-BMT为好。BMT的技术条件要求较高、HLA配型工作在国内开展尚不普遍及Allo-BMT费用高等，因而Allo-BMT治疗AL受到一定的限制。

Allo-BMT 治疗白血病的并发症较多，如感染（细菌、霉菌、病毒）、出血、移植物抗宿主病（GVHD）、间质性肺炎、肝静脉阻塞综合征、白血病复发及继发性肿瘤等。

当前，我们在异基因骨髓移植治疗白血病中尤应注意 HLA 库的建立与发展。这对促进我国 BMT 的发展具有重要现实意义。

（中华血液学杂志 1992 年第 13 卷第 11 期 594 页）

# 全身照射(TBI)在骨髓移植中的应用

307 医院　曹履先　江　岷　陈　虎　胡亮钉 等

**摘要:**1987～1990 年对 40 例白血病患者进行骨髓移植(BMT)时应用全身照射(TBI)。其中异基因骨髓移植(Allo-BMT)26 例,自体骨髓移植(ABMT)14 例。Allo-BMT 给予 9.9 Gy/3F 及 12 Gy/3F,ABMT 为 10 Gy/2F,放射源包括$^{60}$Co 及电子直线加速器,照射剂量率为 2～7 cGy/min,对 ABMT 肋骨补照 4 Gy,对 CMYL(慢粒白血病)脾区照射 10 Gy/2F。经 TBI 后全部患者白细胞均降至零,以后逐渐恢复造血,粒细胞 > $0.5\times10^9$/L 及血小板上升到 $50\times10^9$/L 的时间在 Allo-BMT 及 ABMT 组分别为 29.9 天、46.8 天、26.6 天及 43.3 天。

白细胞下降到零、脱发及咽痛、上腹不适三点是 BMT 极期的表现。

**关键词:**骨髓移植　全身放射疗法

全身照射(TBI)在骨髓移植(BMT)中是具有重要作用的,我院近 4 年来收治 40 例骨髓移植均应用全身照射。现将 TBI 有关问题报告如下。

## 一、材料与方法

1987～1990 年我们用异基因骨髓移植(Allo-BMT)治疗 26 例白血病患者,其中急性淋巴细胞白血病(ALL)3 例、急性非淋巴细胞白血病(ANLL)15 例、慢性粒细胞白血病(CMYL)8 例。14 例自体骨髓移植(ABMT),其中 ALL 2 例,ANLL 12 例,年龄为 14～46 岁,平均 28.7 岁,男:女 = 19:21。TBI 具体方法如下:

Allo-BMT:26 例中 17 例照射 9.9 Gy/3F,9 例给予 12 Gy/3F,$^{60}$Co TBI 11 例,剂量率 2.1～2.9 cGy/min,直线电子加速器 15 例,剂量率为 3.3～6.5 cGy/min,肺部剂量 6.0～7.4 Gy(平均 6.7 Gy)。

ABMT:14 例中 1 例为 7.5 Gy/2F,1 例为 8 Gy/2F,12 例为 10 Gy/2F,$^{60}$Co TBI 5 例,剂量率 2.1～3.0 cGy/2F,直线加速器 TBI 9 例,剂量率 3.6～6.8 cGy/min,肺部剂量平均 6.6 Gy (6.0～7.1 Gy),有 9 例患者用加速器补照肋骨 4 Gy。所有患者于 TBI 前两天均用环磷酰胺(CTX)60 mg/kg × 2 = 120 mg/kg 静注。

## 二、结果

1. Allo-BMT 26 例,除 3 例早期并发症死亡外,全部病例均有造血细胞植入的证据。ABMT 14 例患者全部植入;其造血恢复情况见表 1。

**表 1　骨髓移植后造血恢复的情况**

| 治疗方法 | 粒细胞 >$0.5\times10^9$/L | 血小板 >$50\times10^9$/L |
|---|---|---|
| Allo-BMT (23 例) | +29.9 天(23～42) | +46.8 天(32～134) |
| ABMT (14 例) | +24.6 天(14～43) | +43.3 天(15～98) |

2. TBI 反应：TBI 时均予患者输 5% 葡萄糖液（静脉），内加入氯丙嗪 25 mg 缓慢滴入，TBI 累计剂量在 1 Gy 以上时多有反应，包括呕吐、恶心，以后有轻度发热、腹泻等，患者并非随累计剂量加大而反应加重，详见表 2。

**表 2　TBI 后的即刻反应情况**

| 治疗方法 | 恶心呕吐 | 腹泻 | 发热 >38℃ |
|---|---|---|---|
| Allo-BMT（26 例） | 92.3% | 34.6% | 19.2% |
| ABMT（14 例） | 92.9% | 50.0% | 50.0% |

3. TBI 后的近期反应：TBI 后，于 10 天以内有近期反应，包括腮腺肿痛，常在 TBI 后 1～2 天内出现，持续 2～3 天消失。脱发的发生率很高，主要为头发、胡子脱落，个别有眉毛及阴毛脱落。在 TBI 后 7～10 天时，白细胞下降到“0”，40 例患者 TBI 后近期反应如表 3 所示。

**表 3　TBI 后患者的近期反应**

| 治疗方法 | 腮腺肿痛 | 脱发 | 咽痛及上腹饱胀感 |
|---|---|---|---|
| Allo-BMT | 76.9%<br>（+1～3 天） | 100%<br>+10.4 天(6～16 天) | 100%<br>（+7～9 天） |
| ABMT | 85.6%<br>（+1～3 天） | 100%<br>+12.7 天(7～16 天) | 100%<br>（+7～9 天） |

## 三、讨论

TBI 是 BMT 治疗白血病预处理中极为重要的手段之一，作用是抑制机体的免疫功能；使骨髓间质中的造血细胞毚腾空，便于供者骨髓细胞的植入；TBI 也可更多地杀灭白血病细胞。一般认为 8 Gy 的 TBI 可以抑制人的免疫功能，有利于造血细胞的植入，但对于杀灭体内白血病细胞，只用此剂量的 TBI 是不够充分的，应加用化疗药物，以杀灭更多的残存白血病细胞。本组 40 例均并用 60 mg 环磷酰胺/kg ×2 进行预处理，除了早期 3 例死亡病例外，全部病例均有植入证据，经 Kaplan Meier 曲线测定 Allo-BMT 的 3 年存活率为 68.2%，ABMT 为 41.8%，说明 TBI/CTX 的预处理效果是好的，迄今仍有 16 例 Allo-BMT 及 9 例 ABMT 的病例存活。一次性 TBI 与分次性 TBI（FTBI）对间质性肺炎（IP）的发生率的影响是不同的。本组 Allo-BMT 及 ABMT 均采用 FTBI，肺部剂量在 7.4 Gy 以下，无间质肺炎发生，对部分 ABMT 患者又予肋骨补照（直线加速器）对保护肺及加强对白血病细胞的杀灭是有积极作用的。

TBI 的剂量率对白血病的复发有影响，本组有 10 例 TBI 剂量率约为 2 cGy/min（Allo-BMT），其中 5 例白血病复发，而 13 例改用约 5 cGy/min 的加速器照射后无 1 例复发。Barrett 等总结英国皇家 Marsden 医院 BMT 的经验时特别强调 TBI 剂量率的重要作用，我们的资料与文献报道相似。

由表 2 可以看出，TBI 后恶心、呕吐、发热、腹泻等即刻反应多见。恶心呕吐曾被有的学者估计事故性照射剂量，照射剂量越大，则出现症状的时间越快，此似有一定道理，但本文 40 例患者均是全身均匀照射，且加用氯丙嗪的滴注，故不好以此估计受照剂量。由本组结果看，TBI 后恶心呕吐发病率高，氯丙嗪有一定的防治作用。TBI 后近期反应中腮腺肿痛占 75%~85%，在 TBI 后 1~2 天可自行恢复。脱发、咽痛及上腹部不适多发生在 TBI 后 10 天左右，每个患者均有，此时白细胞亦降至零，因而我们认为脱发、咽痛、上腹部不适及白细胞下降到零，此三点为 TBI 或 BMT 极期到来的主要标志，在此期间应特别注意防治感染及出血。

TBI 后反应的轻重因人而异，上述三个 TBI 后极期的改变全部患者均有，但全身症状如咽痛、上腹不适等在男性患者表现较重，而女性患者较轻，此种现象过去注意不够，需进一步研究 TBI 后反应在不同性别间的表现。

## 参考文献

[1] Barrett A. Total body irradiation before bone marrow transplantation, A review, Clinical Radiology, 1982,33:131.

[2] Bernard J. Irradiation and bone marrow grafts, Path Biol, 1979, 37(6):323.

[3] Vitale V, *et al*. The role of TBI on conditioning regiments for children. Bone Marrow Transplantation, 1991,7(Suppl 3):32.

[4] Barrett A, *et al*. Total body irradiation and marrow transplantation for acute leukemia. The Royal Marsden Hospital experience. Path Biol, 1979, 27(6):357.

[5] Brochstein JA, *et al*. Allogeneic bone marrow trans-plantation after hyperfractionated total body irradiation and cyclophosphamide in children with acute leukemia, New Eng J Med, 1987, 317: 1618.

[6] Coccia PF, *et al*. High-dose cytosine arabinoside and fractionated total body irradiation: an improved preparative regimen for bone marrow transplantation of children with acute lymphoblastic leukemia in remission. Blood, 1988, 71: 888.

[7] Scarpati D, *et al*. Total body irradiation before allogeneic and autologous bone marrow transplantation. A ten year Genoa experience. Radiotherapy and Oncology, Suppl, 1990, 18(1): 135.

[8] Linnemann RE. Soviet medical response to the Chernobyl nuclear accident. JAMA, 1987, 258: 637.

（中华放射肿瘤学杂志 1992 年第 1 卷第 3 期 153~155 页）

# 3000 ml 营养袋对骨髓移植患者的支持治疗

曹履先　胡亮钉　江　岷 等

**摘要：**目的　探讨骨髓移植(BMT)预处理后，有胃肠反应及消化道溃疡等患者的营养问题。方法　选用 BMT 患者 10 例为实验组，选预处理方案相近的历史性对照 10 例，实验组患者均于 BMT 后第 1 天~第 30 天由锁骨下静脉导管输入 3000 ml 混合营养液。结果　对照组患者体重较实验组下降明显($P<0.01$)；实验组血清总蛋白及白蛋白均增加，而对照组则下降($P<0.05$)；实验组外周血淋巴细胞增加较对照组有显著性差异($P<0.001$)。结论　3000 ml 混合营养袋有助于 BMT 患者的恢复。

**关键词：**骨髓移植　营养

《中国图书资料分类法》分类号 R730.5

骨髓移植(bone marrow transplantation，BMT)是近些年来发展起来的新的治疗方法，主要用于白血病的治疗，其疗效远高于化疗，对某些白血病，BMT 是唯一根治的方法。骨髓移植中预处理使用强化疗及放射治疗常导致患者发生严重恶心、呕吐及消化道黏膜溃疡，严重地影响进食及营养吸收。BMT 后的早期，患者易发生感染及移植物抗宿主病(GVHD)，也增加了对机体的消耗。因而在 BMT 过程中患者的营养问题应引起 BMT 工作者的高度重视。我们近年来对 BMT 患者给予静脉营养支持治疗，收到较好的效果。现报告如下。

## 一、材料与方法

1. 病例资料　10 例 BMT 患者，年龄 20~47 岁，中位数 29 岁。男 7 例，女 3 例，急性白血病 9 例，慢性白血病 1 例，均为首次完全缓解及慢粒慢性期。其中异体骨髓移植 6 例，自体骨髓移植 4 例。

对照组 10 例患者均为历史性对照，其中急性白血病 7 例，慢粒慢性期 3 例，年龄 14~42 岁，中位年龄 28 岁，急性白血病为首次完全缓解，10 例中自体骨髓移植 6 例，异体骨髓移植 4 例。

2. BMT 的预处理方案　20 例患者的预处理基本相同，全身照身 10~12 Gy 分 2~3 次进行，环磷酰胺 60 mg/kg×2 天，分 2 天进行，自体骨髓移植为 48~56 小时内给予全身照射及环磷酰胺 60 mg/kg×2 天的非冷冻非净化的 BMT。部分患者于全身照射(TBI)前或给环磷酰胺前给予枢复宁或康泉一次。

3. 静脉营养的方法　由移植 +1 天~ +30 天给予 3000 ml 袋的营养混合液。包括 10% 脂肪乳(intralipid) 250~500 ml、7% 氨基酸(7% vamin) 500~750 ml、水溶维生素(soluvit N) 10 ml、脂溶维生素(vitalipid) 10 ml、微量元素(addamet) 10 ml(以上均为华瑞药厂产品)及 50% 葡萄糖液及电解质液($K^+$、$Na^+$、$Ca^{2+}$、$Mg^{2+}$、$P^{3+}$ 等)，并加入适量的肝素及胰岛素混合于 3000 ml 的营养袋中，于配制后 20 小时内由静脉输入，其所含热量为 125 kJ/kg 体重，对照组均未用 3000 ml 营养袋。

## 二、结果

1. 体重改变　BMT 前与 BMT 后出无菌间(约 BMT 后 30 天)时体重比较，PN 组 10 例，体重平均降低 0.55 kg 对照组 10 例，体重平均降低 4.10 kg，经 $t$ 检验，$P<0.01$，差别有显著性。

2. 血清总蛋白及白蛋白的改变　BMT 后 PN 组总蛋白平均增加 1.1 mg/L(对照组降低 7.2 mg/L，二者比较 $t=2.18$，$P<0.05$)，白蛋白平均降低 1.7 mg/L(对照组降低 5.0 mg/L，二者比较 $t=2.41$，$P<0.05$)。

3. 淋巴细胞的改变　BMT后造血及免疫恢复是较慢的。淋巴细胞的改变在一定程度上反映了免疫功能的恢复情况。在PN组淋巴细胞的百分数平均较移植前上升7.50%，而对照组只上升0.38%（$t=8.78$，$P<0.001$）。

4. 其他指标　在BMT中感染发生率、植入时间、2年无病生存率、白血病复发率及两组中异体BMT后的急性GVHD发生率及严重程度等方面在用3000 ml营养袋组和对照组间无明显差别。

5. 副作用　PN组有3例患者在用PN过程中其谷丙转氨酶(GPT)上升(比BMT前上升1倍以上)，而对照组有5例患者GPT较BMT前上升1倍以上。治疗组及对照组均用锁骨下静脉插管输液，均未见到导管堵塞感染等发生。

## 三、讨论

骨髓移植中由于预处理时所应用的大剂量放射治疗及化学药物治疗所造成的严重的胃肠道反应，包括口腔黏膜炎、溃疡性食管炎、恶心呕吐、吞咽困难、腹泻等均影响进食及营养物质的吸收。另外BMT后的感染、肝静脉梗阻综合征(VOD)、移植物抗宿主病(GVHD)等均影响进食及营养物质的吸收及利用，因而BMT中的营养支持治疗受到各国学者的广泛重视。我们在应用BMT治疗白血病过程中也深有体会，BMT后患者在出无菌间时体重明显下降。本组报道的用PN 3000 ml营养袋的实验组10例平均体重只下降0.55 kg，而对照组的10例平均体重下降4.10 kg（$P<0.01$）。在PN 3000 ml混合营养液的支持组中，其BMT后平均血浆蛋白量、平均白蛋白量，均较对照组下降的少或有所增加；平均淋巴细胞百分数比对照组高，经统计学处理$P<0.05$。除此之外，文献报道经PN营养支持的BMT患者可见到BMT成功率上升、无病生存时间延长，恶性病的复发时间延长，但移植物抗宿主病的发生率、住院时间、细菌感染的发生率与对照组并无差别。Schloerb等报道PN加用谷氨酰胺效果更好，但也有人认为TPN在BMT中除使患者体重维持以外，并无更多的优点。从多数文献看来，在BMT的早期，为克服大剂量化疗、放疗所造成的恶心、呕吐、腹泻、黏膜炎等对进食、消化、吸收的影响，TPN是必需的。我们的结果也是支持上述观点的，虽然我们的病例数较少，观察时间较短，但我们观察在体重的维持、血浆蛋白量的维持、淋巴细胞的恢复等方面PN是有效的。

大容量混合输液袋的PN首先是由Solassol等报道的，由多年应用看来，其优点是合理的，均匀营养成分的供给、减少护理工作的繁琐、混合液的渗透压与10%葡萄糖液相似，可以由外周静脉输入，可以减少胰岛素的用量。由文献及我们的经验看来上述的优点是突出的，未发现重要的毒副反应，亦无感染发生、肝功能异常改变，在治疗组间及对照组间亦无重大差别。故我们认为3000 ml混合营养袋的PN在骨髓移植中是十分必要的。

## 参考文献


[1] Bortin MM, Horwitz MM, Mrsio M, *et al*. Progress in bone marrow transplantation for Ieukemia: preliminary report from the Advisory Committee of the International Bone Marrow Transplant Registry. Transplantation Proceedings, 1991, 23(1):61.

[2] Appelbaum F, Fisher LD, Thomas ED. Chemotherapy versus marrow transplantation for adults with acute nonlymphocytic leukaemia :A five year follow up. Blood, 1988, 72:179.

[3] Beorman SI, Appelbaum FR, Buckner CD, *et al*. Regimen-related toxicity in patients undergoing bone marrow transplantation. Journal of Clinical Oncology, 1986, 6:1582.

[4] Souchon V. Nutrition during bone marrow transplantation. In:Treleaven J Barret J. Bone marrow transsplantation in practice. Churchill: Livingstone, 1992.

[5] Heimanx J W, Greene J N. Special considerations for the patient undergoing allogeneic or autologous bone marrow transplantation. Hematolog/Oncology Clin North Amer, 1993, 7: 961.

[6] Aschan J. Treatnent of moderate to severe acute graftversushost disease: Aretrospecvtie analysis. Bone Marrow Transplantation, 1994, 14:601.

[ 7 ] Dezenhal A, Curry BK, Blackbum SA, *et al*. Food and nutrition services in bone marrow transplant centres. J of Amer Diet Asso, 1987, 87:1351.

[ 8 ] Weisdorf S, Hofland C, Sharp HL, *et al*. Total parenteral nutrition in bone marrow transplantation: A clinical evaluation. J of Paed Gastroenter and Nutr, 1984, 3:95.

[ 9 ] Weisdorf SA, Lysne J, Wind D. Positive effect of prophylactic total parenteral nutritions on long-term outcome of bone marrow transplantation. Transplantation, 1987, 43:833.

[10] Uderzo C, Rovelli A, Bonomi M., *et al*, Total parenteral nutrition and nutrional assessment and leukaemic children undergoing bone marrow transplantation. Eur J Cancer, 1991, 27:758.

[11] Schloerb PR, Amare M. Total parenteral nutrition with glutamine in bone marrow transplantation and other clinical application: A randonized, double-blind study. J Parenter Enteral Nutr, 1993, 17:407.

[12] Yokoyama S, Fujimoto T, Mitoni T. Use of total parenteral nutrition in pediatric bone matrrow transplantation. Nutrition, 1989, 5:27.

[13] Keenan A M. Nutritional support of the bone marrow transplant patient. Nurs Clin North Am, 1989, 24:383.

[14] Solassol CL, Joyeux H, Etco L, *et al*. New techniques for longterm intravenous feeding: artificial gut in 75 patients. Ann Surg, 179: 519.

# "ALL IN ONE" total parenteral nutrition used in bone marrow transplantation

**Cao Luxian, Hu Liangding *et al***

**Abstract Objective** Nutritional disability in bone marrow transplantation (BMT) results from the combination of chemotherapy and radiotherapy used in conditional regimen. The overall gastrointestine response rate to chemoradiotherapy is very high. The BMT patients was given a 3000 ml total parenteral nutrition (TPN) bag of mixture ("all in one"). **Methods** It was given from a subclavian catheter intravenouly from day 1 to day 30 after BMT. The "all in one" bag contains 125 kJ/kg nutrients per day. **Results** The average body weight at day +30 after BMT in the treatment group was decreased 0.55 kg (mean), the control group was decreased 4.10 kg ($t = 3.66$ $P < 0.01$). The total serum protein (TSP) was increased 1.10 g/L after BMT in TPN group, while the TSP in the control group was dereased 7.2 g/L (mean) ($t = 2.18$ $P < 0.05$). The percentage of lymhpocytes in the treatment group was increased 7.5%, while 0.38% in the control group ($t = 8.78$ $P < 0.001$). We did not find any differences between the two groups in liver function damage, and in 2 years disease free survival rate. **Conclusion** "All in one" 3000 ml bag of nutrients was useful in decreasing infection rate and promoting the restoration of the patients.

**Key words** Bone marraw transplantation Nutrition

(白血病杂志第 8 卷第 3 期 1999 年 6 月 133 ~ 135 页)

# 全身照射在异基因骨髓移植治疗白血病中的应用

307 医院　曹履先　陈　虎　胡亮钉　江　岷等

**摘要**：分析了 65 例异基因骨髓移植治疗白血病时两种全身照射（TBI）剂量与早期毒性反应、早期死亡、白血病复发及生存率、急性移植物抗宿主病及间质性肺炎的关系。9.9 Gy 组有 35 例，12.0 Gy 组有 30 例。两组的早期毒性反应及早期死亡无差别。移植后 12 Gy 组的无病生存率稍高于 9.9 Gy 组。12 Gy 组的白血病复发率低（$P<0.05$）。急性移植物抗宿主病发生率高（$P<0.05$）。间质性肺炎的发生两组无差别。异基因骨髓移植中 TBI 12 Gy 组的疗效好于 9.9 Gy 组。

**关键词**：白血病　骨髓移植　全身照射　急性移植物抗宿主病

## The application of total body irradiation to allogeneic bone marrow transplantation for the treatment of leukmia

**Cao Luxian ,Chen Hu, Hu LD, Jiang M *et al.***
307 **Hospital, Beijing**, 100039

Abstract　Sixty-five leukemia patients were treated with allogeneic bone marrow transplantation. Two different dosages were delivered to the patients in total body irradiation (TBI) . There were no differences in early toxicity, early death and the incidence of interstitial pneumonia between the 12 Gy ($n=30$) and 9.9 Gy ($n=35$) groups. By comparison, the disease free survival rate was much higher ,the relapse rate was much lower ($P<0.05$) and the incidence of acute graft-versus-host disease (GVHD) and >grade 2 GVHD were much higher ($P<0.05$) in 12 Gy group than those in 9.9 Gy group.

**Key words**　Leukemia Bone marrow transplantation　Total body irradiation Graft-ver-sus-host disease, acute

在异基因骨髓移植（Allo-BMT）治疗白血病的预处理方案中，全身照射（TBI）是经典的重要方法之一，它与植入、早期死亡、无病生存、移植物抗宿主病（GVHD）、白血病的复发及间质性肺炎的发生有重要关系。现就我们所采用的两种 TBI 方案作一比较，结果报告如下。

## 材料和方法

1. *病例*　均为 1987 年以来我院用 Allo-BMT 治疗的白血病患者。按 TBI 方法(3 天中照射剂量)分为两组，即 3.3 Gy×3=9.9 Gy 组及 4.0 Gy×3=12.0 Gy 组。9.9 Gy 组 35 例，其中慢性粒细胞白血病（CML）慢性期 11 例，急性髓细胞白血病（AML）首次完全缓解（$CR_1$）15 例，急性淋巴细胞白血病（ALL)9 例（其中 8 例为 $CR_1$，1 例为 $CR_2$）。12 Gy 组中 CML 11 例（慢性期 10 例，加速期 1 例），AML 15 例（14 例为 $CR_1$，1 例为复发期），急性淋巴细胞白血病（ALL）4 例（$CR_1$ 2 例，$CR_2$ 2 例）。

2. *全身照射的方法*　照射源分两种，主要用钴－60（$^{60}Co$），少数用电子直线加速器。$^{60}Co$ 的剂量率为2～

3.5 cGy/min,加速器的剂量率为5~6 cGy/min。肺部屏蔽至6.0~7.3 Gy。晶体及腮腺屏蔽至5~6 Gy。为3日照射法,即3.3 Gy×3天=9.9 Gy及4.0 Gy×3天=12.0 Gy。

3. 骨髓移植的方法　患者经7~10天的全环境保护后给予环磷酰胺60 mg/kg×2天(-4天及-5天),-3→-1天给予TBI,0天输入HLA相合的同胞骨髓,含有核细胞(1.5~3.0)×$10^8$/kg,并予甲氨蝶呤(MTX)及环孢菌素A(CsA)预防GVHD,给予血液成分、水及电解质、微量元素的支持治疗。

## 结　果

1. TBI的早期毒性反应及早期死亡情况:早期毒性反应包括恶心呕吐、腮腺肿痛、发热(38.5℃以上)等,两种剂量组之间无明显差别(表1)。

在尚无稳定植入证据前即因感染等原因早期死亡的患者,二组无显著差别,9.9 Gy组及12.0 Gy组分别为8例(22.8%)及7例(23.3%)。

**表1　TBI的早期反应**

| 分组 | 例数 | 发热 | 腮腺肿痛 | 恶心呕吐 |
|---|---|---|---|---|
| 9.9 Gy组 | 35 | 15例<br>(42.9%) | 29例<br>(82.9%) | 29例<br>(82.9%) |
| 12.0 Gy组 | 30 | 7例<br>(23.3%) | 27例<br>(90.0%) | 27例<br>(90.0%) |

2. 无病存活及复发情况:9.9 Gy组中有15例(42.9%),12.0 Gy组中有16例(53.3%)无病存活,经统计学处理,两者无明显差别。移植后白血病复发情况见表2。两组复发率无显著差别,但如分析BMT后生存>1年以上的早期白血病复发情况,则照射剂量大(12.0 Gy)组的复发率低。

**表2　TBI剂量与白血病复发的关系**

| 分组 | 全部病例 | | BMT后>1年的早期病例 | |
|---|---|---|---|---|
| | 例数 | 复发数 | 例数 | 复发数 |
| 9.9 Gy组 | 35 | 11(31.4%) | 34 | 10(29.4%) |
| 12.0 Gy组 | 30 | 5 (16.7%)* | 19 | 1(5.3%)△ |

注:与9.9 Gy组相比,* $P>0.05$; △$P<0.05$

3. GVHD的发病与TBI剂量的关系见表3。12.0 Gy组急性GVHD的发生显著高于9.9 Gy组($P<0.05$)。

**表3　TBI剂量与急性GVHD关系**

| 分组 | 植活例数 | 急性GVHD | >Ⅰ度急性GVHD |
|---|---|---|---|
| 9.9 Gy组 | 27 | 6(22.2%) | 2(7.4%) |
| 12.0 Gy组 | 23 | 12 (52.2%) | 7 (30.4%) |

4. TBI剂量与间质性肺炎发生的关系:9.9 Gy组中有1例发生巨细胞包涵体性间质性肺炎(治愈)及1

例可疑的间质性肺炎(IP),12.0 Gy组有1例可疑的IP。两组IP的发生率分别为7.4%及4.4%,无显著差别。

## 讨　论

全身照射是Allo-BMT治疗白血病的重要的经典的预处理方法之一。TBI的主要作用是消灭体内的白血病细胞;抑制受者的免疫功能以利供者造血干细胞的植入。经典的预处理方案为TBI 10 Gy及环磷酰胺60 mg/kg,连续两天,由于只用TBI 10 Gy对白血病细胞的杀灭是不完全的。多年来,为更多地杀灭白血病细胞,减少白血病的复发,对经典的BMT的预处理方案进行了多方面的探索,但其最终的无病生存时率并不优于上述经典的预处理方案。我们的研究结果显示TBI 9.9 Gy和12.0 Gy两种照射剂量组BMT后生存率之间无统计学差别,但TBI 12.0 Gy组的白血病复发率明显低于9.9 Gy组,这说明TBI剂量大,可较多的杀灭残存的白血病细胞,减少BMT后白血病复发的机会。这与Clift等的经验是一致的。

大剂量的TBI可以更加强烈抑制受体的免疫反应,对植入的供者造血免疫细胞抑制作用减弱,从而加重供者造血免疫细胞的GVHD作用,照射剂量大能加重GVHD,同时移植物抗白血病(GVL)作用也可能加强。清除T淋巴细胞后的供者骨髓做BMT虽可减少GVHD,但白血病的复发是明显增加的。这也说明GVHD减少,GVL作用减弱,可以使白血病的复发率增加。

意大利Vital等报道了TBI用12 Gy/6次与9.9 Gy/3次的结果:用TBI 12 Gy组比9.9 Gy组的无病生存率高,白血病的复发率低。我们的材料也证实TBI 12.0 Gy组较9.9 Gy组的复发率低,TBI 12 Gy组的生存率虽有所提高,但未达到统计学有意义的水平。

肺是对TBI最敏感的器官,TBI剂量过大可引起间质性肺炎(IP),IP的发生与TBI的总剂量、剂量率、分次照射的次数密切相关,总剂量大、剂量率高及分割照射次数少,则易发生IP。Barrett等报道TBI的剂量率<5 cGy时,IP发生率只有10.3%。肺部的部分屏蔽可减少IP发生,但肋骨受照射剂量不足,易致白血病的复发,Shank等报道屏蔽肺部的TBI后,再给予肋骨(胸壁)用电子加速器补充照射,在IP的发生及减少白血病的复发方面比过去的病例有优点。我们9.9 Gy组及12.0 Gy组均用低剂量率、3天照射,肺部剂量控制在6~7.3 Gy之间,两组IP发生率无明显差别,发生率均<10%,其效果是满意的。

## 参考文献

[1] Barrett A. Total body irradiation before bone marrow transplantation: a review. Clin Radiolog, 1982, 33 : 131.

[2] Thomas ED, Buckner CD, Banaji M, *et al.* One hundred patients with acute leukaemia treated by chemotherapy, total body irradiation and bone marrow transplantation. Blood, 1977, 49 : 511.

[3] Bernard J. Irradiation and bone marrow grafts. Path Biop, 1979, 27 : 323.

[4] Aurer I, Gale RP. Are new conditioning regimens for transplants in acute myelogenous leukemia better? B M T. 1991, 7 : 255.

[5] Maraninchi D, Balise D, Guyotat D, *et al.* A prospective study randomizing Cy-TBI vs little Bus-Cy prior allogeneic bone marrow transplantation for acute myeloid leukemia in first complete remission. Exp Haematol, 1990, 18 : 706.

[6] Clift RA, Buckner CD, Appelbaum FR, *et al.* Allogeneic marrow transplantation in patients with acute myeloid leukemia in first remission: a randomized trial of two irradiation regimens. Blood, 1990, 76 : 1867.

[7] Barrett J. Graft-versus-host disease. In: Treleaven J, Barrett J, eds. Bone Marrow Transplantation in Practice. London: Churchill Livingstone, 1992. 257.

[8] Buttaurini A, Bortin MM, Gale RP. Graft-versus- leukemia following bone marrow transplantation. B M T, 1987, 2 : 233.

[9] Vitale V, Frassoni SF, Corvo R. Total body irradiation:single dose, fractions, dose rate. B M T, 1989, 4(1) : 233.

[10] Molls M, Budach V, Bamberg M. Total body irradiation: the lung as critical organ. Strahlentherapie und Onkologie, 1986,

162 : 226.

[11] Barrett A, Depledge MH, Powles RL. Interstitial pneumonitis following bone marrow transplantation after low dose rate total body irradiation. Int J Radiation Oncology Biol Phys, 1983,9 : 1029.

[12] Shank B, Hopfan S, Kim JH, *et al*. Hyperfractionated total body irradiation for bone marrow transplantation l. Early results in leukemia patients. Int J Radiation Oncology Biol Phys, 1980, 6 : 1352.

（中华血液学杂志 1996 年 1 月第 17 卷第 1 期 26 ~ 28 页）

# Ⅲ、Ⅳ度急性移植物抗宿主病的诊断治疗分析

曹履先　胡亮钉　陈　虎　江　岷等

到 1995 年全世界已做异体骨髓移植(BMT)6 万多例,积累了丰富的经验,可使 50% 以上早期白血病患者得到长期存活,移植相关死亡率有所下降。但异基因骨髓移植(Allo-BMT)后的急性移植物抗宿主病(aGVHD)并未下降。总结我院近年来 Allo-BMT 病例的 aGVHD 的情况,并对Ⅲ、Ⅳ度 aGVHD 的诊治问题分析及讨论如下。

## 病例和方法

1. 病例　63 例患者中急性髓细胞白血病(AML) 28 例,急性淋巴细胞白血病(ALL) 12 例,慢性髓细胞白血病(CML) 23 例,其中早期病例 53 例[急性白血病首次缓解($CR_1$),CML 慢性期(CP)],晚期病例 10 例[急性白血病 $CR_2$ 或复发期,CML 加速期(AP)或急变期(BP)]。

2. 预防 aGVHD 的方法　63 例患者均为短疗程甲氨蝶呤(MTX) +1 天 15 mg 静滴, +3, +6, +9, +11 天 10 mg 静滴;环孢霉素(CsA)1 mg/kg -1~ +30 天静滴,以后改为口服每日 3 mg/kg,直到 +180 天左右停药。

3. 对 63 例在 100 天以内发生的 aGVHD 进行分析分级方法基本按 4 级分类法分为Ⅰ、Ⅱ、Ⅲ、Ⅳ度。诊断根据临床、皮肤病理及结肠病理。

## 结　果

1. aGVHD 的发生率:在 63 例异基因骨髓移植有植入证据的患者中 27 例(42.9%)发生 aGVHD,其中Ⅲ、Ⅳ度 8 例(为 12.7%),Ⅰ、Ⅱ度 19 例(30.2%)。

2. aGVHD 皮疹发生时间　见附表,严重的 aGVHD 发生早,程度较轻的 aGVHD 发生较晚。

附表　aGVHD 皮疹发生的时间($\bar{x} \pm s$)

| GVHD 分级 | 例数 | 皮疹发生的时间(天) |
|---|---|---|
| Ⅰ | 12 | 31.6 ±6.6 |
| Ⅱ | 7 | 41.1 ±9.2 |
| Ⅲ | 4 | 27.0 ±4.6 |
| Ⅳ | 4 | 22.0 ±9.4 |

3. aGVHD 发生时白细胞总数:Ⅰ、Ⅱ度 aGVHD 发生时白细胞总数平均为$(2.7 \pm 2.3) \times 10^9/L$,而Ⅲ、Ⅳ度 aGVHD 发生时白细胞总数平均为$(1.1 \pm 0.9) \times 10^9/L$ ($P < 0.05$)。

4. 发热:在 27 例 aGVHD 中 10 例患者有原因不明的发热,最高可达 39℃以上,可能为 aGVHD 所致,10 例中属Ⅰ、Ⅱ度 aGVHD 者 3 例,占Ⅰ、Ⅱ度 GVHD 患者的 15.8%;属Ⅲ、Ⅳ度 aGVHD 者 7 例,占Ⅲ、Ⅳ度

GVHD 患者的 87.5%。说明严重的 aGVHD 常伴有发热。10 例发热患者于皮肤活检后给予大剂量甲基泼尼松龙(3～10 mg/kg)后，体温恢复正常，皮疹亦逐渐消退。

5. 肠道 aGVHD 与抗淋巴细胞球蛋白(ALG)的治疗：8 例Ⅲ、Ⅳ度 aGVHD 患者中 6 例有肠道 aGVHD 表现，主要为腹痛、腹泻及便血。6 例中的 5 例给予 ALG(法国 Rhone-Poulenc)治疗，25 mg/d 静滴，用药后均有效。如 1 例Ⅳ度 aGVHD 患者腹泻每日达 3000 ml，用 ALG 后腹泻很快停止，大便恢复正常；2 例腹痛、便血患者亦有部分疗效；19 例Ⅰ、Ⅱ度 aGVHD 中只 1 例有肠道表现，对 ALG 疗效亦好。

6. aGVHD 的皮肤表现：26 例 aGVHD 首发表现是皮疹，另 1 例于肠道 aGVHD 表现的同时有皮肤瘙痒；皮疹的部位以胸腹部、大腿内侧及颈部为多见；常为小的斑丘疹，部分可以融合成片，多数伴有瘙痒感和手足潮红，1 例Ⅳ度 aGVHD 患者可见面部、颧部和鼻尖皮肤充血潮红。

7. 肝脏：27 例 aGVHD 患者中转氨酶升高的 20 例(74%)；有明显黄疸 7 例属Ⅲ、Ⅳ度 aGVHD，因此黄疸对肝脏 aGVHD 更具诊断意义。

8. 在 27 例 aGVHD 中，Ⅰ、Ⅱ度有 4 例(21.1%)，为红细胞 ABO 血型不合者，Ⅲ、Ⅳ度 aGVHD 中有 2 例(25%)为 ABO 血型不合者，二者无明显的差别。Ⅰ、Ⅱ度 aGVHD 中有 8 例(42.1%)为女性供髓者，Ⅲ、Ⅳ度 aGVHD 中女性供髓者为 6 例(75%)。19 例Ⅰ、Ⅱ度 aGVHD 中有 9 例(47.4%)感染，而Ⅲ、Ⅳ度 aGVHD 者中 7 例(87.5%)发生感染。

9. aGVHD 与生存率：36 例无 aGVHD 者在 BMT 后 100 天内均存活；19 例Ⅰ、Ⅱ度 aGVHD 者在 BMT 后 100 天亦全部存活；而 8 例Ⅲ、Ⅳ度 aGVHD 患者中 5 例于 100 天内死亡(62.5%)。

10. aGVHD 的治疗：27 例患者中除 3 例由于病情较轻，或有感染等原因不宜用肾上腺皮质激素类药物外，其余患者均用中剂量或大剂量甲基泼尼松龙(MP)治疗，均在皮疹出现及皮肤活检后即刻给予，剂量为 1～10 mg/(kg·d)，静滴。给予大剂量冲击疗法者为甲基泼尼松龙 5～10 mg/(kg·d)，7～10 天内减到 1 mg/(kg·d)，渐改为泼尼松口服。Ⅰ、Ⅱ度 aGVHD 的病例用中剂量的 MP 治疗后皮疹很快消退，对Ⅲ、Ⅳ度 aGVHD 用大剂量 MP 治疗后对皮疹、腹痛等亦有较好疗效，但有引起细菌感染、霉菌感染、结核病、高血压、糖尿病和低蛋白血症等严重副作用。对腹部症状，大剂量 MP 的疗效较差，而 ALG 治疗效果较好。

## 讨　论

Glucksberg 等 1974 年将 aGVHD 按皮疹、胃肠道表现及肝脏表现分为Ⅰ、Ⅱ、Ⅲ、Ⅳ度，Thomas 等又进行了修订。1995 年 Przepiorka 等对 aGVHD 分析认为Ⅱ度 aGVHD 预后较好，不应把Ⅱ度与Ⅲ、Ⅳ度一起分析，Ⅲ、Ⅳ度预后均不好，应归到一起报道。我们将Ⅲ、Ⅳ度 aGVHD 一起分析。文献中将有持续恶心和组织学改变，但无腹泻者定为Ⅰ级胃肠道病变。

本组 27 例 aGVHD 均经临床及皮肤病理证实，皮肤几乎是每一例首先受侵器官，有些早期或轻型病例皮肤活检可无典型的表现，但临床皮疹可确诊，8 例Ⅲ、Ⅳ度 aGVHD 患者的皮疹发生在 +(23.7 ±7.2)天，19 例Ⅰ、Ⅱ度者皮疹发生在 +(35.3 ±8.6)天。在Ⅲ、Ⅳ度 aGVHD 患者发病时白细胞为(1.10 ±0.85)$\times 10^9$/L，而Ⅰ、Ⅱ度的 aGVHD 患者发病时白细胞为(2.74 ±2.25)$\times 10^9$/L。说明 aGVHD 严重者发生时间早，且白细胞较低时即可发生，此结果与 Glucksberg 等的报道的不同。我们认为 aGVHD 发生早的应予重视，其可能是临床表现严重者(Ⅲ或Ⅳ度)。

文献报道女性供者 BMT aGVHD 多见，本组Ⅲ、Ⅳ度 aGVHD 者 6 例为女性供髓者，Ⅰ、Ⅱ度者 8 例为女性供髓者，与文献报道一致。

肠道的 aGVHD 表现主要为腹泻、腹痛及血便，在Ⅰ、Ⅱ度 aGVHD 肠道表现较轻(仅 1 例)，而Ⅲ、Ⅳ度者多严重，6 例有此表现，7 例胃肠 aGVHD 中 2 例血便严重，5 例腹泻量较大，其中 6 例用了 ALG 治疗均有疗效。

aGVHD 的首选治疗为肾上腺皮质类激素，常用 MP，Ⅲ度 aGVHD 的有效率为 17% ～39%，对Ⅳ度有效率为 0 ~6%。本组中 8 例Ⅲ、Ⅳ度病例中 6 例(75%)用 MP 2 ~10 mg/(kg · d)治疗有效,但有 5 例患者于逐渐减药后出现皮疹及肠道 aGVHD 的反复,而再次加大 MP 剂量时无效,文献也有类似报道。MP 类药物副作用大,本组 8 例Ⅲ、Ⅳ度 aGVHD 患者均有低蛋白血症,其中 4 例死亡病例的血浆白蛋白均在 24 g/L 以下,MP 的其他副作用如糖尿病、感染、高血压等亦常出现。我们认为对 aGVHD 的 MP 首次治疗时间应稍长( >7 天),药的减量要慢( >14 天),治疗中应加强对感染、高血压和糖尿病等的预防措施,血浆白蛋白降低是预后不良的前兆。

7 例肠道 aGVHD 患者中 6 例采用了 ALG 治疗,疗效均显著。因而,我们认为 ALG 对治疗肠道 aGVHD 效果是好的。Deeg 等报道 ALG 加用 CsA 治疗 aGVHD 显示有较好的疗效。但未提到 ALG 对肠道 GVHD 的疗效。

## 参考文献

[1] Glucksberg H, Storb R, Fefer A, *et al*. Clincial manifestations of graft-versus-host disease in human recipients of marrow from HLA-matched sibling donors. Transplantation, 1974,18:295.

[2] Thomas ED, Storb R, Clift RA, *et al*. Bone marrow transplantation. N Engl J Med, 1975, 292: 895.

[3] Przepiorka D, Weisdorf D, Martin P, *et al*. Meeting report: consensus conference on acute GVHD grading. Bone Marrow Transplant, 1995, 15: 825.

[4] Gale RP, Bortin MM, ven Bekkum DW, *et al*. Risk factors for acute graft-versus-host disease. Br J Hematol, 1987, 67: 397.

[5] Deeg HJ, Jr Loughran TP, Storb R, *et al*. Treatment of human acute graft-versus-host disease with antithymocyte globulin and cyclosporine with or without methylpred-nisolone. Transplantation, 1985, 40: 162.

(中华血液学杂志 1996 年 10 月第 17 卷第 10 期 551 ~552 页)

# 大力开展异体外周血造血干细胞移植的研究

曹履先

造血干细胞移植是近30年来血液病治疗上的一个重要进展，它可以使许多恶性血液病（如白血病）、非恶性血液病（如再障贫血）得到根治。近5年来自体外周血造血干细胞的移植已广泛用于恶性血液病及实体瘤的治疗上。由于造血细胞集落刺激因子G-CSF或GM-CSF可以动员外周血中的造血干细胞增加数十倍，血细胞分离机（如Baxter CS 3000）可以很顺利地一次采集10 L血量中的外周血单个核细胞，从而推进了外周血造血干细胞移植的广泛应用。

在开展自体外周血干细胞移植多年以后，异体外周血造血干细胞移植（allo-PBSCT）治疗白血病等才在世界范围内开展，并取得初步成功。1995年在瑞士召开了首届异体外周血干细胞移植国际会议，同年《Blood》杂志发表了评论。异体外周血造血干细胞移植有很多优于骨髓移植之处，有可能在未来代替异体骨髓移植。

异体外周血造血干细胞移植的主要优点是供者可免除麻醉、采骨髓的痛苦，受者在Allo-PBSCT后造血恢复快，白细胞和血小板的恢复均快于骨髓移植，因而感染出血比较少见，使用的抗生素及血液制品支持减少，住院日缩短，费用可以减少，由于NK细胞输入的增多，移植物抗白血病的作用可能加强等。

异体外周血干细胞移植进展慢的主要原因是过去认为外周血中T淋巴细胞比骨髓中的多10倍或更多，而T淋巴细胞的增多会使移植物抗宿主病（GVHD）增加和加重。去T淋巴细胞的骨髓可以减少移植物抗宿主病的发生，但Atkinson等及Jansen等的报道均指出GVHD的发生主要与HLA配型不合、供受者年龄、女性供者有关，而与T淋巴细胞输入多少无关；也有认为在输入HLA相配的T淋巴细胞（$>10^7$/kg）并不使GVHD增多、加重，由迄今世界范围的200多例Allo-PBSCT的报道看，绝大多数作者也认为Allo-PBSCT患者的急性GVHD并不增多、加重。本期论文中报道的3例Allo-PBSCT治疗白血病的报道中也体现了上述优点。

异体外周血造血干细胞移植研究刚刚开始，与世界范围已开展的6万多例的异基因骨髓移植相比尚有许多实验及临床问题等待解决，希望我国的造血干细胞移植工作者加入到此行列，与世界范围从事造血干细胞移植的科学家们一道大力开展Allo-PBSCT的基础与临床研究，为取得Allo-PBSCT的经验和成果而努力。

（白血病杂志1996年第5卷第2期65页）

# 异体外周血造血干细胞移植治疗白血病的研究

曹履先　胡亮钉　陈　虎　江　岷等

**摘要**：报告用HLA相合的同胞异基因外周血造血干细胞移植治疗白血病3例，1例为CML-CP，1例为$ALL-CR_1$，1例为$AML-M_2$ $CR_1$，预处理方案均为环磷酰胺60 mg/kg×2天，全身$^{60}Co$照射4 Gy×3天，供者于−5日起同步每日给予G-CSF 5 μg/kg，5日后即−1日用Baxter CS3000血细胞分离机分离单个核细胞（MNC）其MNC为7.70、3.44及$2.46\times10^8$/kg，$CD34^+$细胞为25.7及$19.2\times10^6$/kg，$CD34^+/CD33^-$细胞为1.11及$0.59\times10^6$/kg，$CD3^+$细胞为94.9及$136.8\times10^6$/kg，血循环量为10 L分离后给患者静脉输注（在TBI 4小时以后），次日（0日）再分离一次MNC输注给患者。认为Allo-PBSCT可以使造血细胞植入恢复得快，感染及出血的机会减少，抗生素的使用天数减少，急性GVHD并不增多。对Allo-PBSCT的有关问题讨论。

**关键词**：异体外周血造血干细胞移植　白血病

外周血造血干细胞移植是近五六年发展起来的治疗恶性血液病的新方法，但由于各种原因外周血造血干细胞移植常限于自体移植。我们近来对3例白血病患者进行了HLA相合的同胞间的异体外周血造血干细胞移植（allogeneic peripheral blood stem cell transplantation，Allo-PBSCT）获得成功。

## 材料与方法

### 一、病例情况

3例白血病患者，1例为慢性粒细胞性白血病，慢性期（CML CP），1例为急性淋巴细胞性白血病首次缓解（ALL $CR_1$），1例为急性非淋巴细胞性白血病首次缓解（$AML-M_2$ $CR_1$），其临床情况见表1。

**表1　白血病患者的临床资料**

| 病例 | 性别 | 年龄 | 诊断 | 移植时病情 | 诊断时距 Allo-PBSCT时间（月） | RBC血型 受/供 | HLA配型 | | |
|---|---|---|---|---|---|---|---|---|---|
| | | | | | | | A | B | DR |
| 1 | 男 | 42 | CML | CP | 6 | A/A | 30/31、9 | 35、40 | 15、- |
| 2 | 女 | 35 | ALL | $CR_1$ | 6 | A/A | 30/31、29 | 13、17 | 1、4 |
| 3 | 男 | 29 | AML | $CR_1$ | 5 | A/A | 2、24 | 60、62 | 15、4 |

### 二、Allo-PBSCT方法

1. 供者情况：如表2所示。用G-CSF或（及）GM-CSF动员后，第5天及第6天进行2次用Baxter CS3000血细胞分离机采取的单个核细胞，每次采10 L的循环血量，收集50 ml的单个核细胞悬液，不经冷冻即时由静脉给患者输入，其细胞数如表3所示。

表 2　外周血干细胞供者的情况

| 供者 | 性别 | 年龄 | 婚否 | G-CSF 或 GM-CSF 皮下 | 最高 WBC( $\times 10^9$/L) | Baxter CS3000 循环(L)采血次数 |
|---|---|---|---|---|---|---|
| 1 | 男 | 32 | 已 | G-CSF 5 μg/kg×5 天 | 27.9 | 2 |
| 2 | 男 | 32 | 已 | G-CSF 5 μg/kg×5 天 | 16.0 | 2 |
| 3 | 女 | 20 | 未 | G-CSF 2.5 μg/kg×5 天<br>G-CSF 2.5 μg/kg×5 天 | 24.2 | 2 |

表 3　3 例供者被 Baxter CS3000 分出的细胞数

| 供者 | 细胞液量(ml) | MNC( $\times 10^8$/kg) | $CD34^+$( $\times 10^6$/kg) | $CD34^+/CD33^-$( $\times 10^6$/kg) | $CD3^+$( $\times 10^6$/kg) |
|---|---|---|---|---|---|
| 1 | 50×2 | 7.70 | – | – | – |
| 2 | 50×2 | 3.44 | 25.7 | 1.11 | 56.9 |
| 3 | 50×2 | 2.46 | 19.2 | 0.59 | 61.0 |

2. 受者(患者)的 Allo-PBSCT 方法　在全环境保护后 1 周左右,给患者全身照射 $^{60}Co$ 4 Gy×3 天,环磷酰胺 60 mg/kg×2 天。于输入 Allo-PBSCT 前一天开始予环孢霉素 1～1.5 mg/kg 静滴,－1～＋30 天,30 天后改为口服 3 mg/d,维持(CSA 浓度在 400 ng/ml 左右),甲氨蝶呤＋1 天 15 mg 静滴,＋3,＋6,＋9,＋11 天各 10 mg 静滴,Allo-PBSCT 后给予抗生素、抗霉菌药预防感染,给予静脉营养,给予预防肝静脉梗阻综合征(VOD)的措施。

3. 供者造血干细胞的动员与受者预处理方案的配合如图 1 所示。

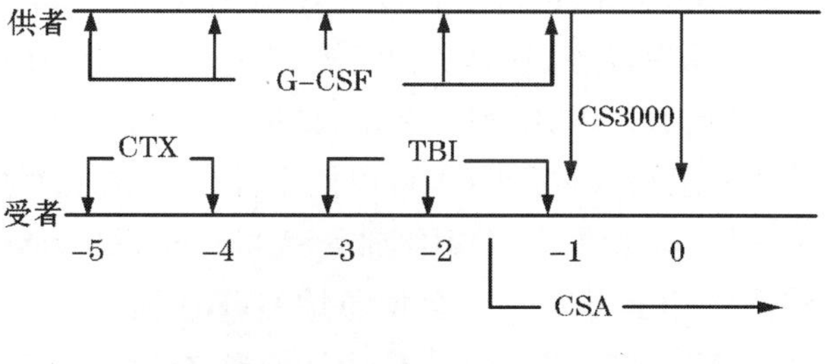


图 1　供者 PBSC 的动员及受者预处理同步进行

## 结　果

### 一、植入造血干细胞情况

经 Allo-PBSCT 后 3 例患者造血干细胞均顺利植入,白细胞＞0.5×$10^9$/L 及血小板＞20×$10^9$/L 的时间如表 4 所示。

例 2 于移植后＋38 天行血细胞染色体检查,分析 30 个细胞均为男性核型 XY。

表4　患者 Allo-PBSCT 后造血恢复情况(天)

| 病例 | 白细胞( $\times 10^9$/L) | | | | 血小板( $\times 10^9$/L) | |
|---|---|---|---|---|---|---|
| | >0.2 | >0.5 | >1.0 | >2.0 | >20.0 | >50.0 |
| 1 | +9 | +11 | +12 | +13 | +14 | — |
| 2 | +7 | +12 | +17 | +22 | +13 | — |
| 3 | +11 | +15 | +17 | +20 | +12 | — |

## 二、发生移植物抗宿主病(GVHD)情况

例1于移植后+20天时发生皮疹,皮肤活检符合急性GVHD表现,皮疹占体表面积的50%以上,诊断为Ⅱ度GVHD,经甲基强的松龙治疗后已好转。例2移植后33天发生Ⅰ度GVHD。例3于移植后19天发生皮肤Ⅲ度GVHD。3个病例的观察均不足100天,故不好确定有否慢性GVHD,例1、2、3的急性GVHD在治疗中。

# 讨　论

外周血中存在有可以移植的造血干细胞、造血祖细胞,慢粒白血病的患者的外周血中存在有可以移植的造血干细胞,在其他类型白血病、淋巴瘤患者中,特别是在化疗以后外周血中的造血干细胞会增加,外周血中的造血干细胞也可以为G-CSF或GM-CSF所动员,有报道在恶性血液病化疗后,每日用G-CSF 12 μg/kg可使外周血中的GM-CFU增加58倍。因而自体外周血的造血干细胞移植在近些年来开展比较多,主要是用于实体瘤的治疗上。由于各种原因异体外周血的造血干细胞的移植开展比较晚,1995年在瑞士召开了首届异体外周血造血干细胞移植会议,到目前为止世界范围开展异体外周血移植治疗共200多例。

异体外周血干细胞移植(Allo-PBSCT)需正常供者接受G-CSF或GM-CSF来动员造血干细胞,G-CSF及GM-CSF的副作用很小,常见的副作用有皮疹、发热及骨痛等,无更长期的副作用。

外周血经G-CSF或GM-CSF动员后,经白细胞分离术,其中所含的T淋巴细胞比骨髓中的T淋巴细胞可以增加10倍。这就很自然的使人想到Allo-PBSCT可以使患者在移植后急性GVHD增多、加重,但输入供者T细胞的增多(高于正常值)并不一定使受者GVHD加重,Atkinson等及Jansen等报道认为并不能证明上述关系,故供者的T淋巴细胞输入的增多并不一定会使急性GVHD增多。世界各地所做的200多例Allo-PBSCT中,绝大部分报道均不认为Allo-PBSCT使急性GVHD增多、加重。这些资料说明Allo-PBSCT后,急性GVHD与Allo-BMT相比是不增多,也不增加严重程度的。在首届国际异体外周血移植会议上作报道的200余例中,绝大多数报道也认为其异基因骨髓移植常见的急性GVHD是不增多的。但有个别报道慢性GVHD比Allo-BMT多见。

Allo-PBSCT的另一存在的问题是此种由G-CSF或GM-CSF所动员出来的造血干细胞能否长期植活。由于此种移植临床应用时间比较短,还不能回答此问题。但现有报道不少病例Allo-PBSCT已超过一年,未见有Allo-PBSCT不能长期植活的报道,由动物实验结果看是可以长期植入此类造血干细胞的。

Allo-PBSCT有很多方面优于骨髓移植。HLA相合的供造血干细胞者可以不经受全麻或硬膜外麻醉采骨髓的痛苦,而由血细胞分离机进行采集外周血单个核细胞进行移植,提供造血干细胞的供者亦不需住院。不采骨髓而采取外周血也可改变部分献髓人员不必要的恐慌心理,使供者范围更为广泛。

Allo-PBSCT移植患者白细胞及血小板上升得比BMT时快,这样可以减少感染的机会,减少抗生素的使用天数,减少患者住无菌层流病房的天数,也由于血小板生长得快,减少了血小板的输注的支持疗法,减少出血的机会,减少了经费的开支。本文3例均显示了此方面的优点。WBC $>1.0\times 10^9$/L在Allo-PBSCT组分别

为 +12、+17、+17 天,而做 Allo-BMT 组此值为 +17~ +29 天(28.3 天)。T 淋巴细胞输入的增多,特别是做 Allo-PBSCT NK 细胞比 Allo-BMT 多 20 倍或可增加移植物抗白血病(GVL)的作用。

我们报道的 3 例经 Allo-PBSCT 治疗白血病,初步显示了上述对供受者的优越性,因而 Allo-PBSCT 应进一步试用和研究。

## 参考文献

[1] McCarthy DM, Goldman JM. Transfusion of circulating stem cells. Crit Rev Clin Lab Sic,1984,20:1.

[2] Goldman JM,Catovsky D,Galton DAG. Reversal of blast-cell crisis in CGL by transfusion of stored autologous buffy coat cell. Lancet,1978,1:437.

[3] Richman CM, Weiner RS, Yankee RS. Increase in circulating stem cells following chemotherapy in man. Blood,1976,47:1031.

[4] Juttner CA, To LB, Haylock DN, *et al.* Circulating autologous stem cells collected in very early remission from acute non-lymphoblastic leukaemia produce prompt but incomplese haemopoietic reconstitution after high dose melphalan or supralethal chemoradiotherapy. Br J Haematol,1985,61:739.

[5] Reiffers J, Bermard P, David B,*et al.* Successful autologous transplantation with peripheral blood hemopoietic cells in a patient with acute leukemia. Exp Hematol. 1986,14:312.

[6] Sheridan WP,Begley CG, Juttner CA, *et al.* Effect of peripheral blood progenitor cells moblised by filgrastim(G-CSF) on platelet recovery after high-dose chemotherapy. Lancet,1992,339:640.

[7] Dreger P,Haferlach T, Eckstein V, *et al.* Harvesting G-CSF-mobilised peripheral blood progenitor cells for allogeneic transplantation. Safety, kinetics of mobili-sation and composition of the graft. Br J Haematol,1994,87:609.

[8] Weaver CH, Longin K,Buckner CD, *et al.* Lymphocyte content in peripheral blood mononuclear cells collected after the administration of recombinant human granulocyte colony stimulating factor. Bone Marrow Transplant,1994,13:411.

[9] Kernan NA, Collins NH, Julianol L,*et al.* Clonable Tlymphocytes in T cell-depleted bone marrow transplants correlate with development of gra-ft-v-host disease. Blood,1986,68:770.

[10] Atkinson K,Farrell C,Champman G,*et al.* Female marrow donors increase the risk of acute graft-versus-host disease: Effect of donor age and parity and analysis of cell subpopulations in the donor marrow inoculum. Br J Haematol,1986,63,231.

[11] Jansen J,Goselink HM, Veenhof WFJ, *et al.* The impact of the composition of the bone marrow graft on engraftment and graft-versus-host disease. Exp Hematol, 1983,11:967.

[12] Korbling M, Przepiorka D, Huh YO, *et al.* Allogeneic bllod stem cell transplantation for refractory leukemia and lymphoma: Potential advantage of blood over marrow allografts. Blood,1995,85:1659.

[13] Bensinger WI, Weaver CH, Appelbaum FR, *et al.* Transplantation of allogeneic peripheral blood stem cells mobilized by recombinant human granulocyte colony stimulating factor. Blood,1995,85:1665.

[14] Schmitz N, Dreger P, Suttorp M, *et al.* Primary transplantation of allogeneic peripheral blood progenitor cells mobilized by filgrastim(gramulocyte colony-stimulating factor). Blood,1995,85:1666.

[15] Russell NH, Hunter AE, Rogers S, *et al.* Peripheral blood stem cells for allogeneic transplantation. Lancet, 1993,341:1482 (letter).

[16] Gratwohl A, Schmitz N. Proceeding of 1st international Symposium on Allogeneic Peripheral Blood Progenitor cell Transplantation,1995:25.

[17] Anderlini P, Przepiovk D, Khouri I, *et al.* Chronic graft- vs-host disease (GVHD) after allogeneic marrow or blood stem cell transplantation. Blood,1995,86:109a.

[18] Craddock CF, Apperley JF, Wright EG, *et al.* Circulation stem cells in mice treated with cyclophosphamide. Blood,1992,80:254.

[19] Murphy WJ, Reynolds CW Tiberghien P, *et al.* Natural killer cells and bone marrow transplantation. J Natl Cancer Inst,1993,85:1475.

# Study about allogeneic peripheral blood stem cell transplantation in the treatment of leukemia

**Cao Luxian, Hu Liangding *et al***

**Affiliated Hospital to the Academy of Military Medical Sciences, Beijing**, 100039

**Abstract** We reported three patients with leukemia transplanted with allogeneic peripheral blood stem cells of HLA matched siblings. They are a man with CML in chronic phase, a female with ALL in $CR_1$ and a man with AML in $CR_1$. All of them were transplanted with HLA identical siblings' Allo-PBSC. After conditioned with CTX 60 mg/kg ×2 and TBI 4.0 Gy ×3, the mononouclear cell which were collected by leukophereses, (Baxter CS3000 101) were infused without cryopreservation for two times. The NMC infused, in cases 1, 2 and 3 were 7.70, 3.44 and $2.46\times10^8$/kg respectively. The $CD34^+$, $CD34^+/CD33^-$ and $CD3^+$ cells infused were 78.3 and 21.1, 30.1 and 20.0, 94.9 and $136.8\times10^6$/kg respectively in case 2 and case 3. The haemopoiesis recovery was much faster than that of the BMT group. Acute GVHD of grade Ⅱ、Ⅰ and Ⅲ occured in cases 1,2 and 3 respectively. All of them were controlled by prednisolone. We reviewed some reports of Allo-PBSCT and concluded that Allo-PBSCT are the alternative source of stem cells of transplantation. Patients with Allo-PBSCT has a faster recovery of leukocyte and platelet than with bone marrow transplantation. Patients with Allo-PBSCT have less risk of infection and hemorrhage, and reduced the need of blood product support.

**Key words** Allo-PBSCT Luekemia

（白血病杂志 1996 年第 5 卷第 2 期 66～69 页）

# 骨髓移植中出血性膀胱炎的防治

307 医院　曹履先　江　岷　陈　虎等

近2年来我们对16例白血病患者进行了骨髓移植(BMT),其中异基因骨髓移植11例、自体骨髓移植5例。在预处理中均用CTX 60 mg/kg×2天,异基因BMT均用CsA预防GVHD[1 mg/(kg·d)]。全部患者预防性使用抗生素,均用呋塞米及大量静脉输液,使尿量保持在100 ml/h以上及碱化尿液。出血性膀胱炎及血尿情况见表1。

**表1　16例患者BMT中血尿及出血性膀胱炎**

| 组别 | 早期出血性膀胱炎 | 晚期出血性膀胱炎 | 单纯血尿 |
|---|---|---|---|
| 异基因BMT(11例) | 5 | 3 | 4 |
| 自体BMT(5例) | 1 | 0 | 0 |

用CTX后6例出现了早期出血性膀胱炎,3例出现了晚期出血性膀胱炎,4例于病程中仅表现有血尿改变(无尿频、尿急、尿痛)。

我们认为,CTX所致出血性膀胱炎在早期是多见的,约30%;晚期出血性膀胱炎较为少见,其机理不详或与病毒感染有关,病程较长。BMT中出现的血尿常与CsA有关。强制性利尿对预防CTX所致早期出血性膀胱炎是有效的。在无Mesna(预防CTX所致出血性膀胱炎药物)的情况下仍可起到预防急性早期出血性膀胱炎的效果。出血性膀胱炎预后较好,保守治疗是可以痊愈的。对出血性膀胱炎的发生机制和预防方法略作讨论。

(Proceeding of BISBMT　1992　P30)

# Treatment of acute leukemia with nonpurging, nonfrozen abmt

## (Five cases observation)

**CAO Lu Xian, CHEN Hu, JIANG Min *et al.***
**Hematology Department, North Tai Ping Road Hospital, Beijing, China**

Five cases of ANLL ($M_2$ 1, $M_4$ 1 and $M_3$ 3) are reported. The patients having achieved CR after chemotherapy were given chemo-irradiation therapy. Their own nonpurged, nonfrozen BM were infused after storaged in 4℃ refrigerator for 56 hrs. The haematopoiesis is recovered completely after ABMT showed as following tables.

**Table 1 Pretransplantation condition of patients**

| CASE | Diagnosis | Hb (g/L) | WBC ($\times 10^9$/L) | Pt ($\times 10^9$/L) | BM cellularity | M/E | Blast (%) |
|---|---|---|---|---|---|---|---|
| 1 | M2 CR1 | 100 | 5.5 | 120 | + + | 1.8:1 | 4.2 |
| 2 | M4 CR1 | 94 | 1.8 | 217 | + + | 0.8:1 | 4.0 |
| 3 | M3 CR1 | 113 | 5.8 | 172 | + + | 3.6:1 | 3.0 |
| 4 | M3 CR1 | 120 | 4.5 | 170 | + + | 2.0:1 | 2.5 |
| 5 | M3 CR1 | 99 | 2.5 | 106 | + | 1.0:1 | 1.5 |

**Table 2 Conditioning regimen for ABMT**

| CASE | Diagnosis | TEP (day) | CTX (mg/kg) | TBI Dosage (Gy) | TBI Dose rate (cGy/min) | TBI Lung (Gy) | Auto-BM volume (ml) | Auto-BM BMN ($\times 10^8$/kg) |
|---|---|---|---|---|---|---|---|---|
| 1 | M2 | -21 | 50×2 | 7.5 | 3.0 | 6.0 | 600 | 1.49 |
| 2 | M4 | -11 | 60×2 | 8.0 | 2.8 | 6.5 | 700 | 1.46 |
| 3 | M3 | -21 | 60×2 | 4+6 | 2.1 | 7.0 | 580 | 1.36 |
| 4 | M3 | -12 | 60×2 | 4+6 | 2.1 | 7.1 | 400 | 1.75 |
| 5 | M3 | -16 | 60×2 | 4+6 | 2.1 | 7.1 | 720 | 1.03 |

Table 3 Results of ABMT

| CASE | WBC day | Nadir Value | Pt day | Nadir Value | PMN >0.5 × $10^9$/L (day) | Outcome |
|---|---|---|---|---|---|---|
| 1 | +9 | 0.15 | +14 | 4.0 | +40 | Relapse (DFS 5 months) |
| 2 | +10 | 0.05 | +13 | 3.0 | +16 | Relapse (DFS 9 months) |
| 3 | +9 | 0.00 | +15 | 10.0 | +15 | DFS 16 + months |
| 4 | +9 | 0.10 | +10 | 7.0 | +23 | DFS 2 + months |
| 5 | +8 | 0.00 | +19 | 15.0 | +17 | DFS 2 + months |

In conclusion, nonpurged nonfrozen ABMT is useful in the treatment of acute leukemia. Bone marrow cells storaged in 4℃ for 56 hrs can preserve enough viable haematopoietic stem cells for the recovery of normal haematopoiesis, We can not conclude the purging of the marrow is useful or not.

(Proceedings of BSLR 1990 P28 ~ 29)

# Bone marrow transplantation in China

**Cao Luxian *et al***
**Bei Tai Ping Lu Hospital Beijing, China**

The experimental researches of bone marrow transplantation (BMT) in China began from 1959 in some hospitals and medical institute. After mice and dogs were irradiated, autologous or allogeneic bone marrow cell were infused intravenousely. Some of the animals survived much longer than that of the control.

The first case of syngeneic BMT was reported in 1962. Allogeneic BMT and autologous BMT in the treatment of leukemia, aplastic anemia, thalassemia and lymphoma were reported. There are about 150 cases allogeneic and more than 200 cases autologous BMT were reported in China.

There are about 40 thousand new cases of leukemia patients and aplastic anemia in China per year (Incidence rate of leukemia $2.75/10^5$/year, aplastic anemia $0.74/10^5$/year). Autologous peripheral blood stem cell transplantation and fetal liver cell transplantation have been performed in China.

The characteristics of BMT in China include the follow points: The importance of total environment protection; Chinese can tolerate the dosage of TBI as western country; Donor selection is more difficulity; Chinese traditional herbs are useful in BMT patients; GVHD in Chinese is much fewer and milder; Tuberculosis is populor after BMT; ABMT, APBSCT and FLCT are important in Chinese; Payment for BMT in China is far lower than that of western countries.

(Proceedings of BISBMT 1992 P3 ~ 4)

# Allogeneic bone marrow transplantation in the treatment of leukemia

**Cao LX, Chen H, Jiang M *et al***
**North Tai Ping Road Hospital, Beijing**

Allogeneic bone marrow transplantation (BMT) has emerged as a curative therapy for many patients (pts) with hematologic malignancies including leukemia. In our hospital, BMT from HLA identical siblings has been done in 36 pts including 18 acute nonlymphoblastic leukemias (ANLL), 8 acute lymphoblastic leukemias (ALL) and 10 chronic myelogenous leukemias (CML). M : F = 19 : 17. The age was from 16 years old to 45 years (avarage 29.4 years old). 28 pts were in the first complete remission ($CR_1$) or chronic phase (CP), 7 in $CR_2$ or accelerate phase (AP) and 1 in relapse pretransplant. 12 pts mismatched blood ABH group.

Before transplant all of the pts were given total environment protection (TEP) in laminar air flow rooms (LAFR). The conditioning regimen was high-dose cyclosphosphamide (CY) combined with total body irradiation (TBI). The dose of CY was 60 mg/kg/d intravenously for two days continously. The dose of TBI was 9.9 ~ 12.0 Gy fractionated three times for three days. The combination of low-dose cyclosporin with short term methotrexate was given for prophylaxis of graft versus host disease (GVHD). Bone marrow infusion including $2.57 \times 10^8$/kg nucleated cell and $5.21 \times 10^4$/kg CFU-GM was given at day 0. 30 (83.3%) pts were successfully engrafted and got hematological reconstitution. The leukocyte count in peripheral blood (PB) up to $1.0 \times 10^9$/L was at day 28.3 and platelet count in PB up to $50 \times 10^9$/L was at day 43.6 post transplant. Acute GVHD was present in 12 (40.0%) pts. 3 (10%) pts developed severe grade GVHD, but did not cause death. No interstitial pneumonia was found. Chronic GVHD was few in 5 (16.7%) pts. 7 (23.3%) pts relapsed in 3 ~ 15 months posttransplant. 20 (55.6%) pts are in leukemia free survival for 2 ~ 45 months.

(Proceedngs in BISBMT 1992, P28 ~ 29)

# The haemapoietic recovery after bone marrow transplantation

**Cao Luxian, HuLiangding, Jiang Min *et al***
**Bei Tai Ping Lu Hospital**

20 cases of leukemia patiants were conditioned with cyclophosphamide (CTX) and total body irradiation (TBI) transplanted with allogeneic bone marrow (Allo-BMT). 14 patients were treated by non-purging and non-frozening autologous bone marrow transplantation (ABMT) and also conditioned by TBI and CTX.

The dosages of TBI were $3.3\times3 = 9.9$ Gy or $4\times3 = 12$ Gy (for Allo-BMT) and $5\times2 = 10$ Gy (for ABMT). The white blood cells recovered of Allo-BMT and ABMT were shown as table I. The days of platlets $> 0.50\times10^9/L$ were +48.7 day and +43.3 day respectively. the recovery of granulocytes $> 0.5\times10^9/L$ in Allo-BMT is much slower (+29.8 day) than ABMT (+24.6 day).

There is no difference in the recovery of WBC from ABO matched and mismatched leukemia patients after Allo- BMT. the recovery of WBC is much slower in infected BMT patients than non-infected patients.

(Proceedings of BISBMT 1992 P30)

# Autologous bone marrow transplantation in the treatment of acute leukemia

**Cao Luxian *et al***
**Bei Tai Ping Lu Hospital, Beijing China**

18 cases of acute leukemia patients were treated by autologous bone marrow transplantation( ABMT). Conditional regimen include total body irradiation, cyclophosphamide, ribs additional irradiation. The bone marrow was preserved in solution of Co sodium chloride for 56 ~ 60 hrs in 4℃ . 1.06 × $10^8$/kg NMC (0.62 ~ 1.58 × $10^8$/kg) were infused after TBI and CTX. Ten cases of the patients had leukemia free survival (LFS) for 18.4 months (1 ~ 42 mo). six cases of leukemia patients relapsed within 10.2 mo (3 ~ 20 mo). The main treatment regimens are total environment protection, prophylaxis use of antibiotics, intravenous catheter insertion, long effective Vit $B_2$ used, antifungus drug used, acyclovir used, urination and alkalinization of urine after CTX etc.

(Proceedings of BISBMT 1992 P31)

# Bone marrow transplantation (BMT) in the treatment of severe acute radiation disease (SARD).

**Cao Luxian , Chen Hu, Hu Liangding *et al***
**Bei Tai Ping Lu Hospital**

We review the literature of bone marrow transplantation (BMT) in the treatment of severe acute radiation disease (SARD).

The following subjects are presented and discussed:

1. The procedure and time of BMT: in SARD. They include emergence BMT condition regimen , venous catheter, emergency total environment protection (Em-TEP), Donors selection.
2. The importance of further conditional treatment before BMT in SARD.
3. Speciality of GVHD after BMT in SARD.
4. Prevention and treatment of interstitial pneumonia.
5. The use of haemopoietic growth factors in BMT of SARD.
6. Usage of BMT in the treatment of SARD and its limitation.

(Proceedings in BISBMT 1992 P30 ~ 31)

# The effect of bone marrow transplantation in the treatment of leukemia: a comparation with chemotherapy

**Cao Luxian, Hu Liangding *et al***
**Bei Tai Ping Lu hospital**

Twenty-six cases of leukemia patients treated with allogeneic bone marrow transplantation (Allo-BMT), 14 patients were treated with autologous bone marrow transplantation, 26 case were treated with chemotherapy (CT). The results as Table.

**Table　the effect of Allo-BMT, ABMT and CT in leukemia**

| Therapy | Cases | 3yr survival | % |
|---|---|---|---|
| Allo-BMT | 26 | 15(DFS) | 57.7 |
| ABMT | 14 | 10(DFS) | 78.6 |
| CT | 26 | 4 | 15.3 |

DFS = Disease free survival

Kaplan-Meler survival curve of 66 leukemia patients. We think Allo-BMT superior to ABMT and superior to CT in the treatment of leukemia.

The kapalan-Meier survival curve are showed in following Fig.

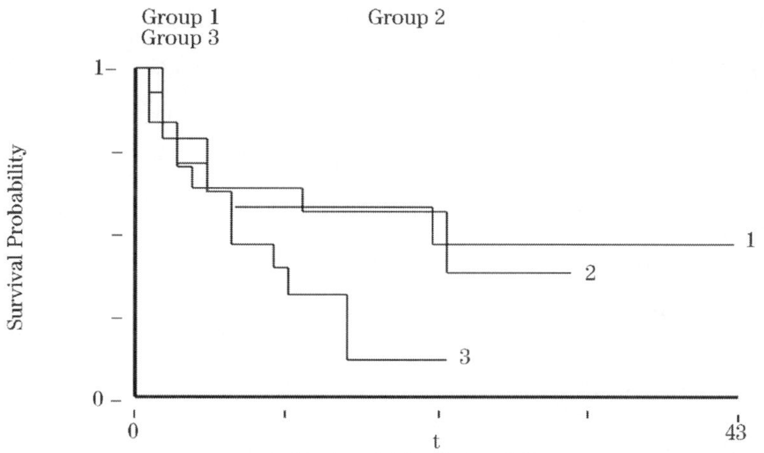


Kaplan-Meier Survival Curve

(Proceedings of BISBMT 1992, p27)

# Allogeneic peripheral blood stem cell transplantation in the treatment of leukemia in China

**LX Cao, LD Hu, H Chen, M Jiang *et al***
**Bei Tai Ping Lu Hospital Beijing, China,** 100039

The use of peripheral blood stem cells for allogeneic transplantation (allo-PBSCT) raises questions regarding durability of engraftment and graft-versus-host disease (GVHD). G-CSF and/or GM-CSF-mobilized peripheral blood stem cells can be collected from normal donors. In 1995 we began to use allo-PBSCT in the treatment of leukemia and we present here the preliminary results of allo-PBSCT in the treatment of leukemia in China (Table 1).

**Table 1 Clinical results of allo-PBSCT in 14 leukemia patients**

| Case No. | Sex F/M | Age(years) | Diag | Status | Diag-Tx (month) | Donor relationship | MNC $10^8$/kg | aGVHD (grade) | cGVHD | Survival(days) |
|---|---|---|---|---|---|---|---|---|---|---|
| 1 | M | 42 | CML | CP | 6 | Brother | 7.70 | 2 | – | Died +73 |
| 2 | F | 35 | ALL | $CR_1$ | 6 | Brother | 3.44 | 1 | + | DFS +271 |
| 3 | M | 29 | AML | $CR_1$ | 5 | Sister | 2.46 | 2 | – | DFS +260 |
| 4 | F | 20 | ALL | $CR_1$ | 4 | Sister | 6.56 | – | + | DFS +246 |
| 5 | M | 29 | AML | $CR_1$ | 9 | Sister | 5.40 | – | + | DFS +196 |
| 6 | F | 25 | AML | REL | 48 | Brother | 3.88 | 3 | – | Died +41 |
| 7 | M | 32 | CML | CP | 4 | Sister | 6.52 | – | – | DFS +174 |
| 8 | M | 20 | ALL | $CR_1$ | 5 | Sister | 8.43 | – | – | DFS +162 |
| 9 | M | 36 | CML | BP | 24 | Brother | 4.60 | 2 | – | Died +57 |
| 10 | M | 40 | CML | CP | 9 | Brother | 7.00 | 2 | – | DFS +148 |
| 11 | M | 32 | CML | CP | 9 | Brother | 4.57 | – | – | DFS +134 |
| 12 | F | 32 | AML | $CR_1$ | 8 | Sister | 4.90 | 4 | – | Died +49 |
| 13 | M | 37 | AML | $CR_1$ | 7 | Brother | 4.80 | – | – | DFS +124 |
| 14 | M | 26 | ALL | $CR_1$ | 6 | Brother | 2.80 | – | – | DFS +122 |

DFS = Disease free survival

HLA-identical siblings of the patients received G-CSF and/or GM-CSF 5 μg/kg sc. for 5 days (G-CSF in 10 patients, half dosage of G and GM-CSF each in four cases). Leukapheresis (Baxter CS 3000 Plus; Baxter, Deerfield, IL, USA) was carried out on days 5 and 6. The median age of the donors was 32 years (20 ~ 42). The median number of leukapheresis procedures was 1 (range 1 ~ 3, 10 ~ 30 L of blood processed).

The conditioning regimen consisted of TBI and cyclophosphamide (CY). The dosage of TBI was 4 Gy × 3 (in nine cases) and 5 Gy × 2 (in five cases). The dosage of CY was 60 mg/kg daily for 2 days. Cyclosporin A and short-course methotrexate were used for GVHD prophylaxis. The mononuclear cells (MNC) infused were 2.46 ~ 8.43 $\times 10^8$/kg (median 4.80). The infused $CD34^+$, $CD34^+/CD38^+$, and $CD34^+/CD38^-$ cells were 3.96 $\times 10^6$/kg (1.01 ~ 10.08). 3.75 $\times 10^6$/kg (0.99 ~ 8.55) and 0.23 $\times 10^6$/kg (0.02 ~ 0.91) respectively in the last 10 patients. Hematopoiesis was reconstituted in all patients. The leukocytes reached 1.0 $\times 10^9$/L on day +17 (range +12 to +26). Platelet counts reached 50 $\times 10^9$/L on day +27 (range +19 to +35). Engraftment of the donor cells was demonstrated by sex chromosome analysis (five patients), RBC type (three patients), GVHD present (four patients) and DNA analysis (two patients).

Seven patients developed acute GVHD (50%), grade 1 (one patient), grade 2 (four patients), grade 3 (one patient) and grade 4 (one patient). Four patients died with aGVHD and infection; 10 patients survive at a median of +168 days(+122 to +271).

The minimum numbers of G/GM-CSF-mobilized normal donor MNC and $CD34^+$ cells necessary to achieve consistent sustained engraftment using HLA-matched siblings is unknown. We think that 2 $\times 10^8$/kg of MNC or 2 $\times 10^6$/kg of $CD34^+$ cells are enough for hematopoietic reconstitution using HLA-identical sibling stem cells.

Because of the shorter period of marrow hypoplasia after allo-PBSCT, the amount of blood product support and the antibiotics used were decreased. The median number of platelet transfusions for the 14 patients was two bags (1 ~ 5) of apheresed platelets. The median days of total environmental protection after allo-PBSCT was 31 (27 ~ 41), less than that of BMT patients. The incidence of acute GVHD was not greater than that of allo-BMT patients. After G/GM-CSF mobilization, the T lymphocyte content in the peripheral blood is 10 times greater than that of bone marrow. The long-term results of allo-PBSCT may prove better than that of allo-BMT, because of the large amount of T lymphocytes and NK cells infused.

## References

[1] Russell NH, Hunter A, Rogers S *et al.* Periperal blood stem cells as an alternative to marrow for allogeneic transplantation Lancet 1993; 41: 1482.

[2] Korbling M, Huh YO, Durett A *et al.* Allogeneic blood stem cell transplantation: peripheralization and yield of donor-derived primitive hematopoietic progenitor cells ($CD34^+$ Thy- $1^{dim}$) and lymphoid subsets, and possible predictors of engraftment and graft-versus-host disease. Blood 1995; 86:2842-2848.

[3] Sheridan WP, Begley CG, Juttner CA *et al.* Effect of peripheral-blood progenitor cells mobilised by filgrastim (G-CSF) on platelet recovery, after high-dose chemotherapy. Lancet 1992; 339: 640-644.

[4] Goldman J. Peripheral blood stem cells for allografting. Blood 1995;85:1413-1415.

[5] Weaver CH, Longin K, Buckner CD, Bensinger W. Lymphocyte content in peripheral blood mononuclear cells collected after the administration of recombinant human granulocyte colony-stimulating factor. Bone Marrow Transplant 1994; 13:411-415.

[6] Atkinson K, Farrell C, Champman G *et al.* Female marrow donors increase the risk of acute graft-versus-host disease: effect of donor age and parity and analysis of cell subpopulations in the donor marrow inoculum. Br J Haematol 1986; 63:231-239.

[7] Murphy WJ, Retbikds CW, Tiberghien P, Longo DL. Natural killer cells and bone marrow transplantation. J Natl Cancer Inst 1993; 85: 1475-1482.

(Bone Marrow Transplant 1997;19:403 ~ 404)

# Bone marrow transplantation in China

**Cao Luxian, Chen Hu, Jiang Min, *et al***
**Bei Tai Ping Lu Hospital, Beijing, China.**

The research of experimental BMT was begun in 1961. The first case of syngeneic BMT in the treatment of aplastic anemia was reported in 1962. The first case of BMT treatment of leukemia was reported in 1984. Until 1988, 54 cases of allogeneic BMT in the treatment of leukemia , aplastic anemia immunodeficiency and Mediterranean anemia was cumulately reported in China (Except Tai Wan province). There are about 9 teams for BMT in China. 107 cases of autologous BMT was reported, most of them was in the treatment of lymphoma. 7 cases of syngeneic BMT was reported. About 30 cases of fetal liver cell transplantation was reported.

Total environment protection for the transplant patients is very important. Most of our patients prevent GVHD with MTX and CyS. Probably the GVHD is much less in Chinese. There are about 40 000 new cases of leukemia and 30 000 new cases of aplastic anemia in China per year, so that BMT is a very important therapeutic regiment. The cost of a BMT is about ¥ 50 000 (about $ 14 000), it is much cheaper than that of western countries.

The threapeutic result of allogeneic BMT in China is fine, most of which are disease free survival for a long time.

In the Bei Tai Ping Lu Hospital team, 7 cases of Allo-BMT, 3 cases of Auto- BMT are performed in the treatment of patients with leukemia this year.

**Results of Allo-BMT in the Treatment of Leukemia**

| CASE | Sex/yr | Diagnosis | DNR (mg) | CTX (mg/kg) | TBI (Gy) | Donor | ABO R D | GVHD | Evidence of Graft | Prognosis (Month) |
|---|---|---|---|---|---|---|---|---|---|---|
| 1 | F/24 | M3 RL1 | 60 | 60 × 2 | 9.9 | Brother | 0 0 | I | Sex Ch | LFS21 + |
| 2 | M/24 | M0 CR1 | 60 | 60 × 2 | 12.0 | Brother | B B | I | RBC | LFS10 + |
| 3 | M/45 | M2 RL1 | 60 | 60 × 2 | 11.0 | Brother | B B | 0 | Haemo-recovery | L Rel 4 + |
| 4 | M/16 | CML CP | 60 | 60 × 2 | 9.9 | Brother | A B | 0 | RBC | LFS7 + |
| 5 | F/29 | M3 CR1 | 60 | 60 × 2 | 9.9 | Sister | 0 0 | I | RBC | LFS6 + |
| 6 | M/26 | CML CP | 60 | 60 × 2 | 12.0 | Sister | B 0 | II | Sex Ch | LFS5 + |
| 7 | M/16 | M3 CR1 | 60 | 60 × 2 | 12.0 | Sister | A A | 0 | Sex Ch | LFS4 + |

(Bone Marrow Transplant 1990;5:106)

# The use of GM-CSF and G-CSF in bone marrow transplantation

**LX Cao, LD Hu, M Jiang, *et al.***
**Bei Tai Ping Lu Hospital, Beijing, China**

Recombinant human GM-CSF and G-CSF were used in 22 cases of leukemia patients treated with bone marrow transplantation (BMT).

Seven cases of leukemia patients received GM-CSF or G-CSF during BMT from white blood cell count to be zero. The haematopoiesis graftment is far early in all cases. All the times of white blood cell count reached 0.1, 0.2, 0.5, 1.0, 2.0 $\times 10^9$/L are faster than history control for about 3 days. There was no serious bacteria infection in the patients received GM-CSF or G-CSF. After allogeneic BMT, the neutrophil count over 0.5 $\times 10^9$/L is +25.0 days while the control group was +28.4 days. The platelet count reached 50 $\times 10^9$/L was also accelerated nearly 10 days early.

Nine cases of leukaemia patients with delayed engraftment received GM-CSF or G-CSF. The WBC next day of 6 case patients was from 0.52 $\times 10^9$/L to 1.58 $\times 10^9$/L (average) and gradually became normal.

Six Allo-BMT donors received GM-CSF 125 ug/day iv for two days. Two days later after received GM-CSF. the WBC raised 4.4 $\times 10^9$/L.

Side effects of GM-CSF and G-CSF include low fever (54.6%), bone pain (22.7%) and one case pleural effusion, one case pericardial effusion. All of them are mild, temporary and tolerable.

(First International Symposium on cytokins in bone marrow transplantation p45 New Zealand 1993)

# Bone marrow transplantation in China, its past, present and the future prospects

**Cao LX, Jiang M, Hu LD, Chen H, *et al***
**North Tai Ping Road Hospital, China**

Bone marrow transplantation (BMT) is a new medical treatment for leukemia and aplastic anemia. In the beginning of this research, BMT is used for the treatment of acute radiation disease. We review literature presented in China to identify the history and present status of BMT in China.

**1. History and present status of BMT in China**

(1) The experimental researches of BMT

The experimental researches of BMT in China began in 1959 in some institutes. The dogs and mice were irradiated by $^{60}Co$ more than 5 Gy and allogeneic or autologous bone marrow was infused. Some of the animals survived much longer than those of the control.

(2) Clinical application of BMT

The first case of syngeneic BMT was reported in 1962. Allogeneic bone marrow transplantation (allo-BMT) in the treatment of leukemia was performed in 1982 in Beijing . There were some reports of bone marrow infusion in the treatment of aplastic anemia and acute radiation disease. There are several reports about autologous BMT (ABMT) in the treatment of malignant lymphoma.

(3) Bone marrow transplantation in China

Up to now about 200 cases of allo-BMT have been performed in China by 15 groups. The main diseases treated by allo-BMT are acute and chronic leukemia, a few cases of aplastic anemia, congenital immunodeficiency diseases and acute radiation disease. There are more than 250 cases of ABMT performed in the treatment of malignant lymphoma, leukemia and other malignant diseases by about 20 groups. Both purged and nonpurged autologous BMT have been performed. Natural tumor suppressor (NTS) is a special material extracted from fetal liver cell used for purging marrow of leukemia. There are about 4 groups performing autologous peripheral blood stem cell transplantation (APBSCT) in the treatment of leukemia. More than 10 cases of such patients have been performed. About 10 cases of leukemia or aplastic anemia have been transplanted by their identical twin by 9 groups. Fetal liver cell transplantation for leukemia and aplastic anemia patients performed about 40 cases by 8 groups.

**2. Experiences of BMT in the treatment of leukemia in Bei Ta Ping Lu Hospital**

(1) In recent 3 years, we treated 36 cases of leukemia with allo-BMT and 18 cases with ABMT. The 3 year disease free survival rates on leukemia patients are 60.8% and 41.8% for allo-BMT and ABMT respectively. They are far superior than chemotherapy. For acute nonlymphoblastic leukemia after 1st complete remission, the 3 year DFS of BMT, ABMT and chemo- therapy are 48%, 36% and 15% respectively.

(2) We use total environment protection for all patients for 2 weeks before BMT or ABMT. It consists about air laminar flow room, aseptic food, skin decontamination and oral nonabsorptive antibiotics.

(3) Mucositis protection; We use long term Co-Vit $B_{12}$ injection once per month for mucositis protection. Four of the 46 patients (8.6 %) treated produced mucositis during the BMT period, while 6 of the 8 (75%) control

developed mucositis.

(4) Condition regimens: We give TBI 9.9 ~ 12.0 Gy/3 for allo-BMT, which is the biggest dosage of TBI in China. For ABMT, we give the patients 10.0 Gy/2 in 2 days and in addition of 4.0 Gy to the ribs. The lungs were shield for TBI 5.94 ~ 7.40 Gy in all patients. Both $^{60}Co$ and electric accelarator are used for TBI. The dose rates are 2.1 ~ 6.8 cGy/min. Cyclophosphamide: 60 mg/kg × 2 was infused. No mensna was used. We alkalized the urine with 4% sodium bicarbonate solution and forced urination by NS infusion. After alkalized urine and forced urination, the incidence rate of haemorrhagic cystitis after CTX is only 18.5%.

(5) ABO mismatched BMT: We use hydroxymethyl starch to separate the red blood cells from the bone marrow. All 12 patients with red cell ABO mismatched BMT (major mismatched 4, minor mismatched 8) transplanted successfully. The engraftment time is no difference from the ABO matched donors.

(6) Graft versus host disease (GVHD): All the patients for allo-BMT prevented GVHD with CsA and MTX. The overall incidence rate of acute GVHD is 40%. More than grade 2 GVHD is only 10%. No patient died from GVHD. Chronic GVHD presented only in 20% patients who survival more than half an year.

(7) Interstitial pneumonia (IP): After the lung shield from TBI and prophylaxis use of antibiotics, acyclovir and co-trimoxazole. None of the transplanted patient developed IP after more than 3 month of BMT.

(8) Haemopoiesis engraftment: All the patients for marrow transplanted recovered haemopoiesis after BMT and ABMT. Neutrophils ($> 0.5 \times 10^9/L$) and platelets ($> 50 \times 10^9/L$) recovery in BMT and ABMT are 29.8 day, 48.7 day and 24.6 day, 43.3 days respectively. The bacterial infection, RBC ABO mismatched did not affect the recovery of haemopoiesis. After the use of haemopoiesis growth factor, the recovery of haemopoiesis is much quick.

(9) Donor selection in allo-BMT: The average year of the recipient is 26.7 yr. They have 2.4 siblings in average (1 ~ 6 siblings). The chance of finding a HLA matched donor is 58.9%.

(10) Infection: There is 48.3% of BMT patients have bacterial infection during 100 days after BMT. The main bacteria are G(−) bacillus infection. Death rate from infection is 9.3%. Fungus infection occured in three patients, the main fungus is candidiasis species. We treated three cases with amphoptericin B successfully. Four patients got FUO after BMT and ABMT, which was solved by antituberculosis drugs.

(11) We used nature tumor suppressor (NTS), which extracted from fetal liver cell, in purging autologous marrow in 4 cases leukemic patients. The purging effect of NTS should be drow in the future.

(12) Traditional Chinese herbs used in BMT: Salvia miltiarrhiga, a drug used in improving microcirculation, is used in our BMT and ABMT patients after infusion of the BM cells for two days. We will try to use some Chinese traditional herbs in GVHD prevention and treatment.

**3. Characteristics of BMT in China**

From the literature and our experience, we consider that the following points are very important in BMT of Chinese.

(1) Total environment protection (TEP) is important.

(2) Total body irradiation (TBI) is one of the important regimen for BMT. Chinese can tolerate the dosage of TBI as patients in the Western countries.

(3) Donor selection is much difficult in China.

(4) Chinese traditional herbs are useful in haemopoiesis engrafting and GVHD prevention and treatment.

(5) GVHD in Chinese are much fewer and milder.

(6) Anti-tuberculosis drugs are useful in immunocompromised patients after BMT.

(7) ABMT, APBSCT and fetal liver cell transplantation are very important in Chinese.

(8) Payments for BMT in China are much lower than those in western countries.

**4. Future prospects of BMT in China**

(1) How many cases of leukemia and aplastic anemia require BMT? There are about 40 thousand new cases of leukemia and aplastic anemia patients in China per year (incidence rate of leukemia: 2.76/100 000/year, incidence rate of aplastic anemia: 0.74/100 000/year). If ten per cent of such patients are candidates for BMT, about 4000 patients will be transplanted per year. I do think that BMT especially allo-BMT must be done in China everywhere, to serve the leukemia patients.

(2) Donor selection:

In view of the birth control policy, the unrelated matched donor for BMT (UBMT) is very important in the future, but in recent years, the chance to find a HLA matched siblings in adult is much easy (about 50%). To set up a computerized HLA donor bank is important for us.

(3) Infections during BMT

There are some special important points in infection prevention and treatment in BMT of Chinese.

Bacteria infection: The most popular bacteria infection during BMT in China are $G^-$ bacteria pneumonia and septicemia.

Fungus infection: Most common fungus infections are caused by can-didiasis and aspergillosis.

Virus infection: Hepatitis B and C infections are popular in China. HbsAg positive recipient or donor did not affect the haemopoiesis engraftment and prognosis of the patients. Post BMT hepatitis C infection are very common, which can cause death of the patients.

Tuberculosis pulmonary infection is common in Chinese. There are 770/100 000 populations suffer active lung tuberculosis, so that anti-tuber-culosis drugs must be used as TB prophylaxis or treatment.

(Seoul international symposium 1993 85-89)

# "All in one" Total parenteral nutrition used in bone marrow transplantation

**Cao LX, Hu LD, Jang M *et al***
**Bei Tai Ping Lu Hospital, Beijing, China**

Nutritional disability in bone marrow transplantation (BMT) results from the combination of chemotherapy and radiotherapy used in conditional regimen. The overall gastrointestinal response rate to chemoradiotherapy is very high, about more than 50% and persists for more than 2 ~ 3 weeks. In the early stage of BMT, vomiting and diarrhea are very common. We gave the BMT patients a 3000 ml total parenteral nutrition (TPN) bag of mixture ("all in one") with 50% glucose, 10% Intralipid, 7% Vamin, Soluvit N, and Vitalipid, Addamet (Products of Sino-Swed Pharmaceutical Corp Ltd) and electrolytes (K, Ca, Mg, P *et al*). It was given from a subclavian catheter intravenouly from day 1 to day 30 after BMT. The "all in one" bag contains 30 kcal/kg nutrients per day. Ten patients with leukemia were condition with total body irradiation (TBI) 10 ~ 12 Gy/3 fractions and cyclophosphamide 60 mg/kg × 2. Ten leukemia patients were as control with same condition regimen. The average body weight at + 30 day after BMT in the treatment group was decreased 0.55 kg (mean), the control group was decreased 4.10 kg ($t = 3.66$, $P < 0.01$). The total serum protein (TSP) was increased 1.10 gm/L after BMT, while the TSP in the control group was decreased 7.20 gm/L (mean) ($t = 2.18$, $P < 0.05$). The average amount of serum albumin in the treatment group was increased 1.70 gm/L, while the control group was decreased 5.00 gm/L ($t = 2.14$, $P < 0.05$). The percentage of lymphocytes in the treatment group was increased 7.5%, while 0.38% in the control group ($t = 8.78$, $P < 0.001$). We did not find any differences between the two groups in liver function damage, and in 2 year disease free survival rate.

We conclude that "all in one" 3000 ml bag of nutrients is useful in the BMT patients to maintaince of body weight, serum protein, albumin and lymphocyte restoration. Probably it was useful in decreasing infection rate and acclerated the restoration of the patients.

[Exp Hematol 1995; 23: 854 (386)]

# Allogeneic peripheral blood stem cell transplantation in the treatment of leukemia

**Cao LX, Hu LD, Jiang M *et al***
**Bei Tai Ping Lu Hospital, Beijing, China** 100039

We reported three patients with leukemia transplanted with allogeneic peripheral blood stem cell of HLA matched sibling's.

A 42 years old man with chronic myelocytic leukemia (CML) in chronic phase, a female 35 years old with acute lymphoblastic leukemia (ALL) in $CR_1$ and a man 28 years old with acute myeloid leukemia (AML) in $CR_1$, all of them were transplanted with HLA identical sibling's Allo-PBSCT. After conditioned with CTX 60 mg/kg ×2 and TBI 4.0 Gy ×3, the mononuclear cell which were collected by leukaphereses, (Baxter CS3000 10L) were infused without cryopreservation for two times. Methotrexate MTX 10 mg iv +1, +3, +6, +11 day and cyclosporine 1 mg/kg/day iv were used as a GVHD prophylaxis regimen.

The MNC infused, in cases 1、2 and 3 were 7.70、3.44 and 2.46 × $10^8$/kg respectively. The $CD34^+$、$CD34^+/CD33^-$ and $CD3^+$ cells infused were 78.3 and 21.1、30.1 and 20.0、94.9 and 136.8 × $10^6$/kg respectively for case 2 and case 3.

The haemopoiesis recovery was much faster than that of the BMT. White blood cell numbers reached 1.0 × $10^9$/L on days +12、+17 and +17 days in cases 1, 2 and 3 respectively the value of WBC reached 1.0 × $10^9$/L for BMT is 17 ~ 29 days (28.3 days) after BMT. Acute GVHD grade Ⅱ、Ⅰ and Ⅲ in cases 1、2 and 3 respectively. All of them were controlled by prednisolone.

We reviewed some reports of Allo-PBSCT and concluded that Allo-PBSCT are the alternative source of stem cells of transplantation. Patients with Allo-PBSCT have a faster recovery leukocyte and platelet numbers than bone marrow transplantation. Patients with Allo-PBSCT have a less risk of infection and hemorrhag and reduced need of blood product support.

(Exp Hematol 1996;24:1042)

# Bone marrow transplantation in China

**Lu Xian Cao**
**Bei Tai Ping Lu Hospital, Beijing, China**

Bone marrow transplantation (BMT) is a new medical treatment for leukemia and aplastic anemia. In the beginning of this research, BMT is used for the treatment of acute radiation disease. We review literature presented in China to identify the history and present status of BMT in China.

1. **History and present status of BMT in China**:

(1) The experimental researches of BMT in China begin in 1959 in some institutes. The dogs and mice were irradiated by $^{60}Co$ more than 5 Gy and allogeneic or autologous bone marrow was infused. Some of the animals survived much longer than those of the control.

(2) Clinical application of BMT

The first case of syngeneic BMT was reported in 1962. Allogeneic bone marrow transplantation (allo-BMT) in the treatment of leukemia was performed in 1982 in Beijing. There were some reports of bone marrow infusion in the treatment of aplastic anemia and acute radiation disease. There are several reports about autologous BMT (ABMT) in the treatment of malignant lymphoma.

Up to now, more than 300 cases of allo-BMT have been performed in China by more than 15 groups. The main diseases treated by allo-BMT are acute and chronic leukemia, a few cases of aplastic anemia, congenital immunodeficiency diseases and acute radiation disease. There are more than 500 cases of ABMT performed in the treatment of malignant lymphoma, leukemia and other malignant diseases by above 50 groups. Both purged and nonpurged autologous BMT have been performed. Natural tumor suppressor (NTS) is a special material extracted from fetal liver cell used for purging marrow of leukemia. There are about 10 groups performing autologous peripheral blood stem cell transplantation (APBSCT) in the treatment of leukemia and malignancy tumors, more than 100 cases of such patients have been performed. About 10 cases of leukemia or aplastic anemia have been transplanted by their identical twin by 9 groups. Fetal liver cell transplantation for leukemia and aplastic anemia patients performed about 40 cases by 8 groups. About 20 cases of Allo-PBSCT have performed in 4 groups.

We collected some reports and our patients of allogeneic and syngeneic BMT, the disease distributions of 349 cases of such patients are shown in figure 1.

Most of the 349 patients are leukemia undergoing allo-BMT, some cases of allo-PBSCT and allogeneic cord blood stem cell transplantation.

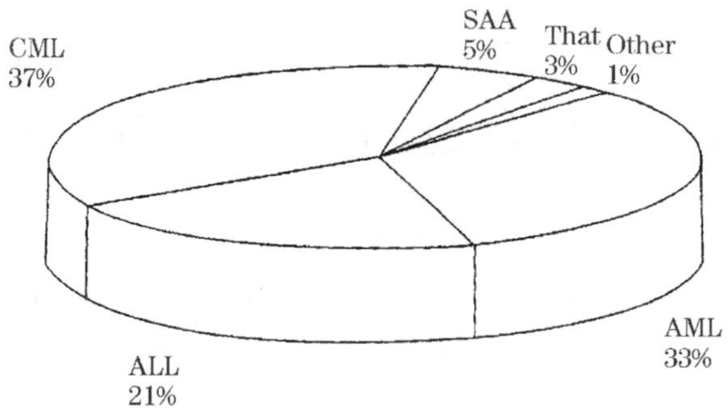


**Figure 1 Disease distributions of 349 patients in allogeneic and syngeneic BMT in China**

2. **Experiences of BMT in the treatment of leukemia in Bei Tai Ping Lu Hospital.**

(1) In recent years, we treated 94 cases of leukemia with allo-BMT and allo-PBSCT and 44 cases with ABMT. The 3 year disease free survival rates on leukemia patients are 60.8% and 41.8% for allo-BMT and ABMT respectively. They are far superior to chemotherapy. For acute nonlymphoblastic leukemia after 1st complete remission, the 3 year DFS of allo-BMT, ABMT and chemotherapy are 48%, 36% and 15% respectively.

(2) We use total environment protection for all patients for 1 ~ 2 weeks before BMT or ABMT. It consists of air laminar flow room, aseptic food, skin decontamination and oral nonabsorptive antibiotics.

We give TBI 9.9 ~ 12.0 Gy/3 days for allo-BMT and 10.0 Cy/2 days plus 4.0 Gy to ribs for ABMT. The lungs were shield for TBI 5.94 ~ 7.50 Gy in all patients. The dose rates are 2.1 ~ 6.8 cGy/min. Cyclophosphamide 60 mg/kg × 2 was infused intravenously.

The long term survival is better in the TBI 12 Gy group in allogeneic BMT.

We use long term Co-Vit B2 injection once per month for mucositis protection. Four of the 46 patients (8.6%) treated produced mucositis during the BMT period, while 6 of the 8 (75%) control developed mucositis.

ABO mismatched in 24/94 patients (25.6%). All 24 patients with red cell ABO mismatched BMT (major mismatched 10, minor mismatched 14 cases) transplanted successfully. The engraftment time is no difference from the ABO matched donors.

All the patients for allo-BMT prevented GVHD with CsA and MTX. The overall incidence rate of acute GVHD is 42.9%. More than grade 2 GVHD is 23.9%. Chronic GVHD presented only in about 20% patients who survival more than half an year.

The average year of the recipient is 26.7 yr. They have 2.4 siblings in average (1 ~ 6 siblings). The chance of finding a HLA matched donor is 58.9%.

Traditional Chinese herbs, Salvia miltiarrhiga, a drug used in improving microcirculation, is used in our BMT and ABMT patients after infusion of the BM cells for two days. We will try to use some Chinese traditional herbs, Tripterygium wilfordii, in GVHD prevention and treatment

(3) We reported 14 leukemia patients transplantated with allogeneic peripheral stem blood cells (Allo-PBSCT) of HLA identical sibling, AML 5, ALL 4, CML 5. There are 12 patients in their early stage of leukemia, 2 in late stage. They are 32 (25 ~ 42) years old, ten male and 4 female. After conditioned with CTX and fTBI, G/GM-CSF mobilized donor's peripheral blood mononuclear cells (MNC) 4.80 (2.26 ~ 8.34) $\times 10^8$/kg and $CD34^+$ cells 3.96 (1.01 ~ 10.08) $\times 10^6$/kg are infused respectively.

The allo-PBSCT preparation of the donor and the recipient must be coordinately showed as figure 2. CsA and

MTX was used as GVHD prophylaxis. After Allo-PBSCT, WBC rised to $1.0 \times 10^9/L$ on +17 day( +12 ~ +26) and platelet rised to $50 \times 10^9/L$ on day +27( +19 ~ +35) respectively. The blood products support, the antibiotics used, and total environment protection duration are decreased. Acute GVHD presented in 6 patients (42.9%). Three patients died in acute GVHD and infection on days of +77, +99 and +63. The disease free survival days after Allo-PBSCT in the 11 patients is 93 days ( +33 ~ +184 days). We think that Allo-PBSCT probably has some advantage than Allo-BMT.

(4) Characteristics of BMT in China: From the literature and our experience, we consider that the following points are very important in BMT of Chinese.

(a) Total environment protection (TEP) is important.

(b) Total body irradiation (TBI) is one of the important regimen for BMT. Chinese can be tolerant

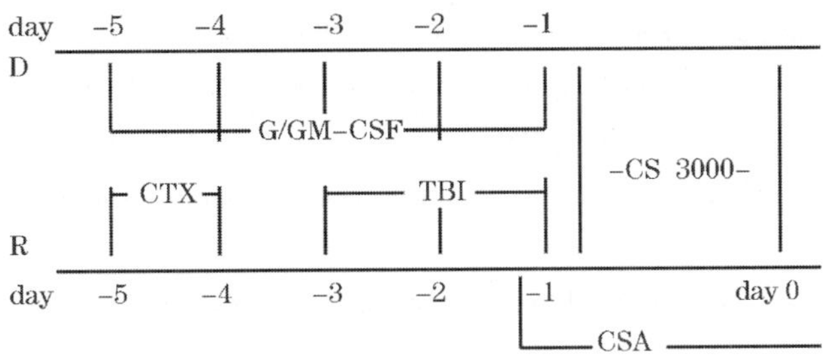


**Figure 2　The coordination of the conditional regimen of the recipient and the preparation of the donor**

the same TBI dosage as in patients of Western country.

(c) Donor selection is much difficult in China, especially in children.

(d) Chinese traditional herbs are useful in haemopoiesis engrafting and GVHD prevention and treatment.

(e) We don't think the incidence and severity of acute GVHD in Chinese are much fewer and milder.

(f) Anti-tuberculosis drugs are useful in immunocompromised patients after BMT

(g) ABMT, APBSCT, cord blood stem cells and unrelated donor BMT are very important in China

(h) Payments for BMT in China are much lower than those in Western countries.

**3. Future Prospect of BMT in China:**

(1) How many cases of leukemia and aplastic anemia require BMT? There are about 40 thousand new cases of leukemia and aplastic anemia patients in China per year (incidence rate of leukemia 2.78/100 000/year, the incidence rate of aplastic anemia: 0.74/100 000/year).

(2) Donor selection: in view of the birth control policy, the unrelated matched donor for BMT (UBMT) is very important in the future, but in recent years, the chance to find a HLA matched siblings in adult is much easier (about 50%). To set up a computerized HLA donor bank is important for us.

## References


[1] Wu CT, Chu AW, Yang FT, *et al.* Experimental observation on the transplantation of peripheral haemopoietic stem cells Sciatica Sinica, 1980;12:1228.

[2] Lu DP. Syngeneic bone marrow transplantation for treatment of aplastic anemia: Report of a case and review of the literature. Exp Hematol, 1981;9:257.

[3] Lu DP, Gou NL, Yin HJ, *et al.* Sustained engraftment of allogeneic bone marrow transplantation for the treatment of leukemia-Report of three cases. Chin j Int Med, 1984;23:717.

[4] Yang K, Teng AP, Pei XT, *et al.* Acute leukemia: autologous transplantation of bone marrow cells grown in long-term culture containing low molecular weight nature tumor suppressor. Nat Med J China, 1994;74:287.

[5] Wang LS, Wu CT, Pei XT. Dibupyl-phthalate (DBP) purged autologous bone marrow transplantation in the treatment of leukemia. Leukemia Res, 1996;20:434.

[6] Lu DP. Bone marrow transplantation in People Republic of China. Bone Marrow transplant, 1994;13:703.

[7] Cao LX, Chen ZJ, Liu HL, *et al.* The application of total body irradiation to allogeneic bone marrow transplantation for the treatment of leukemia. Chin J Hematol, 1996;17:26.

[8] Liu HC, Yao SQ, Lou FD, *et al.* A clinical study of the hematopoietic stem cell transplantation in 112 patients with leukemia and other malignant diseases. J of Leukemia, 1996;5:70.

[9] Cao LX, Liu HL, Hu LD, *et al.* Diagnosis and treatment of grade 3, 4 acute graft-versus host disease (aGVHD). Chin J Hematol, 1996; 17: 551-552.

[10] Cao LX, Hu LD, Wang B, *et al.* Study about allogeneic peripheral blood stem cell transplantation in the treatment of leukemia. J of Leukemia, 1996;5:66.

[11] Yang CL, Zhang XP, *et al.* The incidence of leukemia and aplastic anemia in China. Chin J Hematol, 1990;11:474.



The 5th Asia-Pacific Congress on Bone Marrow Transplantation

Sept 19-20 1996

Seoul Korea

# 同种异基因骨髓移植治疗白血病10例临床分析

军事医学科学院附属医院　曹履先　陈　虎　江　岷　胡亮钉 等

**摘要：**报告10例同种异基因骨髓移植治疗急性非淋巴细胞白血病6例，慢性粒细胞白血病3例，急性淋巴细胞白血病1例，预处理方案包括全身照射9.9～12 Gy、环磷酰胺120 mg/kg及柔红霉素60 mg。全部病例均有造血干细胞植入，恢复了造血功能。5例患者有Ⅰ～Ⅱ度的移植物抗宿主病。1例复发期移植的病例于移植后76天白血病复发，余9例患者已无病生存了1～23个月。

**关键词：**白血病　骨髓移植

同种异基因骨髓移植（Allo-BMT）为目前治疗白血病的最有效方法。我院一年多来用同种异基因骨髓移植（BMT）治疗白血病10例，报告如下，并对有关问题略作讨论。

## 材料和方法

1. 患者的诊断、HLA配型、混合淋巴细胞培养（MLC）及供髓者情况见表1。

**表1　10例白血病BMT的临床资料**

| 例号 | 性别 | 年龄 | 诊断 | HLA型 | | | | | MLC | 供者 | ABO血型 | |
|---|---|---|---|---|---|---|---|---|---|---|---|---|
| | | | | A | B | C | DR | DQ | | | 受 | 供 |
| 1 | 女 | 24 | ANLL RL1 | 2 | 13 | 3 | 2 | | 1.2 | 弟 | O | O |
| | | | M5 | 11 | 15 | — | — | | | | | |
| 2 | 男 | 24 | ANLL RL1 | 2 | W51 | W7 | 1 | W1 | 3.0 | 兄 | O | O |
| | | | M0 | 11 | W62 | — | 4 | W3 | | | | |
| 3 | 男 | 45 | ANLL RL1 | 2 | W35 | W1 | W1 | W1 | 0.4 | 弟 | B | B |
| | | | M2 | — | W62 | W3 | 4 | — | | | | |
| 4 | 男 | 16 | CML CP | 2 | 35 | W31 | 9 | W1 | 1.8 | 兄 | A | B |
| | | | | — | — | W4 | — | — | | | | |
| 5 | 女 | 29 | ANLL CR1 | 24 | 13 | 2 | 4 | | 1.8 | 姐 | O | O |
| | | | M3 | 30 | 13 | 6 | 7 | | | | | |
| 6 | 男 | 26 | CML CP | 2 | 15 | 1 | 6 | | 1.2 | 姐 | B | O |
| | | | | 2 | — | 1 | 9 | | | | | |
| 7 | 男 | 18 | ANLL CR1 | 11 | 13 | 3 | 5 | 3 | 0.4 | 妹 | A | A |
| | | | M3 | 30 | 13 | 6 | — | 4 | | | | |
| 8 | 男 | 25 | ANLL CR1 | 10 | 35 | W3 | 2 | W1 | | 弟 | O | O |

续表

| 例号 | 性别 | 年龄 | 诊断 | HLA 型 | | | | | MLC | 供者 | ABO 血型 | |
|---|---|---|---|---|---|---|---|---|---|---|---|---|
| | | | | A | B | C | DR | DQ | | | 受 | 供 |
| | | | M2 | — | 38 | W7 | — | — | | | | |
| 9 | 男 | 31 | CML AP | 9 | 40 | — | 9 | 1 | 0.4 | 弟 | A | A |
| | | | | 11 | 15 | 3 | — | 4 | | | | |
| 10 | 男 | 37 | ALL CR2 | 31 | 35 | — | 1 | 1 | 6.4 | 兄 | O | O |
| | | | L2 | 9 | 40 | 3 | 2 | 3 | | | | |

注:RL:复发期　CR:完全缓解　CP:慢性期　MLC:混合淋巴细胞培养(刺激指数)　ANLL:急性非淋巴细胞白血病　ALL:急性淋巴细胞白血病　CML:慢性粒细胞白血病　HLA:人类白细胞抗原　AP:加速期

2. BMT 前的预处理及 BMT 方法见表 2。

**表 2　10 例白血病 BMT 预处理**

| 例号 | DNR (mg) | CTX (mg/kg) | 剂量 (Gy) | TBI 剂量率 (cGy/min) | 肺剂量 (Gy) | 输入细胞 ($10^8$/kg) | 预防 GVHD |
|---|---|---|---|---|---|---|---|
| 1 | 40 | 60×2 | 9.9 | 2.9 | 6.5 | 3.0 | CsA + MTX |
| 2 | 60 | 60×2 | 12.0 | 2.1 | 7.4 | 2.1 | CsA + MTX |
| 3 | 60 | 60×2 | 11.0 | 2.1 | 6.6 | 2.6 | CsA + MTX |
| 4 | 60 | 60×2 | 9.9 | 2.2 | 5.9 | 2.2 | CsA + MTX |
| 5 | 40 | 60×2 | 9.9 | 2.1 | 6.9 | 2.7 | CsA + MTX |
| 6 | 60 | 60×2 | 12.0 | 2.1 | 7.0 | 2.9 | CsA + MTX |
| 7 | 60 | 60×2 | 12.0 | 2.2 | 7.4 | 2.1 | CsA + MTX |
| 8 | 60 | 60×2 | 12.0 | 2.2 | 6.8 | 2.5 | CsA + MTX |
| 9 | 60 | 60×2 | 12.0 | 2.1 | 6.8 | 2.2 | CsA + MTX |
| 10 | 60 | 60×2 | 12.0 | 2.1 | 6.8 | 2.1 | CsA + MTX |

注:DNR-柔红霉素　CTX-环磷酰胺　TBI- 全身照射　CsA-环孢霉素　MTX-甲氨蝶呤　GVHD-移植物抗宿主病

3. 其他处理方法　10 例患者均于 -14 天给全环境保护(TEP),包括口服不吸收抗生素、皮肤清洁消毒、无菌饮食及空气层流病房。-10 天予颈外或锁骨下静脉导管插入,由静脉保持体液、电解质及营养的供给,并经静脉用抗生素以防感染,按需要输入红细胞及血小板悬液(经 25 Gy 照射),未输白细胞。10 例均以环胞霉素(CsA)及甲氨蝶呤(MTX)联合应用预防移植物抗宿主病(GVHD)MTX 15 mg +1、+3、+6、+11 天;CsA mg/(kg·d) 0~ +90 天。

## 结　果

10 例均移植成功,恢复了其造血功能。血象恢复情况、GVHD 表现、植入证据及随访结果见表 3。

**表 3　10 例白血病 BMT 后情况**

| 例号 | 白细胞 | | PMN | 血小板 | | | GVHD (度) | 植入证据 | 随访(月) | |
|---|---|---|---|---|---|---|---|---|---|---|
| | 最低 $10^9$/L | 时间 (天) | >0.5 $\times 10^9$/L | 最低 $\times 10^9$/L | 时间 (天) | >100 $\times 10^9$ 时间(天) | | | | |
| 1 | 0 | +7 | +38 | 16.0 | +12 | +63 | I | 性染色体 | LFS | 23 + |
| 2 | 0 | +11 | +33 | 12.0 | +14 | | I | MN 血型 GVHD | LFS | 12 + |
| 3 | 0 | +14 | +37 | 6.0 | +7 | +64 | 0 | 造血恢复 | 复发（存活） | 4 + |
| 4 | 0 | +11 | +40 | 6.0 | +12 | | 0 | ABO 血型改变 | LFS | 9 + |
| 5 | 0 | +10 | +25 | 10.0 | +10 | +38 | I | IgG 亚型 | LFS | 7 + |
| 6 | 0.05 | +8 | +15 | 6.0 | +15 | | Ⅱ | 性染色体 | LFD | 6 + |
| 7 | 0 | +7 | +19 | 10.0 | +23 | +93 | 0 | 性染色体 | LFS | 6 + |
| 8 | 0 | +9 | +22 | 17.0 | +15 | +41 | I | 造血恢复 | LFS | 1 + |
| 9 | 0 | +6 | +39 | 18.0 | +7 | | 0 | 造血恢复 | LFS | 2 + |
| 10 | 0 | +4 | +24 | 20.0 | +6 | | 0 | 造血恢复 | LFS | 1 + |

注:PMN-中性分叶核粒细胞　LFS-无白血病生存

## 讨　论

1977 年 Thomas 等报道 100 例晚期急性白血病 BMT 后有 13 例不需化疗存活 1～4.5 年,此后 BMT 治疗白血病受到世界各国学者的广泛重视,且取得了比化疗优越的效果。到 1988 年夏季,世界骨髓移植登记处(IBMTR)报告世界范围做 BMT 已超过 2 万例,其中 73% 为对白血病的治疗。仅 1987 年世界范围做 BMT 3964 例,且估计到 1994 年每年要进行 BMT 8000 例。我国 BMT 工作起步较晚,且由于各种原因,到 1988 年 8 月统计仅有 54 例。因而在我国大力开展 BMT 治疗白血病的研究是非常必要的。BMT 技术操作并不复杂,但需要有良好的内科学及血液学知识作为基础,以预防、护理和诊治可能出现的各种并发症,故有的学者认为 BMT 是对医生精力和知识的挑战。

BMT 治疗白血病时预处理全身照射的目的有三,即抑制受体的免疫以使移植物植入;杀灭白血病细胞;使骨髓有“空间”以使供者造血细胞植入。国外常用的预处理方案为 TBI 10 Gy,并加上环磷酰胺 60 mg/kg,2 天,为了减少间质性肺炎的发生,Thomas 等又倡导了分次照射(FTBI)。我们的 10 个病例 FTBI 的剂量较大,为 9.9 及 12.0 Gy。此系国内已报道 BMT 治疗白血病的最大剂量,虽然最低可植入的 TBI 剂量尚不能肯定,但为了防止早期的植入失败,我们认为以按照国际上常用的 TBI 剂量为妥。因为在我们现有的医疗护理条件下是能克服大剂量 TBT 对机体的影响的。我们的 10 例的供者造血干细胞均顺利植入。

10 例在 BMT 时均采用 TEP,并只输入血小板和红细胞,7 例患者无明显感染及发热,1 例有静脉导管处皮下感染,2 例有高热(未查到感染源)经抗生素治疗后消失。全部患者均未输注粒细胞。10 例患者均无间质性肺炎发生,我们认为可能与肺部照射剂量 <7.4 Gy,剂量率低,部分病例观察时间短有关。输入粒细胞是不必要且有害的。

10 例均应用 CsA 及 MTX 进行对 GVHD 的预防。例 1、2、5、6、8 出现 Ⅰ～Ⅱ 度 GVHD,加用了肾上腺皮质激素类药物以后症状缓解。例 1、2、5、8 GVHD 为 Ⅰ 度,例 6 为 Ⅱ 度。10 例均出现了 CsA 引起的低血钙、镁的副作用。CsA 减量或停药后消失。故在不能监测 CsA 血清浓度的条件下,监测血钙、镁可能是了解 CsA 应用过量与否的一个指标。

对急性白血病多主张 BMT 在病情缓解时进行,因可以减少复发,增加存活。有人认为对 ANLL 首次复发后或第二次缓解后做 BMT,其疗效是相似的。近来有人主张首次白血病复发时比再次诱导缓解后做 BMT 效果好,此可能使患者避免了再次诱导缓解化疗对身体所造成的不利影响。国际骨髓移植登记处大宗病例统计表明,晚期白血病即 ALL 及 ANLL 的复发期及 CML 的急变期做 BMT,其主要并发症,包括移植物抗宿主病、间质性肺炎、白血病的复发等均较早期白血病明显升高。我们的例 3 于复发期做 BMT,虽已完全植入,但白血病于 BMT 后 76 天即复发。也有作者提出,为了提高 BMT 治疗白血病的疗效,应针对防治 GVHD、间质性肺炎及预防白血病复发等方面去努力,我们认为这些都是 BMT 治疗白血病应深入研究的方面。

## 参考文献


[1] Thomas ED, *et al*. One hundred patients with acute leukemia treated by chemotherapy, total body irradiation, and allogeneic marrow transplantation. Blood, 1977,49:511.

[2] Gale RP, *et al*. Bone marrow transplantation in acute leukemia. Clin Hematol, 1986,15:851.

[3] Bortin MM. Key results from analysis: A report from the International Bone Marrow Transplant Registry. Exp Hematol, 1988, 16:414.

[4] 全国骨髓移植登记组第一次公报(摘要). 临床血液学杂志,1988,1:45.

[5] Barrett A. Total body irradiation before bone marrow transplantation: A review. Clin Radio,1982, 33 :131.

[6] Apellaum FH, *et al*. Allogeneic marrow transplantation for acute nonlymphoblastic leukemia after first relapse. Blood, 1983, 61:949.

[7] Apelaum FR, *et al*. Marrow transplantation for hematologic malignancies:a brief review of current status and future prospects. Semin Hematol, 1988, 25 (Suppl 3):16.

[8] Editorial. How can results of bone marrow trans-plantation be? Bone Marrow Transplantation, 1988,3:1.


(中华内科杂志 1991 年第 30 卷第 7 期 415 ~417 页)

# 异基因外周血造血干细胞移植治疗白血病

曹履先 胡亮钉 陈 虎 江 岷 等

**摘要：**报告对14例白血病患者进行HLA相合的家族供者的异基因外周血造血干细胞移植(Allo-PBSCT)。包括急性粒细胞白血病AML 5例，急性淋巴细胞白血病ALL 4例，慢性粒细胞白血病CML 5例，其中12人是在发病的早期，2人在发病的晚期，中位年龄32岁(25～42岁)，10例男性，4例女性。

在用环磷酰胺(CTX)及分次全身照射(fTBI)预处理后，给患者输以粒系/粒单系集落刺激因子动员的供者单个核细胞(MNC)4.80(2.46～8.43)$\times 10^8$/kg，并用环孢霉素(CSA)及甲氨蝶呤(MTX)作为急性移植物抗宿主病(aGVHD)的预防。做Allo-PVSCT后受者白细胞上升到1.0$\times 10^9$/L中位时间为+17天(+12～+26)、血小板上升到50$\times 10^9$/L在+27天(+19～+37天)。血液制品支持、抗生素的应用、全环境保护的天数均比骨髓移植患者(BMT)的少。7例患者发生了急性GVHD(50.0%)、4例患者在+73、+41、+57及+49天死于aGVHD及感染，10例患者的无白血病生存为137天(+91～+240天)，我们认为Allo-PBSCT比BMT有其优点。

**关键词：**白血病 外周血干细胞移植 异基因

自体外周血造血干细胞移植(Auto-PBSCT)是近10年来已熟悉的方法来使得接受骨髓净化治疗的恶性病造血恢复，但外周血造血干细胞移植却很少应用于异体移植。G-CSF或GM-GSF所动员的正常人的外周血造血干细胞可以安全地收集后做异体外周血造血干细胞移植。自1995年起，我们进行了异基因外周血造血干细胞移植治疗白血病的研究，现将初步结果报告如下。

## 患者与方法

**病例：**14例白血病病例中AML 5例、ALL 4例、CML 5例，男女比例为10:4，中位年龄32岁(25～42岁)，给予G-CSF或GM-CSF皮下注射5天(其中：10例G-CSF 5 μg/kg皮下注射5天，4例半量的G-CSF和GM-CSF皮下注射5天)，第5、6天以血细胞分离机Baxter CS3000分离单个核细胞，分离1～3次(中位1次)，提取10～30 L的血中的单个核细胞MNC，如图1所示。

异体外周血造血干细胞移植的方法：预处理方案包括：全身照射(fTBI)及环磷酰胺，TBI为3×4 Gy=12 Gy/3天(9例)及2×5 Gy(5例)，CTX为60 mg/kg 2次，并用环孢霉素A(CSA)及短疗程的甲氨蝶呤(MTX)作为GVHD的预防。全部患者给予全环境保护(无菌空气层流病房、无菌饮食、口服不吸收抗生素及皮肤清洗消毒)和营养支持，输入外周血MNC后12例患者给予G-CSF或GM-CSF，外周血造血干细胞移植的供者与受者的准备必须同步进行，如表图1所示。

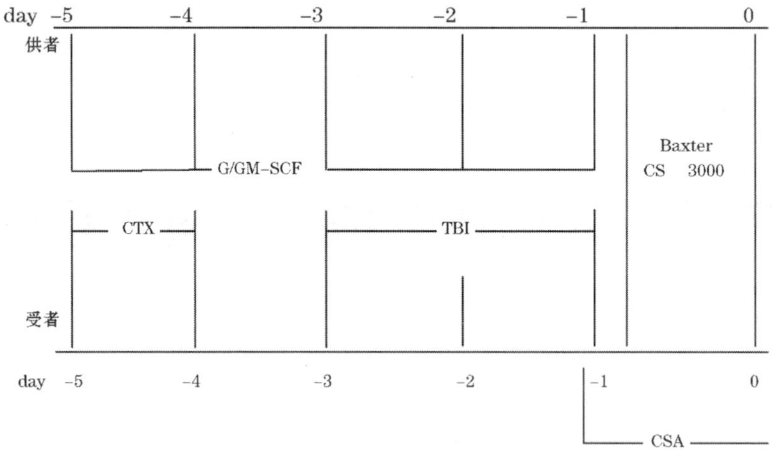


**图 1　受者的预处理和供者的准备必须同步进行**

## 结　果

单个核细胞的动员和采集：用 G-CSF 或 GM-CSF 动员 5 天后用血细胞分离器 Baxter CS 3000 动员 1～3 次（中位 1 次）（10～30 L 血被处理），单个核细胞 MNC 数为（2.46～8.43）$\times 10^8$/kg（中位 4.80）不经冷冻直接输入。MNC 经流式细胞仪检测又分为 $CD34^+$，$CD34^+/CD38^+$，$CD34^+/CD38^-$ 三群，10 例患者输入细胞数为 $3.96\times 10^6$/kg（1.01～10.08）、$3.75\times 10^6$/kg（0.99～8.55）及 $0.23\times 10^6$/kg（0.02～0.91）。2 例患者测了 CD3 细胞数为 $56.9\times 10^6$/kg 及 $61.0\times 10^6$/kg。

造血的恢复：在异体外周血造血干细胞移植后白细胞上升到 $1.0\times 10^9$/L 为 +17 天（+12～+26 天），血小板上升到 $50\times 10^9$/L 在 +27 天（+19～+35 天），供者造血干细胞移植后有异性染色的植入（5 例），红细胞血型改变（3 例），GVHD 的出现（4 例）及 DNA 的分析（2 例）来证明了植入。

移植物抗宿主病：7 例患者有急性 GVHD（50.0%），其中：1 度 1 例、2 度 3 例、3 度 2 例、4 度 1 例，2 度以上的 GVHD 占 42.8%。

4 例患者于 +73 天、+41 天、+57 天及 +49 天死于 aGVHD 及感染，另 10 例无病生存 +137 天（+91～+240 天）。

## 讨　论

我们已知道外周血中具有造血干细胞，在慢粒白血病外周血之中也存在有可移植的造血干细胞，造血干细胞也存在于其他白血病及淋巴瘤患者的外周血中，特别是在化疗以后。外周血中的造血干细胞可以由 G-CSF 或 GM-GSF 动员而增多，Sheridan 等报道用 G-CSF 12 μg/kg，5 日以后外周血中 GM-CSF 可增加 58 倍，外周血造血干细胞（PBSC）可进行自体移植以治疗实体瘤及白血病，PBSCT 直到近来很少用于异基因 PBSCT 移植。1994 年欧洲骨髓移植协会（EBMT）报道欧洲做了异体 PBSCT 180 例。1995 年《Blood》杂志相继有三组报道并发表了评论；1995 年 10 月 26～28 日在瑞士日内瓦召开了首届国际异体外周血移植会议，在此会议上共有 200 例以上的 Allo-PBSCT 的报道。

在 Allo-PBSCT 时，供者及受者的准备必须同时进行，如图 1 所示，此 14 例患者的预处理主要是用了 CTX 及 fTBI 共 5 天，而供者外周血造血干细胞的动员也必须 5 天。最小的被 G/GM-CSF 动员出的正常 MNC 及 $CD34^+$ 细胞以满足 HLA 相合受者造血持续植入的数目尚不确知，我们的 14 例患者输入的 MNC 最少是 $2.46\times 10^8$/kg，最少的 $CD34^+$ 细胞为 $1.01\times 10^6$/kg。移植后供者干细胞很快植入。Azevedo 等报道在 17 例患者的 Allo-PBSCT,最低的 MNC 为 $1.8\times10^8$/kg,他们的意见 MNC 的总数是造血干细胞的主要依据,我们认为 MNC 在 $2\times10^8$/kg 以上或 $CD34^+$ 细胞在 $2\times10^6$/kg 以上是使 HLA 相合的兄弟姐妹的 Allo-PBSCT 的植入最低的细胞数。$CD34^+/CD38^-$ 为 $CD34^+$ 细胞的一个小的亚群,它们代表了长期植入的培养启动细胞(Long term culture-initiating cells LTC-IC),是早期的造血干细胞群,我们的 10 例患者中 $CD34^+/CD38^-$ 细胞的输入值为 $0.23\times10^6$/kg(0.02~0.91),14 例患者均获成功,白细胞上升到 $1\times10^9$/L 为 +17 天(+12~+26 天),血小板上升到 $50\times10^9$/L 为 +29 天(+19~+35 天,11 例);同期 Allo-BMT 患者经 BMT 后 WBC 上升到 $1\times10^9$/L 为 +29 天(+19~+42 天)。我们报道 Allo-PBSCT 患者此值与文献报道是相似的。

由于 Allo-PBSCT 后造血恢复快,故移植中血液制品的支持、抗生素的使用时间及全环境保护的时期都是较少的,这 14 位患者血小板支持为 2 袋(1~5 袋)(Baxter CS3000 血细胞分离机分离的血小板),全环境保护的中位时间为 31 天(27~41 天),此值均比 Allo-BMT 患者低。患者中 GVHD 的发生为 7/14(50.5%),其中 6/14(42.8%)大于 2 度,此并不比 Allo-BMT 病人 aGVHD 多。经 G/GM-CSF 动员后,T 淋巴细胞的量比骨髓中的多 10 倍,但文献认为较多的 HLA 相合的 T 淋巴细胞输入不会造成急性 GVHD 的增多,虽然 T 淋巴细胞的清除可以减少减轻 GVHD 的发生。14 例患者发生严重 GVHD 的情况与 Allo-BMT 相似,也和文献报道的 Allo-PBSCT 相似;慢性 GVHD 的发生可能高于 Allo－BMT 后。Auquier 等比较了采集骨髓和用血细胞分离机进行白细胞分离供者的疼痛和不舒服的感觉,认为前者比后者严重。

Allo-PBSCT 的远期效果也认为可能比 Allo-BMT 好,因为前者输入大量 T 淋巴细胞和 NK 细胞使移植物抗白血病(GVL)作用加强,减少白血病的复发。

**表1 14 例白血病患者的临床表现**

| 病例 | 性别 | 年龄 | 诊断 | 移植时状态 | 诊断(距)移植(月) | 供受者关系 | 单个核 C $\times10^8$/kg | 急性 GVHD | 慢性 GVHD | 存活(天) |
|---|---|---|---|---|---|---|---|---|---|---|
| 1 | 男 | 42 | CML | 慢性期 | 6 | 兄弟 | 7.70 | 2 度 | － | 死于 +73 |
| 2 | 女 | 35 | ALL | 首次缓解 | 6 | 兄弟 | 3.44 | 1 度 | + | 无病存活 +240 |
| 3 | 男 | 29 | AML | 首次缓解 | 5 | 姐妹 | 2.46 | 2 度 | － | 无病存活 +229 |
| 4 | 女 | 20 | ALL | 首次缓解 | 4 | 姐妹 | －6.56 | － | + | 无病存活 +215 |
| 5 | 男 | 29 | AML | 首次缓解 | 9 | 姐妹 | 5.40 | － | + | 无病存活 +165 |
| 6 | 女 | 25 | AML | 复发期 | 48 | 兄弟 | 3.88 | 3 度 | － | 死于 +41 |
| 7 | 男 | 32 | CML | 慢性期 | 4 | 姐妹 | 6.52 | － | － | 无病存活 +143 |
| 8 | 男 | 20 | ALL | 首次缓解 | 5 | 姐妹 | 8.43 | － | － | 无病存活 +131 |
| 9 | 男 | 36 | CML | 急变期 | 24 | 兄弟 | 4.60 | 2 度 | － | 死于 +57 |
| 10 | 男 | 40 | CML | 慢性期 | 9 | 兄弟 | 7.00 | 2 度 | － | 无病存活 +117 |
| 11 | 男 | 32 | CML | 慢性期 | 9 | 兄弟 | 4.57 | － | － | 无病存活 +103 |
| 12 | 女 | 32 | AML | 首次缓解 | 8 | 姐妹 | 4.90 | 4 度 | － | 死于 +49 |
| 13 | 男 | 37 | AML | 首次缓解 | 7 | 兄弟 | 4.80 | － | － | 无病存活 +93 |
| 14 | 男 | 26 | ALL | 首次缓解 | 6 | 兄弟 | 2.86 | － | － | 无病存活 +91 |

CML:慢性粒细胞白血病;AML:急性粒细胞白血病; ALL:急性淋巴细胞白血病

**英文摘要:** We report 14 leukemia patients transplantated with allogeneic periqheral blood stim cells (Allo-PBSCT) of HLA identical sibling, AML 5, ALL 4, CML 5. There are 12 patients in their early stage of leukemia, 2 in late stage. They are 32(25~42) years old, ten male and 4 female. After conditioned with CTX and fTBI, G/GM-CSF mobilized donor's periqheral blood mononuclear cells (MNC) 4.80(2.46~8.43) $\times10^8$/kg and $CD34^+$

cells 3.96 (1.01 ~ 10.08) $\times 10^6$/kg are infused respectively. CsA and MTX used as GVHD prophylaxis. After Allo-PBSCT, WBC raised to $1.0 \times 10^9$/L on +17 day (+12 ~ +26) and platelet raised to $50 \times 10^9$/L on day +27 (+19 ~ +35) respectively. The blood products support, the antibiotics used, and total environment protection duration are decreased. Acute GVHD presented in 7 patients (50.0%). Four patients died of acute GVHD and infection on days of +73, +41 +57 and +49. The disease free survival days after Allo-PBSCT in the 10 patients is +134( + 91 ~ +240 days ). We think that Allo-PBSCT probably has some advantage than that of Allo-BMT.

**关键词**:Leukemia PBSCT Allogeneic

## 参考文献

[1] Kessinger A, Smith DM, Stanejord SE, Landmark JD, Dooley DC, Law P, Coccia PF, Warkentin PI ,Weisenburg DD, Armitahe JO. Allogeneic transplantation of blood-derived, T cell-depleted hemopoietic stem cells after myeloablative treatment in a patient with acute lympgoblastic leukemia. Bone Marrow Transplant, 1989,4:643.

[2] Russell NH, Hunter A, Rogers S, Hanley J,Anderson D. Peripheral blood stem cells as an alternative to marrow for allogeneic tranasplantation Lancet, 1993,41:1482.

[3] Korbling M, Huh YO, Durett A, Mirza N, Miller P, Engel H, Aanderlini P, van Besien K, Andreeff M, Przepiorka D, Deisseroth AB, Champlin RE. Allogeneic blood stem cell transplantation: Peripheralization and yield of donor - derived primitive hematopoietic progenitor cells ($CD34^+$ Thy-$1^{dim}$) and lymphoid subsets,and possible predictors of engraftment and Graft-Versus-Host Disease. Blood, 1995,86:2842.

[4] Flidner TM. Blood stem cell transplantation:From preclinical to clinical models. Stem Cells,1995,13:(suppl 3)1.

[5] Goldman JM,Catovsky D,Galton DAG. Reversal of blast cell crisis in CGL by transfusion of stored autologous buffy coat cell. Lancet, 1978,1:437.

[6] Richman CM, Weimer RS, Yankee RS. Increase in circulating stem cells following chemotherapy in man. Blood, 1967, 47: 1034.

[7] Juttner CA, To LB, Haylock DN, Branford A, Kimber RJ. Circulating autologous stem cells collected in very early remission from acute non-lymphoblastic leukemia produce prompt but incomplete haemopoietic reconstitution after high dose melphalan or supralethal chemoradiotherapy. Br J Haematol, 1985,61:739.

[8] Sheridan WP, Begley CG, Juttner CA, Szer J, To LB, Maher D, McGrath KM, Morstyn G, Fox RM. Effect of peripheral-blood progenitor cells mobilised by filgrastim (G-CSF) on platelet recovery. after high-dose chemotherapy. Lancet, 1992,339: 640.

[9] Gratwohl A, Hermans J, Baldomero H. Hematopoietic precursor cell transplants in Europe: Activity in 1994. Report from the European Group for blood and marrow transplantation (EBMT). Bone Marrow Transplant, 1996,17:137.

[10] Korbling M, Pprzepiorka D, Huh YO, Engel H , van Besien K, Giralt S,Andersson B, Kleine HD, Seong D, Deisseroth AB, Andreeff M, Champlin R. Allogeneic blood stem cell transplantation for refractory leukemia and lymphoma: Potential advantage of blood over marrow allografts. Blood, 1995,85:1659.

[11] Bensinger WI, Weaver CH, Appelbaum FR, Rowley S, Kemirer T, Sanders J, Storb R, Buckner CD. Transplantation of allogeneic peripheral blood stem cells mobilized by recombinant human granulocyte colony stimulating factor. Blood, 1995,85: 1655.

[12] Schmitz N, Dreger P, Suttorp M, Rohwedder EB, Haferlach T, Loffler H, Hunter A, Russell NH. Primary transplantation of allogeneic peripheral blood progenitor cells mobilized by filgrastim (granulocyte colony stimulating factor). Blood, 1995, 85: 1666.

[13] Goldman J. Peripheral blood stem cells for allografting. Blood, 1995,85:1413.

[14] Azevedo WM, Aranha FJP, Gouvea JV, Vigorito AC, Marques JFC, Jr Eid KAB, Azevedo AM, and Souza CA. Allogengeic transplantation with blood stem cells mobilized by rhG-CSF for hematological malignancies. Bone Marrow Transplant, 1995, 16: 61.

[15] Knapp W, Strobl H, Scheinecker C, Bello-Fernandez C, Majdic O. Molecular characteriztion of CD34 human hematopoietic progenitor cells. Ann Hematol, 1995,70:281.

[16] Weaver CH, Longin K, Buckner CD, Bensinger W. Lymphocyte content in peripheral blood monouclear cells collected after the administration of recombinant human granulocyte colony stimulating factor: Bone Marrow Transplant, 1994,13:411.

[17] Atkinson K, Farrell C, Champman G, Downs K, Penny R, Biggs J. Female marrow donors increase the risk of acute graft-versus-host disease: effect of donor age and parity and analysis of cell subpopulations in the donor marrow inoculum. Br J Hematol, 1986, 63: 231.

[18] Jansen J, Goselink HW, Veenhof WFJ, Zwaan FZ, Blotkamp C. The impact of the composition of the bone marrow graft on engraftment and Graft-Versus-Host Disease. Exp Hematol, 1983, 11:967.

[19] Kerman NA, Collins NH, Juliano L, Cartagena T, Dupont B, O'Reilly RJ. Clonable T lymphocytes in T cell-depleted bone marrow transplants correlate with development of graft-v-host disease. Blood, 1986, 68:770.

[20] Majolino I, Saglio G, Scime R, Serra A, Cafallaro AM, Fiandaca T, Vasta S, Pampinclla M, Catania P, Indovina A. Marceno R, Santoro A. High incidence of chronic GVHD after primary allogeneic peripheral blood stem cell transplantation in patients with hematologic malignancies. Bone Marrow Transplant, 1996,17:555.

[21] Auquier P, Macquart-Moulin G, Moatti JP, Blache JL, Novakovitch G, Blaise D, Faucher C, Viens P, Maraninchi D. Comparison of anxiety, pain and discomfort in two procedures of hematopoietic stem cell collection: leukacytapheresis and bone marrow harvert. Bone marrow Transplant, 1995, 16:541.

[22] Murphy WJ, Retbikds CW, Tiberghien P. Longo DL. Natural killer cells and bone marrow transplantation. J Natl Cancer Inst, 1993,85:1475.

（全国慢性白血病诊断分型研讨会 资料汇编 1997 年 58～62 页）

# Allogeneic peripheral blood stem cell transplantation in the treatment of leukemia

**Cao Luxian, Hu Liangding, Chen Hu, Jiang Min *et al***
**Affiliated Hospital, The Academy of Military Medical Sciences, Beijing,** 100039

We reported 14 leukemia patients transplanted with allogeneic peripheral blood stem cells (Allo-PBSCT) of HLA identical sibling, AML 5, ALL 4, CML 5. There were 12 patients in their early stage of leukemia, 2 in late stage. They were 32 (25 ~ 42) years old, 10 male and 4 female. After conditioned with CTX and fTBI, G/GM-CSF mobilized donor's peripheral blood mononuclear cells (MNC) 4.80 (2.46 ~ 8.43) $\times 10^8$/kg and $CD34^+$ cells 3.96 (1.01 ~ 10.08) $\times 10^6$/kg were infused respectively. CSA and MTX used as GVHD prophylaxis. After Allo-PBSCT. WBC rose to $1.0 \times 10^9$/L on day +17 (+12 ~ +26) and platelet rose to $50 \times 10^9$/L on day +27 (+19 ~ +35) respectively. The blood products support, the antibiotics used, and total environment protection duration decreased. Acute GVHD presented in 7 patients (50.0%). Four patients died in acute GVHD and infection on days of +73, +41 +57 and +49. The disease free survival days after Allo-PBSCT in the 10 patients was +137 (+91 ~ +240) days. It suggested that Allo-PBSCT probably has some advantage than that of Allo-BMT.

**Key words**: Leukemia. PBSCT, Allogeneic

Transplantation of autologous peripheral blood stem cell (Auto-PBSCT) is a well-established method to reconstitute hematopoiesis in patients receiving myeloablative regimen in recent 10 years. But PBSCT is rarely used in allogeneic transplantation, because of questions regarding of durability of engraftment and graft-versus-host disease (GVHD). G-CSF and/or GM-CSF mobilized peripheral blood stem cell from normal donor can be safely collected for allogeneic PBSCT.

From 1995, we began the research of Allo-PBSCT in the treatment of leukemia.

## MATERIALS AND METHODS

### Patients

Fourteen patients with leukemia, AML 5, ALL 4, CML 5, female:male was 4:10, aged 25 ~ 42 (Median 32) years. 12 patients in their early stage of leukemia (CR1 in AL, CP in CML), two patients in their late stage (Rel in AL, BP in CML), as shown in Table 1.

**Table 1 The clinical manifestations of the 14 leukemia patients**

| Case | Sex | Age (Yr) | Diag | Stage | Diag-Tx month | Relation donor | MNC $\times 10^8$/kg | Acute GVHD | Chronic GVHD | Survival (days) |
|---|---|---|---|---|---|---|---|---|---|---|
| 1 | M | 42 | CML | CP | 6 | Bro | 7.70 | 2 | _ | +73 Died |
| 2 | F | 35 | ALL | $CR_1$ | 6 | Bro | 3.44 | 1 | + | +240 DFS |
| 3 | M | 29 | AML | $CR_1$ | 5 | Sis | 2.46 | 2 | _ | +229 DFS |

续表

| Case | Sex | Age (Yr) | Diag | Stage | Diag-Tx month | Relation donor | MNC $\times 10^8$/kg | Acute GVHD | Chronic GVHD | Survival (days) |
|---|---|---|---|---|---|---|---|---|---|---|
| 4 | F | 20 | ALL | $CR_1$ | 4 | Sis | 6.56 | _ | + | +215 DFS |
| 5 | M | 29 | AML | $CR_1$ | 9 | Sis | 5.40 | _ | + | +165 DFS |
| 6 | F | 25 | AML | REL | 48 | Bro | 3.88 | 3 | _ | +41 Died |
| 7 | M | 32 | CML | CP | 4 | Sis | 6.52 | _ | _ | +143 DFS |
| 8 | M | 20 | ALL | $CR_1$ | 5 | Sis | 8.43 | _ | _ | +131 DFS |
| 9 | M | 36 | CML | BP | 24 | Bro | 4.60 | 2 | _ | +57 Died |
| 10 | M | 40 | CML | CP | 9 | Bro | 7.00 | 2 | _ | +117 DFS |
| 11 | M | 32 | CML | CP | 9 | Bro | 4.57 | _ | _ | +103 DFS |
| 12 | F | 32 | AML | $CR_1$ | 8 | Sis | 4.90 | 4 | _ | +49 Died |
| 13 | M | 37 | AML | $CR_1$ | 7 | Bro | 4.80 | _ | _ | +93 DFS |
| 14 | M | 26 | ALL | $CR_1$ | 6 | Bro | 2.80 | _ | _ | +91 DFS |

DFS = disease free survival; CP = chronic phase; BP = blastic phase; CR = complet remission; TX = transplantation

**Donors**

All of them were HLA identical siblings of thc patients . After injection of G-CSF and/or GM-CSF 5 μg/kg iv for 5 days (G-CSF in 10 patients, half dosage of G and GM-CSF each in 4 cases), leukapheresis by Baxter CS 3000 on day 5 and 6 to get the mononuclear cells for transplantation without cryopreservation. showed as figure 1. The median age of the donors was 32 (20 ~ 52) years old. The median number of leukapheresis was 1 (1 ~ 3 times, 10 ~ 30 L of blood processed).

**Methods of Allo-PBSCT**

The conditional regimen included TBI and CTX (Cyclophosphamide). The dosages of total body irradiation (TBI) were 4 Gy ×3 (in 9 cases) and 5 Gy ×2 (in 5 cases). The dosage of CTX was 60 mg/kg for 2 days. Cyclosporine A and short course of methotrexate were used for GVHD prophylaxis. All patients were given the total environment protection (Air lamina flow room; aseptic food; oral nonabsorptive antibiotics and skin decontamination) and parenteral nutrition suppport . Twelve patients were given G-CSF or GM-CSF after infused the mobilized MNC of the donor. The Allo-PBSCT preparation of the donor and the recipient must be done coordinately, as shown in Figure 1.

**RESULTS**

**Mobilized Mononuclear Cells and Leukapheresis**

Leukapheresis of the donor: After mobilizing by G/GM-CSF, the donors were leukapheresised by cell separator of Baxter CS 3000 for 1 ~ 3 times (Median 1) (10 ~ 30 L blood, median 10 L was treated). The mononuclear cell (MNC) were 2.46 ~ 8.43 $\times 10^8$/kg (Median 4.80). The MNC were further analysed by flow cytometric analysis. The infused cells were as follows: $CD34^+$, $CD34^+/CD38^+$, $CD34^+/CD38^-$. The cells were 3.96 $\times 10^6$/kg (1.01 ~ 10.08), 3.75 $\times 10^6$/kg (0.99 ~ 8.55) and 0.23 $\times 10^6$/kg (0.02 ~ 0.91) respectively in the 10 patients. The CD3 cells infused in two assayed patients were 56.9 $\times 10^6$/kg . and 61.0 $\times 10^6$/kg respectively.

**Haematopoiesis Reconstitution**

The haematopoiesis reconstituted in all patients after Allo-PBSCT. The leukocytes rose to 1.0 $\times 10^9$/L. is on day 17 (12 ~ 26) after infusing the MNC. Platelet counts rose to 50 $\times 10^9$/L on day 27 (19 ~ 35 ) after : Allo-

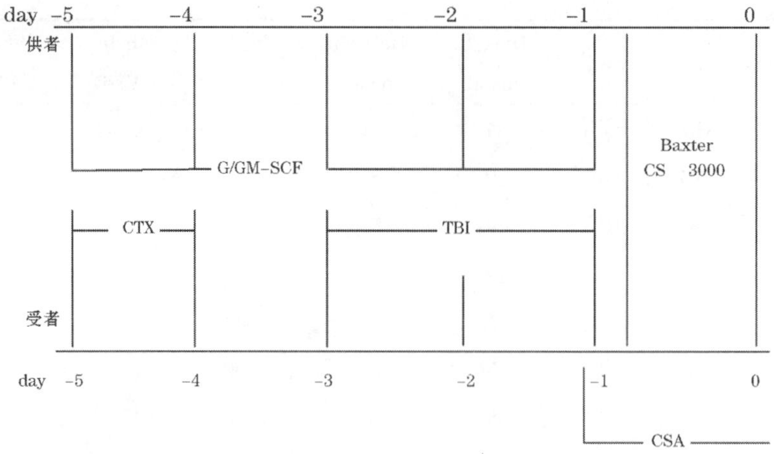


**Fig 1 The conditional regimen of the recipient and the preparation of the donor: must be done coordinately**

PBSCT. The engraftment of the donor's stem cells were demonstrated by sex chromosome (5 patients), RBC type (3 patients), GVHD present (4 patients) and DNA analysis (2 patients).

**Graft-versusHosr Disease**

Seven patients developed acute GVHD grade 1 (1 patient), grade 2 (3 patients), grade 3(2 patients) and grade 4 (1 patient) after Allo-PBSCT(50.0%). The GVHD severity more than grade 2 were in 42.8% patients.

**Survival State of the 14 Luekemia Patients after Allo-PBSCT**

Four patients died of acute GVHD and infection on days 73, 41, 57 and 49. Ten patients have disease free survival for 137 days (91 ~ 240 days).

**DISCUSSION**

We know that there are haemopoietic stem cells in the peripheral blood for a long time. In chronic myeloid leukemia transplantable haemapoietic stem cells are also present in peripheral blood. The hematopoietic stem cell are present in peripheral blood of other leukemia and lymphoma especially after chemotherapy. Peripheral blood stem cell can be mobulizatied by G-CSF and GM-CSF. Sheridan *et al* reported that after giving G-CSF 12 μg/kg/day, GM-CFU in the peripheral can be increased 58 times of baseline. The PBSC can be transplanted in autologous in the traetment of solid tumor and leukemia. PBSC rearly used in allogeneic transplantation until recent years, 180 cases of allo-PBSCT had been reported in 1994 in EBMT. There were three consecutive reports of Allo-PBSCT in the treatment of leukemia and "Editorial" in "Blood" in 1995. In 26 ~ 28 Oct. 1995, the first International Symposium of Allogeneic Peripheral Blood Progenitor Cell Transplantation held in Geneve, Swetzerland. In the Meeting more than 200 cases of Allo-PBSCT were reported.

In Allo-PBSCT the recipient and the donor preparation must be in the same time, showed as Figure 1. The condition regimen of the 14 patients were mainly CTX andfTBI lasting for 5 days. The mobilization of the blood stem cell of the donrs were lasting 5 days also. The minium number of G/GM-CSF mobulized normal donor MNC and $CD34^+$ cell necessary to achieve consistent sustained engraftment using HLA-matched siblings are unknown. The lowest numbers of MNC infused in our 14 patients was $2.46 \times 10^8$/kg. The lowest number of $CD34^+$ cell infused $1.01 \times 10^6$/kg(10 patients). All patients engrafted the donor's stem cell immediatedly. Azevedo *et al.* reported that the lowest of MNC of their patients was $1.8 \times 10^8$/kg and they believed that the number of MNC was rely on criteria of engraftment. We think that more than $2 \times 10^8$/kg MNC or more than $2 \times 10^6$/kg of $CD34^+$ are enough for the hematopoiesis reconstitution of HLA identical sibling recipient.

$CD34^+/CD38^-$ cell are a small subpopulation of $CD34^+$ cells, they represent the long term culture-initiating cell (LTC-IC) and are the earlyhemotopoietic stem cell compenont. In our last ten patients the number of $CD34^+/CD38^-$ cells infused was $0.23 \times 10^6$/kg (0.02 ~ 0.91). After Allo-PBSCT. The blood stem cells engrafted in all 14 leukemia patients. WBC rose to $1 \times 10^9$/L on day 17 (day12 ~ 26), platelet count rose to $50 \times 10^9$/L on day 27 (day 19 ~ 35, 11 patients). Inthe same period for allogeneic bone marrow transplantation (BMT) the WBC rose to $1.0 \times 10^9$/L on day 29(day19 ~ 42), These result are similar to the other's reports. Because of the shorter period of the restore of haematopoiesis, the blood product support, the antibiotics used and the TEP duration are decreased. The median number of platelet tranfusion for the 14 patients was 2 (1 ~ 5) bags of apheresised platelet. The median days of TEP after Allo-PBSCT was 31 days (27 ~ 41 days). They were far less than that of BMT patients. The incidence of acute GVHD was 7/14 (50.0%) 5/14 (42.8%) > grade 2. They were not greater than that of BMT patients. After G/GM-CSF mobilization, the T lymphocytes content in is 10 times more than that of the bone marrow. Much more HLA matched T lymphocytes infusion did not cause acute GVHD, although T cell depletion BMT can decrese the incidence and the severity of acute GVHD. The incidence and severity of GVHD in our 14 patients was similar to that Allo-BMT patients and the Allo-PBSCT reported others. The incidence of chronic GVHD probably much higher than that Allo-BMT. Auquier *et al.* made a comparison between anxiety, pain and disconfort in leukacytapheresis and bone marrow harvest, and conclude that the former was better than the latter. The long term results of Allo-PBSCT was probably better than that of Allo-BMT, because of the large amount of T lymphocytes and NK cells infused.

## References


[1] Kessinger A, Smith DM, Stanejord SE, *et al.* Allogeneic transplantation of blood-derived, T cell-depleted hemopoietic stem cells after myeloablative treatment in a patient with acute lymphoblastic leukemia. Bone Marrow Transplant, 1989;4:643.

[2] Korbling M, Huh YO, Durett A, *et al.* Allogeneic blood stem cell transplantation: Peripheralization and yield of donor - derived primitive haematopoietic progenitor cells ($CD34^+$ Thy-$1^{dim}$) and lymphoid subsets, and possible predictors of engraftment and Graft - Versus - Host Disease. Blood, 1995;86:2842.

[3] Fliedner TM. Blood stem cell transplantation from preclinical to clinical models. Stem Cells 1995;13:(Suppl 3) 1.

[4] Richman CM, Weimer RS, Yankee RS. Increase in circulating stem cells following chemotherapy in man. Blood, 1967 ; 47 : 1034.

[5] Sheridan WP, Begley CG, Juttner CA, *et al.* Effect of peripheral-blood progenitor cells mobilized by filgrastim (G-CSF) on platelet recovery after high-dose chemotherapy. Lancet, 1992;339:640.

[6] Gratwohl A, Hermans J, Baidomero H. Haematopoietic precursor cell transplants in Europe: Activity in 1994. Report from the European Group for blood and marrow transplantation (EBMT). Bone marrow Transplant, 1996;17:137.

[7] Goldman J. Peripheral blood stem cells for allografting. Blood, 1995;85:1413.

[8] Azevedo WM, Aranha FJP, Gouvea JV, *et al.* Allogeneic transplantation with blood stem cells mobilized by rhG-CSF for hematological malignancies. Bone Marrow Transplant, 1995;16: 61.

[9] Knapp W, Strobl H, Scheinecker C, *et al.* Molecular characterization of CD34 human hematopoietic progenitor cells. Ann Hematol, 1995;70:281.

[10] Weaver CH, Longin K, Buckner CD, *et al.* Lymphocyte content in peripheral blood mononuclear cells collected after the administration of recombinant human granulocyte colony stimulating factor. Bone Marrow Transplant, 1994;13:411.

[11] Atkinson K, Farrell C, Champman G, *et al.* Female marrow donors increase the risk of acute graft - versus - host disease: effect of donor age and parity and analysis of cell subpopulations in the donor marrow inoculum. Br J Hematol, 1986; 63: 231.

[12] Majolino I, Saglio G, Scime R, *et al.* High incidence of chronic GVHD after primary allogeneic peripheral blood stem cell transplantation in patients with hematologic malignancies. Bone Marrow Transplant, 1996;17:555.

[13] Auquier P, Macquart-Moulin G, Moatti JP, *et al.* Cjomparison of anxiety, pain and discomfort in two procedures of hematopoietic stem cell collection: leukacytapheresis and bone marrow harvest. Bone Marrow Transplant, 1995 ; 16:541.

[14] Murphy WJ, Retbikds CW, Tiberghien P, *et al.* Natural killer cells and bone marrow transplantation. J Natl Cancer Inst, 1993;85:1475.

[Chinese Journal of Cancer Research 1997; 9(2): 142 ~ 145]

# CD34⁺造血干细胞阳性提取进行异基因造血干细胞移植

曹履先

CD34 抗原在造血干细胞中有表达,因而将提取的 $CD34^+$ 造血细胞进行造血干细胞移植是可能的,是合理的,CD34 阳性细胞的提取及移植是有其特点的,这样的异基因造血干细胞移植已有不少成功的报道,现将其主要方法介绍如下。

## 一、$CD34^+$ 细胞是造血干祖细胞

造血干细胞有 CD34 阳性抗原标识已为共知的事实,在过去几年中用 $CD34^+$ 细胞提取法进行造血干细胞移植已成功地进行多例,常用的 $CD34^+$ 细胞的提取靠免疫吸附法(immunoadsorption)及免疫磁珠吸附法(immunomagnetic),最近德国推出的 Clin MACS 系后者,其临床试用效果较好。上述 2 种方法可以使 T 淋巴细胞大为减少,移植后 GVHD 下降,T 淋巴细胞所占数量为 $0.4\times10^6$/kg(0.01~2)及 $0.14\times10^7$/kg (0.03~2.5),Clin MACS 为后者,最近在曼谷召开的第 7 届亚太骨髓移植年会上也对此问题作了专题讨论。

## 二、$CD34^+$ 细胞的阳性提取移植

$CD34^+$ 细胞经阳性提取后可以进行造血干细胞移植,其优点是 $CD34^+$ 细胞可以给予大量的输入,这样可使 T 细胞输入减少,减少和减轻了 GVHD。B 淋巴细胞的输入也减少,可以预防供者细胞中引起的 EBV (Epstein-Barr)病毒伴有的淋巴细胞增生性疾病。由于大剂量造血干细胞的输入可以克服 HLA 不合的植入障碍。由于大剂量的 $CD34^+$ 细胞的输入( $>20\times10^6$/kg $CD34^+$ 细胞)可以使感染并发症减少。可以起到清除(Purg)肿瘤细胞的作用。但 $CD34^+$ 造血干细胞的移植有些不足之处是不需要继续研究的,包括:(1)造血干细胞的植入的可能性;(2)HLA 不合供者的造血干细胞的植入可能性;(3)输入的 T 细胞少,NK 细胞少会加重白血病的复发机会;(4) $CD34^-$ 造血干细胞的减少或缺如能否使造血干细胞长期存活;(5)费用昂贵,非一般患者所能承担。为了克服上述困难可以进行再移植;移植后应用抗 CD3 抗体阳性的部分 T 淋巴细胞输入( $2.5\times10^4$/kg~$5.0\times10^4$/kg)等。

## 三、$CD34^+$ 造血干细胞移植的临床特点

Urbano-Ispizua 等报道 62 例 $CD34^+$ 细胞移植的经验(38 例用 Ceprate,24 例用 Isolex 300,前者为 immunoadsorption 免疫吸附,后者为免疫磁珠 immunomagnetic bead)以上 2 种方法所得 $CD34^+$ 不同,前者纯度较低,但产率较高,后者纯度较高,但产率较低,详见表 1。

**表 1　免疫吸附(Ceprate)及免疫磁珠(Isolex)提取 $CD34^+$ 细胞的比较**

| 分组 | $CD34^+$ 纯度 % | $CD34^+$ 产率 % | $CD34^+$ 细胞 $\times10^6$/kg | $CD34^+$ 细胞 $\times10^6$/kg |
|---|---|---|---|---|
| Isolex | 86(40~99) | 48(13~121) | 0.14(0.03~2.5) | 4.0(1~8.2) |
| Ceprate | 66(37~83) | 65(14~105) | 0.4(0.02~2) | 3.1(1.2~8.6) |

CD34⁺细胞移植后有核细胞及血小板恢复见表 2，并可见到植入比单纯 Allo-PB 快，可能为未用 MTX 预防 GVHD 的原因。

**表 2　CD34⁺细胞移植后有核细胞及血小板恢复的情况**

| 项目 | 时间(d) |
|---|---|
| ANC $>0.5\times10^9$/L | 13(8～22) |
| ANC $>1.0\times10^9$/L | 14(9～31) |
| PT $>20\times10^9$/L | 12(0～128) |
| PT $>50\times10^9$/L | 18(0～180) |

CD34⁺细胞移植发生 GVHD 的机会是少的，上述 62 例患者可评估的 56 例(90.3%)发生 GVHD 的机会是很少的，详见表 3。

**表 3　CD34⁺细胞移植后 GVHD 发生情况**

| GVHD | *n* | 发生率(%) |
|---|---|---|
| 急性 0 度 | 43 | 77 |
| Ⅰ度 | 8 | 14 |
| Ⅱ度 | 4 | 7 |
| Ⅲ度 | 1 | 2 |
| Ⅳ度 | 0 | 0 |
| 慢性 广泛性 | 4 | 9.3 |
| 局限性 | 2 | 4.6 |

从以上文献看出异基因 CD34⁺细胞移植是可以成功的，可用的 CD34⁺细胞提取有两种方法，immunoad-sorption(Ceprate)及 immunomagnetic (Isolex、Clin MACS)，此种造血干细胞移植的剂量约为 CD34⁺细胞 4.0 $\times10^6$/kg，其植入比 Allo-PB 快，但较不稳定，很易下降、消失，由于只有 CD34⁺细胞，T 细胞很少，故 GVHD 的复发生率低。CD34⁺造血干细胞移植在国内也有所发展，Clin MACS 在北京、广州、上海均已引进，并进行了 CD34⁺细胞的提取进行自体及异体造血干细胞的移植。前者可有净化肿瘤细胞的作用，有些初步成功的病例，异基因也做了一些 HLA 不相合的亲属间的移植病例，但存在问题较多，费用昂贵，待进一步研究摸索积累经验。

## 参考文献

[1] Urbano-Ispizua A, Solano C, Brunet S, *et al.* Allogeneic transplantation of selected CD34⁺ cells from peripheral blood: experience of 62 cases using immunoad-sorption or immunomagnetic technique[J]. Bone Marrow Transplant, 1998, 22:519-525.

[2] Singhal S, Powles R, Treleaven J, *et al.* A low CD34⁺ cell dose results in higher mortality and pooer survival after blood or marrow stem cell transplantation from HAL-identical siblings: should $2\times10^6$ CD34⁺ cells/kg be considered the minimum threshold? [J]. Bone Marrow Transplant, 2000, 26:489-496.

[3] Urbano-Ispizua A, Rozman C, Martinez C, *et al.* Rapid engraftment without significant graft-versus-host disease after allogeneic transplantation of CD34⁺ selected cells from peripheral blood[J]. Blood, 1997, 89:3967-3973.

[4] Orlic D. Hematopoietic stem cell, bilolgy and transplantation[M]. New York:The New York Academy of Science,1999. 351-362.

[5] Matsuda Y, Hara J, Osugi Y, *et al*. Allogeneic peripheral stem cell trans-plantation using positively selected CD34$^+$ cells from HAL-mismatched donors[J]. Bone Marrow Transplant, 1998, 21:355-360.

[6] Schwinger W, Urban C H, Lackner H, *et al*. Unrelated peripheral blood stem cell transplantation with megadoses of purified CD34$^+$ cells in three children with refractory severe aplastic anemia [J]. Bone Marrow Transplant, 2000, 25:513-517.

[白血病.淋巴瘤杂志 2001; 10(2): 100~101]

# 供者淋巴细胞输注的临床应用

曹履先

有许多证据表明异基因骨髓移植(allogeneic bone marrow transplantation,Allo-BMT)后的免疫治疗对治疗白血病(或其他实体瘤)有着重要的作用。1990 年 Kolb 等首先报道应用输入供者的单个核细胞治疗异基因 BMT 后慢粒白血病复发的病例取得好的效果,以后此类免疫治疗在骨髓移植中也取得肯定的疗效。

对白血病及实体瘤免疫治疗的历史,早在 20 世纪 70 年代就有作者报道用胸导管分出来的供者的淋巴细胞不经任何预处理输入来治疗恶性肿瘤,此类淋巴细胞输入后可以见到对恶性肿瘤的暂时性的疗效,1990 年 Kolb 等对 3 例 Allo-BMT 后复发的慢粒白血病患者给予干扰素及供者的单个核细胞的输注取得染色体完全缓解,以后许多报道均证实了 Kolb 等的发现,从而开创了异体 BMT 后免疫治疗的新局面。

许多国家的学者报道,对慢粒患者 Allo-BMT 后复发者给予 donor lymphocyte infusion (DLI)后有60%~80%有完全缓解之疗效,以慢性期表现疗效最好,而以加速期及急变期为表现者疗效较差,慢粒 Allo-BMT 后复发为慢性期的患者中,75.7%经 DLI 后可获 CR,如复发为加速期的 33.3%可获 CR,而急变期为16.7%,AML 及 ALL 经 Allo-BMT 后复发 DLI 后,再次 CR 率较低,常仅为 20%。Collins 报道 52 例,慢性期 CR 率 78%,加速或急变期 CR 率 31%;Kolb 报道 67 例,慢性期 CR 率 79%,加速或急变期 CR 率为 12%。

输入的单个核细胞(MNC)的剂量为 $0.8\times10^8$/kg~$8.4\times10^8$/kg(中位数 $4.2\times10^8$/kg),所用 MNC 采集的次数为 1~5 次,中位为 2~3 次,T 细胞数约为 50%的 MNC 的量。

由以上结果看出,白血病特别是 CML 经 Allo-BMT 复发后 DLI 的方法是可行的,比支持治疗、羟基脲、INFα、停 CsA、再次 BMT 效果都好。因而 DLI 为 Allo-BMT 治疗白血病复发以后的首选治疗,特别是对慢粒白血病的患者。

DLI 的主要并发症为诱发移植物抗宿主病(GVHD),急、慢性 GVHD 均可出现,发生率为 36%~40%,其中 20%~50%为Ⅱ~Ⅳ度,5%~8%的患者直接死于 GVHD 及其并发症。对此类 GVHD 的治疗与家族性 HLA 相合患者的 Allo-BMT 所致的 GVHD 无重要区别,对甲基强的松龙的反应很好。

另一重要并发症为全血细胞减少,其发生机制不详,也可能与 GVHD 有关,在处理中可予:①G-CSF 或 GM-CSF;②再次输入供者的单个核细胞 MNC;③用无 T8 淋巴细胞的 MNC 来治疗。

DLI 除应用于 Allo-BMT 复发的病例外,亦可用于 Allo-BMT 后防止白血病复发及对低剂量预处理的造血干细胞移植(RI-HSCT)混合嵌合体,其作用的目的是加强 GVL 作用,减少 GVHD 发生。DLI 的可变因素有:①DLI 的时间,是在 BMT 后什么时候给予 DLI,才能使所发生 GVL 的作用最大,GVHD 的作用小而轻,此点尚无定论,但 Allo-BMT 后过早做 DLI 易发生 GVHD,故多认为在 BMT 后 30 天以后比较合适;②DLI 所用细胞剂量也是重要问题,有认为给予 MNC $1\times10^7$/kg 可以使大部分 Allo-BMT 后复发的 CML 得到完全缓解,但多数的病例需 DLI 1~2 次,输入 $1.5\times10^7$/kg~$1.4\times10^8$/kg 为妥;③DLI 的次数:有主张由小剂量的 MNC 多次输注为好,可以逐步增加(GVL)作用,而不突然给予大量的 MNC 以免发生严重的 GVHD。

在 GVL 及 GVHD 作用发生上,细胞因子的作用也是不容忽视的,其中比较重要的有白细胞介素Ⅱ(IL-2)及干扰素(IFN)。IL-2 可加强 Allo-BMT 的移植物抗白血病 GVL 作用,它可直接激活 NK 细胞增加抗白血病效应,在 T 细胞清除后的 BMT 中也可加强 GVL 作用。干扰素的作用不似 IL-2 明显,但与 DLI 合用似可加强 DLI 对 Allo-BMT 后复发白血病的治疗作用。

DLI 已广泛用于 Allo-BMT 后复发白血病的免疫治疗,亦可用于此类患者白血病复发的预防,均取得了

③全身照射(TBI)　200 cGy,环胞霉素(CsA) 6.25 mg·kg$^{-1}$·d$^{-1}$ PO. −1 d→+35 d 骁悉(MMF) 15 mg·kg$^{-1}$·d$^{-1}$,0 d→+27 d。

以上多为对白血病等恶性病的预处理方案。对再生障碍性贫血、先天性遗传病等应有所不同。

## 三、RI-Allo-HSCT 的临床特点

1. RI-Allo-HSCT 是近些年发展起来的造血干细胞移植的方法,只有少数几个国家有报道,主要是美国和以色列等国。迄今为止,世界范围发表的报道有 1000 例左右。

2. 由于减轻了预处理的剂量,故 RI-Allo-HSCT 表现与经典的 Allo-HSCT 有下列主要不同。

①抑制受者的免疫反应减弱。其结果是减少移植物植入的机会,并增加了移植物被排斥的机会。②经典的方案有较强的杀灭白血病细胞或肿瘤细胞的作用,而减量的预处理方案必然使此种作用减弱,故 RI-Allo-HSCT 对高度恶性的白血病或广泛转移的肿瘤是较为不合适的。如多次复发的白血病、继发性白血病、化疗诱导失败的病例等,RI-Allo-HSCT 是不合适的。对恶性肿瘤性疾病,其复发率是高的。③经典的预处理有助于腾空造血干细胞的植入(homing)的龛。在 RI-Allo-HSCT 时此种作用减弱,故植入的机会也是减低的,因而植入失败率也是增多的。④由于减低了预处理的剂量,预处理带来的毒副作用也是减轻的,因而 RI-Allo-HSCT 可适用于年龄大的患者(50～65 岁),适用于内脏有轻度损害的患者。预处理、移植所要求的条件也会降低些。国外已开展在门诊进行 RI-Allo-HSCT。移植所需费用可降低到经典移植费用的 20%～35%。

3. 由于开展 RI-Allo-HSCT 的时间较短,其长期疗效尚不确知。初步看 2 年无病生存率(DFS)为30%～50%。对良性疾病及先天性疾病效果较好。

由于预处理剂量弱,常需多次输入供者淋巴细胞(DLI)或供者干细胞(DSI)。供受者之间的免疫耐受是逐步发生的,故急性移植物抗宿主病(aGVHD)是低的,有 20% 左右。但绝非无 GVHD 发生之可能,也并非不会发生重度的 GVHD,也有 RI-Allo-HSCT 后发生严重 GVHD 的报道。RI-Allo-HSCT 由于免疫抑制作用较弱,干细胞植入不很稳定,因而其植活失败及复发率均较高。在 RI-Allo-HSCT 时,可能是对受者免疫抑制作用较强和时间较长之故,有报道细菌和病毒感染的机会增多,应该引起特别注意。

## 四、RI-Allo-HSCT 的理论基础

RI-Allo-HSCT 是近年来才提出的 HSCT 方法。实际上自从 40 多年前开始 BMT 时,即已开始探讨此问题。诺贝尔奖获得者 ED Thomas 及 Van Bekkum 等 BMT 的开创研究者已注意此问题:预处理化疗及放疗的作用机制及对 BMT 的作用。最后,Thomas 提出经典的 TBI 1000 cGy 及 CTX 60 mg/(kg·d)×2 的方案。以后 G. Santos 又提出没有 TBI 的 Bu·cy 的经典 BMT 预处理方案。预处理的作用目的有三条,即①抑制受者的免疫反应,以利造血干细胞的植入。②消灭残存的肿瘤细胞。③腾空骨髓中的龛,以利造血干细胞在骨髓中落户(homing),但以后许多迹象表明在以 BMT 治疗白血病的机制上有很多免疫作用参与,即 GVL(移植物抗白血病)作用。如异基因 BMT 比自体或同基因 BMT 复发率低(Gale),特别是 1990 年 Kolb 等报道供体淋巴细胞输注(DLI)可以治疗异基因移植后复发的白血病患者,更提高了对免疫治疗在异基因 BMT 的认识。

有证据表明小鼠白血病经数千 cGy 的照射后并不能完全消灭白血病细胞,说明只予以放射治疗是不能彻底消灭白血病细胞的。此外,在恶性肿瘤患者,仅给予由胸导管分离出供者的淋巴细胞也可出现对患者恶性肿瘤的短期疗效,亦说明供者淋巴细胞对治疗恶性患者是起作用的。自 Kolb 首例报道用供者淋巴细胞治疗异基因骨髓移植复发患者后,大量的世界性的工作均显示 DLI 及 DSI 可用于异基因移植后复发的白血病的治疗;可用于晚期白血病患者异基因 HSCT 后防止复发;也可用于促进 RI-Allo-HSCT 的稳定的完全植入。

## 五、RI-Allo-HSCT 的优缺点

1. RI-Allo-HSCT 的优点　①可用于年龄大的患者,有报道 74 岁的患者做 RI-Allo-HSCT。②可用于脏器

功能受损的患者。③由于减轻了预处理的剂量，故与预处理相关的合并症及毒性少而轻。如口腔黏膜炎、肝静脉闭塞病（VOD）、间质性肺炎（IP）、多器官衰竭（MOF）等。④出血、贫血轻，血液制品的支持应用较少。⑤可以进行门诊治疗，无需住院。⑥治疗的费用降低较多。

2. RI-Allo-HSCT 的缺点　①植入不稳定，植入失败率较高，达 10%～20%；②RI-Allo-HSCT 的植入率较低，易于排斥，易于白血病的复发；③由于 RI-Allo-HSCT 前后免疫抑制剂的应用较强，故细菌感染及病毒感染的机会较多；④RI-Allo-HSCT 世界范围共进行 1000 例左右，只数年时间。而经典的 BMT 已 30 多年，与进行了数以万例计的经典 BMT 相比，后者技术比较成熟，前者需要继续观察。

## 六、RI-Allo-HSCT 的前景

RI-Allo-HSCT 是近 2～3 年的 HSCT 重要理论和临床方面的进展。由于 RI-Allo-HSCT 毒性较低，可以使受者的年龄扩大到 65 岁以上，也可扩大到脏器受损的患者。RI-Allo-HSCT 的合适的预处理方法，无论对恶性病或非恶性病，其理想的预处理方法尚未确定。RI-Allo-HSCT 对于 HLA 不全相合的 HSCT 是否有良好的作用尚待探讨。其是否可完全代替骨髓清除性的 HSCT，其对无关供者的 HSCT，对脐血干细胞移植可否应用等问题均需逐步总结经验。但 RI-Allo-HSCT 的基本理论，加强免疫治疗逐步提高免疫耐受的能力等方向是正确的、前景是好的。

［白血病·淋巴瘤杂志 2001 年 6 月 10(3)：181～182 页］

# 造血干细胞移植治疗难治性白血病

军事医学科学院附属307医院　曹履先

造血干细胞移植(HSCT,包括骨髓移植BMT及外周血造血干细胞移植PBSCT等)是难治性白血病的重要治疗方法,对某些难治性白血病是唯一有希望的治疗手段。

HSCT对难治性白血病的治疗主要是指用异基因的HSCT治疗,其对难治、复发性急性白血病或慢粒白血病的加速急变期可有20%左右的3年无病生存率(DFS)(Leukemia & Lymphoma 1997,25:365;BMT 1998,21:673;Blood 1995,85:1659),对原发诱导失败的急性白血病(primary lnduction failure PIF)用异基因造血干细胞移植亦可有30%左右的疗效(Cancer 1985,56 : 1374)。

对此类患者的治疗可用HLA相合同胞间的移植,可用HLA相合无关供者(unrelated danor UD)移植,亦可用脐血造血干细胞(cord blood transplantation CBT)的移植。

难治性白血病常无HLA相合的供者,因而HLA部分不合的家族供者[partial mismatched family(relafive)donor PMRD]的移植是受到重视的,PMRD的移植是可以成功的,但此种移植有以下特点:即①植入失败多见(10%左右),HLA位点不合多者移植失败率增高,有人认为HLA-B及DR位点不合者易有移植失败(graft failure GF)。②PMRD移植后移植物抗宿主病(graft versus host disease GVHD)增多,位点不合多者GVHD多见,但与HLA-A、HLA -B、DR位点不合的不同位点似无关系。③无病存活率(DFS)在PMRD移植是比较低的,HLA位点不合多者,长期无病存活率低。为了克服PMRD的移植中的问题,可考虑加大造血干细胞的移植剂量;加用抗淋巴细胞球蛋白进行预处理;做T细胞清除的HSCT;亦可进行$CD34^+$细胞提取的移植(NEJM 1989, 320:107; BMT 1988,3: 531; BMT 1994,14: 839; BMT 1996,18: 747; BMT 1998, 21: 673;BMT 1998,21:355;Blood 1998,92:3123)。

总之对难治性白血病,HSCT特别是异基因的BMT或PBSCT是有效的可根治的一种方法。

[白血病杂志 2000年2月;9(1):6~7]

·临床研究·

# 骨髓移植前应用丙氧鸟苷预防巨细胞包涵体病毒感染

军事医学科学院附属307医院　曹履先

巨细胞包涵体病毒(CMV)病,特别是其引起的间质性肺炎是骨髓移植以后的严重并发症,其治疗比较困难,对事先处理性治疗(pre-emptive therapy)及预防性处理(prophylaxis)均有一定的难度,前者CMV检测方法比较繁杂,后者时间长、费用高。我们采用骨髓移植前应用丙氧鸟苷(ganciclovir,GCV)的方法,预防CMV引起的间质性肺炎取得了较好的效果,报告如下。

## 一、材料与方法

1. *病例*　共34例,35例次,均是海口、广州、昆明、北京等地各医院的骨髓移植患者,男性21例,女性14例,年龄8~50岁(中位24岁);慢性粒细胞白血病10例,急性白血病14例,再生障碍性贫血2例,非霍奇金淋巴瘤3例,多发性骨髓瘤2例,地中海贫血1例,慢性淋巴细胞性白血病1例,骨髓增生异常综合征2例;其中异体移植27例,自体移植8例。

2. *方法*　预处理:19例患者给全身照射(TBI),2例给全淋巴照射(TLI),非照射预处理共14例,主要为BU-CY方案,少数病例加入$VP_{16}$、马法兰等。27例异体移植中,25例为外周血干细胞、1例为脐带血干细胞、1例为骨髓;8例自体移植均为外周血干细胞移植。全部病例于骨髓移植以前经CMV抗体检测均为IgG阳性,部分病例经CMV病原检测均为阴性。输入造血干细胞前1周给丙氧鸟苷(GCV)5 mg/kg iv,(1~2)次/d,共7天。

## 二、结果

全部病例造血干细胞均能顺利植入,仅1例患者干细胞生长较慢,死于感染及肾功衰竭。

7例患者死于急性及慢性GVHD,3例患者死于白血病的复发。

异体骨髓移植患者27例,经1~45个月(中位29个月)的随访,无病生存率为55.6%。8例自体骨髓移植中6例带病存活。

35例次,包括27例异体骨髓移植,8例自体骨髓移植在1~45个月(中位29个月)的临床观疗后,未发现有CMV间质性肺炎及其他CMV性疾病。

## 三、讨论

骨髓移植以后的巨细胞包涵体病毒(CMV)感染是多见的,其在骨髓移植以后的发病率(CMV抗原血症)为60%左右,此类CMV抗原血症,在非亲属供者的骨髓移植、发生2~4度GVHD及使用肾上腺皮质类激素的患者易感染有CMV抗原血症,其多发生在骨髓移植后17~74天(中位34天)。骨髓移植前供者及受者CMV抗体均为阳性者于骨髓移植后最易有CMV感染,而骨髓移植前供者及受者CMV抗体均为阴性者骨髓移植后CMV感染较为少见,移植后有CMV感染者中只有少部分人发生CMV病。CMV病不侵及其他动物,只侵犯人类,其主要表现有CMV性间质性肺炎、肠胃炎、肝炎及视网膜炎等。

骨髓移植前受者血清CMV IgG阳性者(国内普查正常人CMV的阳性率约为80%),此表明患者曾有过

CMV 感染。CMV 抗原血症(如 PP65 检测阳性)表明患者正有 CMV 的感染,此虽需抗 CMV 治疗,但并不代表患者患有 CMV 病,CMV 病是 CMV 感染的最严重的表现,需要给予抗 CMV 治疗。

本组病例均于 BMT 前给予丙氧鸟苷治疗 7 天,以抑制或暂时抑制 CMV 病原,使患者于 BMT 后免疫抑制期不发生 CMV 病。由以上结果显示,此 35 例次,患者于 BMT 后无 CMV 感染病的发生,而过去的类似病例 CMV 性间质性肺炎的发病率约为 4%。说明此种于骨髓移植前预防性应用丙氧鸟苷的方法对防 CMV 病的发生是有效的。

在骨髓移植前应用丙氧鸟苷 5 mg/kg (1~2)次/d 共 1 周,对减低 CMV 病的发生是有效的。

## 参考文献

[1] Kanda Y, Mineishi S, Saito T, *et al*. Preemptive therapy against cytomegalovirus(CMV) disease guided by CMV antigenemia assay after allogeneic hematopoietic stem cell transplantation: a singlecenter experience in Japan[J]. Bone Marrow Transplant, 2001, 27: 437-444.

[2] Butt N M, Clark R E. High frequency of positive surveillance for cytomegalovirus (CMV) by PCR in allograft recipients at low risk of CMV[J]. Bone Marrow Transplant, 2001, 27: 615-619.

[3] 曹履先,胡亮钉,陈虎,等. 造血干细胞移植治疗恶性血液病 151 例[J]. 中华内科杂志,1999,38:400-401.

[白血病淋巴瘤杂志 2002;11(4):220]

# 骨髓移植的过去现在与未来

曹履先

骨髓移植(BMT)含各种造血干细胞移植,自1958年后成功地用于急性放射病、白血病等的治疗,取得了突破性的成就,使很多白血病、淋巴瘤等恶性血液患者得到了根治。现全世界共做了异基因BMT 10万例以上,骨髓移植后可以使很多白血病患者得以长期无病存活,已有1例慢粒白血病患者异基因BMT后无病生存了32年。

我国自20世纪80年代初首例异基因BMT治疗白血病成功以后,全国迅速开展了BMT治疗白血病临床研究工作。首先在大医院、医学院校,以后扩展至地方中小医院,现已开展异基因BMT约800例,自体BMT在我国开展比较广泛,迄今已有约3000例,取得了较好的疗效。

骨髓移植是20世纪医学史上的一个伟大的里程碑,它挽救了成千上万例濒临死亡的白血病患者,使他人的造血干细胞能在患者体内长期生存,并能繁衍细胞维持造血及免疫功能,这一奇迹使ED Thomas医师获得了1990年的诺贝尔医学奖。

虽然BMT已取得了许多实验与临床上的研究成果,但骨髓移植仍有很多困难和不明白的基础和临床问题需进一步解决:造血干细胞的生物学特性,它和胚胎间质细胞及其他干细胞的关系,造血干细胞移植后的着床(homing),嵌合体、混合嵌合体(full and mixed chimerism)的形成,免疫功能的重建和恢复,移植物抗宿主病(GVHD)的机制和防治,白血病复发的机制及防治,各种来源造血干细胞的移植的选择等。最近提出的"低剂量预处理骨髓移植(RIC-BMT)"是对传统骨髓移植理论的挑战,RIC-BMT已显有初步临床效果,应予重视,深入研究。

今后造血干细胞移植的研究工作应特别关注的方面有:(1)造血干细胞的生物学特征:胚胎间质细胞(mesenchymal cell)与造血干细胞的关系,造血干细胞与其他组织干细胞的关系,能否互相转换,CD34阳性或阴性造血干细胞与其他血细胞在造血干细胞植入(homing)中的作用等。(2)各种来源的造血干细胞,包括有关及无关骨髓、外周血、脐带血等的造血干细胞的骨髓移植在植入、存活、GVHD、造血及免疫功能恢复等方面的异同。(3)供受者之间HLA配型与骨髓移植结果及GVHD间的关系,现世界家庭成员正在缩小,约只有30%的患者可以找到HLA相配的有关供者,因而非此类供者的BMT方法,GVHD的防治,BMT的效果备受关注。(4)低预处理剂量的骨髓移植(RIC-BMT)和强化预处理剂量的骨髓移植(AIC-BMT)的研究应受到重视,前者可用于年老体弱的患者,后者可用于病情严重和病情未缓解的白血病患者。(5)自体骨髓移植以后加强免疫治疗,防止疾病复发的研究。骨髓移植亦可应用于治疗顽固性的自身免疫性疾病、器官移植前的免疫耐受准备、某些先天性疾病等,随着研究工作的深入,骨髓移植应用范围还会扩大。我们应加强骨髓移植的基础及临床研究,扩大造血干细胞的来源,预防并发症,降低费用,克服各种困难,提高骨髓移植的疗效。

近些年来,我国血液病工作者在开展BMT的基础上,又进行外周血干细胞移植的基础与临床研究工作,并迅速在全国各地推广起来。由于外周血干细胞移植的费用较低,造血与免疫功能恢复较快,又无需麻醉、手术取髓等优点,受到了临床工作者的青睐。另外,近年来,在国家的重视下,我国已在几个大城市建立了脐血库,给脐血移植带来了光明的前景。这一切将使我国的骨髓移植工作尽快达到国际先进水平。

[白血病·淋巴瘤杂志 2002年6月;11(3):131]

# 骨髓移植与恶性肿瘤

军事医学科学院附属307医院　曹履先

骨髓移植(bone marrow transplantation,BMT)是指将骨髓中的造血干细胞植入到已被破坏的骨髓造血组织中去,以维持机体的造血免疫功能。植入的造血干细胞为他人的称为异体BMT(allogeneic BMT),如为自己事先保护的骨髓则为自体BMT(autologous BMT)。此两类BMT各有其优缺点及适应证、并发症,是近30年来,白血病、实体瘤及某些先天性造血免疫性疾病治疗的重要进展,涉及造血免疫基础及临床的各个方面。

## 一、异体BMT

异体BMT是BMT的基础,是近些年来治疗白血病的最好方法,也是治疗某些先天造血免疫缺陷的唯一方法。但异体BMT治疗目前尚存在不少待解决的问题。

1.异体BMT的并发症较多。异体BMT是将HLA相合的家族供者的造血干细胞移植到患者体内,以长期代替患者有病或者有缺陷的免疫造血细胞维持其正常免疫及造血功能。先用化疗和(或)放射治疗消灭患者的病态造血细胞(如白血病细胞)并抑制患者的免疫反应,再由静脉输入HLA相配供者的造血及免疫干细胞。但由于大剂量放化疗的毒副作用大,且新旧造血及免疫功能交替需有一相当长的过程,故异体BMT的并发症较多,为防止各种并发症采取的医护措施所需费用较高,其相关的死亡率亦较高,为30%以上。其主要并发症为感染(细菌、病毒、霉菌、原虫)、移植物抗宿主病、间质性肺炎及白血病的复发或移植物的被排斥。经过20多年的努力,现异体BMT的四大病死率有所下降,感染、间质性肺炎发病下降,但对移植物抗宿主病(GVHD)及白血病的复发仍难以控制。

2.异体造血干细胞来源比较困难。异体BMT最好的来源为亲兄弟姐妹的造血干细胞,但其与受者的人类白细胞抗原(HLA)相配的机会仅为25%。随着家庭的缩小,此来源会更少。一般认为,在国外约1/3的白血病患者可能找到HLA相合的家族供者,较为成熟的有HLA相合的无关供者、脐带血造血干细胞的HLA相合的供者、家族中HLA部分不相合的供者。目前世界上有约500万人的骨髓库可以提供HLA相合的无关供髓者,发达国家的异体BMT已有约1/4是此类供者。脐带血库也很重要,国际上数量不多,我国正在起步。脐血干细胞的量少也是一个重要的限制。家族中HLA部分不相合的供者(PMRD)的移植也是值得推荐的BMT方法。

3.异体BMT临床技术要求很高。其临床要求包括对预处理(放疗、化疗)毒副作用的防治;造血干细胞植入前的细菌、霉菌、病毒、原虫感染的预防和治疗;肝静脉梗阻综合征(HVOD)的防治;造血干细胞植入后急性、慢性移植物抗宿主病(GVHD)的防治及其他并发症的防治。异体BMT移植后相关死亡率在20%~30%,其中各种感染及移植物抗宿主病占了很大比例。在感染的防治中,应重视预防性抗生素的使用,以及对$G^-$和$G^+$菌的强抗生素的使用,同时也应重视防止霉菌感染,因强的抗细菌药物使用后霉菌感染是多见的。强免疫抑制剂的使用可以抑制造血干细胞的植入排斥反应及GVHD的发生,但过度的免疫抑制亦会造成细菌、霉菌、病毒感染的发生,故临床上细致合理的使用免疫抑制剂及抗生素至关重要。异体BMT后白血病或其他恶性病的复发为15%左右,目前尚无可靠的预防办法,但在严密观察下,对复发的白血病患者用供者的淋巴细胞输注仍是有较好疗效的,特别是对慢粒患者。

4.异体BMT的治疗风险大,所需经费高。异体BMT对某些病的疗效好,甚至是唯一根治的方法,但风险较大,所需经费也较高。目前,我国每例患者需15万元左右,这对大部分患者是个较重的负担。国外所需经费约为我们的10倍,也是受一定经济限制的治疗方法,特别是伴有严重合并症的患者,治疗经费更高。

目前,国际上异体BMT已达9万例以上,国内自1981年报道成功病例后,此项研究进展很快,由自体移植扩展到异体移植;由家族中HLA相合的移植逐步扩展到无关供者移植、脐带血干细胞移植、家族间HLA不完全相合的移植,使不少患者得到了根治。但异体BMT由于HLA相合家族供者寻找困难、经费较高、技术要求较高等而开展较慢。我国每年发生新的白血病患者约4万例,但20年来异体BMT不足千例。因此,我们应想方设法扩大供髓者的来源,减低费用,更细致地开展BMT的治疗工作。

## 二、自体BMT

自体BMT近年来发展很快,主要用于实体瘤或对于化疗、放疗敏感肿瘤的治疗,加大放化疗的剂量,更多地杀灭肿瘤细胞,然后再用事先保存的造血干细胞(骨髓或外周血)进行解救。自体BMT治疗的恶性肿瘤主要为乳腺癌、恶性淋巴瘤、多发性骨髓瘤、急性白血病,也可用于神经母细胞瘤、尤文瘤(Ewing)、肺癌、卵巢癌等病的治疗(表1)。

自体BMT的病例数约比异体BMT多1~2倍,如1997年欧洲共做BMT 16 950例,其中异体BMT为4751例(28%),自体BMT为12 199例(72%)。近年来自体BMT主要为外周血造血干细胞的移植。

**表1　北美自体BMT治疗的各种肿瘤分布(1989~1996年)**

| 诊断 | 例数 | 百分比(%) |
|---|---|---|
| 乳腺癌 | 10 556 | 35 |
| 非霍奇金淋巴瘤 | 7653 | 25 |
| 霍奇金淋巴瘤 | 3593 | 12 |
| 急性骨髓性白血病 | 2330 | 8 |
| 急性淋巴白血病 | 590 | 2 |
| 慢性粒细胞白血病 | 271 | 1 |
| 多发性骨髓瘤 | 1715 | 6 |
| 神经母细胞瘤 | 735 | 2 |
| 卵巢癌 | 695 | 2 |
| 睾丸瘤 | 452 | 1 |
| 脑瘤 | 370 | 1 |
| 肺癌 | 128 | <1 |
| 骨肉瘤 | 118 | <1 |
| 其他瘤 | 1189 | 4 |
| 合计 | 30 395 | 100 |

自体BMT除没有移植物抗宿主病以外,其他异体BMT所有的并发症均可以出现,但发生的可能性较少,症状较轻,移植相关死亡率(TRM)较低。对于白血病,其长期存活率低,复发率高(50%),所需费用不比异体BMT低。

自体BMT常用于治疗恶性淋巴瘤、实体瘤(乳腺癌等)、多发性骨髓瘤、急性白血病等,其疗效优于单纯化疗。虽然在对实体瘤的异体BMT中可能存在有移植物抗肿瘤(GVL)作用,但由于异体BMT的TRM较高,而多考虑做自体BMT。如对多发性骨髓瘤的治疗,异体BMT的TRM约为40%,而自体BMT仅为4%,故对多发性骨髓瘤仍首选自体BMT。

[中华肿瘤杂志2000年9月;22(5):357~358]

# 家族相关的 HLA 部分不合的异基因骨髓移植

曹履先　胡亮钉 等

**摘要**:目的:为了扩大异体造血干细胞移植供者造血干细胞的来源,探索 HLA 部分不完全相合的家属供者的异体外周血干细胞移植治疗白血病的方法和效果,以克服家庭缩小,家族性 HLA 相合供者不足的困难。方法:对 2 例无 HLA 相合家族供者的白血病患者进行 HLA,1 例位点不合的家族供者的异体外周血造血干细胞移植,给予抗淋巴细胞球蛋白和 FK506,以防治 GVHD。结果:2 例患者均移植成功,1 例 HLA-A 位点不合的患者顺利植入,未发生 GVHD。1 例 HLA-B 位点不合的患者发生了Ⅲ度 GVHD,经治疗后缓解。随访 > 6 个月均显示供者在染色体改变,无白血病表现。结论:以 HLA 不完全相合的家族供者进行异体造血干细胞移植治疗白血病是可行的有效方法,抗淋巴细胞球蛋白及 FK506 是防治 GVHD 的有效方法。

**关键词**:HLA;部分不合;异基因骨髓移植

HLA 相合家族供髓者的异基因骨髓移植(HLA identical siblings,BMT)是治疗白血病的最好方法,其可使 50%~60% 的患者获得长期无病存活,但 HLA 相合的供者被找到的机会并不多,在发达国家只有 30% 左右,大部分白血病患者不能找到 HLA 相合的供髓者。故 HLA 相合的无关供者的 BMT 是很受重视的 BMT 方法,但也存在很多问题,如需要建立很大的骨髓库来寻找 HLA 相合的无关供者(UD),此类移植的移植物抗宿主病(GVHD)多见,移植相关死亡率(TRM)较高。HLA 部分不合的或半相合的家族供者的 BMT 近年来受到重视,发展较快,我们对 2 例 HLA 部分不合的患者进行了异基因外周血造血干细胞的移植(Allo-PBSCT)均获成功,报告如下。

## 一、临床资料

例 1,女性,27 岁,1994 年 10 月患急性非淋巴细胞性白血病 $M_5$ 型,1995 年在北京某医院行自体外周血造血干细胞移植术。1998 年 10 月病情复发,骨髓中原、幼单核细胞 >70%,化疗完全缓解后 4 个月来北京市红十字会香山医院做 HLA 不完全相合亲属间的异基因外周血造血干细胞移植,预处理包括全身照射(TBI)4 Gy × 3 = 12 Gy,环磷酰胺 60 mg/kg × 2 天,以环孢素 A(CsA)、甲氨蝶呤(MTX)及抗淋巴细胞蛋白(ATG)预防移植物抗宿主病(GVHD),回输供者(其兄)G-CSF 动员的 HLA 不完全相合(表 1、表 2)的单个核细胞 $11.6 \times 10^8$/kg,含 $CD34^+$ 细胞 $4.73 \times 10^6$/kg,移植后白细胞降至零,血小板降至 $1.4 \times 10^9$/L,以后逐渐回升,白细胞于 +16 天 $>0.5 \times 10^9$/L,+17 天 $>1.0 \times 10^9$/L,血小板于 +18 天 $> 20.0 \times 10^9$/L,+20 天 $> 50.0 \times 10^9$/L,移植后 +18 天做外周血染色体检查为 46 XY 男性核型,移植后 +34 天测 HLA-A 位点为 1,33(原为 HLA-A 1,2)。患者移植过程顺利,无肝静脉梗阻综合征,无急慢性 GVHD,于移植后 +41 天出院,现已观察随访 100 天,血象正常。

例 2,男,35 岁,于 1998 年 2 月确诊为慢性粒细胞白血病,当时白细胞 $170 \times 10^9$/L,脾脏肿大肋下 17 cm,骨髓检查诊断为慢性粒细胞白血病,Ph 染色体阳性,bcr/abl 融合基因阳性,给予羟基脲、干扰素治疗。入我院后检查白细胞 $5.4 \times 10^9$/L,血小板 $110 \times 10^9$/L,诊断为慢粒白血病慢性期。行外周血干细胞移植术,预处理包括 TBI 4 Gy × 3 = 12 Gy,环磷酰胺 60 mg/kg × 2 天 = 120 mg/kg,输入其胞妹 HLA 部分不合的(见表 1,2)G-CSF 动员的外周血单个细胞 $9.80 \times 10^8$/kg,含 $CD34^+$ 细胞 $4.30 \times 10^6$/kg,用 CsA、MTX 及 ATG 做 GVHD 的预防,移植后白细胞降至零,以后于 +11 天白细胞上升到 $>0.5 \times 10^9$/L,+16 天升到 $1.0 \times 10^9$/L,血小板

于 +18 天 >$2.0\times10^9$/L，+25 天 > $\times50\times10^9$/L。于移植后 +19 天发生了移植物抗宿主病(GVHD)，主要为皮疹，经皮肤活检证实为Ⅱ度皮肤 GVHD，皮疹扩大到全身，占体表面积的75%以上，经大剂量甲基强的松龙及普乐可复(FK506，tacrolimus)治疗后，皮疹消退，无黄疸，肝功正常，无腹痛腹泻等表现，随访 >100 天，血象正常。

**表1 例1、例2供者的 HLA 配型**

| | HLA-A | | HLA-B | | HLA-DR | | HLA-DR B1 | | HLA-DR BISSP | |
|---|---|---|---|---|---|---|---|---|---|---|
| | 例1 | 例2 | 例1 | 例2 | 例1 | 例2 | 例1 | 例2 | 例1 | 例2 |
| 受者 | 1,2 | 11,13 | 13,37 | 58,60 | 16,10 | 16,12 | DRB1 16 | DRB1 16 | DRB1 6021 | DRB1 16021 |
| | | | | | | | DRB1 10 | DRB1 12 | DRB1 6001 | DRB1 1201 |
| 供者 | 1,33 | 11,13 | 13,37 | 58,13 | 16,10 | 16,12 | DRB1 16 | DRB1 16 | DRB1 6021 | DRB1 16021 |
| | | | | | | | DRB1 10 | DRB1 12 | DRB1 6001 | DRB1 1201 |

**表2 例1、例2混合淋巴细胞培养结果(MLC)**

| 病例 | 移植物抗宿主 GVH% | 宿主抗移植物 HVG% | 刺激指数 SI |
|---|---|---|---|
| 例1 | 0.53 | 1.01 | 0.87 |
| 例2 | 1.11 | 0.48 | 1.53 |

## 二、讨论

异基因骨髓移植(Allo-BMT)，包括其他来源的造血干细胞的移植如外周血造血干细胞的移植、无关供者的造血干细胞移植、脐带血造血干细胞的移植是治疗白血病的最好方法。但在造血干细胞来源上常遇到较大的困难。HLA 相合的家族供髓者寻找到的机会较少，在国外70%的白血病患者找不到 HLA 完全相合的亲属供髓者，由于计划生育政策及家庭的缩小，此点在我国可能更低。因而 HLA 完全相合以外来源的造血干细胞移植是多年来骨髓移植研究的重要课题，家属 HLA 相合以外的造血干细胞移植有 HLA 相合的无关供者的移植，包括骨髓、外周血、脐带血及 HLA 部分不相合的亲属间供者的骨髓移植或外周血干细胞移植等。HLA 不完全相合亲属间的造血干细胞移植主要特点为造血干细胞的植入率较低，有时需要两次移植，急性 GVHD 发生率较高且 HLA 位点不合多者 GVHD 较重，其无病存活率(LFS)较 HLA 相合的亲属供髓者低。

1. *植入问题* HLA 不完全相合的亲属供者的骨髓或外周血干细胞的移植(PMRD-BMT)的植入成功率较 HLA 相合的家属(MRD)供者植入率较低。Beatty 等报道美国西雅图的105例 PMRD 的移植中发现两组白细胞上升到 $1.0\times10^9$/L 的时间上并没有意义上的差别，在移植后 +40 天时中性粒细胞低于 $1.0\times10^9$/L 的百分数较高(19%，9%，$P<0.005$)；需第二次输入骨髓造血细胞的例数较多见(15%，7%，$P<0.005$)，移植排斥出现的比例高(5%，0.1%，$P=0.0014$)及此三类发生的总例数均比 HLA 相合供者(MRD-BMT)的移植高(24%，14%，$P<0.005$)。Henslee-Downey 等也报道在72例 PMRD 移植32天时，植入率为88%，Munn 等报道80例 PMRD 移植中 +14 天时植入率为86%，因 PMRD 的不少移植是经过 T 淋巴细胞清除的(TCD)，这样也使移植失败率增高。因而有不少人主张此类移植时输入供者单个细胞的量要大些，以利于植入。

2. *移植物抗宿主病(GVHD)* 行 HLA 不完全相合的骨髓移植 GVHD 出现的时间早、发生率高，且程度重的多见，其 GVHD 与 HLA 不和位点多少有关。1990年西雅图的 Hansen 等报道在281例此类病例中 >Ⅱ度的 GVHD 为63%，而对照组(967例)中为38%，且与 HLA 供受者位点不合的多少有关，在0个或1个、2

个、3 个位点不合病例中，> Ⅱ度的 GVHD 分别为 31%、68%、77% 及 83%，> Ⅱ度的 GVHD 发生的时间也较对照组为早 22 天，但其与Ⅰ类抗原不合（HLA-A 或 B 位点）和Ⅱ类抗原（HLA-DR 位点）不合无明确关系。T 淋巴细胞清除可以使 GVHD 减少、减轻，但其植入失败增多，白血病复发率增多，最终不能使无病生存率提高。此类移植亦有 $CD34^+$ 细胞的移植，其可减低 GVHD 的发病，但其长期无病生存率尚待进一步观察。

3. 无病生存率　HLA-PMRD-BMT 对白血病移植后的无病生存率多认为与 HLA 相合的亲属供者的（HLA-ISD）移植结果是相似的，如 Beatty 等报道的 105 例 PMRD 与对照病例是近似的（$P = 0.59$），有 2～3 个位点不合的病例太少，其结果尚待证实。Henslee Downey 报道的 72 个患者，低危险组与高危险组的 2 年无病生存率分别为 55% 及 27%，此与对照组也是相似的，一般认为 1 个位点不合的 PMRD 的 BMT 与完全相合者相近。2～3 个位点不合的此类移植预后较差。

HLA 供受者不合，如表型相合基因不合或一个位点不合则急性 GVHD 的发生率与全合者无大差别，但 2～3 个 HLA 位点不合者 GVHD 发病率高且病情严重，植入的机会也少。

本组例 1 是自体骨髓移植治疗白血病失败后（复发）再用 HLA 部分不相合亲属造血干细胞行异基因造血干细胞移植的病例，文献上有类似报道，Goddert 等报道 8 例白血病患者自体骨髓移植以后白血病复发又行 PMRD 的异基因 BMT，有 4/8 的患者无病存活 295～557 天。本组 2 例患者均用 CsA、MTX 及 ATG 进行 GVHD 的预防，例 1 无 GVHD，例 2 发生了较严重的Ⅲ度急性 GVHD，经 FK506 治愈，2 例患者均经染色体、HLA 检测证明为供者的造血干细胞，且经一段时间的观察 2 例患者均无病存活，有很好的免疫耐受，使 HLA 不合的供者造血细胞得以长期存活。

文献及我们的 2 例 HLA 不全相合的家族供者移植均提示 PMRD 的 Allo-BMT 或 Allo-PBSCT 是可行的，这样可以扩大供髓者的来源，使异基因造血干细胞的来源扩大到部分相合的兄弟姐妹或半相合的父母造血干细胞的供者，特别是适合于基因型不合而表型相合或 HLA 一个位点不合的移植，而有 HLA 2～3 个位点不合者应该慎重，此点在我们实行计划生育政策的国家，家庭成员缩小的情况下更为适用。其中，如何克服供者 HLA 不合的屏障，促进免疫耐受，减少植入失败，减少、减轻 GVHD，提高无病存活率均是我们努力的方向。

## 参考文献


[1] Armitage JO. Medical progress. Bone marrow transplantation[J]. New Engl J Med, 1994, 330: 827.

[2] Beatty PG, Clift RA, Mickelson EM, *et al*. Marrow transplantation form related donors other than HLA-identical siblings[J]. New Engl J Med, 1985, 313: 765.

[3] Henslee-Downey PJ, Abhyankar SH, Parrish RS, *et al*. Use of partially mismatched related donorsextends access to allogeneic marrow transplantation[J]. Bood, 1997, 89: 3864.

[4] Munn RK, Henslee-Downey PJ, Remord EH, *et al*. Treatment of leukemia with partially matched related marrow transplantation[J]. Bone Marrow Transplant, 1997, 19: 421.

[5] Ash RC, Horowit MM, Gale PR, *et al*. Bone marrow transplantation from related donors other than HLA-identical siblings: Effect of T-cell depletion [J]. Bone Marrow Transplant, 1991, 7: 443.

[6] Hansen JA, Anasetti C. Beatly PJ, *et al*. Treatment of leukemia by bone marrow transplantation from HLA incompitable donor, Effect of HLA-disparity on GVHD, relapse and survival [J]. Bone Morrow Transplant, 1990, 6 (suppl 1): 108.

[7] Speiser DE, Jermans J, Van Biezen A, *et al*. Haploidentical family member transplants for patients with chronic myeloed leukemia: A report of Chronic Leukemia Working Party of European Group for Blood and Marrow Transplantation (EBMT)[J]. Bone Marrow Transplant, 1997, 19: 1 197.

[8] Kawano Y, Takaue Y, Watanabe A, *et al*. Partially. mismatched pediatrictransplants with allogeneic $CD34^+$ blood cell a related donor[J]. Blood, 1998, 92: 3123.

[9] Godder K, Abhyankar PS, Gee AP, *et al*. Partially mismatched related donor transplants as salvage therapy for patients with

refractory leukemia who relapse post-BMT[J]. Marrow Transplant, 1996, 17:49.

# HLA partial mismatched related donor (pmrd) allogeneic marrow transplantation in the treatment of leukemia

**CAO Lu-xian**, ***et al***

**Affilated Hospital of Military Medical Science Academy** (**Beijing**, 100039)

[**Abstract**] Objective: To enlarge the source of donor hemato poiesis stem cello, we use HLA partial mismatched family donor stem cell (PMRD) in allogeneic PBSCT. Methods: Two leukemia patients Results: Allogeneic PBSCT were success. One patient had Grade Ⅱ GVHD, the other had not. They were followed up for more than 6 monthes, no leukemia manifestation. The sex chromosome were changed to the donor type. Conclusions: HLA partial mismatohed family donor hematopoietic stem cell can be used as a kind of donor cell for allogeneic PBSCT in the treatment of leukemia. Antilymphocytic globulin and FK506 can be used as GVHD prophylectic.

**Key words**: HLA ; PMRD ; Allo-BMT

[白血病杂志 2000 年 2 月; 9(1); 12 ~ 14]

# 用 BU3-CY 预处理方案进行减量的异基因骨髓移植

曹履先 等

［摘要］ 目的：探索 BU3-CY 预处理方案在减低预处理剂量骨髓移植(RI-BMT)中的作用。方法：以 BU3-CY 减低预处理剂量的方法对 7 例白血病患者做 RI-HSCT，供者均为亲兄弟姐妹(relative sibling donor, RSD)，其中有 3 例为 HLA 5/6 位点相合者，输入 G-CSF 动员的供者单个核细胞(MNC)(4～8)$\times 10^8$/kg，以 MTX，CsA，MMF 预防 GVHD。结果：7 例患者均成功植入，WBC 上升到 $1\times 10^9$/L 为 +11 天(10～15 天)，Plt 上升到 $20\times 10^9$/L 为十 12 天(9～17 天)，除口腔炎外，无明显的毒副作用。移植后(11～45 天)均有经 DNA 检测证实的完全供者嵌合(FDC)，例 1 于 +20 天时为混合嵌合，+45 天时为完全嵌合。急性 GVHD3 例，1 例为Ⅳ度 GVHD，+62 天时死亡，2 例为Ⅰ度 GVHD 治愈，3 例有慢性 GVHD，2 例为广泛性，1 例为局限性。6/7 例无病存活 6 个月(2～12 个月)。结论：BU3-CY 的预处理方案可作为减低预处理剂量骨髓移植(RI-BMT 或 RI-HSCT)的预处理方法。

**关键词**：BU 3-CY；方案预处理；异基因骨髓移植

## The effects of BU3-CY conditioning regimen in RI-BMT

**CAO Lu-xian *et al.***

**The** 307 **Hospital of PLA** （**Beijing**，100039）

［**Abstract**］ **Objective**: To assay the effects of BU3-CY conditioning regimen in RI-BMT or RI-HSCT. **Methods**: Seven leukemia patients were treated by RI-HSCT with BU3-CY conditioning regimen. BU 1 mg/g 1/6 hr × 3 days, CTX 60 mg/kg/d × 2 days were given then transplanted with sibling donor's G-CSF mobilized MNCs 4～8 $\times 10^8$/kg. Three of them are HLA 5/6 loci matched, four are HLA 6/6 loci matched. GVHD prevention with CSA and MTX. **Results**: All the patients grafted successfully. WBC rose to $1\times 10^9$/L on day +11 (+10 d～ +15 d). Platelets rose to $20\times 10^9$/L on day +12 (+9 d～ +17 d). The side effects of conditioning regimen are mild. All patients had FDC on day 11-day 45, one patient had MDC on day 20 and FDC on day 45. Three patients had acute GVHD, two with grade Ⅰ and restored, one with grade Ⅳ and died. There are 3 patients had chronic GVHD, one local, two extensive. The disease free survival (DSF) is 6 months (2～12 months). **Conclusion**: BU3-CY is a safety and effective conditionig regimen for RI-HSCT.

**Key words**: BU 3-CY　Conditioning regimen　Allo-BMT

减低预处理剂量的骨髓移植(reduced intensity conditioning regimen BMT, RI-BMT, RI-HSCT)是近些年报道的 BMT 或 HSCT 的一种方法，RI-BMT 为两次欧洲工作会议主张的命名。此类 BMT 也有人称之为非清髓性 BMT (non-myeloablative BMT，HSCT，NST)，小移植(mini-transplantation)，此类移植预处理方法有小剂量的 TBI 及化疗药物，多数人采用 Fludarabine，其优点主要有 RI-BMT 毒副作用低，可用于内脏功能受损的患者、年龄较大的患者，亦有认为此类移植后 GVHD 较少且轻。我们近来采用降低预处理剂量的 BMT 治疗白血病,取得较好疗效,现报告如下。

## 一、资料与方法

### (一)病历资料

7 例中 ALL 3 例,HAL 1 例,$M_2$ 2 例,CML 1 例,用 BU3-CY 预处理方案进行减量的异基因骨髓移植,男 4 例,女 3 例,年龄 17 岁~40 岁(见表 1)。

**表 1　7 例白血病患者的临床特点**

| 序号 | 年龄(岁) | 性别 | 病型 | 疗效 | 治疗经过 |
|---|---|---|---|---|---|
| 1 | 32 | 女 | $M_2$ | CR3 | 病 13a,化疗 54 程,DAU 共 720 mg CTX 4200 mg,EKG T 波低平,脂肪肝 |
| 2 | 26 | 女 | ALL | REL1 | 复发 REL1,化疗 10 个月不缓解,BM 原幼淋 97%,SBD HLA 5/6 相合 |
| 3 | 40 | 男 | CML | CP1 | SBD HLA5/6 相合,A→0 |
| 4 | 32 | 女 | $M_2$ | REL1 | MDS→M2,未 CR,BM:原+早粒=7.8%, A→0 |
| 5 | 17 | 男 | ALL | CR1 | SBD HLA 5/6 相合,PH1+ALL |
| 6 | 20 | 男 | HAL | CR1 | SBD HAL,A→B |
| 7 | 23 | 男 | ALL | REL2 | L3,BM:原淋+幼淋=13.5%,A→B |

### (二)移植方案

1. 预处理方案　BU 1 mg/kg×4/d ×3 天, CTX 60 mg/(kg·d) ×2 天,丙氧鸟苷 500 mg/d×7 天。G-CSF 动员后经血细胞分离机分离的 MNC $4\times10^8$/kg~ $8\times10^8$/kg,静注。

2. GVHD 的预防　MTX 第 1、3、6、11 天,CsA 1 mg/(kg·d)~1.5 mg/(kg·d), MMF, ATG,赛尼哌(Daclizumab CD25)。

## 二、结果

### (一)造血干细胞的植入

全部病例均顺利植入,WBC 降至最低值 $0.1\times10^9$/L (0~0.3)为+7 天(+2 天~ +9 天)。WBC 上升到 $1.0\times10^9$/L 的时间为+11 天(+10 天~ +15 天),Plt 上升到 $20\times10^9$/L 为+12 天(+9~ +17 天)。

移植过程中血小板输注 2 袋(1~3 袋),红细胞 3 袋(0~5 袋)。

### (二)GVHD 的发生

有 2 例发生了Ⅰ度急性 GVHD,经用甲基强的松龙治愈。有 1 例(例 2)于+11 天出现了皮疹及腹泻,诊断为Ⅳ度 GVHD,于+22 天时(血象已完全恢复),查 HLA 及染色体均为供者型。3 例发生慢性 GVHD,2 例为广泛性,1 例为局限性。

### (三)植入的证据

全部患者均有植入证据,其中 4 例供受者性别不同者,移植后性别染色体均改变为供者型,另有 3 例供受者性别相同者均得到移植后血细胞 DNA 检查的植入证实。3 例供受者 HLA 不合的,于移植后受者 HLA 均转为供者型(见表 2)。全部患者于移植后 11~45 天均经 DNA 检测证实为供受者的完全嵌合(full donor chimerism,FDC),例 1 的 DNA 检测,于移植后+20 天时为混合嵌合(mixed chimerism,MC),于+45 天时为完全嵌合(FDC)。

**表 2　移植后受者 HLA 改变为供者型的情况**

| 病例 | 受者 HLA 配型 | 供者 HLA 配型 |
|---|---|---|
| 例 2 | DR4,12 | DR4,14 |
| 例 3 | DR11,12 | DR11,03 |
| 例 5 | B13,55(22) | B13,51(5) |

**(四)生存情况**

1 例于移植后 +62 天死于急性Ⅳ度 GVHD,余 6 例均无病生存 2~12 个月,中位生存 6 个月。

## 三、讨论

骨髓移植中预处理的目的是抑制受者的免疫能力,使移植物能顺利植入,并更多地杀灭白血病细胞,减低预处理的放疗及化疗剂量,可以减轻其对受者的毒副作用,但能否顺利植入并杀灭白血病细胞,我们采用了 BU3-CY 减低预处理方案的 RI-BMT 对 7 例白血病患者进行了异基因 BMT 治疗,初步取得了较好的效果。

**(一)植入造血干细胞**

BU3-CY 预处理方案 BMT 是能达到预处理的目的的,本组 7 例患者均顺利植入,患者于移植后 11~45 天均有 DNA 及染色体方面的完全嵌合植入证据。白细胞降至最低值为 +7 天( +2 天~ +9 天),上升到≥$1.0\times10^9$/L 为 +11 天( +10 天~ +15 天),血小板上升到≥$20.0\times10^9$/L 为 +12 天( +9 天~ +17 天)。以上均说明 BU3-CY 的预处理方案的 RI-HSCT 对抑制受体免疫反应、促进植入是有效的;造血恢复比传统的 BMT 快。

**(二) BU3-CY 预处理的毒副作用**

口腔溃疡、全身感染、发热使用抗生素的天数均较少。例 1 曾经长达 13 年的病程,54 个疗程的化疗,积累的化疗剂量很大,心肺功能均有损害,亦能耐受 BU3-CY 的预处理方案,顺利移植成功。以上 BU3-CY 减低预处理剂量 BMT 的方法使造血细胞植入较传统 BMT 为快(传统 BMT 约为 +14 天≥$0.5\times10^9$/L),此 7 例患者的干细胞植入全部成功(含心、肝功能受损者),对受者毒副作用低,说明 BU3-CY 预处理方案是可行的。

**(三)关于移植物抗宿主病(GVHD)**

由于 RI-BMT 应用时间较短,所采用的预处理方法的不同、供者的不同等,对其合并 GVHD 的情况、多少、轻重等报道不甚一致,一般认为其与传统 BMT 发生 GVHD 的情况相仿,Slavin 报道为 57%,Giralt 报道为 19%~57%(急性),Corradini 等报道 45 例传统 BMT 不合适的患者,做 RI-BMT 后Ⅰ~Ⅳ度及Ⅲ~Ⅳ度急性 GVHD 分别为 47% 及 13%。慢性 GVHD 为 40%~50%。本组有 3 例急性 GVHD(3/7),其中 1 例为Ⅳ度,治疗无效死亡,另 2 例为Ⅰ度 GVHD。3 例有慢性 GVHD (3/7),2 例为广泛性,1 例为局限性。本组 7 例中有 3 例为 HLA 位点 5/6 相合者,其中 2 例移植成功,1 例因Ⅳ度 GVHD 于 +62 天时死亡。故 RI-BMT 是否可应用于 HLA 位点配型不合者是值得探讨的课题。

BU-CY 的预处理方案原为 Santos 等首先提出,BU 为 Busulfan,原为每 6 小时 1 mg/kg ×4 天,CY 为 Cyclophosphamide 每天 50 mg/kg ×4 天,以后 Tutschka 等又将 CY 改为 cyclophosphamide 每天 60 mg/kg ×2 天,称之为 BU-CY2 预处理方案。我们的 BU3-CY 预处理方案是一种减低预处理剂量的 BMT 方案,是符合 RI-BMT 的原则的,由我们初步应用的效果来看也是好的。

## 参考文献

[1] Giralt S, Estey E, Albitar M, *et al*. Engraftment of allogeneic Hematopoietic progenitor cells with purine analog-containing

chemotherapy; harnessing graft-versus-leukemia without myeloablative therapy[J]. Blood ,1997,89:4531- 4536.

[2] Slavin S, Nagler A, Naparsted E, *et al*. Non-myloablative stem cell transplantation and cell therapy as an alternative to conventional bone marrow transplantation with lethal cytoreduction for the treatment of malignant and nonmalignant hematologic diseases[J]. Blood ,1998, 91: 756 - 763.

[3] 曹履先. 低剂量预处理的造血干细胞移植(RI-HSCT)[J]. 白血病・淋巴瘤,2001,10:181-182.

[4] Vindelov L, Allogeneic. Bone marrow transplantation with reduced conditining (RC-BMT) [J]. Eur J Haematol ,2001, 66: 73- 82.

[5] Bacigalupo A. Second EBMT Workshop on reduced intensity allogeneic hemopoietic stem cell transplants (RI-HSCT)[J]. Bone Marrow Transplantation, 2002, 29:191- 195.

[6] Giralt S, Slavin S, Breceson C N. Report from the 2nd International Workshop on NST[J]. IBMTR/ABMTR Newsletter, 2001,8:1.

[7] 曹履先. 临床骨髓移植[M]. 北京:军事医学科学出版社,1999.24.

[8] Corradini P, Tarella C, Olivieri A, *et al* . Reduced-intensity conditioning followed by allografting of hematopoietic cells can produce clinical and molecular remissions in patients with poor-risk hematologic malignancies[J]. Blood, 2002, 99:75 - 82.

[9] Santos GW, Tutschka PJ, Brookmeyer R, *et al*. Marrow transplantation for acute nonlymphocytic leukemia after treatment of busulfan and cyclophophamide[J]. New Engl J M, 1983, 309:1347.

[10] Tutschka PJ, Copelan EA, Klein JP. Bone marrow transplan-tation for leukemia following a new busulfan and cyclophosphamide regimen[J]. Blood, 1987,70: 1382.

(白血病・淋巴瘤 杂志 2003 年 8 月第 12 卷第 4 期 206 ~208 页)

# 异基因造血干细胞移植在慢性粒细胞白血病治疗中仍有一定地位

军事医学科学院附属307医院 曹履先

**关键词**：造血干细胞移植 异基因 白血病 髓样 慢性

慢性粒细胞白血病（CML）是成年人常见的白血病，我国CML的年发病率稍低于西方国家。对CML的治疗而言，酪氨酸激酶抑制剂（TKI）-伊马替尼（imatinib mesylate，IM）的问世是继白消安（myleran，busulfan）、羟基脲（hydroxyurea）、干扰素（IFN-α）、异基因造血干细胞移植（allo-BMT）之后的又一个新的里程碑。IM对CML的治疗取得了卓越的治疗效果，其对初治的慢性期CML血液学的缓解率达90%以上，细胞遗传学缓解率可达80%以上，甚至部分病例可获得分子学的缓解（CMoR）。据统计自1975年至2005年美国的急性髓细胞白血病（AML）、急性淋巴细胞白血病（ALL）、慢性淋巴细胞白血病（CLL）的病死率变化不大，而自20世纪90年代末IM问世以来，CML的病死率明显下降，IM已成为CML一线治疗药物。异基因造血干细胞移植在CML治疗中虽非一线治疗措施，但其在CML治疗中仍具有一定作用，因为：（1）有15%~25%的CML患者在使用IM后出现不能耐受的药物副作用或药物对抗作用，IM治疗失败的定义为治疗3个月无血液学反应，治疗6个月无完全的血液学缓解，100% $Ph^+$细胞，治疗12个月，仍有>35% $Ph^+$细胞，治疗18个月，仍有>5% $Ph^+$细胞，或任何时候失去完全的血液学缓解或完全的细胞遗传学缓解，此时必须考虑其他的治疗方法，如异基因造血干细胞移植等。（2）加速期（AP）或急变期（BP）的CML患者，经IM治疗后缓解期较短，需要尽快行异基因造血干细胞移植治疗。（3）在不能得到正规的IM药物治疗时（如受经济等因素影响）应考虑异基因造血干细胞移植治疗。（4）IM治疗后出现对TKI耐药的T3151突变等，对第二代的TKI不敏感亦应考虑异基因造血干细胞移植治疗。（5）CML患者在应用IM获得CMoR后，在100例停IM的CML患者随访中，其中有69例随访>12个月，有42例患者（61%）CML复发，经再次IM治疗，部分病例对IM仍可能有效，可考虑异基因造血干细胞移植治疗。

总之，CML患者对IM耐药或不能耐受的副作用、CML急变或加速期后经IM治疗后变为慢性期、不能得到正规的IM治疗，均应考虑异基因造血干细胞移植治疗。异基因造血干细胞移植后其骨髓完全CMoR率亦较高。尤其是对EBMT（gratwohl A）移植指数较低的CML患者。EBMT gratwohl A指数指CML患者的病情，计算如下：CP期为0分，AP期为1分，BP期或>CP 2期为2分；患者年龄<20岁为0分，20~40岁为1分，>40岁为2分；患者（供者）为男（女）为1分，其他为0分；兄弟姊妹（SD）为0分，无关供者（UD）为1分；诊断-移植时间<12个月为0分，>12个月为1分。故患者有一定的经济实力，有HLA配型相合的家族供者、有BMT经验的移植中心均应考虑CML患者做异基因造血干细胞移植治疗。

## 参考文献

[1] Goldman JM. Chronic Myeloid Leukemia: A Historical Prospective. Semin Hematol, 2010, 47: 302-311.

[2] Druker BJ, Guilhot F, O'Brien SG, *et al.* Five-year follow-up of patients receiving Imatinib for chronic myeloid leukemia. N Engl J Med, 2006, 355: 2408-2417.

[3] Radich J. Stem Cell Transplantation for chronic myeloid leukemia in the imatinib era. Semin Hematol, 2010, 47: 354-361.

[4] Radich JP. Chronic myeloid leukemia 2010: where are we now and where can we go? Hematology Am Soc Hmatol Educ Program, 2010, 122-128.

[5] Venepalli N, Rezvani K, Mielke S, *et al.* Role of allo-SCT in CML in 2010. Bone Marrow Transplant, 2010, 45: 1579-1586.

[6] Ciles FJ, De Angelo DJ, Baccarani M, *et al.* Optimizing outcomes for patients with advanced disease in chronic myelogenous leukemia. Semin Oncol, 2008, 35: S1-S17.

[7] Saussele S, Lauseker M, Gratwohl A, *et al.* Allogeneic hematopoietic stem cell transplantartion(allo-SCT) for chronic myeloid leukemia in imatinib era: evaluation of its impact within a subgroup of the randomized German CML Study Ⅳ. Blood, 2010, 115: 1860-1885.

[8] Mahon FX, Rea D, Cuilhot J, *et al.* Discontinuation of imatinib in patients with chronic myeloid leukemia who have maintained complete molecular remission forat least 2 years: the prospective, multicentre Stop Imatinib (STIM) trial. Lancet Oncol, 2010, 11: 1029-1035.

(白血病·淋巴瘤2011年第20卷第8期453页)

# 全身照射在异基因骨髓移植治疗白血病中的作用

军事医学科学院附属307医院 曹履先

**摘要:** 报告了用异基因骨髓移植治疗白血病,分析了在预处理中全身照射(TBI)的剂量与早期毒性反应、早期死亡、生存率、白血病复发、急性GVHD及间质性肺炎的关系。在TBI 3.3 Gy×3 =9.9 Gy组(35例)及4.0 Gy×3 =12.0 Gy组中(30例)两者是有差别的。在早期毒性反应、早期死亡两个剂量组无差别。BMT后,在12 Gy组中其生存病例稍高于9.9 Gy组,在白血病复发及急性GVHD的发生上在12 Gy组白血病复发低($P<0.05$),急性GVHD的发生率较高($P<0.05$),在两组间质性肺炎的发生率上是相似的,9.9 Gy组为7.4%,12 Gy组为4.4%。故TBI 12 Gy组比9.9 Gy组在白血病复发上是低的,生存率也是稍高的,故TBI 12 Gg优于9.9 Gg组。

(白血病杂志 1995年第4卷增刊第33页)

# 骨髓移植(BMT)治疗白血病的研究进展
## (文献综述)

军事医学科学院附属307医院血液科　曹履先

骨髓移植(BMT)包括异基因BMT,同基因BMT及自体BMT,近些年来发展极快,BMT可用于治疗再障贫血、白血病及先天免疫缺陷症,其中对白血病的治疗发展最快,现将近年来的进展介绍如下。

## 一、BMT的历史

人们用骨髓治疗疾病约有近一百年的历史,1891年Brown-Sequard给白血病患者口服骨髓治疗贫血。1939年Rasjek报道直接将骨髓注入淋巴白血病患者的骨髓中治疗其贫血。1958年Mathe等首先在4例南斯拉夫核事故的患者中给予骨髓输注,但均未移植成功。Thomas首先报道成功地给3例难治性急性淋巴白血病患者进行了同卵双胎间的骨髓移植(syngeneic BMT),1963年Metha等首先报道1例难治性急淋白血病经同种异基因骨髓移植(allogeneic BMT)成功地生存了20个月,有急性移植物抗宿主病,死于疱疹性脑炎,尸检无白血病征象。但到1969年以前约只有200例的骨髓移植或胎肝移植的报道。60年代以后由于HLA配型的进步,支持性血液制品的输注及抗生素的成功应用才使骨髓移植治疗白血病有较快的发展。1977年Themas报道了100例经化疗失败的晚期急性白血病患者,其中AML 54例、ALL 46例给予1000 rad的全身照射及环磷酰胺60 mg/kg×2,其中有13人不需维持治疗地存活下来了(1~4.5年)。在此成果的鼓舞下,BMT治疗白血病发展迅速。1955年到1984年世界约有9500例BMT,其中50%是1983年和1984做的且以每年2500例的速度在增长,其中77%为恶性血液病,主要为白血病,到1982年估计世界范围内共进行骨髓移植超过17 000例。1970~1986年的估计BMT治疗急性白血病已超过6000例。各国对骨髓移植工作都很重视,几乎每个大城市都有骨髓移植中心,大部分是以治疗白血病为主,其中有几个中心是值得提出的。

1. 国际骨髓移植登记处(IBMTR)

其是1972年在美国骨髓移植顾问委员会的基础上成立的,世界各地的BMT可到IBMTR登记,到1984年统计世界共有BMT组(队)约199个,其中166个是活跃的,我国在IBMTR登记的有2个组,即北医人民医院陆道培教授领导的小组及兰州军区总医院曹履先主任医师领导的BMT组(现已调入军事医学科学院附属307医院领导BMT组)。IBMTR是国际上最活跃的BMT组织之一,其BMT治疗对白血病的分析具有很高的参考价值。

2. 以Themas ED为首的美国Fred Hutchinson Cancar Research Center及Washington大学医学院内科的骨髓移植组

他们的实力雄厚,为世界上最大的骨髓移植中心(具有临床及实验中心),对骨髓移植治疗恶性血液病做了大量的实验室及临床的预处理方案,防止移植物抗宿主病(GVHD)的方案Hickman导管的应用等均是由西雅图的骨髓移植中心所制定的,此种方案为骨髓移植治疗白血病奠定了坚实的基础。

3. 欧洲骨髓移植组(European Cooperatue Group for Bone Marrow Transplantation,EBMTR)

此组织自1975年成立以来在欧洲每年开会一次,对推动欧洲的骨髓移植工作有重要作用。自1986年起《骨髓移植杂志》(主编为JM. Goldman及RP Gale)每年出一增刊来刊登年会的文献,1988年的EBMT的14届年会在法国Chamonix召开,日期8月13~16日,此次会议的主席为法国UFGM-Hopital. St-Louis的E. Gluckmam教授。EBMT组织内部有许多分组,如再生障碍性贫血、白血病、先天遗传病、自体骨髓移植等,

EBMT 为欧洲最大的骨髓移植中心，主要是研究 BMT 在治疗白血病中的作用。

4. 自体骨髓登记处

为 1987 年在 EBMT 年会上成立的，主要是研究自体骨髓移植治疗白血病的问题，法国 St-Antoine 医院的 Gorin 教授当选为主席，在欧洲有 36 个 ABMT 中心，到 1987 年 3 月止共报道 ABMT 治疗 644 例急性白血病，取得较好的疗效，在此基础上建立了 ABMTR，我们 307 医院血液科已被接纳为 ABMTR 的成员。

我国的骨髓移植工作起步较晚，1981 年陆道培教授在国内首先报道了同卵双胎的同基因骨髓移植治疗再障贫血，以后国内骨髓移植治疗白血病的报道渐多，到 1987 年底共约有 20 例的报道。自体骨髓移植国内报道均为治疗淋巴瘤或实体瘤，有 20～30 例的报道，均未见有用化学或生物方法清除骨髓肿瘤细胞的报道。用胎肝来代替骨髓进行胎肝移植治疗白血病，国内外均有不少报道。

我国台湾的学者用骨髓移植治疗白血病亦有不少报道，Tzeng CH 等报道了 17 例白血病患者及 7 例严重型再障贫血患者做了 BMT，并提出中国人发生急性 GVHD 的较为少见，只有 10% 的患者有之。

## 二、BMT 治疗白血病的现状

1. BMT 与传统化疗对白血病疗效比较

BMT 治疗急性白血病可以获得 50% 左右的无病 5 年生存率，其疗效显然是优于白血病的化疗药物治疗的，如 AML 在首次 CR 后化疗与 BMT 的比较可见表 1。

**表 1　AML 首次 CR 后化疗与 BMT 效果的比较**

| 来源 | 方法 | 病例数 | 复发率 | *P* | 生存率 | 时间(年) | *P* |
|---|---|---|---|---|---|---|---|
| Marsden | BMT | 22 | 35% | 0.005 | 67% | 3 | >0.1 |
| | 化疗 | 18 | 90% | | 35% | | |
| Seatlle | BMT | 32 | / | | 47% | 5 | 0.09 |
| | 化疗 | 45 | / | | 20% | | |
| UCLA | BMT | 23 | 40% | 0.01 | 40% | 4 | >0.4 |
| | 化疗 | 44 | 71% | | 27% | | |

由上述 3 个平均结果可以看出，在白血病的复发率上 BMT 是优于化疗的，在生存率上 BMT 也是好的，但无统计学意义，值得提出的是此类比较多是回顾性的比较，有其一定的局限性。如多在首次 CR 早期做 BMT，此时对 BMT 手术死亡率显然是大于化疗的，二组患者年龄性别等不同也是影响其预后的因素，故比较多是困难的。

2. BMT 治疗白血病的疗效

BMT 对白血病的治疗现认为是首选的方法，对急性白血病 BMT 治疗 5 年生存率是高的，均达 40%～50%，对慢粒白血病为唯一治愈的方法，因而世界各地竞相开展 BMT 治疗白血病的研究。

(1)急性髓系白血病(AML)：IBMTR 报道首次缓解的患者进行 BMT 后 4 年生存率为(45±7)%（447 例)，第 2 次 CR 后做 BMT 4 年生存率为(27±13)%（114 例)，更晚期的病例为(21±8)%（178 例)。欧洲骨髓移植协会报道首次 CR 后的 578 例 ANLL 异基因 HLA 相同的 BMT 后 3 年无病生存率约为 50%，但 127 例＞首次 CR 者 3 年无病生存率只 25% 左右。说明 AML 首次 CR 后 BMT 应限制在 30 岁以内的患者，此类患者约只有 30% 有同胞 HLA 相配的供者，因而 AML 对做 BMT 还是限于少数患者的，但 BMT 确比化疗效果好，见表 2。且认为首次复发再诱导缓解后做 BMT 与未再诱导缓解做 BMT 疗效是相似的。

**表 2　AML 患者化疗与 BMT 疗效的比较化△**

| 疾病状态 | 化疗 | BMT |
|---|---|---|
| 晚期 | 0 | 10%~30% |
| 首次复发/第二次缓解 | <5% | 15%~50% |
| 首次缓解　<20 岁 | 20%~60% | 40%~70% |
| 　　　　　>20 岁 | 20%~40% | 20%~45% |

△指 3 年无病生存率

(2)急性淋巴细胞性白血病(ALL):现在有 3000 例以上的 ALL 进行了 BMT, ALL 的 BMT 疗效比化疗好,如表 3。

**表 3　异基因 BMT 和化疗对 ALL 3 年无病生存率的疗效**

| 疾病状态 | BMT % | 化疗% |
|---|---|---|
| 晚期 | 15(10~20) | 0 |
| 第二次缓解 | 25(25~45) | 5(0~10) |
| 首次缓解 | 50(30~60) | 30(10~60) |

对于儿童标危的 ALL 其化疗效果较好多不主张在首次缓解后进行 BMT,第二次以后缓解病例则 BMT 比化疗好,长期无病生存率分别为 30% 及 10%。下列标准认为是高危的 ALL,即白细胞 $>50\times10^9$/L,T 或 B 表型在儿童 ALL,B 或 Null 在成人,年龄 >35 岁及预后不良的染色体改变如 t(9;22)或 t(4;11)等。

对此类 ALL 主张在首次缓解后进行 BMT,IBMRT 报道 444 例高危 ALL 中,首次 CR 后做 BMT 有(45 ± 9)% 4 年无病生存率,第 2 次 CR 者只(26 ±7)%(257 例),后者白血病复发率也增高。

IBMTR 又一报道提到 674 例 ALL 中 4 年生存率为(43 ± 14)%(181 例),第 2 次 CR 为(35 ± 18)%,而更晚期病例为(21 ±8)%(236 例),其中差别是非常显著的。

以上结果均说明,ALL 患者同种异基因 BMT 对 ALL 效果是好的。

(3)BMT 对 CML 的治疗:IBMTR 报道 244 例 CML 慢性期 BMT 后 4 年生存率为(56 ±8)%,160 例加速期患者为(28 ±9)%,而急变期(49 例)则为(16 ±11)%,各组间有显著差别。EBMT 在 606 例 CML 统计中也有类似结果。Goldman 等报道英国 Hammnersmith 等医院自己的经验 70 例,CML 患者做 BMT 中约随访 25 个月(7~50 个月)2 年生存率为 72%(慢性期 52 例),白血病复发率为 7%,而 18 例更晚期病例 2 年生存率为 18%,白血病复发率 42%,Goldman 氏等并不能证明慢性期先切脾脏再做 BMT 与照射脾脏再做 BMT,两者在白血病复发率上有何差别。法国 1979~1986 年 21 个中心 270 例 CML 患者做 BMT,60% 在首次慢性期植入存活,且认为分次全身照射(FTBI)比一次全身照射(TBI)间质性肺炎发病率、环胞霉素(CsA)加氨甲蝶呤比单用上述两药对预防移植物抗宿主病好。BMT 为对 CML 唯一的治愈方法,应大力提倡,且认为 50 岁以下的 CML 患者如有供者应尽早做 BMT 为妥,因加速期及急变期的 CML 做 BMT 效果不好,白细胞大于$15\times10^9$/L 时 HLA 配型常有困难,应靠混合淋巴细胞培养。对是否切除脾脏再做 BMT 是有争议的。

(4)BMT 对造血异常综合征(MDS)的治疗:近些年来对 MDS 也主张用 BMT 治疗,因 MDS 对小剂量及大剂量化疗均有一定的困难,最近,英国联合报道 6 例 MDS 做 BMT 后有 3 例患者分别生存 7 年、20 个月及 15 个月,他们提出对 MDS 做 BMT 的准备应按对白血病一样的准备,否则对异常造血克隆不能毁灭,对年轻人的 MDS 比 BMT 为好。

## 三、骨髓移植治疗白血病的几个问题

异基因骨髓移植治疗白血病虽然取得了突破性的进展,但仍有不少问题存在,现对有关问题综述如下。

1. BMT 的预处理方案

BMT 时预处理的目的有三,即①给植入的造血干细胞准备植入生长的空间位置;②抑制受者的免疫功能,以使组织不相合的造血干细胞能够植入;③清除已存在的白血病细胞。对白血病患者做 BMT 标准的预处理方案为 Thomas 所倡导的 TBI + CTX 方案,即给予环磷酰胺(CTX)60 mg/kg ×2 及全身照射(TBI)10 Gy,但由于 TBI 即 10 Gy 后间质性肺炎多见,故有人主张分次 TBI(FTBI)即 0.2 Gy ×6,且认为 fTBI 后患者生存率高。为了避免 TBI 的副作用及减少白血病的复发,Santos 等用马利兰(busulfan)4 mg/kg ×4 及 CTX 5 mg/kg ×4,也有报道用超分次全身照射方法(1320 rad hypefractioned total body irradiation, HFTBI)的,1986 年 Gale 等总结了新的预处理方案,认为某些方案对预防白血病的复发及提高生存率似有帮助。

**表 4 对 AML 的新的预处理方案**

| 预处理方案 | 首次缓解 | | 第二次缓解 | |
|---|---|---|---|---|
| | 复发(%) | 生存(%) | 复发(%) | 生存(%) |
| HD-araC/FTBI | 20 | 45 | 20 | 45 |
| HFTBI/CY | 10 | 45 | 20 | 45 |
| BU/CY | 0 | 45 | 10 | 30 |
| HFTBI/VP | – | – | 35 | 40 |
| CY/TBI | 25 | 45 | 30 ~ 60 | 30 |

注:HD-araC = 大剂量阿糖胞苷;FTBI = 分次全身照射;HFTBI = 高分次全身照射;BU = 马利兰(busulfan);CY = 环磷酰胺(cyclophosphamide);VP = 鬼臼碱(etoposide)

2. 移植物抗宿主病(GVHD)

GVHD 为 BMT 治疗的主要死亡原因之一,分为急性 GVHD(aGVHD)及慢性 GVHD(cGVHD),前者发生在 BMT 后 20 ~ 100 天或更早,后者多发生 BMT 后 6 ~ 12 个月。

aGVHD 的主要表现是皮肤、肝脏及消化道的病理改变,有 OKT8 淋巴细胞的浸润,Ⅱ→Ⅳ度的 aGVHD 发生率在 Seattle 为 26%~76%,一般在 HLA 相合的 BMT GVHD 发生率为 40%~60%,在 HLA 不相合的 BMT GVHD 发生率 >60%,无 GVHD 患者死亡率为 10%,而有中重度 GVHD 的死亡率约 >50%。因而预防和治疗 GVHD 是 BMT 工作者极为重要的任务之一,经多年来的研究有以下方法可用于 GVHD 的预防,在 ALL 做 BMT 如供者及受者非同一性别,GVHD 增加,患者的年龄大 GVHD 增加,种族也有关,中国人 GVHD 较少见。

HLA A29 ,A32, B17 B44 GVHD 较少见。A3, A11, A30, B35, B49,及 C4 等位点的患者 GVHD 较为多见,IBMTR 分析 2036 例白血病或再障患者 aGVHD 发生率,认为无或有轻 GVHD 的 2 年生存率为 57%,中或重度 GVHD 的为 43%,供者年龄大者,GVHD 均有所增加。肠道感染也加重肠道 GVHD, 这是因为肠道菌与肠道黏膜具有共同的抗原。

预防 GVHD 的方法较多,文献报道:

(1)HLA 相配。

(2)免疫抑制剂包括:甲氨蝶呤(MTX),环磷酰胺(CY),抗胸腺细胞球蛋白(ATG),肾上腺皮质类激素,全淋巴照射(TLI),环孢霉素 A(CsA)。

(3)全环境保护(TEP)。

(4)体外对骨髓的处理包括:植物血凝素(lectin),抗胸腺细胞球蛋白,单克隆抗体。

(5)胸腺移植。

现将临床上常用于预防 GVHD 的方法介绍如下:

(1)甲氨蝶呤(MTX):在动物试验的基础上,首先由 Thomas 等提出 MTX 预防 GVHD 的方案,此方法现为许多骨髓移植中心所采用，方法为 MTX 15 mg/$M^2$ +1 天，+3、+6 及 +11 天，给 MTX ×10 mg/$M^2$，以后每周给一次剂量为 10 mg/$M^2$直到 +102 天。此方案难为他人所采用，亦有一定效果，但 Herzig 等报道，并未发现用否 MTX 在预防 GVHD 上有何差别。

(2)环孢霉素 A (cyclosporin A, CsA)：为由霉菌提出的具有 11 个氨基酸的多肽，有抑制 T 淋巴细胞的作用。首先由 Powles 等报道用于 BMT 后预防及治疗 GVHD。CsA 具有明显的预防 GVHD 的效果，与 MTX 相比，CsA 可使植入 BM 快，发生口腔溃疡的机会少。西雅图的报道认为 CsA 与 MTX 合并应用比单独应用 CsA 或 MTX 对预防 BMT 后 GVHD 的作用好。

CsA 的缺点在于价钱较贵，副作用较大，包括：肾脏、肝脏毒性，中枢神经系统毒性，如：精神症状、颤抖，小脑综合征、三角肌麻痹、眼底渗出、颅内出血等，但此类副作用多是可逆的。

(3)体外清除供着骨髓中的 T 淋巴细胞可以减轻 GVHD：最早应用的是用大豆凝集素清除 T 淋巴细胞以减轻 GVHD，Filipovich 等用抗 T 细胞免疫毒素体外处理供者的骨髓细胞以防止 GVHD，也有用抗 T 淋巴细胞单克隆抗体清除供者骨髓中的 T 淋巴细胞。比较方便的是应用大鼠 Campath-1 IgM 单克隆抗体，其能在人的补体作用下溶解人骨髓中的淋巴细胞以减少 GVHD 的发生。但去除 T 细胞虽然可以减少 GVHD 的发生，但其伴有增加移植排斥及增加白血病复发的可能，Gale 等总结如表 5。

**表 5　清除骨髓中的 T 细胞对 BMT 的影响**

| | T 细胞清除 | 种植失败(%) | GVHD(%) | 白血病复发 |
|---|---|---|---|---|
| HLA 相合 | − | 1 | 45 | 5~20 |
| | + | 15 | 15 | 20~40 |
| HLA 不相合 | − | 5 | 70 | — |
| | + | 30 | 45 | — |

3. BMT 后的感染

BMT 后患者免疫功能下降较明显，在 HLA 相合异体 BMT 后植入免疫活性细胞建立起免疫功能需要较长的时间，在此期间很易招致感染。BMT 后免疫功能的恢复，包括外周血淋巴细胞绝对值，E-玫瑰花阳性细胞 SIg，OKT3、OKT4，OKT8、OKT10 等细胞的恢复正常需 1~12 个月或更长。故 BMT 后细胞及体液免疫功能是有一段低下时间的，故在此期间感染是多见的，一般在 BMT 后的感染可以分为三个阶段：第一阶段为移植前的预处理阶段到骨髓细胞的植入期，此期中性粒细胞低于 500/μl，可以持续 4 周左右，此期常有口腔黏膜的破溃，常有的感染为细胞感染，国内常见者为 $G^+$ 细菌感染，霉菌感染常为念球菌，病毒感染多见者为单纯疱疹病毒感染。第二阶段由周围血中出现中性粒细胞(约输入骨髓后 4 周到约 3 个月时)，此期巨噬细胞功能下降，NK 细胞的活性也可降低，所以易招致巨细胞包涵体病毒(CMV)的感染，T 细胞产生的白介素 Ⅱ (interleukin Ⅱ)及干扰素(interferon)也是降低的，此均降低细胞的反应，抗体的产生也是降低的，因此在此期细菌感染较第一阶段轻，常见的有导管感染、鼻窦、肺炎等，病毒感染如 CMV 间质性肺炎等渐增多。霉菌感染也是较多见的，如念珠菌感染、黄曲霉菌(aspergillus)等。第三阶段为移植后 3，4 个月并开始直到 18 个月的时间，此期仍有 T、B 淋巴细胞和中性粒细胞及巨噬细胞的功能下降，且有 1/4→1/2 的人有慢性 GVHD，常有带状疱疹病毒、$G^+$ 球菌感染及念球菌的感染。BMT 后感染多见图 1。值得提出的是近年来由于对 $G^-$ 菌抗菌药物的加强 BMT 后细菌感染的种类多见的是 $G^+$ 球菌感染表 6。

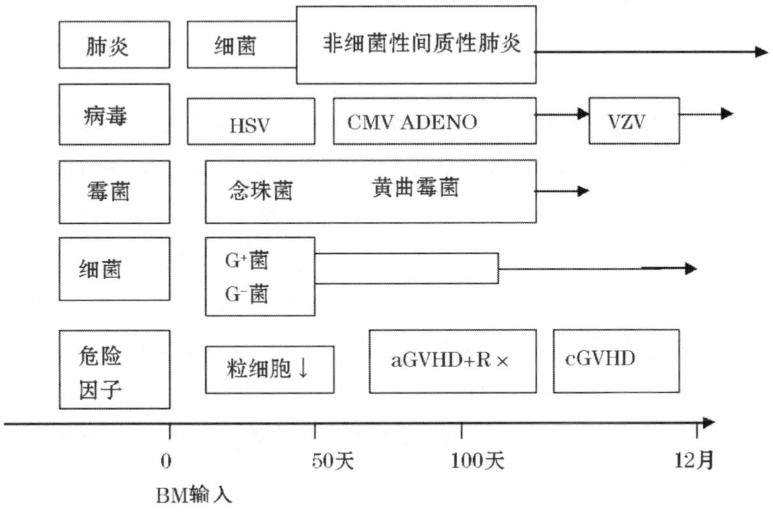


**图1 骨髓移植后的感染及其危险因素**

**表6 骨髓移植后细菌感染种类**

| 病源菌 | 1969～1973 | 1974～1977 | 1978～1980 | 1981～1984 |
|---|---|---|---|---|
| $G^+$细菌 | 15% | 46% | 70% | 61% |
| $G^-$细菌 | 71% | 39% | 21% | 18% |

Van derMeer 等把 BMT 后感染及其诱发原因分为 6 期也是很有意义的。

对感染的防止近年来进展很好，简述如下。

(1)全保护环境(total protective environment TPE):包括层流空气病房、口服不吸收抗生素、无菌饮食及皮肤消毒是对感染行之有效的方法。我们的经验也证实了 TPE 的重要性。

(2)BMT 后的病毒感染:由于 BMT 后免疫功能的下降使病毒感染是多见的，疱疹病毒包括单纯疱疹病毒(HsV)、E-B 病毒(EBV)、巨细胞包涵体病毒(CMV)及带状疱疹病毒(VZV)，BMT 后约 45% 有 HSV, 70% 有 CMV,45%~50% 有 VZV,60% 有 EBV 感染，故防治极为重要，无环鸟苷(acyolovir ACV)对 HSV 及 VZV、EBV 治疗有效，对 CMV 效果似不肯定。

(3)抗生素的使用:特别是在中性粒细胞减少时(粒细胞 <500/μl)约有 1/2 的人有菌血症及其他细胞感染，近 10 年来由 $G^+$球菌感染多见，此时除 TEP 外抗生素的使用也是重要的，传统应用的为氨基糖苷类(aminoglycoside)加羧苄青霉素(carbenicillin)或羧噻吩青霉素(ticarcilline)，最近应用 azlocillin 氧咪苄青霉素加丁胺卡那(amikacin)对 $G^-$杆菌特别是铜绿假单胞菌感染有较好的疗效，对于霉菌感染可以应用制霉菌素(nystatin)、克霉唑(clotrimazole)、酮康唑(ketoconazole)及两性霉素 B(Amphotericin B) 等效果较好。

4. 血液制品在 BMT 中的应用

在大剂量放疗化疗进行预处理后造血功能暂时受抑 3～4 周，需要一段时间的血液成分支持。血小板的输入为最重要的，要把血小板的数量维持在 2 万~3 万/μl，最好使用单一供者的血小板。血小板的用量在 Minnesota 医院的每个 BMT 患者为 144 个单位(中位数)，红细胞为 14.5 个单位，而粒细胞的输注则很少应用，因为新的抗生素对粒细胞缺乏有效，输入粒细胞可造成 CMV 感染，肺浸润、严重的输血反应、费用昂贵，且无效 1983 年 Buckner 比较了空气层流病房与预防性输入粒细胞对预防感染的作用，发现移植后 100 天内二者发生感染率是无差别的，前者 20/90(22.2%)，后者为 16/92(17.4%)，而后者死于间质性肺炎者者 7%，前者为 20%。1982 年 Winston 等报道输粒细胞不比单用抗生素效果好。我们对 BMT 患者在放疗及化疗后骨髓暂时的衰竭期均给予全血、血小板及血浆的支持治疗，均未应用粒细胞的输注，患者均渡过了白细胞低减期(0~150个/μl),均未发生感染。血液制品均需1500~3000 rad的照射,以防止在免疫功能低下时GVHD的发生。

5. 间质性肺炎(interstilial pneumonitis IP)

间质性肺炎为BMT的重要死亡原因之一,其发病率为25%~60%,死亡率为50%~70%,且常发生在BMT后4个月以内。IP在同基因(syngeneic)BMT比同种异基因(allogeneic)BMT时少见且病死率低。前者MCV所致的IP也低。Meyer等分析了952例同种异基因BMT发现有332例有间质性肺炎(35%)。IP病因为特发者90例(9.5%);CMV为147(15.5%);其他病毒25例(2.6%),卡氏肺囊虫39例(4.1%);临床诊断48例(5.0%)。CMV引起的IP的危险因子包括年龄、CMV血清阳性,急性GVHD等易伴有特发性IP,IBMTR报道932例白血病患者做同种异基因BMT后268例2年内有IP(35% ±4%),病死率84%,死亡率为25%,发现年龄大用MTX,有严重GVHD;BMT前体力不佳( <100%)由诊断到BMT时间长的、高剂量率照射的易有IP。CMV性IP多与免疫抑制有关,现有的抗病毒药物如acyclovir interfoeron等多无疗效。卡氏肺囊虫引致的IP可用复方新诺明防治。

6. 红细胞ABO血型不相合的BMT

HLA A、B、C、D及DR等的基因位点在第6对染色体的短臂上,而红细胞ABO血型的基因位点在不同染色体因而有10%~15%的HLA相合的供受者间ABO血型是不合的。HLA相合而红细胞ABO血型不相合的供受者间ABO血型的供者可分为两大类,即主要不相合(magor)及次要不相合(minor),前者是供者红细胞有抗原,被受者血浆中的抗体所对抗(如供者B型受者O型),后者系供者血浆中有抗体对抗受者红细胞的抗原(如供者O型受者B型)。对major不相合的处理有两种方法,其一是换掉受者体内的血浆,使其ABO抗红细胞抗体浓度下降到一定程度,另一方法是去除掉供着骨髓中的红细胞,现多采用后者,结果见表7。

**表7　清除ABO不含红细胞的方法及效果**

| 方法 | 有核细胞减少% | CFUc减少% | Hb减少% | 残存红细胞(ml) |
|---|---|---|---|---|
| 右旋糖酐 | 29 | / | 27 | 51 |
| Hemonitics 30型 | 20 | 10 | 60 | 33 |
| IBM2991型 | 75 | 0 | 99 | 3 |
| 羟乙基淀粉 | 45 | 2 | 98 | 3 |

在清除供者红细胞后,做BMT并不影响植入、排斥及GVHD的发生,如Gale1977年报道的53例白血病及再障即说明此问题,这是因为决定HLA的遗传基因与决定红细胞ABO抗原的基因无关,Buckner等报道西雅图的17个ABO主要不相合的病例与同期246个ABO相合及46个ABO次要不相合的病例的比较也证明,ABO不相合的同种异基因BMT对植入、排斥、GVHD及生存均无差别。

在ABO主要不相合的BMT中虽然其与ABO相合的同种异基因骨髓移植在白细胞植入所需时间上无差别,但在前者组织红细胞出现的时间比较晚(29天对21天),所需输入红细胞比较多(91 ml/kg对60 ml/kg)。

7. HLA部分相合的BMT

有很多白血病的人,无HLA相合的兄弟姐妹,故研究HAL半相合的有关供者(HLA haplotype)及无关的HAL相合的供者的BMT是很重要的,西雅图的8个急性白血病患者,多为复发及第二次缓解的患者,其Kaplen-Meier生存曲线与HLA相合的患者的BMT并无大差别。Hansen等详细报道了78例此方面的经验,41例父母给子女,1例儿子给父亲,1例供者为叔叔,1例为姑姑,33例为兄弟姐妹,1例为无关供者,此78人中的19人活了75~1763天(中位800天)最常见的死亡原因为白血病复发(29%)、间质性肺炎(27%)、GVHD

(21%)。英国 Royal Marsden 的 Powles 等亦总结了 HLA-半相合家族供者的 BMT 的经验。IBMTR 报道了向他们报告的 300 例以上的非 HLA 相合兄弟姐妹间的骨髓移植，总结了以下意见：

(1) MHC(major histocompatibility complex, class Ⅰ、Ⅱ、Ⅲ) Ⅰ = Ⅱ (Ⅰ相合、Ⅱ不相合的 BMT 的植入，比Ⅰ = Ⅱ = 的可能性较小)；

(2) HLA 相合与否，其Ⅱ→Ⅳ度的 GVHD 的发生是相似的；

(3) 用 MTX 或 CsA，Ⅱ→Ⅳ度的 GVHD 的发生是相似的；

(4) 体外清除供者骨髓中的 T 细胞可以减低Ⅱ→Ⅳ度的发生；

(5) HLA 相合与否，BMT 后 3 年的白血病复发的可能是相似的；

(6) 在急性白血病首次缓解或 CML 慢性期做 BMT 后前 6 个月有一倾斜的死亡率的曲线约在 3 年以后变平了，但 HLA 不相合的患者生存者比 HLA 相合者低；

(7) Ⅰ ≠ Ⅱ ≠供者对晚期患者生存率最低，其 3 年生存率低于 HLA 相配的供者。

HLA 相合的无关供者 BMT，这种的 BMT 需要有 HLA 供应库，此方面英国的 Anthony Nolan 实验室自 1974 年以来已收集了 17 万供者的 HLA 型别，于 1986 年 7 月以来又突出收集了 10 万供者的 HLA A. B 位点测定。此方面的工作对我国无疑是很重要的。

8. BMT 后白血病的复发问题

BMT 后白血病复发是一个重要的问题，急性非淋巴细胞性白血病 ANLL 在首次缓解者做 BMT 后复发率为 10%~40%，在第二次以上的缓解后复发率为 50%。急性淋巴白血病 ALL 首次 CR 后做 BMT 后的白血病的复发率为 0~42%，而第二次以后的缓解后做 BMT 其复发率则为 25%~72%。显然后者的白血病复发率高于前者，但对 ALL 的 BMT 由于高危组与低危组的不同是影响预后的，故对儿童标危组(stsndard risk)做 BMT 或化疗是有争议的。IBMTR 分析 B 或 T 细胞 ALL，年龄 >21 岁，WBC >50 × $10^9$/L，中枢神经系统白血病 CNSL 或染色体异常 t(9:22)、t(4:11)高危组的 ALL，此类患者在首次 CR 后做 BMT 60% 存活，第二次 CR 后 45% 存活，其复发率分别为 20% 及 60%。多认为在标危组的儿童 ALL 首次 CR 后不考虑做 BMT。

ANLL BMT 后易复发的因素有：①有解距做 BMT 的时间长；②单核细胞白血病；③用环胞霉素预防 GVHD；④无慢性 GVHD 者均易于白血病的复发。

白血病复发的机制最少有两个方面：①药物及放疗对白血病细胞的作用。因为同基因的双胞胎之间 BMT 白血病复发率为 60%，它是 3 倍大于同种异基因用 BMT 治疗白血病的。②在去 T 淋巴细胞后 BMT，GVHD 减少但白血病复发率增加也说明此问题。

Boyd 等报道 243 例急性白血病是在异性间做 BMT 的，以后有 75 例白血病复发后其中 54 例做了细胞遗传学的调查发现，受者型复发 48 例，供者型复发 3 例，不肯定 3 例，3 例供者型复发的都是 ALL。其机理不详，应考虑患者体内有诱发白血病的因素存在，特别是病毒所致的淋巴细胞白血病的因素，当然先天性遗传因素的异常及 BMT 预处理的放化疗的因素也应考虑的。

1987 年 Witherspoor 等在 EBMT 年会上报告 1970 年 8 月~1985 年 1 月西雅图的 933 例急性白血病的远期疗效，到 1987 年有 248 人存活 >2 年(26.6%)，2 年以后白血病复发率明显下降，>2 年复发的白血病只有 20 例，最晚的 1 例是在 BMT 后 6.3 年复发的(2300 天)。

9. BMT 对供髓者的并发症

供髓者的并发症是有些人很关心的问题，特别是在我国有一些传说，严重影响了 BMT 在我国的开展。因而确切地了解采取骨髓移植的并发症是十分必要的。

1983 年 Bortin 等报道在 IBMTR 登记的 2027 例次 BM 采取的经验及西雅图 1263 例次的 BM 采取共 3290 例 BM 采取的经验。

其中有 9 例(0.27%)有威胁到生命的并发症，但均恢复无死亡，约 0.5% 的供者有采髓部位的持续 1 周以上的疼痛，采髓是很安全的，但他们提出对老年人采髓要慎重些。1983 年及 1984 年 Buckner 等报道 1160 例正常供者 1270 例次的采髓经验，其中男性 614 例次，女性 546 例次；小于 2 岁的 4 人，最小的献髓者为 6.5

个月;72%全麻、26%腰麻、2%为硬膜外麻,骨髓后嵴采髓66%,髂前嵴9%,10岁以下的128例由胸骨采髓,采髓量1.9→26.9% ml/kg(供髓者);10%的供者,术后体温>38℃;年龄大的供者骨髓有核细胞数较少。采髓时应用储存的自身血,这样可以避免81%男性、69%女性、50%儿童输入血库的血。总之BM采取的是很安全的手术,但Mortin也提出有未向IBMT报告的骨髓采取而致死的病例。

## 四、自体骨髓移植(ABMT)

### 1. 关于ABMT

近年来人们对ABMT的兴趣很大,因为约2/3的白血病患者无适合的同种异基因的兄弟姐妹的供髓者。ABMT在我国尤为重要。因为我们是实行计划生育的国家,一个家庭多子女的情况日益减少,而我国目前又无类似英国Anthony Nolan实验室的HLA库的组织,即便是有此类HLA库中找到HLA A. B. DR及MLC相配的供髓者的机会只有51%。因而ABMT在治疗白血病中的作用在我国尤应重视。

自体骨髓移植治疗白血病的方法是在白血病的缓解期抽出患者的骨髓或外周血中的造血干细胞,再给患者大剂量放疗、化疗,以大剂量杀灭体内的白血病细胞,再以保存的自身骨髓或者外周血中的造血干细胞来解救放化疗时对骨髓的毒性作用。Gorin提出,ABMT为治疗晚期肿瘤的主要方法,为治疗非何杰金淋巴瘤的最好的第二线方法,对急性白血病首次CR后做ABMT可能有50%的2年以上的缓解。在自体骨髓移植的支持下某些化疗药物的第Ⅰ期研究其剂量见表8。

**表8　自身骨髓支持下某些药物的Ⅰ期研究结果**

| 药物 | 自体骨髓支持能耐受的最大剂量 | 非造血器官毒性对药物的限制 |
|---|---|---|
| 环磷酰胺 | 200 mg/kg | 心脏 |
| VP-16 | 2100 mg/kg | 黏膜炎 |
| 丝裂霉素C | 40 mg/$M^2$ | 胃肠道、肝、心、肺 |
| 马法兰(Melphalan) | 180 mg/$M^2$ | 胃肠道 |
| BCNU | 1200 mg/$M^2$ | 肝、肺 |

### 2. 清除自体骨髓中残存白血病细胞的方法及结果

清除(purging或cleansing)骨髓中残存白血病细胞以后再输入给患者理论上讲是很有意义的。但在实际应用上尚不能肯定“清除”或“不清除”白血病细胞有肯定的差别。体外清除骨髓中残余白血病细胞的方法主要有两个方面即细胞毒性药物及单克隆抗体。

临床常用的药物有4-Hydroperoxycyclophosphamide(4HC),此方法必须清除红细胞,一般认为40~80 μg/ml为妥。超过80 μg/ml则对正常造血干细胞毒性太大。27个复发性白血病的骨髓,经4HC 40~100 μg/ml处理后BMT,只3人维持治疗的活了1177天。另一常用的清除药物为Asta-Z7557即(mafosainde),此药为有活性的环磷酰胺类药物,Gorin等对24例急性白血病患者用mafosafamide 50~140 μg/ml,有12人无病生存2~20个月(中位,12个月)。

单克隆抗体清除骨髓中残存的白血病细胞可分为为4类单抗加补体、单抗直接溶解白血病细胞、单抗与毒素相结合(如蓖麻毒素)及免疫物理方法分离出白血病细胞(如,免疫磁球)。

在第一届国际骨髓细胞清除会议上英国Royal Free医院的Janossy等也作了此方面的复习,认为单抗加补体清除白血病细胞做ABMT是有效的,清除和不清除做ABMT,其粒细胞及血小板的上升比同种异体BMT慢、首次缓解后做ABMT比白血病复发后做ABMT效果好。

Anderson等报道38例非T细胞急性淋巴白血病用抗CALLA及抗J2单抗处理后给经化疗及放疗患者做ABMT有12人活1~54个月(中性20个月),11人死亡、9人复发(中位3个月)。

merocyanine-540 是一种荧光染料，其可以和细胞浆膜的脂质部分相结合，使此类细胞对某些特点的光线敏感，不同的肿瘤细胞及造血干细胞敏感性不同，对人 HL-60 及 K562 敏感，可损伤 7 个对数的细胞而保留 CFU-GEMM 的 50%。Sieder 也报道了 MC 540-medeiated 光溶解的 I 期临床实验研究，7 个患者的 BM 经处理后有 5 个患者有植入的证据，而无全身光敏感反应。

免疫抗体和磁球结合来清除 BM 中残存的肿瘤及白血病细胞后再做 ABMT 亦为研究的一个反面。

3. ABMT 治疗白血病疗效

对急性非淋巴细胞性白血病的 ABMT 治疗 Gorin 总结 EBMT 到 1985 年底的欧洲 22 个中心，212 例患者的经验，CR1 164 例，CR2 39 例，> CR2 的 9 例，CR1 的患者无病可能性（DFP）、生存及无病生存（DFS）在 4 年分别为 58%、55% 及 48%。CR2 的患者 2 年生存率为 45%，1 年无病生存率为 35%。对于高危组患者（WBC > $100 \times 10^9$/L、中枢神经系统白血病、Ph 染色体及继发性白血病）一年的 DFS 只为 18%，且认为两次 ABMT 效果好。清除 BM 中的白血病细胞与否对预后影响不大，对 168 例 ALL 患者中，标危者 3 年 DFP 及 DFS 分别为 52% 及 48%，对自体 BM 中的白血病细胞清除似有好处，CR1 者清除后 2 年生存率为 68%。未做清除的为 43%。

1987 年的第 4 次 EBMT 经验也说明此问题。

1984 年 Thomas 等报道 11 例 CML 在急变期做存储 BM 的 ABMT 其中 6 例恢复为慢性期，中位生存期为 33 周，所有患者以后均死于急变期。在 70 年代初期英国 Hammersmith 医院即将初诊慢性期 CML 患者的外周血的细胞层冷冻保存，待急变后予以大剂量化疗或化疗放疗后再做 ABMT。1984 年 Haime 及 Goldman 等报道了 51 个 CML 在急变期的患者经大剂量化疗或放疗之后输入 1 次或多次的外周血的造血干细胞，51 人的中位生存期 26 周（2～152 周），绝大部分患者恢复了第二次慢性期。

## 五、结语

同种异基因骨髓移植（allogeneic BMT）治疗急性白血病在大部分患者其疗效优于化疗，慢性粒细胞白血病患者此为唯一根治的方法，现世界上每年要进行 BMT 约为 2500 例，ABMT 约为 1000 例，主要为用于恶性白血病，但如何克服 GVHD 而又不影响植入及移植物抗白血病（GVL）的效果、防治间质性肺炎，无供髓者的 BMT（HLA 不相配或无关 HLA 相合的供者的 BMT）仍为需进一步研究的问题。自体骨髓移植治疗白血病是应大力研究的课题。在我国 BMT 及 ABMT 会遇到一些特殊困难的，如供髓者的来源、经济和设备等问题均需进一步研究协作解决。

## 参考文献

[1] Santos GW. History of bone marrow transplantation, Clinics in Hematal, 1983, 12:611.

[2] Mathe G, *et al*. Transfusion et greffes de moelle osseuse homologue chez des humains irradies a haute does accidentellement. Rev Etud Glin Biol, 1959,4:226-238.

[3] Thomas ED, *et al*. Supratethal whole body irradiation and isologous marrow-transplantation inman J Clin Invest, 1959,38:1709-1716.

[4] Mathe G, *et al*. Haematopoietic chimera in man after allogeneic (Hmologous) bone marrow transplantation. Br MJ, 1963,11:1633.

[5] Bortin MM, *et al*. Increasing utilization of bone marrow tansplantation . Tranplantation,1986,42:229.

[6] Doney KC, *et al*. Bone marrow transplantation: Overview. Plasma Transfus Technol, 1985,6:149.

[7] Thomas ED *et al*. One hundred patients with acute lekemia treated by chemotherapy, total body irradiation and allogeneic marrow transplantation. Blood, 1977,49: 511.

[8] Kersey JH, *et al*. Allogeneic bone marrow transplantation in acute nonlymphocytic leukemia: A pilot study. Blood, 1982, 60:400.

[9] Beutter E, *et al*. The role of bone marrow transplantation in the treatment of acute leukemia in remission. Blood, 1982, 59: 1115.

[10] Bortin MM, Gale RP. Current status of allogeneic bone marrow transplantation : A report from the International bone marrow transplant Registery. In: Terasaki P eds. UCLA Tissue Typing Laboratory, Clinical Tansplant 1986, Los Angeles, California, 1986, 17-30 .

[11] Gale RP, *et al*. Bone Marrow Transplantation in Acute Leukemia. Clinics in Hemotology, 1986, 15:851.

[12] 陆道培,等. 异基因骨髓移植治疗白血病. 中华血液学杂志,1986,7:463 .

[13] Thomas ED. Bone marrow tansplantation for malignant disease. J of Clin Oncal, 1983, 1:517.

[14] Gratwohl A, *et al*. Bone marrow transplantation for leukemia in Europe. Report from the leukemia working party. 1987. Bone Marrow transplant, 1987, 2 (Suppl):15.

[15] Gorin NC, *et al*. Autologous bone marrow tansplantation for acute leukemia remission: 4th EBMTG Survey. Bone Marrow Transplant, 1987, 2(suppl):320.

[16] 陆道培. 再障的同基因骨髓移植(附一例报告及文献复习)。北医人民医院年刊,1981,66.

[17] 温丙昭,等. 异基因骨髓移植治疗急性粒细胞白血病一例,中华血液学杂志,1987,8:131.

[18] 杨崇礼,等. 蓟县白血病的流行病学调查. 中华血液学杂志,1987,8:707.

[19] 吴祖泽,等. 胎胞细胞移植研究的进展. 中华血液学杂志,1987,8:120.

[20] Tzeng CH, *et al*. Low incidence of acute graft versus host disease (GVHD) in Chinese. Exp Hematal 1987, 15(5):475.

[21] Tzeng CH, *et al*. HLA-Mismatched allogeneic bone marrow transplantation. Chin Med J 1987, 39:187.

[22] Chui CF, *et al*. ABO-Incompatible bone marrow transplantation in two case report. Chin Med J 1987, 39:241.

[23] Appelbanm FR, *et al*. The role of marrow transplantation in the treatment of leukemia chronic and acute leukemia in adults Edi by Bloomfild CD, PP231-252 Martinus Nijhoff Publishers, Boston, 1985.

[24] Gratwohl A, *et al*. Bone transplantation, for leukemia in Europe Report from the leukemia working Party 1987 Bone marrow Transpjlantation, 1987, 2(suppl) :15 .

[25] Appellaum. FR, *et al*. Allageneic marrow transplantation for acute non-lymphoblastic leukemia, after first relapse. Blood, 1983, 61;949.

[26] Champlin R, *et al*. Bone marrow transplantation for a cute leukemia Recent advances and comparison with atlernatiue therapies. Seminars in Hematal, 1987, 24;55.

[27] Herzig RH, Bone marrow Transplantation in high-risk acute lymphablastic leukemia Exp Hematal, 1987, 15;617.

[28] Goldman JM, *et al*. Bone marrow transplantation for patients with chronic mydeid leukemia NEJM, 1986, 314;202.

[29] Devegie A, *et al*. Bone marrow transplantation for palients with chionic grenulocytic leukemia in France 1979-1986 Bone marrow Transplantation, 1987, 2(suppl); 24.

[30] Galdman JM, *et al*. Application of bone marrow transplantation in chronic Granulocytic leukemia Clinics in Hematal, 1983, 12;739.

[31] Speck B, *et al*. Bone marrow transplantation for chronic myelaid leukemia Semin in Hematal, 1984, 21;48.

[32] Applekaum FR, *et al*. Bone marrow transplantation or chemotherapy after remission induction for adult with acute nonlymphoblastic leukemia. Ann Int Med, 1984, 100;6 89.

[33] Applebaum FR, *et al*. Treatment of prleukenic Sprdromes with marrow transplantation. Blood, 1987, 69;92.

[34] LiuYin JA, *et al*. Bone marrow transplantation in the treatment of myelodysplastie Syndrome. Bone marrow transplantation, 1987, 2 (suppl 1);25.

[35] Van Bekkum DW, conditioning Regiments for marrow grafting Semin in Hematal, 1984, 21;81.

[36] Thomas ED, *et al*. marrow transplantation for acute nonlymphoblastic leukemia in first remission using fractioned or single does irradiation Int J Radiat Oncol Biol Phys, 1982, 8;817.

[37] Santos GW, *et al*. Marrow transplantation in acute nonlymphocytic leukemia (ANL) following busulfan (BU) and cydophosphamide (CY). Blood, 1981, 58 (suppl 1);176 (Abstract).

[38] Dinsmose R, *et al*. Allogeneic bone marrow transplantation for patient with acute lymphoblastic leukemia. Blood, 1984.

[39] Champlain RE, *et al*. The easly complications of Bone marrow transplantation Semin in Hematal, 1984, 21:101.

[40] Tutschka PJ. Graft versus Host disease experimental and clnical bone marrow transplantation . Plasma ther Transfus Technol, 1985,6;257.

[41] Van Bekkum DW, *et al.* Role of bacterial microfloa in deuvlopmat of intestinal lesions from graft versus-host reaction. J Natl Cancer Inst, 1977,58;787.

[42] Pollard M, *et al.* The role of microflora in devalopment of graft veesus host disease. Transplantation proceeding, 1976,4:533.

[43] Sullivan KM, *et al.* The pathophysiogy and treatment of Graft Versus-Host Disease. Clinics Hematal, 1983, 12:775.

[44] Storb R, *et al.* Methotrexate regimans for control of graft versus-host disease in dogs with allogeneic marrow grafts. Transplantation, 1970, 9:204.

[45] Thomas ED, *et al.* Bone marrow transplantation. N Eng J Med, 1975, 292:832-843,895-902.

[46] Herzig R, *et al.* Incidence of graft-versus-host disease(GVHD) without mathotrexate (MTX) prophylaxis in allageneic bone marrow transplant (BMT) patients (PTS). Blood, 1982,60 (sppl 1):169a.

[47] Atkinson K. Cyclosporin in bone marrow transplantation. Bone Marrow Tansplantation, 1987,1:265.

[48] Ringden O. Cycloxsporine in Allogeneic bone marrow transplantation. Transplantion, 1986,42;445.

[49] Powles RL, *et al.* Cyclosporin A to prevent graft-versus-host diaease in man after allogenic bone marrow transplantation. Lancet, 1980,1:327.

[50] Storb R, *et al.* Methotrexate and cyclosporine compared with cyclosporme alone for prophylaxis of acute graft-versus host disease after marrow transplantation for leukemia. New Eng J Med, 1986,314:729.

[51] Storb R, *et al.* Marrow transplantation for severe aplastic anemias: methotrexate and cyclosporine for prevention of acute gra £ t-versus-host disease. Blood, 1986,68:119.

[52] Reisner Y, *et al.* Allogeneic bone marrow transplantation using stem cells fractioned by lectins in vitro analysis of soy bean agglutnini Lancet, 1980,11;1320.

[53] Filipouich AH, *et al.* EX vivo treatment of donor bone marrow with anti T cell immunotoxins for prevention of graft-versus-host disease Lancet, 1984,1;469.

[54] Mitsuyasu Retal. Depletion of T lymphocyte from donor marrow forprevention of graft versus host disease following bone marrow transplantation Prospectrue randomized controlled trail. Ann of Int Med 1986,105:20.

[55] Waldmann H, *et al.* Elimniation of graft versus-host disease by in-vitro depletion of alloreactrve lymphocytes with a monoclonal rat anti- human lymphocyte antibody (campath-l). Lancet, 1984,2 ;483.

[56] Witherspoon RP, *et al.* Immunologic reconstitution after human marrow grafting. Semin in Hematal, 1984,21;2.

[57] Bowden RA, *et al.* Infection complicatons following marrow transplantation. Plasma Ther Transfus Technol, 1985,6:285.

[58] Van der Meer, *et al.* Infection in bone marrow transplant recipients. Semin in Hemaial, 1984,21:123.

[59] Buckner CD, *et al.* Protective environment for marrow transplant recipients. A prospective study. Ann Inter Med, 1987,89:893.

[60] Saral R. Viral infections in bone marrow tansplantation recipients. Plasma Ther Transfus Tchnol, 1985,6:275.

[61] Meyer JD, *et al.* Infection in bone marrow transplantation. Clinics in Hematal, 1983,12:791.

[62] Ho W, *et al.* Infection and transfusion therapy in acute leukemia. Clinics in Hematol, 1986,15:873.

[63] Mc Cullough J. The impact of bone marrow transplantation on blood banking. Plasma Ther Transfus Technol, 1985,6:3I3.

[64] Buchner CD, *et al.* Protective Enviroment for marrow transplant recipient, a prospective study. Ann Intern Med, 1978,89:893.

[65] Buckner CD, *et al.* Infection prophylaxis in allogneic marrow transplantrecipients. Exp Hemalal, 1983,111(sppl ) 192.

[66] Winston DJ, *et al.* Therapeutic Granulocyte transfusions for documented infections :a controbled tial in ninety-five infectious granulocytopenic episodes. Ann of Inter Med, 1982,97:509.

[67] Button LN, *et al.* The effecs of irradiation on blood component. Tansfusion,1981,21: 419.

[68] Bartin MM, *et al.* Factors associated with intre-stitial pneumonitis after bone marrow transplantation for acute leukemia. Lancet, 1982,1:437.

[69] Appelbaum FR, *et al.* Non bacterial nonfungal pneumonia following marrow transplantation in 100 identical twins. Transplantation, 1982,33, :265.

[70] Meyers JD, *et al*. Bcology of interstitial pneumonia after marrow transplantation in Gale RP (ed) Recent Advances in bone marrow transplantation. New York. Alan R. Liss, Inc, 1983,405-423.

[71] Yunis EJ, *et al*. The MHC in human bone marrow allotransplantation. Clinics in Hematol, 1983,12:642.

[72] Beusinger WI, *et al*. ABO. incompatation. Transplantation, 1982,33:427.

[73] Gale RP, *et al*. ABO blood group system and bone marrow transplantation. Blood, 1977,50: 180.

[74] Buckner CD, *et al*. ABO-incompatible marrow transplants. Transplantation, 1978,26: 233.

[75] Warkentin PI, *et al*. Transplantation of major ABO-incompantable bone marrow transplantation treated in vitro with hydroxyethyl starch for red blood cell depletion. Vox Sang, 1985,48: 89.

[76] Hansen JA, *et al*. Marrow transplantation from donor other than HLA genotypically identical siblings. in Gale RP (ed) Recent Advances in bone marrow transplantation. New York, Alan R. Liss, Inc 1983,739-756.

[77] Powles RL, *et al*. Mismatched family donor fpr bone-marrow transplantation as treatment for acute leukemia. Lancet, 1983,1: 612.

[78] James DCO. Addition of 100 000 bone marrow donor to the Anthony Nolan register a report. Bone Marrow Transplantation, 1987, 2(suppl 1): 80.

[79] Thomas ED, *et al*. Marrow transplantation for patients with acute nonlymphoblastic leukemia who achieve a first remission. Cancer Treat Rep, 1982, 66: 1463.

[80] Appelbaum FR, *et al*. Allogeneic bone marrow transplantation for acute nonlymphoblastic leukemia after first relapse. Blood, 1983,61:949.

[81] Zwaan FZ. Bone marrow transplantation in acute nonlyraphablastic leukemia. Semin in Hematal, 1984,21:36.

[82] Buckner CD, *et al*. Marrow transplantation for acute lymphablastic leukemia. Semin in Hematal, 1984,21;43.

[83] Champlim R, *et al*. Bone marrow transplantation for acute leukemia Recent advances and comparison with alterative -therapies. Semin in Hematal, 1987,24; 55.

[84] Gale RP, *et al*. How does bone marrow transplantation cure leukemia ? Lancet, 1984,2;28.

[85] Boyd CH, *et al*. The incidence of recurrence of leukemia in donor cella after allageneic bone marrow transplantation. Leukemia Res, 1982,6;833.

[86] Prentice HG, *et al*. Acute lymphablastic leukemia in adults. Clinice in Hematal, 1986,15;755.

[87] Witherspooa RP, *et al*. Causes of late failuse in patients transplanted for acute leukemia. Bone marrow Transplantation, 1987, 2 (suppl 1) ;92.

[88] Bortin MM, *et al*. Major complications of marrow harvesrting for transplantation. Exp Hematal, 1983,11;916.

[89] Buckner CD, *et al*. Marrow transplantation donor complications. Exp Hematal, 1983,11 (suppl );135.

[90] Buckner CD, *et al*. Marrow harvesting from normal doner. Blood, 1984,64;630.

[91] Gee AP, *et al*. Foreword and introduction in the Proceedings of the Frist international workshop on Bone Marrow Purging. Bone Marrow Transplantation, 1987,2(suppl 2):3.

[92] Marmont AM, *et al*. Autalogous bone marrow transplantation in haematalogic malignacies. Haemaiologica, 1986,71;1.

[93] Bradley BA, *et al*. How many HLA type volunteer donor for bone marrow tansplantation (BMT) are need to provide effective survice? Bone marrow Transplantation, 1987,2 (suppl 1):79.

[94] Appelbaum FR, *et al*. Overview of the clinical relevance of autologous bone marrow transplantation. Clinics in hematal, 1986, 15:1.

[95] Gorin NC. Introduction in Recent Advanced in onco-Hematology. Blood transfusion and immuno-hematology, 1985,18;369. (Revue Francaise de Transfusion et immuno-hematology )

[96] Nadler L. The Challenge of bone marrow purging. Bone marrow Transplantation, 1987,2 (suppl 2);5.

[97] Gorin NC, *et al*. Autologous bone marrow transplantation for acute leukemia in remission. Br J Hematol, 1985,64: 385.

[98] Dicke KA, *et al*. Clinical status of autografting in acute lymphocytic leukemia. Clinics in Hematol, 1986,15: 85.

[99] Santos GW, *et al*. Pharmacological purging of bone marrow with reference to autografting. Clinics in Hematol, 1986,15: 67.

[100] Yeager AM, *et al*. Autologous bone marrow transplantation (ABMT) in acute leukemia Phase Ⅰ and Ⅱ studies of ex vivo marrow treatment with 4-hydroperoxycyphos phamide (4HC), Int J cell clening, 1985,3;237.

[101] Gorin NC, *et al.* Autologous bone marrow transplantation using marrow incubated with ASTA-Z 7557 in adult leukemia Int J. Cell cloing, 1985,3;249.

[102] Yeager AM, *et al.* Pharmacalogic treatment of bone marrow to eliminate clonogenic tumor cells ; laboratory and clinical studies. Bone marrow Transplantation, 1987,2 (suppl 2);34.

[103] Janossy G, *et al.* Application of cytolytic monoclonal antibodies ,and complement in autologous bone marrow transplantation (BMT). Bone marrow Transplantation, 1987,2 (suppl 2 ).

[104] Anderson KG, *et al.* Monoclonal antibody (AM) Purged autologous bone marrow transplantation (ABMT) for relapsed non-T acute lymphoblastic leukemia (ALL) Int J Cell cloning, 1985,3;239.

[105] Sieber F. Extracorporeal purging of leukemia solid tumor cells by Merocynine 540- mediated photosensitization. Int J cell cloning, 1985,3:233.

[106] Sieber F. Marrow purging by merocynine 540- mediated photolysis. Bone Marrow Transplantation, 1987,2 (suppl 2); 29.

[107] Kemshead JT. Monoclonal antibodies and magnetic microspheres used for the depletion of tumor cells from bone marrow. Bone marrow Transplantation, 1987,2 (suppl 2 ) ;84.

[108] Gorin NC, *et al.* Autologous bone marrow transplantation for acute leukemia in remission: third European survey: March. 1986, Bone Marrow Transplantation, 1986,1(Suppl): 255.

[109] Thomas ED, *et al.* Autologous marrow transplantation for pations with chronic myelogenous leukemia in blest crsis Am. J of Hematol, 1984,16:105.

[110] Goldman JM, *et al.* Cryopreserved peripheral blood cells functioning as autograft in pationts with chronic granulocytic leukemia in transformation. Br Med J, 1979,1310.

[111] Goldman JM, *et al.* Buffy coat Autogranfts for patients with chronic granulocytic leukemia in transformation. Blut, 1981,42: 149.

[112] Haines MA, *et al.* Chemotherapy and autgrafting for chronic granulocytic leukemia in transfirmation: Probabie prolmgation of survival for some patients Br. J Hematol, 1984,58: 711.

[113] Bortin MM. Bone marrow transplantation. The difficulties ahead. Exp Hematal, 1987,15:578.

[114] Gordon-smith EC. Recent advances and future of bone marrowtransptantation. Exp Hematol, 1987,15:513.


（军事医学科学院附属307医院血液科资料　曹履先 1988年）

# Bone marrow transplantation for the treatment of AML-$M_3$ patients with complete remission by all-trans retinoic ACID

**Cao LX, Hu LD, Jiang M, *et al.***
**Department of Haematology, Bei Tai Ping Lu Hospital,**
**Beijing 100039, P. R. China.**

Sixteen patients with acute myeloid leukemia $M_3$ (AML-$M_3$) in the first complete remission after treatment of all-trans retinoic acid were treated by allogenic bone marrow transplantation (Allo-BMT) (8 cases) and autologous bone marrow transplantation (ABMT). (8 cases). After Allo-BMT, six cases were alive($53^+$, $52^+$, $15^+$, $10^+$, $7^+$ and $3^+$ months, respectively), two patients died in acute graft versus host disease ($1^+$ and $2^+$ months). In ABMT group, six patients were alive ($59^+$, $45^+$; $40^+$, $35^+$ and $29^+$ months respectively), one patient relapsed and died($23^+$ months), the other case died in the early period of ABMT (1 month). We conclude that Allo-BMT and ABMT are effective treatment for the AML-$M_3$ patients with the first complete remission by all-trans retinoic acid and they are superior to chemotherapy.

[Exp Hematol 1994;22:692(59)]

# 造血干细胞移植治疗恶性血液病151例

军事医学科学院附属307医院　曹履先　胡亮钉　陈　虎　江　岷等

造血干细胞移植(HSCT)是近20年来治疗恶性血液病的重要方法,使恶性血液病根治率提高到50%以上,使某些恶性肿瘤疗效大为提高。现介绍我们近年来所进行的151例HSCT治疗恶性血液病的经验,并对有关问题进行讨论。

## 一、资料与方法

### (一)病例选择

1987年到1996年12月我们共开展了100例异基因造血干细胞移植(Allo- HSCT),其中骨髓移植82例,外周血干细胞移植18例及51例自体造血干细胞移植(Auto-HSCT)治疗恶性血液病(主要为白血病,共141例,占93.4%),见表1。

表1　恶性血液病患者151例造血干细胞移植(HSCT)前的诊断

| 病种 | 异体HSCT | 自体HSCT | 合计 |
|---|---|---|---|
| 急性非淋巴细胞白血病(ANLL) | 42 | 32 | 74 |
| 急性淋巴细胞白血病(ALL) | 21 | 10 | 31 |
| 慢性粒细胞白血病(CML) | 36 | 0 | 36 |
| 非霍奇金淋巴瘤(NHL) | 1 | 7 | 8 |
| 其他实体瘤 | 0 | 2 | 2 |
| 合计 | 100 | 51 | 151 |

全部为住院患者,白血病的诊断靠病史和血象、骨髓象、染色体检查等,实体瘤均经病理诊断。Allo-HSCT组中位年龄26岁(10~45岁),Auto-HSCT组中位年龄28岁(7~ 51岁),男:女为1.75:1。

### (二)HSCT移植的方法

全部患者经1周左右的全环境保护处理,包括无菌层流病房、口服肠道不吸收抗生素、皮肤清洗消毒及无菌饮食等。

1. 预处理方法:①Allo-HSCT:对白血病患者的Allo-HSCT采取全身照射(TBI)及环磷酰胺(CTX)的方法,TBI采用$^{60}$Co或加速器,剂量为4.0 Gy/d,3天为12 Gy或3.3 Gy/d,3天为9.9 Gy; CTX 60 mg/(kg·d),2天。②Auto-HSCT:对白血病患者采髓后56小时内给予TBI 5 Gy/d,2天及CTX 60 mg/(kg·d),2天,以后回输不冷冻不净化的自体骨髓。

2. 回输造血细胞:于预处理后给予回输造血细胞,异基因骨髓移植后输骨髓有核细胞中位数2.5(1.64~4.10)$\times 10^8$/kg,异基因外周血干细胞移植,输经粒系或粒单系造血细胞集落刺激因子(G-CSF或GM-CSF)动员后的单个核细胞数为中位数4.8(2.5~8.5)$\times 10^8$/kg,自体HSCT回输的骨髓有核细胞数约为1.5$\times 10^8$/kg。

3. 在HSCT的过程中给予锁骨下静脉插管，预防用抗生素，抗霉菌药物，促进干细胞植入及预防肝静脉梗阻综合征的药物及静脉营养。对Allo-HSCT预防移植物抗宿主病(GVHD)的方法用环孢素(CSA)及短程的甲氨蝶呤(MTX)。为了造血细胞顺利植入成活，减少并发症，我们给予患者预防性抗生素、肝素、复方丹参、低分子右旋糖酐、无环鸟苷、丙种球蛋白、静脉营养、止吐剂、磺胺类药物及美斯那等。

## 二、结果

1. *治疗结果* 151例恶性血液病患者中100例为异基因HSCT，51例为自体HSCT，系长达9年积累的病例。在Allo-HSCT的100例中现有47例(47.0%)无病存活，Auto-HSCT的51例中有14例无病存活(27.4%)，最长存活前者为9年，后者为8年，存活3年以上者为34例，占22.5%。

如以无病生存的Kaplan Meier曲线来看1、3、5年的存活，在Allo-HSCT及Auto- HSCT如表2所示，5年存活率在Allo-HSCT明显优于Auto-HSCT，$\chi^2 = 4.788$，$P<0.05$。

**表2 100例异基因HSCT及51例自体HSCT的生存率**

| 组别 | 例数 | 生存率(%) | | |
|---|---|---|---|---|
| | | 1年 | 3年 | 5年 |
| 异基因HSCT | 100 | 54.5 | 46.0 | 42.6 |
| 自体HSCT | 51 | 31.5 | 26.6 | 26.6 |

注：HSCT：造血干细胞移植

2. *HSCT移植后的早期并发症* HSCT早期并发症为植入失败及感染，100例Allo-HSCT中有8例，51例Auto- HSCT中有1例于造血干细胞植入前因感染死亡(移植后30天以内)，此时白细胞 $< 0.5\times10^9$/L。

151例HSCT中有33例(异体)及15例(自体)在造血细胞植入前有感染(占31.8%)，其中9例植入前感染死亡，100例Allo-HSCT中有92例植入成功，其中急性移植物抗宿主病(aGVHD)有37例，占40.2%，其中Ⅰ度20例占54.1%、Ⅱ度6例占16.2%、Ⅲ度7例占18.9%、Ⅳ度4例占10.8%。因急性GVHD死亡者13例，占全部植入病例的14.1%，占aGVHD病例的35.1%，多为Ⅲ或Ⅳ度GVHD。

3. *HSCT晚期并发症* 主要有：(1)白血病或其他恶性病复发，在经Allo-HSCT的92例中有20例(21.7%)有白血病或其他恶性病复发。在Auto-HSCT植入的50例中有35例恶性肿瘤或白血病复发(70.0%)$\chi^2=31.79$，$P<0.001$。(2)间质性肺炎(IP)多发在HSCT 1~2个月以后，5例患者发生IP，全部病例均经过TBI的照射治疗。均为Allo-HSCT患者。其中3例经治疗无效死亡，2例治愈，但其中1例最后死于白血病的复发。(3)白血病或恶性病经HSCT治疗后又出现新的恶性病，经证实的有1例，系M3白血病Allo-HSCT后，于32个月后发现肝及脑的肿瘤(占位性病变)死亡，另有2例白血病(ALL及AML各1例)，于移植后的13及16个月时发现为供者型(性染色体证实)白血病复发，如只计算上述实体瘤则发生率为1/142为0.7%，如算上2例白血病则为3/142为2.1%。

## 讨 论

1. 造血干细胞移植是治疗恶性血液病的有效方法。Gale等报道在急性非淋巴白血病(ANLL)首次完全缓解后化疗组(196例)，亲兄弟姐妹间HLA相合的骨髓移植(90例)，其5年无病存活率在BMT组比化疗组高(46%:35%)，白血病的化疗组复发率比移植组高(63%:24%)；对ANLL诱导缓解后化疗(CT)、自体骨髓移植及异体骨髓移植效果的比较也发现，4年无病存活率分别为33%、48%及55%，其中白血病的复发率化疗组最高，其次为自体移植，最低为异体移植组。我们100例异体移植与51例自体移植与上述结果基本类似,表2均显示异体比自体移植之后存活率患者多。自体移植5年复发率为70.0%,而异体植复发率为21.7%。

2. 感染:在造血干细胞植入前后151例中31.8%有明显的细菌感染,5例有白色念珠菌的全身感染,2例发生了结核病,结果与文献报道相似。

3. 移植物抗宿主病:100例Allo-HSCT中37例有急性移植物抗宿主病占40.2%,此为HLA相合的家族供者用短程甲氨蝶呤及环孢素预防后aGVHD的发病情况,此发生率似比国外报道偏低。急性GVHD的主要表现为皮疹、肝功能损害及腹泻等。aGVHD均经皮肤组织或肠活检证实,皮肤(皮疹等)常为aGVHD的最先表现,1997年国际骨髓移植登记处(IBMTR)分析了2881例成人兄弟姐妹间的异基因骨髓移植后的aGVHD分级标准,将Glucksberg的分级(Ⅰ、Ⅱ、Ⅲ、Ⅳ)修改为ABCD级,似更反映aGVHD的严重度。

Rowlins等分析了2124例非去T细胞的Allo-BMT发现有61%的A～D级的aGVDH,如以无aGVDH的移植失败率为1,则aGVHD的A、B、C、D的移植失败率分别为0.85、1.21、2.19及5.69。此结果更接近实际情况。

4. 造血干细胞移植后恶性病仍有复发之可能,本组的Allo-HSCT复发率为21.7%,自体HSCT为70.0%,说明Allo-HSCT复发率较Auto-HSCT低得多,与文献报道相似。Auto- HSCT中M3白血病复发率低。

5. HSCT时的全身照射是重要的,对杀灭白血病等恶性细胞、抑制受者免疫功能等,对急性非淋巴白血病TBI/CY的预处理比BU/CY(马利兰/环磷酰胺)HSCT效果好。fTBI在国外多为200 cGy×2,3天=1200 cGy/3天,我们用400 cGy×3=1200 cGy/3天,我们认为后者放射生物效应较高,减少患者离开层流病房受污染的机会。

## 参考文献


[1] 曹履先,主编. 骨髓移植. 北京:人民军医出版社,1994,7-13;59-70.

[2] Gale RP, Buchner T, Zhang MJ, *et al*. HLA-identical sibling bone marrow transplants vs chemotherapy for acute myelogenous leukemia in first remission. Leukemia, 1996, 10:1687-1691.

[3] Matin P, Nash R, Sanders J, *et al*. Reproducibility in retrospective grading of acute graft-versus-host disease after allogeneic marrow transplantation. Bone Marrow Transplant, 1998, 21:273-279.

[4] Rowlings PA, Przepiorka D, Klein JP *et al*. IMBTR severity indes for grading acute graft-versus-host disease retrospective comparison with Glucksberg grade. Br J Hematol, 1997, 97:855-864.

[5] 曹履先,刘惠兰,胡亮钉,等. 急性Ⅲ、Ⅳ度移植物抗宿主病(aGVHD)的诊断治疗. 中华血液学杂志,1996,17:551-552.

[6] 曹履先,陈志坚,刘惠兰,等. 全身照射在异基因骨髓移植治疗白血病中的应用. 中华血液学杂志,1996,17:26-28.


(中华内科杂志1999年6月第38卷第6期 第400～401页)

# 骨髓移植概论

军事医学科学院附属307医院　曹履先

骨髓移植(bone marrow transplantation,BMT)是指将他人或自己的造血干细胞移植到体内,担负造血作用,包括红细胞系统、白细胞系统、巨核细胞系统及免疫作用等。造血干细胞具有自我复制(self renew)及分化(differentiation)功能,骨髓移植成功后,可以长期维持造血及免疫功能的作用。造血干细胞除存在于骨髓外,亦存在于胎儿肝脏、外周血及脐带血中,此类造血干细胞移植包含在广义的"骨髓移植"中。

骨髓移植可分为3类:同基因骨髓移植(syngeneic BMT,syn-BMT)、异基因骨髓移植(allo-geneic BMT,allo-BMT)及自体骨髓移植(autologous BMT,ABMT)。此3类BMT是因为造血干细胞的来源不同而有所不同,其中医学界主要研究的是allo-BMT。因此类骨髓移植后其造血及免疫功能均改为供者型,对治疗恶性肿瘤及某些先天性疾病有特殊意义,故allo-BMT为骨髓移植的基础。syn-BMT较为少见,约占骨髓移植的1%。ABMT常用于恶性实体肿瘤的治疗上。

骨髓移植已广泛应用于造血组织恶性疾病、再生障碍性贫血、先天性免疫缺陷症及急性放射病的治疗。ABMT也用于某些实体肿瘤及胶原病的治疗。由于某些试验研究及动物实验结果显示了造血干细胞的可塑性(plasticity),骨髓移植已试用于某些肝脏疾病、肌病、心脏病及神经系统疾病的试验性治疗。

## 一、骨髓移植的历史回顾

### (一)初始阶段

1. 口服骨髓　1891年Brown-Sequard及随后的Quine等给白血病患者及造血功能低下的患者口服骨髓液治疗。

2. 肌内注射骨髓　1937年Schretzenmayr给寄生虫病患者肌内注射骨髓液。

3. 骨髓腔注射骨髓　1939年Resjek报道将新鲜骨髓注射到骨髓腔以治疗淋巴细胞白血病及恶性贫血患者。

4. 静脉注射骨髓　1939年Osgood等报道用骨髓静脉注射治疗再生障碍性贫血。

### (二)骨髓移植的动物实验及临床研究

1945年的二次世界大战中,在日本的广岛及长崎原子弹的爆炸,有大量核爆炸后核辐射的受害者,放射损伤主要涉及造血及免疫系统的损害,因此骨髓移植的实验性研究工作进展很快,进行了大量的动物实验包括小鼠、大鼠、狗、猴等。许多骨髓移植实验研究的先驱科学家作出了卓越的贡献。

1. 1945年Jacobson等报道小鼠经致死剂量的照射后输入骨髓细胞或于照射前遮蔽脾脏,小鼠可存活。

2. 1951年Lorenz等证明,给受照射的小鼠输入同种骨髓,可避免死于放射病。

3. 1959年我国医学工作者的动物实验研究结果表明,输入同种或自体骨髓细胞,可有效地延长动物照射后的生存时间。

4. 1990年美国科学家Thomas因其对骨髓移植临床研究的卓越贡献而获得该年诺贝尔医学奖。

### (三)骨髓移植在治疗放射性核辐射病的应用

1. 1958年Mathe等首先对5例南斯拉夫核事故中受照射3 Gy以上的患者进行了骨髓移植治疗。

2. 1967年Thomas等对美国匹兹堡附近核事故的1例患者进行了同基因的骨髓移植治疗,取得了恢复造血的良好效果。

3. 1986 年，前苏联切尔诺贝利核事故中，Barnow 及 Gale 等对 13 例患者进行了骨髓移植治疗，部分患者造血功能有短暂的恢复。

4. 1990 年上海的“6·25”核事故中曹履先、孟霈林等对受照射 11 Gy 以上的 2 例患者进行了 HLA 半相合的骨髓移植，其中 1 例经环磷酰胺预处理的患者造血功能顺利恢复。

由于骨髓移植对核武器损伤及核事故的治疗作用，故其一直是世界各国国防上极为重视的研究课题。

**（四）骨髓移植在白血病治疗中的应用**

骨髓移植治疗白血病占异基因骨髓移植治疗的 70% 以上。

1. 1963 年 Mathe 等首先报道了给 1 例难治性急性淋巴细胞白血病患者进行了同种异基因骨髓移植治疗（用了 6 位患者亲属的骨髓），移植后患者存活了 20 个月，最后死于疱疹性脑炎，尸检无白血病征象。

1958 年 Dausset 报道检出第一个人类白细胞抗原（HLA），之后检测 HLA 的技术日趋完善，很快地用于骨髓移植方面。

2. 1977 年 Thomas 等首先报道了骨髓移植对白血病患者的疗效。100 例经化疗失败的晚期白血病病例，经 10 Gy 的全身照射及环磷酰胺 120 mg/kg 的预处理后，做人类白细胞抗原（human leuocyte antigen, HLA）相配的异基因骨髓移植治疗，最后有 13 例患者不经化疗存活 1～4.5 年。自此骨髓移植治疗白血病在世界范围广为开展。

骨髓移植是白血病治疗的新的里程碑，特别是异基因骨髓移植，它可使 50% 以上的急性白血病患者得以存活，而传统的化疗虽花钱较少，但其 5 年无病存活率仍然是很低的，多年化疗费用之和比骨髓移植的费用还高。故除了标危小儿急性淋巴细胞白血病、成人急性早幼粒细胞白血病（M3）外，对所有白血病患者均应做骨髓移植的准备，包括 HLA 配型、移植费用准备、骨髓移植中心的选择等。

**（五）骨髓移植研究进展**

除了在放射病和白血病治疗方面的进展以外，骨髓移植在供髓细胞来源、移植方式、年龄选择、预处理方法、药物使用、生物制剂应用等方面均有很大进展。

1. *HLA 相合的无关供者的骨髓移植*　约有 30% 的患者有 HLA 相合的亲兄弟姊妹的供髓者，因而 HLA 相合无关供者的骨髓移植（UD-BMT）在 20 世纪 70 年代开始用于患者。1973 年首先用于再生障碍性贫血病例，以后用于先天免疫缺陷症及白血病的治疗，欧洲骨髓移植组（European Bone Marrow Transplantation, EBMT）报道，1983 年、1990 年、1993 年、1996 年、1997 年 UD-BMT 分别占全部 BMT 的 1%，8%，14%，22% 及 24%。国际骨髓移植登记处 2003 年报道，UD-BMT 占 BMT 患者的 1/3～1/2（<21 岁的患者，UD-BMT 所占比例较高）。

2. *脐带血造血干细胞移植*　1988 年法国与美国血液学家 Gluckman 和 Broxmeyer 合作给 1 例 Fanconi 贫血患者做了脐带血移植（CBT），迄今患者仍处于治愈状态。CBT 也可用于白血病及放射病的治疗。

3. *骨髓移植患者的年龄有所放宽*　IBMTR 2003 年年底报道 13% 的异基因骨髓移植、53% 的自体骨髓移植的患者年龄大于 50 岁，2% 的异基因骨髓移植、20% 的自体骨髓移植的年龄大于 60 岁，此较过去认为的骨髓移植患者的适应年龄有所放宽。无关供者的骨髓移植（UD-BMT）患者的年龄亦有所放宽。Allo-BMT 一般可放宽到 55 岁，个别也有 >60 岁的白血病患者做 Allo-BMT，但其并发症会增多。

4. *外周血造血干细胞移植*　早在 1909 年 Maximow 就证实外周血液中存在造血干细胞。1962 年 Goldman，1964 年、1967 年 Thomas 及 Storb 等均由动物实验证实了外周血中存在造血干细胞可以使动物受大剂量照射后恢复造血功能。1985 年 Juttner 等及 1986 年 Kobling 等用自体外周血造血干细胞移植治疗白血病及恶性淋巴瘤。此后自体及异体外周血造血干细胞移植发展很快，对实体瘤的自体造血干细胞移植几乎均采用外周血干细胞移植，1/2 以上异体造血干细胞移植也采用了外周血造血干细胞移植。外周血造血干细胞移植的优点是移植后白细胞及血小板生长快，供髓者痛苦小。另有人认为异体外周血造血干细胞移植（allo-PBSCT）后发生慢性移植物抗宿主病（chronic graft versus host disase, cGVHD）的机会较多，恶性病复发的可能性较小，急性移植物抗宿主病（aGVHD）不增多或减少。

5. 减低预处理剂量的骨髓移植(reduced intensity conditioning regimen,RICR-BMT) 亦称为非清髓性骨髓移植(non-ablative BMT)、小移植(mini-HSCT),其主要特点为:化疗放疗预处理的剂量减小,毒副作用减低,适用于脏器功能不佳、年龄较大的患者进行骨髓移植。据IBMTR资料显示,近年来其占all-BMT例数的1/4~1/3。

6. 单克隆抗体在骨髓移植中的应用 近些年来有一些克隆化的单克隆抗体用于骨髓移植及血液病的治疗,常用的有美罗华(CD20单抗)及赛尼派、舒莱(均为CD25单抗),前者可用于B细胞性淋巴瘤的治疗,后者用于GVHD的防治。

7. 骨髓移植在其他领域中的应用 骨髓移植可试用于严重型红斑狼疮及类风湿性关节炎。近来也有报道试用于治疗某些肝脏病、心脏病及某些神经方面的疾病。

## 二、骨髓移植与其他器官移植的异同

骨髓移植是造血干细胞及免疫活性细胞同时移植到受者体内,担负起造血及免疫功能,在异基因骨髓移植后此类免疫功能除了恢复对外界的免疫反应外,亦能对受者自身引起反应,即移植物抗宿主病(GVHD),而器官移植则无此类作用。骨髓移植及器官移植均需克服受者对其的排斥作用(HVG)。在异体骨髓移植时除造血干细胞与免疫活性细胞被移植到受者体内外,尚有部分具有多向分化的胚胎干细胞、间质干细胞的输入,另有各种组织干细胞具有可能的可塑性及可逆转作用,因而骨髓移植可试用于非血液系统疾患的治疗。

## 三、世界骨髓移植的现状

骨髓移植是近半个世纪来发展起来的先进的科学技术,由于骨髓移植的发展,带动了许多生命科学技术的发展,骨髓移植的发展很快,可用于许多病的治疗,但费用较高,因而在发达国家发展较快,每年在美国及欧洲等发达国家可进行5000例以上的异基因骨髓移植,但在科技发展较慢的发展中国家则所做的骨髓移植较少。

为了更有效地实现资源共享,成立了许多跨国、跨地区性的协作组织。

### (一)国际骨髓移植登记处(International Bone Marrow Transplant Registry,IBMTR)

现改名为国际骨髓移植登记处/自体血液及骨髓移植登记处(International Bone Marrow Transplant Registry/Autologous Blood & Marrow Transplant Registry, IBMTR/ABMTR)。IBMTR是20世纪70年代由国际著名的白血病及骨髓移植专家Gale教授所创建的。Goldman曾任主席,现任主席为Filipovich,科学委员会主任为Horowitz,下任主席为瑞典的Ringden,现全世界共有458个骨髓移植中心参加IBMTR/ABMTR的工作,他们登记的异基因骨髓移植的病例占世界范围的1/3~1/2。该组织利用积累的数以万计的病例,总结了骨髓移植的各种临床经验,对骨髓移植在全球的开展起到了指导和推动作用。该组织有许多研究组,如急性白血病,再生障碍性贫血及自体免疫病,慢性粒细胞及慢性淋巴细胞白血病,GVHD/GVL和免疫恢复,HLA相合及不合的、各种不同来源造血干细胞移植,晚期并发症及继发肿瘤,先天代谢病和儿童肿瘤的研究工作组。2004年IBMTR与美国国家骨髓计划中心(Nationl Marrow Donor Program)合并组成国际血液及骨髓移植研究中心(center for international blood and marrow research,CIBMTR), CIBMTR的顾问委员会主席及执行委员会主席为Giralt。

### (二)美国西雅图哈清森肿瘤研究中心(Fred Hutchinson Cancer Research Center)

该中心是由1990年诺贝尔医学奖的获得者、临床骨髓移植专家Thomas教授所创建的世界上及美国最大的骨髓移植中心。其基础及临床研究力量雄厚,许多骨髓移植的基础及临床研究结果都是他们研究出来的,如对急性白血病的骨髓移植治疗的适应证选择,家族性HLA不相合骨髓移植治疗的经验,HLA相合无关供者骨髓移植的经验,慢粒白血病骨髓移植的方法,对白血病骨髓移植预处理的方法,环磷酰胺加全身照射(Cy+TBI),移植物抗宿主病(GVHD)的分级及防治方法,短疗程的甲氨蝶呤及环胞霉素对GVHD的预防方法及 Hickman 导管的置入,减低预处理剂量的骨髓移植实验研究等均由他们首先创建并推广至世界范围应用。他们每年可做骨髓移植 500 余例且有很多实验室进行骨髓移植的基础研究,所进行的骨髓移植有约一半是 HLA 相合或部分相合的无关供者的骨髓移植。

**(三)欧洲骨髓移植协作组(EBMT)**

1975 年欧洲各国骨髓移植协作组成立,现有 31 个国家的 283 个骨髓移植中心参加。1990 ~ 1996 年每年对欧洲各国的骨髓移植及外周血干细胞移植(PBSCT)进行详细报道并比较欧洲各个国家的骨髓移植情况及发展趋势。如:分析 1996 年 ABMT 占全欧洲骨髓移植的 70%。异基因外周血干细胞移植到 1996 年已增加到 1141 例(占异体移植的 26%)。1996 年在欧洲骨髓移植最多的国家是以色列,达 635/1000 万居民。无关供者的骨髓移植以德国、法国及瑞典较多。EBMT 设有对白血病、再生障碍性贫血、海洋性贫血、先天免疫缺陷病及自体骨髓移植专题研究小组,共同协作研究,颇具特色,取得很多成果,最近他们"非清髓性骨髓移植(non-ablative BMT)"应改为"减低预处理剂量的骨髓移植(reduced intensity conditioning regimen BMT)",已为世界大多数学者所接受及采用。

**(四)国际自体骨髓移植登记处(IABMTR)**

20 世纪 80 年代末由 St-Antoni 医院的 Gorin 教授为主席所组成,对 ABMT 治疗白血病方面做了很多研究工作。他们总结了欧洲 59 个骨髓移植中心对 919 例急性髓型白血病 ABMT 的经验,提出以马磷酰胺(Mafosfamide)做体外骨髓净化治疗是有效的,但此观点未被大多数血液工作者所接受。该组织近年来开展工作较少。

**(五)亚洲太平洋地区骨髓移植协作组(Asia-Pacific Bone Marrow Transplant Group,APBMTG)**

1990 年在中国北京成立。有亚太地区不少国家参加,首任主席为曹履先(现为荣誉主席)。每 2 年换届 1 次,日本的 Masaoka 教授、韩国的 Kim 教授、中国台湾的陈耀昌教授、泰国的 Issaragrisil 教授、印度的 Advani 教授曾任 APBMTC 的主席,2004 年 APBMTC 的主席为伊朗的 Ghavamzadeh 教授,2005 年由我国陆道培院士任主席,2006 年由日本 Kodera 教授任主席,并决定成立亚洲骨髓移植登记处。该组织每 1 ~ 2 年开会一次,研究交流世界及本地区骨髓移植的进展及经验,对亚太地区骨髓移植的应用和推广起到了重要作用。

由于骨髓移植适应证的扩大及世界范围家庭人员数量的缩小,异基因骨髓移植的家属供骨髓者的不足,使得对 HLA 相合的无关供者需求增加,骨髓库在世界范围增长很快,截至 2005 年世界骨髓供者库(BMDW)报道骨髓库已有 9 937 559 例供者,其中 68% 已经 HLA-A、B、-DR 配型,其中最大、发展最快的是美国 Minneapolis 库,有 410 多万供者。由于 HLA 配型与民族有关,故建立中国人自己的骨髓库至关重要,中国台湾的慈济骨髓库有 20 多万供者,最近在北京成立了中华骨髓库。截至 2006 年,该库已有供者 50 万人,且已为 200 例患者做了无关供者的骨髓移植。

## 四、我国骨髓移植的现状及特点

1959 年我国的核科学工作者开展了骨髓移植的实验性研究,经致死剂量全身照射(TBI)的狗,再予以自体骨髓移植后,其寿命得以延长。1962 年同基因骨髓移植治疗再生障碍性贫血成功。1981 年报道了我国首例异基因骨髓移植治疗急性白血病(均由陆道培院士报道)。据中华血液学会报道,截至 1998 年 8 月底全国共登记有 1840 例骨髓移植病例,其中 720 例为异基因骨髓移植,1120 例为自体骨髓移植。在异基因骨髓移植中绝大多数为治疗白血病,自体骨髓移植主要用于恶性淋巴瘤、实体瘤及白血病的治疗。由陆道培院士所领导的北京大学血液病研究所对我国 BMT 治疗白血病做了大量开创性的研究工作。近年来,在党和政府的高度重视下,随着我国经济的高速发展,我国骨髓移植发展很快,全国各省都有骨髓移植报道,很多省份有自己的骨髓移植中心,估计异基因骨髓移植的数量已达千例,但与世界相比仍是比较少的。如:1999 年,欧洲的 35 个国家进行了 21 430 例骨髓移植,在首次移植的 18 720 例中,5879 例(31%)为异基因骨髓移植,其中 12 841 例(69%)为自体干细胞移植。1996 年曹履先等首先报道了国内异基因外周血干细胞移植治疗白血病成功,以后国内报道较多,取得了与异基因骨髓移植相似的疗效,且造血干细胞植入较快。减低预处境剂量的骨髓移植、无关供者的骨髓移植、脐带血造血干细胞移植、双自体骨髓移植、自体骨髓移植的体外净化等均有所开展。

1999 年军事医学科学院附属 307 医院移植中心初步总结了我国骨髓移植的特点:即全环境保护(TEP)是重要的;中国人与外国人一样能承担相似的全身照射(TBI)剂量;由于家庭的缩小,独生子女的增多 ABMT、UD-BMT、CBT、PBSCT 显得更为重要;过去认为中国人 BMT 后 GVHD 的发生较少的意见可能是不正确的;PBSCT 较 BMT 更易为国人所接受;某些中草药物如丹参、雷公藤等可能对 BMT 有帮助;BMT 后结核病比较多见,应引起注意;BMT 所用的费用比国外低,约为 15 万元人民币,为国外所用费用的 1/10。

骨髓移植是近 40 年来发展起来的新技术,使许多过去认为治疗困难的疾病得到了根治,如某些恶性血液病和某些先天性疾病,拯救了大批恶性血液病患者。骨髓移植涉及众多的基础理论及临床问题,故曾有学者这样评价说:“骨髓移植是对医生精力的严重挑战”。

## 参考文献

[1] Santos GW. History of bone marrow transplantation. Clin Haematol, 1983, 12: 611.

[2] Thomas ED. Bone marrow transplantaition. N Engl J Med, 1975 , 292: 832, 895.

[3] Thomas ED. Bone marrow transplantation-past, present and future. The Nobel Prizes, Stockholm: The Nobel Foundation, 1990.

[4] Bortin MM. 1993 progress report from the International Bone Marrow Transplant Registry. Bone Marrow Transplant, 1993, 12: 97.

[5] Gratwohl A. Blood and marrow transplantation activity in Europe 1995. Bone Marrow Transplant, 1997, 19: 407.

[6] Gratwohl A. Blood and marrow transplantation activity in Europe 1996. Bone Marrow Transplant, 1998, 22: 227.

[7] Loberiza F. Summary slides 2003 IBMTR/ABMTR. Newsletter, 2003, 10(1) : 7-10.

[8] IBMTR/ABMTR Summary Slides 2002. Newsletter, 2002,19(1) : 4-11.

[9] Petersen BE, Bowen WC, Patrene KD, *et al*. Bone marrow as a potential source of hepatic oval cells. Science,1999,284 (5417) :1168-1170.

[10] Lagasse F, Connorsh H, Al-Dhalimy M, *et al*. Purified hematopoietic stem cell can differentiate to hepatocytes *in vivo*. Nature Med, 2000, 6(11) :1229-1234.

[11] Orlic D, Kajstura J, Chimentis S, *et al*. Bone marrow cell regenerate infracted myocardium. Nature, 2001, 410 (6829 ) : 701-705.

[12] Horowitz MM. The use of registries to facilitate clinical research in blood and marrow transplantation: examples from the center for international blood and marrow transplant researches . The 11 th Congress of the Asia Pacific Bone Marrow Transplantation (abstract book). Nagoya, 2006,23.

(曹履先 陈 虎 等主编 骨髓移植学　2008 年 军事医学科学出版社)

# 骨髓移植患者的营养支持治疗

军事医学科学院附属307医院　曹履先

## 一、骨髓移植患者的营养需求特点

骨髓移植患者的营养需要比正常人要求高,一般认为可比基本需要增高1~1.3倍。在骨髓移植过程中能量需求增高,而能量摄取又有困难,因而常出现负平衡。很多患者,如不注意营养支持治疗,于骨髓移植后常有体重下降、移植并发症增多、延长住院时间等。

骨髓移植患者营养障碍的主要原因有以下几方面。

**(一)预处理的影响**

预处理的放疗、化疗造成大量的组织损伤,特别是对细胞代谢很快的消化道上皮细胞及造血细胞,常出现恶心、呕吐、食欲减退、腹泻等消化道反应。

**(二)口腔黏膜炎**

在骨髓移植的早期很多见,其主要原因是放疗、化疗的影响及疱疹病毒被激活所致。口腔黏膜炎及口腔黏膜溃疡常在预处理3~5天发生,可持续3~4周,影响进食、进水。预防口腔黏膜炎及口腔黏膜溃疡的方法很多,但其效果较差,因此保持口腔卫生很重要,可以应用多种漱口液,但疗效有限。我们多年来在骨髓移植的预处理前给予肌注长效维生素$B_2$注射液(每月1次)有一定疗效。口腔黏膜炎及口腔黏膜溃疡的出现也是造成细菌感染的入侵门户,因而防治口腔黏膜炎及口腔黏膜溃疡是很重要的。

**(三)预处理后**

白细胞降低使免疫能力下降,易导致全身及消化道的感染,引起高热及腹泻,增加热能的消耗,减少能量的吸收。

**(四)急性移植物抗宿主病**

可有严重的腹泻,大量的丢失体液、电解质及热量。急性移植物抗宿主病在上消化道的表现如恶心、呕吐、食欲减退等影响水、电解质及热量的摄入,移植物抗宿主病时的肝功能受损也影响能量的转换及吸收利用。

除急性移植物抗宿主病可有腹泻外,骨髓移植的预处理后腹泻亦可见于全身放疗(TBI)、CMV感染及细菌感染等情况。

## 二、骨髓移植患者所需营养

骨髓移植患者营养需要增强。骨髓移植中的预处理(化疗及放疗)对组织的损伤、感染、发热的消耗增加,急性移植物抗宿主病的发热、腹泻等均使消耗增加,其中总热量消耗增多30%~50%,蛋白质需求量增多。由于骨髓移植后进食、进水的困难,常需给予静脉营养,其热量、蛋白质、补液量可按如下方法计算:

**(一)热量的需要**

男性:56+[13.7×实际体重(kg)]+[5×身高(cm)]-[6.8×年龄(年)]

女性:665+[9.6×实际体重(kg)]+[1.7×身高(cm)]-[4.7×年龄(年)]

在BMT的卧床期间需(1.3~1.5)×基础代谢量(kcal)。BMT早期,由于预处理、紧张、感染、发热等影响,需(1.7～1.9)×基础代谢量(kcal)。

儿童的基础代谢量计算方法如表 1 所示。

**表 1　儿童基础代谢量(BEE)计算方法(<21 kg)**

| 体重(kg) | 基础代谢量值(kcal) |
|---|---|
| 3 | 140 |
| 5 | 270 |
| 7 | 400 |
| 9 | 500 |
| 11 | 600 |
| 12 | 650 |
| 15 | 710 |
| 17 | 780 |
| 19 | 830 |
| 21 | 880 |

**(二)蛋白质的需要量**

在 BMT 时蛋白质的需要量稍有增加,详见表 2。

**表 2　BMT 时蛋白质的需要量**

| 年龄(岁) | 蛋白质(g/kg) |
|---|---|
| 成人 | 1.5 |
| 15～18 | 1.8 |
| 11～14 | 2.0 |
| 7～10 | 2.4 |
| 4～6 | 2.5～3.0 |
| 1～3 | 3.0 |

应提及的是,在 BMT 时由于预处理、口腔炎、口腔溃疡、GVHD 等,导致食欲下降,进食困难,继而消化道进食、消化、吸收及合成蛋白质困难,此时,可由静脉补充复方氨基酸(7.25%),以利于体内合成蛋白质。也可由静脉直接补充血浆蛋白(其蛋白含量为 6～8 g/L)。

**(三)液体量**

BMT 过程中,调节每日进出液量是很重要的。一般来说,体重 >20 kg 的患者,进液量为 1500 ml/($m^2$·d),体重 <20 kg 的患者,进液量为 100 ml/(kg·d)。

输液量在发热时应酌情增加。肾功能、心脏功能、肝脏功能不佳时应酌情限制液量。BMT 早期的恶心呕吐反应、急性 GVHD 时的腹泻均影响进出体内的液量,应特别注意由静脉补充的液量。

**(四)电解质及酸碱平衡**

BMT 时由于进食困难,主要靠静脉来供给和维持水、电解质平衡。应每日由静脉供给 KCl 约 5 g,由 10% 氯化钾及 10% 硫酸镁来维持血钙、血镁的正常水平。

**(五)维生素及微量元素的补充**

由于进食困难,BMT 过程中应每日由静脉给予维生素及微量元素、水溶性维生素,包括维生素 C、维生素 B 族等，脂溶性维生素，包括维生素 A、维生素 D、维生素 K 等均应由静脉补充。同时注意补充叶酸、维生素 $B_{12}$等。

## 三、骨髓移植患者营养支持的效果

较早报道对骨髓移植患者营养支持治疗的是 Weisdorf 等，他们给予 71 例 BMT 患者以全静脉营养（total parenteral nutrition, TPN），以 66 例不用 TPN 的 BMT 患者作为对照，其总的成活率（overall survival）TPN 组是高的。他们还证实了 TPN 组无病生存率（disease free surviva1，DFS）高、白血病复发率减少的结果（图 1）。

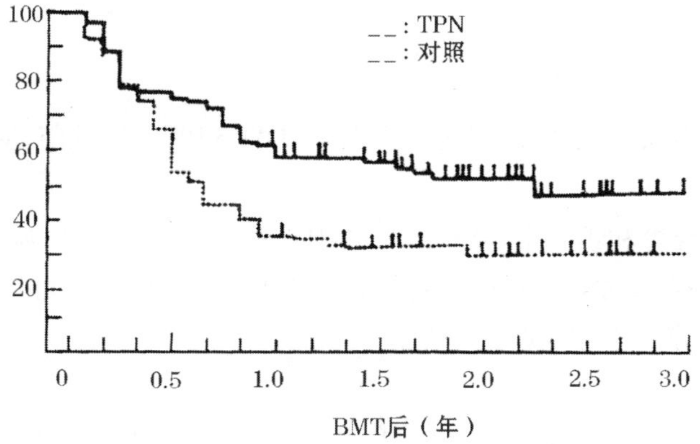


**图 1　71 名 TPN 组及 66 名对照组 BMT 后的生存情况比较**

军事医学科学院附属 307 医院移植中心曾总结了 BMT 患者用 TPN 的情况，10 例患者用 TPN 进行营养支持，10 例患者不用 TPN，显示不用 TPN 组患者 BMT 后体重下降 3～5 kg（平均下降 4.1 kg），用 TPN 组的患者体重只下降 1 kg 左右，因而 BMT 患者营养是很重要的。1991 年 Uderzo 等也提出对于 BMT 的患者 TPN 营养是很重要的。

TPN 时可用 3 L 袋，将每日所需之氨基酸、脂肪、葡萄糖及维生素、微量元素、电解质、液体等放于一 3 L 袋中混合输入，此有利于营养成分利用。市售的“乐凡命”（华瑞制药）为平衡型 18 种氨基酸注射液，由于成分不同又分为“乐凡命 8.5%”及“乐凡命 11.4%”。在配制 TPN 的 3 L 袋时可用不同的“乐凡命”注射液，常用的处方为“AIO”（all in one）1～5 号，其成分如表 3 所示。

**表 3　BMT 患者应用的 3 L 袋“乐凡命”11.4%的处方成分**

| 成分 | 液体量（ml） | 非蛋白热（kcal） | NPC/N（g） | 脂肪（g） | 糖（g） | 氮（g） | 渗透浓度 pH（mOsm/L） |
|---|---|---|---|---|---|---|---|
| 30% 英脱利匹特 | 250 | 720 | | 75 | | | |
| 11.4% 乐凡命 | 500 | | | | | 9 | |
| 10% 葡萄糖 | 1500 | 630 | | | 150 | | |
| 水乐维他 | 10～40 | | | | | | |
| 维他利匹特 | 10 | | | | | | |
| 安达美 | 10 | | | | | | |
| 格列福斯 | 10 | | | | | | |
| 10% NaCl | 40 | | | | | | |

续表

| 成分 | 液体量 (ml) | 非蛋白热 (kcal) | NPC/N (g) | 脂肪 (g) | 糖 (g) | 氮 (g) | 渗透浓度 pH(mOsm/L) |
|---|---|---|---|---|---|---|---|
| 10% KCl | 40 | | | | | | |
| 10% 葡萄糖酸钙 | 37 | | | | | | |
| 25% 硫酸镁 | 3 | | | | | | |
| 共计 | 2400 | 1350 | 150 | 75 | 150 | 9 | 711　　5.67 |

## 四、静脉导管的配置及其常见的并发症

输血、输液、采血均需由静脉导管进行，因而在患者于BMT初期预处理前，应置入留置的静脉导管，可在TPN时应用。

常用的有Hickman静脉导管和锁骨下静脉导管，国内常用的为锁骨下静脉导管。为了骨髓移植的顺利进行，多采用双腔锁骨下静脉导管插入，导管插入后必须由胸部X线透视或照片证实导管头在上腔静脉及右心房的交界处，必须证实导管的位置，如图2所示。

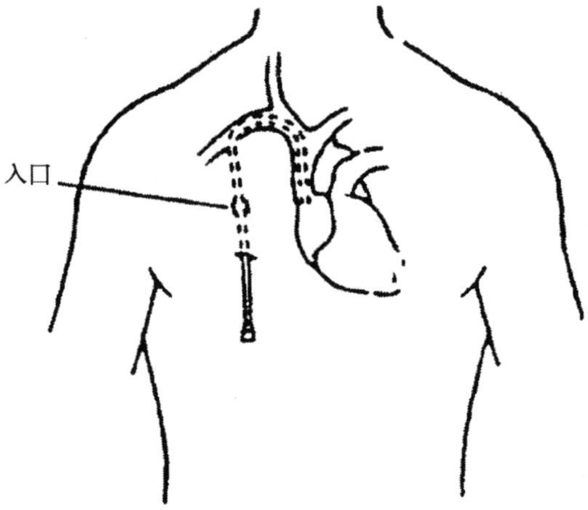


**图2　Hickman导管头部在右心房和上腔静脉交界处**

静脉导管常见的并发症有以下几方面。

### (一) 静脉导管的感染

由导管引起的感染很多见，其发病率可高达40%以上，故无菌操作是非常必要的。每例患者于导管插入后均予抗生素预防细菌感染。静脉导管的感染多为革兰阳性细菌，主要表现为败血症，可有寒战、高热等；血培养常示阳性细菌结果。治疗上应立即拔除静脉导管，给予有效的抗生素治疗。

### (二) 导管堵塞

常为静脉导管内血液凝固所致，其发生率约为30%。血液凝固所致的导管堵塞应很好地处理，可由导管注入2~5 ml含5000 U尿激酶，放置30分钟至2小时，再反复浸泡，使血凝块溶解。操作过程要小心，注意无菌操作，严禁将凝血块推入血管内，如实在不能使之再通，则应拔除导管，视病情需要及可能再行放置。BMT过程中再次植入导管也是常见的，为10%~20%。

### (三) TPN对肝脏功能的影响

部分TPN的患者于应用TPN 1~2个月后可能出现转氨酶的升高，胆红素及碱性磷酸酶也可能升高，肝脏活检出现肝细胞滞胆的变化，其原因可能是非蛋白质的热量与蛋白质比例失调所致，此种改变可以发展成

为慢性病变,成人较儿童少见,适当给予保肝药物可能有效,去氧胆酸 15 ~ 20 mg/(kg · d),分 4 次口服可以减轻胆汁淤积。

由于进食困难,谷氨酰胺对肠黏膜的营养作用减弱,因而补充谷氨酰胺是很重要的,可应用市售的力太(丙氨酰-谷氨酰胺,华瑞制药)进行补充。

## 参考文献

[1] Weisdorf SA, Lysne J, Wind D, *et al*. Positive effect of prophylactic total parenteral nutrition on long term outcome of bone marrow transplantation. Transplantation, 1987,43: 833-838.

[2] Cao LX. "All in one" used in bone marrow transplantation. Exp Hematol, 1995, 23:854.

[3] Stuart RK, Sensenbrenner LL. Adverse effects of nutritional deprivation on transplanted hematopoietic cells. Exp Hematol, 1979, 7:435-442.

[4] Blume KG, Forman SJ, Appelbalum FR. Thoma's Hematopoietic Cell Transplantation. 3rd ed. Massachusetts Blackwell Publishing, 2004:883-893.

[5] Langdana A, Tully N, Molloy E, *et al*. Intensive enteral nutrition support in pediatric bone marrow transplantation. Bone Marrow Transplant, 2001,21: 741-746.

[6] Iestra JA, Fibbe WE, Zwinderman AH, *et al*. Body weight recovery, eating difficulties and compliance with dietary advice in the first year after stem cell transplantation: a prospective study. Bone Marrow Transplant, 2002, 29: 417-424.

(曹履先 陈 虎 等主编 骨髓移植学 第 47 ~ 51 页　2008 年 军事医学科学出版社)

# 减低预处理剂量的骨髓移植

军事医学科学院附属307医院　曹履先

减低预处理剂量的骨髓移植(reduced-intensity conditioning BMT)自1997年提出以后,发展很快,其有很多优点,也有些不足之处。

## 一、名称

减低预处理剂量的骨髓移植的命名比较混乱,曾有的名称如下:①非清髓性骨髓移植(non-ablative BMT,NST);②小骨髓移植(mini-BMT);③减低预处理剂量的骨髓移植(reduced-intensity conditioning BMT, RIC-BMT)。

1999年、2001年及2003年均由Amgen公司赞助,由Andraw Bacigalupo主持召开的3次欧洲会议都认为命名为"减低预处理剂量的骨髓移植"较为合适。目前文献较多应用的是"减低预处理剂量的骨髓移植"和"非清髓性骨髓移植"。

## 二、发展情况

减低预处理剂量的骨髓移植近些年来发展较快,如国际骨髓移植登记处(IBMTR)2003年报道,自1997年后有逐年增多的趋势,截至2002年已有7532例减低预处理剂量的骨髓移植进行了登记,占所登记病例的1/4~1/3。又如,>70岁的66例患者做了RIC-BMT,而同期只有30例>70岁的患者做了经典的BMT,另有60~69岁的患者965人做了RIC-BMT,而同期只有558例同年龄组患者做了经典的BMT,2001年Gratwohl等报道2001年欧洲骨髓移植总结报道中提出减低预处理剂量的骨髓移植数,由1998年的<1%增加到2001年的1759例,占当年异体骨髓移植的27%。

西班牙Sant Pau Hospital(Barcelona Spain)1995年以前只有1%的异基因骨髓移植的患者大于45岁,而1999年以后大于60岁以上的异基因骨髓移植患者有36人。由以上几个方面可以看出减低预处理剂量的骨髓移植发展的态势。

## 三、减低预处理剂量的骨髓移植方法

减低预处理剂量的骨髓移植所用的预处理的化疗及放疗剂量都比较小,化疗药物常用免疫抑制作用较强的氟达拉宾(Flu)及抗胸腺细胞球蛋白(ATG),放疗的剂量可低至2 Gy,下述一些方案可供参考。

1. 氟达拉宾30 mg/($m^2$·d)×6天

白消安4 mg/(kg·d)×2天

抗胸腺细胞球蛋白(ATG)5~10 mg/kg×4天

2. 氟达拉宾30 mg/($m^2$·d)×4天

美法仑(melphalan)140 mg/$m^2$×1天

3. 氟达拉宾30 mg/($m^2$·d)×5天

白消安3.3 mg/(kg·d)×2天

抗胸腺细胞球蛋白(ATG)2.5 mg/(kg·d)×4天

4. 氟达拉宾30 mg/($m^2$·d)×6天

全身照射(TBI)200 cGy ×1 天

5. 白消安 4 mg/(kg · d) ×3 天

环磷酰胺(CTX) 60 mg/(kg · d) ×2 天

抗胸腺细胞球蛋白(ATG) 2 mg/(kg · d) ×3 天

减低预处理剂量的骨髓移植的预处理的化疗及放疗方案很多,其主要目的是抑制受者免疫反应,便于供者的细胞植入,同时又使受者各脏器的功能少受损害,以利于老年人及内脏功能不佳者应用。由于减低预处理剂量的骨髓移植在预处理时所用的化疗及放疗剂量比较小,因而由于预处理所致的毒副作用也较低,故此类骨髓移植适用于内脏受损者及老年人。2003 年 Maris 等报道 89 例患者,做无关供者的减低预处理剂量的骨髓移植,无一患者有新发生的脱发、黏膜炎或肝静脉梗阻综合征,另 2004 年 de Lima 等报道 94 名 MDS 或 AML 患者做非清髓性骨髓移植或减低预处理剂量的骨髓移植,极少发现 Bearman 标准Ⅲ、Ⅳ级的毒性反应。笔者于 2003 年报道 7 例患者进行减低预处理剂量的骨髓移植,也发现此类预处理方案所致的按 Bearman 标准所订的预处理所致的毒副作用是很轻的。

减低预处理剂量的骨髓移植经化疗及放疗预处理后,受者体内的造血细胞、免疫细胞及白血病细胞均有减少,与植入的供者的造血及免疫细胞形成了受供者细胞的嵌合体,初期为混合嵌合体(mixed chimerism),逐渐变为或经供者淋巴细胞输注(DLI)后变为完全嵌合体(complete chimerism),使白血病得以治愈。

骨髓移植预处理的目的为抑制受者的免疫能力,杀灭白血病(肿瘤)细胞,腾空造血干细胞的龛,便于供者造血干细胞的植入。而减低了预处理化疗及放疗的剂量,抑制受者的免疫能力减弱,供者造血干细胞能否植入;残存的白血病(肿瘤)细胞较多,骨髓移植后供者干细胞是否易于植入;白血病(肿瘤)是否于骨髓移植后易于复发;骨髓移植后移植物抗宿主病(graft versus host disease,GVHD)加重还是减轻;感染是加重还是减轻等,都是需今后认真研究的。

## 四、骨髓移植后移植物抗宿主病的改变

减低预处理剂量的骨髓移植后 GVHD 的评价有些特殊处,需特别注意。

**(一)减低预处理剂量的骨髓移植后对 GVHD 评价时应考虑**

1. 减低预处理剂量的骨髓移植患者的年龄一般比较大,GVHD 比较多见。

2. 减低预处理剂量的骨髓移植,其免疫抑制比较弱,故被植入的供者免疫活性细胞作用强,可影响 GVHD 的发生。

3. 减低预处理剂量的骨髓移植时,常应用供者淋巴细胞输注(DLI),易引起 GVHD。

4. 减低预处理剂量的骨髓移植时,植入的造血干细胞与供者组织逐渐的、长时间的接触,可产生免疫耐受,使 GVHD 减轻。

5. 减低预处理剂量的骨髓移植,由于供者的造血干细胞及免疫活性细胞逐步植入,可产生免疫耐受,使 GVHD 的发生比较晚或较轻。

6. 减低预处理剂量的骨髓移植由于预防 GVHD 方法的不同,GVHD 发病率不同,发生的时间也可不同。

7. 减低预处理剂量的骨髓移植时,供髓者不同,HLA 配型不同,受者病情不同,故 GVHD 的发病率也不尽相同。

由于以上几个方面的不同,故在减低预处理剂量的骨髓移植与经典骨髓移植发生 GVHD 比较时要考虑上述因素。

**(二)减低预处理剂量的骨髓移植发生移植物抗宿主病(GVHD)的情况**

1. Giralt 等报道,36 名 55 ~ 75 岁的 AML、MDS 或 CML 患者做减低预处理剂量的骨髓移植,其Ⅱ~Ⅳ度急性 GVHD 为(32 ±9)% ,慢性 GVHD 为(52 ±14)% ,而移植时病情顽抗的患者则预后不好( <10% )。Bacigalupo 报道,第 3 次欧洲减低预处理剂量的骨髓移植会议,超过 1800 例减低预处理剂量的骨髓移植,其Ⅱ~Ⅳ度急性 GVHD 为 31%(中位)(范围 18%~60%),Ⅲ、Ⅳ度的为 11%(中位)(范围 0 ~ 18%);广泛性慢性

GVHD 为25%(中位)(范围0~75%)。

2. Maris 等报道,89例恶性血液病患者做减低预处理剂量的骨髓移植其Ⅱ、Ⅲ、Ⅳ度急性GVHD各为42%、8%、2%。

3. Mieicarek 等报道,比较了44例减低预处理剂量的骨髓移植与52例传统的清髓性骨髓移植后Ⅱ~Ⅳ度急性GVHD的发病情况,显示减低预处理剂量的骨髓移植急性GVHD的发病率比较低(64%:85%,$P$=0.001),慢性GVHD的发病无差别(73%:71%,$P$=0.96)。

4. Mieicarek 等报道,减低预处理剂量的骨髓移植100天后可出现急性GVHD之“晚发型急性GVHD”(late-onset acute GVHD)。另在减低预处理剂量的骨髓移植后6~12个月可发生较广泛的皮肤病变及较严重的胃肠道的病变。

5. BU3-CY 减低预处理剂量的骨髓移植7例中有1例因Ⅳ度皮质激素对抗性急性GVHD死亡,另1例于1年后发生广泛性的皮疹及较重的腹痛腹泻(晚发性急性GVHD)经肾上腺皮质激素治愈并发生了较重的、广泛的慢性GVHD(此例供受者HLA有1个B位点不合)。

急、慢性GVHD时什么情况的供受者,用什么减低预处理方案做减低预处理剂量的骨髓移植效果最好、GVHD发病最少、最轻;减低预处理剂量的骨髓移植后,急、慢性GVHD表现特点等都是需今后认真研究的。

## 五、白血病复发问题

### (一)骨髓移植时预处理的目的

①抑制受者的免疫能力以利于供者细胞的植入;②杀灭受者体内的肿瘤细胞;③腾空被移植细胞的空间。在减低预处理剂量的骨髓移植中,所用化疗及放疗剂量都很小,均不足以杀灭更多的肿瘤细胞,故减低预处理剂量的骨髓移植后,恶性病的复发问题备受关注。Kroger 等报道37例MDS或继发性AML进行减低预处理剂量的骨髓移植,有12例(32%)于2~19个月(中位4个月)病情复发(而Seattle报道MDS经传统骨髓移植6年复发率为18%)。在减低预处理剂量的骨髓移植前,如病情为缓解者预后好,如为顽抗病例则常复发。另有报道认为减低预处理剂量的BMT后白血病复发率高。De Lima 等报道的非清髓性骨髓移植FAI方案即氟达拉宾120 $mg/m^2$,阿糖胞苷4 $g/m^2$,去甲氧柔红霉素36 $mg/m^2$,其3年病情复发性相关死亡为0.534;而减低预处理剂量BMT的FM方案(较强的免疫抑制)氟达拉宾100~150 $mg/m^2$,马法兰140~180 $mg/m^2$的3年复发相关死亡为0.260($P$=0.29)。而3年复发率在FAI组为61%,在FM组为30%,说明预处理化放疗剂量大,则恶性病复发的机会少。供者淋巴输注(DLI)对残存的、微量的恶性细胞可有效清除,但对大量或快速增长的恶性细胞效果不好。

单靠放化疗彻底消灭肿瘤细胞有一定的困难,在传统的异基因骨髓移植后彻底消灭肿瘤细胞,即彻底治愈肿瘤患者是靠放化疗的杀灭肿瘤细胞及机体的免疫功能消灭肿瘤细胞,使病情得到根治。我们的减低预处理剂量BMT的7例患者中的2例患者,于减低预处理剂量的骨髓移植后不久发生了粒细胞肉瘤样复发,但其骨髓仍处在正常状态,即所谓的“髓外复发”,此2例患者于做减低预处理剂量的骨髓移植时,白血病病情都处于未完全缓解状态,故尚不知白血病的髓外复发与减低预处理剂量的骨髓移植的关系。

### (二)减低预处理剂量的BMT的门诊治疗

2004年Petersen等报道有27名恶性血液病患者经TBI 200 cGy 0天,氟达拉宾(Flu)30 $mg/m^2$静脉注射,1次/d,-4~-2天,口服环孢霉素(CsA)12.5 mg/(kg·d)(由-3天起),骁悉(MMF)30 mg/(kg·d),由0天开始,移植后Ⅱ~Ⅳ度GVHD及广泛性慢性GVHD分别为57%及80%,随访602天,2年的成活率、无疾病进展存活率、无复发死亡率及复发死亡率分别为68%、43%、22%、13%。当然也有部分患者由于GVHD、感染、血栓性血小板减少性紫癜(thrombotic thrombocytopenic purpura,TTP)及植入综合征而短期住院。由此看来,减低预处理剂量的BMT在门诊治疗是可行的。

自20世纪30年代逐步发展起来的异基因骨髓移植渐趋成熟,挽救了很多白血病患者,使之得到彻底治愈,因而骨髓移植的先驱者Thomas获得了1990的诺贝尔医学奖金。多年来骨髓移植的技术不断完善,减低预处理剂量的骨髓移植是其重要的组成部分，如何应用好此项技术使骨髓移植能更多、更好、更有效地为患者服务，是今后研究的重要课题。

## 参考文献


[1] Slavin S, Nagler A, Naparstek E, *et al*. Nonmyeloablative stem cell transplantation and cell therapy as an alternative to conventional bone marrow transplantation with lethal cytoreduction for the treatment of malignant and nonmalignant hematologic diseases. Blood, 1998, 91 : 756-763.

[2] Giralt S, Estey E, Albitar M, *et al*. Engraftment of allogeneic hematopoietic progenitor cells with purine analog-containing chemotherapy: harnessing graft-versus-leukemia without myeloablative therapy. Blood, 1997, 89 : 4531-4536.

[3] Storb R. Nonmyeloablative preparative regimens: experimental data and clinical practice. J Clin Oncol, 1998, (Suppl 1): 241-249.

[4] Mohty M, Faucher C, Vey N, *et al*. High rate of secondary viral and bacterial infection in patients undergoing allogeneic bone marrow mini-transplantation. Bone Marrow Transplant, 2000, 26(3) : 251-255.

[5] Bacigalupo A. Hematopoietic stem cell transplants after reduced intensity conditioning regimen (RI-HSCT): report of a workshop of the European Group for Blood and Marrow Transplantation (EBMT). Bone Marrow Transplant, 2000, 25: 803-805.

[6] Bacigalupo A. Second EBMT Workshop on reduced intensity allogeneic hemopoietic stem cell transplants (RI-HSCT). Bone Marrow Transplant, 2002, 29: 191-195.

[7] Bacigalupo A. Third EBMT/AMGEN Workshop on reduced-intensity conditioning allogeneic haemopoietic stem cell transplants (RIC-HSCT), and panel consensus. Bone Marrow Transplant, 2004, 33 : 691-696.

[8] Maris MB, Niedenwieser D, Sandmaier BM, *et al*. HLA-matched unrelated donor hematopoietic cell transplantation after nonmyeloablative conditioning for patients with hematologic malignancies. Blood, 2003, 102 : 2021-2030.

[9] De Lima M, Anagnostopoulos A, Munsell M, *et al*. Nonablative versus reduced-intensity conditioning regimens in the treatment of acute myeloid leukemia and high-risk myelodysplastic syndrome: dose is relevant for long-term disease control after allogeneic hematopoietic stem cell transplantation. Blood, 2004, 104: 865-872.

[10] 曹履先，王 玲，肖 扬，等. 用 Bu3-CY 预处理方案进行减量的异基因骨髓移植(RI-BMT). 白血病淋巴瘤杂志，2003，(12)4:206-208.

[11] Champlin R, Khour I, Shimon A, *et al*. Harnessing graft-versus-malignancy: Non-myeloablative preparative regimens for allogeneic haematopoietic transplantation. An evolving strategy for adoptive immunotherapy. Br J Haematol, 2000, 111 : 18-29.

[12] Mieicarek M, Martin PJ, Leisenring W, *et al*. Graft-versus-host disease after nonmyeloablative versus conventional hematopoietic stem cell transplantation. Blood, 2003, 102: 756-762.

[13] Kroger N, Bornhauser M, Ehninger G, *et al*. Allogeneic stem cell transplantation after a fludarabine/busulfan-based reduced-intensity conditioning in patients with myelodysplastic syndrome or secondary acute myeloid leukemia. Ann Hematol, 2003, 82: 336-342.

[14] Petersen SL, Madsen HO, Ryder LP, *et al*. Haematopoietic stem cell transplantation with non-myeloablative conditioning in the outpatient setting: results, complications and admission requirements in a single institution. Br J Hematol, 2004, 125 : 225-231.

[15] Gratwhol A, Baldomero H, Passweg J, *et al*. Increasing use of reduced intensity conditioning transplants: report of the 2001 EBMT activity survey. Bone Marrow Transplant, 2002, 30: 813-831.


（曹履先 陈 虎 等主编 骨髓移植学 第 122～126 页　2008 年 军事医学科学出版社）

# 移植物抗宿主病

军事医学科学院附属307 医院　曹履先

移植物抗宿主病(graft versus host disease,GVHD)是骨髓移植的主要并发症和造成死亡的一个重要原因。一般认为,在骨髓移植以后100 天以内发生的 GVHD 称为急性移植物抗宿主病(acute graft versus host disease,aGVHD),在骨髓移植100 天以后发生的 GVHD 称为慢性移植物抗宿主病(chronic graft versus host disease,cGVHD),但 cGVHD 亦可发生在100 天以内。有报道证实 cGVHD 可早至骨髓移植后 30 天发生,曾发现骨髓移植后47 天即出现典型的 cGVHD。急性 GVHD 亦可直接演化成 cGVHD,没有明确的间隔期,亦可在 aGVHD 完全缓解一段时间后再出现 cGVHD,也可无 aGVHD,而单独出现 cGVHD。近些年来报道在减低预处理剂量骨髓移植(reduced intensity conditioning BMT, RIC-BMT)后数月或数年可出现迟发性急性 GVHD(late onset acute GVHD),故急、慢性移植物抗宿主病不能绝对用时间来区分。

## 一、发生机制

早在1955 年,Barnes 和 Loutit 就首次观察到受照射小鼠在输入异基因脾细胞后可发生移植物抗宿主病样反应。1966 年 Billingham 提出了发生移植物抗宿主病的基本条件:①移植物中具有免疫活性细胞;②移植物与宿主具有不同的同种抗原;③宿主不对移植物产生有效的免疫破坏作用。

### (一)急性移植物抗宿主病

在动物实验及人类的骨髓移植中,由免疫遗传学所决定的供受者间的组织相容性抗原的差异是触发移植物抗宿主病的根本原因。供受者之间主要及次要组织相容性抗原的不一致,对发生移植物抗宿主病都是很重要的。在供受者 HLA Ⅰ类和(或)Ⅱ类抗原相合的移植中,次要抗原的不合起重要作用。移植物中的 T 淋巴细胞识别了受者的不同组织相容性抗原而增殖分化,aGVHD 发生的机制可用 Ferrara 和 Antins 总结的三个阶段来解释:①骨髓移植的预处理(conditioning regimen)包括放射治疗及化学药物治疗造成受者组织的上皮细胞严重损伤、感染等因素也造成患者组织的损伤,这些因素使输入的供者 T 细胞,特别是供受者 HLA 不完全相合者,促使受者的细胞产生许多细胞因子,如 TNF-α、IL-1、粒单细胞集落刺激因子(granulocyte-macrophage, colony stimulating factor GM-CSF)以及许多其他因子,如脂多糖(lipopolysaccharide, LPS)等。②aGVHD发病的第二阶段是使供者的 T 淋巴细胞激活(以 CD4 T 淋巴细胞为主),也在受者的抗原递程细胞(antigen presenting cells,APCs)参与下产生许多种细胞因子,如 IL-2、干扰素-γ(IFN-γ),加强了 T 细胞的增殖作用,造成了细胞毒性淋巴细胞(CTL)和自然杀伤细胞的反应,进而促使单核巨噬细胞产生 TNF-α 及 IL-1,这些炎症细胞因子进而又刺激产生许多炎性化学因子,使此类效应细胞攻击靶器官。③在 NK 细胞及细胞毒性淋巴细胞(CTL)等的作用下而形成了细胞因子风暴(cytokine storm),包括很多细胞及因子,如 $T_{H_1}$、$T_{H_2}$、单核巨噬细胞、自然杀伤细胞、细胞毒性淋巴细胞等,也包括 IL-1、IL- 4、IL-5、IL-6、IL-10、IL-13、IL-2、INF、TNF-α、INF-β,INF-γ,以及脂多糖、M-CSF 等细胞因子,此类细胞因子的突然大量出现,产生了细胞因子风暴而表现为 aGVHD。也可以认为是 HLA 的不合、化疗及骨髓移植的预处理造成细胞因子的大量出现,引发 aGVHD(图 1)。

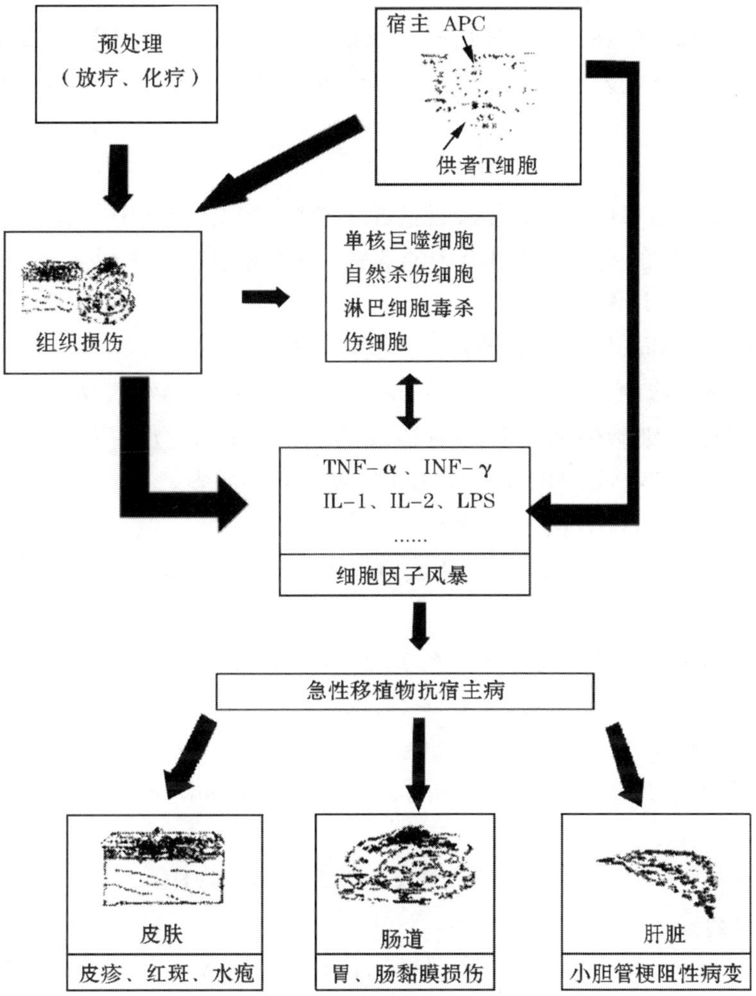


**图 1　急性移植物抗宿主病发病机制**

Ferrara 及 Antins 等所总结的 GVHD 发生的三个阶段如表 1 所示。

**表 1　急性移植物抗宿主病的免疫反应的三个阶段**

| aGVHD 的阶段 | 效应细胞 | 细胞因子 |
|---|---|---|
| 预处理对组织的损害 | 宿主的 APCs（树突状细胞）表皮及内皮细胞的损害 | IL-1，TNF-α，IL-6，NKSF，LPS |
| T 淋巴细胞的激活（供者） | 供者 T 淋巴细胞（T4 为主）宿主的 APCs | IL-2，IFN-γ |
| 细胞的炎性反应期 | 细胞毒性淋巴细胞（CTLs）自然、杀伤细胞（NK 细胞） | 细胞因子风暴 TNF-α、IL-1 |

### （二）慢性移植物抗宿主病

cGVHD 发生的根本原因仍然是供受者间的组织相容性抗原的不同，其诱因常是 aGVHD。其常与自身免疫性疾病的表现很相似，可侵犯多种组织和器官，似胶原血管病、硬皮病、舍格伦综合征（Sjögren Syn）等。自身抗体也可出现抗双链 DNA 的抗核抗体、抗平滑肌抗体等，发生率可达 60% 左右。

## 二、发生率和危险因素

GVHD 发生率和危险因素的研究一直是骨髓移植研究的重点，是骨髓移植成功的关键因素。

**(一)aGVHD 的发生率和危险因素**

HLA 相合的亲属间的骨髓移植(以甲氨蝶呤作为预防 GVHD 药物)中 aGVHD 的发生率约为 40%,HLA Ⅰ类或Ⅱ类抗原不合,与 GVHD 的发生是无关的,aGVHD 的发生率与不同的供者、受者及 GVHD 的预防方法是有关的。

1. 供者的因素

(1)组织相容性抗原的不合(HLA 的不合),且抗原不合程度越大,GVHD 反应越重。另外供、受者之间 HLA 三维结构的不同与 GVHD 的关系也是研究中的课题,HLA 相合的无关供者及 HLA 不合的有关供者的发生率比 HLA 相合的有关供者增多。

(2)供、受者之间性别的不同,特别是女供者、男受者易发生 aGVHD。

(3)由妊娠或输血等所造成的异基因免疫(alloimmunizition)使供者致敏,易使受者发生 aGVHD。

(4)脐带血来源的造血干细胞输入受者后所造成的急慢性移植物抗宿主病比骨髓及外周血干细胞(PBSC)者低,PBSC 移植后易发生 cGVHD,而 aGVHD 的发生并不增多。

(5)供者的年龄越大,发生 GVHD 的可能越大。

(6)有专家认为移植时输入有核细胞多,则造成 aGVHD 的机会增多。

2. 受者的因素

(1)预处理所用化学药物治疗及放射治疗的剂量越大,所造成的 aGVHD 越重。

(2)受者的年龄:年龄越大 aGVHD 的发生越多、越重。

(3)预防 aGVHD:方案不同、发生 aGVHD 的机会不一。

(4)受者的感染状况:有报道认为巨细胞包涵体病毒(cytomegalovirus)的感染、肠道的细菌感染易造成 aGVHD。

(5)有专家认为有色人种比高加索人种于骨髓移植后易发生 aGVHD。

**(二)cGVHD 和危险因素**

在骨髓移植后 150 天,HLA 相合的亲属供者骨髓移植后发生 aGVHD 几率约为 33%,HLA 相合的无关供者发生 aGVHD 的几率约为 64%。

1. 发生的最重要的诱发因素为骨髓移植后发生了 aGVHD。其预后最严重者为 aGVHD 后接连发生了 cGVHD,其预后最佳者为无 aGVHD 发生,而仅有 cGVHD 的发生(图 2)。

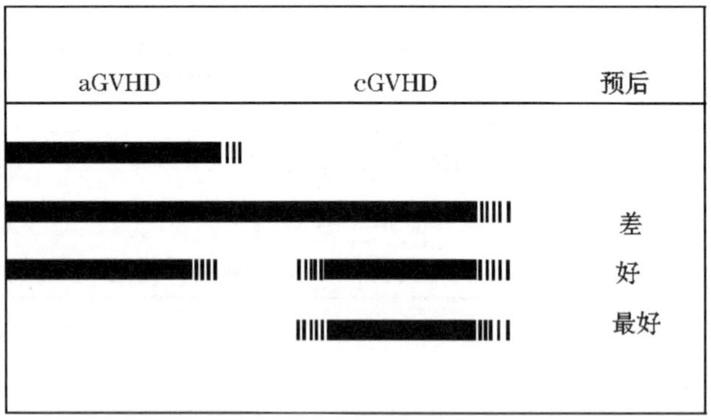


**图 2　cGVHD 发病形式与预后**

2. 易诱发 aGVHD 的因素如供、受者之间 HLA 的不合,供、受者有关易诱发 aGVHD 的因素,均为 cGVHD 的易感因素。

3. cGVHD 的发生多见于外周血干细胞移植后。和 aGVHD 一样,年纪大的受者、HLA 相合无关供者的移植 cGVHD 比较多见。

## 三、临床表现

### (一)急性移植物抗宿主病

aGVHD 的临床表现是多样的,全身的组织、器官都可受到侵害。

1. *皮肤*　为最先出现,可表现为手掌、脚心发红、充血。皮疹多由耳后开始,为斑丘疹,可以侵及前后胸及腹部皮肤,皮疹亦可扩散或融合成片,严重者皮肤显著充血,类似日光灼伤性皮炎样改变,亦可有皮肤剥脱、坏死及水疱形成。最严重者可发生皮肤广泛性大疱表皮松解坏死,也有少部分患者皮疹很少,皮疹面积很小,无需治疗自行消退。aGVHD 所致的皮疹常与药物过敏性皮疹及病毒感染所致的皮疹很相似,在鉴别有困难时,应及时做皮肤活检及时确定诊断,及时治疗。

2. *胃肠道*　肠道 aGVHD 多发生在皮肤 aGVHD 之后,也可发生在皮肤 aGVHD 之前,其主要表现是腹痛、腹泻,一般为褐绿色水样便,严重时为腹部绞痛及血水样便,可造成大量的体液丢失,肠道 aGVHD 的严重程度常以每日大便液量及有无血便来衡量。轻度的上胃肠道 aGVHD,只表现为食欲缺乏及恶心等,此类缺乏 GVHD 的诊断靠胃镜检查。肠道 aGVHD 的腹泻应与肠道的病毒及细菌感染相鉴别,肠道 aGVHD 的诊断常依靠肠镜检查及活检。

3. *肝脏*　aGVHD 的肝脏表现常为淤胆改变,可以表现为黄疸,因 aGVHD 的肝脏表现无特殊,故应与骨髓移植过程中可能发生肝脏病及黄疸加以鉴别(50% ~70% 的患者在骨髓移植过程中可出现),包括药物所致的肝毒性,肝脏细菌、病毒的感染,肝静脉梗阻综合征(VOD,SOS)等。肝脏活检不失为有效的鉴别方法,但其对骨髓移植的危重患者是有一定风险的。

4. *aGVHD 的其他表现*　aGVHD 是免疫反应的全身表现,可以有全身各系统的表现,发热可发生在严重 aGVHD 的早期,应与感染相鉴别。肺部、心脏、心包、血管的受侵,体重下降等均可为 aGVHD 的表现,但尚有争议。重度 aGVHD 亦可影响造血系统,发生贫血、血小板减少及白细胞降低等。

aGVHD 的病理及临床分级及分度方法见表 2 ~7。

**表 2　aGVHD 的病理组织学分级法**

| 分级 | 皮肤 | 肝脏 | 肠道 |
|---|---|---|---|
| + | 基底层细胞空泡变性或坏死 | 叶间胆小管变性和(或)坏死 <25% | 隐窝腺体扩张,个别上皮细胞坏死 |
| + + | 同 + 病变并有海绵层水肿和上皮细胞坏死 | 25%~50% | 同 + 病变并有肠腺坏死或脱落 |
| + + + | 同 + + 病变并有灶性上皮与真皮分离 | 50%~75% | 同 + + 病变并有灶性黏膜裸露 |
| + + + + | 上皮明显缺失 | >75% | 弥漫性黏膜裸露 |

**表 3　aGVHD 的各器官分级法**

| 分级 | 皮肤斑丘疹体表面积 | 肝脏胆红素 | 肠道腹泻量 |
|---|---|---|---|
| Ⅰ | <25% | 34 ~ 51 μmol/L | >500 ml/d |
| Ⅱ | <50% | 51 ~ 103 μmol/L | >1000 ml/d |
| Ⅲ | >50% | 103 ~ 255 μmol/L | >1500 ml/d |
| Ⅳ | 全身广泛红斑丘疹,伴水疱或皮肤剥脱 | >255 μmol/L | >2000 ml/d,或有腹痛、肠梗阻 |

**表 4　aGVHD 的临床积分诊断法**

| 临床表现 | 轻度(2～5 分) | 中度(6～12 分) | 重度( >12 分) |
|---|---|---|---|
| 腹泻 | 偶发(1 分) | 反复,间断(2 分) | 持续(4 分) |
| 皮炎 | 一过性皮疹(1 分) | 皮疹 + 结痂(2 分) | 严重持续皮炎,结痂,皮肤松解(4 分) |
| 肝功能异常 | 轻微,一过性(1 分) | 迁延,不规则(2 分) | 严重,持久(4 分) |
| 黄疸 | | 一过性(2 分) | 持久(2 分) |
| 肝大 | | 一过性(1 分) | 持久(2 分) |
| 发热 | 低热,数天(0.5 分) | 高热,一周(1 分) | 周期性或持续性高热(2 分) |
| 体重减轻 | 轻微(0.5 分) | 渐减轻或波动(1 分) | 进行性消瘦(2 分) |
| 淋巴细胞减少 | 一过性(0.5 分) | 严重(1 分) | 严重(1 分) |
| 嗜酸性粒细胞增多 | 一过性(0.5 分) | 出现(1 分) | 出现(1 分) |

**表 5　aGVHD 的临床分度法(Blucksberg)**

| 分度 | 皮肤 | 肠道 | 肝脏 | 生活能力 |
|---|---|---|---|---|
| Ⅰ | Ⅰ～Ⅱ | — | — | 正常 |
| Ⅱ | Ⅰ～Ⅲ | Ⅰ | Ⅰ | 轻度降低 |
| Ⅲ | Ⅱ～Ⅲ | Ⅱ～Ⅲ | Ⅱ～Ⅲ | 明显降低 |
| Ⅳ | Ⅱ～Ⅳ | Ⅱ～Ⅳ | Ⅱ～Ⅳ | 极度降低 |

**表 6　aGVHD 的临床分度法(Rowling,IBMTR)**

| 分度 | 皮肤皮疹范围 | | 肝脏总胆红素 | | 胃肠腹泻量 | |
|---|---|---|---|---|---|---|
| | 分级 | (体表面积) | 分级 | (μmol/L) | 分级 | (ml/d) |
| A | 1 | <25% | 0 | <34 | 0 | <500 |
| B | 2 | 25%～50% | 1～2 | 34～102 | 1～2 | 550～1500 |
| C | 3 | >50% | 3 | 103～255 | 3 | >1500 |
| D | 4 | 大疱 | 4 | >255 | 4 | 严重腹痛和绞痛 |

**表 7　aGVHD 的临床分度法(Rowling,IBMTR)与预后的关系**

| 分度 | 例数(%) | 皮肤 | | 肝脏 | | 胃肠 | 相对治疗失败* |
|---|---|---|---|---|---|---|---|
| A | 389(18) | S1 | 加 | L0 | 加 | G0 | 0.85 |
| B | 585(27) | S2 | 或 | L1～2 | 或 | G1～2 | 1.21 |
| C | 203(10) | S3 | 或 | L3 | 或 | G3 | 2.19 |
| D | 130(6) | S4 | 或 | L4 | 或 | G4 | 5.68 |
| 0 | 822(39) | – | | – | | – | 1.00 |

*:治疗失败率是指患者已死亡或者白血病已复发

由表 7 中可以看出 Rowling 的 IBMTR 对 aGVHD 严重程度的分度法对白血病异基因骨髓移植预后是有帮助的。

**(二)慢性移植物抗宿主病**

临床表现可表现在各个系统,极似自身免疫性疾病。1980 年美国西雅图 Fred Hutchinson Cancer Research Center(FHCRC)的 Shulman 等研究了 20 例 HLA 相合的兄弟姐妹间的异基因骨髓移植后 cGVHD 的表现,提出了局限性及广泛性 cGVHD 的分类方法。

1. 限局性的慢性移植物抗宿主病的标准

(1)口腔、口唇或皮肤黏膜活检阳性,无其他器官的 cGVHD。

(2)中度肝功能异常改变(碱性磷酸酶增高值低于正常值高限的 2 倍,或 AST 或 ALT 增高低于增高正常值高限的 3 倍,或总胆红素值低于正常值高限的 1.6 倍),有口唇或皮肤黏膜活检异常,而无其他 cGVHD 的征象。

(3)少于 6 个斑丘疹鳞状斑块,斑丘疹 $<20\%$ 体表面积的苔藓样皮疹,或 $<20\%$ 体表面积的皮肤色素脱失,红斑小于 50% 的体表面积,皮肤活检阳性,而无其他 cGVHD 征象。

(4)干眼症(Schirmer 试验 $\leq 5$ mm,只有轻度的眼部症状),口唇或皮肤黏膜活检阳性,而无其他 cGVHD 的征象。

(5)阴唇或阴道病变,伴有皮肤活检阳性,没有其他 cGVHD 所造成的表现。

2. 广泛性慢性移植物抗宿主病

(1)两个以上器官有 cGVHD 的征象,伴有任意器官示有 cGVHD 的活检阳性。

(2)不明原因的体重下降 $>15\%$,任意器官示有 cGVHD 的活检阳性。

(3)皮肤病变比局限性的 cGVHD 的广泛,且经皮肤活检证实为 cGVHD。

(4)硬皮病或局限性的或斑块状的硬皮病。

(5)cGVHD 所致的指(趾)甲松离变形,同时有器官的 cGVHD 的证据。

(6)由于 cGVHD 所造成的筋膜炎所致腕或肘关节的活动受限。

(7)由于 cGVHD 所造成的肢体挛曲。

(8)非由其他原因所致的阻闭性支气管炎。

(9)肝脏活检阳性,或非由其他原因引起的碱性磷酸酶增高值大于正常值高限的2 倍,或 AST 或 ALT 值大于正常值高限的 3 倍,或总胆红素值大于正常值高限的 1.6 倍和任意器官证实有 cGVHD。

(10)上、下胃肠活检阳性有 cGVHD。

(11)由于 cGVHD 而非其他原因所致的筋膜炎或浆膜炎。

对 cGVHD 的研究报道很多,cGVHD 发病危险因素为:年龄大的受者(患者),女性供者给男性患者,供受者 HLA 不相合,无关供髓者,外周血造血干细胞移植比骨髓移植以后易发生 cGVHD,有 Ⅱ ~ Ⅳ 度的 aGVHD,某些疾病(慢性粒细胞性白血病、再生障碍性贫血)。也有专家认为 CMV 感染阳性,输入 CD34 细胞数量多,脾切除术后等,易发生 cGVHD。

外周血造血干细胞移植比骨髓移植以后易发生 cGVHD,Cutler 等用 meta 统计学分析方法计算出 PBSCT 后发生 cGVHD 比骨髓移植以后发生 cGVHD 的危险为 1.52:1,而发生广泛性 cGVHD 的危险为 1.66:1。

2003 年 Johns Hopkins 大学的 Akpe 等总结分析的 5 个研究单位的 1105 例 cGVHD 患者的情况,并提出了与 cGVHD 预后有关的三项危险因素,即:广泛的皮肤受累(ESI,即 50% 以上面积的体表皮肤 BSA 受累);血小板减少(TP,血小板小于 $100 \times 10^9/L$);进行性的发病(progressive type of onset,PTO,即急、慢性移植物抗宿主病连续发病)。

其预后积分(prognostic factor score,PS)计算方法如下:

PS = 1.949 ×(皮肤病变范围)+ 1.293 ×(血小板)+ 0.514 ×(发病状况)。

ESI > 50% 体表面积(BSA)= 1,否则为 0;血小板 $<100 \times 10^9/L = 1$,否则为 O;PTO = 1,否则为 0。

经过多家移植中心的 1105 例 cGVHD 的分析后认为,新的 cGVHD 特殊的预后模式(new prognostic model for cGVHD-specific survival,SRV)对 cGVHD 预后判断是有意义的(表 8)。

**表8 cGVHD特殊的预后模式判断意义**

| 预后因素积分 | cGVHD诊断时的危险因素 | cGVHD诊断10年后cGVHD的存活SRV | 中位疾病特殊存活SRV |
| --- | --- | --- | --- |
| 0 | 无 | 82% | 未达到 |
| <2 | 只有ESI或IP和(或)PTO | 68% | 未达到 |
| 2~3.5 | ESI和TP或PTO | 34% | 28个月 |
| 3>.5 | ESI+TP+PTO | 3% | 2.5个月 |

## 四、预防和治疗

### (一)aGVHD的预防

aGVHD的预防非常重要,aGVHD是骨髓移植早期主要的死亡原因之一,也是骨髓移植早期失败的重要原因。如不用或晚用免疫抑制剂则极易发生严重的aGVHD,如不用免疫抑制剂则aGVHD则发生时间约为移植后第8天,谓之超aGVHD(super-acute GVHD)。aGVHD的预防方法很多:①选择合适的供髓者:HLA相配的亲属供者、男性供者、年轻的供者、CMV抗体阴性的供者,骨髓移植时应用、全环境保护(total environment protection,TEP),包括无菌饮食、皮肤清洗消毒、口服不吸收抗生素及无菌层流病房(air laminar flow room,ALFR)。②应用免疫抑制剂:常用的有环孢霉素(CsA)、甲氨蝶呤(MTX)、环磷酰胺(CTX),应用肾上腺皮质类激素,静脉应用大剂量免疫球蛋白,抗胸腺细胞球蛋白(ATG),应用白介素(IL-2)受体拮抗剂,CD25单克隆抗体,T细胞清除术及近些年来应用的较新的免疫抑制剂有tacrolimus(FK506),骁悉(mycophenolate mofitil,MMF),甲泼尼龙(methyl-PDN),西罗莫司(rapamycin,sirolimus)等。

1. 甲氨蝶呤(methotrexate,MTX) 常用于人类异基因骨髓移植时aGVHD的预防,是一种很好的免疫抑制剂,但副作用较大,易造成口腔溃疡等,故已很少单独使用。

经多年的研究,美国西雅图FHCRC的Storb等提出了环孢霉素与甲氨蝶呤联合应用,被认为是异基因骨髓移植时aGVHD预防的"黄金搭配"。其方案如下:MTX 15 mg/m$^2$ 第1天,以后+3、+6、+11天各给10 mg/m$^2$,同时给CsA 3 mg/(kg·d),0~+30天[给CsA 1 mg/(kg·d),效果相似],是人类异基因骨髓移植时aGVHD的较好的预防方案,可用于很多疾病异基因骨髓移植时aGVHD的预防方案,使急、慢性移植物抗宿主病的发病率有所下降,使骨髓移植后患者的无病存活率、疾病复发率均维持在合理水平。但国内外有些学者对第11天的MTX用否提出异议,许多学者不同意此意见。合作研究的结果证明:第11天不用MTX会造成aGVHD的增多,为了减轻口腔炎的发生,增加造血细胞植入的速度,可根据情况,将第11天MTX后移数日,但不能不用。

2. 环孢霉素(ciclosporin,CsA) 系1969年由土壤中的真菌发现,原拟用作抗霉菌剂,但其作用较弱,后发现有很强的免疫抑制作用,对T细胞受体(TCR)有较强的抑制作用。

1957、1958年Uphoff,1962年Lochtes等报道甲氨蝶呤(MTX)能抑制或减轻小鼠的继发病(即aGVHD)。以后80年代又发现了环孢霉素能选择性地抑制T淋巴细胞。

3. 他克莫司(tacrolimus,FK506) 此药与CsA相似,对T淋巴细胞的受体(TCR)有明显的抑制作用。FK506+MTX与CsA+MTX两种方法用于对HLA相合兄弟姐妹供者或无关供者的异基因骨髓移植时,aGVHD的发病率在FK506+MTX组是低于CsA+MTX组的。

4. 西罗莫司(sirolimus) 在2000年以后,用于肝脏、肾脏移植时免疫抑制的西罗莫司开始用于异基因骨髓移植时aGVHD的预防方案。由于此药在化学结构上有一半与他克莫司相似,故其具有较强的免疫抑制作用,曾试用于异基因骨髓移植时aGVHD的预防和治疗。此药的半寿期很长(60~72小时),预防aGVHD时常用的方法为雷帕霉素12 mg,在输干细胞3天前12 mg/d,以后4 mg/d,共1个月,维持血清浓度在 3～12 ng/ml。Dana-Farber 肿瘤学院用雷帕霉素、他克莫司和短疗程的 MTX（15 $mg/m^2$ +1，+3，+6，+11 天）用于 41 例患者，其Ⅱ～Ⅳ度及Ⅲ～Ⅳ度 aGVHD 分别为 26% 和 13%。

西罗莫司的副作用较多，常见的有：高脂血症（hyperlipidemia），特别是与 CsA 合用时，长期应用可有轻度的、可逆性全血细胞减少。在实体器官移植，长期慢性应用西罗莫司后可有下肢浮肿、关节疼痛、阿弗他口腔溃疡及间质性肺炎等。值得提及的是西罗莫司与 CsA、他克莫司等钙调磷酸酶抑制剂合用时，易造成血栓性微血管病，其发生率约为 10%，停用此类药物后可以消退，不遗留长期的肾脏病变。故有作者推荐在用西罗莫司与 CsA、他克莫司等合用时，应注意检测西罗莫司与 CsA、他克莫司等药物的浓度。

*5. 霉酚酸酯（mycopbenolate mofeti，MMF，cell concept，骁悉，吗替麦考酚酯）* 霉酚酸酯是霉酚酸（MPA）的二乙基酯类衍生物。MPA 对淋巴细胞（T、B 淋巴细胞）有高度选择性的抑制作用，因而可用于预防肾移植的排斥反应，也可用于骨髓移植后 aGVHD 的预防；减低预处理剂量骨髓移植时，此药常与其他预防 GVHD 药物如环孢霉素、甲氨蝶呤等药物同时应用，也可用于急、慢性 GVHD 的治疗。常用的剂量为成人 1～2 g/d。副作用为恶心、呕吐及白细胞减低等，药物停用或减量后可以消失。

*6. 肾上腺皮质激素类药物* 此类药物对骨髓移植后的 aGVHD 的预防作用是有争议的，Ancin 等报道用泼尼松加环孢霉素加甲氨蝶呤（PDN + CsA + MTX）与只用 CsA + MTX 比较其 aGVHD 与 cGVHD 的发生并无差别，但用 PDN 组血压升高者与使用胰岛素者增多，移植死亡率（TRM）增多，生存率下降。

*7. T 淋巴细胞清除术* GVHD 与 T 淋巴细胞有关，因而在体内或体外清除 T 淋巴细胞对预防 GVHD 是很有效的方法。前者常用的方法是用抗胸腺细胞球蛋白（ATG）静脉输注，后者（T 细胞清除 TCD）常用的方法有：抗 T 细胞单克隆抗体 + 补体，如抗 CD3 单抗、Campath-1、抗 T 细胞单抗 + 免疫毒素、E 玫瑰花结法、大豆凝集素法、免疫柱或磁珠法等，但 T 细胞清除 TCD 术并不能提高异基因骨髓移植后患者的无病生存率（DFS），因 TCD 后移植失败率、原发病的复发率会增多，$CD34^+$ 细胞阳性提取法也可以达到去 T 细胞的目的。应用 ATG 预防后确可减低 aGVHD 发病率及其严重程度，应用小剂量的 ATG[2～5 mg/(kg·d)×3]也可减低急、慢性移植物抗宿主病的发病率。也有称应用 ATG 可增加感染的机会，增加原发病复发的可能。

**（二）cGVHD 的预防**

cGVHD 发病原因与 aGVHD 是相似的。aGVHD 的存在常是 cGVHD 发病的重要原因。cGVHD 中的硬皮病常与大剂量静脉应用丙种球蛋白有关，故在 cGVHD 合并感染时，大剂量静脉应用丙种球蛋白预防或治疗感染时要很慎重。

**（三）aGVHD 的治疗**

aGVHD 的治疗至关重要，因 aGVHD 常是异基因骨髓移植的失败原因，常可分为原发治疗与继发治疗。

*1. 原发治疗* 甲泼尼龙（methylprednisolone，methylPDN，MP）常是 aGVHD 的首选治疗，常用的剂量是 2 mg/(kg·d)。MP 可使淋巴细胞溶解，具有抑制炎性细胞因子的作用。曾有比较 MP 2 mg/kg 与 10 mg/kg 对 aGVHD 的治疗效果，发现其对控制 aGVHD 及控制Ⅲ、Ⅳ级 aGVHD、非复发死亡、生存率方面并无区别，故现已不用后者而只用 2 mg/(kg·d)的 MP 来治疗 aGVHD。如治疗失败（指治疗 3 天后病情仍进展、治疗 7 天后病情无改变、治疗 14 天后病情未完全消退）则应进行第二步（继发）治疗。

*2. 继发治疗*

（1）调整免疫治疗剂：改或加用西罗莫司、霉酚酸酯，其中他克莫司对肠道 aGVHD 的治疗有时效果较好。

（2）加大甲泼尼龙的剂量：达到 5～20 mg/(kg·d)。

（3）各种单克隆抗体对肾上腺皮质激素耐药性 aGVHD 可能有效，常用的有抗 OKT3 单抗、Infliximab 单抗[系一种人(鼠)杂合单抗、抗肿瘤坏死因子 α]、Daclizumab（抗人白介素-2 受体的单抗，CD25），也可在输入干细胞前、后用之，可预防或治疗 aGVHD。

（4）抗胸腺细胞球蛋白（ATG）：ATG 对肾上腺皮质激素耐药的 aGVHD 有一定的疗效，特别是对肠道 aGVHD 的治疗有较好的疗效。

**(四)cGVHD 的治疗**

1. *原发性治疗* 对轻型或局限性的 cGVHD 的主要治疗是应用肾上腺皮质激素[如泼尼松 PDS 1 mg/(kg·d)或2天]、免疫抑制剂(CsA 3~5 mg/d)、PDN+CsA 联合治疗常为 cGVHD 的基础治疗或主要治疗。此治疗可加用细胞毒剂硫唑嘌呤[azathioprine 1.5 mg/(kg·d)]。不少资料提到多种免疫抑制剂合并应用对 cGVHD 的治疗是有益的,如抗 CD20 单克隆抗体(rituximab)与抗 CD25 单克隆抗体(daclizumab)合并应用对 cGVHD 的治疗效果较好。

2. *继发性治疗* 指征不像 aGVHD 的继发性治疗那样明确,对 cGVHD 的原发性治疗较长时间效果不显著,即可考虑继发性治疗,其中包括:

(1)调整免疫抑制剂:可考虑加用或换用他克莫司、西罗莫司、霉酚酸酯或沙利度胺等。

(2)补骨脂加紫外线 A[psoralen,8-methoxypsorlen(8-MOP) plus ultraviolet A,PUVA]或体外光化疗法(extracorporeal photopheresis,ECP):对 cGVHD,特别是皮肤病变,如硬皮病有较好的疗效。

(3)小剂量的全淋巴照射(total lymphoid irradiation,TLI)或小剂量的胸腹部联合照射(100 cGy)也有较好的疗效。

3. *支持疗法* 对 cGVHD 的治疗时间较长,在此期间增加营养支持及预防和治疗各种病原体的感染是至关重要的。

4. cGVHD 具有明显的抗白血病效果,因而 cGVHD 的存在,白血病复发的机会大为减小,因而维持轻度的 cGVHD 对患者有一定的好处。

## 参考文献


[1] Billingham R. The biology of graft-versus-host reaction. In:The Harvey Lecture. Vol. 62. New rork Academic Press, 1966, 21-78.

[2] Ferrara JLM, Antin JH. The pathophysiology of graft-versus-host-disease. In:Blume KG, Forman SJ, Appelbaum FR. Thomas' Hematopoietic Cell Transplantation. 3rd ed. Masschusetts Blackwell Published: 2004, 635-664.

[3] Basara N, Kiehl MG, Fauser AA, *et al*. New therapeutic modalities in the treatment of graft-versus-host disease. Crit Rev Oncol Hematol, 2001, 38: 129-138.

[4] Rowlings PA, Przepiorka D, Klein JP. IBMTR severity index for grading acute graft-versus-host disease: rospective comparison with Glucksberg grade. Br J Hearnatol, 1997, 97: 855-864.

[5] Reddy P, Ferrara JLM. Immunobiology of acute graft-versus-host disease. Blood Reviews, 2003, 17: 187-194.

[6] Akpek G, Lee SJ, Flowers ME, *et al*. Performance of a new clinical grading system for chronic graft-versus-host disease: a multicenter study. Blood, 2003, 102: 802-809.

[7] Akpek G. Clinical grading in chronic graft-versus-host disease: is it time for change? Leuk Lymphoma, 2002, 43 : 1211-1220.

[8] Sohn SK, Kim DH , Kim JG. Transplantation outcome in allogeneic PBSCT patients according to a new chronic. GVHD grading system, including extensive skin involvement, thrombocytopenia, and progressive-type onset. Bone Marrow Transplant, 2004, 34: 63-68.

[9] Culter C, Giri S, Jeyapalan S, *et al*. Acute and chronic graft-versus-host disease after allogeneic peripheral-blood stem cell and bone marrow transplantation: a meta-analysis. J Clin Oncol, 2001, 19: 3685-3691.

[10] Lee SJ. Chronic graft-versus-host disease. In: Atkinson K, Champlin R, Ritz J, *et al* . Clinical Bone Marrow and Blood Stem Cell Transplantation. 3rd ed. Cambridge UK Cambridge University Press, 2004, 1133-1158.

[11] Devergie A. Graft versus host disease. In: Apperley J, Carreras E, Gluckman E. The EBMT Handbook-Haemopoietic Stem Cell Transplantation. Paris European School of Hematology, 2004, 162-177.

[12] Storb R, Deeg HJ, White J, *et al*. Methotrexate and cyclosporine compared with cyclosporine alone for prophylaxis of acute graft versus host disease after marrow transplantation for leukemia. N Engl J Med, 1986, 314: 729-735.

[13] Ratanathrathorn V, Nash RA, Przepiorka D, *et al.* Phase study comparing methotrexate and tacrolinus (prograf, FK506) with methotrexate and cyclosproine for graft-versus-host disease prophylaxis after HLA-identical sibling bone marrow transplantation Blood, 1998, 92 :2303-2314.

[14] Nash RA, Antin JH, Karanes C. *et al.* Phase 3 study comparing methotrexate and tarcrolimus with methothexate and cyclosporine for prophylaxis of acute graft-versus-host disease after marrow transplantation from unrelated donor. Blood, 2000, 96: 2062-2068.

[15] Cutler C, Antin JH. Sirolimus for GVHD prophylaxis in allogeneic stem cell transplantation. Bone Marrow Transplant, 2004, 34: 471-476.

[16] Vogelsang GB, Arai S. Mycophenolate mofetil for the prevention and treatment of graft-versus-host disease following stem cello transplantation: preliminary findings. Bone Marrow Transplant, 2001, 27: 1255-1262.

[17] Bacigalupo A. Antilymphocyte/thymocyte globulin for graft versus host disease prophylaxis: efficacy and side effects. Bone Marrow Transplant, 2005, 35: 225-231.

[18] Zander AR, Kroger N, Schleuning M, *et al.* ATG as part of the conditioning regimen reduces transplant-related mortality (TRM) and improves overall survival after unrelated stem cell transplantation in patients with chronic myelogenous leukemia (CML). Bone Marrow Transplant, 2003 , 32: 355-361.

[19] Foss FM, Gorgum C, Miller KB. Extracorporeal photopheresis in chronic graft-versus-host disease. Bone Marrow Transplant, 2002, 29: 719-725.

[20] Kappor N, Pelligrini AE, Copelan EA, *et al.* Psoralen plus ultraviolet A(PUVA) in the treatment of chronic graft versus host disease. Preliminary experience in standard treatment resistant patients. Semin Hematol, 1992, 29: 108-112.

[21] Szaboles P, Reese M, Yancey KB. Combination treatment of bullous pemphigoid with anti-CD20 and anti-CD25 antibodies in a patient: with chronic graft-versus-host disease. Bone Marrow Transplant, 2002, 30:327-329.

[22] Bensinger W. On behalf of the Stem Cell Trialist' Collaborative Group: Individual patient data meta-analysis of allogeneic peripheral blood stem cell transplant vs bone marrow transplant in the management of hematological malignancies: indirect assessment of the effect of day 11 methotrexate administration. Bone Marrow Transplant, 2006, 38: 539-546.


(曹履先 陈 虎 等主编 骨髓移植学 第129~140页 2008年 军事医学科学出版社)

# 超急性移植物抗宿主病

军事医学科学院附属307 医院　曹履先

超急性移植物抗宿主病(hyperacute GVHD, haGVHD)是 1986 年 Sullivan 等提出来的一组 aGVHD 的表现,他们对 16 例患者做异基因骨髓移植,由于未用免疫抑制剂预防 GVHD,其中 15 人发生了严重的 aGVHD 等,称之为超急性移植物抗宿主病。此病有很多特点,也有诊断标准,应严格掌握其诊断标准,不应与其他病情混淆。haGVHD 是指做异基因骨髓移植时并常规应用免疫抑制疗法后(不是不应用免疫抑制剂),在造血干细胞植入前发生了发热、皮疹、腹泻、肝功能异常等 aGVHD 的表现。

Kim 等认为其诊断标准为在异基因干细胞移植时:①在植入干细胞前,患者有不明原因的发热,38.3℃以上,2 次/d,3 天以上,用抗生素和抗菌药治疗包括两性霉素,最少 3 天无效。②在干细胞植入前迅速出现皮疹,排除药物疹及其他原因所致的皮疹。③在干细胞植入前,出现肝功能异常,特别是碱性磷酸酶及胆红素升高,且能除外其他原因,如 VOD、药物性肝炎或右心衰竭所致者。④出现黏液性绿色便腹泻,5 次/d 以上且能除外黏膜炎者。haGVHD 的诊断标准为:上述①项加“②~④”项中的一项。黄晓军等报道的选择标准为在异基因干细胞移植时,在移植后 10~14 天出现皮肤、肝脏、胃肠道 3 个靶器官中 2 个以上器官的损害,并除外其他因素所致者。haGVHD 后,严重的 aGVHD 为多见。Kim 等报道的 34 例 haGVHD 中,有 18 例(52.9%)发生了Ⅲ~Ⅳ度的 aGVHD,而无 haGVHD 的 56 例中,只有 8 例(14.3%)发生了Ⅲ~Ⅳ度的 aGVHD ($P<0.001$)。黄等报道的 17 例 haGVHD 中,有 8 例(8/17)发生了 >Ⅲ度的 aGVHD,而 90 例无 haGVHD 中只有 6 人发生了 >Ⅲ度的 aGVHD(6/90)。Kim 等报道有 haGVHD 的 34 例患者中只 3 例患者复发(8.8%),而无 haGVHD 的 56 例患者中有 26 例复发(46.4%)($P<0.001$)。他们都发现有 haGVHD 的患者易发生 cGVHD。Kim 等报道,22 例患者做组织活检(皮肤 16 例,胃肠道 4 例,肝脏 2 例),有 17 例病理证实为 GVHD。在植入综合征组织活检虽也有 GVHD 的报道,但大部分活检报道并不符合 aGVHD 的改变。黄等分析有典型 haGVHD 者、不典型 haGVHD 及无 haGVHD 者,其两年无病生存率各为 30%、40% 及 62%。Kim 等则认为,其全部生存率及无病生存率在有或无 haGVHD 组间是无差别的,Kim 认为用非亲属 HLA 不合做 BMT 者(alternative donor)易发生 haGVHD。黄等则认为 HLA 配型不合、女性供者移植前疾病处于进展期、供受者性别不一致均易发生 haGVHD。

haGVHD 与植入综合征有很多相似之处,应注意鉴别(表 1)。

**表 1　haGVHD 与植入综合征的异同**

| 项目 | haGVHD | 植入综合征 |
|---|---|---|
| 发生时机 | 在异基因 HSCT 后 | 在异体或自体 HSCT 后 |
| 发生时间 | HSCT 植入后 | HSCT 植入前 |
| | (HSCT 后 10~14 天) | (HSCT 后 10 天以前) |
| 发热,皮疹 | 可有 | 可有 |
| 肝功异常 | 可有 | 可有 |
| 腹泻 | 可有 | 可有 |
| 非心源性肺水肿 | 少 | 可有 |

续表

| 项目 | haGVHD | 植入综合征 |
|---|---|---|
| 肾功↓ 体重↑ | 少 | 可有 |
| 多器官衰竭 | 少 | 可有 |
| aGVHD | 多见 | 不定 |
| cGVHD | 多见 | 多见 |
| 病理活检 | 多为 GVHD | 多不符合 GVHD |
| HLA 配型 | 可不相合 | 多相合(异体) |
| 肾上腺皮质激素 | 有效 | 有效 |
| 原发病的复发 | 少见 | 不定 |

## 参考文献

[1] Kim DH, Sohn SK, Kim JM, *et al*. Clinical impact of Hyperacute graft versus-host disease on results of allogeneic stem cell transplantation. Bone Marrow Transplant, 2004, 33: 1025-1030.

[2] Sullivan KM, Deeg HJ, Sanders J, *et al*. Hyperacute graft-versus-host disease in patients not giver immuno-suppression after allogeneic marrow transplantation. Blood, 1986, 67: 1172-1175.

[3] Choi SJ, Lee KH, Lee JH, *et al*. Peri-engraftment clinical abnormalities following allogeneic hematopoietic cell transplantation: a retrospective reviews of 216 patients. Bone Marrow Transplant, 2003, 32: 809-813.

[4] Huang X, Chen Y, Guo N, *et al*. Hyperacute graft versus host disease after allo-stem cell transplantation analysis of 118 cases. Zhonghua Yi Xue Za Zhi, 2002, 82: 511-514.

（曹履先 陈 虎 等主编 骨髓移植学 第 141～142 页　2008 年 军事医学科学出版社）

# 植入综合征

军事医学科学院附属307 医院　曹履先

植入综合征(engraftment syndrome)也叫毛细血管渗漏综合征(capillary leak syndrome,CLS),是骨髓移植后常见的一组症状和体征,其主要表现是发热、红皮样皮疹及非心源性肺水肿,先在自体骨髓移植后发现。植入综合征目前尚无公认的明确的诊断标准。

## 一、自体骨髓移植后的植入综合征

自体骨髓移植后植入综合征的发病率为 7%~55%。如果只以发热、皮疹为诊断标准,则其发生率可能会更高。自体骨髓移植输入的移植细胞和(或)CD34 细胞数高,则易发生植入综合征;外周血干细胞移植后的植入综合征的发病率高于骨髓移植;移植后应用造血干细胞集落刺激因子,使外周血细胞生长快者,易发生植入综合征。另有报道称应用白消安进行预处理的实体瘤自体干细胞移植的女性患者易出现植入综合征;干细胞移植前应用过两性霉素的易患植入综合征;异基因骨髓移植比自体骨髓移植易发生植入综合征;HLA 相配的无关比相配的亲属供者易发生植入综合征。植入综合征的病理改变随病情改变的不同,其表现也不同。Lee 等报道 23 个患者皮疹活检改变很符合 aGVHD 的改变,其血管周围有 CD2、CD3、CD5 及 CD4 阳性细胞的浸润,其肺部病理检查可显示有肺水肿、肺纤维化等,或可伴有多器官功能衰竭。植入综合征的病死率约为 18%,有 CLS 者,其病死率可达 60%,如无 CLS 者其病死率约为 14%。

## 二、异基因骨髓移植后的植入综合征

异基因骨髓移植后植入综合征较为多见,其发病率为 28%~51%。其表现有发热、皮疹、心源性肺水肿、肾功衰竭、抽搐等。发生较早时很似 aGVHD。在做 HLA 半相合的骨髓移植时,其发生较早且重。异基因骨髓移植后植入综合征应注意与 GVHD 相鉴别。一般讲,植入综合征比 GVHD 发生较早,做皮肤活检,大部分植入综合征病例并无 GVHD 的改变,但从临床上看,植入综合征表现的发热及皮疹与早期 aGVHD 是很相似的,特别是在减低了预防性应用的肾上腺皮质激素以后,在病理上也很相似。有植入综合征的患者,其 GVHD 也可能是多见的。

## 三、植入综合征发生的病理生理基础

植入综合征的发生机制比较复杂,其在自体骨髓移植后及异基因骨髓移植后均可发生,涉及多种细胞,包括 T 淋巴细胞、单核细胞及其他效应细胞,其相互作用产生多种细胞因子,如 IL-1、IL2、IL-8、TNF-α、TNF-γ 等。骨髓移植过程中体内发生了宿主抗移植物(HVG)及移植物抗宿主(GVH)反应,便发生了植入综合征及 GVHD,造成了机体的损害;预处理所应用的化疗及放疗对上皮细胞及内皮细胞的毒性作用损伤,也加强了对机体的损害。

## 四、治疗

1. 轻度的植入综合征,发热及皮疹等对症处理即可。

2. 较重的病例可以加用肾上腺皮质类激素。

3. 有毛细血管渗漏综合征或有急性呼吸窘迫综合征的患者,除对症治疗及肾上腺皮质激素治疗外,应加用插管及呼吸机加压给氧治疗，肾上腺皮质激素可加大至 10 mg/kg，并加用利尿剂及抗生素治疗。

## 五、诊断标准

**（一）主要标准**

1. 体温≥38.3℃，无明确感染病因。
2. 红皮样皮疹≥体表面积的 25% 且非药物所致。
3. 非心源性肺水肿，表现有广泛的肺浸润及缺氧。

**（二）次要标准**

1. 肝功能受损：总胆红素≥2 mg/dl 或转氨酶≥2 倍正常值。
2. 肾功能受损：血清肌酐≥2 倍基础水平。
3. 体重增加≥2.5% 的基础体重。
4. 短暂的脑病，不能用其他病来解释。

符合以上 3 条主要标准，或 2 条主要标准，加 1 条以上次要标准即可确诊。

## 参考文献

[1] Spitzer TR. Engraftment syndrome following hematopoietic stem cell transplantation. Bone Marrow Transplant, 2001, 27: 893-898.

[2] Lee C, Gingrich RD, Hohl RJ, *et al*. Engraftment syndrome in autologous bone marrow and peripheral stem cell transplantation. Bone Marrow Transplant, 1995, 16: 175-182.

[3] Numberger W, Willers R, Burdach S, *et al*. Risk factors for capillary leakage syndrome after bone marrow transplantation. Ann Hematol, 1997, 74: 221-224.

[4] Cahill R, Spizer TR, Mazumder A. Marrow engraftment and clinical manifestations of capillary leak syndrome. Bone Marrow Transplant, 1996, 18: 177-184.

[5] Marin D, Barrade J, Ferra C, *et al*. Engraftment syndrome and survival after respiratory failure post-bone marrow transplantation. Intens Care Med, 1998, 24: 732-735.

[6] Rabitsch W, Staudinger T, Brugger SA, *et al*. Successful management of adult respiratory distress syndrome (ARDS) after high-dose chemotherapy and peripheral blood progenitor cell rescue by non-invasive ventilatory support. Bone Marrow Transplant, 1998, 21: 1067-1069.

（曹履先 陈 虎 等主编 骨髓移植学 第 143～144 页　2008 年 军事医学科学出版社）

# 骨髓移植中口腔黏膜炎

军事医学科学院附属307医院　曹履先

口腔黏膜炎(oral mucositis,OM)是骨髓移植中极为常见的并发症,其影响到骨髓移植的预后及疗效。口腔黏膜炎在骨髓移植时比外周血造血干细胞移植时严重,在无关供者(UD)及HLA相合的家属供者(SD)的异体移植比自体造血干细胞移植(ABMT)患者易发生口腔黏膜炎。长时间的中性粒细胞缺乏,细菌、病毒、真菌的滋生均可加重口腔黏膜炎及胃肠道溃疡性炎症。口腔黏膜炎可以成为细菌侵入的门户,引致严重的败血症,有报道显示,严重的口腔黏膜炎60%可有败血症,而轻度口腔黏膜炎只有30%的可能。口腔黏膜炎多发生在骨髓移植后的2~18天,常易变为口腔黏膜溃疡,造成疼痛及进食困难,需服用止痛剂。

## 一、发生机制

口腔黏膜上皮细胞的代谢很快,使其对化疗及放疗的细胞毒性反应很强,致使口腔及消化道黏膜严重受损,造成口腔黏膜炎及溃疡,胃肠道黏膜的受损导致恶心、呕吐、腹泻等。免疫反应、毒性细胞因子及长时间的中性粒细胞缺乏等均加重了病状。白介素-1(interleukin-1)、肿瘤坏死因子-α的应用进一步加重了损害,需氧菌及厌氧菌的感染也会使损害加重,并可造成全身感染。

## 二、严重度的分级方法

1. WHO对口腔黏膜炎分级法,以口服能力为标准,Ⅳ度为需要静脉营养。

2. 美国癌症研究院(NCI)对BMT的毒性标准以吞咽能力而定为Ⅳ度,为需预防性插管或有吸入性肺炎。

3. Bearman等的毒性标准视是否需止痛剂而定为Ⅲ度,Ⅲ度为需预防性插管或有吸入性肺炎;Ⅱ度口腔溃疡、疼痛,需静脉用止痛剂(吗啡等);Ⅰ度口腔溃疡及疼痛,但不需持续静脉给止痛剂。

4. Nebraska大学的分级法以发音、吞咽及解剖变化而定,Ⅲ度毒性基于8项病状。

## 三、口腔黏膜炎的危害

口腔黏膜炎的出现可增加骨髓移植患者的住院天数,延长了使用抗生素、静脉营养的时间,增加骨髓移植的费用。因而防治口腔黏膜炎在骨髓移植中是很重要的。

由Sonis等的分析可以看出BMT时口腔黏膜炎对预后的重要性(表1)。Sonis等根据口腔黏膜的颜色及其溃疡(假膜)形成,按计分法加以分析,把口腔黏膜的颜色分为三组,0~2分,0分为口腔黏膜颜色正常,1分为口腔黏膜颜色轻或中度增加,2分为口腔黏膜颜色明显增加;对口腔黏膜的溃疡(假膜)形成分成4组,0~3分,0分为无病变,1分为单一溃疡(假膜)形成 $<1\ cm^2$,2分为在一个部位口腔黏膜溃疡(假膜)形成总和 $>1\ cm^2$ 但 $<3\ cm^2$,3分为在一个部位口腔黏膜溃疡(假膜)形成病变面积总和 $>3\ cm^2$,以上两种积分相加即形成0~5分。其积分与骨髓移植中合并发热、感染、静脉营养(TPN)应用时间、住院天数、所用经费等有明显关系,积分越高,上述各项值越大(表1)。

表 1　OMAS 值* 与骨髓移植时相关因素的关系

| OMAS 积分 | 天数 | 0～0.99 | 0.99～1.99 | 2.00～2.99 | 3.00～5.00 |
|---|---|---|---|---|---|
| 发热时间(天) | 1～28 天 | 2.1 | 2.9 | 3.9 | 5.4 |
| 感染(%患者) | 1～28 天 | 17 | 29 | 48 | 75 |
| TPN(天) | 1～28 天 | 4.3 | 6.8 | 9.5 | 13.6 |
| 注射麻药(天) | 1～28 天 | 4.8 | 7.2 | 9.9 | 13.8 |
| 住院日(天) | 60 天 | 26.9 | 29.4 | 32.3 | 36.2 |
| 总住院费(USD) | | 73 095 | 96 825 | 123 446 | 162 228 |
| 死亡(%) | 100 天 | 1 | 2 | 8 | 40 |

* OMAS 口腔黏膜炎的积分值

## 四、治疗

在造血干细胞移植过程中，口腔黏膜炎所造成的危害是很大的，因而预防其发生，及时有效的治疗是很重要的。常用的方法有：

1. 口腔冷冻处理　于化疗、放疗等预处理前或同时给予口含冰块，可减少口腔溃疡的发生。

2. 漱口液的应用　各种漱口液的应用是有效的，包括氯己定液，各种抗生素液有两性霉素、制霉菌素、过氧化氢等。

3. 抗病毒剂　抗病毒药，特别是抗疱疹病毒药物，对防治口腔黏膜炎有效。

4. 维生素类　维生素 C 和维生素 B 族对口腔溃疡的防治有效，造血干细胞移植的患者使用长效维生素 $B_2$ 可预防口腔黏膜炎。

## 参考文献


[1] Bearman SI, Appelbaum FR, Buckner CD, *et al*. Regimen-related toxicity in patients undergoing bone marrow transplantation. J Clin Oncol, 1988, 6: 1562-1568.

[2] Sonis ST, Osler G, Fuchs H, *et al*. Oral mucositis and the clinical and economic outcomes of hematopoietic stem-cell transplantation. J Clin Oncol, 2001, 19: 2201-2205.

[3] Filicko J, Lazarus HM, Flomenberg N. Mucosal injury in patients undergoing hematopoietic progenitor cell transplantation new approaches to prophylaxis and treatment. Bone Marrow Transplant, 2003, 31: 1-10.

[4] Bordon B, Spadinger A, Hodges E, *et al*. Effect of granulocyte macrophage colony-stimulating factor on oral mucositis after hematopoietic stem cell transplantation. J Clin Oncol, 1994, 12: 1917-1922.


(曹履先 陈 虎 等主编 骨髓移植学 第 167～168 页　2008 年 军事医学科学出版社)

# 骨髓移植中的心脏并发症

军事医学科学院附属307医院　曹履先

## 一、骨髓移植后心脏并发症

骨髓移植时心脏血管系的并发症不甚多见,骨髓移植早期预处理的化疗及放疗均可引起心脏的毒性反应,环孢霉素A(CsA)等引起的高血压等均为骨髓移植中心血管系统的并发症。但骨髓移植中严重的心脏血管系的并发症不多见。

## 二、骨髓移植后心脏并发症的分级

2001年Murdych等报道Minnesota大学2821例骨髓移植中只有26例(0.9%)有严重的心脏并发症,这26例中有13例死于心力衰竭、心包炎及心室纤颤。较轻的心血管系的改变是多见的,Bearman等把骨髓移植后心脏血管系的并发症分为四级,其中第Ⅳ级为死亡病例,第Ⅰ级为轻度心电图异常或有无症状的心脏扩大;第Ⅱ级为中度心电图异常,需要进行处理观察或有心力衰竭,对洋地黄类药物有效;第Ⅲ级为严重的心电图改变,是治疗效果不好的心力衰竭(见Bearman等的毒性分级法)。

## 三、骨髓移植前预处理的化、放疗对心脏并发症的影响

Cazin等报道63例骨髓移植中(57例自体骨髓移植,6例异体骨髓移植)43%有心脏毒性反应,9%死亡(此为1986年的报道)。造成心脏毒性反应的原因较多,但以大剂量的环磷酰胺较为多见,Goldberg等报道,剂量为1.55 g/($m^2$·d)×4时,大部分人会出现心脏并发症,在120 mg/(kg·d)加10~12 Gy TBI后约1/3的患者将出现短暂的心电图异常(如ST段、T波或心律改变)。因而在骨髓移植前仔细了解心脏的健康是至关重要的。近来Fujima等报道80例患者全身照射(TBI 12.5 Gy),环磷酰胺(4000~4500 mg/$m^2$)及塞替派(400 mg/$m^2$)做骨髓移植前的预处理,骨髓移植前累积应用过蒽环类抗肿瘤药物(anthracycline)>300 mg/$m^2$及<300 mg/$m^2$两组,骨髓移植前测定左心室排射血指数(left ventricular ejection fraction,LVEF)前者为0.61+0.09,后者为0.67+0.06,$P=0.001$,在骨髓移植前用过化疗,大于或小于6个化疗疗程者,其LVEF指数分别为0.67+0.05及0.63+0.09,$P=0.03$,7例患者骨髓移植前EF值低于0.55者中的3例(43%)移植后发生了充血性心力衰竭(CHF),而83例EF值>0.55者,骨髓移植后无一例发生CHF(0%,$P=0.00026$)。米托蒽醌(mitoxantrone)、白消安等药物也有一定的心脏毒性。

预处理中的放射治疗对心脏有重要的影响,其可造成心包、心肌、心内膜等的损害,也能造成对冠状动脉的影响,许多资料都是来源于胸部放射治疗的结果,其中特异的表现是心包炎,其可以发生在放射治疗后6个月或更长的时间,可以表现为严重的心包积液。

## 四、白血病引起的心脏改变

70%的骨髓移植是用于对白血病的治疗,故骨髓移植后心脏的异常表现除CsA及预处理的放疗、化疗对心脏影响外,白血病本身引起的心脏改变亦是很重要的。Roberts等1968年报道的420例急性白血病尸

检心脏结果显示,37%有心肌白血病细胞浸润,54%有心肌出血,只有31%的心肌无心肌出血及白血病细胞浸润。在白血病病例中,其心脏可有多种表现,如白血病细胞的心肌浸润、心肌破裂伴心脏压塞、心包炎等。以上这些白血病引起的心脏改变更加重了骨髓移植以后的心脏异常表现。

## 五、骨髓移植中常见的心脏并发症

骨髓移植过程中常见有高血压、心动过速、心律不齐等,也曾遇见有严重的心脏并发症,如:心力衰竭、心肌梗死、顽固性心包炎及心包积液,以及供者淋巴细胞输注后GVHD所致的顽固性心包积液。

## 参考文献

[1] Cazin B. Cardiac complications after bone marrow transplantation, a report on a series of 63 consecutive transplantations. Cancer, 1986, 57: 2061.

[2] Beorman SI. Regimen-related toxicity in patients undergoing bone marrow transplantation. J Clin Oncol, 1988, 6: 1562.

[3] Porter GA. Cyclosposporine-associated hypertention. Arch Intern Med, 1990, 150: 280.

[4] Murdych T, Weisdorf DJ, Serious cardiac complications during bone marrow transplantation at the University of Minnesota, 1977-1997. Bone Marrow Transplant, 2001, 28: 283.

[5] Fujimaki K, Maruta A, Yoshida M, *et al*. Severe cardiac toxicity in hematological stem cell transplantation: predictive value of reduced left ventricular ejection fraction. Bone Marrow Transplant, 2001, 27: 307.

[6] Roberts WC, Bodey GP, Wertlake PT. The heart in acute leukemia, a study of 420 autopsy cases. Rev Am J Cardiol, 1968, 21: 388.

[7] Sumners LE, Johnson WW, Ainger LE. Childhood leukemic heart disease, a study of 116 hearts of children dying of leukemia. Circulation, 1969, 575.

[8] Chia BL, Da Costa JL, Ransome GA. Cardiac tamponade due to leukaemic pericardial effusion. Thorax, 1973, 28: 657.

[9] Rosen O, Massendeil G, Hiepe F, *et al*. Cardiac death after autologous stem cell transplantation (ASCT) for treatment of systemic sclerosis (SSc): no evidence for cyclophosphamide-induced cardiomyopathy. Bone Marrow Transplant, 2001, 27: 657.

[10] Kuittinen T, Husso-Saastamoinen M, Sipola P, *et al*. Very acute cardiac toxicity during BEAC chemotherapy in non-Hodgkin's lymphoma patients undergoing autologous stem cell transplantation. Bone Marrow Transplant, 2005, 36: 1077-1082.

[11] Murdych T, Weisdorf DJ. Serious cardiac complication during bone marrow transplantation at the university of Minnesoda 1977-1997. Bone Marrow Transplant, 2001, 28: 283-287.

(曹履先 陈 虎 等主编 骨髓移植学 第169~170页　2008年 军事医学科学出版社)

# 骨髓移植后淋巴细胞增生性疾病

军事医学科学院附属307医院　曹履先

骨髓移植后淋巴细胞增生性疾病(post-transplant lymphoproliferative disease,PTLD)是较为多见的恶性肿瘤,特别是器官移植以后更为多见。其常与EB病毒感染有关。

Epstein-Barr病毒(EBV)是一种双链γ疱疹病毒,世界上约有90%的成年人都感染过EB病毒。PTLD是儿童骨髓移植后最多见的恶性肿瘤,是成人第二多见的移植后的恶性肿瘤,EBV是与绝大部分PTLD有关。EBV使儿童发生亚临床原发感染后,感染B淋巴细胞终生存在,其由EBV细胞毒性T淋巴(CTLs)控制。当移植时,应用大剂量的免疫抑制剂,使EBV细胞毒性T淋巴(CTLs)减少,带有EBV的B淋巴细胞增生,形成B细胞的肿瘤,即PTLD。

## 一、发病率与相关的危险因素

肾脏、心脏、肝脏移植后其PTLD的发病率为1%~3%;肺、肠及多脏器移植后为7%~33%;骨髓移植后约<1%。其主要危险因素为高血浓度的环胞霉素及FK506的浓度,另外应用抗CD3单抗、OKT3、抗胸腺细胞球蛋白(ATG)也可使PTLD的发病率提高,免疫抑制使EBV特异的毒性T淋巴细胞的清除也促使PTLD的发生,用T细胞清除法做骨髓移植,可使PTLD的发病由不足1%上升到24%。如再次移植的患者,其PTLD的发病率可比首次移植提高5倍。在移植时,如受者EBV为阴性,则移植后PTLD的发病会比移植时EBV阳性受者增加10~76倍,这主要是因为阴性患者体内缺乏EBV特异性毒性T淋巴细胞所致。

## 二、临床表现

在EBV首次感染的患者,在移植后6~12个月PTLD发病,可伴有发热等传染性单核细胞增多症样的改变,并伴有全身或局部淋巴结的肿大。而对EBV阳性受者常于移植后数年表现有结外肿瘤,常为单个或多发肿块在体内各个部位,最常见的部位为胃肠道及中枢神经系统,其分别占26%及27%,肺及肠道的病变也为多见。

## 三、分类

**(一)高增生性**PTLD(hyperplastic PTLD)

包括浆细胞的增生、传染性单核细胞增多症样病变和其他不典型淋巴样的增生,此为早期病变,具有非侵袭性,故其周围组织仍保持其正常结构,及B、T细胞的混合结构。

**(二)多形性的**PTLD(polymorphic PTLD)

包括不同的侵入性和破坏性的病变,尽管此类细胞形态及破坏程度不同,但此类PTLD细胞均是单克隆的B淋巴细胞。

**(三)淋巴瘤样或单一形态的**PTLD(lymphomatous or monomorphic PTLD)

包括单克隆的B细胞肿瘤,很像非霍奇金淋巴瘤。也可按REAL(Revised European-American Lymphoma,REAL)分类法再分类,其中大部分为弥漫性大B细胞淋巴瘤,有少部分为Burkitt和Burkitt样淋巴瘤。

上述分类法中第2、3类与高增生性肿瘤相比对治疗反应差,预后不好。高增生性及多形性的PTLDs常有ras及c-myc癌基因,单一形态的PTLD可有P53抑癌基因,这也许可以反映某些PTLD预后不好的原因。

绝大部分 PTLD 肿瘤由 B 细胞来源，但必须注意在个别情况下也可以有 T 细胞、自然杀伤细胞（NK 细胞）和其他来源细胞的肿瘤。90% 的 PTLD 有 EBV 的阳性基因，多见的是隐蔽的Ⅲ EBV 基因，但也有一些 PTLD 找不到任何 EBV 感染的证据，此类肿瘤病因不明，常是晚发的且病情比较严重。

## 四、治疗

### （一）减低免疫抑制

对骨髓移植后的 PTLD 只减低免疫抑制剂常是无效的。在对实体器官移植后的 PTLD，减低免疫抑制，可使 20%～50% 的病变有效。但移植器官被排斥，肾移植可以由肾透析所代替。骨髓移植后，免疫抑制的解除，使供者免疫抑制恢复，此常需数月的时间，对 PTLD 的治疗是无益的。

### （二）抗病毒治疗

常用的药物有 acyclovir 及 ganciclovir。此类药物对潜在感染的 EBV 无效，但有报道认为其对预防 PTLD 的发生有作用，认为其可以延缓或减低 PTLD 的发生。

### （三）细胞毒剂化疗

多采用治疗非霍奇金淋巴瘤的化疗方案来治疗 PTLD，常用的有 CHOP ProMACE-CytaBOM 及 EPOCH 等药物。化疗存活率很低，常在 20% 以下，伴发感染率很高，近来加用 GM-CSF 后，疗效较好，其缓解率可达 70% 以上，但尚待更多的病例予以证实。

### （四）放射治疗及外科切除治疗

对于限局性的 PTLD 可以采用放射治疗和外科切除治疗，但 PTLD 限局的、孤立病灶比较少见，故放疗和外科治疗对 PTLD 的治疗作用有限。

### （五）干扰素-α 治疗

干扰素-α 已用于对非霍奇金淋巴瘤及多发性骨髓瘤的治疗，以下生物作用机制有益于 PTLD 的治疗：可加强自然杀伤细胞（NK 细胞）的作用；上调肿瘤细胞人类白细胞Ⅰ类抗原和Ⅱ类抗原的表型，利于治疗；其在体外培养及体内（SCID 小鼠）对 PTLD 细胞起到抑制作用。当然也有不同的报道，且干扰素-α 对 PTLD 的治疗病例还少，此结果有待进一步研究。干扰素-α 对 PTLD 肿瘤缓解率可达到 40%～50%。常见的副作用有中性粒细胞减少、流感样症状及急性排斥，约占 30%。

### （六）抗白介素-6 单克隆抗体治疗

已知白介素-6 对 EBV 感染的 B 淋巴细胞有支持其分化及增殖作用，故应用白介素-6 单克隆抗体对 PTLD 是有治疗作用的。曾报道 12 例实体器官移植后发生了 PTLD 对减低免疫抑制有抵抗的患者，用鼠的白介素-6 单克隆抗体治疗后，有 5 例患者完全缓解了 15～27 个月，另有 3 例患者有部分缓解，且白介素-6 单克隆抗体无大的副作用。

### （七）抗 B 细胞单克隆抗体对 PTLD 的治疗

开始应用的是鼠对 CD21 和 CD24 的单抗，完全缓解率为 61%～75%，对骨髓移植的长期存活率为 35%，实体器官移植的长期存活率为 50%～58%。其主要的副作用为暂时性的中性粒细胞减少、疼痛、发热及鼠源性单抗所致的异基因免疫反应。近来用 rituximab［人（鼠）嵌合的 CD21 单抗］对 32 例 PTLD 患者进行治疗，骨髓移植后的患者完全缓解率为 83%，实体器官移植患者完全缓解率为 65%。

### （八）过继性免疫毒性 T 淋巴细胞治疗

过继性免疫 EBV 毒性 T 淋巴细胞的应用对 PTLD 的治疗是合理的，文献报道较多，也取得了一定的疗效。Rooney 等报道 56 例患者于移植后接受供者 EBV 特殊的 T 淋巴细胞 1～4 次，$2 \times 10^7/m^2$，无一例发生 PTLD，而历史对照组的移植病例 11.5% 发生了 PTLD。Rooney 等报道用骨髓来源的供者 EBV 细胞毒性 T 淋巴细胞治疗 2 例严重 PTLD，输注后 PTLD 肿瘤获完全缓解。

## 参考文献


[1] Burns DM, Crawford DH. Epstein-Barr virus-specific cytotoxic T-lymphocytes for adoptive immunotherapy of post-transplant lymphoproliferative disease. Blood Rev, 2004, 18: 193-209.

[2] Rooney CM, Smith CA, Ng CYC. *et al*. Infusion of cytotoxic T cell for the prevention and treatment of Epstein-Barr virus-induced lymphoma in allogeneic transplant recipient. Blood, 1998, 92: 1549-1555.

[3] Paya CV, Fung JJ, Nalesnik MA, *et al*. Epstein-Barr virus induced post-transplant lymphoproliferative disorders. Transplantation, 1999, 68: 1517-1525.

[4] Straathof KC, Salvodo B, Heslop HE, *et al*. Immunotherapy for post-transplant lymphoproliferative disease. Br J Haematol, 2002, 118: 728-740.

[5] Faye A, Quartier P, Riguerre Y, *et al*. Chimaeric anti-CD20 monoclonal antibody (rituximab) in post-transplant B-lymphoproliferative disorder following stem cell transplantation in children. Br J Haematol, 2001, 115 : 112-118.

[6] Comoli P, Labirio M, Basso S, *et al*. Infusion of autologous Epstein Barr virus specific cytotoxic T cells for the prevention of EBV-related lymphopropliferative disorder in solid organ transplant recipients with evidence of active virus replication. Blood, 2002, 99: 2592-2598.


（曹履先 陈 虎 等主编 骨髓移植学 第 208 ~ 210 页　2008 年 军事医学科学出版社）

# 骨髓移植中由供者移植给受者的疾病

军事医学科学院附属307医院　曹履先

造血干细胞移植(HSCT,BMT)近些年来发展很快,供者群范围扩大很多,包括:HLA相合及部分相合的亲属及无关供者;HLA相合及部分相合的骨髓及外周血造血干细胞;亲属及无关脐带血造血干细胞移植。受者群范围也有所扩大,由于减低预处理剂量造血干细胞移植(reduced intensity conditioning regimen HSCT, RIC-HSCT或RIC-BMT)的应用,使内脏功能受损的人及老年人也可考虑进行HSCT治疗。另HSCT的适应证的扩大,干细胞的可塑性(plasticity)学说建立,使造血干细胞移植的范围也相应扩大,特别是受者年龄段的扩大,使造血干细胞移植应用大为推广,如国际骨髓移植登记处(IBMTR) 2003年报道非清髓性骨髓移植自1997年以来,有逐年增多趋势,截至2002年,已有7532例非清髓性骨髓移植进行了登记,占同期登记患者的1/4~1/3,≥60岁的患者有1031例,而同期只有588例同一年龄组患者做了经典的BMT,说明RIC-BMT近年来发展很快,老年人BMT也增多了。以上资料可以说明,由于造血干细胞移植的增多,供受者的年龄增大,因而在移植的同时预防供者向受者输入各种疾病是很重要的课题。

由供者(donor)细胞输入到受者(recipient)体内可造成受者4个方面的疾病:①传染性疾病;②先天性疾病;③恶性肿瘤性疾病;④结缔组织病及其他。最多见的是传染性疾病。

## 一、由供者带给受者的传染性疾病

### (一)病毒(virus)性疾病

1. 分类　按病原体对受者的危害性的不同可分为下列类型:

(1)绝对禁忌证:此类病原体对受者造成极大危害。包括传播AIDS病的HIV Ⅰ型、Ⅱ型病毒,与白血病相关的嗜人淋巴细胞病毒Ⅰ型及Ⅱ型(传播成人T细胞白血病)。

(2)相对禁忌证:此类病原体对受者造成一定危害,但比原发病轻,一般不至于危及生命,如:HAV、HBV、HCV。

(3)不是禁忌证:此类病原体一般受感染率很高,对一般人危害较小,对干细胞移植受者会有一定危害,如巨细胞包涵体病毒(CMV)、EBV。

2. 分析　第(1)类病毒的感染非常少见,在干细胞移植过程中很少发生,有关资料是来自输血的记录。国外统计,随着各方面的进步,现输血所造成的HIV感染所致的艾滋病已下降到1/500万。第(2)类病毒感染者多见的,如:HBV其阳性率约占我国人口的1/10。我们曾将1例有HBV阳性的供者的骨髓移植给其HLA相合的妹妹,其白血病已愈,但患有HBV肝炎现仍无病存活,对供者可于采髓前应用抗HBV的药物治疗。在20世纪80年代末,由于使用的是由多个人采集而来的血小板进行支持治疗,有发生感染性HCV患者,后改为由单一供者采集的血小板,使HCV的感染率大为减少。第(3)类为CMV及EBV的感染。受到CMV感染的患者及供者约占80%,对供受者CMV抗体都是阴性的患者,最好应用CMV抗体阴性的供血者,以免发生的CMV感染。也可在移植前用pre-empty的方法,用丙氧鸟苷进行预防性处理,在移植后要按CMV感染进行治疗(在BMT后,受者有60%左右的CMV抗原的阳性率)。受者EBV抗体为阴性的患者更应注意有发生移植后淋巴细胞增生性疾病(PTLD)增加的可能性。另herpes virus 8(可造成Kaposi sarcoma)、Parvovirus B19(可造成全血细胞减少)、HSV(疱疹病毒)、VZV(带状疱疹病毒)等的感染都应注意。

**(二)细菌性感染**

供者在采集造血干细胞前3～6个月内不应有$G^+$或$G^-$败血症性严重感染,受者在BMT前3～6个月也不应有上述感染,以免在受者免疫功能低下时感染暴发。对供、受者疑有结核病时,应给予抗结核药物预防或治疗。

**(三)霉菌感染的预防**

对供受者已存在的真菌感染病,如:脚癣、头癣及体内其他真菌感染病在BMT前应予积极治疗。在BMT过程中,每日给予抗真菌预防药物。

**(四)原虫感染的预防**

重要的是疟疾、卡氏肺囊虫、荚膜组织细胞质菌(toxoplasmosis)等。对疟疾的预防,应注意患过疟疾的患者应在无症状且离开疫区后3年才能为供髓者。对卡氏肺囊虫病,在移植过程中无论是否感染,都应给予受者磺胺类药物进行预防性治疗。对荚膜组织细胞质菌应视流行情况进行防治。

**(五)注射过疫苗的供者**

利用非活菌疫苗进行免疫者,如:肺炎球菌、白喉杆菌类毒素、破伤风类毒素、非活性脊髓灰质炎疫苗及流感疫苗等,均不影响BMT供者的选择。但在采髓前2周内不能采用活菌疫苗,如:麻疹、腮腺炎、风疹及黄热病疫苗,对活菌的脊髓灰白质炎疫苗也要避免。对治疗用狂犬疫苗者要经1年以上才能进行采髓,预防性应用狂犬疫苗要在采髓前2周以上。

**(六)骨髓移植后感染疫苗的使用**

骨髓移植后受者在较长时间内免疫功能处于低下(一般在1年以上),因此在骨髓移植后短期内不应接受"活菌"疫苗、减毒性疫苗,如卡介苗。

## 二、先天性疾病的传输

经造血干细胞遗传的疾病很多,最多见的是海洋性贫血(地中海性贫血)。β地中海贫血最为多见,除地中海沿岸的国家外,我国南方,如广东、广西、四川等省份。意大利有数百例经骨髓移植治疗地中海贫血的报道:将杂合子的地中海贫血基因植入患者体内,用以替代患者原有的纯合子地中海贫血基因,使地中海贫血治愈。如不慎将一带有纯合子地中海贫血基因的造血干细胞植入受者体内,或将一带有地中海贫血杂合子基因的造血干细胞植入另一地中海贫血杂合子受者体内,则会发生地中海贫血。

## 三、自身免疫性疾病及其他疾病

自体或异体BMT后可发生自身免疫性疾病(autoimmunity disease),其发生机制比较复杂,可有以下几种可能。

**(一)植入性自身免疫性疾病**

在异基因BMT后,如供者本身原有某些自身免疫性疾病,由供者的免疫细胞(淋巴细胞、单核细胞等)输入到受者体内,则会引发某种病,如重症肌无力(myasthenia gravis)、自身免疫性甲状腺功能亢进症(thyrotoxicosis of autoimmune type)、1型糖尿病(diabetes mellitus type 1)、结节病(sarcodosis)、结肠炎(celiac disease)和自身免疫性血小板减少症(autoimmune thrombocytopenia)。

**(二)自体或异体干细胞移植(BMT)后发生的自身免疫性疾病**

自体或异体干细胞移植(BMT)过程中均需要给予大剂量的免疫抑制剂,因而可使各种免疫细胞发生质与量的改变,导致免疫功能紊乱,引发自身免疫性疾病。异基因BMT以后发生的cGVHD即为移植后自身免疫性疾病表现之一,其他如自身免疫性溶血性贫血、自身免疫性血小板减少性紫癜等。值得注意的是此类自身免疫性疾病可在异体或自体BMT后经很长时间后才出现,故在鉴别其与BMT关系时比较困难。

凡是不影响其质量的任何疾病均可以作为合格的供髓者。曾有一慢性粒细胞白血病患者,五个兄弟姊妹中只有一患脑瘫的妹妹与患者HLA相合,后成功地给患者做了BMT,治愈了慢性粒细胞性白血病。另一再障贫血患者，HLA 相合的供者系其已妊娠 3 个月的胞妹，在终止妊娠后，成功地进行了 BMT。终止妊娠避免了妊娠母亲体内混有胎儿 HLA 不合的血细胞及其可能造成的不良影响。

## 四、干细胞移植过程中由供者传输给受者的恶性疾病

随着 BMT 的应用及其供、受者群的扩大，恶性病由供者传播到受者的机会也有所增加。另一方面由于供受者 HLA 相合，无 MHC 屏障，故由供者传输给受者恶性病是较为容易的。由供者传播给受者的恶性疾病可分为两类。

**(一)血液细胞起源的恶性肿瘤**

供髓者一般都为健康供者，输注造血干细胞不会传播恶性血液病，但由于医生的警惕性不够，或供者年龄较高，此类恶性病在 BMT 中的传播还是有可能的。如 Kiss 等报道，在一所医院，一年中的 99 例次异基因 HCT 中，有 3 例(3%)可能发生了由供者输给受者的恶性血液病，一为 65 岁的冒烟型多发性骨髓瘤，一为 72 岁的慢淋白血病，一为 42 岁的骨髓增生异常综合征，由此可见，在选择供者时，还是要特别慎重，故有医生主张对供髓者要进行骨髓检查，对血细胞要进行人工分类检查。由供者传给受者恶性疾病并不像 Kiss 等所报道的这样多见，如 1990～2001 年欧洲 BMT 报道 42 868 例异体 BMT 中只有 3 例有关报道。此种情况虽然少见，但如不慎重仍有可能发生。1990 年 Niederwieser 等报道一慢性粒细胞白血病患者不慎由 BMT 移入一非白血性急性髓性白血病供者的造血干细胞，6 个月后才被发现，故对供者移植前仔细检查血象及做骨髓检查是很重要的。

**(二)实体瘤被移植到受者体内造成恶性病**

此类恶性肿瘤被移植入受体内是极为少见的，在 34 933 例尸体供者中(0.04%)，及在 108 062 例受者中(0.017%)，只有 21 例此类病例(0.007%)。有 1 例肾移植造成小细胞肺癌的误植入受者，1 例肝移植造成 glioblastoma 的误植入受者体内。

造血干细胞及实体器官植入后所造成的恶性肿瘤，并非完全是由于供者的恶性细胞的植入，由于移植前的大剂量放疗及化疗所造成的免疫抑制作用等，均有利于恶性肿瘤的形成，故有些恶性肿瘤是源于供者的。

## 五、预防

为了避免将上述四类疾病经 BMT 或 HSCT 由供者传给受者，应慎重地对供者及受者进行有关的询问及检查。

1. 病史

(1)籍贯、性别、年龄、职业、婚姻、妊娠、生产、旅游等。

(2)预防接种史、种类、时间等。

(3)疾病史，特别注意血液病、传染病、恶性病、胶原病等。

(4)家族史，特别注意血液病、结核病、遗传病、恶性病等。

2. 体检　特别注意血液病、恶性病、遗传病及胶原病等。EKG、胸部 X 线检查。长期吸烟患者做胸部 CT 检查。

3. 化验

(1) HLA 配型：血清及分子生物学方法。

(2)肝、肾功能检测，妊娠实验(需要时)。

(3)血液常规检查，人工细胞形态检查，骨髓细胞检查。

(4)检测 HIV-Ⅰ、HIV-Ⅱ、HBV、HCV、HTLV-Ⅰ、HLTV-Ⅱ、CMV、EBV 和 β 地中海贫血基因检测(需要时)。

(5)≥55 岁供者应做有关的癌基因检测。

## 参考文献


[1] Niederwieser D, Gentilini C, Hegenbart U, *et al*. Transmission of donor illness by stem cell transplantation: should screening be different in older donors? Bone Marrow Transplant, 2004, 34: 657-665.

[2] Gratwohl A, Baldomero H, Passweg J, *et al*. Hematopoietic stem cell transplantation for hematological malignancies in Europe. Leukemia, 2003, 17: 941-959.

[3] Ljungman P, Lawler M, Asjo B, *et al*. Infection of donor lymphocytes with human T lymphotrophic virus type Ⅰ (HTLV-Ⅰ) following allogeneic bone marrow transplantation for HTLV- Ⅰ positive adult T-cell leukaemia. Br J Haematol, 1994, 88: 403-405.

[4] Ljungman P, Reusser P, de la Camara R, *et al*. Management of CMV infections: recommendations from the infectious diseases working party of the EBMT. Bone Marrow Transplant, 2004, 34: 526-531.

[5] Niederwieser D, Appelbaum FR, Gastl G, *et al*. Inadvertent transmission of a donor' s acute myeloid leukemia in bone marrow transplantation for chronic myelocytic leukemia. N Engl J Med, 1990, 322: 1794-1790.

[6] Kiss TJ, Chang H, Daly A, *et al*. Bone marrow aspirates as part of routine donor assessment for allogeneic blood and marrow transplantation can reveal presence of occult hematological malignancies in otherwise asymptomatic individuals. Bone Marrow Transplant, 2004, 33 : 855-858.

[7] Ljungman P, Engelhard D, de la Camara R, *et al*. Vaccination of stem cell transplant recipients: recommendations of the Infectious Diseases Working Party of the EBMT. Bone Marrow Transplant, 2005, 35: 737-746.


（曹履先 陈 虎 等主编 骨髓移植学 第 211 ~214 页 2008 年 军事医学科学出版社）

# 急性髓性白血病的骨髓移植

军事医学科学院附属307医院 曹履先 等

急性髓性白血病的预后与下列因素有关:FAB的分型,染色体改变,患者的年龄、性别、发病时白细胞计数、治疗等。其中细胞遗传学的改变尤为重要,最明显的案例就是FAB分型的M3型急性髓性白血病,此型白血病多数(95%以上)有染色体15、17的易位[t(15;17)]。M3型急性髓性白血病用维甲酸诱导化疗缓解后,大部分病例可经化疗及维甲酸的治疗后获得长期缓解。

其对化疗具有有意义的影响,对异基因骨髓移植后的预后也具有有意义的影响。国际骨髓移植登记处(IBMTR)报道,急性髓性白血病的患者做家族间HLA相合的异基因骨髓移植的结果显示,在708例患者中,染色体好的与中度好的,无白血病生存率(LFS)为50%~56%,而具有不佳染色体者,其LFS仅为24%。欧洲骨髓移植组(EBMT)报道急性髓性白血病500例,经类似的骨髓移植治疗后,此值分别为67%、57%及29%。由此说明急性髓性白血病时染色体的好坏对化疗及骨髓移植治疗的后果是有影响的。

1998年Grimwade等报道,MRC AML 10研究计划中,将急性髓性白血病(AML)且有染色体检测的1612例患者(>15岁的儿童及55岁以下的成人)按染色体改变分为预后好、中、差,是有一定意义的,详见表1。

**表1 急性髓性白血病(AML)染色体改变对预后的影响**

| 染色体改变 | 例数 | CR(%) | ID(%) | RD(%) | RR(%,5年) | OS(%,5年) |
|---|---|---|---|---|---|---|
| 好 | 377 | 91 | 8 | 1 | 35 | 65 |
| t(8;21) | | | | | | |
| t(15;17) | | | | | | |
| inv(16) | | | | | | |
| 中 | 1072 | 86 | 6 | 8 | 51 | 41 |
| 正常染色体 | | | | | | |
| +8,+21,+22 | | | | | | |
| del(7q) | | | | | | |
| del(9q) | | | | | | |
| 其他结构、数目异常 | | | | | | |
| 差 | 163 | 63 | 14 | 23 | 76 | 14 |
| -5 | | | | | | |
| -7 | | | | | | |
| del(5q) | | | | | | |
| Abn 3q | | | | | | |
| 复杂异常 | | | | | | |

CR:完全缓解;ID诱导化疗死亡;RD:顽固性疾病;RR:复发危险;OS:全部生存率

## 一、异基因骨髓移植对急性髓性白血病疗效与白血病缓解状态的关系

1. 急性髓性白血病首次缓解后($CR_1$),异基因骨髓移植疗效较好;>$CR_2$ 或复发期(relapse phase)及诱导化疗失败(PIF),异基因骨髓移植效果较差,但异基因骨髓移植是唯一可使患者获得长期存活的措施,虽其疗效远不如 $CR_1$ 时做异基因骨髓移植疗效好。从国际骨髓移植登记处(IBMTR)的大量资料可看出结果:报道 5307 例(1996~2001 年)AML 患者,经异基因骨髓移植后,骨髓移植前病情为 $CR_1$ 者,其 3 年存活率为(61±1)%,>$CR_2$ 者,其 3 年存活率降为(48±2)%;欧洲骨髓移植组(EBMT)也有类似报道,详见表 2。

**表 2 急性髓性白血病异基因骨髓移植的疗效**

| 报道者 | 患者数 | 病情 | EFS% |
|---|---|---|---|
| IBMTR | 5307 | $CR_1$ | (61%±1)%(3 年) |
| | | >$CR_2$ | (48%±2)%(3 年) |
| EBMT | 3419 | $CR_1$ | 62%(3 年) |
| | | $CR_2$ | 42%(3 年) |
| | | 晚期病例 | 23%(3 年) |

2. 诱导化疗失败者(PIF),或从无化疗缓解者,经异基因骨髓移植后,其 3 年无病存活率(DFS)为 21%,复发率为 63%。此类患者异基因骨髓移植长期存活率虽不高,但却是唯一的有效治疗方法。

3. 急性髓性白血病经化疗后,获得完全缓解者,在异基因骨髓移植前是否需要给予巩固性化疗:较长时间认为 AML 患者获得白血病完全缓解后,再经巩固性化疗,如给予标准剂量或大剂量的阿糖胞苷(Ara-C)后,再做异基因骨髓移植可以减少白血病的复发率和提高生存率。为了研究此问题,Tallman 等总结分析了国际骨髓移植登记处(IBMTR)的 431 例 AML 异基因骨髓移植的资料,证明 AML 患者异基因骨髓移植前给予标准剂量或大剂量的阿糖胞苷巩固性化疗是不必要的,其危险率(RR)的比较详见表 3。

**表 3 431 例 AML 异基因骨髓移植前用否巩固性化疗与预后的关系**

| 预后 | 无 CR 后化疗(62 例) | 标准 Ara-C 化疗(222 例) | 大剂量 Ara-C 化疗(147 例) |
|---|---|---|---|
| 移植相关死亡(%) | 1.00 | 0.71(0.41~1.22) | 0.89(0.51~1.58) |
| 复发(%) | 1.00 | 1.01(0.52~1.96) | 0.85(0.42~1.74) |
| 死亡或复发(%) | 1.00 | 0.83(0.55~1.26) | 0.87(0.56~1.36) |
| 死亡(%) | 1.00 | 0.94(0.60~1.47) | 1.01(0.63~1.61) |

三组所列比较数字,其间并无明显差别,其 $P$ 值均 >0.05

三组患者 5 年的移植相关死亡率(TRM)分别为 30%[95% 可信限(CI)为 18%~42%],22%[95% 可信限(CI)为 17%~28%],24%[95% 可信限(CI)为 17%~31%],三组患者的 5 年移植相关死亡率间并无统计学的差异。其 5 年的复发率分别为 19%[95% 可信限(CI)为 10%~30%],21%[95% 可信限(CI)为 16%~27%]及 17%[95% 可信限(CI)为 11%~24%],三组患者间的 5 年复发率间并无统计学的差异。三组患者的 5 年无病生存率(LFS)分别为 50%[95% 可信限(CI)为 36%~63%],56%[95% 可信限(CI)为 49%~63%]及 59%[95% 可信限(CI)为 50%~66%],三组患者的 5 年无病生存率间并无统计学的差异。由以上资料可以看出,急性中幼粒细胞白血病(AML)经诱导化疗缓解后,在进行异基因骨髓移植前,行标准剂量 Ara-C 或大剂量 Ara-C 做巩固性化疗是不必要的。

## 二、急性髓性白血病化疗缓解后治疗的选择

急性髓性白血病经诱导化疗缓解后选择何种治疗是重要的课题，文献有较多的研究报道。急性髓性白血病经诱导化疗缓解后，异基因骨髓移植、自体骨髓移植、大剂量化疗后的疗效比较，一般来说异基因骨髓移植作为首选，其次为自体骨髓移植或大剂量的化疗。如UK MRC AML-10研究1063例AML在诱导化疗缓解后，按有无家族HLA相配供者，分别予缓解者以异基因骨髓移植、自体骨髓移植或缓解后化疗，对有HLA相合家族供者的419例做了异基因骨髓移植，644例无HLA相合家族供者的患者做了自体骨髓移植或缓解后化疗，有或无供者的白血病复发率分别为32%及52%（$P=0.001$），其无病生存率分别为50%及42%（$P=0.01$），这些数据可作为我们对急性髓性白血病缓解后治疗选择的依据，即异基因骨髓移植为首选，其次为自体骨髓移植、缓解后化疗。

## 三、急性髓性白血病进行骨髓移植或动员后外周血造血干细胞移植的选择

急性髓性白血病经诱导化疗缓解后，进行异基因骨髓移植或动员后外周血造血干细胞移植是不同的，骨髓移植是经典的移植方法，动员后外周血造血干细胞移植是20世纪90年代发展起来的新方法，其显著特点是白细胞及血小板恢复快，急性移植物抗宿主病（aGVHD）并不增多，慢性移植物抗宿主病（cGVHD）明显增多，其移植相关死亡率（TRM）、白血病复发率（RR）、无病生存率（DFS）等稍好于骨髓移植者。

## 四、急性髓性白血病无关供者的骨髓移植

急性髓性白血病经诱导化疗缓解后的治疗以异基因骨髓移植为最佳，但家族性HLA相合的供者只占患者的40%左右，在非亲属的造血干细胞的供者移植中，以HLA相合的无关供者效果最好，如表4所示。

**表4　HLA相合无关供者移植治疗AML的结果**

| 疾病状态 | 患者数 | 年龄（岁） | TRM（%） | RI（%） | LFS（%）（2年） |
|---|---|---|---|---|---|
| $CR_1$ | 301 | 35（16～61） | 20 | 33 | 50 |
| $CR_2$ | 351 | 35（16～63） | 42 | 29 | 42 |
| 晚期 | 400 | 36（16～66） | 48 | 60 | 28 |

TRM：移植相关死亡率；RI：复发率；LFS：无病存活率

美国国家骨髓库（NMDP）的资料显示：1755例17岁以上急性髓性白血病的HLA相合无关供者骨髓移植结果，在$CR_1$（338例）、$CR_2$（436例）移植后有30%左右的存活率，而3次以上CR者或复发者只有10%以下的存活率，说明急性髓性白血病的HLA相合无关供者骨髓移植，在疾病的早期疗效较好。

## 五、自体骨髓移植治疗成人急性髓性白血病

自体骨髓移植有很多优点：①自体骨髓移植造血干细胞的来源广；②无GVHD；③免疫功能恢复快，并发症较少；④患者康复较快；⑤医生、护士操作比较简单、容易。其主要缺点是疾病复发多见。IBMTR报道急性髓性白血病做自体骨髓移植，在1840例患者中，$CR_1$的患者，<20岁的病例者有（62±5）%生存率（3年），>20岁者有（48+2）%生存率（3年），而在$CR_2$的患者，此值分别为（48±8）%及（37±4）%。在欧洲自体骨髓移植治疗急性髓性白血病比美国普遍，EBMT报道在1996～2001年自体骨髓移植治疗2100例$CR_1$的病例，其5年无病生存率（LFS）为43%，生存率（OS）为51%，复发率为53%，移植相关死亡率为9%。

骨髓移植治疗急性髓性白血病中，其疗效与患者的年龄、有无HLA相合的家族供者有较大关系。如2003年EROTC-GIMEMA AML-10研究报道：1198例急性髓性白血病患者中822例于第一次完全缓解后，按

有无同胞 HLA 相合供者给予异体或自体骨髓移植治疗，其 4 年无病生存率(DFS)为 52.2% 及 42.2% ($P$ = 0.044)，在中危及高危患者，此差别更为明显。故急性髓性白血病诱导缓解后治疗选择的顺序应为异体骨髓移植、自体骨髓移植及化学药物治疗。

## 六、M3 型急性髓性白血病的骨髓移植治疗

M3 型急性髓性白血病是治愈率很高的急性髓性白血病，全反维甲酸(ATRA)诱导治疗，再加用化学药物治疗(chemotherapy，CT)，可获得较高的长期缓解率，出血的可能性大为减少，故 M3 型急性髓性白血病经 ATRA + CT 治疗后，大部分可以获长期缓解治愈。近来三氧化二砷对 M3 型急性髓性白血病的治疗，特别是对复发的 M3 型急性髓性白血病的治疗均取得了较好的疗效，故骨髓移植在 M3 型急性髓性白血病中的治疗作用应予以重新评估。Martin 等 2002 年报道提出，对复发的 M3 型急性髓性白血病先给予三氧化二砷治疗，待完全缓解后再行自体骨髓移植或异体骨髓移植治疗。Sanz 等总结 EBMT 的骨髓移植治疗 M3 型急性髓性白血病的经验，自体移植 606 例，异体移植 585 例，移植后 6 年的结果如表 5。

**表 5　骨髓移植治疗 M3 型急性髓性白血病的经验**

| 移植种类 | CR 状态 | OS(%) | LFS(%) | REL(%) | TRM(%) |
|---|---|---|---|---|---|
| 异体移植 | $CR_1$ | 77 | 70 | 15 | 20 |
| | $CR_2$ | 58 | 57 | 15 | 33 |
| 自体移植 | $CR_1$ | 73 | 70 | 24 | 12 |
| | $CR_2$ | 48 | 45 | 44 | 25 |

$CR_1$：首次缓解；$CR_2$二次缓解；OS：全部存活；LFS：无白血病存活；REL：复发率；TRM：移植相关死亡率

由上表结果可以了解到造血干细胞移植对 M3 型急性髓性白血病仍有一定的治疗作用，我们有不少 M3 型急性髓性白血病患者，早年做了自体或异体骨髓移植，已无病生存、工作生活了 10 多年，少数病例结婚生子。因而对 M3 型急性髓性白血病的治疗要根据主客观的情况，全面考虑决定为妥。

## 七、老年急性髓性白血病的造血干细胞移植治疗

急性髓性白血病的发病年龄比较高，在美国其中位发病年龄约为 68 岁，65 岁以上的老年人其发病率约为 17.6/100 000 人，而 65 岁以下急性髓性白血病的发病率为 1.8/100 000 人。在我国，由于人口寿命的延长，急性髓性白血病在老年人亦渐多见。老年人急性髓性白血病在临床诊断、治疗上均有其特殊性，其特点如表 6 所示。

**表 6　老年急性髓性白血病临床诊断、治疗的特点**

| 临床特点 | 年龄 >60 岁 | 年龄 <60 岁 |
|---|---|---|
| 发病率 | 5～10/100 000 | 1～2/100 000 |
| 佳染色体少见 | | |
| t(8;21) | 2% | 9% |
| inv16 或 t(16;16) | 1%～3% | 10% |
| t(15;17) | 4% | 6% ～12% |

续表

| 临床特点 | 年龄＞60 岁 | 年龄＜60 岁 |
|---|---|---|
| 不良染色体多见 | | |
| －7 | 8%～9% | 3% |
| ＋8 | 5%～10% | 4% |
| 复杂改变 | 18% | 7% |
| MDRI 表达 | 71% | 35% |
| 继发性白血病 | 24%～56% | 8% |
| 治疗相关死亡率 | 25%～30% | 5%～10% |
| 完全缓解率 | 38%～62% | 65%～73% |
| 长期存活率 | 5%～15% | 30% |

老年人急性髓性白血病诱导化疗缓解较为困难。对老年人急性髓性白血病的诱导化疗研究较多，其应用的方案很多，但效果多不理想，多认为早化疗、强化疗效果较好。有学者认为，诊断后 12 天以内化疗效果好，但总的认为老年人急性髓性白血病的诱导化疗效果较差。在诱导缓解后的治疗中，自体或异体造血干细胞移植有一定的作用，特别是近来报道的所谓“减低预处理剂量”的造血干细胞移植有一定的疗效。Bertz 等报道 19 例 60～70 岁的急性髓性白血病患者，BM 中原始细胞 70%（中位为 50%），经异体造血干细胞移植（HLA 相合的无关供者 12 例，同胞供者 7 例），其 1 年生存率为 68%，无病生存率（DFS）为 61%（595～1026 天，中位 825 天）。对老年急性髓性白血病患者，应早日做异体造血干细胞移植为佳，特别是减低预处理剂量的造血干细胞移植。Deeg 等报道了美国西雅图异体造血干细胞移植治疗老年（55～66 岁）骨髓增生异常综合征（MDS）的经验，其 3 年存活率为 59%，无病生存率（DFS）为 53%。

## 八、脐血造血干细胞移植治疗急性髓性白血病

脐血造血干细胞移植的优点：干细胞的增生比骨髓及外周血的造血干细胞生长得好；由于其 T 细胞较不成熟，故 GVHD 较为轻微；HLA 配型要求较低，配型及储存均较简便；其应用比无关供者骨髓造血干细胞来源方便、快捷。其主要不足之处为脐血中造血干细胞数量较少，对体重较大的成年人应用受到一定的限制。Rubinstein 等报道的 562 例脐血移植中，绝大部分为儿童，只 18% 大于 18 岁，其中 124 例患者为急性髓性白血病患者，脐血移植后，1 年的复发率为 30%。2001 年 Laughlin 等报道 68 例成年人（19 例为急性髓性白血病），其 40 个月的无病生存率为 26%。我们曾对一体重 50 kg 的急性髓性白血病的患者做脐血造血干细胞移植，给予 2 个脐血，造血干细胞植入成功，已无病生存了 2 年多。有报道脐血移植效果较好，且方便快捷，可作为无 HLA 相合家族供者的患者造血干细胞移植的选择性治疗。

## 九、成人 FAB M7 急性髓性白血病治疗选择

FAB M7 急性髓性白血病在儿童中较为多见，占儿童急性髓性白血病的 7%～10%（成人则只占急性髓性白血病的 1%），其预后不良的染色体多见（M7 对非 M7、非 M3 为 49% 对 33%），化疗完全缓解率低（43% 对 57%），骨髓移植后 3 年的无病生存率也是偏低的，但骨髓移植仍然是成人 FAB M7 急性髓性白血病的治疗选择。

## 参考文献

[1] Stockerl-Goldstein KE, Blume KG. Allogeneic hematopoietic caell transplantation for adult patients with acute myeloid leuke-

mia. In: Blume KG, Forman SJ, Appeibaum FR. Thomas' Hematopoietic Cell Transplantation 3rd ed. Massachusetts Blackwell Publishing, 2004, 1025-1039.

[2] Grimwade D, Walker H, Oliver F *et al.* The importance of diagnostic cytogenetics on outcome in AML: Analysis of 1612 patients entered into the MRC AML 10 Trial. Blood, 1998, 92: 2322-2333.

[3] Suciu S, Mandelli F, de Witte T, *et al.* Allogeneic compared with autologous stem cell transplantation in the treatment of patients younger than 46 years with acute myeloid leukemia (AML) in first complete remission ($CR_1$): intention-to-treat analysis of the EORTC/GIMEMA-10 trial. Blood, 2003, 102:1232-1240.

[4] Forman SJ, Schmidt GM, Nademanee AP, *et al.* Allogeneic bone marrow transplantation as therapy for primary induction failure for patients with acute leukemia. J Clin Oncol, 1991, 9: 1570-1574.

[5] Biggs JC, Horowitz MM, Gale RP, *et al.* Bone marrow transplants may cure patients with acute leukemia never achieving remission with chemotherapy. Blood, 1992, 80: 1090-1093.

[6] Tallman MS, Rowlings PA, Milone G, *et al.* Effect of postremission chemotherapy before human leukocyte antigen-identical sibling transplantation for acute myelogenous leukemia in first complete remission. Blood, 2000, 96 : 1254-1258.

[7] Burnett AK, Wheatley K, Goldstone AH, *et al.* The value of allogeneic bone marrow transplant in patients with acute myeloid leukemia at differing risk of relapse: results of the UK MRC AML 10 trial. Br J Haematol, 2002, 118 :385-400.

[8] Gratwohl A, Baldomero H, Hoarisberger B, *et al.* Current trends in hematopoietic stem cell transplantation in Europe. Blood, 2002, 100: 2374-2386.

[9] Sierrra J, Storer B, Hansen JA, *et al.* Unrelated donor marrow transplantation for acute myeloid leukemia: an update of the Seattle experience. Bone Marrow Transplant, 2000, 26: 397-404.

[10] Bertz H, Potthoff K, Finke J, *et al.* Allogeneic stem-cell transplantation from related and unrelated donors in older patients with myeloid leukemia. J Clini Oncol, 2003, 8: 1480-1464.

[11] Tallman M, Mabhan C, James H, *et al.* Acute promyelocytic leukemia: evolving therapeutic strategies. Blood, 2002, 99: 759-767.

[12] Lo-Coco F, Romano A, Mengarelli A, *et al.* Allogeneic stem cell transplantation for advanced acute promyelocytic leukemia: results in patients treated in second molecular remission or with molecularly persistent disease. Leukemia, 2003, 17: 1930-1933.

[13] Sanz MA, Arcese W, *de la* Rubia, *et al.* Stem cell transplantation (SCT) for acute promyelocytic leukemia (APL) in the ATRA era: a survey of the European Blood and Marrow Transplantation Group (EBMT) [abstract]. Blood, 2000, 96: 2246.

[14] Oki Y, Kantarjian HM, Zhou X, *et al.* Adult acute megakaryocytic leukemia: an analysis of 37 patients treated at M. D. Anderson Cancer Center. Blood, 2006, 107: 880-884.

（曹履先 陈 虎 等主编 骨髓移植学 第 221～227 页 2008 年 军事医学科学出版社）

# 慢性粒细胞白血病的骨髓移植

军事医学科学院附属307医院　曹履先 等

慢性粒细胞白血病系中年人常见的恶性克隆性血液病，占成人白血病的20%。慢性粒细胞白血病是首个被发现有慢性粒细胞白血病特异性染色体改变的白血病。1960年Nowell及Hungerford发现了慢性粒细胞白血病患者有一小的染色体，以后证明此为t(9:22)(q34;q11)易位的Ph染色体，形成了BCR-ABL融合基因，由于bcr的断裂点的不同其形成的编码蛋白有P210、P190及P230，此可作为检测残存慢性粒细胞性白血病的依据。慢性粒细胞白血病的主要临床表现是白细胞增高、脾大，可分为慢性期(CP)、加速期(AP)及急变期(BP)。

## 一、慢性粒细胞白血病的非骨髓移植治疗

1. 白消胺及羟基脲　其只能使慢性粒细胞性白血病症状减轻，但不能使BCR-ABL融合基因消失，不能延缓病情，不能防止病情进展成AP期或BP期。

2. 干扰素的治疗　1983年起MD Anderson医院的Talpaz等多次报道用α干扰素治疗慢性粒细胞白血病，取得了较好的疗效，其5年生存率可达50%~60%，细胞遗传学转阴率为10%~20%，远比Bu及HU为佳，所用干扰素的种类对疗效并无大差别，应用时间最少要在半年以上，合并应用小剂量阿糖胞苷可提高疗效。

3. STI 571(Gleevec)格列维　1998年临床开始使用STI 571治疗CML，此药系酪氨酸激酶抑制剂，其可抑制酪氨酸激酶蛋白家族，包括BCR-ABL蛋白、血小板生长因子受体(platelet-derived growth factor，PDGF receptor)及c-kit受体。在体内，STI 571可抑制含有BCR-ABL融合基因的造血细胞生长，但不影响正常造血细胞的功能。对CML患者用STI 571，每日用300~1000 mg，98% (53/54)的患者可获得完全血液学的反应，31%(17/54)的患者有主要的细胞遗传学的反应，其中7人有完全的细胞遗传学的缓解。到2004年STI 571对慢性粒细胞性白血病的治疗已较为普遍。

新诊断的慢性粒细胞性白血病给予STI 571治疗可以有比用干扰素合并应用小剂量阿糖胞苷更好的疗效，如553例新诊断的慢性粒细胞性白血病给予STI 571治疗后，其细胞遗传学的主要缓解率与细胞遗传学的完全缓解率分别为87.1%及76.2%，而干扰素并用小剂量阿糖胞苷组，此值分别为34.7%及14.5%。

治疗6个月时如Ph1染色体为0%，95%可以生存2.5年以上，如Ph1仍大于95%，则24个月以后生存率明显降低(约60%)。

## 二、非移植性治疗与移植性治疗的疗效

其疗效的预测可按以下方法加以进行。

**(一)Sokal 指数**

1. 用于Bu及HU治疗慢性粒细胞性白血病前的预测 =0.0116(年龄 − 43.4) +0.0345(脾大小 −7.50) +0.188

$$[(血小板数/700)^2 - 0.563] + 0.0887[原始细胞(\%) - 2.10]$$

2. 对46岁以下的患者 =0.0255(脾大小 −8.14) +0.0324[原始细胞(%) −2.22] +0.1025

$$[(血小板数/700)^2 - 0.627] - 0.0173[红细胞比容 - 34.2 - 0.2682(性别 - 1.40)]$$

男性 =1，女性 =2，红细胞比容以%计算

<0.8：低危组

0.8~1.2：中危组

>1.2：高危组

注：脾大小 = 肋下厘米数。

**（二）Hasford 指数**

用于干扰素（INF）治疗慢性粒细胞性白血病前的预测 =［0.6666 × 年龄（<50 岁 =0；>50 岁 =1）+ 0.0420 脾大小（肋缘下厘米数）+0.0584 × 原始细胞（%）+0.0413 × 嗜酸粒细胞（%）+0.2039 × 嗜碱粒细胞（<3% =0；>3% =1）+1.0956 × 血小板数（<1500 × $10^9$/L =0；>1500 × $10^9$/L =1）］× 1000

低危组：<780

中危组：<1480

高危组：>1480

**（三）EBMT（Gratwohl）指数**

主要用于异体骨髓移植治疗慢性粒细胞性白血病前的预测（表 1）。

**表 1　异体骨髓移植治疗慢性粒细胞性白血病前预测的积分**

| 项目 | 危险因子积分 | | |
|---|---|---|---|
| | 0 | 1 | 2 |
| 病情分期 | CP1 | AP | BP 或 > CP2 |
| 患者年龄（岁） | <20 | 20~40 | >40 |
| 诊断~移植（月） | <12 | >12 | |
| 患者（受者） | 其他 | 男（女） | |
| 供者 | SD | UD | |

CP：慢粒慢性期；AP：慢粒加速期；BP：慢粒急变期；SD：兄弟姊妹供髓者；UD：无关供髓者

不同积分的慢性粒细胞性白血病患者，其移植后生存率及移植相关死亡率是不同的。

在 3142 例慢性粒细胞性白血病患者中，移植后，在 0~1 分（634 例），2 分（881 例），3 分（867 例），4 分（485 例），5~7 分（257 例）患者中，其 5 年生存率是递减的，其移植相关死亡率是递增的。

## 三、骨髓移植治疗

**（一）同基因骨髓移植**

在同卵双胞胎间的骨髓移植，虽无移植物抗白血病（GVL）的作用，但可以使骨髓移植后的正常造血干细胞长期存活，恢复患者造血及免疫功能，使慢性粒细胞性白血病得以治愈。Fefer 等报道了 12 例慢性期的慢性粒细胞性白血病患者经同基因骨髓移植治疗后，有 7 例患者存活了 20.8~26.3 年。此结果和同基因骨髓移植治疗再生障碍性贫血的效果相似。1994 年 Gale 等报道了国际骨髓移植登记处同基因骨髓移植治疗慢性粒细胞性白血病患者的结果，虽其白血病复发率高，但其 3 年无病存活率仍可达 59%，此与 HLA 相合的兄弟姊妹供髓者的骨髓移植结果无大差别。故对慢性粒细胞性白血病患者，同基因骨髓移植治疗也是有效、可供选择的治疗方法之一。

**（二）异基因骨髓移植**

异基因骨髓移植（Allo-BMT）是治疗慢性粒细胞性白血病的根治方法，也是异基因骨髓移植应用最多的治疗白血病的病种，但有些问题需要进一步研究解决。

1. HLA 配型相合的家族供者骨髓移植治疗慢性期慢性粒细胞性白血病　此为最常用的治疗慢性粒细胞性白血病的方法，已有异基因骨髓移植治疗慢性粒细胞性白血病后存活 40 多年的报道。在国外此类供髓者只占全部慢性粒细胞性白血病的 30%，而 2/3 的患者并无 HLA 相合的家族供者，此种情况在我国更为多见。大量报道有国际骨髓移植登记处（IBMTR）、欧洲骨髓移植组（EBMT）及美国国家骨髓组（NMDP）的材料，结果如表 2 所示。

**表 2　HLA 配型相合的家族异基因骨髓移植治疗慢性期慢性粒细胞性白血病**

| 中心 | 例数 | 特点 | 复发率 | 生存率 | 无病生存率 |
|---|---|---|---|---|---|
| IBMTR | 2876 | <1 年 | | | 69%（5 年） |
| | 2040 | <1 年 | | | 57%（5 年） |
| EBMT | 373 | | 9% | | 47%（8 年） |
| NMDP | 450 | <1 年 | | 68% | 68%（5 年） |

2. 慢性粒细胞性白血病异基因骨髓移植时间与疗效的关系　骨髓移植治疗慢性粒细胞性白血病，在疾病诊断后 1 年以内进行，其治疗效果比较好，诊断后 1 年以内做的骨髓移植治疗，其 5 年治愈率为 69%，而超过 1 年的此值为 57%。

3. HLA 配型相合的无关供者对慢性粒细胞性白血病进行异基因骨髓移植治疗　见表 3。

**表 3　HLA 配型相合的无关供者对慢性粒细胞性白血病进行异基因骨髓移植治疗**

| 中心 | 例数 | 特点 | 复发率 | 无病生存率 |
|---|---|---|---|---|
| IBMTR | 677 | <1 年 | | (55±2)%（3 年） |
| | 951 | >1 年 | | (52±2)%（3 年） |
| EBMT | 238 | DRB1 合 | 2% | 51.5%（4 年） |
| NMDP | 2464 | <1 年 | | 63%（5 年） |

由于骨髓移植方法的进步，特别是供者的选择、GVHD 的防治、支持治疗的进步，使无关供者骨髓移植的疗效大为提高，年轻患者的 HLA 配型相合的无关供者的异基因骨髓移植的疗效可接近 HLA 相合家族供者移植的疗效，其 5 年生存率可达 65%。

4. 慢性粒细胞性白血病加速期（CP）及急变期（BP）的异基因骨髓移植治疗　慢性粒细胞性白血病在加速期及急变期进行异基因骨髓移植治疗的效果远较慢性期异基因骨髓移植的效果差，见表 4 所示。

**表 4　慢性粒细胞性白血病加速期（CP）及急变期（BP）的异基因骨髓移植治疗结果**

| 中心 | 例数 | 特点 | 存活率 | 无病存活率 | 复发率 | 移植相关死亡率 |
|---|---|---|---|---|---|---|
| SEATTLE | 58 | AP | 49% | 43% | （4 年） | |
| IBMTR | | AP | 50% | 50% | | |
| | | BP | 20% | 20% | | |
| EBMT | 753 | AP | 27.6% | 20.1% | （10 年）44% | 56.0% |
| | 231 | BP | 14.6% | 10.9% | （10 年） | 71.0% |

STI571（Gleevee）格列维，其可以使部分 AP 期或 BP 期的慢性粒细胞性白血病患者进行异基因骨髓移植

5. 家族性 HLA 不相合的异基因骨髓移植治疗慢性粒细胞性白血病　由于现时家庭的缩小,子女的减少,同胞兄弟姊妹间 HLA 相合的骨髓移植减少了。因而有较多的家族性 HLA 半相合的骨髓移植治疗慢性粒细胞性白血病的报道,此类骨髓移植治疗慢性粒细胞性白血病的方法及疗效还是可以接受的。如 1997 年 Speiser 等报道欧洲骨髓移植组的结果,其家族性 HLA 不相合的异基因骨髓移植治疗后,5 年存活率及无病存活率分别为 32% 及 25%,其疗效与骨髓移植时病情状态及 HLA 位点不合的多少有关,处于慢性粒细胞性白血病慢性期者经家族性 HLA 不相合的异基因骨髓移植后,5 年存活率(OS)及无病存活率(DFS)各为 32% 及 25%。在首次慢性期(CP1)做家族性 HLA 不相合的异基因骨髓移植者,其 2 年存活率为 47%,在晚期做家族性 HLA 不相合的异基因骨髓移植者,其骨髓移植后 2 年存活率为 25%。有 0~1 个 HLA 位点不合者,家族性 HLA 不相合的异基因骨髓移植后,其存活率及无病存活率分别为 46% 及 27%,而有 HLA 2~3 个位点不合者,其异基因骨髓移植后存活率及无病存活率分别为 43% 及 24%。59 例 CP1 者,0~1 HLA 位点不合者 37 例中,2 年存活率为 52%,而 2~3 个位点不合者 22 例,2 年存活率为 19%(表 5)。

**表 5　家族性 HLA 不相合的异基因骨髓移植时的状态及 HLA 配型对预后的影响**

| 特点 | 例数 | 存活率(%) | 无病存活率(%) | *P* 值 |
|---|---|---|---|---|
| HLA 不合 | | | | |
| 0~3(位点) | 103 | 32 | 25(5 年) | |
| CP1 | 59 | 47 | | |
| >CP1,AP, BP | 44 | 25(2 年) | | |
| HLA 不合 | | | | |
| 0~1 位点 | 54 | 46 | 43(2 年) | <0.002 |
| 2~3 位点 | 49 | 27 | 24(2 年) | <0.0003 |
| CP1 | 59 | | | |
| 0~1 位点不合 | | 52(2 年) | | |
| 2~3 位点不合 | | 19(2 年) | | |

6. 异基因骨髓移植治疗慢性粒细胞性白血病其他有关问题

(1)骨髓移植外周血干细胞移植的疗效:有报道认为外周血干细胞移植(PBSCT)比骨髓移植(BMT)后慢性粒细胞性白血病残存病少,白血病复发率低。Elmaagacli 等报道 PBSCT 后分子生物学及细胞学复发率分别为 7 % 及 0,而 BMT 后此值分别为 47% 及 44%,报道无关供者 PBSCT 在移植后 1000 天时,94% 患者存活,而 BMT 后只有 66% 的患者存活。

(2)脾脏照射:慢性粒细胞性白血病骨髓移植前,是否要对脾脏进行照射以减少 BMT 后的白血病复发率是有争议的,在对 CML 部分患者做异基因骨髓移植前,给予脾脏 X 线照射并不能证明此结果。一般认为,在 CML 做异基因 BMT 前,给予羟基脲治疗后,白细胞及脾脏均已达正常范围,不需进行 X 线照射处理。Gratwohl 等报道 229 例慢性粒细胞性白血病慢性期患者行异基因骨髓移植,115 例行脾区照射,10 Gy ×1(52 例),5 Gy ×2(28 例),占 59%,52 例有白血病复发的患者中,26 例患者曾行脾脏照射,另 26 人未经脾区照射,故看不出 BMT 前脾脏 X 线照射对慢性粒细胞性白血病骨髓移植后白血病复发的影响。

(3)输入细胞的量:慢性粒细胞性白血病异基因骨髓移植时所需输入细胞的量是较为重要的,如输入供者的细胞量过低,不利于供者细胞的植入。一般认为骨髓移植时,所需输入的有核细胞数应为 $3\times10^8$/kg,或 CD34 细胞约为 $3\times10^6$/kg;在外周血干细胞移植时,所需有核细胞数为 $5\times10^8$/kg,或 CD34 细胞约为 $5\times10^6$/kg。认为输入细胞量过多可引发 GVHD,可能是根据不足的,但有人认为输入大量的供者细胞,可以克服供受者细胞 HLA 不相合的问题,易于干细胞的植入。

(4)慢性粒细胞性白血病异基因骨髓移植后白血病的复发及处理:慢性粒细胞性白血病异基因骨髓移植后白血病的复发率为15%~20%(1~3年),其处理包括停用免疫抑制剂、化疗、再移植、淋巴细胞输注等。慢性粒细胞性白血病异基因骨髓移植后3个月时,做PCR检测BCR-ABL基因,仍有40%以上为阳性,6~12个月时此值下降到27%,此时PCR检测为阴性的患者,其慢性粒细胞性白血病仅有3%复发,而PCR法检测BCR-ABL为阳性的患者有42%复发($P < 0.0001$)。在移植后18个月以上时,此值分别为1%(289例),14%(90例)。供者淋巴细胞输注(DLI)自1990年Kolb等报道以来,主要用于慢性粒细胞性白血病异基因骨髓移植后白血病的复发后的治疗,其有效率为64%~86%,但其常伴有GVHD及全血细胞减少。

(5)慢性粒细胞性白血病减低预处理剂量的异基因骨髓移植:慢性粒细胞性白血病患者的年龄较大,故减低预处理剂量的异基因骨髓移植由理论上讲是比较合适的,EBMT总结了186例慢性粒细胞性白血病减低预处理剂量的异基因骨髓移的结果,认为减低预处理剂量的异基因骨髓移植,对慢性粒细胞性白血病的CP1及CP2有些优点外,并无其他优点。

## 参考文献


[1] Barrett John. Allogeneic stem cell transplantation for chronic mueloid leukemia. Semi Hematol, 2003, 40:59 -71.

[2] Elmaagacli AH, Basoglu S, Paceny R, *et al.* Improved disease-free-survival after transplantation of peripheral blood stem cells as compared with bone marrow from, HLA-identical unrelated donors in patients with first chronic phase chronic myeloid leukemia. Blood, 2002, 99: 1201-1208.

[3] O'Brien SG, Guisot F, Larson RA, *et al.* Imitinib compared with Interferon and lowdose cytarabine for newly diagnosed chronic-phase chronic myeloid leukemia. N Engl J Med,1997, 337: 223-229.

[4] Gratwonl A, Hermans J, Goldman J. Risk assessment for patients with chronic myeloid leukemia before allogeneic blood or marrow transplantation. Lancet, 1998, 352: 1987-1092.

[5] Appelbaum FR. Allogeneic transplartation for chroic myeloid leukemia. In:Blume KG, Forman SF, Appelbaum FR. Thomas Hemopoietic Cell Transplantation. 3rd ed. Massachusetts Blackwell Publishing, 2004:1007-1017.

[6] Apperley J, Carreras E, Gluckman E, *et al.* T Hemopoietic Stem Cell Transplantation. European School of Hematology, Paris, 2004: 257-267.

[7] Radich JP, Gehly G, Gooley T, *et al.* Polymerase chain reaction detection on the BCR-ABL fusion transcript after allogeneic marrow transplantation for chronic myeloid leukemia: results and implication in 346 patients. Blood,1995, 85 : 2632-2638.

[8] O'Brien SG, Coilot F, Laarson RA, *et al.* Imatinib compared with interferon and low-dose cytarabine for newly diagnosed chronic phased chronic myeloid leukemia. N Engl J Med, 2003, 348: 994-1004.

[9] Crawey C, Szydlo R, Lalancette M, *et al.* Outcome of reduced-intensity transplantation for chronic myeloid leukemia: an analysis of prognostic factors from the Chronic Leukemia Working Party of the EBMT. Blood, 2005, 106 :2969-2976.

[10] Hughes T, Branford S. Molecular monitoring of BCR-ABL as a guide to clinical management in chronic myeloid leukemia. Blood Review, 2006:29-41.


(曹履先 陈 虎 等主编 骨髓移植学 第235~240页 2008年 军事医学科学出版社)

# 慢性淋巴细胞白血病的骨髓移植

军事医学科学院附属307 医院　曹履先 等

慢性淋巴细胞白血病对中国人来讲是一种少见的白血病，但对西方人来讲，慢性淋巴细胞白血病并不少见，其约占西方人白血病的 25%。

慢性淋巴细胞白血病的白血病细胞对化疗药物如烷化剂及放射治疗很敏感，对近日应用的氟达拉宾（fludarabine）更为敏感，但此类化疗药物及放疗并不能治愈慢性淋巴细胞白血病患者，只能缓解症状及延长生命。

骨髓移植对慢性淋巴细胞白血病的治疗是近些年来发展起来的新疗法，其中异基因骨髓移植是唯一有希望治愈慢性淋巴细胞白血病的方法。

## 一、自体骨髓移植

自体骨髓移植（auto-BMT）对慢性淋巴细胞白血病有较好的治疗作用，文献报道较多，其疗效常与移植时慢性淋巴细胞白血病所处的状态、所经化疗次数和时间、对化疗是敏感还是对抗、患者的年龄和身体状况、预处理的方法及强度有关，有专家认为自体骨髓净化与否均与 ABMT 对慢性淋巴细胞白血病的自体骨髓移植治疗效果无关。自体骨髓移植对慢性淋巴细胞白血病的疗效是肯定的，其疗效好于单纯的化疗（表 1）。

**表 1　ABMT 对慢性淋巴细胞白血病的疗效**

| 著者 | 病例数 | 年龄（岁） | 随访 | 曾治疗（疗程） | 诊断-移植 | 净化（患者） | 无病生存率 | 生存率 |
|---|---|---|---|---|---|---|---|---|
| Rabinowe 等 | 81 | 45（27～54） | 30 个月 | 3（1～4） | 25 个月（12～115） | 100% | 63%（4 年） | 85%（4 年） |
| EBMT | 321 | 51（29～61） | 51 个月 | －－ | 27 个月（4～215） | 50% | 不详 | 69%（4 年） |
| Montserrat 等 | 107 | 50（22～63） | －－ | 2（1～7） | 38 个月（5～218） | 59% | 37%（4 年） | 65%（4 年） |
| Dreger 等 | 65 | －－ | －－ | －－ | 13 个月 | 100% | 69%（4 年） | 94%（4 年） |

ABMT 对慢性淋巴细胞白血病的治疗存在的主要不足是疾病复发率高，曾有报道称 ABMT 后中位随访 18 个月及 23.5 个月后的慢性淋巴细胞白血病的复发率分别为 56% 及 63%。另一缺点是不少患者于 ABMT 后会出现骨髓增生异常综合征（MDS），有报道其发生率约为 10%。

## 二、异基因骨髓移植

异基因骨髓移植治疗植入的是"清洁健康的骨髓造血干细胞"，是最为合理的治疗方法。异基因骨髓移植对慢性淋巴细胞白血病治疗也取得了较好的疗效（表 2）。

慢性淋巴细胞白血病的发病年龄较大，其中位发病年龄为 65 岁，此年龄远超过一般认为异基因骨髓移植的最高年龄，即 55 岁，更超过无关供者骨髓移植所需的最大年龄，因而异基因骨髓移植治疗慢性淋巴细胞白血病比大剂量化疗及自体骨髓移植所具的优点，都因异基因骨髓移植者年龄大、并发症多、移植相关死亡率（TRM）高而抵消。一般来说，异基因骨髓移植治疗慢性淋巴细胞白血病，其移植相关死亡率常超过 40%，因而异基因骨髓移植治疗慢性淋巴细胞白血病受到很大限制。

**表 2　异基因骨髓移植对慢性淋巴细胞白血病的疗效**

| 著者 | 病例数 | 年龄（岁） | 过去疗程 | 诊断-移植（月） | 移植时病情 | 生存率（5 年） | 移植死亡率（100 天） |
|---|---|---|---|---|---|---|---|
| Khouri 等 | 28 | 43 | 3(1～8) | – | Ref. 67% | 45% | 10% |
| Doney 等 | 25 | 46.6 | 4(2～10) | 61.2 | Ref. 64% | 32% | 30% |
| EBMT | 135 | 45 | 2 | 41 | Ref. 61% | 54% | 40% |
| IBMTR | 242 | 47 | 2 | 46 | – | 45% | 30% |

Ref：顽抗性病例

## 三、减低预处理剂量的骨髓移植

此类骨髓移植所用的预处理［化疗和（或）放疗］剂量都比较小，其毒性较低，使高年龄患者易于耐受，可取得较好的骨髓移植疗效（表 3）。

**表 3　减低预处理剂量的骨髓移植（RI-BMT）对 CLL 的疗效**

| 著者 | 患者数 | 年龄（岁） | 诊断-移植（月） | 抗药（%） | 同胞 | 无关供者 | CR | PR | 生存率（2 年） | 无病存活率（2 年） |
|---|---|---|---|---|---|---|---|---|---|---|
| Dreger 等（EBMT） | 77 | 54(30～60) | 49 | 35 | 62 | 15 | 69 | 22 | 72% | 56% |
| Schetelig 等 | 30 | 50(12～63) | 48 | 46 | 15 | 15 | 40 | 53 | 72% | 67% |
| Khouri 等 | 17 | 54(44～73) | 67 | 53 | 17 | – | 71 | 23 | 80% | 60% |

CR：完全缓解；PR：部分缓解

减低预处理剂量的骨髓移植因其所用的预处理［化疗和（或）放疗］剂量都比较小，其毒性较低，适用于老年人及内脏功能受损的患者，对慢性淋巴细胞白血病患者是比较适合的。由表 3 也可看出，RI-BMT 对慢性淋巴细胞白血病患者的疗效是较好的。

以上三种骨髓移植方法对慢性淋巴细胞白血病患者均有治疗作用。RI-BMT 对慢性淋巴细胞白血病疗效较好，且副作用较小，但应了解 RI-BMT 应用时间尚短，其细菌、病毒的感染率，疾病复发率，长期存活率等尚不尽知，还待研究解决。故其尚有一定的限制性（表 4）。

**表 4　ABMT、allo-BMT 及 RI-BMT 对 CLL 治疗的疗效比较**

| 项目 | ABMT | allo-BMT | RI-BMT |
|---|---|---|---|
| 年龄限制 | + | + + + | + + |
| 病变细胞的污染 | + + + | – | – |
| 继发性 MDS 的发生可能 | + + | – | – |
| GVHD 发生的可能 | – | + + + | + + + |
| 移植相关死亡率 | 5% | 40% | <15% |
| 移植物抗白血病作用 | – | + + + + | + + + + |
| 治愈的可能性 | – | + + + | + + + |

## 四、加用抗CD20单抗的RI-BMT的计划和疗效

抗CD20单抗(rituxumab) 375 mg/m$^2$( -6天),1000 mg/(m$^2$ · 周) ×3,氟达拉宾30 mg/m$^2$静脉滴入1次/d( -5~ -3天),+环磷酰胺750 mg/m$^2$用氟达拉滨后4小时静脉滴入,用FCR预处理后进行RI-BMT的10例患者全部(100%)存活,而对照组只14%存活。说明CD20单抗应用在RI-BMT治疗CLL白血病时是有积极意义的。

它可以对毒性T淋巴细胞起作用,促进肿瘤细胞抗体对肿瘤细胞的凋亡。由于B淋巴细胞的减少,也使GVHD减轻。因而抗CD20单抗在CLL白血病患者的RI-BMT的治疗中是有积极作用的。

## 五、骨髓移植对Richter综合征的治疗

慢性淋巴细胞白血病转变为Richeter综合征是CLL的终末期表现,预后很差,治疗很困难,用传统化疗,其中位生命少于8个月。骨髓移植,特别是减低预处理剂量的骨髓移植对Richeter综合征的治疗效果是比较好的,9例患者经异基因骨髓移植后,有3例存活了14、47和67个月,故异基因骨髓移植是治疗Richeter综合征较好的治疗方法。

## 参考文献

[1] Jabbour E, Keating MJ, Champlin RE, *et al*. Stem cell transplantation for chronic lymphocytic Ieukemia: should not more patients get a transplant ? Bone Marrow Transplant, 2004, 34: 289-297.

[2] Esteve J, Villamor N, Colomer D, *et al*. Stem cell transplantation for chronic lymphocytic leukemia: different outcome after autologous and allogeneic transplantation and correlation with minimal residual disease status. Leukemia, 2001, 15; 445-451.

[3] Michallet M, Thiebaut A, Dreger P, *et al*. Peripheral blood stem cell (PBSC) mobilization and transplantation after fludarabine therapy in chronic lymphocytic leukemia (CLL) : a report of the European Blood and Marrow Transplantation (EBMT) CLL subcommittee on behalf of the EBMT Chronic Leukemia Working Party (CLWP). Br J Haematol, 2000, 108: 595-601.

[4] Dreger P, Neuhoff N, Sonnen R, *et al*. Feasibility and efficacity of early autologous stem cell transplantation for poor-risk CLL. Blood, 2000, 96: 483a.

[5] Horowitz MM, Montserrat E, Soboconski K, *et al*. Hematopoietic stem cell transplantation (SCT) for chronic lymphocytic leukemia (CLL). Blood, 2000, 96 : (Suppl 1) : 522a.

[6] Doney KC, Chauncey T, Appelbaum FR. Seattle Bone Marrow Transplant Team. Allogeneic related donor hematopoietic stem cell transplantation for treatment of chronic lymphocytic leukemia. Bone Marrow Transplant, 2002, 29: 817-823.

[7] Byrd JC, Peterson BL, Morrison VA, *et al*. Randomized phase 2 study of fludarabine with concurret versus sequential treatment with rituximab in symptomatic untreated patients with B-cell chronic lymphocytic leukemia: results from Cancer and Leukemia Group B 9712(CALGB 9712). Blood, 2003, 101 : 6-14.

(曹履先 陈 虎 等主编 骨髓移植学 第245~247页 2008年 军事医学科学出版社)

# 从医 60 周年感言

我是新中国成立后在中国共产党和中国人民解放军培养下成长起来的一名部队军医。

1948 年天津解放后我由天津耀华中学毕业,即考入原燕京大学医预系,进行了 3 年的基础知识学习后进入协和医学院开始 5 年的学习,于 1957 年完成 8 年制医学专业学习并毕业。在燕京大学我学习了自然科学的有关知识，如美籍教师 Ms. Boring 的生物学,英籍 Prof. Lapwood 的微积分和统计学，我国胡经甫的医学昆虫学和比较解剖学及各种化学、物理学等,除了英语、日语外，还选修了心理课和音乐系马可的民歌欣赏。3 年后我顺利地进入了中国协和医学院(当时协和医学院属于中国人民解放军编制),在这 5 年中我有幸受教于一代医学名师如解剖学家张鋆教授,组织学胚胎学家张作干教授,生理学家张锡鋆教授，生化学家刘世豪教授,临床学家张孝骞、文士棫、张学德、黄宛、孟继懋、张庆松、曹松年等名教授的谆谆教导下，逐步进入临床医学领域，他们的教导使我受益终身。

在这从医 60 年之际,我仍不会忘记恩师们的谆谆教导,做一名好医生。

医学是要费大精力、下大苦功才能学好的,而且是永远学不完、做不完、永无止境的一门学问和工作,临床医学人才的成长过程是个终身吃苦奉献的过程,要学好临床基本功,要锻炼观察能力,培养全局观念,掌握临床思维方法。回顾从医 60 载我还是比较努力的,年轻做医生时常常看书到深夜的,为了做放射病的动物实验我带领一些年轻医生夜以继日的观察其血象,为了寻找抗肿瘤植物,我带着和我有同样梦想和立志做一名好医生的年轻军医跑遍了甘肃的各个林场采集野生植物,并喂养了几千只小鼠和大鼠及 20 多种动物瘤株进行抗肿瘤药物筛选;为了开展骨髓移植,我参考国外无菌病房结合我们当时的条件自己设计修建无菌层流病房,率先在军内开展骨髓移植工作。

从医 60 年深刻感到光有仁慈济世的爱心是不够的,还要具备高超的医术,体会到医生作为一个性命相托的职业,古人云,行医“如临深渊,如履薄冰”。病人把最宝贵的生命交给了医院,医务人员在工作中稍一粗心大意,就有可能致人伤残,甚至危及生命。所以医疗工作不能有半点马虎和轻率;救死扶伤,解除病人痛苦,维护病人健康,是医务工作者的神圣职责。医务工作者除了要有过硬的业务技术外,更要有一颗全心全意为人民服务的心,这是基本的必备的条件。如何使自己的医术精益求精,是医生的治病之本,在几十年从医过程中,自己不断学习探索,努力完善自己的知识体系,勤于问,精于思,重实践,总结成败,累积心得;其次要在实践中善于发现问题,敢于提出问题,勇于创新,在创新中求发展,才有了今天的一点成绩和体会。学无止境,自己不仅从书本上学,还要不断向前辈、同辈和晚辈学习,在学习实践中得到启迪;从带教过程中,从学生和年轻人那里获悉新的知识和信息,正所谓“三人行必有我师”。只有拥有扎实的理论基础、丰富的临床经验、过硬的医术和创新意识,才能更好地服务于病人。

在此 60 年之际，我衷心感谢各级党委及领导对我的培养和信任,感谢同级和下级对我的帮助和支持，同时,也特别感谢现在已成为军内血液病著名专家、学科带头人的我的优秀学生陈虎、胡亮钉、江岷等主任的对我的支持和帮助。

另外,借此重要时刻,我要非常感谢我的夫人刘文慧在我这从医 60 年的生涯中与我风雨同舟、同甘共苦,不仅在政治上、事业上鼓励我,在生活和家庭事务上全力地支持我,特别是在“文革”10 年浩劫及我在英国学习期间,默默承担家庭所有的事务,使我在最困难时能坚持不断学习、实践,成为一名好军医。

最后,也感谢我唯一的孩子,我的女儿曹洁夫妇对完成此书在计算机方面的帮助。

曹履先

2012 年 5 月 30 日